# Emergências no Paciente Oncológico

Thieme Revinter

### René Aloisio da Costa Vieira
Cirurgião Oncológico pelo Hospital A. C. Camargo
Mastologista, Especialista em Mastologia pela Sociedade Brasileira de Mastologia (TEMA)
Titular do Colégio Brasileiro de Cirurgiões (TCBC) na Área de Cancerologia Cirúrgica
Mestre em Medicina pela Faculdade de Medicina da Universidade de São Paulo (FMUSP)
Doutor em Ciências na Área de Concentração em Oncologia pela FMUSP
Pós-Doutor em Ginecologia, Obstetrícia e Mastologia pela Universidade Estadual Paulista (Unesp)
Pós-Graduado *Lato Sensu* em Gestão em Saúde pela Universidade Federal de São Paulo (Unifesp)
Docente no Programa de Pós-Graduação *Stricto Sensu* em Oncologia do Hospital de Câncer de Barretos e do Programa de Pós-Graduação *Stricto Sensu* em Ginecologia, Obstetrícia e Mastologia da Faculdade de Medicina de Botucatu da UNESP
Atua no Departamento de Cirurgia do Hospital de Câncer de Muriaé, Setor de Mastologia
Atuou no Departamento de Emergência do Hospital A. C. Camargo
Atuou no Departamento de Mastologia e Reconstrução Mamária e no Centro de Intercorrência Ambulatorial do Hospital de Câncer de Barretos/Hospital de Amor Barretos

### Sérgio Luiz Brasileiro Lopes
Cardiologista e Intensivista
Doutor em Ciências Médicas pela Universidade de São Paulo (USP)
Foi Docente do Departamento de Medicina da Universidade Federal de São Carlos (UFSCar)
Atual Coordenador do Centro de Intercorrência Ambulatorial do Hospital de Câncer de Barretos/Hospital de Amor Barretos

### Cristina Prata Amendola
Título de Especialista em Medicina Intensiva pela Associação de Medicina Intensiva Brasileira (AMIB)
Doutora em Medicina pela Faculdade de Medicina de São José do Rio Preto (Famerp), SP
Diretora Médica do Hospital de Amor/Fundação Pio XII
Vice-Coordenadora da Pós-Graduação da Faculdade de Ciências da Saúde de Barretos (Facisb), SP
Presidente do Comitê Paciente Crítico Oncológico da AMIB

### Flávio Mavignier Cárcano
Médico Oncologista Clínico do Hospital de Câncer de Barretos
Mestre em Biotecnologia pela Universidade Estadual de São Paulo (Unesp)
Doutor em Ciências da Saúde pelo IEP do Hospital de Câncer de Barretos
Docente no Curso de Medicina da Faculdade de Ciências da Saúde de Barretos (Facisb)
Docente da Pós-Graduação *Stricto Sensu* do Hospital de Câncer de Barretos

### Hélio Penna Guimarães
Especialista em Medicina de Emergência pela Associação Brasileira de Medicina de Emergência (ABRAMEDE/AMB)
Especialista em Medicina Intensiva pela Associação de Medicina Intensiva Brasileira (AMIB/AMB)
Especialista em Cardiologia pelo Instituto Dante Pazzanese de Cardiologia
Mestre em Gestão de Serviços de Saúde pela Universidade Carlos III, Madri
Doutor em Ciências pela Universidade de São Paulo (USP)
Médico do Centro de Terapia Intensiva Adulto do Hospital Albert Einstein
Coordenador Médico do Instituto de Ensino do Hospital do Coração (HCor)
Médico Coordenador da Unidade de Terapia Intensiva (UTI) de Clínica Médica da Universidade Federal de São Paulo (EPM/Unifesp)
Professor Afiliado do Departamento de Medicina da Unifesp
Professor Titular de Medicina de Emergência do Centro Universitário São Camilo (CUSC-SP)
Presidente da ABRAMEDE – Gestão 2020/2021
Membro das Câmaras Técnicas de Medicina de Emergência dos Conselhos Regional de Medicina de São Paulo (CREMESP) e Federal de Medicina (CFM)
*Fellow* do American College of Physicians (FACP) e American Heart Association (FAHA)

# Emergências no Paciente Oncológico

**René Aloisio da Costa Vieira**
**Sérgio Luiz Brasileiro Lopes**
**Cristina Prata Amendola**
**Flávio Mavignier Cárcano**
**Hélio Penna Guimarães**

Thieme
Rio de Janeiro • Stuttgart • New York • Delhi

**Dados Internacionais de Catalogação na Publicação (CIP)**

V658e

Vieira, René Aloisio da Costa
Emergências no Paciente Oncológico/René Aloisio da Costa Vieira, Sérgio Luiz Brasileiro Lopes, Cristina Prata Amendola, Flávio Mavignier Cárcano & Hélio Penna Guimarães – 1. Ed. – Rio de Janeiro – RJ: Thieme Revinter Publicações, 2020.

552 p.: il; 18,5 x 27 cm.
Inclui Índice Remissivo e Bibliografia
ISBN 978-85-5465-247-0
eISBN 978-85-5465-248-7

1. Oncologia. 2. Emergências. 3. Urgências. I. Lopes, Sérgio Luiz Brasileiro. II. Amendola, Cristina Prata. III. Cárcano, Flávio Mavignier. IV. Guimarães, Hélio Penna. V. Título.

CDD: 616.994
CDU: 616-006

**Contato com os autores:**
posgrad@hcancerbarretos.com.br

**Nota:** O conhecimento médico está em constante evolução. À medida que a pesquisa e a experiência clínica ampliam o nosso saber, pode ser necessário alterar os métodos de tratamento e medicação. Os autores e editores deste material consultaram fontes tidas como confiáveis, a fim de fornecer informações completas e de acordo com os padrões aceitos no momento da publicação. No entanto, em vista da possibilidade de erro humano por parte dos autores, dos editores ou da casa editorial que traz à luz este trabalho, ou ainda de alterações no conhecimento médico, nem os autores, nem os editores, nem a casa editorial, nem qualquer outra parte que se tenha envolvido na elaboração deste material garantem que as informações aqui contidas sejam totalmente precisas ou completas; tampouco se responsabilizam por quaisquer erros ou omissões ou pelos resultados obtidos em consequência do uso de tais informações. É aconselhável que os leitores confirmem em outras fontes as informações aqui contidas. Sugere-se, por exemplo, que verifiquem a bula de cada medicamento que pretendam administrar, a fim de certificar-se de que as informações contidas nesta publicação são precisas e de que não houve mudanças na dose recomendada ou nas contraindicações. Esta recomendação é especialmente importante no caso de medicamentos novos ou pouco utilizados. Alguns dos nomes de produtos, patentes e design a que nos referimos neste livro são, na verdade, marcas registradas ou nomes protegidos pela legislação referente à propriedade intelectual, ainda que nem sempre o texto faça menção específica a esse fato. Portanto, a ocorrência de um nome sem a designação de sua propriedade não deve ser interpretada como uma indicação, por parte da editora, de que ele se encontra em domínio público.

© 2020 Thieme
Todos os direitos reservados.
Rua do Matoso, 170, Tijuca
20270-135, Rio de Janeiro – RJ, Brasil
http://www.ThiemeRevinter.com.br

Thieme Medical Publishers
http://www.thieme.com

Capa: Thieme Revinter Publicações Ltda.
Ilustração de capa: AdobeStock/sudok1

Impresso no Brasil por BMF Gráfica e Editora Ltda.
5 4 3 2 1
ISBN 978-85-5465-247-0

Também disponível como eBook:
eISBN 978-85-5465-248-7

Todos os direitos reservados. Nenhuma parte desta publicação poderá ser reproduzida ou transmitida por nenhum meio, impresso, eletrônico ou mecânico, incluindo fotocópia, gravação ou qualquer outro tipo de sistema de armazenamento e transmissão de informação, sem prévia autorização por escrito.

# APRESENTAÇÃO

O mundo contemporâneo assiste a uma elevação exponencial da prevalência das neoplasias. O aumento da sobrevivência dos portadores de câncer somado à complexidade das novas terapias elevou a exigência de conhecimento sobre emergências oncológicas. Além disso, o próprio tema e área de atuação em emergências se sofisticaram de modo significativo em anos recentes. A competência e atuação em emergências oncológicas são necessárias e insubstituíveis na formação dos profissionais da área. Por outro lado a literatura, principalmente dentro da realidade brasileira, ainda é escassa.

*Emergências no Paciente Oncológico*, de modo muito didático e efetivo, abordam este tema de impacto no dia a dia da prática da oncologia. Este livro que é texto, guia e manual, preenche, de forma concisa e precisa, uma lacuna importante no conhecimento da oncologia. Com certeza será um livro imprescindível na formação acadêmica, fonte de referência para estudos, aulas, seminários e pesquisas na área. Da mesma forma, essencial na atuação prática, aponta condutas embasadas em níveis de evidência científica de fácil consulta e aplicação.

O livro *"Emergências no Paciente Oncológico"* será em pouco tempo um guia indispensável para todos que pensam ou trabalham com oncologia e se tornará leitura obrigatória tanto para iniciantes, como iniciados.

Boa leitura!

Vinícius de Lima Vazquez
Diretor de Extensão

Rui Manuel Vieira Reis
Diretor Executivo e Científico

Instituto de Ensino e Pesquisa
Hospital de Câncer de Barretos/Hospital de Amor de Barretos – Fundação Pio XII

# MENSAGEM DOS EDITORES

Atualmente o câncer tem apresentado uma elevação da incidência, tornando-se uma das principais causas de mortalidade, principalmente em países em desenvolvimento. Melhorias no tratamento têm modificado a história natural da doença, com consequente aumento da sobrevida em alguns tipos de tumores e, em muitos casos, melhoria também na qualidade de vida.

Avaliando o contexto oncológico, observam-se diferentes estádios da doença, fato que determina a diversidade de queixas do paciente e o tipo de tratamento. O paciente oncológico possui uma complexidade peculiar no âmbito do cuidado médico, pois pode sofrer intercorrências médicas oriundas tanto da doença, quanto das intervenções terapêuticas. O número de publicações sobre o tema se avoluma, sendo muitas vezes difícil identificar e pontuar o que realmente é importante na prática clínica.

Emergências oncológicas são situações extremas que podem refletir diretamente na vida e onde a ausência de tratamento pode fatalmente levar a um desfecho desfavorável. Por outro lado, as urgências oncológicas constituem quaisquer intercorrências que necessitem de avaliação e intervenção, não necessariamente configurando risco imediato de vida. A Associação Brasileira de Medicina e o Conselho Federal de Medicina agruparam os conceitos, denominando Medicina de Emergência. Apesar de a Medicina de Emergência constituir-se uma especialidade médica, a emergência no paciente oncológico apresenta peculiaridades especiais. Deste fato nasceu a necessidade da criação de um livro, que discutisse e apresentasse as principais Emergências Oncológicas de maneira clara, sucinta e objetiva, a partir de um Centro de Tratamento Oncológico exclusivo, ligado ao Sistema Público de Saúde, associado a profissionais da Medicina Oncológica e de Emergência. O Hospital de Câncer de Barretos, também denominado por Hospital do Amor de Barretos, é um Centro de Alta Complexidade para o Tratamento Oncológico (CRACON) e acumula experiência e vivência há mais de 50 anos; e a ABRAMEDE (Associação Brasileira de Medicina de Emergência) agrega profissionais ligados à Medicina de Emergência, refletindo na qualidade do conteúdo aqui apresentado.

De uma maneira bem objetiva, o paciente oncológico poderá passar pelos serviços de emergência, em quatro fases de tratamento. Observam-se intercorrências relacionadas com os tratamentos cirúrgico, quimioterápico ou radioterápico; ligadas à recorrência e à doença metastática; ligadas à progressão da doença e terminalidade da vida; e intercorrências clínicas/cirúrgicas não relacionadas com a doença oncológica.

Assim, os pacientes procurarão um Pronto-Socorro próximo a seus domicílios, ou diretamente o Hospital onde fazem o tratamento oncológico. Deste atendimento podem ocorrer diferentes desfechos, como avaliação clínica, medicação de suporte, internação para avaliação e controle, ou internação para óbito. O retorno do paciente ao serviço de Emergência fica fadado ao controle dos sintomas, suporte familiar, bem como evolução e/ou progressão da doença de base, ou necessidade de encaminhamento para uma Unidade de Cuidados Paliativos. Cabe, aos serviços de Emergência, uma avaliação criteriosa, com base no diagnóstico das condições associadas à extensão do tumor e diagnóstico diferencial, dentro de uma visão global e humanizada do paciente.

Ninguém trabalha sozinho, e o grupo de editores é formado por um Cirurgião Oncológico, um Oncologista Clínico e três Clínicos com extensa experiência em Medicina de Emergência geral, Emergências Oncológicas e Terapia Intensiva. Estes selecionaram profissionais afins dentro do contexto de sua especialidade, permitindo a construção do presente livro, que é formado por 72 temas abordados distribuídos em 17 partes principais.

# MENSAGEM DOS EDITORES

A Editora Thieme Revinter acreditou na importância do tema e no caráter inédito da proposta apresentada, orquestrando a organização de um livro didático, que discute os principais temas da Medicina de Emergência no Paciente Oncológico, de uma forma objetiva, visando à organização das ideias, de uma maneira sintética, rápida e efetiva.

Dedicamos esta publicação a nossos pacientes, razão de todo nosso trabalho, e esperamos que a mesma seja proveitosa aos profissionais que lidam com a Medicina de Emergência, dentro do contexto oncológico.

Os Editores

René Aloisio da Costa Vieira
Sergio Luiz Brasileiro Lopes
Cristina Prata Amendola
Flávio Mavinier Cárcano
Hélio Penna Guimarães

# PREFÁCIO

A idade é o maior fator de risco isolado para se ter câncer. A média de expectativa de vida do brasileiro, em 1950, era em torno de 40 anos, e hoje, aproximadamente, de 76 anos. Isto explica o aumento da incidência da doença. Os últimos dados estatísticos mostram que o número estimado de novos casos para esta doença é, no mundo, de 18.100.000: Estados Unidos, 1.730.000, e Brasil 582.593. Assim sendo, o câncer deve ser visto como um problema de saúde pública.

A cirurgia, radioterapia, quimioterapia citotóxica, hormonoterapia e imunoterapia são as formas clássicas de tratamento da doença. Os grandes avanços no conhecimento da biologia molecular dos tumores, a descoberta de novas drogas e o tratamento multidisciplinar têm permitido ganhos significativos nas taxas de cura e sobrevida e mudado os padrões da cirurgia, tornando-a menos agressiva, sem perda da radicalidade e, com isto, permitindo uma melhor qualidade de vida aos pacientes.

Na sua evolução natural, durante o tratamento ou mesmo durante o acompanhamento, muitos pacientes com câncer desenvolvem quadros emergenciais, que podem ser classificados como: metabólicos, hematológicos, infecciosos, compressivos, obstrutivos, hemorrágicos e outros. O diagnóstico precoce destas eventualidades e o tratamento apropriado são fundamentais para diminuir as taxas de óbito e melhorar a qualidade de vida, o que está muito bem retratado neste livro.

Fiquei honrado ao receber o convite para prefaciar esta obra, que será editada por René Aloisio da Costa Vieira e seus colaboradores. René foi meu residente de Cirurgia Oncológica e aluno de Pós-graduação. Sempre me impressionou muito seu caráter, persistência no trabalho, competência e desejo de contribuir cientificamente.

Emergências Oncológicas, como regra geral, sempre fazem parte de um capítulo dos bons livros de Oncologia, dada a importância destas intercorrências. Escrever um livro, abordando somente este tema, agrupado em 17 partes e 72 capítulos, com um seleto grupo de colaboradores, me pareceu uma feliz ideia, por dar ao assunto uma abordagem muito mais completa do que habitualmente encontramos nos capítulos de livros.

Tenho certeza que, pela abrangência e profundidade que o tema foi abordado, será um marco na literatura médica brasileira e um valioso subsídio para o aprendizado e atualização de estudantes, residentes e médicos das diferentes especialidades.

Ademar Lopes
Especialista em Cirurgia Oncológica
Vice-Presidente do A.C. Camargo Cancer Center
Livre-Docente pela FMUSP
Professor Titular de Oncologia da FMUMC
*Fellow* da Sociedade Americana de Cirurgia Oncológica

# COLABORADORES

**ALAN FELIPE BELLO SECCO**
Oncologista Clínico no Departamento de Oncologia Clínica do Hospital de Câncer de Barretos/Hospital de Amor Barretos

**ALESSANDRA DEGRANDE PETTA**
Hematologista e Hemoterapeuta do Departamento de Onco-Hematologia do Hospital de Câncer de Barretos/Hospital de Amor Barretos

**ALEX GOMES RODRIGUES**
Cardiologista pelo Instituto Dante Pazzanese de Cardiologia da Sociedade Brasileira de Cardiologia (IDCP-SBC)
Preceptor da Residência de Cardiologia do Hospital São José da Universidade do Extremo Sul Catarinense (UNESC)

**ALEXANDRE CESAR SANTOS**
Urologista
Mestre em Oncologia pelo Hospital de Câncer de Barretos
Médico do Departamento de Urologia Oncológica do Hospital de Câncer de Barretos/Hospital de Amor Barretos

**ALLINI MAFRA DA COSTA**
Enfermeira
Mestre e Doutora em Oncologia pelo Programa de Pós-Graduação em Oncologia do Hospital de Câncer de Barretos
Coordenadora do Registro de Câncer Hospitalar do Hospital de Câncer de Barretos e do Registro de Câncer de Base Populacional da Cidade de Barretos

**ANA PAULA PEREIRA GONÇALVES**
Enfermeira Especialista em Cuidados Paliativos
Pós-Graduação *Lato Sensu* em Estomoterapia
Trabalha na Unidade de Cuidados Paliativos do Hospital de Câncer de Barretos/Hospital de Amor Barretos

**ANA SUELLEN BARROSO CARNEIRO**
Clínica Geral
Residência em Oncologia Clínica pelo Hospital de Câncer de Barretos

**ANDRÉ LOPES CARVALHO**
Cirurgião de Cabeça e Pescoço, Cirurgião Oncológico
Doutor e Livre-Docente em Oncologia pela Faculdade de Medicina da Universidade de São Paulo (FMUSP)
Pesquisador PQ 1D no Departamento de Cabeça e Pescoço
Docente Permanente do Programa de Pós-Graduação *Stricto Sensu* em Oncologia do Hospital de Câncer de Barretos
Atua na *International Agency for Research of Cancer (IARC)*/França

**ANDRÉ YUUZO SUGAYAMA**
Graduado em Medicina na Faculdade de Medicina de Santo Amaro, SP
Médico Emergencista pela Escola de Saúde Pública (ESP) – Fortaleza, CE
*Fellow* na Resus Leadership Academy
Preceptor da Residência de Medicina de Emergência da ESP – Fortaleza, CE
Médico do Time de Resposta Rápida na Santa Casa de Fortaleza, CE
Médico Emergencista no Hospital do Coração e Pulmão de Messejana – Fortaleza, CE
Médico Emergencista no Hospital Geral de Fortaleza, CE

**ANGELO GUSTAVO ZUCCA MATTHES**
Mastologista
Doutor e Pós-Doutor pela Faculdade de Medicina de Botucatu da Universidade Estadual Paulista (Unesp)
Atuou no Departamento de Mastologia e Reconstrução Mamária do Hospital de Câncer de Barretos

**ANTONIO BAILÃO JÚNIOR**
Cirurgião Oncológico
Mestrado em Biotecnologia pela Faculdade de Medicina de Botucatu da Universidade Estadual Paulista (Unesp)
Médico no Departamento de Mastologia e Reconstrução Mamária e no Centro de Intercorrência Ambulatorial do Hospital de Câncer de Barretos/Hospital de Amor Barretos

**BIANCA CRISTINA SOARES**
Graduada em Farmácia pelo Centro Universitário da Fundação Educacional de Barretos
Farmacêutica da Fundação Pio XII
Experiência na Área de Farmácia, com ênfase em Farmácia Clínica, Assistência e Atenção Farmacêuticas
Especialização em Farmácia Hospitalar e Clínica pela Universidade de Ribeirão Preto (Unaerp)

**BIANCA SAKAMOTO RIBEIRO PAIVA**
Enfermeira
Especialista em Saúde Coletiva/Saúde Pública
Mestre e Doutora pela Faculdade de Medicina de Botucatu da Universidade Estadual Paulista (Unesp)
Pós-Doutora na Linha de Cuidados Paliativos e Qualidade de Vida, Cuidador pela Fundação de Amparo à Pesquisa do Estado de São Paulo (Fapesp)
Coordenadora do Grupo de Pesquisas em Cuidados Paliativos e Qualidade de Vida (CNPq)
Docente Permanente do Programa de Pós-Graduação *Stricto Sensu* do Hospital de Câncer de Barretos e do Programa de Pós-Graduação de Enfermagem em Saúde Pública da Universidade de São Paulo

## COLABORADORES

**BRENO DOUGLAS DANTAS OLIVEIRA**
Médico Emergencista pela Escola de Saúde Pública (ESP), CE
Pós-Graduado em Urgência e Emergência Pré-Hospitalar pelo Centro Universitário Christus (Unichristus)
Mestrando em Ciências Médicas pela Universidade de Fortaleza (Unifor)
Preceptor da Residência de Medicina de Emergência da ESP, CE
Docente do Curso de Medicina da Unifor e da Unichristus
Coordenador do Pronto Atendimento e da Chefia de Equipe do Hospital de Messejana Dr. Carlos Alberto Studart Gomes

**BRUNA ROBERTA FANTINATI MARQUES**
Graduada em Medicina pela Universidade de Mogi das Cruzes, SP
Médica Emergencista pelo Hospital Alemão Oswaldo Cruz – São Paulo, SP

**BRUNO CÉSAR BACCHIEGA DE FREITAS**
Clínico Geral
Cardiologista
Mestre e Doutor em Ciências da Universidade do Estado do Rio de Janeiro (Uerj)

**CAMILA OSÓRIO SILVEIRA**
Médica Emergencista pelo Hospital de Pronto-Socorro de Porto Alegre, RS
Rotineira na Emergência do Hospital Bruno Born de Lajeado, RS
Graduada pela Faculdade de Medicina da Universidade Federal de Santa Maria (UFSM)

**CARLOS AUGUSTO RODRIGUES VEO**
Cirurgião Oncológico
Mestre e Doutor em Ciências da Saúde pela Universidade Federal de São Paulo (Unifesp)
Médico do Departamento de Cirurgia do Aparelho Digestivo Baixo e no Centro de Intercorrência Ambulatorial do Hospital de Câncer de Barretos/Hospital de Amor Barretos

**CARLOS EDUARDO MATTOS CUNHA ANDRADE**
Cirurgião Oncológico
Mestre em Oncologia pelo Hospital de Câncer de Barretos
Professor da Faculdade de Ciências da Saúde de Barretos Dr. Paulo Prata
Médico do Departamento de Oncogenética e do Departamento de Ginecologia Oncológica do Hospital de Câncer de Barretos/Hospital de Amor Barretos

**CARLOS EDUARDO PAIVA**
Clínico
Oncologista Clínico
Mestre e Doutor em Patologia pela Faculdade de Medicina de Botucatu da Universidade Estadual Paulista (FMB/Unesp)
Pós-Doutor pela FMB/Unesp
Docente da Pós-Graduação *Stricto Sensu* do Hospital de Câncer de Barretos Coordenador do Grupo de Pesquisas em Cuidados Paliativos e Qualidade de Vida (CNPq)

**CARLOS MACIEL DA SILVA**
Cirurgião Oncológico
Mestre em Gastroenterologia pela Universidade Federal de São Paulo (Unifesp)
Médico do Departamento de Cirurgia Torácica do Hospital de Câncer de Barretos/Hospital de Amor Barretos

**CARLOS ROBERTO DE ALMEIDA JUNIOR**
Coordenador do Departamento de Neurocirurgia Oncológica do Hospital de Câncer de Barretos/Hospital de Amor Barretos
Mestre em Neurociência e Comportamento pela Universidade de São Paulo (USP)
Professor do Curso de Medicina da Faculdade de Ciências da Saúde de Barretos (Facisb)

**CARLOS SITTA SABAINI**
Clínico
Hematologista e Hemoterapeuta pela Faculdade de Medicina de Botucatu da Universidade Estadual Paulista (FMB/Unesp)
Especialização em Transplante de Medula Óssea pela Fundação Amaral Carvalho/Hospital de Câncer de Jaú, SP
Médico do Serviço de Transplante de Medula Óssea do Hospital de Câncer de Barretos/Hospital de Amor Barretos
Professor Coordenador da Disciplina de Hematologia da Faculdade de Ciências Médicas de Barretos (Facisb)

**CINTHIA ALCÁNTARA-QUISPE**
Cirurgiã Geral
Pós-Graduada em Oncologia com Atuação em Onco-Urologia e Cirurgia Minimamente Invasiva Urológica pela Faculdade de Ciências da Saúde Dr. Paulo Prata/Barretos
Médica do Departamento de Urologia Oncológica do Hospital de Câncer de Barretos/Hospital de Amor Barretos

**CRISTIANE BOTELHO MIRANDA CÁRCANO**
Clínica e Dermatologista
Mestre em Oncologia pelo Hospital de Câncer de Barretos
Docente do Curso de Medicina da Faculdade de Ciências da Saúde de Barretos Dr. Paulo Prata (Facisb)

**CRISTINA ALESSI DA ROCHA**
Clínica e Dermatologista
Mestre em Oncologia pelo Hospital de Câncer de Barretos

**DANIELLA RAMONE**
Clínica, Oncologista Clínica
Pós-Graduada em Terapia Intensiva
Mestre em Ciências da Saúde pela Universidade Federal de Uberlândia (UFU)
Coordenadora do Departamento de Oncologia Clínica do Hospital de Câncer de Barretos/Hospital de Amor Barretos

## COLABORADORES

**DENISE PEIXOTO GUIMARÃES**
Endoscopista
Doutora em Biociências Nucleares pela Universidade do Estado do Rio de Janeiro (Uerj)
Pós-Doutora em Pesquisa Clínica pelo Instituto Nacional de Câncer (INCA)
Pesquisadora do Centro de Pesquisa em Oncologia Molecular, Sendo Docente no Programa de Pós-Graduação *Stricto Sensu* em Oncologia do Hospital de Câncer de Barretos
Atua no Departamento de Endoscopia e Departamento de Prevenção do Hospital de Câncer de Barretos/Hospital de Amor Barretos
Coordenadora do Programa de Rastreamento do Câncer Colorretal no Departamento de Endoscopia e Departamento de Prevenção do Hospital de Câncer de Barretos/Hospital de Amor Barretos

**DIEGO BURGARDT**
Cirurgião Oncológico
Médico do Departamento de Cirurgia do Aparelho Digestivo Alto do Hospital de Câncer de Barretos/Hospital de Amor Barretos

**DIEGO DE SOUZA LIMA FONSECA**
Radio-Oncologista pelo Hospital de Câncer de Barretos

**DJALMA IGOR DE OLIVEIRA GONÇALVES**
Cirurgião Geral
Residência em Cirurgia Oncológica pelo Hospital de Câncer de Barretos

**DRYELEN MOREIRA DE ASSIS**
Médica Residente em Medicina Intensiva da Fundação Pio XII do Hospital de Câncer de Barretos

**DURVAL RENATO WOHNRATH**
Cirurgião Oncológico
Mestre em Gastroenterologia pela Universidade Federal de São Paulo (Unifesp)
Atua no Departamento de Câncer do Aparelho Digestivo Alto do Hospital de Câncer de Barretos/Hospital de Amor Barretos

**EDERSON SHIBUYA KIDA**
Ortopedista
Pós-Graduado em Oncologia com Atuação em Ortopedia Oncológica pela Faculdade de Ciências da Saúde Dr. Paulo Prata/Barretos

**EDUARDO AREAS TOLLER**
Ortopedista do Departamento de Ortopedia do Hospital de Câncer de Barretos/Hospital de Amor Barretos

**ELIANA LOURENÇO BORGES**
Clínica e Pneumologista
Atua na Unidade de Terapia Intensiva e no Centro de Intercorrência Ambulatorial do Hospital de Câncer de Barretos/Hospital de Amor Barretos

**ELINEY FERREIRA FARIA**
Urologista
Doutore Oncologia pela Faculdade de Medicina da Universidade de São Paulo (FMUSP)
Pós-Doutor pela University of Texas MD Anderson
Médico no Departamento de Urologia Oncológica e Como Docente no Programa de Pós-Graduado *Stricto Sensu* em Oncologia do Hospital de Câncer de Barretos

**ENRICO MIGUEL STUCCHI**
Diretor Técnico do Hospital dos Servidores, ES
Coordenador e Diarista da UTI do Hospital dos Servidores, ES
Gestor de Clínicas do Hospital Estadual Jayme Santos Neves (HEJSN)
Professor de Medicina Intensiva da Faculdade Brasileira (MULTIVIX)
Especialista em Medicina Intensiva
Especialista em Cirurgia Geral

**ERNESTO FERNANDEZ MACHIN**
Ortopedista
Pós-Graduado em Oncologia com Atuação em Ortopedia Oncológica pela Faculdade de Ciências da Saúde Dr. Paulo Prata/Barretos

**EUGÊNIO SANTANA FRANCO FILHO**
Médico Emergencista pela Escola de Saúde Pública ESP – Fortaleza, CE
Preceptor da Residência de Medicina de Emergência ESP – Fortaleza, CE

**FABIANO DE MELO PEIXOTO**
Neurologista do Hospital de Câncer de Barretos/Hospital de Amor Barretos e da Santa Casa de Misericórdia de Barretos

**FELIPE DALDEGAN DINIZ**
Cirurgião Oncológico
Pós-Graduado em Oncologia com Atuação em Cirurgia Colorretal Laparoscópica pela Faculdade de Ciências da Saúde Dr. Paulo Prata/Barretos
Médico do Departamento de Cirurgia do Aparelho Digestivo Baixo e no Centro de Intercorrência Ambulatorial do Hospital de Câncer de Barretos/Hospital de Amor Barretos

**FERNANDO CESAR FERREIRA CALISTRO**
Cirurgião Geral
Residência em Cirurgia Oncológica pelo Hospital de Câncer de Barretos

**FERNANDO COSTA GUZZO**
Médico Especialista em Clínica Médica pelo Hospital Estadual Jayme Santos Neves (HEJSN)

**FERNANDO ERNESTO CRUZ FELIPPE**
Cirurgião Oncológico
Médico do Departamento de Cirurgia do Aparelho Digestivo Alto do Hospital de Câncer de Barretos/Hospital de Amor Barretos

**FERNANDO SANTOS DE AZEVEDO**
Oncologista Clínico pelo Hospital das Clínicas da Universidade Federal de Goiás (UFG)
Pós-Graduação em Atenção Primária à Saúde pela UFG

**FLORINDA ALMEIDA SANTOS**
Médica Oncologista Clínica do Hospital de Câncer de Barretos/Hospital de Amor Barretos
Mestranda no Programa de Pós-Graduação *Stricto Sensu* do Hospital de Câncer de Barretos

**FREDERICO CARLOS DE SOUSA ARNAUD**
Médico Especialista em Medicina de Emergência pela Associação Brasileira de Medicina de Emergência (ABRAMEDE)
Presidente da ABRAMEDE – Gestão: 2018-2019
Especialista em Clínica Médica e Anestesiologia

**GABRIEL PIETROBON MARTINS**
Graduado em Medicina pela Universidade do Extremo Sul Catarinense – Criciúma, SC
Residente em Medicina de Emergência pelo Hospital São Lucas da Pontifícia Universidade Católica de Porto Alegre (PUCRS)

**GILBERTO FAVA**
Cirurgião Geral e Endoscopista
Doutor em Clínica Cirúrgica pela Faculdade de Medicina da Universidade de São Paulo (FMUSP)
Coordenador do Departamento de Endoscopia do Hospital de Câncer de Barretos/Hospital de Amor Barretos

**GUILHERME BENFATTI OLIVATO**
Médico Especialista em Clínica Médica pela Universidade Federal de São Paulo (Unifesp)
Especialista em Medicina Intensiva pelo Hospital Albert Einstein
Médico Instrutor do Centro de Ensino, Treinamento e Simulação do Hospital do Coração (HCOR)

**HELOÍSA HELENA MAIA CHRISTOVAM LOPES**
Residência em Clínica Médica e Cardiologia e Especialização em Ecocardiografia
Cardiologista do Hospital de Câncer de Barretos/Hospital de Amor Barretos

**IDAM DE OLIVEIRA JUNIOR**
Mastologista
Mestre e Doutorando em Ginecologia, Obstetrícia e Ginecologia pela Faculdade de Medicina de Botucatu da Universidade Estadual Paulista (Unesp)
Médico do Departamento de Mastologia e Reconstrução Mamária do Hospital de Câncer de Barretos/Hospital de Amor Barretos

**ILANA POLEGATTO**
Cirurgiã Oncológica pela Hospital de Câncer de Barretos

**ISAAC FERRARI DEL FAVERO**
Médico Residente em Medicina Intensiva da Fundação Pio XII do Hospital de Câncer de Barretos

**ISABELA ASSIS DE SIQUEIRA**
Residência Médica em Clínica Médica, Hematologia e Hemoterapia

**ÍTALO TALES PLÁCIDO DA SILVA**
Graduado pela Faculdade de Ciências Médicas da Paraíba, PB
Médico Emergencista pela Escola de Saúde Pública ESP – Fortaleza, CE
Especialização em Emergências Geriátricas pela Pós-FG da Faculdade Unida – Fortaleza, CE
Pós-Graduado em Ultrassonografia Geral e Doppler pela Cetrus – Recife, PE

**JOÃO NEIF ANTÔNIO JUNIOR**
Residência em Clínica Médica e Oncologia Clínica
Atua no Departamento de Oncologia Clínica do Hospital de Câncer de Barretos/Hospital de Amor Barretos

**JOÃO PAULO ELIAS ALVES**
Neurologista pela Faculdade de Medicina da Universidade de São Paulo (FMUSP)
Atua no Departamento de Neurologia do Hospital de Câncer de Barretos/Hospital de Amor Barretos

**JOÃO PAULO PRETTI FANTIN**
Urologista
Pós-Graduado em Oncologia com Atuação em Onco-Urologia e Cirurgia Minimamente Invasiva Urológica pela Faculdade de Ciências da Saúde Dr. Paulo Prata/Barretos
Médico do Departamento de Urologia Oncológica do Hospital de Câncer de Barretos/Hospital de Amor Barretos

**JOSÉ CARLOS IGNACIO JUNIOR**
Infectologista
Médico do Departamento de Clínica Médica do Hospital de Câncer de Barretos/Hospital de Amor Barretos

**JOSÉ ELIAS ABRÃO MIZIARA**
Cirurgião Oncológico
Médico Coordenador do Departamento de Cirurgia Torácica do Hospital de Câncer de Barretos/Hospital de Amor Barretos

**KELLY MENEZIO GIARDINA**
Endoscopista, Cirurgiã Geral e Coloproctologista
Médica do Departamento de Endoscopia do Hospital de Câncer de Barretos/Hospital de Amor Barretos

**LARISSA BELOTI SALVADOR**
Médica Infectologista da Santa Casa de Misericórdia de Barretos
Residência Médica pela Universidade Estadual de Campinas (Unicamp)
Mestre em Gerontologia pela Unicamp

**LAURA ERCOLIN**
Clínica Médica
Pós-Graduada em Cuidados Paliativos
Residência em Radioterapia pelo Hospital de Câncer de Barretos

**LAYRA MINUNCIO NOGUEIRA**
Graduada em Enfermagem pela Universidade de Franca
Especialista em Cuidados Paliativos pelo Instituto Pallium Latino-América, Argentina
Curso em Gerontologia pelo Instituto Paulista de Geriatria e Gerontologia
Enfermeira de Cuidados Paliativos no Hospital de Câncer de Barretos/Hospital de Amor Barretos
Experiência na Área de Enfermagem Paliativa e Dor

**LEANDRO JUNIOR LUCCA**
Mestre/Doutor em Nefrologia/Clínica Médica pela Faculdade de Medicina de Ribeirão Preto da Universidade de São Paulo (FMRP/USP)
Especialista em Nefrologia pela Sociedade Brasileira de Nefrologia (SBN) e Conselho Federal de Medicina (CFM)
Especialista em Distúrbio Mineral e Ósseo da Doença Renal Crônica (DMO-DRC)
Membro do Departamento de DMO-DRC da SBN
Onco-Nefrologista do Hospital de Câncer de Barretos/SP
Coordenador da Unidade de DMO-DRC do Hospital de Clínicas da FMRP/USP

**LEONARDO AUGUSTO CANDIDO SEYBOTH**
Cirurgião Oncológico pelo Hospital de Câncer de Barretos
Cirurgião Oncológico no Hospital de Câncer de Cascavel

**LEONARDO GOLTARA ALMEIDA**
Supervisor da Residência Médica em Medicina de Emergência da Faculdade Brasileira (MULTIVIX)
Supervisor da Residência Médica em Clínica Médica - Hospital Estadual Jayme Santos Neves (HEJSN)
Mestre em Gestão Pública
Especialista em Medicina de Emergência pela Associação Brasileira de Medicina de Emergência (ABRAMEDE/AMB)
Especialista em Medicina Intensiva pela Associação de Medicina Intensiva Brasileira (AMIB/AMB)
Especialista em Geriatria pela Sociedade Brasileira de Geriatria e Gerontologia (SBGG/AMB)
Emergencista Diarista da Sala Vermelha do Hospital Estadual Jayme Santos Neves (HEJSN)
Coordenador da UTI Geral B do Vila Velha Hospital
Professor de Emergências Médicas da Faculdade Brasileira (MULTIVIX)

**LEONARDO NOGUEIRA TAVEIRA**
Endoscopista
Médico do Departamento de Endoscopia do Hospital de Câncer de Barretos/Hospital de Amor Barretos

**LIA CONRADO GALVÃO**
Especialista em Nefrologia pela Sociedade Brasileira de Nefrologia, Onco-Nefrologista do Hospital de Câncer de Barretos/Hospital de Amor Barretos

**LÍGIA NIÉRO-MELO**
Mestre e Doutora em Hematologia pela Universidade Estadual Paulista (Unesp)
Chefe da Disciplina de Hematologia da Faculdade de Medicina de Botucatu – Departamento de Clínica Médica da Unesp
Citomorfologista do Grupo Brasileiro de Síndromes Mielodisplásicas em Pediatria –GB-SMD-Ped
Membro dos Comitês de Mielodisplasia e Hematologia Laboratorial da Associação Brasileira de Hematologia e Hemoterapia (ABHH)
Professora-Colaboradora da Faculdade de Ciências Médicas de Barretos
Consultora em Hematologia Geral – Fundação Pio XII de Barretos

**LORENA BEDOTTI RIBEIRO**
Residência Médica em Clínica Médica, Hematologia e Hemoterapia
Atua no Hospital de Câncer de Barretos/Hospital de Amor Barretos

**LUCAS CAETANO DIAS LOURENÇO**
Residência em Neurocirurgia pelo Hospital Universitário Alzira Velano – Unifenas – Alfenas, MG
Estagiário de Neurocirurgia Oncológica pelo Hospital de Câncer de Barretos

**LUCIANA CAIEL**
Residência em Medicina Intensiva da Fundação Pio XII – Hospital de Câncer de Barretos

**LUCIANA COELHO SANCHES**
Médica Especialista em Medicina Intensiva pela Associação de Medicina Intensiva Brasileira (AMIB)
Doutora em Ciências pela Universidade Federal de São Paulo (Unifesp)
Coordenadora da Unidade de Terapia Intensiva do Hospital de Câncer de Barretos/Hospital de Amor Barretos

**LÚCIO DE ALMEIDA DORNELLES**
Médico Emergencista Titulado Associação Brasileira de Medicina de Emergência (ABRAMEDE/AMB)
Emergencista do Grupo Hospitalar Conceição
Graduado pela Faculdade de Medicina da Universidade Federal do Rio Grande (FURG-RS)

**LUIS EDUARDO ROSA ZUCCA**
Residência em Clínica Médica e Oncologia Clínica
Mestre em Oncologia pelo Hospital de Câncer de Barretos

**LUIS GUSTAVO CAPOCHIN ROMAGNOLO**
Coloproctologista e Cirurgião Geral
Coordenador do IRCAD América Latina/Unidade Barretos
Médico do Departamento de Cirurgia do Aparelho Digestivo Baixo do Hospital de Câncer de Barretos/Hospital de Amor Barretos

**LUÍS HENRIQUE SIMÕES COVELLO**
Intensivista Diarista do Hospital de Amor Nossa Senhora – Barretos, SP
Título de Especialista em Terapia Intensiva pela Associação de Medicina Intensiva Brasileira (AMIB)
Pós-Graduado e Terapia Nutricional Hospitalar pela Faculdade de Ciências da Saúde de Barretos (Facisb)

**LUIS MARCELO VENTURA**
Radiologista com Atuação em Radiologia Intervencionista
Radiologia e Diagnóstico por Imagem pela Sociedade Brasileira de Radiologia Intervencionista e Cirurgia Endovascular (SOBRICE-CBR)
Neurorradiologia Terapêutica pela Sociedade Brasileira de Neurorradiologia (SBNR-CBR)
*Clinical Fellow* em Radiologia Intervencionista Pediátrica na Universidade de Toronto
Atua no Departamento de Radiologia, Divisão de Radiologia Intervencionista do Hospital de Câncer de Barretos/Hospital de Amor Barretos

**LUIZ ALEXANDRE ALEGRETTI BORGES**
Médico Especialista em Medicina de Emergência pela Associação Brasileira de Medicina de Emergência (ABRAMEDE/AMIB) e Medicina Intensiva pela Associação de Medicina Intensiva Brasileira (AMIB/AMB)
Ex-Presidente da ABRAMEDE
Ex-Presidente AMIB
Coordenador da Câmara Técnica de Medicina de Emergência do Conselho Regional de Medicina do Estado do Rio Grande do Sul (CREMERS)
Membro da Câmara Técnica de Medicina de Emergência do Conselho Federal de Medicina (CFM)
Coordenador da Comissão de Residência Médica (COREME) do Hospital de Pronto-Socorro de Porto Alegre (HPS)
Médico Intensivista das Unidades de Terapia Intensiva (UTI) do HPS e do Hospital Nossa Senhora da Conceição de Porto Alegre

## COLABORADORES

**MARCELO CARTAPATTI DA SILVA**
Urologista
*Fellowship* em Uro-Oncologia e Cirurgia Minimamente Invasiva na Funcación PuigVert/Barcelona
Pós-Graduado em Oncologia com Atuação Onco-Urologia e Cirurgia Minimamente Invasiva Urológica pela Faculdade de Ciências da Saúde Dr. Paulo Prata/Barretos

**MARCELO DE ANDRADE VIEIRA**
Cirurgião Oncológico
Mestre e Doutor em Oncologia pelo Hospital de Câncer de Barretos
Coordenador do Departamento de Ginecologia Oncológica do Hospital de Câncer de Barretos/Hospital de Amor Barretos

**MÁRCIO LEITE RODRIGUES**
Especialista em Cardiologia pela Faculdade de Medicina de São José do Rio Preto/Sociedade Brasileira de Cardiologia
Especialista em Medicina Intensiva pela Associação de Medicina Intensiva Brasileira
Coordenador do Serviço de Cardiologia do São Bernardo Apart Hospital – Colatina, ES

**MARCO AURÉLIO DE SANCTIS**
Cirurgião Oncológico pelo Hospital de Câncer de Barretos
Médico do Departamento de Cirurgia do Aparelho Digestivo Alto do Hospital de Câncer de Barretos/Hospital de Amor Barretos

**MARCOS RODRIGUES ALVES**
Especialista em Nefrologia pela Sociedade Brasileira de Nefrologia, Onco-Nefrologista do Hospital de Câncer de Barretos/Hospital de Amor Barretos

**MARCOS VINICIUS ARAUJO DENADAI**
Cirurgião Oncológico
Mestre e Doutor em Ciências da Saúde pela Universidade Federal de São Paulo (Unifesp)
Médico do Departamento de Cirurgia do Aparelho Digestivo Baixo e no Centro de Intercorrência Ambulatorial do Hospital de Câncer de Barretos/Hospital de Amor Barretos

**MARIA FERNANDA BIAZOTTO FERNANDES**
Clínica Médica
Residente de Cancerologia Clínica do Hospital de Câncer de Barretos

**MARIA SALETE DE ANGELIS NASCIMENTO**
Médica Anestesiologista com Área de Atuação em Dor e Medicina Paliativa pela Sociedade Brasileira de Anestesiologia (SBA) e pela Associação Médica Brasileira (AMB)
Doutora em Ciências Médicas pela Faculdade de Medicina de Ribeirão Preto da Universidade de São Paulo (FMRP/USP)
Médica Titular da Unidade de Cuidados Paliativos do Hospital de Câncer de Barretos/Hospital de Amor Barretos

**MARIANA GABRIELA RAPHAEL GALVÃO RIBEIRO**
Infectologista
Atua na Santa Casa de Misericórdia de Barretos

**MARTINS FIDELIS DOS SANTOS NETO**
Doutorando em Oncologia
Professor do Programa de Pós-Graduação da Faculdade de Ciências da Saúde de Barretos Dr. Paulo Prata
Membro do Comitê de Ética em Pesquisa (CEP) do Hospital de Câncer de Barretos
Líder da Unidade de Informação do Instituto de Ensino e Pesquisa da Fundação Pio XII – Hospital do Câncer de Barretos
Membro do Grupo de Pesquisa Qualidade de Vida; Cuidados Paliativos e Qualidade de Morte

**MATEUS SALDANHA CARDOSO**
Radiologista Intervencionista do Hospital de Amor Barretos
Membro Titular do Colégio Brasileiro de Radiologia e Diagnóstico por Imagem (CBR) e da Sociedade Brasileira de Radiologia Intervencionista e Cirurgia Endovascular (Sobrice)
Especialização em Radiologia Intervencionista pelo Instituto do Câncer do Estado de São Paulo da Faculdade de Medicina da Universidade de São Paulo (ICESP – FMUSP)

**MAXIMILIANO CADAMURO NETO**
Cirurgião Oncológico
Médico Instrutor AMITS-IRCAD América Latina/Barretos
Médico do Departamento de Cirurgia do Aparelho Digestivo Baixo do Hospital de Câncer de Barretos/Hospital de Amor Barretos

**MOISÉS AUGUSTO DE ARAÚJO**
Residência em Neurocirurgia pela Universidade Federal da Fronteira Sul
Pós-Graduando em Neurocirurgia Oncológica pelo Hospital de Câncer de Barretos

**NELSON SIQUEIRA DE CASTRO**
Residência Médica em Clínica Médica, Hematologia e Hemoterapia
Mestre em Farmacologia pela Universidade de São Paulo (USP)
Atua no Departamento de Hematologia do Hospital de Câncer de Barretos/Hospital de Amor Barretos

**PAULA DAPHNE BRISIGUELI BORGES DE ALMEIDA**
Cirugiã Oncológica
Pós-Graduanda em Oncologia em Atuação na Ginecologia Oncológica pela Faculdade de Ciências da Saúde Dr. Paulo Prata/Barretos

**PAULO DE TARSO OLIVEIRA E CASTRO**
Médico Infectologista
Diretor do Serviço de Controle de Infecção Hospitalar (SCIH) do Hospital de Câncer de Barretos/Hospital de Amor Barretos

**RAFAEL FERRARI**
Intensivista
Coordenador do Serviço de Emergência da Santa Casa de Misericórdia de Barretos – Barretos, SP
Residência de Clínica Médica pela Santa Casa de Misericórdia de Fernandópolis/Unicastelo – Fernandópolis, SP
Residência de Medicina Intensiva pelo Hospital de Base de São José do Rio Preto/Famerp – São José do Rio Preto, SP
Título de Especialista em Terapia Intensiva Associação de Medicina Intensiva Brasileira (AMIB)

**RAPHAEL LEONARDO CUNHA DE ARAUJO**
Cirurgião Oncológico
Doutor em Ciências em Gastroenterologia pela Faculdade de Medicina de São Paulo
Atuou no Departamento de Cirurgia do Digestivo Alto do Hospital de Câncer de Barretos
Atual Professor Adjunto da Cirurgia Hepática do Departamento de Gastroenterologia Cirúrgica na Escola Paulista de Medicina da Universidade Federal de São Paulo (Unifesp)

**RAPHAEL LUIZ HAIKEL**
Cirurgião Oncológico
Médico do Departamento de Mastologia e Reconstrução Mamária do Hospital de Câncer de Barretos/Hospital de Amor Barretos

**RENATO DE CASTRO CAPUZZO**
Cirurgião de Cabeça e Pescoço
Mestrado em Oncologia pelo Hospital de Câncer de Barretos
Médico do Departamento de Cabeça e Pescoço do Hospital de Câncer de Barretos/Hospital de Amor Barretos

**RICARDO DOS REIS**
Ginecologista
Mestrado e Doutorado em Medicina pela Universidade Federal do Rio Grande do Sul (UFRGS)
Professor da Faculdade de Ciências da Saúde de Barretos Dr. Paulo Prata
Coordenador da Unidade de Saúde da Mulher da Faculdade de Ciências da Saúde de Barretos Dr. Paulo Prata
Pesquisador CNPQ PQ2
Médico no Departamento de Ginecologia Oncológica
Docente no Programa de Pós-Graduação *Stricto Sensu* em Oncologia do Hospital de Câncer de Barretos
Coordenador do Programa de Pós-Graduação Mestrado Profissional de Inovação em Saúde da Faculdade de Ciências da Saúde Dr. Paulo Prata (Facisb)

**RICARDO MIGUEL COSTA DE FREITAS**
Médico Radiologista do Instituto do Câncer do Estado de São Paulo da Faculdade de Medicina da Universidade de São Paulo (FMUSP)
Doutor em Radiologia pelo Instituto de Radiologia do Hospital das Clínicas (InRad-HC) – FMUSP
*Fellow* em Radiologia Intervencionista Não Vascular no Hospital Civil da Universidade Louis Pasteur, Estrasburgo/França
Membro Titular do Colégio Brasileiro de Radiologia e Diagnóstico por Imagem (CBR) e da Sociedade Brasileira de Radiologia Intervencionista e Cirurgia Endovascular (Sobrice)

**RICARDO RIBEIRO GAMA**
Cirurgião de Cabeça e Pescoço e Cirurgião Oncológico
Doutorado em Oncologia pela Faculdade de Medicina da Universidade de São Paulo (FMUSP)
Pós-Doutorando pela Universidade Federal de São Paulo (Unifesp)
Médico do Departamento de Cabeça e Pescoço do Hospital de Câncer de Barretos/Hospital de Amor Barretos

**ROBERTO DIAS MACHADO**
Urologista
Mestre em Clínica Cirúrgica pela Faculdade de Medicina de Ribeirão Preto (FMRP)
Coordenador do Departamento de Urologia Oncológica Hospital de Câncer de Barretos/Hospital de Amor Barretos

**RODRIGO AUGUSTO DEPIERI MICHELLI**
Cirurgião Oncológico
Mestre em Oncologia pela FMUSP
Atuou no Departamento de Oncogenética e no Departamento de Mastologia e Reconstrução Mamária do Hospital de Câncer de Barretos
Atua no Hospital de Câncer de Catanduva

**RODRIGO CASTANHO DE CAMPOS LEITE**
Cirurgião Oncológico
Pós-Graduação em Oncologia com Atuação em Cirurgia Colorretal Laparoscópica pela Faculdade de Ciências da Saúde Dr. Paulo Prata/Barretos

**RODRIGO ENOKIBARA BELTRAME**
Especialista em Nefrologia pela Sociedade Brasileira de Nefrologia
Onco-Nefrologista do Hospital de Câncer de Barretos/SP
Especialista em Medicina Intensiva pela Associação de Medicina Intensiva Brasileira (AMIB)

**RONALDO LUIS SCHMIDT**
Cirurgião Oncológico
Médico do Departamento de Ginecologia Oncológica do Hospital de Câncer de Barretos/Hospital de Amor Barretos

**SARAH MACIEL SILVA**
Graduação em Medicina pela Universidade Federal de Minas Gerais (UFMG)
Médica Emergencista pelo Hospital das Clínicas da UFMG

**SARITA NASBINE FRASSETTO**
Médica de Família e Comunidade pela Faculdade de Medicina de Ribeirão Preto da Universidade de São Paulo (FMRP/USP)
Especialista em Medicina Paliativa pelo Hospital de Câncer de Barretos e pelo Instituto Pallium Latino-América
Médica Titular do Departamento de Cuidados Paliativos do Hospital de Câncer de Barretos/Hospital de Amor Barretos

**SEILA ISRAEL DO PRADO**
Médica Infectologista Pediátrica do Serviço de Controle de Infecção Hospitalar (SCIH) do Hospital de Câncer de Barretos/Hospital de Amor Barretos

**SYLVIO CESAR SARGENTINI**
Ortopedista
Médico do Departamento de Ortopedia do Hospital de Câncer de Barretos/Hospital de Amor Barretos

**THIAGO LACERDA ATAIDES**
Médico Nefrologista pelo Hospital das Clínicas da Universidade Federal de Goiás (HC-UFG)
Membro Titular da Sociedade Brasileira de Nefrologia (SBN)
Membro do Comitê Jovens Nefrologistas da SBN
Professor da Disciplina de Nefrologia no Curso de Medicina da UniEvangélica, GO

**TOMAS RAMOS VELLOSO COELHO**
Cirurgião Oncológico pelo Hospital de Câncer de Barretos
Professor da Disciplina de Cirurgia na Universidade Federal do Mato Grosso do Sul (UFMS)

**VANESSA ALMEIDA PÁDUA**
Residência Médica em Clínica Médica, Hematologia e Hemoterapia
Atua no Departamento de Hematologia do Hospital de Câncer de Barretos/Hospital de Amor Barretos

**VITOR DO CARMO JORGE**
Ortopedista
Pós-Graduação em Oncologia com Atuação em Ortopedia Oncológica pela Faculdade de Ciências da Saúde de Barretos Dr. Paulo Prata (Facisb)

**VÍTOR HORTA DE LIMA FILHO**
Cirurgião Oncológico
Pós-Graduado em Oncologia com Atuação em Cirurgia Colorretal Laparoscópica pela Faculdade de Ciências da Saúde de Barretos Dr. Paulo Prata (Facisb)

**WESLEY JUSTINO MAGNABOSCO**
Urologista
Doutor em Cirurgia pela Universidade Estadual Paulista (Unesp)
Atua no Departamento de Urologia Oncológica do Hospital de Câncer de Barretos/Hospital de Amor Barretos

**WILSON CHUBASSI DE AVEIRO**
Cirurgião Oncológico
Pós-Graduação *Lato Sensu* em Oncologia pelo Hospital de Câncer de Barretos
Atua no Departamento de Cirurgia Torácica do Hospital de Câncer de Barretos/Hospital de Amor Barretos

**WILSON MASSAYUKI IMANISHI**
Clínico Geral e Intensivista
Atua no Departamento de Clínica Médica e no Departamento de Terapia Intensiva do Hospital de Câncer de Barretos/Hospital de Amor Barretos

**YURY TAVARES DE LIMA**
Graduação em Medicina pela Universidade Federal de Campina Grande (UFCG)
Médico Emergencista pela Escola de Saúde Pública do Ceará (ESP/CE) – Fortaleza, CE

# SUMÁRIO

PRANCHA EM CORES ............................ xxiii

## PARTE I
## EPIDEMIOLOGIA

**1 EPIDEMIOLOGIA DO CÂNCER NO BRASIL E EM HOSPITAL ONCOLÓGICO** ................... 3
*Allini Mafra da Costa ▪ Flávio Mavignier Cárcano*

**2 EPIDEMIOLOGIA DAS URGÊNCIAS E EMERGÊNCIAS EM HOSPITAIS ONCOLÓGICOS** ........................................... 7
*Sérgio Luiz Brasileiro Lopes ▪ René Aloisio da Costa Vieira*

## PARTE II
## EMERGÊNCIAS CLÍNICAS E METABÓLICAS

**3 DISTÚRBIOS DO SÓDIO** ............................ 15
*Bruna Roberta Fantinati Marques ▪ Sarah Maciel Silva
Thiago Lacerda Ataides*

**4 DISTÚRBIOS DO CÁLCIO** ........................... 23
*Breno Douglas Dantas Oliveira
Ítalo Tales Plácido da Silva ▪ Yury Tavares de Lima*

**5 DISTÚRBIOS DO POTÁSSIO** ....................... 27
*Hélio Penna Guimarães ▪ Gabriel Pietrobon Martins
Guilherme Benfatti Olivato*

**6 DISTÚRBIOS DA GLICEMIA** ......................... 33
*André Yuuzo Sugayama
Eugênio Santana Franco Filho ▪ Yury Tavares de Lima*

**7 DISTÚRBIOS DO MAGNÉSIO** ...................... 35
*Breno Douglas Dantas Oliveira
Eugênio Santana Franco Filho*

**8 DISTÚRBIOS DO FÓSFORO** ........................ 39
*Thiago Lacerda Ataides ▪ Fernando Santos de Azevedo*

**9 INSUFICIÊNCIA RENAL AGUDA E DIÁLISE NO PACIENTE COM CÂNCER** ............................ 43
*Leandro Junior Lucca ▪ Lia Conrado Galvão
Marcos Rodrigues Alves ▪ Rodrigo Enokibara Beltrame*

**10 SÍNDROME DA SECREÇÃO INAPROPRIADA DO HORMÔNIO ANTIDIURÉTICO (ADH) EM ONCOLOGIA** ............................................. 51
*Rodrigo Enokibara Beltrame ▪ Isaac Ferrari Del Favero*

**11 SÍNDROME HEMOLÍTICO-URÊMICA EM ONCOLOGIA (SHU ATÍPICA)** ....................... 57
*Rodrigo Enokibara Beltrame
Luciana Caiel ▪ Luciana Coelho Sanches*

**12 ACIDOSE LÁCTICA NA TERAPIA INTENSIVA ONCOLÓGICA** ........................................... 63
*Rodrigo Enokibara Beltrame
Dryelen Moreira de Assis*

## PARTE III
## TOXICIDADE ASSOCIADA AO TRATAMENTO ONCOLÓGICO

**13 TRATAMENTO DE SINTOMAS** ..................... 71
*Daniella Ramone*

**14 COMPLICAÇÕES ORAIS** ............................ 77
*Daniella Ramone*

**15 TOXICIDADES ASSOCIADAS À RADIOTERAPIA** ....................................... 79
*Laura Ercolin ▪ Diego de Souza Lima Fonseca*

**16 TOXICIDADE CARDÍACA ASSOCIADA À QUIMIOTERAPIA** ....................................... 85
*João Neif Antônio Junior*

**17 TOXICIDADES PULMONARES RELACIONADAS COM QUIMIOTERÁPICOS** ............................ 91
*Alan Felipe Bello Secco*

**18 TOXICIDADES DIVERSAS ASSOCIADAS À QUIMIOTERAPIA** ....................................... 99
*Florinda Almeida Santos ▪ Ana Suellen Barroso Carneiro*
   **18.1** Nefrotoxicidade ................................ 99
   **18.2** Neurotoxicidade .............................. 101
   **18.3** Hepatotoxicidade ............................ 104
   **18.4** Toxicidade Vascular ......................... 105

**19 REAÇÕES INFUSIONAIS ASSOCIADAS À QUIMIOTERAPIA SISTÊMICA** ..................... 107
*Luis Eduardo Rosa Zucca*

## PARTE IV
## DOR ONCOLÓGICA

**20 DROGAS DE USO CLÍNICO** ........................ 115
Bianca Cristina Soares • Ana Paula Pereira Gonçalves
Martins Fideles dos Santos Neto

**21 TRATAMENTO CLÍNICO DA DOR ONCOLÓGICA** ........................................... 119
Sarita Nasbine Frassetto
Maria Salete de Angelis Nascimento
Layra Minuncio Nogueira

**22 TRATAMENTO INTERVENCIONISTA DA DOR ONCOLÓGICA** ........................................... 127
Mateus Saldanha Cardoso
Ricardo Miguel Costa de Freitas • Luis Marcelo Ventura

## PARTE V
## EMERGÊNCIAS HEMATOLÓGICAS

**23 HIPERLEUCOCITOSE** ................................ 137
Nelson Siqueira de Castro

**24 SÍNDROME DE HIPERVISCOSIDADE** .......... 141
Nelson Siqueira de Castro

**25 DISTÚRBIOS DA HEMOSTASIA NO PACIENTE ONCOLÓGICO** ........................................... 145
Carlos Sitta Sabaini • Lígia Niéro-Melo

**26 SÍNDROME DE LISE TUMORAL** .................. 153
Isabela Assis de Siqueira

**27 ANEMIA NO PACIENTE ONCOLÓGICO: ASPECTOS FISIOPATOLÓGICOS** ................. 155
Lígia Niéro-Melo • Carlos Sitta Sabaini

**28 SUPORTE TRANSFUSIONAL NA EMERGÊNCIA** ........................................... 165
Isabela Assis de Siqueira

**29 REAÇÕES TRANSFUSIONAIS** .................... 169
Vanessa Almeida Pádua • Alessandra Degrande Petta

**30 URGÊNCIAS E EMERGÊNCIAS NÃO INFECCIOSAS NO TRANSPLANTE DE CÉLULAS-TRONCO HEMATOPOIÉTICAS** ...... 179
Lorena Bedotti Ribeiro • Carlos Sitta Sabaini

**31 URGÊNCIAS E EMERGÊNCIAS INFECCIOSAS NO TRANSPLANTE DE CÉLULAS-TRONCO HEMATOPOIÉTICAS** .................................. 189
Lorena Bedotti Ribeiro • Carlos Sitta Sabaini

## PARTE VI
## EMERGÊNCIAS INFECCIOSAS

**32 NEUTROPENIA FEBRIL** .............................. 197
José Carlos Ignacio Junior • Seila Israel do Prado
Paulo de Tarso Oliveira e Castro

**33 COMPLICAÇÕES DOS CATETERES VENOSOS CENTRAIS** ................................................ 203
Seila Israel do Prado • Luis Marcelo Ventura
Paulo de Tarso Oliveira e Castro

**34 INFECÇÕES VIRAIS EM PACIENTES ONCOLÓGICOS NO CENÁRIO DE ATENDIMENTO DE EMERGÊNCIA** ............... 213
Larissa Beloti Salvador • Paulo de Tarso Oliveira e Castro
Seila Israel do Prado • José Carlos Ignacio Junior

**35 SEPSE** ....................................................... 219
Luís Henrique Simões Covello • Rafael Ferrari
Maria Fernanda Biazotto Fernandes

## PARTE VII
## EMERGÊNCIAS CARDIOVASCULARES

**36 CONSIDERAÇÕES CARDIOVASCULARES NO PACIENTE ONCOLÓGICO** ........................... 227
Bruno César Bacchiega de Freitas

**37 SÍNDROME DA VEIA CAVA SUPERIOR** ........ 233
Heloísa Helena Maia Christovam Lopes
Sérgio Luiz Brasileiro Lopes

**38 TROMBOSE ASSOCIADA AO CÂNCER** ........ 239
Wilson Massayuki Imanishi

**39 INSUFICIÊNCIA CARDÍACA** ........................ 247
Leonardo Goltara Almeida • Márcio Leite Rodrigues
Alex Gomes Rodrigues

**40 HEMOPTISE** .............................................. 257
Guilherme Benfatti Olivato • Hélio Penna Guimarães
Gabriel Pietrobon Martins

**41 EMERGÊNCIA HIPERTENSIVA NO PACIENTE ONCOLÓGICO** ........................................... 263
Leonardo Goltara Almeida • Enrico Miguel Stucchi
Fernando Costa Guzzo

**42 ARRITMIAS** ............................................... 269
Hélio Penna Guimarães • Gabriel Pietrobon Martins
Luiz Alexandre Alegretti Borges

**43 TAMPONAMENTO CARDÍACO** ................... 277
Hélio Penna Guimarães • Gabriel Pietrobon Martins
Frederico Carlos de Sousa Arnaud

## PARTE VIII
## EMERGÊNCIAS RESPIRATÓRIAS

**44 INSUFICIÊNCIA RESPIRATÓRIA AGUDA** ...... 283
Eliana Lourenço Borges

**45 DERRAME PLEURAL NEOPLÁSICO** ............. 289
Wilson Chubassi de Aveiro
Djalma Igor de Oliveira Gonçalves
Carlos Maciel da Silva

**46 OBSTRUÇÃO DE VIAS AÉREAS INFERIORES** .............................................. 295
Eliana Lourenço Borges

**47 HEMOPTISE** .............................................. 299
Wilson Chubassi de Aveiro
Fernando Cesar Ferreira Calistro
José Elias Abrão Miziara

## PARTE IX
## EMERGÊNCIAS ABDOMINAIS

**48 ABDOME NÃO CIRÚRGICO** ........................ 305

**48.1** Proctite Secundária à
Radioterapia ...................................... 305
Laura Ercolin • Diego de Souza Lima Fonseca

**48.2** Enterocolite Neutropênica ................. 307
José Carlos Ignacio Junior • Larissa Beloti Salvador
Paulo de Tarso Oliveira e Castro

**48.3** Ascite Relacionada com
a Malignidade .................................... 310
Lúcio de Almeida Dornelles • Camila Osório Silveira

**48.4** Falência Hepática Fulminante ............. 313
Sarah Maciel Silva • Hélio Penna Guimarães

**48.5** Sangramento Digestivo Alto ............... 316
Leonardo Nogueira Taveira • Kelly Menezio Giardina

**48.6** Hemorragia Digestiva Baixa ............... 323
Denise Peixoto Guimarães

**48.7** Colangite Aguda ................................. 331
Gilberto Fava • Leonardo Nogueira Taveira
José Carlos Ignacio Junior

**49 ABDOME AGUDO CIRÚRGICO** .................... 341

**49.1** Obstrução Digestiva Alta ..................... 341
Marco Aurélio de Sanctis
Raphael Leonardo Cunha de Araujo
Tomas Ramos Velloso Coelho
Leonardo Augusto Candido Seyboth
Durval Renato Wohnrath

**49.2** Obstrução Intestinal Baixa no Paciente
Oncológico ........................................ 351
Felipe Daldegan Diniz
Marcos Vinicius Araújo Denadai

**49.3** Abdome Agudo Perfurativo em
Oncologia .......................................... 357
Vitor Horta de Lima Filho
Carlos Augusto Rodrigues Veo
Maximiliano Cadamuro Neto

**49.4** Hemorragia Intra-Abdominal em
Oncologia .......................................... 363
Diego Burgardt • Fernando Ernesto Cruz Felippe

**49.5** Urgências Abdominais no Linfoma ..... 366
Raphael Leonardo Cunha de Araujo
Marco Aurélio de Sanctis

**49.6** Dor Abdominal no Paciente
Imunocomprometido ........................ 370
Luis Gustavo Capochin Romagnolo
Rodrigo Castanho de Campos Leite

## PARTE X
## EMERGÊNCIAS UROLÓGICAS

**50 OBSTRUÇÃO DO TRATO URINÁRIO
SUPERIOR** .................................................. 379
Marcelo Cartapatti da Silva • Eliney Ferreira Faria

**51 OBSTRUÇÃO DO TRATO URINÁRIO
INFERIOR** ................................................... 385
João Paulo Pretti Fantin • Roberto Dias Machado

**52 CISTITE HEMORRÁGICA INDUZIDA POR
QUIMIOTERÁPICOS E RADIOTERAPIA** ........ 389
Cinthia Alcántara-Quispe • Alexandre Cesar Santos
Wesley Justino Magnabosco

## PARTE XI
## EMERGÊNCIAS NEUROLÓGICAS

**53 ALTERAÇÃO DO ESTADO MENTAL NO
PACIENTE GRAVE** ...................................... 395
Carlos Roberto de Almeida Junior
Fabiano de Melo Peixoto

**54 ESTADO DE MAL EPILÉPTICO** ..................... 399
Carlos Roberto de Almeida Junior

**55 SÍNDROME DE COMPRESSÃO MEDULAR
AGUDA ONCOLÓGICA** .............................. 403
Moisés Augusto de Araújo
Carlos Roberto de Almeida Junior

**56 HIPERTENSÃO INTRACRANIANA** ................ 407
Lucas Caetano Dias Lourenço
Carlos Roberto de Almeida Junior

**57 MENINGITE CARCINOMATOSA** .................. 411
João Paulo Elias Alves

## PARTE XII
## EMERGÊNCIAS EM CABEÇA E PESCOÇO

**58 OBSTRUÇÃO DAS VIAS AÉREAS
SUPERIORES** ............................................... 419
Renato de Castro Capuzzo

**59 SANGRAMENTO CERVICAL – SÍNDROME DA
RUPTURA DE CARÓTIDA (SRC)** ................. 425
Ricardo Ribeiro Gama • André Lopes Carvalho

## PARTE XIII
## EMERGÊNCIAS ORTOPÉDICAS

**60 FRATURA PATOLÓGICA** ............................. 433
Sylvio Cesar Sargentini • Ederson Shibuya Kida
Eduardo Areas Toller • Vitor do Carmo Jorge

**61 INFECÇÃO DE PRÓTESES ORTOPÉDICAS** .... 439
Eduardo Areas Toller • Vitor do Carmo Jorge
Ernesto Fernandez Machin • Sylvio Cesar Sargentini

## PARTE XIV
## URGÊNCIAS EM MASTOLOGIA

**62 PIODERMA GANGRENOSO** ........................ 445
*Rodrigo Augusto Depieri Michelli*
*Angelo Gustavo Zucca Matthes*

**63 FASCIITE NECROSANTE DA MAMA** ............. 449
*Idam de Oliveira Junior* ▪ *Antonio Bailão Júnior*

**64 INFECÇÃO DE PRÓTESES MAMÁRIAS** ......... 453
*René Aloisio da Costa Vieira* ▪ *Raphael Luiz Haikel*
*Mariana Gabriela Raphael Galvão Ribeiro*

## PARTE XV
## URGÊNCIAS GINECOLÓGICAS

**65 SANGRAMENTO GINECOLÓGICO** ............... 459
*Marcelo de Andrade Vieira* ▪ *Ronaldo Luis Schmidt*
*Ilana Polegatto*

**66 FÍSTULAS VAGINAIS: DIAGNÓSTICO E TRATAMENTO** ............................................. 463
*Paula Daphne Brisigueli Borges de Almeida*
*Carlos Eduardo Mattos Cunha Andrade*
*Ricardo dos Reis*

## PARTE XVI
## AFECÇÕES DERMATOLÓGICAS

**67 DERMATITE RADIOTERÁPICA** .................... 469
*Cristiane Botelho Miranda Cárcano*
*Cristina Alessi da Rocha*

**68 HERPES-ZÓSTER** ........................................ 475
*Cristiane Botelho Miranda Cárcano*
*Cristina Alessi da Rocha*

**69 DERMATOSES PARANEOPLÁSICAS** ............. 481
*Cristiane Botelho Miranda Cárcano*

**70 REAÇÕES ADVERSAS DERMATOLÓGICAS GRAVES INDUZIDAS POR FÁRMACOS** ........ 489
*Cristiane Botelho Miranda Cárcano*

## PARTE XVII
## CUIDADOS PALIATIVOS

**71 COMUNICAÇÃO DE NOTÍCIAS DIFÍCEIS** ...... 499
*Carlos Eduardo Paiva* ▪ *Bianca Sakamoto Ribeiro Paiva*

**72 CUIDADOS PALIATIVOS** ............................. 503
*Carlos Eduardo Paiva* ▪ *Bianca Sakamoto Ribeiro Paiva*

**ÍNDICE REMISSIVO** ..................................... 509

# PRANCHA EM CORES

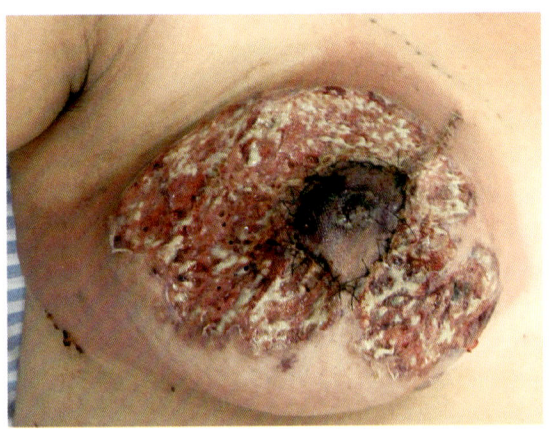

**Fig. 62-1.** Pioderma gangrenoso em pós-operatório de mastectomia com prótese. Aparência clínica; infiltrado polimorfonuclear e áreas de hemorragia. Evolução com ressecção da área e corticoterapia.

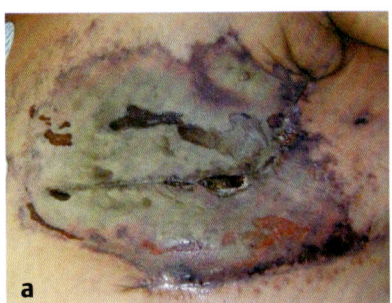
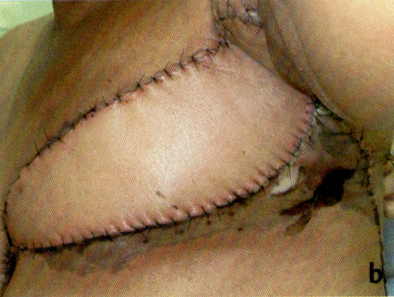

**Fig. 63-1.** Fasciite necrosante da mama: (**a**) Infecção secundária a punções repetidas de seroma; (**b**) infecção de sítio cirúrgico, pós-ressecção de tumor ulcerado. (Imagens cedidas por Vieira RAC *et al.*)

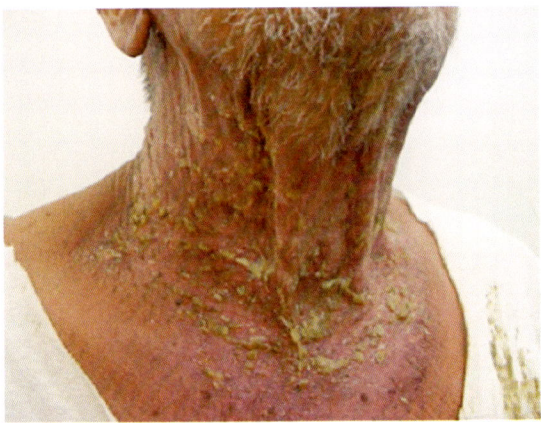

**Fig. 67-1.** Dermatite radioterápica aguda de grau 1.

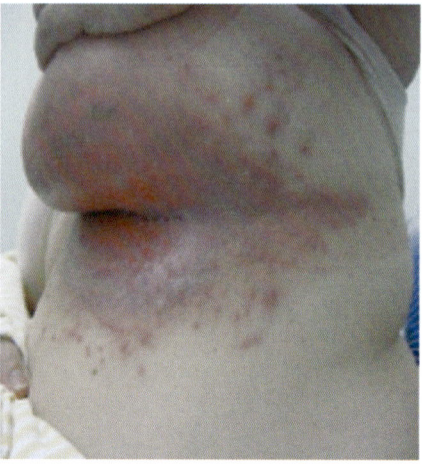 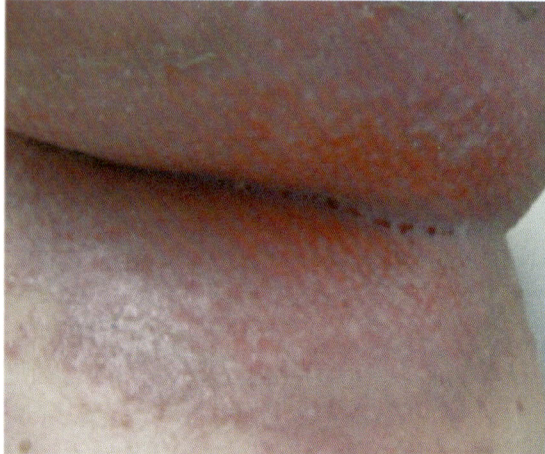

Fig. 67-2. Dermatite radioterápica aguda de grau 2.

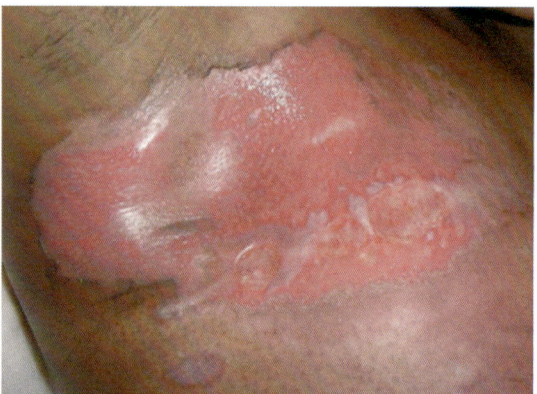

Fig. 67-3. Dermatite radioterápica aguda de grau 3.

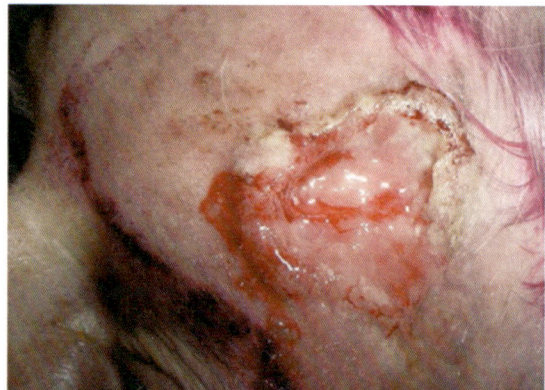

Fig. 67-4. Dermatite radioterápica aguda de grau 4.

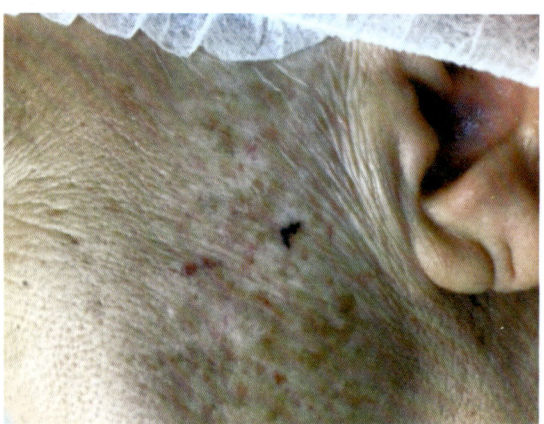 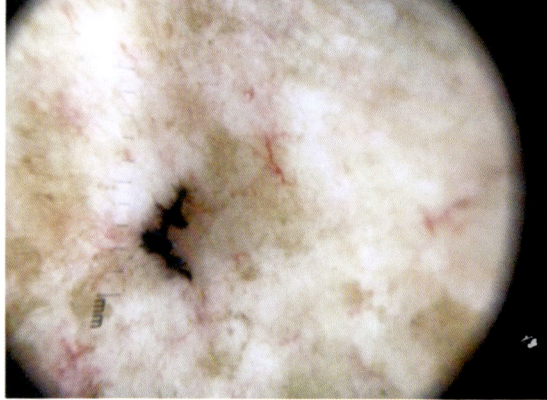

Fig. 67-5. Carcinoma basocelular pigmentado em área de RD crônica.

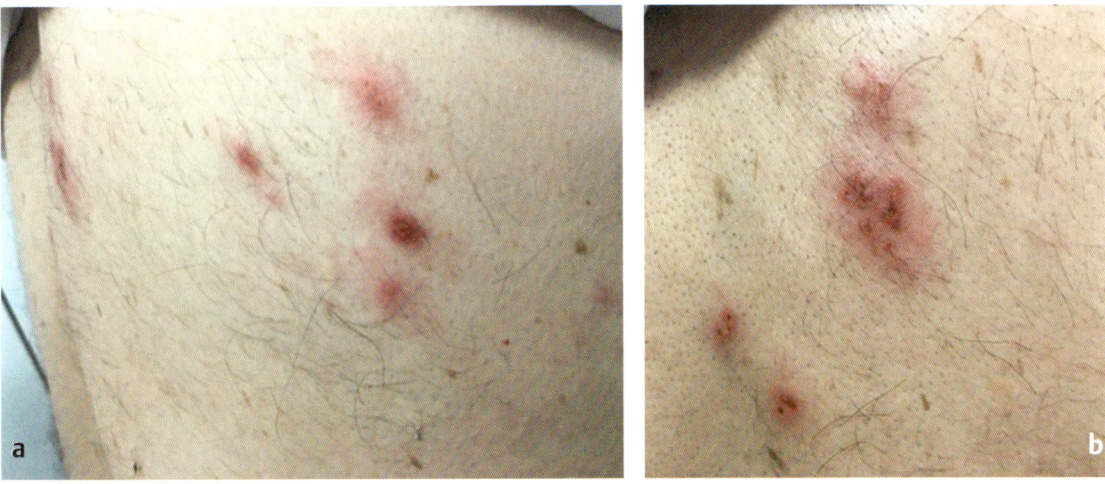

**Fig. 68-1.** (**a**, **b**) Herpes-zóster intercostal. (Imagens utilizadas com a permissão da Dra. Renata Alves.)

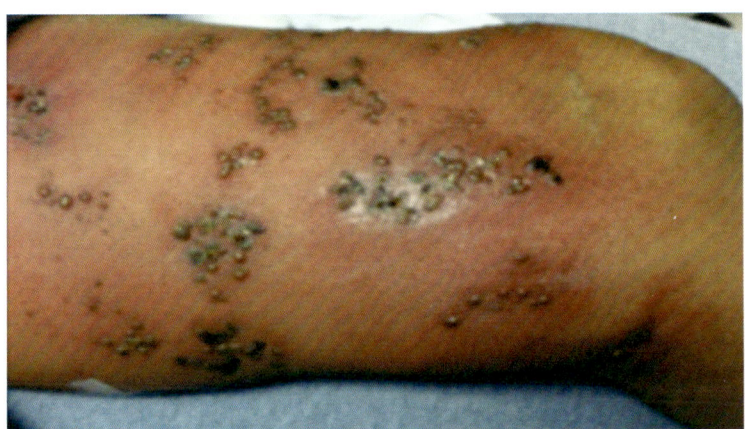

**Fig. 68-2.** Herpes-zóster. (Imagem utilizada com a permissão do Dr. Harry Dao Jr.[14])

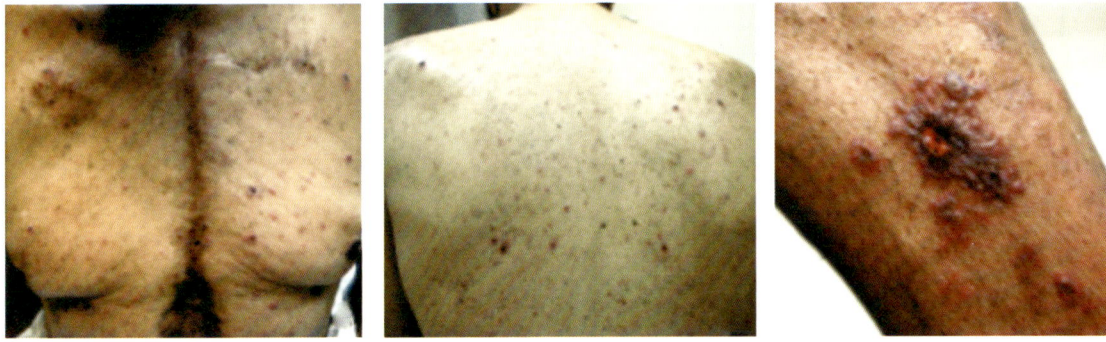

**Fig. 68-3.** Herpes-zóster disseminado. (Imagem utilizada com a permissão do Dr. Harry Dao Jr.[14])

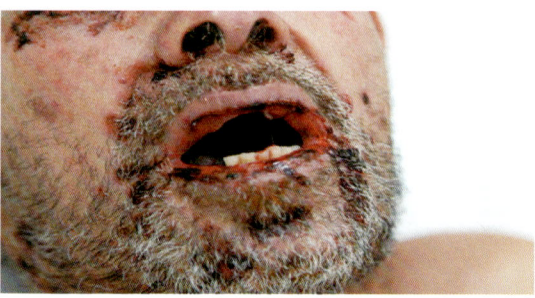

**Fig. 69-1.** Penfigo paraneoplásico com comprometimento labial.

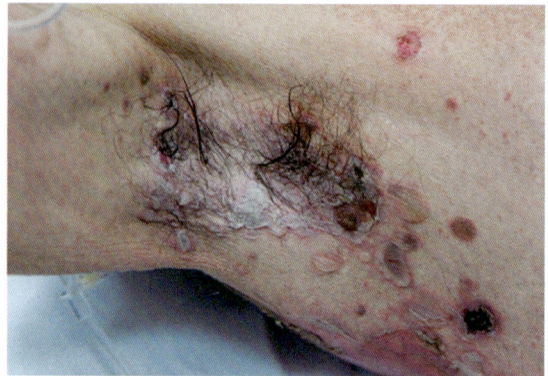

**Fig. 69-2.** Penfigo paraneoplásico manifestado em axila.

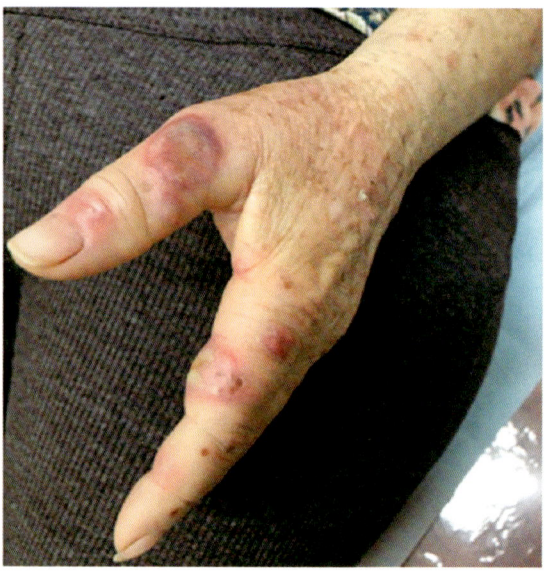

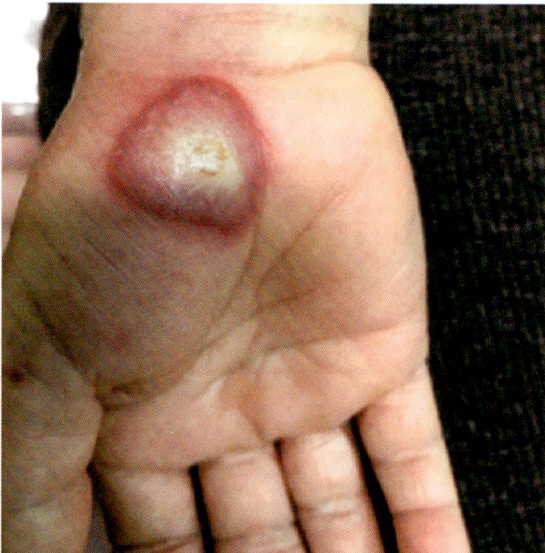

**Fig. 69-3.** Síndrome de Sweet com comprometimento ocral.

# Emergências no Paciente Oncológico

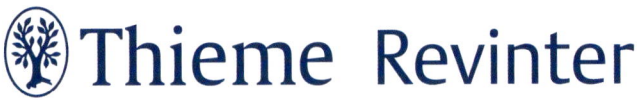

# Parte I Epidemiologia

# EPIDEMIOLOGIA DO CÂNCER NO BRASIL E EM HOSPITAL ONCOLÓGICO

**CAPÍTULO 1**

Allini Mafra da Costa
Flávio Mavignier Cárcano

O câncer é um grande problema de saúde pública, tanto nos países em desenvolvimento, quanto em países desenvolvidos. A Organização Mundial da Saúde (OMS) estimou para o ano de 2030, aproximadamente, 22 milhões de casos incidentes de câncer (excluindo os casos de câncer de pele não melanoma), 13 milhões de mortes por câncer e, aproximadamente, 87 milhões de pessoas vivas com câncer. O maior efeito desse aumento deve acontecer em países menos desenvolvidos, onde cerca de 82% da população mundial vive atualmente.[1-3]

No Brasil, o Ministério da Saúde, por meio do Instituto Nacional de Câncer (INCA), estima que no biênio 2018/2019, 600.000 brasileiros terão um diagnóstico de câncer por ano. Em muitas cidades brasileiras, o câncer é a segunda causa de morte dentre todos os óbitos, ficando abaixo apenas das doenças do aparelho circulatório.[4]

Mesmo com todos os avanços nas áreas médica e tecnológica nas últimas décadas, constata-se um aumento constante no número de casos novos a cada ano, especialmente, para alguns tipos de câncer.[5] A adoção de comportamentos de estilo de vida que aumentam o risco do câncer, como tabagismo, alimentação inadequada, inatividade física, bem como o aumento da expectativa de vida, a diminuição da mortalidade infantil e também do número de óbitos pelas doenças infectoparasitárias entre outros são alguns dos principais fatores para esse aumento.[1]

Principalmente em áreas de baixa e média rendas, o crescimento e o envelhecimento da população são sabidamente conhecidos como fatores relacionados com o desenvolvimento do câncer.[6,7] Em todo o mundo, estima-se que o número de casos de câncer aumente de 14 milhões, em 2012, para 22 milhões, em 2030, onde se espera que os maiores aumentos ocorram na África, Ásia e na América Latina. É importante destacar que essas áreas incluem países que têm recursos limitados para diagnosticar e tratar um número cada vez maior de casos de câncer.[8]

O Registro Hospitalar de Câncer (RHC) do Hospital de Câncer de Barretos foi implementado, no ano de 1987, caracteriza-se pela coleta de informações a respeito de pacientes atendidos e/ou tratados no HCB, não se importando com a origem desses pacientes, justamente por haver vieses de seleção da admissão de cada unidade hospitalar e também por não ser representativo da população em geral. Dessa forma se prestam basicamente como base de apoio às necessidades da administração hospitalar, ao programa de controle do câncer nele desenvolvido e principalmente ao paciente individualmente.

Para se ter uma ideia da magnitude dos casos admitidos pelo que o Hospital de Câncer de Barretos recebe, apresenta-se aqui uma visão global sobre a base de dados do Registro Hospitalar de Câncer, tendo como referência os casos de câncer (analíticos e não analíticos) admitidos desde janeiro de 2000 até dezembro de 2017. Por se tratar de uma instituição habilitada na Rede de Atenção Oncológica do SUS-SP, os dados são encaminhados à Fundação Oncocentro de São Paulo trimestralmente.

Os casos definidos como analíticos referem-se aos pacientes que chegaram ao hospital, já com o diagnóstico de câncer ou não, sem tratamento prévio para a doença. Entre janeiro/2000 e dezembro/2017 foram registrados 169.754 casos analíticos (Quadro 1-1). Do total de casos analíticos, a maioria dos pacientes (84,5%) chegou ao hospital sem diagnóstico anterior de câncer. Os não analíticos totalizaram 26.268 casos de câncer e são aqueles pacientes que chegaram ao hospital com tratamento oncológico já iniciado em outra instituição.

A distribuição proporcional dos tumores entre homens e mulheres ocorreu de forma semelhante, com cerca de 50% em cada sexo. Como esperado, a frequência da doença aumenta com a idade, e maiores proporções foram observadas entre idosos (Fig. 1-1).

A média e a mediana da idade no sexo masculino foram, respectivamente, de 62,7 (dp = 14,7) e

**Quadro 1-1.** Número de Casos Analíticos e Não Analíticos de Câncer Segundo o Ano de Admissão. Registro Hospitalar de Câncer do Hospital de Câncer de Barretos, Janeiro de 2000 a Dezembro de 2018

| Ano | Casos analíticos (%) | Casos não analíticos (%) | Total |
|---|---|---|---|
| 2000 | 3.119 (79,8) | 790 (20,2) | 3.909 |
| 2001 | 3.625 (81,8) | 804 (18,2) | 4.429 |
| 2002 | 4.110 (80,3) | 1.009 (19,7) | 5.119 |
| 2003 | 5.189 (81,1) | 1.210 (18,9) | 6.399 |
| 2004 | 6.403 (83,9) | 1.232 (16,1) | 7.635 |
| 2005 | 7.928 (86,0) | 1.294 (14,0) | 9.222 |
| 2006 | 9.271 (88,8) | 1.164 (11,2) | 10.435 |
| 2007 | 8.942 (87,4) | 1.293 (12,6) | 10.235 |
| 2008 | 8.948 (83,5) | 1.765 (16,5) | 10.713 |
| 2009 | 9.610 (84,5) | 1.760 (15,5) | 11.370 |
| 2010 | 8.871 (85,0) | 1.563 (15,0) | 10.434 |
| 2011 | 9.166 (83,4) | 1.824 (16,6) | 10.990 |
| 2012 | 9.869 (83,7) | 1.915 (16,3) | 11.784 |
| 2013 | 9.926 (85,7) | 1.658 (14,3) | 11.584 |
| 2014 | 9.910 (84,2) | 1.863 (15,8) | 11.773 |
| 2015 | 9.445 (83,8) | 1.828 (16,2) | 11.273 |
| 2016 | 10.028 (85,9) | 1.643 (14,1) | 11.671 |
| 2017 | 9.126 (84,7) | 1.653 (15,3) | 10.779 |
| **Total** | **143.486 (84,5)** | **26.268 (15,5)** | **169.754** |

65 anos; idades menores foram observadas no sexo feminino, respectivamente, de 58,1 (dp = 17,1) e 59 anos. A grande maioria dos casos registrados refere-se a indivíduos residentes no estado de São Paulo. Os tumores infantis, aqui definidos como aqueles diagnosticados em menores de 19 anos, representam 1,7% dos casos registrados no período analisado. A distribuição dos casos segundo tipo de câncer mais frequente e sexo é mostrada no Quadro 1-2.

No sexo feminino, os tumores de mama, de cólon/reto e de colo uterino foram os mais frequentes, representando pouco mais da metade dos casos registrados. No sexo masculino, observou-se um predomínio do câncer de próstata, seguido pelos cânceres de cólon/reto e de pulmão (Quadro 1-2).

Outra informação fundamental é o estádio clínico do tumor no momento do diagnóstico. Esta classificação auxilia o médico no planejamento terapêutico e na avaliação do tratamento proposto, além de servir para a predição do prognóstico. Na análise dos dados segundo estadiamento (Fig. 1-2) foram excluídos 17,7% casos que não foi possível realizar o estadiamento ou sem informação, e também aqueles em que não se aplica a classificação de tumores malignos TNM.

Na análise dos dados observou-se, no momento do diagnóstico da doença, que 66,3% dos casos registrados apresentaram-se em estádios iniciais (0, I ou II), enquanto que 33,7% encontravam-se nos estádios III ou IV (Fig. 1-2).

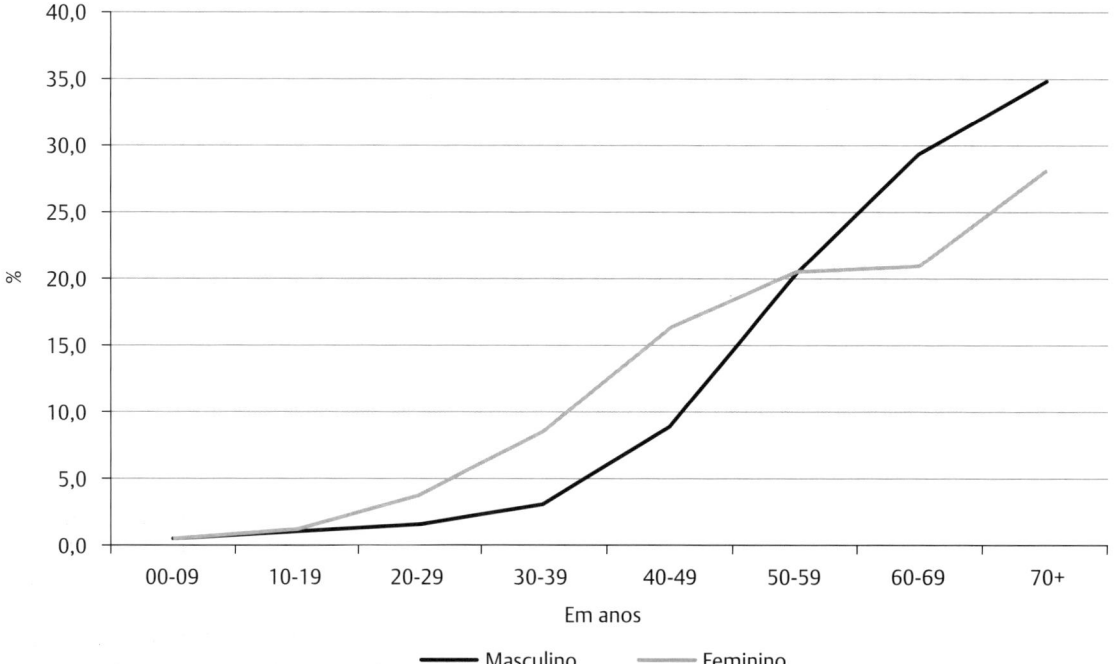

**Fig. 1-1.** Distribuição proporcional das neoplasias registradas segundo sexo e faixa etária. Registro Hospitalar de Câncer do Hospital de Câncer de Barretos, janeiro de 2000 a dezembro de 2017.

**Quadro 1-2.** Tipos de Câncer Mais Frequentes* em Homens e Mulheres. Registro Hospitalar de Câncer do Hospital de Câncer de Barretos, Janeiro de 2000 a Dezembro de 2017

| Sexo feminino | | Sexo masculino | |
|---|---|---|---|
| Topografia | % | Topografia | % |
| 1º Mama (C50) | 30,7 | 1º Próstata (C61) | 30,5 |
| 2º Cólon e reto (C18-C20) | 9,3 | 2º Cólon e reto (C18-C20) | 10,0 |
| 3º Colo uterino – invasivo† (C53) | 9,2 | 3º Pulmão (C34) | 7,8 |
| 4º Tireoide (C73) | 7,8 | 4º Estômago (C16) | 7,4 |
| 5º Pulmão (C34) | 4,5 | 5º Boca e orofaringe (C01-C06, C09-C10, C14) | 6,6 |
| 6º Estômago (C16) | 3,7 | 6º Esôfago (C15) | 4,6 |
| 7º Corpo uterino (C54) | 3,6 | 7º Bexiga (C67) | 3,6 |
| 8º Melanoma cutâneo (C44 e morfologias 8720-8771) | 2,9 | 8º Laringe (C32) | 3,2 |
| 9º Ovário (C56) | 2,6 | 9º Linfomas nodais (C77 e morfologias 9590-9729) | 3,0 |
| 10º Linfomas nodais (C77 e morfologias 9590-9729) | 2,6 | 10º Localização primária desconhecida (C80) | 2,7 |

*Excluídas as neoplasias de pele: epiteliais (SOE), de células escamosas e as basocelulares.
† Comportamento "/3".

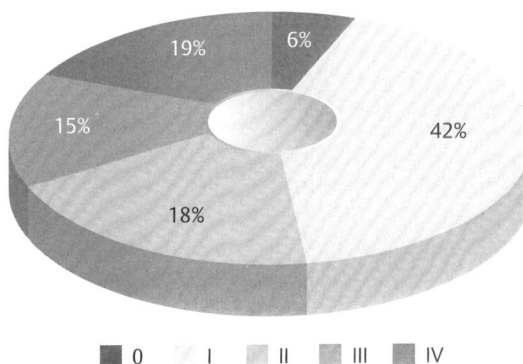

**Fig. 1-2.** Distribuição proporcional das neoplasias segundo estádio clínico. Registro Hospitalar de Câncer do Hospital de Câncer de Barretos, janeiro de 2000 a dezembro de 2017.

## REFERÊNCIAS BIBLIOGRÁFICAS

1. Torre LA, Bray F, Siegel RL et al. Global cancer statistics, 2012. *CA Cancer J Clin* 2015;65(2):87-108.
2. Bray F, Ferlay J, Soerjomataram I et al. Global cancer statistics 2018: GLOBOCAN estimates of incidence and mortality worldwide for 36 cancers in 185 countries. *CA Cancer J Clin* 2018.
3. Ferlay J, Ervik M, Lam F et al. Global Cancer Observatory: Cancer Today. [Internet] Lyon, France 2018 [cited 01 de novembro de 2018]; Available from: https://gco.iarc.fr/today.
4. Instituto Nacional de Câncer. Estimativa 2018: Incidência de Câncer no Brasil. In: Coordenação Geral de Ações Estratégicas. Coordenação de Prevenção e Vigilância, editor. Rio de Janeiro: Ministério da Saúde; 2018.
5. Thun MJ, DeLancey JO, Center MM et al. The global burden of cancer: priorities for prevention. *Carcinogenesis* 2010;31(1):100-10.
6. Crocetti E, Buzzoni C, Quaglia A et al. Ageing and other factors behind recent cancer incidence and mortality trends in Italy. *J Geriatric Oncol* 2012;3(2):111-9.
7. Dikshit R, Gupta PC, Ramasundarahettige C et al. Cancer mortality in India: a nationally representative survey. *The Lancet* 2012;379(9828):1807-16.
8. Jemal A, Vineis P, Bray F et al. The cancer atlas: American Cancer Society Atlanta; 2014.

# EPIDEMIOLOGIA DAS URGÊNCIAS E EMERGÊNCIAS EM HOSPITAIS ONCOLÓGICOS

Sérgio Luiz Brasileiro Lopes
René Aloisio da Costa Vieira

O câncer tem elevado sua incidência no mundo, constituindo importante causa de mortalidade e morbidades. O tratamento do câncer tornou-se multidisciplinar, observando-se uma elevação no arsenal terapêutico, associado a aprimoramento no diagnóstico, no tratamento das neoplasias e intercorrências de pacientes oncológicos, fato que tem determinado elevação das taxas de cura.[1,2] Nos países em desenvolvimento a mortalidade é superior, visto limitações no tratamento e no diagnóstico precoce.[1,3]

Pacientes portadores de neoplasias apresentam intercorrências oncológicas, sendo muitas vezes atendidos em Hospitais Gerais.[4] No Brasil, há uma hierarquização dos serviços de saúde, onde muitos pacientes são tratados em Hospitais Oncológicos ou Hospitais Gerais que possuem unidades de oncologia. A procura por atendimentos emergenciais pelos pacientes oncológicos nas unidades de atenção às urgências, sejam elas hospitalares ou pré-hospitalares, tem apresentado um incremento contínuo, tanto em relação à demanda numérica, quanto em relação à complexidade dos processos apresentados, impondo a necessidade de capacitação dos profissionais responsáveis por esses atendimentos, uma vez, também, que o paciente oncológico apresenta particularidades que são, muitas vezes, desconhecidas por esses profissionais que se responsabilizam por essa rede de atenção emergencial geral.[5-7]

Ao se avaliar o tema, deve-se considerar o contexto hospitalar, sendo que serviços de atendimento de hospitais públicos oncológicos expressam melhor as intercorrências que ocorrem em seus pacientes. A frequência e as características dependem do tipo de população atendida no hospital; da tecnologia disponível para tratamento das intercorrências em pacientes oncológicos; do grau de complexidade hospitalar (por exemplo, serviço de medicina intervencionista, endoscopia terapêutica, transplante de medula óssea, implante de próteses, unidade de pesquisa clínica); da possibilidade de separação ou não de pacientes adultos, infantis, hematológicos ou sob cuidados paliativos; da missão hospitalar de atendimento de tipos de neoplasia específica; da disponibilidade de ambulatório especializado em cuidados paliativos, bem como da possibilidade de equipe de cuidados paliativos para atendimento domiciliar.

Apesar de dados extremamente variáveis, conforme o porte e o grau de especialização dos hospitais, urgências e emergências oncológicas não são motivos comuns de demanda por atendimentos emergenciais em hospitais gerais, perfazendo cerca de 0,6% dos pacientes que procuram as unidades de emergência destes serviços.[8] Já nos hospitais oncológicos de referência, a demanda pelos serviços de urgência é mais intensa, não existindo dados específicos acerca do percentual de pacientes que, uma vez acompanhados em suas diversas unidades (sejam elas clínicas, cirúrgicas, radioterápicas, diagnósticas), procuram por seus serviços de emergência. Nesses hospitais oncológicos, a taxa de internação de pacientes (10 a 48% da demanda) é consideravelmente maior que nos serviços de urgência de hospitais gerais (5% em média), sendo a mortalidade também mais elevada, apesar de extremamente variável, conforme a topografia da neoplasia e a presença de outros determinantes de risco.[9] Outro aspecto curioso é o fato de, mesmo se tratando de prontos-socorros de hospitais oncológicos, cerca de 7% dos pacientes que procuram suas unidades de urgência não são portadores de afecções oncológicas, sendo a maioria deles representados por indivíduos preocupados com a possibilidade de suas queixas representarem um sintoma e/ou sinal de uma neoplasia qualquer, ou portadores de comorbidades.[8,10] Somando todos esses pacientes, as unidades responsáveis pelo atendimento emergencial de pacientes oncológicos convive, em sua maioria, com uma taxa de ocupação elevada, algumas delas com percentuais que ultrapassam a capacidade instalada, o que interfere negativamente na dinâmica de trabalho.[4]

## CATEGORIAS DE URGÊNCIAS E EMERGÊNCIAS ONCOLÓGICAS

Avaliando-se a epidemiologia das emergências oncológicas, devem-se considerar dois grupos principais de indivíduos, aqueles que realmente apresentam situações de urgência e emergência, condições estas que requerem atenção imediata e que podem comprometer a vida, principalmente se não abordados de maneira adequada; e aqueles que apresentam condições agudas não emergenciais, decorrentes principalmente de sinais e sintomas advindos de intercorrências clínicas simples em pacientes sob tratamentos oncológicos.[11] Na literatura há uma grande quantidade de artigos específicos acerca das emergências oncológicas, porém poucos relatam o fluxo de pacientes oncológicos nas Unidades de Emergência Oncológica (UEO).

Os pacientes que procuram os serviços de emergência em hospitais oncológicos públicos apresentam um certo viés frente a fase do tratamento do câncer. Estes pacientes são sintomáticos, fato que leva ao paciente procurar atendimento visando ao alívio de sintomas, sendo muitas vezes quadros urgenciais e não emergenciais. Dentre as principais condições temos: 1) evolução desfavorável da doença, fato este decorrente de limitações relacionadas com o agendamento ambulatorial; 2) controle inadequado de sintomas, sendo a dor a queixa mais frequente; 3) intercorrências clínicas ligadas ao tratamento quimioterápico, como a neutropenia, náusea, vômito e diarreia e constipação; 4) controle de sintomas que comprometem as atividades básicas, como dispneia, ascite, quadros infecciosos.

O estadiamento da doença ao diagnóstico e os seus sintomas associados refletem diretamente na maior ou menor procura por atendimentos emergenciais. A presença de um estadiamento elevado implica em maior demanda e maior recorrência às UEO. Como muitos pacientes chegam aos serviços oncológicos já em estádio avançado, os serviços de urgência e emergência são amplamente utilizados por esses indivíduos visando o controle de seus sintomas.

Sob o aspecto prático, as urgências e emergências mais comumente vistas em UEO podem ser classificadas em quatro categorias essenciais: estruturais, metabólicas, hematológicas e relacionadas com o tratamento.[12] Essa estratificação leva em consideração o substrato fisiopatológico das alterações orgânicas capazes de ser agregadas em cada uma dessas categorias, facilitando o raciocínio clínico e, posteriormente, a tomada de decisões acerca de como conduzir cada caso em especial. Apesar disso, é certo que existe a possibilidade de uma determinada complicação perpassar por várias categorias, como facilmente vemos com a síndrome da lise tumoral: categorizada majoritariamente como urgência metabólica, ela é considerada por alguns como uma urgência hematológica e é frequentemente determinada pelo tratamento específico, empregado frente à neoplasia de base, podendo levar a alterações orgânicas significativas, como a disfunção renal aguda.[13-15] O mesmo ocorre com praticamente todas as urgências hematológicas, uma vez que em sua essência a maioria dos eventos observados nos portadores de neoplasias hematológicas seja de ordem metabólica ou estrutural, como é o caso da hiponatremia, da hipercalcemia, da síndrome de compressão medular e da síndrome de hiperviscosidade.[16]

Ainda dentre as urgências metabólicas, destacam-se a hipercalcemia da malignidade, complicação comumente vista nas metástases de cânceres de mama e do pulmão e nos mielomas múltiplos entre vários outros, e a hiponatremia, comumente decorrente da secreção inapropriada de hormônio antidiurético, evento frequentemente encontrado nas neoplasias, envolvendo o sistema nervoso central e os pulmões.[17,18]

Dentre as complicações mecânicas (estruturais) mais comuns destacam-se aquelas secundárias à compressão de estruturas não tumorais, seja pela massa tumoral primária, seja por suas metástases, como a síndrome da veia cava superior, o tamponamento pericárdico, a compressão medular, as metástases intracerebrais com efeito de massa e a síndrome da hiperviscosidade geralmente associada à macroglobulinemia de Waldeströn.[19-21]

Já as complicações relacionadas com o tratamento oncológico devem-se particularmente ao tratamento quimioterápico, sendo, muitas vezes complicações já esperadas das drogas utilizadas. Dentro desse grupo de complicações, destacam-se amplamente as neutropenias febris e as neutropenias afebris, eventos comuns frente a praticamente todos os agentes quimioterápicos antitumorais, além das colites facilmente provocadas pelos tratamentos particularmente das neoplasias do tubo digestório. Além delas, observado o uso crescente de imunoterapia em diversos grupos de neoplasias, vários eventos adversos imunomediados súbitos e, muitas vezes, potencialmente fatais são observados,[22] destacando-se as lesões tóxicas teciduais que podem acometer praticamente todos os sistemas orgânicos, predominando sobre o sistema tegumentar cutâneo (prurido, *rash* macropapular, vitiligo, síndrome de Stevens-Johnson, epidermólise tóxica e DRESS (*rash* droga-induzido com eosinofilia e sintomas sistêmicos), o sistema gastrointestinal (diarreias, enterocolites e hepatites), o sistema pulmonar (pneumonite química) e o sistema endócrino (disfunção tireoidiana e hipofisite).[23]

## EXPERIÊNCIAS DE UNIDADES DE EMERGÊNCIA ONCOLÓGICAS (UEO)

Nos Estados Unidos, em geral, os pacientes são atendidos em Unidades de Emergência de Hospitais Gerais, merecendo destaque as UEO dos Hospitais M. D. Anderson, onde atua uma equipe multidisciplinar (clínicos, infectologistas, oncologistas, cirurgiões gerais e médicos paliativistas); e o Sloan Kettering, onde atuam preferencialmente clínicos emergencistas. Cada Hospital atende cerca de 26.000 pacientes/ano. Na Inglaterra há uma hierarquia, sendo que as pacientes são avaliadas em unidades terciárias de câncer e serviços de atendimento oncológico agudo, visando ao suporte em hospitais não oncológicos.[4]

Estudo realizado no México, em UEO, referenciada de Hospitais Gerais e Oncológicos, observou que as emergências, urgências e não condições de urgência representaram 3,7, 52,5 e 43,7% dos atendimentos, respectivamente. Nesta população os principais sintomas foram dor, desidratação, sangramento e dispneia.[11]

Estudo realizado em UEO Geral na Coreia, onde 88,8% das neoplasias eram tumores sólidos, e 1,2% hematológicos, observou que o atendimento foi realizado decorrente da progressão da doença (55,5%), infecção (22,8%), complicações relacionadas com o tratamento (14,7%) e problemas não oncológicos (7%).[24]

No Brasil, estudo realizado na cidade de São Paulo, no ano de 1998, em Hospital Oncológico e UEO de pacientes adultos, observou que 44% encontravam-se em tratamento oncológico e sem evidência de doença; 39,9% apresentavam doença metastática em tratamento; 12,2% apresentavam doença metastática, em cuidados paliativos, e 3,9% procuravam o serviço por vínculo institucional, porém, não apresentavam doença ou intercorrência oncológica. Neste serviço, somente 19,5% dos atendimentos foram considerados emergências oncológicas, sendo as demais urgências. Neste estudo, no período analisado (48 dias), 17,4% dos pacientes realizaram duas consultas, 9,4% três a quatro consultas, e 1% cinco a nove consultas, refletindo na falta de controle adequado dos sintomas. Dos pacientes que foram internados, 23,9% deles encontraram-se fora de possibilidades terapêuticas, em cuidados paliativos, 21,4% foram internados para controle de sintomas devidos à doença metastática e 11,7% foram internados devido a intercorrências durante o tratamento oncológico. A taxa de óbito observada na UEO foi de apenas 0,3%.[10]

## EXPERIÊNCIA DO HOSPITAL DE CÂNCER DE BARRETOS (HCB)

O Hospital de Amor de Barretos (HCB-HAB) configura-se como um hospital oncológico exclusivo, referência para diversos estados e municípios brasileiros na área de oncologia clínica, cirurgia oncológica e radioterapia, além de dispor de uma unidade de prevenção oncológica utilizada preferencialmente por indivíduos da Diretoria Regional de Saúde de Barretos – Estado de São Paulo (DRS V). Ingressam mensalmente para tratamento em seus ambulatórios clínicos, cirúrgicos e de radioterapia cerca de 1.100 novos usuários, sendo eles distribuídos primariamente, conforme a topografia anatômica de suas neoplasias. Esses ambulatórios eram, em grande parte, responsáveis pelas intercorrências e urgências oncológicas de seus pacientes, rotina essa que mudou com a criação de uma UEO, no ano de 2011, denominada Centro de Intercorrências Ambulatoriais (CIA). Este firmou-se como o setor responsável pelo atendimento da grande maioria das demandas de urgência e emergência que chegam ao hospital, funcionando ininterruptamente e contando, em seu quadro funcional, com profissionais médicos emergencistas e especialistas em clínica e cirurgia oncológica, além de prestar-se como campo de aprendizado para os médicos residentes da instituição.

Agora amplamente conhecido pelos usuários do hospital, o CIA atende uma média de 1.370 pacientes/mês, o que perfaz cerca de 16.500 atendimentos anuais. Todos os usuários são acolhidos em sua recepção e passam por uma triagem e classificação de risco (protocolo de Manchester) antes do atendimento médico, o que permite discriminar por cores, dentro das limitações do protocolo, as demandas emergenciais (cor vermelha) das demandas urgentes (cores laranja e amarela) e das demandas não urgentes (cores verde e azul).[25]

Em 12 meses, de 1 de novembro de 2017 a 30 de outubro de 2018, foram atendidos no CIA 16.547 usuários, sendo que 95% deles procuraram espontaneamente o setor, 3% deles vieram referenciados de outras unidades hospitalares ou pré-hospitalares, e 2% vieram encaminhados dos ambulatórios de especialidades oncológicas do próprio hospital. Dos usuários que espontaneamente procuraram pelo setor, 580 indivíduos (3,7%) ingressaram no hospital por meio do primeiro atendimento no CIA. Os outros usuários já eram pacientes em acompanhamento habitual no hospital. A classificação dos atendimentos prestados nesse período em relação à gravidade potencial, conforme qualificada pelo protocolo de Manchester, encontra-se representada na Figura 2-1, tornando clara a existência de demandas excessivas de atendimento que não se qualificam como demandas emergenciais ou de urgência.

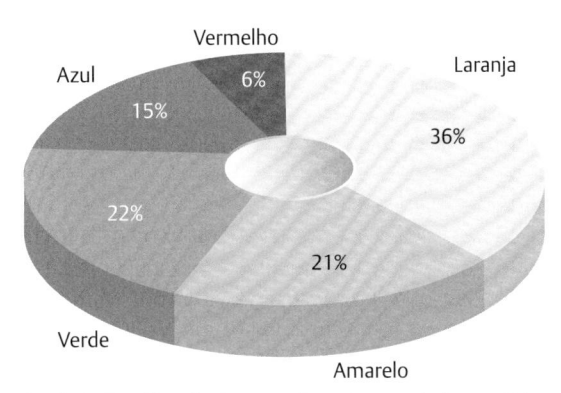

**Fig. 2-1.** Classificação dos atendimentos prestados no CIA do HCB, conforme o protocolo de Manchester.

Os principais motivos de atendimento emergencial (6% dos atendimentos prestados) foram, em ordem decrescente de ocorrência: insuficiências respiratórias, neutropenias febris, sepses de focos pulmonares ou urinárias principalmente, sangramentos tumorais maiores, choques circulatórios sem sepse associada, hipercalcemias malignas, compressões medulares, arritmias cardíacas (*flutter*/fibrilação atrial e taquicardia paroxística supraventricular, principalmente), síndromes da veia cava superior, derrames pericárdicos volumosos e síndrome da lise tumoral. Esses quadros representaram 94% de todas as emergências reais conduzidas no CIA, conforme demonstrado no Quadro 2-1.

As insuficiências respiratórias foram mais comumente observadas em portadores de neoplasias pulmonares primárias (58% dos eventos) e de neoplasias de cavidade oral ou laringe (32% dos eventos). Nos 10% de eventos restantes as razões foram diversas, destacando-se a restrição ventilatória secundária a grandes derrames pleurais.

Os eventos de neutropenia febril ocorreram, em sua enorme maioria (98%), em pacientes sob tratamento quimioterápico ou imunoterápico. Nos pacientes em que foi possível diagnosticar um processo infeccioso associado, a maioria deles, assim como observado nos pacientes com sepse, portava infecções pulmonares ou urinárias ou de sítios operatórios recentes.

As hipercalcemias predominaram em usuários portadores de neoplasias hematológicas, mamárias e pulmonares, essas últimas com envolvimento ósseo metastático, em sua maioria.

**Quadro 2-1.** Principais Motivos de Atendimentos Emergenciais no CIA do HCB

| Fatores determinantes | Percentual |
| --- | --- |
| Insuficiência respiratória | 18% |
| Neutropenia febril | 14% |
| Sepse | 13% |
| Sangramentos maiores | 10% |
| Choques circulatórios | 8% |
| Hipercalcemias malignas | 7% |
| Compressões medulares | 6% |
| Arritmias cardíacas | 4% |
| Síndrome da veia cava superior | 4% |
| Derrames pericárdicos volumosos | 4% |
| Síndrome da lise tumoral | 3% |
| Paradas cardiorrespiratórias | 3% |
| Outras emergências | 6% |

Quanto às arritmias cardíacas, foram observados 40 eventos em 32 usuários, sendo que em quatro deles a arritmia observada foi recorrente (mais de um episódio). Desses 40 eventos arrítmicos, 16 eventos foram de fibrilação ou *flutter* atriais agudos, 14 eventos foram de taquicardia paroxística supraventricular (13 eventos por dupla via nodal e um evento por feixe anômalo) e oito eventos foram de fibrilação atrial crônica com alta resposta ventricular. Foi observado, nesse período, apenas um evento de taquicardia ventricular (em um usuário sabidamente portador de cardiopatia chagásica), e apenas um evento foi de bloqueio atrioventricular total (BAVT). Com exceção desse evento isolado de bradiarritmia, em que o usuário foi encaminhado à UTI para implante de marca-passo, todos os eventos agudos de taquiarritmia foram revertidos no CIA, sendo os pacientes liberados após períodos variáveis de observação com estabilidades clínica e elétrica. Quanto à forma de controle dos eventos agudos de taquiarritmia, um evento de taquicardia paroxística supraventricular reverteu após manobra vagal (compressão do seio carotídeo), o evento isolado de taquicardia ventricular exigiu cardioversão elétrica, e todos os demais eventos foram revertidos quimicamente. Os eventos de fibrilação atrial crônica foram submetidos a medidas farmacológicas para controle de frequência. Finalmente, com exceção do usuário em que se observou o evento de BAVT, todos os usuários com taquiarritmias encontravam-se sob tratamento quimioterápico/imunoterápico, a maioria sob regimes terapêuticos distintos, não havendo uniformidade quanto ao tempo de latência entre a última infusão de quimioterápicos e o evento observado de arritmia cardíaca.

Interessantemente, paradas cardiorrespiratórias (3% dos atendimentos emergenciais) não foram eventos de alta prevalência no setor, provavelmente por serem assumidas nos hospitais dos municípios de origem dos usuários. Entretanto, a taxa de sucesso com as medidas de reanimação foi muito baixa, observando-se a manutenção de um ritmo estável por mais de 24 horas em apenas 4 dos 30 usuários reanimados (mas todos eles faleceram posteriormente na Unidade de Terapia Intensiva por complicações diversas).

Já dentre os atendimentos de urgência prestados, em 57% dos atendimentos globais realizados, destacaram-se as dores oncológicas (isoladamente a principal razão de procura por atendimentos no setor, perfazendo 54% de todos os pacientes atendidos), as desidratações e distúrbios eletrolíticos associados, as complicações mecânicas obstrutivas do tubo digestório alto ou baixo, os sangramentos menores, as síndromes febris sem neutropenia, as tromboses vasculares (incluindo o tromboembolismo pulmonar sintomático ou incidental), as grandes ascites e derrames pleurais, as infecções (predominando, em ordem, as respiratórias, as urinárias e as do tecido subcutâneo), o delírio hipoativo, as hemoptises ocasionais e as crises convulsivas generalizadas com resolução espontânea ainda fora do setor de urgência. Esses quadros representaram 93% das demandas de urgência que se apresentaram no CIA, conforme demonstrado no Quadro 2-2.

Finalmente, dentre as principais causas de demanda de atendimentos qualificados como não urgentes (37% dos atendimentos globais), encontram-se as náuseas e vômitos secundários à quimioterapia, as adinamias secundárias à progressão da doença de base ou ao tratamento instituído, as dores oncológicas persistentes de menor intensidade com a necessidade de adequação de doses de opioides, os edemas periféricos por compressões venosas ou linfáticas, os edemas periféricos por hipoproteinemia, as perdas de sondas nasoentéricas, os ajustes de medicamentos hipotensores ou hipoglicemiantes, as infecções de vias aéreas superiores de natureza provavelmente viral e as dores musculares e/ou tendíneas localizadas. Faz parte desse grupo de usuários um grande percentual de indivíduos com afecções não relacionadas com a doença oncológica de base (como as fraturas traumáticas de colo de fêmur, as colelitíases entre outras) e que procuram o CIA na expectativa de realização de diagnósticos por imagem e/ou resolução desses quadros não oncológicos no hospital. Esses usuários, uma vez acolhidos e atendidos no CIA e na ausência de determinantes de necessidade de tratamento emergencial, foram referenciados para os seus municípios de origem, após prévio contato com os equipamentos de saúde locais pela equipe de assistência social.

**Quadro 2-2.** Principais Motivos de Atendimentos de Urgência no CIA HCB

| Fatores determinantes | Percentual |
|---|---|
| Dores oncológicas | 44% |
| Desidratação e DHE | 12% |
| Obstrução do tubo digestório | 12% |
| Sangramentos menores | 7% |
| Tromboses vasculares | 4% |
| Ascites e derrames pleurais | 4% |
| Síndromes infecciosas | 3% |
| Delírio hipoativo | 3% |
| Hemoptises ocasionais | 2% |
| Pós-crises convulsivas | 2% |
| Outras urgências | 7% |

Em relação às áreas específicas responsáveis pelos acompanhamentos (tratamentos) destes usuários, considerando-se o total de atendimentos prestados nesse período de 12 meses, 45% deles estavam sob responsabilidade primária da equipe cirúrgica, 40% deles sob responsabilidade da equipe de oncologia clínica, e 15% deles sob responsabilidade da equipe de radioterapia. Das especialidades cirúrgicas destacaram-se, em número de usuários atendidos no CIA, a cirurgia do trato digestório (alto e baixo), a cirurgia urológica e a cirurgia de cabeça e pescoço, responsáveis, em conjunto, por 50% das demandas apresentadas por pacientes acompanhados por equipes cirúrgicas. E das especialidades clínicas destacaram-se a oncologia clínica do trato digestório, a oncologia clínica mamária e a oncologia clínica urológica, responsáveis, em conjunto, por 67% das demandas apresentadas por pacientes acompanhados pelas equipes de oncologia clínica.

O percentual de óbitos verificado nesse período no CIA foi de 0,47% dos atendimentos prestados (79 indivíduos), e a taxa de internação hospitalar após o atendimento inicial no setor foi de 15% em média, sendo que apenas 5% dos usuários internados demandaram internação em leitos de terapia intensiva. A média temporal para liberação de leitos de enfermaria foi de 30 horas, fazendo com que a maioria dos usuários permanecesse por mais de 24 horas ocupando algum leito de retaguarda do setor de emergência. Por outro lado, 80% dos usuários que não demandaram internação hospitalar foram liberados do setor em até 6 horas, tempo suficiente para a compensação clínica e o retorno dos exames solicitados (84% dos usuários demandaram a realização de algum exame laboratorial ou de imagem para a tomada de decisão terapêutica final).

Finalmente, 28% dos usuários atendidos retornam ao setor com a mesma queixa em até 72 horas após sua liberação, sendo que em 92% deles a queixa perpetuada foi de dor oncológica, necessitando novos reajustes posológicos de medicações antiálgicas (96% deles, opioides).

## CONCLUSÃO

A demanda por atendimentos emergenciais para pacientes oncológicos está aumentando progressivamente, seja em números absolutos, seja em complexidade, forçando a especialização de médicos emergencistas em hospitais gerais, bem como o preparo dos hospitais oncológicos para o atendimento resolutivo desses usuários, portadores de complicações graves e que demandam elevado tempo de compensação e grande investimento financeiro, visto que grande parte deles demanda a realização de exames específicos de alto custo e/ou a ocupação de leitos de internação hospitalar.

## REFERÊNCIAS BIBLIOGRÁFICAS

1. Allemani C, Weir HK, Carreira H et al. Global surveillance of cancer survival 1995-2009: analysis of individual data for 25,676,887 patients from 279 population-based registries in 67 countries (CONCORD-2). *Lancet* 2015;385(9972):977-1010.
2. Coleman MP. Cancer survival: global surveillance will stimulate health policy and improve equity. *Lancet* 2014;383(9916):564-73.
3. da Costa Vieira RA, Biller G, Uemura G et al. Breast cancer screening in developing countries. *Clinics* (Sao Paulo) 2017;72(4):244-53.
4. Cooksley T, Rice T. Emergency oncology: development, current position and future direction in the USA and UK. *Support Care Cancer* 2017;25(1):3-7.
5. Purcell MG, El Majzoub I. The Oncologic Emergency Medicine Fellowship. *Emerg Med Clin North Am* 2018;36(3):637-43.
6. Nixon NA, Lim H, Elser C et al. Oncology education for Canadian internal medicine residents: the value of participating in a medical oncology elective rotation. *Curr Oncol* 2018;25(3):213-8.
7. Polansky M, Ross AC, Coniglio D et al. Cancer education in physician assistant programs. *J Physician Assist Educ* 2014;25(1):4-11.
8. Yang Z, Yang R, Kwak MJ et al. Oncologic emergencies in a cancer center emergency department and in general emergency departments countywide and nationwide. *PLoS One* 2018;13(2):e0191658.
9. Díaz-Couselo FA, O'Connor JM, Nervo A et al. Non-scheduled consultation in oncologic patients. How many of them are true emergencies? An observational prospective study. *Support Care Cancer* 2004;12(4):274-7.
10. Rigon JR HJ, Rocha AAP, Vieira RAC et al. Epidemiologia das emergências oncológicas. *Acta Oncol Bras* 2001;21(5):187-91.
11. Valdespino-Gomez VM, Lopez-Garza JR, Gonzalez-Aleman JC, Valdespino-Castillo VE. Emergencies and urgent medical-surgical conditions attended at a comprehensive cancer center. *Cir Cir* 2006;74(5):359-68.
12. Higdon ML, Atkinson CJ, Lawrence KV. Oncologic Emergencies: Recognition and Initial Management. *Am Fam Physician* 2018;97(11):741-8.
13. Mattu A. Hematologic and Oncologic Emergencies. *Emerg Med Clin North Am* 2018;36(3):xiii-xiv.
14. Wilson FP, Berns JS. Tumor lysis syndrome: new challenges and recent advances. *Adv Chronic Kidney Dis* 2014;21(1):18-26.
15. Maloney K, Denno M. Tumor lysis syndrome: prevention and detection to enhance patient safety. *Clin J Oncol Nurs* 2011;15(6):601-3.
16. von Bergwelt-Baildon M, Boll B, Shimabukuro-Vornhagen A, Kochanek M. [Hematologic and oncologic emergencies]. *Medizinische Klinik, Intensivmedizin und Notfallmedizin* 2013;108(3):184-90.
17. Lewis MA, Hendrickson AW, Moynihan TJ. Oncologic emergencies: Pathophysiology, presentation, diagnosis, and treatment. *CA Cancer J Clin* 2011;61(5):287-314.
18. Gorospe-Sarasúa L, Arrieta P, Muñoz-Molina GM, Almeida-Aróstegui NA. Oncologic thoracic emergencies of patients with lung cancer. *Rev Clin Esp* 2018.
19. Khan UA, Shanholtz CB, McCurdy MT. Oncologic Mechanical Emergencies. *Hematol Oncol Clin North Am* 2017;31(6):927-40.
20. Khan UA, Shanholtz CB, McCurdy MT. Oncologic Mechanical Emergencies. *Emerg Med Clin North Am* 2014;32(3):495-508.
21. Higdon ML, Higdon JA. Treatment of oncologic emergencies. *Am Fam Physician* 2006;74(11):1873-80.
22. Hryniewicki AT, Wang C, Shatsky RA, Coyne CJ. Management of Immune Checkpoint Inhibitor Toxicities: A Review and Clinical Guideline for Emergency Physicians. *J Emerg Med* 2018;55(4):489-502.
23. Lee SJ, Kim JH, Han SB et al. Prognostic Factors Predicting Poor Outcome in Cancer Patients with Febrile Neutropenia in the Emergency Department: Usefulness of qSOFA. *J Oncol* 2018;2018:2183179.
24. Ahn S, Lee YS, Lim KS, Lee JL. Emergency department cancer unit and management of oncologic emergencies: experience in Asan Medical Center. *Support Care Cancer* 2012;20(9):2205-10.
25. Graff I, Goldschmidt B, Glien P et al. The German Version of the Manchester Triage System and its quality criteria--first assessment of validity and reliability. *PLoS One* 2014;9(2):e88995.

# Parte II  Emergências Clínicas e Metabólicas

# DISTÚRBIOS DO SÓDIO

Bruna Roberta Fantinati Marques
Sarah Maciel Silva
Thiago Lacerda Ataides

## HIPONATREMIA
### Definição
A concentração sérica normal do sódio é de 135 a 145 mEq/L, sendo o principal cátion extracelular e o principal determinante da osmolaridade sérica. A hiponatremia é definida pela concentração de sódio sérico menor que 135 mmol/L. Os sintomas associados vão desde os mais leves e inespecíficos até quadros graves e ameaçadores à vida. No contexto do paciente oncológico, a condição clínica, o tipo de câncer e os efeitos colaterais do tratamento instituído podem gerar esse distúrbio hidreletrolítico. A hiponatremia pode ser estratificada de acordo com a concentração de sódio sérico e o tempo de instalação. O distúrbio é considerado leve se a natremia estiver entre 130-135 mmol/L, moderado se estiver entre 125-129 mmol/L e grave se menor que 125 mmol/L. Se a instalação ocorrer em menos de 48 horas, a hiponatremia é considerada aguda. Caso a hiponatremia tenha se instalado em mais de 48 horas, é considerada crônica.

### Epidemiologia
A hiponatremia é considerada o distúrbio eletrolítico mais comum entre os pacientes com câncer.[1] Foi observado que sua incidência à admissão dos pacientes oncológicos foi próxima de 50%,[2] sendo que pacientes com câncer de próstata, pâncreas, fígado, pulmão ou rins são os mais frequentemente afetados pela hiponatremia, enquanto os pacientes com câncer de mama são os menos afetados.[3] Cabe ressaltar que a hiponatremia é fator independente de mau prognóstico da doença,[3-5] assim como reduz, de forma independente, a resposta ao tratamento de alguns tipos de câncer.[6]

### Fisiopatologia e Etiologia
A hiponatremia pode ser causada por uma série de fatores, embora todas as diferentes apresentações dos distúrbios do sódio obedeçam aos mesmos princípios fisiopatológicos.

A hiponatremia pode ser vista como um distúrbio da água e não apenas do sódio, porque, na maior parte das vezes, a hiponatremia não é causada pela perda absoluta desse íon, mas por excesso de água no organismo. Cerca de 60% do peso corporal de um adulto médio é composto por água (aproximadamente 42 L), dos quais 3,5 L ocupam o compartimento intravascular, 10,5 L estão no interstício, e 28 L, no interstício. O sódio atua como importante regulador do trânsito de partículas entre os compartimentos extracelulares e o meio intracelular, pois assume papel preponderante na manutenção da normalidade da osmolalidade plasmática (275 a 295 mOsm/kg $H_2O$). Consideramos, portanto, que a avaliação da natremia é indissociável da medida da osmolalidade plasmática, da tonicidade e da volemia do paciente. Essa relação pode ser evidenciada pela equação a seguir:

$$\text{Osmolalidade} = \left( [2 \times Na] + [K] + \left[\frac{\text{Glicose}}{18}\right] + \left[\frac{\text{Ureia}}{6}\right] \right)$$

Classificando o distúrbio em relação à osmolalidade, a hiponatremia pode ser hipertônica (Osm > 295 mmol/L), isotônica (Osm entre 285-295 mmol/L) ou hipotônica (**"hiponatremia verdadeira"**, com Osm < 275 mmol/L).

De acordo com a equação anterior, é intuitivo pensar que a hiponatremia cursa com redução da osmolalidade na maior parte das vezes. Exceções importantes a essa generalização são a ocorrência de hiponatremia simultânea a estados hiperglicêmicos ou quando há uso de manitol e sorbitol. Nesses casos, o distúrbio se apresenta como hiponatremia com osmolalidade normal ou aumentada. O estado hiperglicêmico desencadeia o trânsito de água do meio intracelular para o extracelular, além de gerar diurese osmótica com perda de sódio, na tentativa de reduzir a osmolalidade plasmática. É possível calcular o sódio corrigido pela hiperglicemia do paciente de acordo com a fórmula a seguir:

$$Na^+ \text{ corrigido} = Na^+\text{medido} + (\text{glicemia} - 100) \times 0{,}016$$

Outra situação especial ocorre quando o paciente possui hiperlipidemia ou paraproteinemia. Pacientes que possuem a natremia **real** dentro da faixa de normalidade podem apresentar "hiponatremia" **medida** por artefato laboratorial. Em casos assim, definimos o achado como **pseudo-hiponatremia.**

A hiponatremia hipotônica, apresentação mais frequente do distúrbio, pode ser classificada, de acordo com a volemia do paciente, em hipovolêmica, euvolêmica e hipervolêmica.[2,7]

A Secreção Inapropriada de Hormônio Antidiurético (SIADH) é a principal causa de hiponatremia hipotônica euvolêmica em pacientes com câncer, afetando de 1 a 2% dessa população. A Síndrome de Secreção Inapropriada de ADH (SSIADH) é caracterizada pela persistente e excessiva secreção de ADH, com consequente aumento da reabsorção de água livre pelos rins, de forma independente da natremia. Assim, o paciente com SIADH apresenta hiponatremia euvolêmica, associada à hipo-osmolalidade sérica (< 275 mOsm/kg), aumento da concentração de sódio (> 30 mEq/L) e osmolalidade urinária elevada (> 100 mOsm/kg). As principais causas de SIADH em pacientes com câncer são listadas no Quadro 3-1.

A síndrome Cerebral Perdedora de Sal (SCPS) é um diagnóstico diferencial da SSIADH e ocorre mais frequentemente após uma hemorragia subaracnóidea, mas pode acontecer também em pacientes com neoplasias do SNC. A SCPS cursa com poliúria (até 10 L por dia), polidipsia, natriurese aumentada (geralmente 100 mEq/L), elevação da osmolalidade urinária, redução da osmolalidade e aumento da ureia plasmática, hipovolemia e hipotensão. Por outro lado, o paciente com SIADH apresenta pressão arterial e sede normais, redução da ureia plasmática, com volume urinário geralmente preservado e natriurese maior que 40 mEq/L.[7]

## Sinais e Sintomas

Os sintomas de hiponatremia são os mais diversos, a depender do tempo de evolução e da natremia do paciente. Em casos crônicos, muitos pacientes podem ser assintomáticos ou apresentar sintomas inespecíficos, mesmo com hiponatremia grave. Em condições ideais, o cérebro se adapta ao ambiente hipotônico, diminuindo o número de partículas osmoticamente ativas em suas células. Nos casos agudos, em que a hiponatremia se estabelece em tempo menor que 24 a 48 horas, os sintomas são mais graves e são consequência do aumento da pressão intracraniana. Esses sintomas correspondem à falha na adaptação do SNC ao meio hipotônico. Em caso de cefaleia, náuseas sem vômitos ou confusão mental, a hiponatremia deve ser considerada moderadamente grave. A hiponatremia é considerada grave quando evolui para rebaixamento do nível de consciência, vômitos, convulsões e coma.[7,8]

**Quadro 3-1.** Causas de SIADH em Pacientes com Câncer

| | |
|---|---|
| **Câncer** | Neoplasia de pulmão tipo "*oat cell*", gastrointestinal, cabeça e pescoço, renal, sarcomas, linfomas, outros tumores associados à síndrome paraneoplásica |
| **Doença pulmonar** | Infecções, asma, doença pulmonar obstrutiva crônica e insuficiência respiratória aguda |
| **Doenças do sistema nervoso central** | Tumores ou implantes metastáticos, infecções, sangramentos, traumas |
| **Fármaco-induzidas** | Estimuladores da secreção de ADH |
| | Quimioterápicos:<br>• Alcaloides da Vinca (vincristina, vimblastina, etc.)<br>• Derivados de platina (cisplatina, carboplatina, etc.)<br>• Metotrexato, melfalan, pentostatina<br>• Ciclofosfamida, ifosfamida | Outros:<br>• Clorpropamida<br>• Inibidores seletivos da receptação de serotonina<br>• Inibidores da monoamino-oxidase<br>• Antidepressivos tricíclicos<br>• Carbamazepina<br>• Haloperidol, clorpromazina<br>• Opioides |
| | Aumentam sensibilidades dos receptores de ADH |
| | • Anti-inflamatórios não esteroides<br>• Hipoglicemiantes |

Adaptado de Berardi *et al.*[2] e Azevedo *et al.*[7]

## Diagnóstico da Hiponatremia e da SIADH

O diagnóstico da hiponatremia pode ser acidental no paciente oncológico, mas deve ser suspeitada em todos aqueles que apresentem sintomas neurológicos ou gastrointestinais.

Além da dosagem do sódio sérico, é essencial que sejam analisados, simultaneamente, a osmolalidade e o sódio urinários, bem como a osmolalidade plasmática. A volemia do paciente também deve ser avaliada clinicamente, procurando por sinais de hipovolemia (taquicardia, hipotensão, oligúria e/ou redução da perfusão capilar) ou de hipervolemia (congestão pulmonar, edema periférico, ascite, anasarca).[2,7]

Devem ser investigadas também as causas de modificação no estado volêmico, como perdas gastrointestinais, SIADH, uso de medicamentos e sinais de insuficiência cardíaca, hepática ou renal. A Figura 3-1 apresenta um fluxograma para diagnóstico etiológico da hiponatremia.

A SSIADH é um diagnóstico de exclusão. O Quadro 3-2 mostra os critérios clássicos de Bartter Schwartz para diagnóstico de SIADH.[2,7]

**Quadro 3-2.** Critérios Essenciais

| | |
|---|---|
| Osm Urinária > 100 mOsm/kg | Sem história recente de uso de diuréticos |
| Euvolemia | Ausência de hipotireoidismo, hipocortisolismo e doença renal |
| Osm Sérica < 275 mOsm/kg | Sódio urinário > 30 mEq/L com ingestão normal de água e sal |
| **Suplementares** | |
| Ácido úrico < 4 mg/dL | Fração de excreção de Na > 0,5% |
| Ureia sérica < 21,6 mg/dL | Falência na correção de hiponatremia com solução fisiológica 0,9% |
| Fração de excreção de Ur > 55% | Correção de hiponatremia por meio da restrição de líquidos |

Adaptado de Berardi et al.[2] e Azevedo et al.[7]

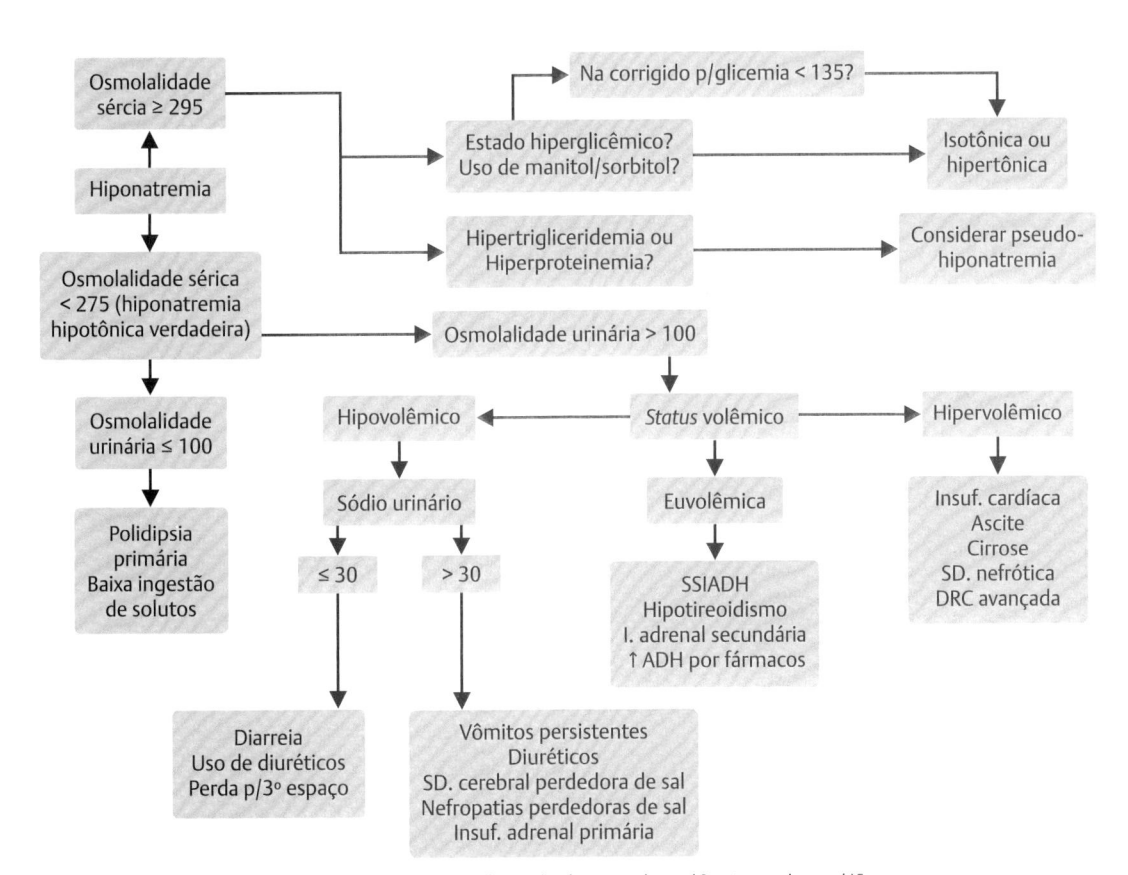

**Fig. 3-1.** Diagnóstico etiológico da hiponatremia. (Adaptado de Berardi et al.[2] e Azevedo et al.)[7]

## Tratamento

Diversos algoritmos foram propostos para o tratamento da hiponatremia, levando em consideração os sintomas, o tempo de instalação, a natremia e as doenças de base do paciente.

No entanto, em casos de hiponatremia com sintomas moderadamente graves (cefaleia, náuseas sem vômitos ou confusão mental) ou graves (cefaleia com vômitos, rebaixamento do nível de consciência, convulsões e coma), é fato bem estabelecido que a rápida elevação de sódio reduz o risco de lesões neurológicas, independente do grau de hiponatremia ou do tempo de instalação. Utiliza-se principalmente a solução de NaCl a 3% para o tratamento, com a velocidade de infusão dependente das evoluções clínica e laboratorial. A Figura 3-2 mostra o fluxograma de tratamento para pacientes graves e moderadamente graves. A velocidade de infusão e a variação de natremia desejada podem ser previstas pela equação de Adroguè-Madias, a seguir.[9]

$$\Delta Na^+_{estimada} = \left( \frac{Na^+_{infusão} + Na^+_{paciente}}{\text{Água corporal total} + 1} \right)$$

O $\Delta Na^+$ é a variação prevista da natremia, utilizando uma solução de concentração definida ($Na^+_{infusão}$). A solução de NaCl 3% possui 511 mEq/L de sódio. Para o cálculo da água corporal total, multiplicamos o peso (P) do paciente por um coeficiente específico para sua idade e sexo, como segue: homem jovem (P × 0,6), homem idoso (P × 0,5), mulher jovem (P × 0,5) e mulher idosa (P × 0,45).[8,9]

Caso o paciente esteja recebendo reposição de potássio, esse íon deve ser incluído na fórmula de Adroguè-Madias, como a seguir.[8]

$$\Delta Na^+_{estimada} = \left( \frac{[Na^+ + K^+_{infusão}] + Na^+_{paciente}}{\text{Água corporal total} + 1} \right)$$

Para os pacientes assintomáticos ou com sintomas leves e inespecíficos, o tratamento da hiponatremia deve ser menos agressivo, mesmo que a natremia seja consideravelmente baixa. Na hiponatremia crônica moderada ou grave, com sintomas leves, a primeira linha de tratamento é a restrição hídrica. O aumento da ingestão de cloreto de sódio e o uso de diuréticos de alça em baixas doses podem também ser utilizados no tratamento. Nos casos agudos com sintomas leves ou assintomáticos, deve-se inicialmente reduzir o aporte hídrico

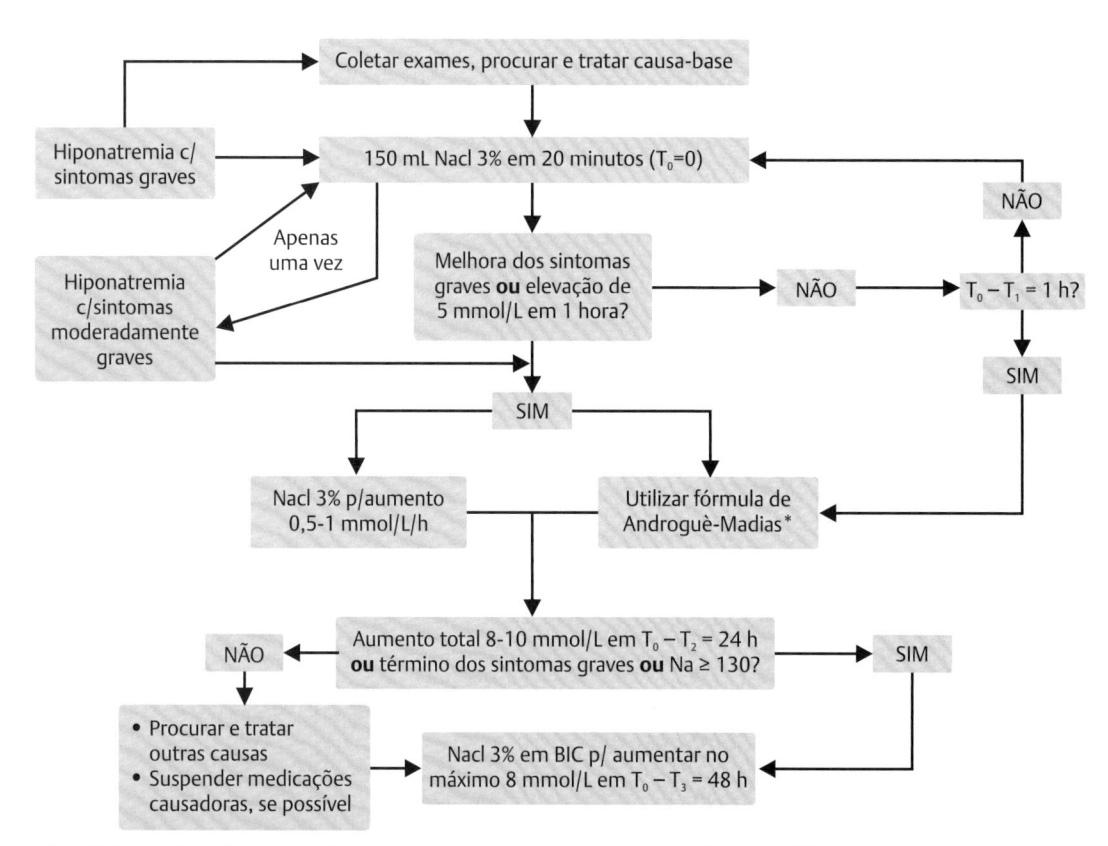

**Fig. 3-2.** Tratamento da hiponatremia com sintomas graves ou moderadamente graves. T0: início do tratamento; T3: 48 horas do início do tratamento. *Fórmula pode subestimar elevação da natremia.

diário, suspender as medicações que contribuam para hiponatremia, e, idealmente, avaliar e tratar a etiologia do distúrbio. Caso a redução da natremia seja superior a 10 mmol/L, recomenda-se a infusão de 150 mL de NaCl 3%, apenas uma vez.[8,9]

No paciente com SIADH, deve-se investigar e tratar a etiologia. A suspensão de medicações fármaco-indutoras é recomendada, se possível. A hiponatremia causada pela SIADH geralmente não é grave e pode ser tratada com redução do aporte diário de água, mas pode ser necessário associar diuréticos de alça em baixas doses e aumentar a ingestão de sódio. Caso os sintomas sejam graves ou moderadamente graves, deve-se utilizar o fluxograma da Figura 3-2. Pacientes com SCPS apresentam poliúria e natriurese aumentada, devendo receber o volume de reposição com soluções fisiológicas ou, se necessário, hipertônicas (> 150 mmol/L NaCl). Sintomas graves ou moderadamente graves devem ser tratados como na Figura 3-2.[2,8,9]

A recomendação sobre os limites diários de elevação da natremia deve ser rigorosamente seguida, já que a correção rápida pode levar a complicações neurológicas muito graves, como a síndrome de desmielinização osmótica. Os pacientes de maior risco para lesões neurológicas são aqueles com natremia < 105 mmol/L, etilistas crônicos, desnutridos, hepatopatas e os que apresentam hipocalemia associada.[2,8,9]

Caso a reposição de sódio ultrapasse o limite de 10-12 mmol/L no primeiro dia (24 horas) ou mais que 18 mmol/L em 48 horas, a reposição deve ser interrompida imediatamente. Deve-se, então, ponderar sobre a necessidade de infusão de 10 mL/kg de água livre em 1 hora. Pode ser necessária a prescrição de desmopressina.[9]

## HIPERNATREMIA
### Definições, Epidemiologia e Fisiopatologia
Hipernatremia é caracterizada pelo nível de sódio maior que 145 mEq/L, acompanhada por estado hiperosmolar e desidratação celular. Ocorre de maneira mais frequente em indivíduos com mecanismo de sede alterado (hipodipsia) ou com incapacidade de ingerir água, como portadores de doenças neurológicas, com rebaixamento de nível de consciência, idosos e hospitalizados em uso de ventilação mecânica.[9,10]

Com a hiperosmolaridade e a desidratação celular, ocorre acúmulo de solutos no interior da célula como forma de adaptação para evitar a perda de água para o meio extracelular.[10]

### Principais Causas
Hipernatremia é consequência do excesso de ingesta de sódio, excesso de absorção renal de sódio, ingesta de água diminuída ou aumento da perda de água. Os pacientes podem estar hipovolêmicos, hipervolêmicos ou euvolêmicos.[9,11]

- Hipovolêmicos e sódio corporal total reduzido:
  - Perdas pelo trato gastrointestinal: diarreia, vômitos, sonda nasogástrica com alto débito, fístulas.
  - Diureticoterapia.
  - Diurese osmótica: hiperglicemia, manitol.
  - Perdas insensíveis pela pele: grande queimado, sudorese.
  - Síndromes hipertérmicas: síndrome neuroléptica maligna, internação, síndrome serotoninérgica.
- Hipervolemia e sódio corporal total aumentado:
  - Excesso da ingesta de sal.
  - Síndrome de Cushing.
  - Hiperaldosteronismo.
  - Iatrogênico: infusão de salina hipertônica, hemodiálise, dieta enteral, bicarbonato de sódio, enemas com solução salina.
- Euvolemia e sódio corporal total normal:
  - Diabetes *insipidus* nefrogênico (congênito, hipercalcemia, hipocalemia, doença cística medular, diuréticos de alça, lítio e anfotericina B).
  - Diabetes *insipidus* central (traumatismo cranioencefálico, tumores do sistema nervoso central, aneurisma, encefalite, meningite, sarcoidose, histiocitose, tuberculose, cistos).
  - Disfunção hipotalâmica (hipodipsia primária, excesso de mineralocorticoide).
  - Ventilação mecânica, hiperventilação.
  - Hipodipsia no idoso.

Em pacientes oncológicos, a ingesta de água inadequada pode ser consequência de diversas causas, incluindo obstrução do trato gastrointestinal, náuseas e vômitos induzidos por quimioterapia, mucosite por quimioterapia ou radioterapia. Hipodipsia primária pode ser causada por disfunção do centro da sede no núcleo supraóptico do hipotálamo em razão de tumor primário/metástase maligna ou tratamento de tumor do sistema nervoso central usando ressecção cirúrgica e/ou radiação.[10,11]

### *Diabetes* Insipidus
Diabetes *insipidus* central (deficiência de ADH) ocorre na maioria das vezes por alterações na hipófise anterior ou relacionado com o núcleo hipotalâmico (cirurgia, tumor, hemorragia, trauma cranioencefálico, infartos, infecções). Diabetes *insipidus* nefrogênico (resistência a ADH) adquirido pode ser causado por nefrotoxicidade de drogas, como lítio, aminoglicosídeos, anfotericina B, cisplatina e antagonistas de vasopressina.[9,10]

## Manifestações Clínicas e Abordagem Diagnóstica

O quadro clínico da hipernatremia é relacionado principalmente por disfunção do sistema nervoso central e é mais evidente com aumento rápido e progressivo do nível de sódio.[11]

Sintomas gerais incluem sede, fraqueza, irritabilidade, letargia, espasmos musculares, hiper-reflexia, tremores e ataxia. Dependendo do nível sérico do sódio podem estar presentes confusão mental, déficit neurológico focal, convulsão e até coma.[10]

A abordagem diagnóstica deve incluir exames para investigação etiológica da hipernatremia e seu adequado tratamento.[9]

- Eletrólitos:
  - Cálcio – Hipercalcemia: diabetes *insipidus* nefrogênico.
  - Potássio – Hipocalemia: diabetes *insipidus* nefrogênico.
  - Sódio urinário
    - ♦ < 25 mEq/L depleção de volume.
    - ♦ > 100 mEq/L ingestão/infusão excessivas.
  - Volume urinário: < 500 mL/dia.
  - Osmolaridade urinária – menor que a osmolaridade sérica: diabetes *insipidus* (central tem resposta com ADH, nefrogênico está relacionado com hipercalcemia e lítio).
- Fatores que podem mascarar a hipernatremia: hiperglicemia (a cada aumento de 100 mg/dL da glicemia acima de 100 mg/dL, ocorre uma redução de 1,6 mEq/L no sódio sérico), hiperproteinemia e hiperlipidemia.
- Tomografia computadorizada de crânio: tumores, acidente vascular encefálico, trauma.

## Tratamento

O tratamento inicialmente deve viabilizar a estabilidade hemodinâmica. Se o paciente estiver instável, a salina isotônica é a medida inicial a ser realizada. Se o quadro for agudo, a correção pode ser feita rapidamente sem danos, porém, a maioria dos casos de hipernatremia é crônica (> 48 h). Nessas situações a taxa de correção deve ser mais lenta (0,5 mEq/L/h ou 10-12 mEq/24 h), para evitar o risco de edema cerebral. Um opção para correção nesses casos é:[9]

- Solução glicosada com glicose 5%, taxa de infusão de 3-6 mL/kg/h buscando diminuir o sódio em 1-2 mEq/L/h. O sódio deve ser dosado a cada 4-6 horas.

Para correção da hipernatremia é sempre necessário calcular o déficit de água livre para avaliar a volemia dos pacientes.

$$\text{Déficit de água livre (L)} = \left(\frac{[\text{sódio sérico} - 140]}{140}\right) \times \text{água corporal total}$$

$$\text{Água corporal total} = \text{peso} \times 0{,}6\,(M) \text{ ou } 0{,}5\,(M) / \text{Idosos: } 0{,}5\,(H) \text{ ou } 0{,}45\,(M)$$

onde:
H = homens
M = mulheres

A velocidade de infusão e a variação de natremia desejada podem ser calculadas pela equação de Adroguê-Madias:[9]

$$\Delta Na^+_{estimada} = \left(\frac{Na^+_{infusão} + Na^+_{paciente}}{\text{Água corporal total} + 1}\right)$$

Lembrando:
NaCl 0,9%: 154 mEq/L
NaCl 0,45%: 77 mEq/L
SG 5%: 0 mEq/L

- Diabetes *insipidus* central pode ser tratado com desmopressina (DDAVP) subcutânea ou intranasal. As doses são 5 mcg intranasal a cada 12-24 h (pode variar de 5 a 100 mcg ao dia), 1-4 mcg subcutânea uma vez ao dia.[9]
- Dieta com restrição de sódio e uso de diurético tiazídico que induz natriurese são o tratamento de escolha para diabetes *insipidus* nefrogênico. Pode reduzir a poliúria, pois a indução de sutil hipovolemia aumenta a reabsorção de água e sódio no túbulo proximal e diminui o aporte de água livre para os segmentos disfuncionais do néfron.[9]
- Amilorida deve ser usada para tratar diabetes *insipidus* nefrogênico induzido por lítio.

## REFERÊNCIAS BIBLIOGRÁFICAS

1. Doshi SM, Shah P, Lei X et al. Hyponatremia in hospitalized cancer patients and its impact on clinical outcomes. *Am J Kidney Dis* 2012;59(2):222-228.
2. Berardi R, Rinaldi S, Caramanti M et al. Hyponatremia in cancer patients: Time for a new approach. *Crit Rev Oncol Hematol* 2016;102:15-25.
3. Abu Zeinah GF, Al-Kindi SG, Hassan AA, Allam A. Hyponatraemia in cancer: association with type of cancer and mortality. *Eur J Cancer Care* (Engl) 2015;24(2):224-231.
4. Berardi R, Caramanti M, Fiordoliva I et al. Hyponatraemia is a predictor of clinical outcome for malignant pleural mesothelioma. *Support Care Cancer* 2015;23(3):621-626.
5. Dhaliwal HS, Rohatiner AZ, Gregory W et al. Combination chemotherapy for intermediate and high-grade non-Hodgkin's lymphoma. *Br J Cancer* 1993;68(4):767.
6. Bellmunt J, Leow JJ. Hyponatremia associated with worse outcomes in metastatic renal cell cancer: a potential target for intervention? *Eur Urol* 2014;65(4):731-732.

7. Azevedo LCP, Taniguchi LU, Ladeira JP et al. *Medicina intensiva: abordagem prática*. São Paulo: Ed. Manole; 2018.
8. Martins HS, Brandão Neto RA, Velasco IT. *Medicina de emergência: abordagem prática*. São Paulo: Ed. Manole; 2017.
9. Spasovski G, Vanholder R, Allolio B *et al*. Clinical practice guideline on diagnosis and treatment of hyponatremia. *Nephrol Dial Transplant* 2014;29(suppl 2):i1-i39.
10. Manzullo EF, Gonzalez CE, Escalante CP, Yeung S-CJ (Eds.). *Oncologic Emergencies*. New York: Springer; 2016.
11. Khan MI, Dellinger RP, Waguespack SG. Electrolyte Disturbances in Critically Ill Cancer Patients: An Endocrine Perspective. *J Intensive Care Med* 2017;33(3):147-158.

# DISTÚRBIOS DO CÁLCIO

Breno Douglas Dantas Oliveira
Ítalo Tales Plácido da Silva
Yury Tavares de Lima

## HIPERCALCEMIA

### Introdução

Dentre os distúrbios do cálcio, a hipercalcemia é um dos distúrbios eletrolíticos mais comuns em pacientes oncológicos, principalmente nos casos de câncer em estágios avançados da doença, variando de acordo com o tipo de neoplasia, sendo mais comum, por exemplo, em pacientes com diagnóstico de mieloma múltiplo, câncer de mama e leucemia.[1]

A hipercalcemia é justificada por três principais fisiopatologias:

- **Hormonal**: produção, pelo tumor, do hormônio peptídeo relacionado com o Hormônio Paratireóideo (PTHrP), e, em menor quantidade, do próprio Hormônio Paratireóideo (PTH). Responde pela principal causa de hipercalcemia, principalmente em câncer de mama, câncer de pulmão e mieloma múltiplo. Estimulam os osteoclastos a liberar cálcio dos ossos para a circulação.
- **Osteólise**: destruição óssea, decorrente das metástases.
- **Análogos hormonais**: produção excessiva, pelo tumor, de substâncias análogas à vitamina D.

Alguns fatores podem também justificar uma hipercalcemia, de forma incomum, como a ingesta excessiva de cálcio, o uso de vitamina D, de lítio e de diuréticos tiazídicos (reduzem a excreção urinária de cálcio).

### Manifestações clínicas

Os sintomas mais comuns da hipercalcemia, que dependem do seu grau e, principalmente, da velocidade de instalação, são: náuseas, anorexia, constipação, confusão mental, letargia, poliúria e polidipsia. Em casos de instalação rápida, pode desencadear arritmias, como bradicardia, encurtamento do intervalo QT e parada cardíaca. Por isso, todos os pacientes com hipercalcemia suspeita ou confirmada deve ter um eletrocardiograma para registrar alguma alteração na condução cardíaca (Quadro 4-1).

**Quadro 4-1.** Manifestações da Hipercalcemia Grave, por Sistemas

| Sistema | Sintomas |
| --- | --- |
| Sistema nervoso central | Letargia, alteração do estado mental, estupor, ataxia, coma |
| Cardiovascular | Encurtamento do intervalo QT, depressão do segmento ST, bloqueio atrioventricular de graus variados |
| Gastrointestinal | Náuseas, vômitos, hiporexia, constipação, íleo paralítico, dor abdominal |
| Renal | Poliúria, nefrolitíase |
| Musculoesquelético | Fraqueza de extremidades, mialgia e artralgia |

### Diagnóstico

Deve-se suspeitar de hipercalcemia pelas apresentações clínicas típicas, na presença do diagnóstico, confirmado ou não, de neoplasia. Contudo, a mensuração sérica do cálcio, em especial do cálcio ionizado, é o método de escolha. Caso haja disponibilidade apenas do cálcio sérico total, deve-se corrigir este resultado com base na albumina sérica, pela fórmula:

$$Ca^+ \text{ corrigido} = \text{Cálcio total} + (0{,}8 \times [4 - \text{Albumina sérica em g/dL}])$$

### Tratamento

Com base na gravidade da hipercalcemia, o tratamento pode ser realizado ambulatorialmente ou em ambiente hospitalar. Consiste na correção dos níveis elevados de cálcio, assim como, se possível, reverter suas causas. A finalidade do tratamento é diminuir a reabsorção óssea, reduzir a absorção intestinal e aumentar a excreção urinária de cálcio.

Casos em que haja neoplasia avançada, com hipercalcemia grave e prognóstico reservado, não se deve tratar especificamente a hipercalcemia, assim como deve-se respeitar o desejo do próprio paciente frente à sua doença e opções terapêuticas.

Medicações específicas devem ser iniciadas para níveis de cálcio sérico maiores que 14 mg/dL (ou 3,5 mmol/L), assim como para pacientes muito sintomáticos. Por ordem de administração, deve-se iniciar o tratamento com infusão de líquidos endovenosos (preferência para salina a 0,9%) já que estes pacientes se apresentam, na maioria das vezes, hipovolêmicos, ao mesmo tempo que esta infusão intensificará o fluxo glomerular de cálcio, aumentando seu *clearance* e diminuindo seus níveis séricos. É importante frisar, então, que não se indica o uso de diuréticos de alça de rotina (exceto em pacientes hipervolêmicos), visto que estes podem piorar uma hipovolemia e diminuir ainda mais a excreção renal de cálcio (Quadro 4-2).

# HIPOCALCEMIA
## Introdução
A incidência da hipocalcemia em pacientes oncológicos é um pouco menos comum que a incidência da hipercalcemia, por causa, principalmente, de suas causas primárias.

Estados, como desnutrição, doenças neoplásicas (desproteinizados), sobrecargas de volume e as concentrações séricas totais de cálcio, podem variar, já as concentrações de cálcio ionizado (fisiologicamente importante), que é hormonalmente regulado, permanecem relativamente estáveis. Hipocalcemia pode ocorrer quando a secreção de PTH é insuficiente para agir no intestino, osso e rim. Situações, como o hipoparatireoidismo cirúrgico (destruição total ou parcial das glândulas paratireoides), podem levar à hipocalcemia transitória e até permanente. Há situações de hipocalcemia com o PTH alto, como na deficiência de vitamina D.

**Quadro 4-2.** Tratamento da Hipercalcemia

| Opção | Ação | Administração | Observações |
|---|---|---|---|
| Salina a 0,9% | ▪ Repor volemia geralmente aos que estão desidratados<br>▪ Aumentar *clearance* renal | ▪ 10 mL/kg na primeira hora<br>▪ 1-2 mL/kg/h nas próximas horas (observar débito urinário) | Pode ser necessário um maior volume, caso haja desidratação grave, ou menor volume, dependendo das condições cardiovasculares |
| Bifosfonados | Impedem a reabsorção óssea pelos osteoclastos (efeito lento, podendo levar até 1 semana[2]) | ▪ Pamidronato 60-90 mg, endovenoso, administrar em 1 hora (1 mg/min)<br>▪ Ácido zoledrônico (zoledronato) 4-6 mg, endovenoso, em 15-30 minutos (mais eficaz) | ▪ São potencialmente nefrotóxicos e devem ser usados com cautela em pacientes com insuficiência renal<br>▪ Podem causar hipocalcemia, dor óssea ou hipofosfatemia<br>▪ Zoledronato pode desencadear necrose tubular aguda e por isso deve ser evitado em pacientes com doença renal crônica avançada |
| Corticoides | Útil em paciente com hipercalcemia por superprodução de calcitriol, por causa de seu papel na inibição da conversão de calcidiol em calcitriol | ▪ Prednisona 60 mg, via oral, ao dia<br>▪ Hidrocortisona 100 mg, endovenosa, a cada 6 horas | Diminuem os níveis de cálcio sérico dentro de 3 a 5 dias. Usar pelo tempo mínimo possível |
| Anticorpo monoclonal | Por meio de ligação específica, inibe a ativação e a função dos osteoclastos. Útil nas hipercalcemias refratárias aos bifosfonados | ▪ Denosumab 0,3 mg/kg/semana, subcutâneo, por 4 semanas | Pode causar hipocalcemia, principalmente em pacientes renais crônicos, em que a dose deve ser reduzida |
| Hemodiálise | Indicada em casos extremamente refratários e situações em que outras medicações não podem ser usadas com segurança | -------------------- | Propicia uma redução rápida e eficaz do cálcio sérico, principalmente em pacientes com função renal prejudicada |

**Quadro 4-3.** Manejo da Hipocalcemia

| Condição | Tratamento | Observações |
|---|---|---|
| Hipocalcemia severa (tetania, fadiga muscular, convulsões) | Gluconato de cálcio 1-2 g, endovenoso | Pode-se usar o cloreto de cálcio, porém existe maior risco de causar necrose tecidual, caso haja extravasamento |
| Hipocalcemia crônica (p. ex.: hipoparatireoidismo) | 1-2 g de cálcio elementar ao dia, por via oral | As preparações podem ser o gluconato de cálcio (ou carbonato de cálcio). Nos casos de hipoparatireoidismo, devem-se administrar conjuntamente suplementos com vitamina D |
| Hipomagnesemia | Sulfato de magnésio a 10%, 10 mL, endovenoso, dia (ou com base no magnésio sérico) | A reposição pode ser administrada junto à hidratação basal do paciente (p. ex.: 10 mL de sulfato de magnésio a 10% para cada soro da hidratação). Pode-se manter a reposição por via oral |

## Manifestações Clínicas

A hipocalcemia pode ser assintomática, se for leve. Problemas com risco de vida, como convulsões, disritmias cardíacas e laringospasmo, podem ocorrer, se a hipocalcemia for grave. A hipocalcemia aguda é caracterizada por irritabilidade neuromuscular e sintomas agudos, como fraqueza de músculo, parestesia, espasmo, tetania, hiper-reflexia, sinal de Chvostek, Trousseau, convulsão, broncospasmo, espasmo da faringe e insuficiência respiratória. As apresentações cardiovasculares são bradicardia, hipotensão, prolongamentos do intervalo QT, insuficiência cardíaca congestiva e parada cardíaca. A hipocalcemia crônica com hipoparatireoidismo causa distúrbios extrapiramidais, catarata e alterações na pele e nos cabelos. A deficiência de vitamina D causa raquitismo e osteomalácia em pacientes com hipocalcemia.

## Diagnóstico

A suspeita deve ser considerada sempre que houver as manifestações clínicas citadas e deve ser confirmada pela mensuração sérica do cálcio iônico. O tratamento não deve ser postergado, principalmente, nos casos de manifestações graves e ameaçadoras. Portanto, na suspeita clínica, mas com demora dos resultados laboratoriais, deve-se proceder ao tratamento empírico com base nos sintomas já conhecidos desta condição, caso haja justificativa conhecida ou suspeita.

As principais causas de hipocalcemia nestes pacientes são o hipoparatireoidismo e a hipomagnesemia, porém outras causas entram no diagnóstico diferencial, como metástases ósseas osteoblásticas (carcinoma prostático), alguns agentes quimioterápicos e até mesmo a síndrome da lise tumoral.

## Tratamento

O tratamento se baseia na gravidade do caso e dos sintomas. Como a hipomagnesemia é uma causa comum de hipocalcemia, o magnésio sérico deve ser reposto, empiricamente ou com base na sua mensuração sérica (Quadro 4-3).

### REFERÊNCIAS BIBLIOGRÁFICAS

1. Aznar E, Martí R, Pérez P et al. Hipercalcemia de origen tumoral: estudio de 133 casos. *Rev Diagn Biol* [Internet] 2001;50(1):28-32. Disponível em: http://scielo.isciii.es/scielo.php?script=sci_arttext&pid=S0034-79732001000100005&lng=es. Acesso em 28/11/2018.
2. Stewart AF. Clinical practice. Hypercalcemia associated with cancer. *N Engl J Med* 2005;352:373-379.

# DISTÚRBIOS DO POTÁSSIO

CAPÍTULO 5

Hélio Penna Guimarães
Gabriel Pietrobon Martins
Guilherme Benfatti Olivato

## INTRODUÇÃO

Os distúrbios hidreletrolíticos, particularmente relacionados com o íon potássio, estão comumente associados a emergências cardiovasculares e podem causar parada cardiorrespiratória, arritmias graves e óbito.[1]

O potássio é o maior cátion intracelular, sendo 98% encontrado no fluido intracelular, e apenas 2% (~ 70 mEq) no extracelular. O potássio corporal total representa cerca de 3.500 mEq (50 mEq/kg), sendo encontrado numa dieta normal: 1-1,5 mEq/kg (40-120 mEq/dia), sendo a necessidade diária mínima aproximadamente entre 1.600 a 2.000 mg (40-50 mEq). Os rins são responsáveis por 90% da excreção da sobrecarga de K diário.[2,3]

O potássio é regulado pelo:

- Estado acidobásico.
- Concentração de insulina plasmática.
- Níveis de catecolaminas plasmáticas.

## HIPOCALIEMIA

É definida por uma concentração sérica de potássio menor que 3,5 mEq/L, e ocorre por deficiência de K corpóreo ou por desequilíbrio do meio extracelular para intracelular. Os principais fatores que facilitam o aparecimento de hipocaliemia são citados a seguir.

### Causas

- Baixa ingestão/desnutrição.
- Perdas gastrointestinais.
- Perdas renais (p. ex.: diuréticos, hiperaldosteronismo).
- Mudança/desvio – redistribuição celular de K+ (p. ex.: alcalose, insulina, beta-2-agonista).
- Mudança do K transcelular: beta-adrenérgicos, agentes tocolíticos, teofilina, cafeína, diuréticos, mineralocorticoides, penicilina, oxacilina e ampicilina em altas doses e *overdose* de insulina.
- Associadas à perda de magnésio (aminoglicosídeos, anfotericina B, foscarnet, cisplatina).
- Decorrente da perda de K+ nas fezes: fenolftaleína, sulfonato poliestireno de sódio.
- Intoxicação por bário: bloqueia os canais de potássio nas células, impedindo a translocação do potássio para o meio extracelular.

### Manifestações Clínicas

As manifestações clínicas são dependentes da gravidade da hipocalemia e raramente há qualquer manifestação com potássio maior que 3 mEq/L, exceto em pacientes com instalação abrupta. A presença de doenças associadas, como cardiopatia prévia, principalmente isquêmica, idade avançada e uso de digitálicos, aumenta o risco de complicações. A medida em que o nível sérico alcança valores menores que 3,0 mEq/L podem-se observar as: paralisia, cãibras, parestesias, constipação, "íleo", náusea, vômito, arritmias.

### Eletrocardiograma

Não existe clara correlação entre a hipocaliemia e alterações de ECG. Isto significa que pacientes com potássio de 2,8 mEq/L podem ter onda U proeminente, enquanto outros pacientes com potássio em torno de 2 mEq/L podem não apresentar esta alteração. De modo geral, as alterações eletrocardiográficas podem ser:

- Achatamento da onda T.
- Aparecimento das ondas U.
- Depressão do segmento ST.
- Prolongamento do intervalo PR e depois do intervalo QU.
- Arritmias e PCR mais frequentemente em atividade elétrica sem pulso ou assistolia.

A Figura 5-1 apresenta estes achados mais comuns.

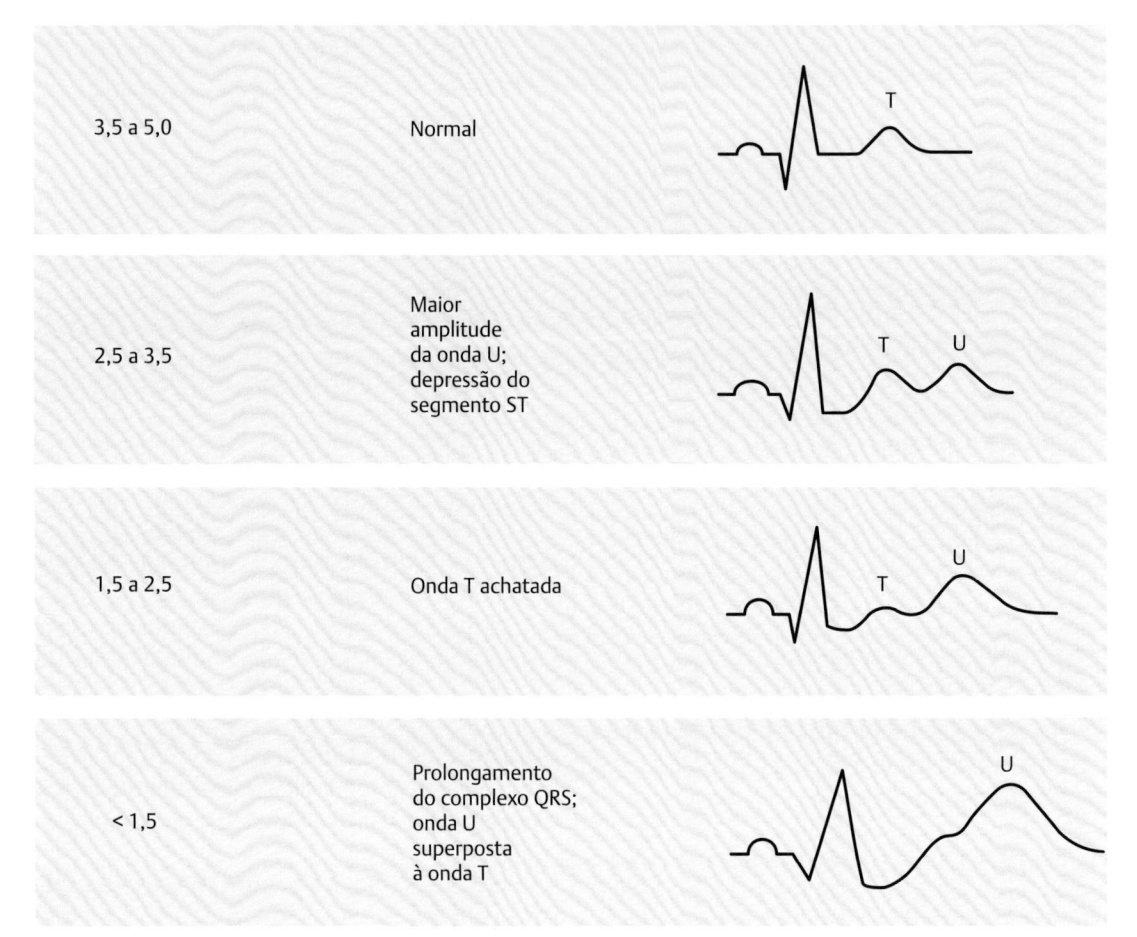

| K⁺ (mEq/L) | Achados | ECG |
|---|---|---|
| 3,5 a 5,0 | Normal | |
| 2,5 a 3,5 | Maior amplitude da onda U; depressão do segmento ST | |
| 1,5 a 2,5 | Onda T achatada | |
| < 1,5 | Prolongamento do complexo QRS; onda U superposta à onda T | |

**Fig. 5-1.** ECG na hipocaliemia.

### Exames Laboratoriais
- Dosagens de glicemia, sódio, magnésio, cálcio e função renal.
- Avaliação da excreção urinária de potássio: O modo mais acurado de medir a secreção de potássio urinário é por meio de coleções urinárias de 24 horas. Em pacientes com hipocalemia, a excreção urinária é de 25 a 30 mEq ao dia. A mínima concentração urinária que se consegue obter é de 5 a 15 mEq ao dia. A relação do potássio urinário com a creatinina também pode ser avaliada e, em geral, esta relação é menor que 13 mEq/g de creatinina.
- Gasometria arterial.

### Tratamento
A forma de reposição de K⁺ mais segura é por via oral em razão da entrada na circulação mais lenta e do menor risco de hipercalemia. Caso o paciente possa tolerar a via oral/enteral, recomenda-se o aumento da ingesta de alimentos ricos em K⁺, como: banana, laranja, frutas secas, tomate, cenoura e carnes em geral.[3] Em relação à reposição oral podem-se utilizar:

- Cloreto de potássio (KCl xarope a 6%) na dose de 40 a 100 mmol/dia.
- Formas microencapsuladas de liberação prolongada de potássio, SLOW-K™/MICRO-K™ que podem ser utilizadas.

O tratamento endovenoso está indicado quando há alterações no ECG, arritmias e K⁺ sérico < 2,5 mEq/L. A velocidade de reposição deve ser em torno de 10 a 20 mEq/h e sob monitoração do ritmo cardíaco (ECG).[1] Solução mais concentrada de K⁺ pode ser infundida por um acesso central.

Em situação extrema de PCR por hipocaliemia iminente, pode-se fazer potássio de 5-10 mEq EV em 5 min.[1,2]

Algumas regras básicas devem ser lembradas ao realizar a reposição:

- Uso da via oral, sobretudo se o potássio estiver acima de 3 mEq/L.
- Sem soluções endovenosas de potássio muito concentradas, pelo risco de flebite.
- Concentração máxima em veia periférica de 40 mEq/L.
- Concentração máxima em acesso venoso central: 60 mEq/L.
- Velocidade ideal de reposição: 5 a 10 mEq/hora.

- Velocidade máxima de reposição: 10 a 20 mEq/hora.

As principais soluções de reposição de potássio, e também as mais usadas, são as seguintes:

- KCl xarope a 6%: 15 mL contêm 12 mEq de potássio. Dose: 10 a 20 mL após as refeições, 3 a 4 vezes ao dia.
- KCl comprimidos: 1 comprimido tem 6 mEq de potássio. Dose: 1 a 2 comprimidos após as refeições, 3 a 4 vezes ao dia.
- KCl 19,1% injetável: cada 1 mL tem 2,5 mEq de potássio. As ampolas são de 10 mL, portanto, cada ampola tem 25 mEq de potássio, estas são diluídas em solução fisiológica.

Neste caso, o paciente faz uso de dois diuréticos que potencializam a perda de potássio. A retirada destes é o primeiro passo na resolução do caso, e a reposição de potássio está indicada, haja vista a gravidade da hipocaliemia.

---

Apresentação farmacêutica disponível de $K^+$ (oral e parenteral).
- KCl 10% 1 ampola (10 mL) = 13,4 mEq
- KCl 19,1% 1 ampola (10 mL) = 25 mEq
- K2Hpo4 10% 1 ampola (10 mL) = 20 mEq
- KCl 6% xarope (15 mL) = 12 mEq

---

## HIPERCALIEMIA

A hipercaliemia é definida como concentração sérica de potássio > 5,0-5,5 mEq/L em adultos; o intervalo em bebês e crianças é dependente da idade. Níveis acima de 7 mEq/L podem levar a consequências hemodinâmicas e neurológicas significativas, enquanto níveis superiores a 8,5 mEq/L podem causar paralisia respiratória ou parada cardíaca e podem ser rapidamente fatais. A taxa de mortalidade pode chegar a 67% se não tratada rápida e adequadamente.[1]

### Sinais e Sintomas

Inicialmente a hipercaliemia em geral tende ser assintomática. Quando presentes, os sintomas são inespecíficos e predominantemente relacionados com a função muscular ou cardíaca. Fraqueza e fadiga são as queixas mais comuns. Ocasionalmente, os pacientes podem relatar: paralisia muscular, dispneia, palpitações, dor torácica, náusea ou vômito e parestesias. Em geral, os resultados do exame físico isoladamente não alertam o emergencista para o diagnóstico de hipercaliemia, exceto quando a bradicardia grave está presente ou parestesia com fraqueza muscular.

### Causas[1,4,5]

A hipercaliemia pode resultar de ingestão excessiva, diminuição da excreção, mudança de potássio do espaço intracelular para o extracelular ou combinação destes fatores.

- Pseudo-hipercaliemia: hemólise; trombocitose; leucocitose; técnica de venipunção.
- Redistribuição: acidemia; deficiência de insulina; betabloqueadores.
- Sobrecarga excessiva de $K^+$ endógeno: hemólise; rabdomiólise; hemorragia interna.
- Sobrecarga excessiva de $K^+$ exógeno: administração parenteral; excesso na dieta; suplementação de potássio.
- Excreção de potássio diminuída: diminuição da taxa de filtração glomerular; defeito na secreção tubular (p. ex.: acidose medicamentosa como AINH, ciclosporina, diuréticos poupadores de potássio).
- Erro laboratorial.

### Diagnóstico

Em casos em que haja justificativa provável para hipercaliemia, deve-se repetir o exame de sangue antes de tomar qualquer ação para reduzir o nível de potássio, a menos que alterações no ECG estejam presentes. Outros testes incluem o seguinte: ECG, dosagem de potássio na urina, sódio e osmolaridade, hemograma completo e perfil metabólico. Se os níveis de ureia e creatinina sérica sugerirem insuficiência renal, recomenda-se determinar a taxa de filtração glomerular estimada (eTFG). A doença renal crônica isolada geralmente não causará hipercaliemia até que a TFGe seja menor que 20 a 25 mL/min.

### Eletrocardiograma

Sempre fundamental para avaliar impacto fisiopatológico da hipercaliemia. Os achados eletrocardiográficos se correlacionam com o nível de potássio, mas arritmias potencialmente fatais podem ocorrer sem aviso em quase qualquer nível de hipercaliemia. Em pacientes com doença cardíaca de base e com ECG basal já anormal, a bradicardia pode ser a única anormalidade. As alterações do ECG têm uma progressão sequencial, que se correlaciona aproximadamente com o nível de potássio, mas com as ressalvas mencionadas anteriormente (Fig. 5-2).

As primeiras alterações no ECG da hipercaliemia, tipicamente observadas em **níveis séricos de potássio de 5,5-6,5 mEq/L,** incluem o seguinte:

- Ondas T altas e pontiagudas, com base estreita, mais bem visualizadas em derivações precordiais.
- Intervalo QT abreviado.
- Depressão do segmento ST.

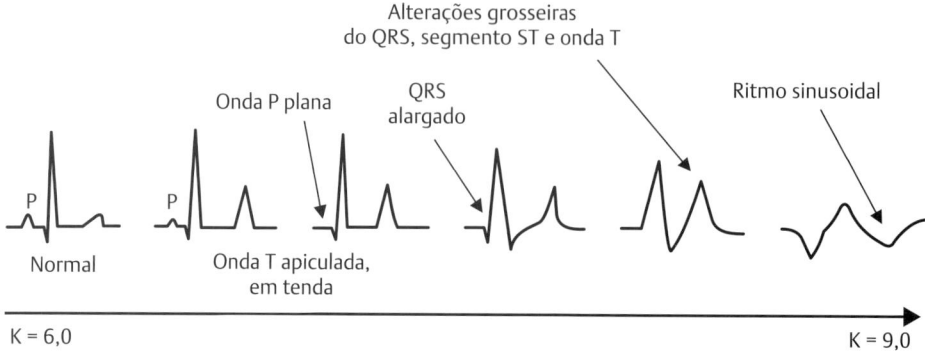

**Fig. 5-2.** Sequência de alterações do ECG na hipercaliemia.

Em um nível de potássio sérico de 6,5-8,0 mEq/L, o ECG geralmente mostra o seguinte:

- Ondas T repicadas, intervalo PR prolongado.
- Onda P diminuída ou desaparecendo.
- Alargamento do QRS onda R amplificada.

Em um nível de potássio sérico maior que 8,0 mEq/L, o ECG mostra o seguinte:

- Ausência de ondas P.
- Ampliação progressiva do QRS.
- Bloqueios de ramo intraventriculares/fasciculares/de feixe.
- QRS progressivamente alargado eventualmente se funde com a onda T, formando um padrão de onda senoidal.
- Fibrilação ventricular ou assistolia (Fig. 5-2).

## Tratamento[1,4,5,6]

A agressividade da terapia a ser instalada está diretamente relacionada com a rapidez com que a hipercaliemia se desenvolveu, ao nível absoluto de hipercaliemia e à evidência de toxicidade. Quanto mais rápido o aumento do potássio, quanto mais alto o nível, e quanto mais forte a evidência de cardiotoxicidade, mais agressiva deve ser a terapia.

Hipercaliemia moderada e sem anormalidades no ECG:

- Aumentar a excreção de potássio usando uma resina de troca catiônica ou diuréticos.
- Corrigir a fonte de excesso de potássio (por exemplo, aumento da ingestão ou excreção inibida).

Hipercaliemia grave:

- Cálcio IV para melhorar a toxicidade cardíaca.
- Identificar e remover fontes de ingestão de potássio.
- Infusão intravenosa de glicose e insulina para aumentar a captação de potássio pelas células.
- Corrigir acidose metabólica severa com bicarbonato de sódio.
- Considere a terapia com agonistas beta-adrenérgicos.
- Aumentar a excreção de potássio pela administração de diuréticos ou medicamentos de troca catiônica gastrointestinal.
- Diálise para pacientes com hipercaliemia potencialmente letal que não respondem a medidas mais conservadoras ou com insuficiência renal completa.

Para proteção para cardiotoxicidade em sinais de hipercaliemia no ECG:

1. Gluconato de cálcio a 10%: (10 a 20 mL) IV em 2 a 5 minutos a fim de reduzir o efeito do potássio na membrana da célula miocárdica (diminuindo o risco de fibrilação ventricular [FV]).

Para deslocar o potássio para dentro da célula:

2. Bicarbonato de sódio: 1 mEq/kg IV em 15 minutos (pode ser menos efetivo em pacientes com IRC).
3. Glicose + insulina: glicose a 50% 25 g (50 mL) + 10 U insulina regular IV em 15 a 30 minutos.
4. Nebulização com beta-2-agonista: 10 a 20 mg de salbutamol por nebulização em 15 minutos.

Para remover a excreção de potássio:

5. Diurese: furosemida 40 a 80 mg IV *bolus*.
6. Resina de troca:
   - Poliestireno sulfonato de Ca++- 60 g + 200 mL de sorbitol 20% por enema de retenção via retal (45 min).
   - Poliestireno sulfonato de Ca++- 15 g + 20 - 100 mL de água VO três × dia.
   - Poliestireno sulfonato de Ca++- 01 envelope = 30 g.

## REFERÊNCIAS BIBLIOGRÁFICAS

1. American Heart Association. Part 10.1: Life-Threatening Electrolyte Abnormalities. *Circulation* 2005;112:IV-121–IV-125.
2. Black RM. Disorders of plasma sodium and plasma potassium. In: Irwin RS, Rippe JM (Eds.). *Irwin and*

Rippe's intensive care medicine. 5th ed. Philadelphia: Lippincott Williams and Wilkins; 2003, p. 864-76.
3. Gennari FJ. Hypokalemia. *N Engl J Med* 1998;339(7):451-458.
4. Garth D. *Hyperkalemia in Emergency Medicine.* Medscape, Updated Feb, 2013. Available from: http://emedicine.medscape.com/article/766479-overview.
5. Weisberg LS. Management of severe hyperkalemia. *Crit Care Med* 2008;36(12):3246-51.
6. Xavier WS. Distúrbios do Potássio. In: Guimaraes HP, Assunção MSC, Carvalho FB, Japiassú AM *et al.* (Org.). *Manual de Medicina Intensiva.* São Paulo: Atheneu; 2014;1:761-765.

# DISTÚRBIOS DA GLICEMIA

André Yuuzo Sugayama
Eugênio Santana Franco Filho
Yury Tavares de Lima

## HIPOGLICEMIA

### Introdução

A hipoglicemia é um distúrbio comum em pacientes hospitalizados graves, por diversos fatores, porém, é uma rara manifestação em pacientes oncológicos, se apresentando principalmente em casos de tumores neuroendócrinos produtores de insulina, ou insulinomas. Outra causa de hipoglicemia em pacientes oncológicos é a falência hepática associada à evolução da doença.

Pode ainda manifestar-se como consequência de tumores de crescimento rápido, que podem consumir uma taxa de glicose acima do disponível, causando picos de hipoglicemia, como é visto em linfomas agressivos, assim como em câncer de pulmão de pequenas células.

De maneira geral, a hipoglicemia ocorre pelo desequilíbrio entre a produção dos hormônios hipoglicemiantes (hiperinsulinemia) e dos hormônios hiperglicemiantes (glucagon, catecolaminas, hormônio de crescimento e cortisol).

A insulina é produzida nas células 3-pancreáticas, inicialmente, como pré-pró-insulina, que é clivada a pró-insulina, que irá originar insulina e peptídeo C.

Em condições normais, a insulina e o peptídeo C são liberados na circulação em concentrações equivalentes. A resposta normal à hipoglicemia é a supressão da secreção de insulina e do peptídeo C. Em pacientes com insulinoma, mesmo em vigência de hipoglicemia, observam-se níveis de insulina e peptídeo C acima dos valores esperados. Já na hipoglicemia factícia decorrente do uso de insulina, o peptídeo C está suprimido.

A resposta hormonal à hipoglicemia ocorre de forma sequencial, de acordo com os valores de glicemia.

Hipoglicemias de repetição podem alterar o limiar de surgimento dos sintomas, de forma que diabéticos com controle intensivo e hipoglicemias frequentes podem ter hipoglicemias severas assintomáticas. Por outro lado, pacientes com descompensação diabética prolongada podem apresentar sintomas de hipoglicemia mesmo com níveis considerados normais.

Em pacientes diabéticos em uso de insulina, sem causa aparente de hipoglicemia, deve-se sempre investigar doença renal, pois, se presente, a dose de insulina deverá ser reduzida.

Em diabéticos que desenvolvem doença renal em uso de sulfonilureias, podem ocorrer hipoglicemias graves de repetição. Nesses casos, deve-se manter o paciente em observação por 16-24 horas, verificando sua glicemia capilar de 1/1 hora. Se for a clorpropamida, o paciente poderá manter hipoglicemia por vários dias. Metformina, glitazonas e acarbose não causam hipoglicemia, exceto se associadas à insulina, sulfonilureias ou meglitinidas (repaglinida ou nateglinida).

### Diagnóstico

Os sintomas são conhecidos e típicos: tremores, visão turva, diaforese, palpitações e até alteração do nível de consciência e convulsões.

Ao suspeitar de hipoglicemia sendo causada pelo tumor em si, deve-se proceder à investigação mais específica (dosagem de insulina plasmática, pró-insulina, peptídeo-C e B-hidroxibutirato).

Deve ser suspeitada quando a glicemia for menor que 70 mg/dL em diabéticos ou valores menores que 50-55 mg/dL com sintomas típicos em não diabéticos.

Deve ser prontamente identificada e corrigida, pois é potencialmente fatal.

Já em pacientes não diabéticos, após jejum, glicemias de até 50 mg/dL podem ser consideradas normais, desde que assintomáticas. Já valores inferiores a 45 mg/dL estarão quase que invariavelmente associados a alguma patologia.

**Quadro 6-1.** Tratamento da Hipoglicemia em Pacientes Oncológicos

| Situação | Administração | Observações |
|---|---|---|
| Hipoglicemia com paciente em condições de deglutir seguramente | Carboidratos (glicose, mel, água com açúcar) via oral<br>■ 50 mL de água com uma colher de sopa de açúcar<br>■ 20 mL de mel<br>■ 50 mL de glicose a 50% | Realizar nova medida de glicemia 5-10 minutos após sua administração para avaliar resposta e necessidade de nova dose |
| Hipoglicemia grave, com rebaixamento do nível de consciência ou paciente não tem condições de deglutir | Glicose hipertônica via endovenosa ou via retal – 50 mL de glicose a 50%, *bolus*, lento | Realizar nova medida de glicemia 5-10 minutos após sua administração para avaliar resposta e necessidade de nova dose |
| Hipoglicemia grave, com rebaixamento do nível de consciência ou paciente que não tem condições de deglutir e não possui acesso venoso | Glucagon (1,0 a 2,0 mg) por via intramuscular ou subcutânea | Obter acesso venoso o mais rápido possível para administração de glicose hipertônica, tendo em vista a fugacidade do efeito do glucagon |

Para que se confirme o diagnóstico de hipoglicemia, é necessário que esteja presente a tríade:

■ Hipoglicemia.
■ Sintomas de hipoglicemia.
■ Melhora dos sintomas após administração de glicose.

## Tratamento

O tratamento inicial deve ser o usual como para qualquer tipo de hipoglicemia, ou seja, consiste na administração de carboidratos de rápida absorção por via oral em pacientes conscientes que consigam deglutir e apresentam casos pouco sintomáticos, ou, em casos mais graves, na administração de glicose hipertônica por via endovenosa ou retal.

Em pacientes sem acesso venoso, pode-se administrar glucagon por via intramuscular ou subcutânea (1,0 a 2,0 mg), embora seu efeito seja fugaz e ineficaz em segunda dose, pois depleta o estoque de glicogênio hepático.

Entretanto, em paciente sem acesso venoso fácil, há benefício em utilizá-lo como opção até o estabelecimento de uma via intravenosa (Quadro 6-1).

Pacientes que apresentam hipoglicemia sintomática decorrente de tumores neuroendócrinos produtores de insulina irão requerer terapia adjuvante para evitar episódios de hipoglicemia repetidos, como infusão contínua de glicose hipertônica, uso de diazóxido e octreotida, assim como o tratamento definitivo do tumor, eliminando sua causa primária (quimioterapia e radioterapia são opções para tumores não ressecáveis).

## LEITURAS SUGERIDAS

Chabenne J, Chabenne MD, Zhao Y et al. A glucagon analogue chemically stabilized for immediate treatment of life-threatening hypoglycemla. *Mol Metab* 2014;3(3):293-300.

CryerCoyer PE, Davis SN. Hypoglycemia. In: *Harrison's principies of interna! medicine*. 19th ed. New York: McGraw-Hill; 2015. p. 2430-5.

Davis SN, Lamos EM, Younk LM. Hypoglycemia and hypoglycemic syndromes. In: Jameson JL, De Groot LJ, de Kretser DM et al. (Eds.). *Endocrinology: Adult and Pediatric*. 7th ed. Philadelphia, PA: Elsevier Saunders; 2016. p. 816-38.

Flombaum CD. Metabolic emergencies in the cancer patient. *Semin Oncol* 2000;27(3):322-334.

Mathur A, Gorden P, Libutti SK. Insulinoma. *Surg Clin North Am* 2009;89(5):1105-1121.

Spinazzé S, Schrijvers D. Metabolic emergencies. *Crit Rev Oncol Hematol* 2006;58(1):79-89.

Wang J, Geiss LS, Williams DE, Gregg EW. Trends in emergency department visit rates for hypoglycemia and hyperglycemic crisis among adults with diabetes, United States, 2006-2011. *PLoS One* 2015;10(8):e-0134917.

# DISTÚRBIOS DO MAGNÉSIO

Breno Douglas Dantas Oliveira
Eugênio Santana Franco Filho

## INTRODUÇÃO

O equilíbrio do magnésio corporal se dá por meio da ingestão e excreção, de forma que o intestino delgado é o seu principal órgão de absorção, e o rim responsável pela sua eliminação. A depender da concentração plasmática, o magnésio pode ser reabsorvido pela alça de Henle, que representa seu principal mecanismo regulatório de excreção.

Diferentemente de outros íons, o magnésio não apresenta hormônios de contrarregulação para excreção renal, da mesma forma que o osso, sua principal fonte de reserva, não realiza troca com o magnésio circulante. O valor normal do magnésio gira ao redor de 1,4 a 2,5 mEq/L, sendo mantido nesta faixa por um mecanismo muito sensível de controle.

Um adulto normal pesando 70 kg contém de 21 a 28 g (aproximadamente 2.000 mEq) de magnésio, dos quais metade se encontra nos ossos e metade nos demais tecidos, principalmente no fígado e músculo estriado. O magnésio é o quarto cátion mais abundante do organismo e o segundo do intracelular.

Existe a mesma relação entre as concentrações intracelulares do K+ e Na+ (cátions monovalentes) e entre o Mg++ e o Ca++ (cátions bivalentes). A dieta normal fornece 25 mEq de magnésio, e os principais alimentos que o contêm são os vegetais verdes. Em condições de carências de magnésio, os mecanismos renais conseguem restringir a perda urinária do elemento para apenas 1 mEq ao dia.

O magnésio é um ativador de vários sistemas enzimáticos críticos para o metabolismo celular, incluindo aqueles que tomam parte nas reações de síntese do ATP. Ele é requerido como cofator na fosforilação oxidativa, está envolvido na síntese proteica (RNA mensageiro e ribossomos) e contribui na estrutura macromolecular do DNA, do RNA e dos ribossomos. A enzima NA+ - K+ - ATPase, que mantém a concentração de potássio alta e a de sódio baixa no intracelular, também é ativada pelo magnésio.

## DIAGNÓSTICO

O diagnóstico dos distúrbios do magnésio é feito pela análise dos níveis plasmáticos de magnésio. Também se faz necessária a avaliação da função renal por meio dos níveis séricos de ureia e creatinina.

## HIPOMAGNESEMIA (MAGNÉSIO INFERIOR A 1,4 MEQ/L)

### Principais Causas

Os principais mecanismos de hipomagnesemia são redistribuição compartimental (administração de glicose e aminoácidos intravenosos, realimentação do paciente desnutrido, correção da acidose em insuficiência renal, cetoacidose diabética tratada, pancreatite aguda, paratireoidectomia) perdas gastrointestinais (diarreia, vômitos, fístula biliar ou intestinal, enterite, síndrome de má absorção, ressecção intestinal extensa, tempo prolongado em sondagem nasogástrica em aspiração) e perdas renais (uso de diuréticos, diurese osmótica ou salina, hiperaldosteronismos primário e secundário, excesso de álcool etílico ou carboidrato, hipocaliemia, hipercalcemia, hipertireoidismo, nefropatia por aminoglicosídeos, glomerulonefrite, pielonefrite, hidronefrose, acidose tubular renal, nefropatia tubulointersticial familiar com hipocalemia, transplante renal). Pode ser causada ainda por fatores, como sudorese profusa, queimadura extensa, realização de hemodiálise sem uso de magnésio, lactação excessiva, hiperparatireoidismo, neoplasia óssea maligna, alcoolismo.

### Manifestações Clínicas

A sintomatologia costuma aparecer com concentrações séricas inferiores a 1 mEq/L, porém muitos pacientes são assintomáticos mesmo nesses níveis tão baixos. A hipomagnesemia leva à hiperexcitabilidade neuromuscular, às vezes acompanhada de distúrbios do comportamento.

Digno de nota é o aparecimento de tetania clinicamente impossível de distinguir daquela causada pela hipocalcemia, exceto que ela somente reverte ao normal com a administração de magnésio. É também frequente o aparecimento de convulsões generalizadas ou focais, ataxia, vertigem, fraqueza muscular, tremores, depressão, irritabilidade e comportamento psicótico. Todos esses distúrbios são revertidos com a administração do elemento em falta.

A depleção de magnésio aumenta a perda renal de potássio, a enzima Na++-K+-ATPase, que depende do magnésio, é inibida pelos digitálicos, e a depleção de magnésio aumenta a concentração de digoxina no miocárdio.

Assim, a hipomagnesemia e os digitálicos possuem efeitos aditivos, provocando a perda de potássio do músculo cardíaco e, como resultado, ela pode precipitar arritmias cardíacas, particularmente nos indivíduos digitalizados.

Essas arritmias caracterizam-se pela refratariedade parcial ou total ao tratamento usual, respondendo, entretanto, à administração de magnésio. Alguns autores não acreditam que a hipomagnesemia possa provocar arritmias no paciente digitalizado.

As alterações eletrocardiográficas, quais sejam depressão do segmento ST com achatamento ou inversão da onda T, também são reversíveis com a administração do cátion. A hipomagnesemia constitui-se em fator de risco para a aterosclerose e retinopatia diabética. Existem dados que suportam a hipótese de que a deficiência de magnésio está associada à morte súbita na moléstia isquêmica do coração por produzir espasmo de coronária. A hipomagnesemia induz à supressão da glândula paratireoide, com consequente diminuição dos níveis circulantes de PTH.

## Tratamento

O magnésio está indicado quando o quadro clínico sugestivo for confirmado por exame laboratorial ou quando uma tetania com pH normal não respondeu à administração de cálcio. A tetania, a convulsão generalizada e as síndromes relacionadas podem ser tratadas por via intravenosa com 4 mL de sulfato de magnésio a 50% (16 mEq) diluídos em 100 mL de soro fisiológico a 0,9% e infundidos em 10 min. Outra maneira é a administração de 20 mL de sulfato de magnésio a 10% a uma velocidade de 2 mL/min. Nas situações menos urgentes, podemos usar 0,5 mEq/Kg/24 h e, subsequentemente, 0,2 a 0,3 mEq/Kg/dia, dependendo da resposta clínica (1 comp. de sulfato de magnésio a 10% = 10 mL = 8 mEq).

Nas hipomagnesemias por perda intestinal ou renal são necessárias quantidades da ordem de 30-40 mEq/dia ou mais para se obter resultado terapêutico. Na cetoacidose diabética, a adição de 2,5 mEq de sulfato de magnésio por litro de solução previne o déficit do elemento. A adição de magnésio na alimentação parenteral na dose de 0,04 mEq/Kg/24 h já é suficiente para manter os níveis séricos do cátion. Alguns autores preconizam 0,25 mg/Kg/24 h. O efeito colateral mais temível do magnésio intravenoso é a depressão respiratória, que acontece com níveis séricos de 10-15 mEq/L.

É importante ressaltar que, antes da depressão respiratória, ocorre perda dos reflexos tendinosos. O sulfato de magnésio intravenoso é empregado no tratamento da toxemia gravídica para controlar convulsões, conseguindo-se um ótimo efeito sedativo com concentrações séricas de 4 a 7 mEq/L.

A injeção intravenosa de 2 g do sal (20 mL da solução a 10%) eleva os níveis séricos do normal até 4 mEq/L em minutos, caindo para 1 mEq/L após 1 a 2 h na ausência de insuficiência renal. As hipomagnesemias de grau moderado não necessitam de tratamento.

## HIPERMAGNESEMIA (MAGNÉSIO SUPERIOR A 2,5 MEQ/L)

### Principais Causas

A hipermagnesemia é um distúrbio incomum quando não associada à administração exagerada de magnésio (endovenoso, oral ou como um enema) e/ou comprometimento da função renal. Nos pacientes oncológicos a hipermagnesemia geralmente decorre de uma ingestão excessiva de magnésio na alimentação ou reposições em decorrência da hipomagnesemia causada pela quimioterapia. Mais raramente nesses pacientes pode estar associada à síndrome de lise tumoral, em que o íon magnésio é liberado das células.

### Manifestações Clínicas

As manifestações clínicas tendem a ocorrer conforme os graus de hipermagnesemia. Geralmente os sintomas vão ocorrer quando o magnésio alcançar níveis plasmáticos a partir de 4,8 mg/dL e apresentar repercussões graves em níveis superiores a 7,2 mg/dL. (Quadro 7-1)

Quadro 7-1. Manifestações Clínicas

| Níveis séricos de Mg | Manifestações clínicas |
|---|---|
| 4,8 a 7,2 mg/dL | ■ Náuseas e rubor<br>■ Cefaleia, letargia e sonolência<br>■ Diminuição de reflexos tendinosos profundos |
| 7,2 a 12 mg/dL | ■ Sonolência<br>■ Hipocalcemia<br>■ Ausência de reflexos tendinosos profundos<br>■ Hipotensão<br>■ Bradicardia e alterações eletrocardiográficas (QRS alargado; prolongamento do intervalo QT e PR e anormalidades de condução) |
| > 12 mg/dL | ■ Paralisia muscular<br>■ Insuficiência respiratória evoluindo para parada cardiorrespiratória |

## Tratamento

A abordagem terapêutica dependerá da função renal, concentração sanguínea de magnésio e sintomatologia clínica.

- **Função renal normal:**
  - Interrupção de reposição com magnésio.
  - Diuréticos de alça endovenoso (aumenta a excreção renal de magnésio):
    - *Furosemida 20 mg/2 mL: 0,5-1,0 mg/kg (40-80 mg), EV, até 4/4 h.*
  - Hidratação endovenosa com SF a 0,9% (aumenta a excreção renal de magnésio e ajuda a manter o paciente euvolêmico).
  - Cálcio endovenoso (antagonista da hipermagnesemia, geralmente indicado para paciente hipotensos e/ou apresentando arritmia cardíaca):
    - *Gluconato de cálcio 10% (1 g/10 mL): 10 mL + 100 mL SG a 5%, EV, em 5-10 minutos (se necessário, pode ser repetido após 10 min).*
  - Diálise (indicada se falência dos tratamentos anteriores ou para qualquer caso ameaçador à vida - tratamento mais efetivo com correção do distúrbio em 4-6 horas).
  
  **Obs.:** Pacientes com sintomas leves podem ser apenas observados enquanto se faz um controle laboratorial para avaliar o retorno do magnésio a níveis de normalidade.
- **Insuficiência renal:**
  - Hemodiálise ou diálise peritoneal.

## LEITURAS SUGERIDAS

Jaing TH, Hung IJ, Chung HT *et al.* Acute hypermagnesemia: A rare complication of antacid administration after bone marrow transplantation. *Clinica Chimica Acta* 2002;326(1-2):201-203.

Lien JWK. Hypomagnesaemic hypocalcaemia in renal failure. *Br Med J* 1978;277:1400.

Manzullo EF, Gonzalez CE, Escalante CP, Yeung SCJ (Eds.). Oncologic emergencies. v. 4. New York: Springer; 2016.

Mcnair P, Christiansen C, Madsbad S *et al.* Hypomagnesemia, a risk factor in diabetic retinopathy. *Diabetes* 1978;27(11):1075-7.

Miller PD, Krebs RA, Neal BJ, McIntyre DO. Hypomagnesemia. Suppression of secondary hyperparathyroidsm in chronic renal failure. *JAMA* 1979;241(7):722-3.

Sapolnik R. Suporte de terapia intensiva no paciente oncológico. *J Pediatr* (Rio de Janeiro) 2003;79(Supl.2):S231-S242.

Yu ASL, Gupta A. Causes, symptoms, and treatment of hypermagnesemia. *UpToDate* 2018.

# DISTÚRBIOS DO FÓSFORO

CAPÍTULO 8

Thiago Lacerda Ataides
Fernando Santos de Azevedo

## INTRODUÇÃO

A concentração corporal total de fósforo em um adulto hígido é de aproximadamente 500-800 g, dos quais 80% estão presentes na forma de hidroxiapatita, na matriz óssea, 10,9% nas vísceras, 9% no músculo esquelético e 0,1% no fluido extracelular.[1-3] O fósforo participa de funções celulares vitais, como produção de ATP e DNA, atua no processo de fosforilação, participa do tampão para manter o pH estável e ativa as principais etapas da cascata de coagulação, agregação plaquetária, atividades de coenzimas e formação de 2,3-difosfoglicerato (2,3-DPG).[1,4,5]

A concentração plasmática normal de fósforo no organismo situa-se entre 2,5 e 4,5 mg/dL,[4,6] e seus níveis são regulados pela ingestão dietética, absorção intestinal (jejuno), vitamina D, paratormônio (PTH), fosfatonina (FGF23), função renal, equilíbrios acidobásico e eletrolítico (cálcio, magnésio e sódio) entre outras atividades fisiológicas.[1-5]

A exata prevalência dos distúrbios do fósforo é desconhecida,[1] porém são relativamente frequentes na prática médica e podem ser observados em uma série de condições mórbidas, como alteração de função renal, distúrbios da paratireoide, tumores ou em consequência de tratamentos oncológicos.[4,7]

## HIPERFOSFATEMIA
### Definição e Epidemiologia

É definida quando o fósforo sérico se encontra maior que 4,5 mg/dL. É um distúrbio relativamente comum em pacientes em terapia dialítica (cerca de 40 a 70% dos casos) e é encontrado em 2,5% dos pacientes oncológicos.[1,6,8,9]

### Fisiopatologia e Principais Causas

Dieta rica em fósforo, levando a aumento da absorção intestinal de fosfato, uso excessivo de laxativos ou enemas, contendo fósforo, com consequente sobrecarga renal de fosfato e intoxicação por vitamina D, com aumento de absorções renal e intestinal de fósforo podem causar hiperfosfatemia.[1,5,6,8]

A liberação catastrófica de fosfato intracelular é relativamente comum em pacientes oncológicos e ocorre na síndrome de lise tumoral, rabdomiólise, hemólise, hipertermia, hipercatabolismo e leucemia aguda. Postula-se que a célula tumoral tenha até quatro vezes mais fosfato que uma célula normal, e sua ruptura causaria liberação excessiva de componentes intracelulares com consequente transtorno eletrolítico, sobrecarga renal e lesão renal aguda, decorrente de precipitação de fosfato de cálcio dentro dos túbulos renais, causando obstrução tubular e nefrocalcinose. Os *shifts* celulares rápidos em resposta à alcalose metabólica e/ou respiratória podem levar à hiperfosfatemia aguda.[1,4-10] E, por último, lesão renal aguda ou doença renal crônica (queda da taxa de filtração glomerular menor que 20-25 mL/min), hipoparatireoidismo, diminuição da ação fosfatúrica do FGF23 e intoxicação pela vitamina D podem levar à hiperfosfatemia por aumento da reabsorção de fosfato pelo túbulo proximal.[1,4,6,9]

A hiperfosfatemia aguda não promove alterações clínicas expressivas, a menos que o cálcio se precipite com fosfato e cause hipocalcemia.[5,6] Os sinais e os sintomas estão presentes nos casos de hiperfosfatemia moderada à severa e incluem fraqueza muscular, convulsões e arritmias, como taquicardia ventricular polimórfica e *torsades de pointes* por prolongamento do intervalo Q-T.[4,9,10] Outras alterações eletrolíticas e acidobásicas associadas, como hipomagnesemia, hipernatremia e acidose metabólica, fazem parte do quadro laboratorial. A deposição metastática de sais de fosfato de cálcio nos tecido moles, coração, rim e vasculatura pode ser responsável pelo aparecimento das alterações clínicas da hiperfosfatemia/hipocalcemia.[1,4,6]

### Abordagem Diagnóstica

O diagnóstico é realizado por um inventário clínico e exames laboratoriais, incluindo ureia, creatinina, PTH, 25-OH-Vitamina D, sódio, potássio, fósforo, cálcio, ácido úrico, magnésio, gasometria arterial, EAS e DHL. Eletroforese e imunofixação de proteínas séricas e urinárias devem ser solicitadas para exclusão de gamopatias monoclonais, que podem cursar com pseudo-hiperfosfatemia.[6,8]

## Abordagem Terapêutica

O alvo do tratamento da hiperfosfatemia consiste na resolução da causa subjacente.[6,10] Em pacientes com função renal intacta, o distúrbio se resolve dentro de 6 a 12 horas.[1]

A restrição dietética pode ser suficiente para controle de hiperfosfatemia em pacientes com lesão renal aguda leve. Contudo, a adição por curtos períodos de quelantes de fósforo, como o hidróxido de alumínio, pode ser necessária, para inibir a absorção intestinal. Quelantes à base de cálcio, como acetato e carbonato de cálcio, não devem ser usados, se houver hipercalcemia concomitante. A infusão de soluções contendo cálcio pode ser realizada em caso de hipocalcemia sintomática, sendo sugerido o uso intravenoso de gluconato de cálcio a 10% (1.000 mg/10 mL) diluído em salina fisiológica a 0,9% 100 mL em 30 minutos.[8,10-12]

A solução polarizante pode ser usada como método temporário para redução de fosfato, com glicose hipertônica a 50% 100 mL associados à insulina regular 10 unidades diluídas em salina fisiológica a 0,9% 100 mL, por via intravenosa em 30 minutos a cada 6 horas.[7-9]

Nos casos de síndrome de lise tumoral, expansão volêmica vigorosa com 4 a 6 litros/dia de solução isotônica pode ser necessária. Em pacientes com insuficiência cardíaca, doença renal crônica avançada ou lesão renal aguda oligúrica, contudo, a hidratação deve ser feita com parcimônia.[5-8,11,13]

Nos casos de hiperfosfatemia severa ou refratária, hipocalcemia e prejuízo grave da função renal, pode ser necessário utilizar terapia renal substitutiva, e a hemodiálise costuma ser mais efetiva que a diálise peritoneal.[1,4,7-11]

## HIPOFOSFATEMIA

### Definição e Epidemiologia

É definida como concentração de fósforo menor que 2,5 mg/dL. Pode ser classificada quanto ao grau de depleção em leve (2,0-2,5 mg/dL), moderada (1,0-2,0 mg/dL) ou severa (< 1,0 mg/dL) e, quanto à evolução temporal, em aguda ou crônica.[1-3,6,7]

É um distúrbio raro, subdiagnosticado, ocorrendo em até 5% dos pacientes hospitalizados, 10% em etilistas e 70% dos internados em unidades de terapia intensiva sob ventilação mecânica.[1-4,7] Pacientes com hipofosfatemia severa apresentam aumento do risco de mortalidade se comparados aos que apresentam diminuição leve à moderada dos níveis séricos de fósforo.[4]

## Fisiopatologia e Principais Causas

Existem três mecanismos principais para desenvolvimento de hipofosfatemia. Primeiramente, pode ocorrer por inadequada ingesta ou baixa absorção intestinal. Ingesta menor do que 100 mg/dia, desnutrição nos pacientes etilistas crônicos, privação nutricional ou catabolismo exacerbado pela alta proliferação das células tumorais, diarreia crônica, ingestão de antiácidos, contendo magnésio ou alumínio, que formam sais não absorvíveis, podem causar depleção das reservas de fosfato no organismo.[1-6,14] O segundo mecanismo são as perdas renais por aumento da excreção urinária. O fósforo é reabsorvido em torno de 70-80% pelo túbulo contorcido proximal (TCP) e 10-20% pelo túbulo contorcido distal (TCD). Patologias que alteram a reabsorção proximal causam prejuízo na função tubular, levando à perda urinária de fosfato que seria reabsorvido pelo TCP, como observado na síndrome de Fanconi adquirida. Alguns medicamentos vastamente utilizados pela onco-hematologia também causam prejuízo na reabsorção proximal de fosfato, incluindo cisplatina, ifosfamida, 6-mercaptopurina, tenofovir e fator estimulador de colônia granulocítica. Hiperparatireoidismo primário ou secundário levam à perda urinária de fosfato por inibição do cotransportador de sódio-fosfato pelo PTH. Nos transplantados renais, o mecanismo é similar ao descrito anteriormente, porém, sem distúrbio de paratireoide subjacente. A secreção tumoral de FGF23 também pode ser responsável pela inibição dos cotransportadores de fosfato com consequente hipofosfatemia.[1,3-6,14]

O terceiro mecanismo aborda as causas de redistribuição interna do íon fosfato, conhecido como *shift* celular. As causas mais frequentes são a administração de glicose com concomitante liberação endógena de insulina, administração de insulina na solução polarizante (utilizada na correção de hipercalemia) ou no manejo de cetoacidose diabética e hiperglicemia não cetótica. A síndrome de realimentação, que ocorre em pacientes desnutridos, aumenta o influxo de fosfato para o meio intracelular, pelo mesmo mecanismo citado anteriormente. A síndrome de fome óssea caracterizada por deposição maciça de cálcio e fosfato no osso, após paratireoidectomia decorrente de um hiperparatireoidismo crônico, também gera depleção de fósforo no sangue. A alta captação de fosfato decorrente do aumento do *turnover* celular, durante uma crise blástica, em pacientes com malignidades hematológicas e durante reconstituição hematopoiética depois de um transplante alogênico de células-tronco, também são possíveis causas de hipofosfatemia.[1,3-6,8,14]

A hipofosfatemia pode ser assintomática em situações de depleção transitória, como as causas de *shift* para o meio intracelular.[3] Os sinais e sintomas são somente vistos em redução moderada à severa e podem afetar diferentes órgãos por diminuição do ATP intracelular e da 2,3-DPG.[1,3,4,6] No sistema musculoesquelético ocorrem dor óssea, miopatia proximal, desmineralização óssea e rabdomiólise subclínica de etiologia multifatorial, por associação da depleção de fosfato e lesão muscular direta pelo álcool; no sistema cardiovascular, pode haver prejuízo na contratilidade do miocárdio e maior índice de arritmias; no sistema respiratório, foi documentada falha no desmame da ventilação mecânica por depressão da contratilidade do diafragma; no sistema neurológico, podem ocorrer parestesias, tremores, distúrbios neuropsiquiátricos, convulsões, coma, neuropatia severa, síndrome de Guillain-Barré e encefalopatia de Wernick; no sistema hematológico, hemólise pela redução do ATP, prejuízo da quimiotaxia de granulócitos e fagócitos, aumentando a incidência de sepse por Gram-negativos e redução da função plaquetária.[1,3]

## Abordagem Diagnóstica

O diagnóstico é realizado por uma abordagem ampla com exame clínico e testes laboratoriais, incluindo dosagem de eletrólitos (sódio, potássio, magnésio, fósforo e cálcio), PTH, 25-OH-Vitamina D, ureia, creatinina, EAS, gasometria arterial, ácido úrico, glicose, albumina e fosfatúria em urina de 24 horas.[4,8,15]

## Abordagem Terapêutica

Pacientes com hipofosfatemia assintomática não necessariamente precisam de tratamento. A identificação e o tratamento da causa de base levam à normalização do fósforo no plasma.[1,3]

A terapia de reposição é necessária, quando a perda de fósforo é moderada à severa ou na presença de fatores de risco, como alcoolismo ou desnutrição.[6]

A suplementação oral de fosfato é preferível, já que o fosfato intravenoso é potencialmente perigoso em mãos inábeis, podendo aumentar o produto cálcio-fósforo, resultando em diminuição do cálcio ionizado, lesão renal aguda, arritmias potencialmente fatais e calcificação metastática.[1,6] Um método simples e barato é a suplementação por cápsulas de fosfato de potássio ou fosfato de sódio. Dose diária total é calculada com base no peso do paciente e no grau de depleção (15 mg/kg/dia, no máximo 3 g/dia). Sugere-se a administração de cápsulas de fosfato de sódio/potássio 250 mg, 4 vezes ao dia por 7 a 10 dias, no intuito de repor os estoques corporais. A dose diária pode ser dividida em quatro tomadas para evitar efeitos colaterais indesejáveis, como náuseas, vômitos e diarreia.[1-5,8]

Nos pacientes intolerantes à reposição oral ou com hipofosfatemia severa potencialmente fatal, a administração pode ser realizada via intravenosa. A solução geralmente mais apropriada é a de fosfato de potássio (1,1 mmol/mL de fosfato), ampolas de 10 mL. Existem vários regimes intravenosos descritos, sendo aceitável a reposição de 4,5 mmol/h de fosfato por 3 horas, atingindo até 90 mmol em 24 horas.[2,4] Outro esquema existente é com base no peso corporal, usando a dose de 0,08 mmol/kg a 0,16 mmol/kg em 6 horas, dependendo da severidade da hipofosfatemia, conforme demonstrado no Quadro 8-1.[1-4]

O objetivo da reposição parenteral é atingir níveis séricos de fósforo > 2 mg/dL, antes da conversão para via oral.[2] O fosfato deve ser administrado preferencialmente em soluções salinas, com velocidade de infusão de 1 a 3 mmol/h, porém, como citado anteriormente, existem esquemas que permitem até 4,5 mmol/h em 3 horas, respeitando a dose máxima de 90 mmol em 24 horas.[6] Após 6 horas de início da infusão, checar obrigatoriamente sódio, cálcio, magnésio, potássio e fosfato. Os possíveis efeitos colaterais são hipocalcemia, calcificação metastática, hipercalemia, sobrecarga hídrica, hipernatremia, acidose metabólica e hiperfosfatemia.[1-3]

**Quadro 8-1.** Método Descritivo de Infusão de Fosfato de Potássio

| 1 ampola de fosfato de potássio (10 mL): | Considerando a dose de 0,16 mmol/kg |
|---|---|
| ■ 2 mEq/mL de potássio | Para adulto de 70 kg, 11,2 mmol/6 horas → 10 mL em 6 horas |
| ■ 2 mEq/mL de fosfato | Diluição: 10 mL de fosfato de potássio para cada litro de salina |
| ■ 1,1 mmol/mL de fósforo | fisiológica administrado, infusão a 200 mL/h |

## REFERÊNCIAS BIBIOGRÁFICAS

1. Xing XS, Yamaguchi DT, Weintraub NT. A synopsis of phosphate disorders in the nursing home. *J Am Med Dir Assoc* 2010;11(7):468-474.
2. Miller DW, Slovis CM. Hypophosphatemia in the emergency department therapeutics. *Am J Emerg Med* 2000;18(4):457-461.
3. Gaasbeek A, Meinders AE. Hypophosphatemia: an update on its etiology and treatment. *Am J Med* 2005;118(10):1094-1101.
4. Shiber JR, Mattu A. Serum phosphate abnormalities in the emergency department. *J Emerg Med* 2002;23(4):395-400.
5. Moe SM. Disorders involving calcium, phosphorus, and magnesium. *Prim Care* 2008;35(2):215-237, v-vi.
6. Chang WT, Radin B, McCurdy MT. Calcium, magnesium, and phosphate abnormalities in the emergency department. *Emerg Med Clin North Am* 2014;32(2):349-366.
7. Thomas Jr CR, Dodhia N. Common emergencies in cancer medicine: metabolic syndromes. *J Natl Med Assoc* 1991;83(9):809-818.
8. Yeung SCJ, Liu W. Metabolic and Endocrine Oncologic Emergencies. In: Manzullo EF, Gonzalez CE, Escalante CP, Yeung SCJ (Eds.). *The MD Anderson Cancer Care Series: Oncologic Emergencies. Springer Science+Business Media.* New York; 2016. p. 21-54.
9. Wagner J, Arora S. Oncologic metabolic emergencies. *Emerg Med Clin North Am* 2014;32(3):509-525.
10. Pi J, Kang Y, Smith M et al. A review in the treatment of oncologic emergencies. *J Oncol Pharm Pract* 2016;22(4):625-638.
11. Ñamendys-Silva SA, Arredondo-Armenta JM, Plata-Menchaca EP et al. Tumor lysis syndrome in the emergency department: challenges and solutions. *Open Access Emerg Med* 2015;7:39-44.
12. Lewis MA, Hendrickson AW, Moynihan TJ. Oncologic emergencies: Pathophysiology, presentation, diagnosis, and treatment. *CA Cancer J Clin* 2011;61(5):287-314.
13. Tallo FS, Vendrame LS, Lopes RD, Lopes AC. Síndrome da lise tumoral: uma revisão para o clínico. *Rev Bras Clin Med* 2013;11(2):150-154.
14. Salomon O, Holtzman EJ, Beckerman P et al. Hyperphosphatemia during spontaneous tumor lysis syndrome culminate in severe hyphosphatemia at the time of blast crisis of Phneg CML to acute myelomoncytic leukemia. *Exp Hematol Oncol* 2012;1(1):24.
15. Assadi F. Hypophosphatemia: An Evidence-based Problem-Solving Approach to Clinical Cases. *Iranian J Kidney Dis* 2010;4(3):195-201.

# INSUFICIÊNCIA RENAL AGUDA E DIÁLISE NO PACIENTE COM CÂNCER

CAPÍTULO 9

Leandro Junior Lucca
Lia Conrado Galvão
Marcos Rodrigues Alves
Rodrigo Enokibara Beltrame

## DEFINIÇÕES, EPIDEMIOLOGIA E FISIOPATOLOGIA

A sobrevida da população tem aumentado em todo o mundo, levando ao aumento das doenças crônico-degenerativas.

O câncer continua sendo a segunda causa de morte nos Estados Unidos da América (EUA)[1,2] e no Brasil,[3] tanto em homens quanto em mulheres.

As taxas de sobrevivência de pacientes com câncer vêm melhorando ao longo do tempo, permitindo um aumento do número de pacientes que desenvolveram ou desenvolverão uma doença renal associada à malignidade ou ao seu tratamento.

Entre os pacientes com câncer, a lesão renal aguda (LRA), doença renal crônica (DRC), proteinúria, síndrome nefrótica e distúrbios eletrolíticos são as doenças renais mais frequentes.

A LRA é comum em pacientes com neoplasias de alto grau recentemente diagnosticadas e está associada a menores taxas de remissão, aumento da mortalidade, tempo de internação hospitalar e custo.[4]

Segundo o KDIGO (*Kidney Disease: Improving Global Outcomes*), a LRA é caracterizada clinicamente por aumento igual ou superior a 0,3 mg/dL da creatinina sérica, em 48 horas, ou de 1,5 vez em relação ao nível basal (conhecido ou preestabelecido), ou ainda por um fluxo urinário menor que 0,5 mL/kg/h por 6 horas.[5]

Em um estudo Canadense, entre 2007 e 2014, com pacientes submetidos ao tratamento de câncer, 1 em cada 10 sofreu hospitalização ou recebeu diálise por LRA. A incidência anual de LRA aumentou de 18 para 52 por 1.000 pessoas-ano durante o período do estudo. As neoplasias malignas com a maior incidência em 5 anos de LRA foram mieloma múltiplo (26%), câncer de bexiga (19%), leucemia (15%) e câncer renal (14%). O estágio avançado do câncer, a doença renal crônica (DRC) e o diabetes foram associados a um aumento do risco de LRA, que foi acentuado durante o período de 90 dias após a terapia sistêmica.[6]

Em pacientes portadores de câncer, conforme Christiansen *et al.*, o risco em um e cinco anos para desenvolver a LRA, definida por um aumento de 50% na creatinina sérica em comparação a uma creatinina sérica basal medida dentro de um ano do diagnóstico do mesmo, foi de 17,5 e 27%, respectivamente. O risco de LRA foi maior em pacientes com câncer renal (44%), câncer de fígado (33%) e mieloma múltiplo (32%). A terapia de substituição renal (TSR) foi necessária em 5,1% dos pacientes no primeiro ano do início do câncer, e os riscos foram maiores entre os pacientes com metástases a distância no diagnóstico do mesmo.[7]

O risco de LRA é maior em certos grupos de pacientes com câncer, particularmente nos gravemente enfermos,[8] naqueles com neoplasias hematológicas em tratamento,[9] nos submetidos a transplante de células hematopoiéticas e nos submetidos à nefrectomia por carcinoma de células renais.[9]

A mortalidade de pacientes com câncer tem-se mostrado maior, particularmente naqueles que necessitam de TRS por LRA.[8,9] No estudo brasileiro de Liborio *et al.*,[8] na Unidade de Tratamento Intensivo (UTI) oncológica, a mortalidade conforme os critérios de RIFLE, R = risco, I = injúria e F = falência foi de 49, 62 e 87%, respectivamente, em comparação a 14% naqueles sem LRA.

A LRA é uma das alterações fisiopatológicas mais frequentes e graves em pacientes hospitalizados, sendo que 20 a 40% destes encontram-se em UTI.[10]

Classicamente a LRA é definida como pré-renal, renal e pós-renal. Atualmente, a classificação é com base mais no contexto clínico (inserindo-a como parte de uma síndrome) e, deste modo, com aspecto mais prático e mais passível à intervenção, envolvendo-a em um processo de cuidados que incluem a estabilização hemodinâmica, ajuste de drogas para a função renal, nutrição, uso de diuréticos e a tomada de decisão do melhor tempo para o início da diálise.

O uso de quimioterápicos anticânceres requer a constante avaliação da função renal, visando ao ajuste de dose e a monitorização das terapias em curso em busca de evidências de nefrotoxicidade. É importante salientar que a avaliação da função renal entre pacientes com câncer é semelhante àquela em pacientes sem câncer.

A utilização de fórmulas para a estimativa da taxa de filtração glomerular (Cockcroft-Gault, MDRD [*Modification of Diet in Renal Disease*][11] e CKD-EPI [*CKD-Epidemiology Collaboration*][11,12]) é preconizada à beira do leito em vista da rapidez de resultados, e a medida do *clearance* de creatinina deve ser reservada quando se necessita de um dado elaborado e/ou quando é possível aguardar a coleta e processamento dos materiais biológicos e medidas antropométricas necessárias para o cálculo.

Ser portador de câncer não deve ser um critério absoluto de exclusão para a indicação de TRS. A tomada de decisão para a instituição da mesma é sempre difícil para o Nefrologista. A gravidade geral da doença, a idade e o estado funcional devem ser considerados como os principais fatores para a definição do prognóstico e indicação de TRS nestes pacientes.

A fisiopatologia é discutida a seguir, uma vez que a classificação da LRA em pré-renal, renal (intrínseca) e pós-renal é com base na etiologia das mesmas, desenvolvendo a fisiopatologia dentro da síndrome clínica.

## PRINCIPAIS CAUSAS DE LRA E DIAGNÓSTICOS DIFERENCIAIS NO PACIENTE COM CÂNCER

O Quadro 9-1 demonstra as etiologias conhecidas da LRA no paciente com câncer e contempla a fisiopatologia de forma resumida.

**Quadro 9-1.** Etiologia e Fisiopatologia da LRA

| (A) Causas Pré-Renais |
|---|
| **Depleção de volume** |
| ▪ Redução da ingestão oral<br>▪ Perdas gastrointestinais (diarreia, vômitos, drenos, sondas)<br>▪ Uso de diuréticos |
| **Septicemia** |
| Complexa e intensa resposta inflamatória sistêmica causada pela relação entre antígenos microbianos e componentes do sistema imune inato, levando a oscilações hemodinâmicas, como hipotensão e redução do fluxo sanguíneo renal (FSR), induzindo a isquemia renal e hipóxia tecidual com declínio da taxa de filtração glomerular (TFG);[12] expressão de espécies reativas de oxigênio (EROs) interferindo na cascata de sinalização celular com efeitos deletérios sobre as células do endotélio e epitélio renal, como a lesão oxidativa, caracterizada pela peroxidação lipídica da membrana celular, a oxidação de proteínas e a lesão no DNA[12,13] |
| **Hipercalcemias** |
| A hipercalcemia se manifesta principalmente por inabilidade de concentração urinária no túbulo distal, calculose urinária, insuficiência renal aguda e crônica. O desenvolvimento da insuficiência renal em pacientes com hipercalcemia depende da gravidade e da duração da mesma. Hipercalcemia leve (CaT < 12 mg/dL [< 3 mmol/L]) raramente leva à insuficiência renal; hipercalcemia moderada (12-15 mg/dL [3,0-3,75 mmol/L]) pode levar a uma queda reversível na taxa de filtração glomerular que é mediada pela vasoconstrição renal direta e pela contração do volume induzida pela natriurese;[14,15] hipercalcemia grave (CaT > 15 mg/dL [> 3,75mmol/L]) de longa duração e hipercalciúria podem levar à calcificação, degeneração e necrose das células tubulares e eventual atrofia tubular e fibrose intersticial e calcificação (nefrocalcinose)[16] |

*Continua.*

**Quadro 9-1.** *(Cont.)* Etiologia e Fisiopatologia da LRA

### (A) Causas Pré-Renais

**Medicamentos**

- Contraste iodado (necrose tubular aguda [NTA] decorrente do uso de contraste iodado é descrita como secundária à vasoconstrição renal resultando em hipóxia medular, possivelmente mediada por efeitos de viscosidade e por alterações no óxido nítrico, endotelina e/ou adenosina, ou por efeito direto citotóxico em células tubulares, sendo que esta pode ser exacerbada pela vasoconstrição renal.[17])
- Diuréticos (depleção de volume).
- IECA e BRA (um bloqueio da resposta à angiotensina II na arteríola eferente [pós-glomerular] com um inibidor da ECA ou BRA, pode relaxar a mesma, reduzir a pressão intraglomerular e reduzir a TFG. Pacientes com perda aguda de volume decorrente de vômitos e/ou diarreia e abuso de diuréticos podem ser particularmente suscetíveis).
- AINE (Fatores de risco para LRA induzida por AINE incluem a DRC; depleção de volume por diurese agressiva, vômitos ou diarreia, depleção de volume arterial efetivo decorrente de insuficiência cardíaca, síndrome nefrótica ou cirrose e hipercalcemia grave. Certos medicamentos, incluindo diuréticos e IECA ou BRA, podem aumentar o risco de LRA induzida por AINE.[18] A inibição das enzimas ciclo-oxigenase (COX) com subsequente redução na síntese de prostaglandina (PG) pode levar à isquemia renal reversível e um declínio na pressão hidráulica glomerular e a LRA.[19]

**Síndrome da obstrução sinusoidal hepática (doença veno-oclusiva)**

### (B) Causas renais (intrínsecas)

**Vasculares**

- Microangiopatia trombótica (associada ao câncer primário ou, mais provavelmente, a esquemas terapêuticos, como a gencitabina ou inibidores do fator de crescimento endotelial vascular (VEGF),[20] uso de inibidores de calcineurina e pode coexistir com doença do enxerto *versus* hospedeiro (DECH) e nefropatia por radiação.[21]

**Glomerulares**

Relatos de casos isolados em pacientes com tumores sólidos e linfomas.
- Glomerulonefrite proliferativa associada à gamopatia monoclonal (elevada produção e filtração de cadeias leves, levando à lesão tubular e formação de cilindros com consequente obstrução tubular)
- Glomerulonefrite rapidamente progressiva e membranoproliferativa (secundárias a tumores sólidos e linfomas)

**Túbulo-intersticiais**

- Nefrite intersticial aguda (NIA)
- Necrose tubular aguda (NTA)
- Nefropatia de cadeias leves (elevada produção e filtração de cadeias leves, levando à lesão tubular e formação de cilindros com consequente obstrução tubular)
- Lisozimúria (enzima produzida por leucemias e absorvida pelos túbulos proximais levando à toxicidade aos mesmos)
- Agentes nefrotóxicos anticânceres. (A nefrotoxicidade induzida por drogas é uma causa significativa de LRA em pacientes com câncer tratados com agentes quimioterápicos convencionais, terapias direcionadas e imunoterapias)
- Tumores infiltrativos dos rins
- Síndrome de lise tumoral (SLT)

### (C) Causas Pós-renal

**Uropatia obstrutiva**

**Fibrose retroperitoneal (obstrução do trato urinário)**

ECA: enzima conversora da angiotensina; IECA: inibidor da enzima conversora da angiotensina; BRA: bloqueador de receptor de angiotensina; AINE: anti-inflamatório não esteroide.

## ABORDAGEM DIAGNÓSTICA

O diagnóstico da LRA é atualmente fundamentado em três propostas descritas no Quadro 9-2. Akin[23] e Kdigo[5] são utilizados tanto para diagnóstico, como para estadiamento, já Rifle[22] prevê uma definição graduada da LRA que está implícita no critério de estadiamento. Todas contemplam a gravidade da lesão e o prognóstico, entretanto, não predizem mortalidade.

Na Figura 9-1 pode-se observar um algoritmo de diagnóstico da LRA.

## ABORDAGEM TERAPÊUTICA

As medidas clínicas de prevenção/tratamento, que devem ser instituídas em caso de LRA, podem ser observadas no Quadro 9-3.

O Quadro 9-4 evidencia as indicações formais para indicação de TRS.

**Quadro 9-2.** Abordagem diagnóstica baseado em critérios RIFLE, AKIN e KDIGO

| | RIFLE[22] | AKIN[23] | KDIGO[5] |
|---|---|---|---|
| **Critério de Diagnóstico** | | | |
| | | ↑ CrS > 0,3 mg/dL ou > 50% em 48 h<br>OU<br>Débito urinário < 0,5 mL/kg/h p/ > 6 h | ↑ CrS > 0,3 mg/dL em 48 h ou > 50% em 7 dias<br>OU<br>Débito urinário < 0,5mL/kg/h p/ > 6 h |
| **Critério de Estadiamento** | | | |
| Risco (RIFLE) OU Estádio 1 (AKIN/KDIGO) | ↑ CrS 50-99%<br>OU<br>Débito urinário:<br>< 0,5 mL/kg/h p/ > 6-12 h | ↑ CrS > 0,3 mg/dL ou 50-100%<br>OU<br>Débito urinário:<br>< 0,5 mL/kg/h p/ > 6-12 h | ↑ CrS > 0,3 mg/dL ou 50-99%<br>OU<br>Débito urinário:<br><0,5 mL/kg/h p/ > 6-12 h |
| Injúria (RIFLE) OU Estádio 2 (AKIN/KDIGO) | ↑ CrS 100-199%<br>OU<br>Débito urinário:<br>< 0,5 mL/kg/h p/ >12-24 h | ↑ CrS 100-200%<br>OU<br>Débito urinário:<br>< 0,5 mL/kg/h p/ > 12-24 h | ↑ CrS 100-199%<br>OU<br>Débito urinário < 0,5 mL/kg/h p/ > 12-24 h |
| Falência (RIFLE) OU Estádio 3 (AKIN/KDIGO) | ↑ CrS > 200%<br>OU<br>↑ CrS > 0,5 a > 4,0 mg/dL<br>OU<br>Débito urinário:<br>0,3 mL/kg/h p/ > 24 h ou anúria > 12 h<br>OU<br>Início da TRS | ↑ CrS > 200%<br>OU<br>↑ CrS > 0,5 a ≥ 4,0 mg/dL<br>OU<br>Débito urinário:<br>0,3 mL/kg/h p/ > 24 h ou anúria > 12 h<br>OU<br>Início da TRS | ↑ CrS > 200%<br>OU<br>↑ CrS ≥ 0,3 a ≥ 4 mg/dL<br>OU<br>Débito urinário:<br>0,3 mL/kg/h p/ ≥ 24 h ou anúria ≥ 12 h<br>OU<br>Início da TRS |
| Lesão (RIFLE) | TRS por + 4 semanas | | |
| Estádio final (RIFLE) | TRS por + 3 meses | | |

RIFLE: *risk, injury, failure, loss, end stage renal disease*; AKIN: *acute kidney injury network*; KDIGO: *kidney disease improve global outcomes*; CrS: creatinina sérica; TRS: terapia de substituição renal.
Modificado de Fatehi P & Hsu CY.[24]

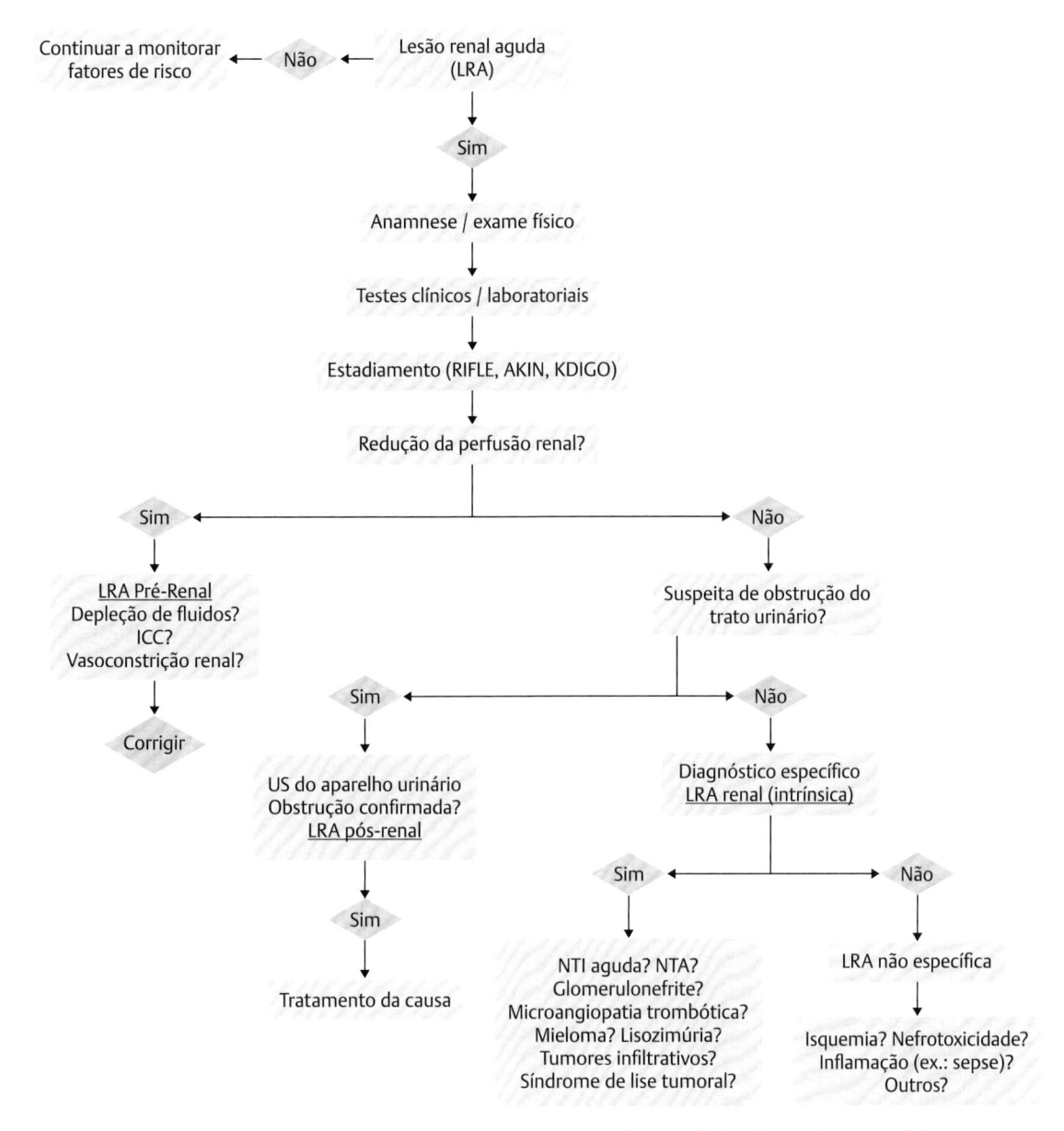

**Fig. 9-1.** Algoritmo de diagnóstico da Lesão Renal Aguda (LRA). RIFLE: *risk, injury, failure, loss, end stage renal disease*; AKIN: *acute kidney injury network*; KDIGO: *kidney disease improve global outcomes*; ICC: insuficiência cardíaca congestiva; US: ultrassonografia; NTI: nefrite túbulo-intersticial; NTA: necrose tubular aguda.

**Quadro 9-3.** Medidas Clínicas para a Prevenção e Tratamento da LRA

| Pacientes de alto risco | Rifle "R" / AKIN 1 / KDIGO 1 | Rifle "I" / AKIN 2 / KDIGO 2 | Rifle "F" / AKIN 3 / KDIGO 3 |
|---|---|---|---|
| Descontinuar ou não utilizar agentes nefrotóxicos | | | |
| Otimizar volemia e perfusão tecidual | | | |
| Considerar monitorização hemodinâmica e funcional | | | |
| Monitorizar creatinina sérica e débito urinário | | | |
| Evitar hiperglicemia | | | |
| Considerar procedimentos alternativos ao uso de radioconstrate | | | |
| | Realizar monitorização não invasiva | | |
| | Considerar monitorização e tratamento invasivo | | |
| | | Adequar as drogas para o nível de função renal | |
| | | Considerar Terapia Renal de Substituição (TRS) | |
| | | Considerar admissão em Unidade de Tratamento Intensivo (UTI) | |
| | | | Evitar cateteres em veia subclávia |

**Quadro 9-4.** Indicações Formais para Indicação de TRS

Sobrecarga de volume não responsiva a diuréticos

Acidose metabólica refratária (pH persistentemente < 7,1)

Hipercalemia refratária (K persistentemente > 6,5 mEq/L) ou de elevação rápida

Sinais de uremia (encefalopatia, serosites, neuropatias, etc.)

Intoxicação por drogas ou álcool

O algoritmo apresentado na Figura 9-2 ajuda a definir o tipo de TRS a ser instituída.

O Quadro 9-5 nos ajuda a definir as indicações de cada método dialítico, bem como suas vantagens e desvantagens.

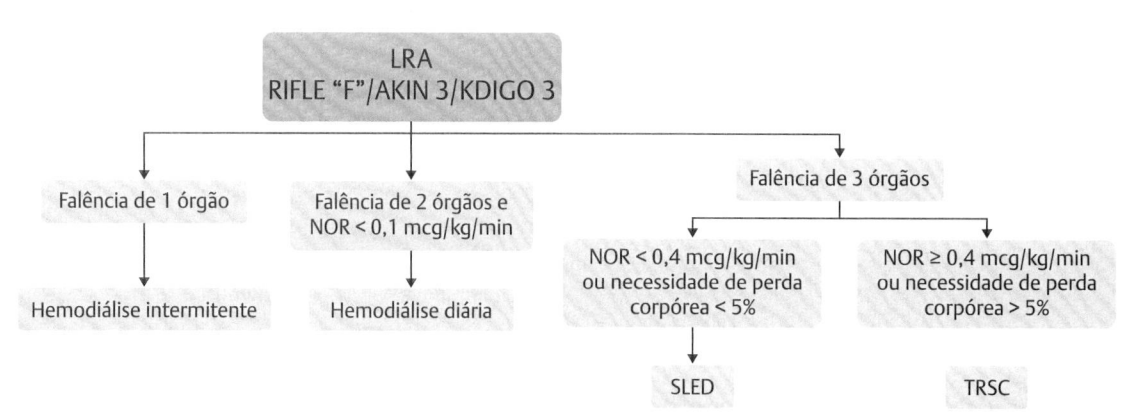

**Fig. 9-2.** Algoritmo para escolha da modalidade dialítica. LRA: lesão renal aguda; NOR: noradrenalina; SLED: diálise estendida de baixa eficiência; TRSC: terapia renal de substituição contínua.

**Quadro 9-5.** Indicações, Vantagens e Desvantagens dos Métodos Dialíticos

| Modalidade | Indicações | Vantagens | Desvantagens |
|---|---|---|---|
| HDI | ■ Estabilidade hemodinâmica | ■ Rápida remoção de toxinas de baixo peso molecular<br>■ Menor exposição do paciente à anticoagulação<br>■ Baixo custo | ■ Menor eficiência dialítica |
| SLED | ■ Instabilidade hemodinâmica (Noradrenalina 0,02-0,5 mcg/Kg/h) | ■ Menor risco de síndrome do desequilíbrio<br>■ Retirada lenta de toxinas e de volume<br>■ Baixo custo | ■ Menor eficiência dialítica |
| TRSC | ■ Instabilidade hemodinâmica grave (Noradrenalina > 0,5 mcg/Kg/h)<br>■ Pacientes com hipertensão intracraniana | ■ Contínua remoção de toxinas<br>■ Fácil controle do balanço hídrico e retirada de grandes volumes<br>■ Menor risco de hipotensão | ■ Custo elevado<br>■ Requer equipe especializada |
| DP | ■ Instabilidade hemodinâmica<br>■ Coagulopatia<br>■ Dificuldade de acesso vascular<br>■ Crianças | ■ Tecnicamente simples<br>■ Menor risco de instabilidade hemodinâmica<br>■ Não necessita de anticoagulação | ■ Baixa eficiência dialítica |

HDI: hemodiálise intermitente; SLED: diálise estendida de baixa eficiência; TRSC: terapia renal de substituição contínua; DP: diálise peritoneal.

## REFERÊNCIAS BIBLIOGRÁFICAS

1. Center for Disease Control and Prevention (CDC). Leading Causes of Death (LCOD) in Males United States, 2015 (current listing). Acessado em 05/12/2018. Disponível em: https://www.cdc.gov/healthequity/lcod/men/2015/index.htm
2. Center for Disease Control and Prevention (CDC). Leading Causes of Death (LCOD) in Females United States, 2015 (current listing). Acessado em 05/12/2018. Disponível em: https://www.cdc.gov/women/lcod/2015/index.htm
3. Ministério da Saúde. RIPSA – Rede Interagencial de Informações para a Saúde. Indicadores e Dados Básicos – Brasil, 2012 IDB-2012: Taxa de incidência de neoplasias malignas. Acessado em 05/12/2018. Disponível em: http://tabnet.datasus.gov.br/cgi/idb2012/d05.htm
4. Canet E, Zafrani L, Lambert J et al. Acute kidney injury in patients with newly diagnosed high-grade hematological malignancies: impact on remission and survival. *PLoS One* 2013;8(2):e55870.
5. Kidney Disease Improving Global Outcomes (KDIGO) - Acute Kidney Injury Work Group. KDIGO Clinical Practice Guidelines for Acute Kidney Injury. *Kidney Int Suppl* 2012;2(Suppl1):1-138.
6. Kitchlu A, McArthur E, Amir E et al. Acute Kidney Injury in Patients Receiving Systemic Treatment for Cancer: A Population-Based Cohort Study. *J Natl Cancer Inst* 2018; in press. PMID 30423160.
7. Christiansen CF, Johansen MB, Langeberg WJ et al. Incidence of acute kidney injury in cancer patients: a Danish population-based cohort study. *Eur J Intern Med* 2011;22(4):399-406.
8. Libório AB, Abreu KL, Silva GB Jr et al. Predicting hospital mortality in critically ill cancer patients according to acute kidney injury severity. *Oncology* 2011;80(3-4):160-6.
9. Lahoti A, Kantarjian H, Salahudeen AK et al. Predictors and outcome of acute kidney injury in patients with acute myelogenous leukemia or high-risk myelodysplastic syndrome. *Cancer* 2010;116(17):4063-8.
10. Case J, Khan S, Khalid R, Khan A. Epidemiology of acute kidney injury in the intensive care unit. *Crit Care Res Pract* [Internet] 2013. Acessado em 05/12/2018. Disponível em: https://www.ncbi.nlm.nih.gov/pmc/articles/PMC3618922/pdf/CCRP2013-479730.pdf
11. Matsushita K, Selvin E, Bash LD et al. Risk implications of the new CKD Epidemiology Collaboration (CKD-EPI) equation compared with the MDRD Study equation for estimated GFR: the Atherosclerosis Risk in Communities (ARIC) Study. *Am J Kidney Dis* 2010;55(4):648-659.
12. Levey AS, Stevens LA. Estimating GFR using the CKD Epidemiology Collaboration (CKD-EPI) creatinine equation: more accurate GFR estimates, lower CKD prevalence estimates, and better risk predictions. *Am J Kidney Dis* 2010;55(4):622-627.
13. Bellomo R, Kellum JA, Ronco C et al. Acute kidney injury in sepsis. *Intensive Care Med* 2017;43(6):816-28.
14. Levi M, Ellis MA, Berl T. Control of renal hemodynamics and glomerular filtration rate in chronic hypercalcemia. Role of prostaglandins, renin-angiotensin system, and calcium. *J Clin Invest* 1983;71(6):1624-32.

15. Lins LE. Reversible renal failure caused by hypercalcemia. A retrospective study. *Acta Med Scand* 1978;203(4):309-14.
16. Peacock M. Primary hyperparathyroidism and the kidney: biochemical and clinical spectrum. *J Bone Miner Res* 2002;17 Suppl 2:N87-94.
17. Heyman SN, Rosenberger C, Rosen S. Regional alterations in renal haemodynamics and oxygenation: a role in contrast medium-induced nephropathy. *Nephrol Dial Transplant* 2005;20 Suppl 1:i6.
18. Randy L, Mark AP. NSAIDs: Acute kidney injury (acute renal failure). Acessado em 05/12/2018. Disponível em: https://www.uptodate.com/contents/nsaids-acute-kidney-injury-acute-renal-failure?topicRef=7173&source=see_link
19. Huerta C, Castellsague J, Varas-Lorenzo C et al. Nonsteroidal anti-inflammatory drugs and risk of ARF in the general population. *Am J Kidney Dis* 2005;45(3):531-9.
20. Izzedine H, Perazella MA. Thrombotic microangiopathy, cancer, and cancer drugs. *Am J Kidney Dis* 2015;66(5):857-68.
21. Chapin J, Shore T, Forsberg P et al. Hematopoietic transplant-associated thrombotic microangiopathy: case report and review of diagnosis and treatments. *Clin Adv Hematol Oncol* 2014;12(9):565-73.
22. Bellomo R, Ronco C, Kellum JÁ. Acute renal failure-definition, outcome measures, animal models, fluid therapy and information technology needs: the Second International Consensus Conference of the Acute Dialysis Quality Initiative (ADQI) Group. *Crit Care* 2004;8:B204.
23. Mehta RL, Kellum JA, Shah SV et al. Acute Kidney Injury Network: report of an initiative to improve outcomes in acute kidney injury. *Crit Care* 2007;11(2):R31.
24. Fatehi P, Hsu CY. Evaluation of acute kidney injury among hospitalized adult patients. Acessado em 05/12/2018. Disponível em: https://www.uptodate.com/contents/evaluation-of-acute-kidney-injury-among-hospitalized-adult-patients.

# SÍNDROME DA SECREÇÃO INAPROPRIADA DO HORMÔNIO ANTIDIURÉTICO (ADH) EM ONCOLOGIA

Rodrigo Enokibara Beltrame
Isaac Ferrari Del Favero

## INTRODUÇÃO

A síndrome da secreção inapropriada do hormônio antidiurético (SIADH) corresponde a 14-40% dos casos de hiponatremia, sendo decorrente da produção ectópica de hormônio antidiurético (vasopressina) na ausência de um estímulo adequado (elevação da osmolalidade plasmática e/ou da depleção de líquido extracelular) e/ou pela toxicidade renal causada pela quimioterapia ou por outras condições subjacentes.[1-5] Na SIADH, a secreção de vasopressina não é suprimida quando ocorre depleção da osmolalidade plasmática abaixo do limiar normal para a estimulação de sua secreção.[6]

Causas comuns de SIADH incluem doença pulmonar (pneumonia, tuberculose, derrame pleural) e doenças do sistema nervoso central (tumor, hemorragia subaracnóidea, meningite). Em nosso meio, a SIADH também ocorre em neoplasias malignas, mais comumente (75% dos casos) no câncer de pulmão de pequenas células (CPPC), mas também podem ocorrer malignidades hematológicas, câncer de cabeça e pescoço, câncer de mama, além de ser um fator complicador em uma ampla gama de outras malignidades.[2,7-9]

Em estudo observacional multicêntrico, realizado nos Estados Unidos, no período de 2010 a 2013, de 1.597 pacientes com hiponatremia euvolêmica, a SIADH foi identificada como a causa mais provável em 1.524 (95%) indivíduos. Dos pacientes avaliados, 586 são oncológicos, sendo 358 diagnosticados com SIADH. Outra avaliação, realizada pelo estudo, mostra que, embora a média sérica do sódio no momento do diagnóstico tenha sido igual nos dois grupos, há significativamente mais casos de hiponatremia grave nos pacientes oncológicos.[10] Embora essencial para o sucesso do manejo da hiponatremia, o diagnóstico apropriado é complexo e não realizado rotineiramente.[1]

Além disso, diversos medicamentos antineoplásicos foram implicados como etiologia da SIADH, como, por exemplo, a Vincristina, Vimblastina e Ciclofosfamida.[6]

O impacto da hiponatremia em pacientes oncológicos hospitalizados, aponta este distúrbio eletrolítico como fator adjuvante para um maior tempo de internação, fator de mau prognóstico e maior risco de mortalidade. Sendo a correção adequada e efetiva deste distúrbio eletrolítico é importante para melhorar o prognóstico dos pacientes.[1,11,12] Em estudos relacionados com o CPPC, pacientes tiveram aumento da sobrevida ao obter normalização precoce e efetiva deste distúrbio eletrolítico, em relação aos pacientes que permaneceram hiponatrêmicos.[1,8,13]

## FISIOPATOLOGIA

Em indivíduos normais, os níveis séricos de ADH são extremamente baixos, quando a osmolalidade plasmática é menor que 280 mOsm/Kg, permitindo a excreção do excesso da água ingerida. Os níveis de ADH aumentam progressivamente conforme exista um aumento da osmolalidade sérica acima de 280 mOsm/Kg. A secreção do ADH resulta em concentração urinária e consequente redução do volume urinário, assim, quanto mais alto o nível plasmático de ADH, mais concentrada fica a urina. Na maioria dos pacientes com SIADH a ingestão de água não suprime adequadamente a secreção do ADH, fazendo com que a urina permaneça concentrada.

O aumento da vasopressina causa retenção de água e hipervolemia, e consequentemente o aumento da volemia estimula a secreção do peptídeo natriurético atrial, o que leva ao aumento da excreção renal de sódio e água.

Paralelamente ocorre a supressão do transporte tubular proximal e aumento da uricosúria. A doença deve, então, ser suspeitada em todos os pacientes com hiponatremia euvolêmica, hipo-osmolaridade sérica, hipouricemia e osmolaridade urinária acima de 100 mOsmol/kg, com aumento da natriurese, superior a 40 mEq/L[3,14] (Fig. 10-1).

Há cinco padrões diferentes de secreção de vasopressina na SIADH:

- *Tipo A:* caracterizada pela elevação grosseira do ADH não responsiva à osmolalidade, o ADH

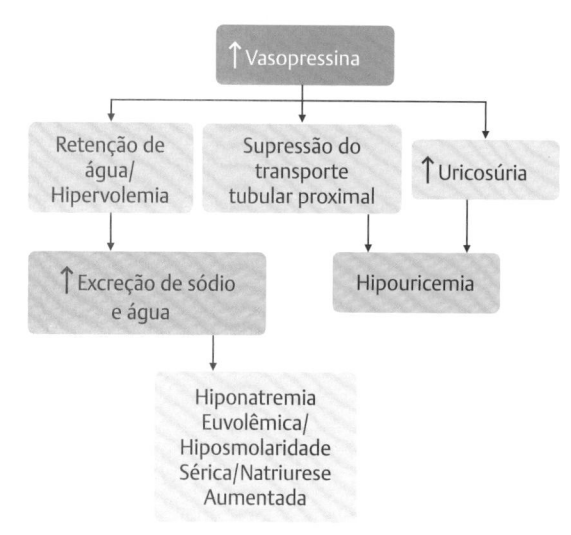

**Fig. 10-1.** Fisiopatologia.

plasmático habitualmente está acima do máximo requerido para antidiurese, e a osmolalidade urinária é tipicamente muito alta. Este padrão sugere secreção ectópica do ADH, mais comumente vista no CPPC.
- *Tipo B:* caracterizada pela liberação de ADH por um gatilho osmótico baixo, ou seja, um nível de osmolalidade mais baixo promove a secreção do ADH, o que não ocorreria em indivíduos normais. Neste padrão a curva de liberação de ADH responde ao aumento linear da osmolalidade. Este padrão pode ocorrer em estados hipovolêmicos, quadriplegia, psicose, tuberculose e desnutrição.
- *Tipo C:* caracterizada pelos níveis de ADH persistentemente altos com alteração do "range" de supressão e estímulo. Como no tipo A, este padrão sugere secreção ectópica de ADH.
- *Tipo D:* caracterizada pela osmorregulação normal, ou seja, a secreção de ADH varia apropriadamente à osmolalidade plasmática, porém, a urina permanece concentrada mesmo após suprimida a liberação do ADH. Este padrão pode ocorrer na SIADH hereditária, com a mutação do receptor da vasopressina-2 (V2) ou por um defeito no transporte no canal de aquaporina-2.
- *Tipo E:* caracterizada por uma diminuição do ADH plasmático em resposta à concentração de sódio infundido por uma solução salina hipertônica. Acredita-se que este padrão possa ser causado pela alteração na sinalização dos barorreceptores a despeito da normovolemia, assim um aumento mínimo da pressão arterial ou do volume sanguíneo efetivo resulta em uma grande liberação de ADH. Similarmente, a menor queda da pressão arterial ou do volume causado pela infusão salina resultaria em uma diminuição da secreção do ADH.

## EXAMES COMPLEMENTARES E DIAGNÓSTICO

Os testes laboratoriais de rotina podem identificar a hiponatremia e auxiliar os médicos na classificação dos subtipos de depleção de sódio. Sugere-se o teste de cada paciente quanto a distúrbios eletrolíticos, especialmente em casos de pacientes oncológicos, com sintomas neurológicos sugestivos (dor de cabeça, náuseas, vômitos, cãibras musculares, letargia, desorientação e reflexos deprimidos) ou gastrointestinais. No entanto, na maioria dos casos, a hiponatremia é um achado incidental em testes laboratoriais realizados antes ou durante a quimioterapia. O diagnóstico diferencial baseia-se em dados clínicos, nas histórias patológica e farmacológica e em exames laboratoriais.[2] A hiponatremia euvolêmica também pode estar associada ao hipotireoidismo (pacientes com mixedema ou pan-hipopituitarismo) ou insuficiência suprarrenal, portanto, a avaliação da tireoide e função suprarrenal deve ser considerada no diagnóstico diferencial.[2]

A SIADH é definida a partir de um diagnóstico de exclusão, portanto, para obter o diagnóstico, muitos pacientes são submetidos a uma série de procedimentos, como ultrassonografia, tomografia computadorizada, ressonância magnética, broncoscopia e eletroencefalograma, se suas causas não forem imediatamente aparentes, aumentando o tempo de permanência e custos adicionais.[4]

As complicações neurológicas graves podem ser evidentes após declínios significativos ou rápidos do sódio sérico, incluindo convulsões, coma, alucinações, tremor ou herniação do tronco cerebral.[6,2] Nesse cenário, o risco de qualquer sintoma aumenta quando o hiponatrêmico é combinado com hipocalemia, alcoolismo, desnutrição ou doença hepática avançada. Envolvimento cardiopulmonar com taquipneia, dispneia, bradicardia e hipertensão também pode ocorrer. Ademais, foram descritos edema pulmonar não cardiogênico, paradas cardíaca e respiratória e a morte.[1]

O diagnóstico diferencial da SIADH são as demais causas de hiponatremia. Há dois sistemas de classificação para a etiologia da hiponatremia: um estratifica os pacientes de acordo com o nível de ADH circulante (incapacidade ou apropriadamente suprimidos), e outro estratifica os pacientes de acordo com o *status* de volume (hipovolêmico, normovolêmico e hipervolêmico).[15-22]

- Classificação conforme níveis de ADH:
  - Incapacidade de suprimir ADH:
    - Depleção verdadeira: perdas gastrointestinais (vômitos ou diarreia) ou perdas renais (diuréticos tiazídicos mais frequentemente que diuréticos de alça).

- Diminuição da perfusão tecidual: insuficiência cardíaca e vasodilatação esplâncnica na cirrose.
- Aumento da liberação de ADH – SIADH.
- Supressão adequada do ADH:
  - Polidipsia.
  - Baixa ingesta de sódio.
  - Insuficiência renal avançada.
- Classificação conforme o *status* de volume:
  - Hipovolemia: perdas gastrointestinais e perdas renais.
  - Normovolemia: SIADH, polidipsia e baixa ingesta de sódio.
  - Hipervolemia: insuficiência cardíaca e cirrose.
  **Obs.:** na hiponatremia relacionada com insuficiência renal, o paciente pode ser euvolêmico como também, se retiver sal, desenvolver edema e tornar-se hipervolêmico.

Em oncologia, etiologias a serem consideradas são as histeroscopias e procedimentos transureterais e percutâneos que utilizam grandes quantidades de solução para irrigação/distensão (ressecção transuretral (RTU) de próstata, ressecção de tumores de bexiga, procedimentos transcervical histeroscópico diagnóstico e terapêutico, remoção percutânea de litíase renal etc.).[23,24]

Os principais critérios diagnósticos para a SIADH, segundo Bartter e Schwartz, são a evidência de hiponatremia associada à hipo-osmolalidade sérica (< 275 mOsm/kg) em conjunto a um aumento inadequado da osmolalidade urinária (> 100 mOsm/kg) em pacientes em um estado euvolêmico. É também essencial avaliar a concentração urinária de sódio, que deve ser normalmente > 30 mmol/L, bem como a função renal, tireoidiana e suprarrenal, além dos níveis plasmáticos de ácido úrico (< 4 mg/dL).[1,4]

## TRATAMENTO

Diretrizes formalizadas para o tratamento da hiponatremia em pacientes oncológicos não foram estabelecidas, além de a terapêutica adequada não ser completamente compreendida.[1,2] Na prática clínica, a taxa de correção do sódio sérico depende da etiologia, do tempo de início, da gravidade da apresentação clínica e do volume extracelular dos pacientes. Agir de forma eficaz e oportuna na normalização dos níveis de sódio pode ter um efeito positivo no prognóstico de pacientes com câncer.[1] As opções de tratamento incluem: restrição de líquidos, administração de sódio ou o uso de antagonistas seletivos de receptores de vasopressina.

Os pacientes com hiponatremia euvolêmica decorrente da SIADH obtêm uma resposta bem-sucedida com elevação das concentrações plasmáticas de sódio, entretanto, nem todas as causas de SIADH são imediatamente reversíveis, exigindo o uso de terapia farmacológica para aumentar a concentração plasmática de sódio. A privação de água tem sido, há muito tempo, a base da terapia para a hiponatremia crônica, entretanto, os pacientes com SIADH podem ter muita dificuldade para tolerar esse tipo de tratamento, visto que a sua sede também é inapropriadamente estimulada.[25]

Os pacientes sintomáticos necessitam de atenção imediata para prevenir complicações, e o sódio sérico deve ser corrigido mais rapidamente para evitar complicações neurológicas por causa do início do edema do SNC, independentemente da duração e do grau de hiponatremia.[1,2] No entanto, os mecanismos adaptativos que controlam o edema cerebral durante o desenvolvimento de hiponatremia crônica também tornam o cérebro suscetível à desmielinização osmótica, se o sódio sérico for corrigido de forma excessivamente rápida. Portanto, o nível sérico de sódio deve ser aumentado de maneira controlada: a taxa de correção deve ser mantida abaixo de 8-10 mEq/L em 24 horas e abaixo de 18 mEq/L em 48 horas.[2,3] Pacientes com início agudo de hiponatremia são menos suscetíveis à desmielinização osmótica com o rápido aumento do sódio sérico, pois os mecanismos iniciais de adaptação não estão totalmente estabelecidos.[2] No entanto, se o tempo de início for incerto, devem-se assumir um curso crônico e corrigir o sódio sérico de maneira controlada.[1,2]

O tratamento da hiponatremia sintomática aguda deve incluir uma solução salina hipertônica a 3% (513 mmol), para elevação aguda da concentração de sódio em 1-2 mmol/h, até um total de 4-6 mmol/h, o que parece ser suficiente para melhorar os sintomas graves.[1,3] Deve ser administrada a infusão de 150 mL de solução hipertônica a 3% ao longo de 20 minutos, e então deve ser verificada a concentração sérica de sódio. A infusão de 150 mL de solução salina hipertônica a 3% a cada 20 minutos deve ser repetida duas vezes ou até um aumento de 5 mmol/L na concentração sérica de sódio. Se os sintomas melhorarem após um aumento de 5 mmol/L na concentração sérica de sódio, deve-se interromper a infusão de solução salina hipertônica e iniciar tratamento específico visando à estabilização da concentração sérica de sódio.[1] O aumento da concentração plasmática de sódio pode ser altamente imprevisível durante o tratamento com solução salina hipertônica, por causa de rápidas mudanças da fisiologia subjacente, portanto, a concentração plasmática de sódio deve ser monitorizada a cada 2-4 horas durante o tratamento.[3] O objetivo deve ser aumentar o sódio sérico a um nível final não superior a 135 mEq/L.[2] Nenhum outro tratamento deve ser administrado concomitantemente com solução salina hipertônica para elevar os níveis séricos de sódio.[1]

Os pacientes que não respondem ao tratamento com restrição hídrica podem necessitar de terapia

## Tratamento da SIADH

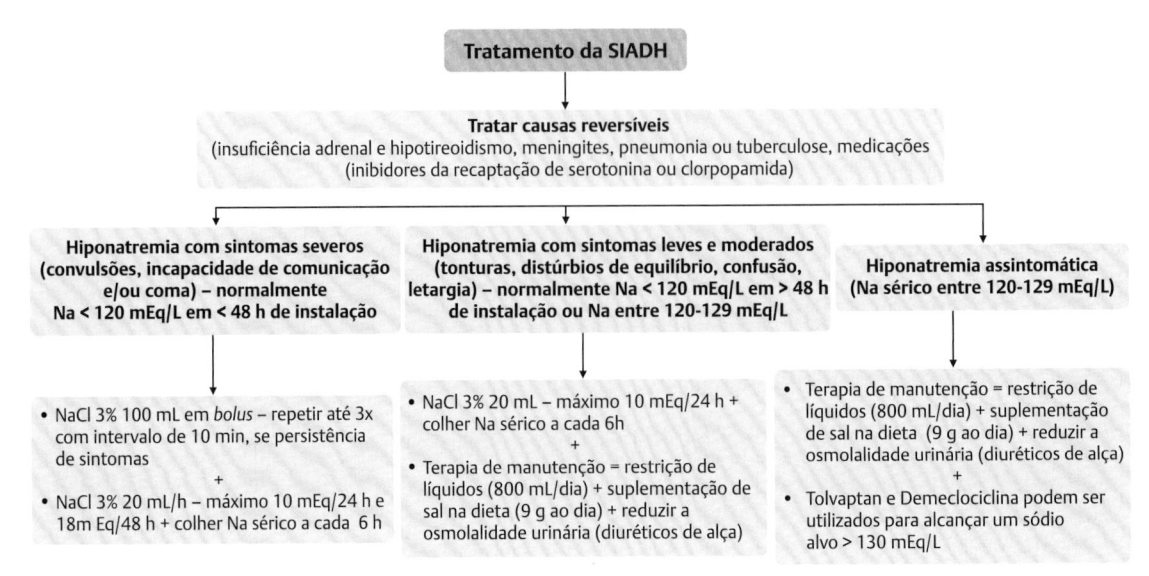

**Tratar causas reversíveis**
(insuficiência adrenal e hipotireoidismo, meningites, pneumonia ou tuberculose, medicações (inibidores da recaptação de serotonina ou clorpopamida)

**Hiponatremia com sintomas severos** (convulsões, incapacidade de comunicação e/ou coma) – normalmente Na < 120 mEq/L em < 48 h de instalação
- NaCl 3% 100 mL em *bolus* – repetir até 3x com intervalo de 10 min, se persistência de sintomas
+
- NaCl 3% 20 mL/h – máximo 10 mEq/24 h e 18m Eq/48 h + colher Na sérico a cada 6 h

**Hiponatremia com sintomas leves e moderados** (tonturas, distúrbios de equilíbrio, confusão, letargia) – normalmente Na < 120 mEq/L em > 48 h de instalação ou Na entre 120-129 mEq/L
- NaCl 3% 20 mL – máximo 10 mEq/24 h + colher Na sérico a cada 6h
+
- Terapia de manutenção = restrição de líquidos (800 mL/dia) + suplementação de sal na dieta (9 g ao dia) + reduzir a osmolalidade urinária (diuréticos de alça)

**Hiponatremia assintomática** (Na sérico entre 120-129 mEq/L)
- Terapia de manutenção = restrição de líquidos (800 mL/dia) + suplementação de sal na dieta (9 g ao dia) + reduzir a osmolalidade urinária (diuréticos de alça)
+
- Tolvaptan e Demeclociclina podem ser utilizados para alcançar um sódio alvo > 130 mEq/L

**Fig. 10-2.** Algoritmo de tratamento da SIADH.

farmacológica para aumentar a concentração plasmática de sódio. Muitos pacientes com SIADH respondem à terapia combinada com furosemida oral, objetivando inibir o mecanismo contracorrente renal e atenuar a capacidade de concentração urinária, associado a comprimidos de sal, que neutralizam a natriurese associada ao uso de diuréticos.[3] Em alguns países, a demeclociclina, ureia e lítio podem ser usados para o tratamento da SIADH. No entanto, em decorrência da resposta imprevisível e potenciais toxicidades hepáticas e renais, seu uso é limitado.[1]

Os antagonistas seletivos de receptores da vasopressina (vaptanas) mostram-se altamente eficazes na SIADH, pois aumentam com segurança a concentração plasmática de sódio, em razão de seu aumento da depuração de água livre. A maioria desses agentes antagoniza especificamente o receptor $V_2$ de AVP. A terapia com vaptanas deve ser iniciada no ambiente hospitalar, com liberação da restrição hídrica (> 2 L/dia) e monitorização rigorosa da concentração plasmática de sódio, pelos riscos de desmielinização osmótica. A tolvaptana oral é a mais apropriada para o tratamento da SIADH significativa e persistente que não responde à restrição hídrica e/ou furosemida oral e comprimidos de sais, no entanto, não tem papel aprovado no tratamento da hiponatremia aguda.[3] Os eventos adversos mais comumente relatados são sede, febre seca e frequência urinária. Quando a tolvaptana é usada, recomenda-se monitorizar os níveis séricos de sódio no início, 4 a 6 horas após a dose inicial, após 24 e 48 horas de tratamento.[26] O uso de tolvaptana deve ser restrito a < 1-2 meses por alteração nas provas de função hepática.[3]

Quando a hiponatremia é causada pelo tumor, o tratamento antineoplásico também pode ser uma forma de tratamento ativo da SIADH. No entanto, dado o papel prognóstico e preditivo de hiponatremia em pacientes oncológicos, há indicações de se corrigir previamente a depleção de sódio antes de iniciar a quimioterapia[1] (Fig. 10-2).

## REFERÊNCIAS BIBLIOGRÁFICAS

1. Berardi R, Rinaldi S, Caramanti M *et al.* Hyponatremia in cancer patients: Time for a new approach. *Crit Rev Oncol Hematol* 2016;102:15-25.
2. Casulari LA, Costa ACF, Domingues L *et al.* Distúrbios na Secreção e Ação do Hormônio Antidiurético. *Arq Bras Endocrinol Metab* 2003;47(4):467-481.
3. Kasper D, Fauci A, Hauser S *et al.* No Title. In: *Harrison's Principles of Internal Medicine*. Vol 1. 19th ed. New York: McGraw-Hill Professional Publishing; 2015. p. 298-303.
4. Hsu CY, Chen CL, Huang WC *et al.* Retrospective Evaluation of Standard Diagnostic Procedures in Identification of the Causes of New-Onset Syndrome of inappropriate Antidiuresis. *Int J Med Sci* 2014;11(2):192-198.
5. Liamis G, Milionis H, Elisaf M. A review of drug-induced hyponatremia. *Am J Kidney Dis* 2008;52(1):144-53.
6. Adrogue HJ. Consequences of Inadequate Management of Hyponatremia. *Am J Nephrol* 2005;25:240-249.
7. Castillo JJ, Vincent M, Justice E. Diagnosis and management of hyponatremia in cancer patients. *Oncologist* 2012;17(6):756-765.
8. Gralla RJ, Ahmad F, Blais JD *et al.* Tolvaptan use in cancer patients with hyponatremia due to the syndrome of inappropriate antidiuretic hormone: a post hoc analysis of the SALT-1 and SALT-2 trials. *Cancer Med* 2017;6(4):723-729.
9. Onitilo AA, Kio E, Doi SA. Tumor-related hyponatremia. *Clin Med Res* 2007;5:228-237.
10. Burst V, Grundmann F, Kubacki T *et al.* Euvolemic hyponatremia in cancer patients. Report of

the Hyponatremia Registry: an observational multicenter international study. *Support Care Cancer* 2017;25:2275-2283.
11. Doshi SM, Shah P, Lei X *et al*. Hyponatremia in hospitalized cancer patients and its impact on clinical outcomes. *Am J Kidney Dis* 2012;59:222-228.
12. Nelson M, Palmer JL, Fu J. Hyponatraemia in cancer patients on an inpatient rehabilitation unit. *Eur J Cancer Care* 2014;23:363-369.
13. Hansen O, Sørensen P, Hansen KH. The occurrence of hyponatremia in SCLC and the influence on prognosis: a retrospective study of 453 patients treated in a single institution in a 10-year period. *Lung Cancer* 2010;68(1):111-114.
14. Carvalho R, Donadel C, Cortez A *et al*. Syndrome of inappropriate antidiuretic hormone secretion induced by the phytotherapy Harpagophytum procumbers: case report. *J Bras Nefrol* 2017;39(1):79-81.
15. Rocha PN. Hiponatremia: conceitos básicos e abordagem prática. *J Bras Nefrol* 2011;33(2):248-260.
16. Cowen LE, Hodak SP, Verbalis JG. Age-Associated Abnormalities of Water Homeostasis. *Endocrinol Metab Clin North Am* 2013;42(2):349-370.
17. Moritz ML, Ayus JC. Maintenance Intravenous Fluids in Acutely Ill Patients. *N Engl J Med* 2015;373:1350-60.
18. El-Sharkawy AM, Sahota O, Maughan RJ, Lobo DN. The pathophysiology of fluid and electrolyte balance in the older adult surgical patient. *Clin Nutr* 2014;33(1):6-13.
19. Onitilo AA, Kio E, Doi SAR. Tumor-Related Hyponatremia. *Clin Med Res* 2007;5(4):228-237.
20. Chawla A, Sterns RH, Nigwekar SU, Cappuccio JD. Mortality and Serum Sodium: Do Patients Die from or with Hyponatremia? *Clin J Am Soc Nephrol* 2011;6(5):960-965.
21. De la Peñas R, Escobar Y, Henao F *et al*. SEOM guidelines on hydroelectrolytic disorders. *Clin Transl Oncol* 2014;16:1051-1059.
22. Ñamendys-Silva SA, Hernández-Garay M, García-Guillén FJ *et al*. Urgencias metabólicas en pacientes críticos con cáncer. *Nutr Hosp* 2013;28(6):1851-1859.
23. Castillo JJ, Vincent M, Justice E. Diagnosis and Management of Hyponatremia in Cancer Patients. *Oncologist* 2012;17(6):756-765.
24. Takeuchi K, Nagatani T, Okumura E, Wakabayashi T. A Novel Method for Managing Water and Electrolyte Balance after Transphenoidal Surgery: Preliminary Study of Moderate Water Intake Restriction. *Nagoya J Med Sci* 2014;76:73-82.
25. Fatehi P, Hsu CY. Evaluation of acute kidney injury among hospitalized adult patients. Acessado em 05/12/2018. Disponível em: https://www.uptodate.com/contents/evaluation-of-acute-kidney-injury-among-hospitalized-adult-patients.
26. Runkle I, Villabona C, Navarro A *et al*. Treatment of hyponatremia induced by the syndrome of Inappropriate antidiuretic hormone secretion: a multidisciplinary Spanish algorithm. *Nefrologia* 2014;34(4):439-450.

# SÍNDROME HEMOLÍTICO-URÊMICA EM ONCOLOGIA (SHU ATÍPICA)

Rodrigo Enokibara Beltrame
Luciana Caiel
Luciana Coelho Sanches

## INTRODUÇÃO

A síndrome hemolítico-urêmica (SHU) é uma doença que pertence ao grupo das microangiopatias trombóticas. Caracteriza-se por uma tríade de anemia hemolítica microangiopática, trombocitopenia e lesão renal aguda.[1,2]

É dividida em dois subtipos, a SHU típica e a SHU atípica (SHUa), essa divisão é fundamentada na apresentação clínica e, principalmente, nas causas da síndrome.

### SHU Típica ou SHU com Diarreia

A SHU típica corresponde a 90% dos casos, afeta mais crianças e ocorre após infecção gastrointestinal por enterobactérias produtoras de exotoxinas da família verotoxina, em particular pela *Escherichia coli* sorotipo O157:H7, produtora de toxina "shigalike" que induz lesão endotelial, provocando alterações renais e em múltiplos órgãos-alvo.[1,3,4] Clinicamente apresentam dor abdominal e diarreia sanguinolenta, têm um curso autolimitado e bom prognóstico.[5]

### SHU Atípica (SHUa) ou SHU sem Diarreia

A SHUa é frequentemente idiopática, vista em 5 a 10% dos casos, não está associada a *E. coli*, produtora de "Shigalike toxina".[3,4,6] Pode ocorrer em qualquer idade e ocorre por hiperativação da via alternativa do complemento, apresenta alta taxa de mortalidade e morbidade na fase aguda, e cerca de 50% dos casos podem evoluir para doença renal crônica terminal.[1,3]

Consideram-se duas formas de apresentação clínica: com sintomas gastrointestinais graves, anúria e hipertensão maligna, mortalidade elevada e desenvolvimento de insuficiência renal crônica em 50% dos doentes. E a segunda, sem sintomas gastrointestinais e acompanhada de deteriorações lenta e progressiva da função renal com envolvimento neurológico.[1,5,7]

A SHUa pode ocorrer após quimioterapia, sobretudo em esquemas envolvendo mitomicina C, cisplatina, bleomicina ou gencitabina. Em geral surge após as primeiras 4 ou 8 semanas, podendo, no entanto, surgir até vários meses após a última infusão de quimioterapia.[8]

Pode também estar associada a carcinomas metastáticos, sobretudo gástricos, colorretal e mama, podendo até antecipar o diagnóstico de neoplasia, sob a forma de síndromes paraneoplásicas[8-10] (Fig. 11-1).

## FISIOPATOLOGIA

### Ativação do Sistema do Complemento (Fig. 11-2)

- **Mutação no fator H (FH):** é uma glicoproteína predominantemente sintetizada pelo fígado e é a reguladora mais importante da via alternativa do complemento, sendo sua mutação a anormalidade genética mais frequente na SHUa. O nível

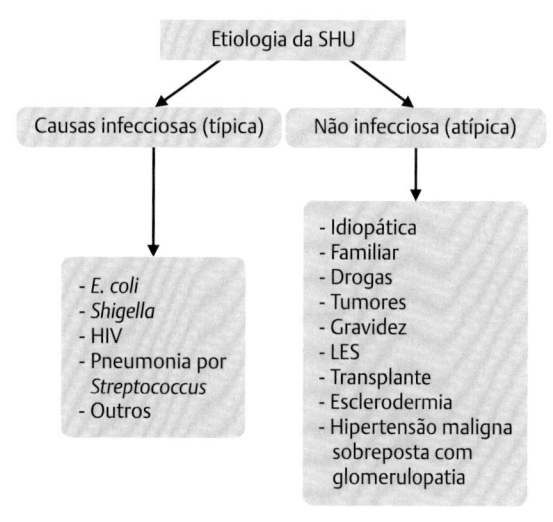

**Fig. 11-1.** Etiologia da síndrome hemolítico-urêmica.

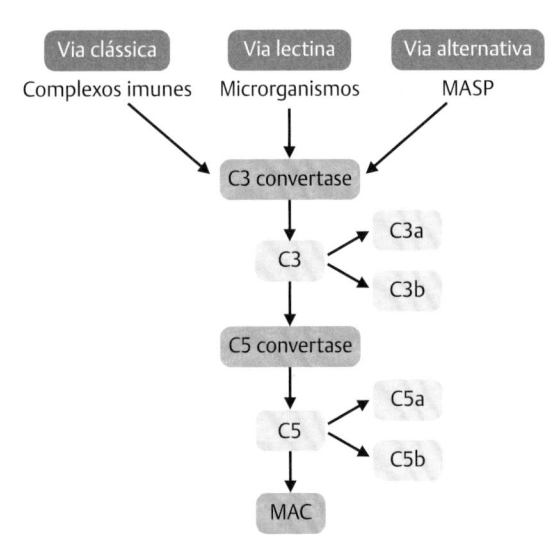

**Fig. 11-2.** Cascata de ativação do sistema complemento. Todas alterações genéticas do complemento provocam uma amplificação da formação de C3 convertase, com clivagem de C5. O subsequente aumento de C5a e MAC (C5b-9) danifica as células endoteliais, com exposição da matriz subendotelial, formação de trombos, consumo de plaquetas e dano eritrocitário. MAC: complexo de ataque à membrana.

plasmático de C3 está diminuído em 40 a 60% dos doentes com anticorpos anti-FH.[4,11-14]

- **Proteína cofator da membrana (PCM):** é uma glicoproteína de membrana presente na superfície de todas as células do corpo humano, exceto nos eritrócitos, funcionamento como cofator para clivagem do C3b mediada pelo fator de complemento I (FI). As mutações na PCM são responsáveis por cerca de 10% dos casos de SHUa. Esta mutação geralmente cursa com bom prognóstico (80% dos pacientes recuperam a função renal sem a necessidade de diálise).[13-15]
- **Fator de complemento I (FI):** é uma serina protease que é sintetizada no fígado, as mutações do FI são responsáveis por 4 a 10% dos casos de SHUa.[16-19]
- **Trombomodulina (THBD):** é uma glicoproteína transmembrana que facilita a inativação do complemento pelo FI e na presença do FH. Cerca de 5% dos doentes com SHUa têm mutações heterozigóticas no gene THBD, que codifica a trombomodulina. As células com THBD têm menor capacidade de degradar o C3b e de gerar o inibidor da fibrinólise ativado em trombina, que cliva o C3a e o C5a.[20-23]

## HISTOPATOLOGIA RENAL

A SHUa e a SHU histopatologicamente são indistinguíveis, sendo a trombose capilar a principal lesão patológica. Na fase aguda ocorre espessamento das arteríolas e das paredes dos capilares do glomérulo, expansão endotelial e acumulação de proteínas e restos celulares entre as células subendoteliais e a membrana basal. Trombos de fibrina e plaquetas obstruem o lúmen dos vasos e causam diminuição do fluxo sanguíneo local, o que provoca isquemia tecidual. Os capilares glomerulares podem sofrer necrose fibrinoide.[3,24]

O exame imuno-histológico revela deposição irregular de fibrina, imunoglobulina M, C3 e C1q em áreas de necrose fibrinoide e expansão edematosa de camada íntima. Na fase subaguda, ocorre remodelação da parede dos capilares glomerulares, com alteração semelhante às observadas na glomerulonefrite membranoproliferativa. A lesão glomerular crônica causa esclerose segmentar e global, com atrofia tubular e fibrose intersticial.[3,24,25]

## MANIFESTAÇÃO CLÍNICA E DIAGNÓSTICO DIFERENCIAL

Clinicamente a SHUa inicia de maneira abrupta, porém, em 20% dos casos a apresentação pode ser insidiosa, com sintomas inespecíficos como fadiga, palidez e por vezes edema. A característica comum a todos os casos de SHU é a anemia hemolítica microangiopática associada à trombocitopenia e lesão renal aguda decorrente da ativação do complemento.[1,5,6,26]

Outros achados clínicos incluem anormalidades neurológicas (confusão, convulsões e coma), complicações gastrointestinais (hemorragia, pancreatite, náuseas, vômitos e diarreia), complicações respiratórias (insuficiência respiratória, síndrome do desconforto respiratório agudo) e complicações cardíacas (arritmias ocasionadas por lesão no miocárdio, cardiomiopatia), se o diagnóstico for tardio pode surgir hipercalcemia grave, acidose, hiponatremia e hipertensão arterial severa. Em geral, os pacientes com SHUa tem mau prognóstico.[24]

Podem estar associados a maior risco de desenvolver a SHUa pacientes com infecções (por ex.; *E.coli, Shigella dysenteriae* tipo 1, *Streptococcus pneumoniae*, HIV, Epstein-Barr vírus, herpes-vírus, *Aspergillus fumigatus*); toxicidade por drogas, particularmente em pacientes com câncer ou submetidos a transplante de órgãos sólidos (p. ex.: quinino, ciclosporina, tacrolimus, clopidogrel, ticlopidina, anticoncepcionais orais, mitomicina, cisplatina); vacinação (p. ex.: poliomielite, influenza); doenças autoimunes (p. ex.: lúpus eritematoso sistêmico); gestação e puerpério; malignidade e história familiar positiva.[1,16]

Os principais diagnósticos diferenciais são SHU típica e a púrpura trombocitopênica trombótica

(PTT). Habitualmente, os rins são mais afetados na SHUa, o SNC é o mais afetado na PTT e a SHU-ECTS (típica) cursa com alterações gastrointestinais.[1,26] Deve ser realizada colheita de fezes ou um esfregaço retal para a execução de técnica de reação em cadeia de polimerase e/ou culturas das fezes ou coprocultura para fazer diagnóstico diferencial da SHU típica, pois cerca de um terço dos casos de SHUa manifesta-se também com diarreia, não sendo comum na PTT. Visto que os sintomas não são suficientes para o diagnóstico, os exames de fezes permitem detectar se o doente tem uma infecção gastrointestinal por *E. coli* produtora de Shiga toxina.[27]

A PTT é causada por níveis séricos deficientes da protease ADAMTS13, enzima responsável por clivar o fator de Von Willebrand em multímeros, sendo a atividade da ADAMTS13 inferior a 10%, é confirmado o diagnóstico de PTT, se for superior a 10%, exclui-se a PTT e é estabelecido o diagnóstico de SHUa.[26]

## DIAGNÓSTICO

Anemia hemolítica microangiopática (hemoglobina < 8g/dL, teste de Coombs negativo; esfregaço de sangue periférico com esquizócitos; achados de hemólise (elevação de bilirrubinas direta e de LDH, redução de haptoglobina); trombocitopenia (plaquetopenia geralmente em torno de 40.000/mm³) e disfunção renal aguda são os componentes da tríade clássica da SHUa.[8,26,28]

Após o diagnóstico ou quando há forte suspeita que o doente tem SHUa, deve ser efetuada uma análise ao sistema complemento, utilizando amostra sanguínea obtida antes do início do tratamento. Devem-se medir os níveis séricos de C3, C4, FH e FI e em seguida fazer uma análise genética. As mutações no FH, FI, PCM, C3 e FB estão frequentemente associadas a níveis baixos de C3,[24,26] no entanto, valores normais de C3 não excluem a presença de uma mutação ou de autoanticorpos contra o sistema complemento.

## TRATAMENTO

Os doentes com SHUa têm um prognóstico precário. À apresentação, a taxa de mortalidade é elevada e os doentes não podem esperar pelo resultado dos testes genéticos que determinam qual a mutação específica responsável pela síndrome para iniciar o tratamento. O tratamento deve ser iniciado empiricamente quando é estabelecido um diagnóstico clínico ou quando há uma forte suspeita que o doente tem SHUa. O tratamento alicerça-se em duas vertentes: o tratamento de suporte e o tratamento específico.

O primeiro é focado em manter a homeostasia de fluidos, eletrólitos e acidobásico, estabilização hemodinâmica e terapêutica dialítica, se necessária. O uso de plasmaterapia e de eculizumab constitui o tratamento específico.[3,24,29]

## Plasmaterapia

A função da plasmaférese é promover a remoção de autoanticorpos pela infusão de plasma fresco, há diluição dos autoanticorpos e suplementação de fatores reguladores do sistema complemento.[4] Fármacos imunossupressores, incluindo corticoides, micofenolato de mofetila, anticorpo monoclonal C5 (eculizumab) e o anticorpo CD20 (rituximab), podem ser úteis na remissão da doença.[26]

Na SHUa, a desregulação da via alternativa do complemento conduz a uma ativação incontrolada que provoca danos, como já foi supramencionado. Neste sentido, o bloqueio do complemento terminal com eculizumab reduz rapidamente o processo.

## Eculizumab

É um anticorpo monoclonal humanizado que inibe a via terminal do complemento e forma uma ligação de alta afinidade com o C5 e bloqueia a formação de C5a e do MAC.[30] Previamente usado no tratamento da hemoglobinúria paroxística noturna, é o único inibidor do complemento aprovado para uso na SHUa, contribuindo para a diminuição de diálise ou terapia de plasma, melhoria sustentada na taxa de filtração glomerular estimada (eGFR).[30] Existe um risco acrescido de desenvolver infecção por meningite por *Neisseria*[4] com o uso de eculizumab, e os doentes precisam receber vacina meningocócica duas semanas antes do início do tratamento, caso não seja possível, é preciso fazer profilaxia antibacteriana de preferência oral (penicilina ou macrolídeo, se alérgico à penicilina).[4,31]

- Dose: indução IV de 900 mg semanalmente para 4 doses.
- Manutenção: 1.200 mg na semana 5, depois 1.200 mg a cada 2 semanas.
- Dosagem suplementar para pacientes que recebem plasmaférese ou troca de plasma:
  - Se a dose mais recente for ≥ 600 mg, administrar 600 mg no prazo de 60 minutos após cada plasmaférese ou troca de plasma.
  - Se a dose mais recente for de 300 mg, administrar 300 mg no prazo de 60 minutos após cada plasmaférese ou troca de plasma.[31]
  (Fig. 11-3)

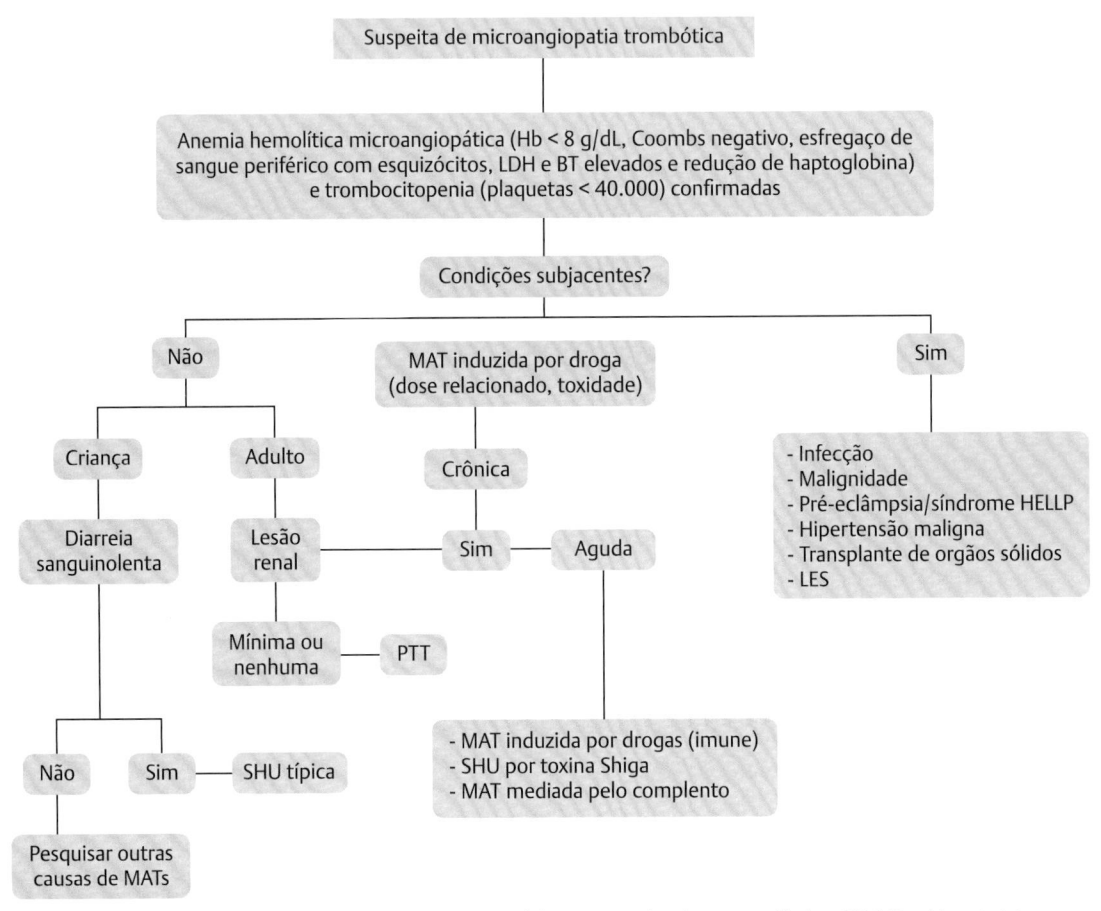

**Fig. 11-3.** Fluxograma na suspeita de microangiopatia trombótica. LDH: desidrogenase láctica; BT: bilirrubinas totais; MAT: microangiopatia trombótica; LES: lúpus eritematoso sistêmico.

## REFERÊNCIAS BIBLIOGRÁFICAS

1. Joseph C, Gattineni J. Complement disorders and hemolytic uremic syndrome. *Curr opin Pediatr* 2013;25:209-15.
2. Kavanagh D, Goodship TH, Richards A. Atypical Hemolytic Uremic Syndrome. *Semin Nephrol* 2013;33(6):508-30.
3. Delvaeye M, Noris M, De Vriese A et al. Thrombomodulin mutations in atypical hemolytic-uremic syndrome. *N Engl J Med* 2009;361(4):345.
4. Waters AM, Licht C. aHUS caused by complement dysregulation: new therapies on the horizon. *Pediatr Nephrol* 2011;26(1):41-57.
5. Noris M, Caprioli J, Bresin E et al. Relative role of genetic complement abnormalities in sporadic and familial aHUS and their impact on clinical phenotype. *Clin J Am Soc Nephrol* 2010;5(10):1844-59.
6. Fang CJ, Fremeaux-Bacchi V, Liszewski MK et al. Membrane cofactor protein mutations in atypical hemolytic uremic syndrome (aHUS), fatal Stx-HUS, C3 glomerulonephritis, and the HELLP syndrome. *Blood* 2008;111(2):624-32.
7. Nester CM, Barbour T, de Cordoba SR et al. Atypical aHUS: State of the art. *Mol Immunol* 2015;67(1):31-42.
8. Lee HW, Chung MJ, Kang H et al. Gemcitabine-induced hemolytic uremic syndrome in pancreatic cancer: a case report and review of the literature. *Gut Liver* 2014;8(1):109-12.
9. Barrientos GJ, Michelangelo H. Thrombotic microangiopathy in adults. *Medicina* (B Aires) 2006;66(4):289-95 (Spanish).
10. Lechner K, Obermeier HL. Cancer-related microangiopathic hemolytic anemia: clinical and laboratory features 168 reported cases. *Medicine* (Baltimore) 2012;91(4):195-205.
11. Noris M, Brioschi S, Caprioli J et al. Familial haemolytic uraemic syndrome and an MCP mutation. *Lancet* 2003;362(9395):1542-7.
12. Caprioli J, Noris M, Brioschi S et al. Genetics of HUS: the impact of MCP, CFH, and IF mutations on clinical presentation, response to treatment, and outcome. *Blood* 2006;108(4):1267-79.
13. Heinen S, Józsi M, Hartmann A et al. Hemolytic uremic syndrome: a factor H mutation (E1172Stop) causes defective complement control at the surface of endothelial cells. *J Am Soc Nephrol* 2007;18(2):506-14.
14. Jokiranta TS, Jaakola VP, Lehtinen MJ et al. Structure of complement factor H carboxyl-terminus reveals molecular basis of atypical haemolytic uremic syndrome. *EMBO J* 2006;25(8):1784-94.

15. Richards A, Kemp EJ, Liszewski MK et al. Mutations in human complement regulator, membrane cofactor protein (CD46), predispose to development of familial hemolytic uremic syndrome. *Proc Natl Acad Sci* (USA) 2003;100(22):12966-71.
16. Sellier-Leclerc AL, Fremeaux-Bacchi V, Dragon-Durey MA et al. Differential impact of complement mutations on clinical characteristics in atypical hemolytic uremic syndrome. *J Am Soc Nephrol* 2007;18(8):2392-400.
17. Kavanagh D, Kemp EJ, Mayland E et al. Mutations in complement factor I predispose to development of atypical hemolytic uremic syndrome. *J Am Soc Nephrol* 2005;16(7):2150-5.
18. Fremeaux-Bacchi V, Dragon-Durey MA, Blouin J et al. Complement factor I: a susceptibility gene for atypical haemolytic uraemic syndrome. *J Med Genet* 2004;41(6):e84.
19. Bienaime F, Dragon-Durey MA, Regnier CH et al. Mutations in components of complement influence the outcome of Factor I-associated atypical hemolytic uremic syndrome. *Kidney Int* 2010;77(4):339-49.
20. Schramm EC, Roumenina LT, Rybkine T et al. Mapping interactions between complement C3 and regulators using mutations in atypical hemolytic uremic syndrome. *Blood* 2015;125(15):2359-69.
21. Fremeaux-Bacchi V, Miller EC, Liszewski MK et al. Mutations in complement C3 predispose to development of atypical hemolytic uremic syndrome. *Blood* 2008;112(13):4948-52.
22. Roumenina LT, Frimat M, Miller EC et al. A prevalent C3 mutation in aHUS patients causes a direct C3 convertase gain of function. *Blood* 2012;119(18):4182-91.
23. Goicoechea de Jorge E, Harris CL, Esparza-Gordillo J et al. Gain-of-function mutations in complement factor B are associated with atypical hemolytic uremic syndrome. *Proc Natl Acad Sci* (USA) 2007;104(1):240-5.
24. Roumenina LT, Jablonski M, Hue C et al. Hyperfunctional C3 convertase leads to complement deposition on endothelial cells and contributes to atypical hemolytic uremic syndrome. *Blood* 2009;114(13):2837-45.
25. Fremeaux-Bacchi V, Moulton EA, Kavanagh D et al. Genetic and functional analyses of membrane cofactor protein (CD46) mutations in atypical hemolytic uremic syndrome. *J Am Soc Nephrol* 2006;17(7):2017-25.
26. Fidan K, Göknar N, Gülhan B et al. Extra-renal manifestations of atypical hemolytic uremic syndrome in children. *Pediatr Nephrol* 2018;33(8):1395-403.
27. Slutsker L, Ries AA, Greene KD et al. Escherichia coli O157:H7 diarrhea in the United States: clinical and epidemiologic features. *Ann Intern Med* 1997;126(7):505-13.
28. Magro CM, Momtahen S, Mulvey JJ et al. Role of the skin biopsy in the diagnosis of atypical hemolytic uremic syndrome. *Am J Dermatopathol* 2015;37(5):349-56: quiz 357-9.
29. Sokol KA, Veluswamy RR, Zimmerman BS et al. Atypical hemolytic uremic syndrome associated with Capnocytophaga canimorsus. *Am J Hematol* 2017;92(3):322.
30. Wehling C, Amon O, Bommer M et al. Monitoring of complement activation biomarkers and eculizumab in complement-mediated renal disorders. *Clin Exp Immunol* 2017;187(2):304-15.
31. Lexicomp. *Eculizumab: informação sobre medicamentos pediátricos*. UptoDate [Online]. (Acesso em 22 Nov 2018). Disponível em: https://www.uptodate.com/contents/eculizumab-pediatric-drug-information?source=see_link

# ACIDOSE LÁCTICA NA TERAPIA INTENSIVA ONCOLÓGICA

CAPÍTULO 12

Rodrigo Enokibara Beltrame
Dryelen Moreira de Assis

## INTRODUÇÃO

O lactato é um subproduto normal do metabolismo da glicose e de aminoácidos. A acidose láctica é a causa mais comum de acidose metabólica em pacientes hospitalizados.[1] Aproximadamente 1.400 mmol de ácido láctico são produzidos diariamente, que são tamponados por 1.400 mmol de bicarbonato de sódio (NaHCO$_3$) para formar lactato de sódio. O fígado é responsável pela oxidação do lactato para restaurar essa quantidade de NaHCO$_3$. O papel do fígado na homeostase do lactato é considerável, no entanto, a cessação total da depuração de lactato pelo fígado não leva invariavelmente à acidose láctica. Tecidos extra-hepáticos podem compensar a perda da contribuição normal do fígado. Os rins também contribuem para a remoção do lactato; as estimativas variam, mas são aproximadamente 10 a 20% do total de lactato metabolizado. A acidose láctica ocorre quando a produção de ácido láctico excede seu *clearance*, que é causado habitualmente pela queda da oxigenação tecidual, tanto pela diminuição da oferta de oxigênio (DO$_2$), quanto por um defeito mitocondrial da utilização do oxigênio.[2]

## FISIOPATOLOGIA

Todos os tecidos podem produzir ácidos láctico e pirúvico a partir da glicose. Os glóbulos vermelhos produzem ácido láctico como um subproduto da regeneração da ATP durante a glicólise anaeróbica, mas não podem utilizá-lo. Todos os outros tecidos podem usar ácido láctico para produzir acetil-CoA via piruvato desidrogenase (PDH).[3]

A geração de lactato celular é influenciada pelo estado "redox" da célula. O estado redox no citoplasma celular é refletido pela razão entre a oxidação e redução da nicotina adenina dinucleotídeo (NAD+: forma oxidada e NADH: forma reduzida). O sistema de cofatores NAD+/NADH está envolvido em muitas reações redox celulares na troca dos átomos de hidrogênio liberados ou consumidos. Uma dessas reações redox corresponde ao equilíbrio entre os ácidos pirúvico e láctico, catalisada pela enzima lactato desidrogenase.[4,5]

O excesso de lactato é um resultado do aumento de sua produção e/ou diminuição de sua utilização, assim pode haver três mecanismos de acúmulo:

- Aumento da produção de piruvato.
- Redução da entrada do piruvato na mitocôndria (onde seria oxidado em dióxido de carbono e água e convertido em precursores de glicose).
- Translocação do estado redox citoplasmático com acúmulo de NADH e queda do NAD+ que redireciona a relação piruvato/lactato a favor do lactato.[5-7]

## CLINICAMENTE

As causas de acidose láctica podem ser genericamente divididas nas associadas à queda tissular de oxigênio (tipo A) e nas que a oxigenação está deteriorada sem manifestação hemodinâmica (tipo B).

### Tipos de Acidose Láctica
#### Tipo A

A produção excessiva tipicamente ocorre durante hipoperfusão tecidual secundária ao choque circulatório. Independentemente de sua etiologia – cardiogênico, hipovolêmico, ou distributivo – o choque circulatório provoca uma redução na oferta de oxigênio aos órgãos e tecidos (hipóxia tecidual), sendo agravada pela diminuição da metabolização de lactato no tecido hepático mal perfundido.[1]

Distúrbios circulatórios, pulmonares ou de transferência de hemoglobina são comumente responsáveis. A superprodução de lactato também ocorre com envenenamento por cianeto ou certas malignidades. A subutilização envolve a remoção do ácido láctico por oxidação ou conversão em glicose.

Na doença hepática, a inibição da gliconeogênese, a deficiência de piruvato desidrogenase (tiamina) e o desacoplamento da fosforilação oxidativa são as causas mais comuns da hiperlactatemia.

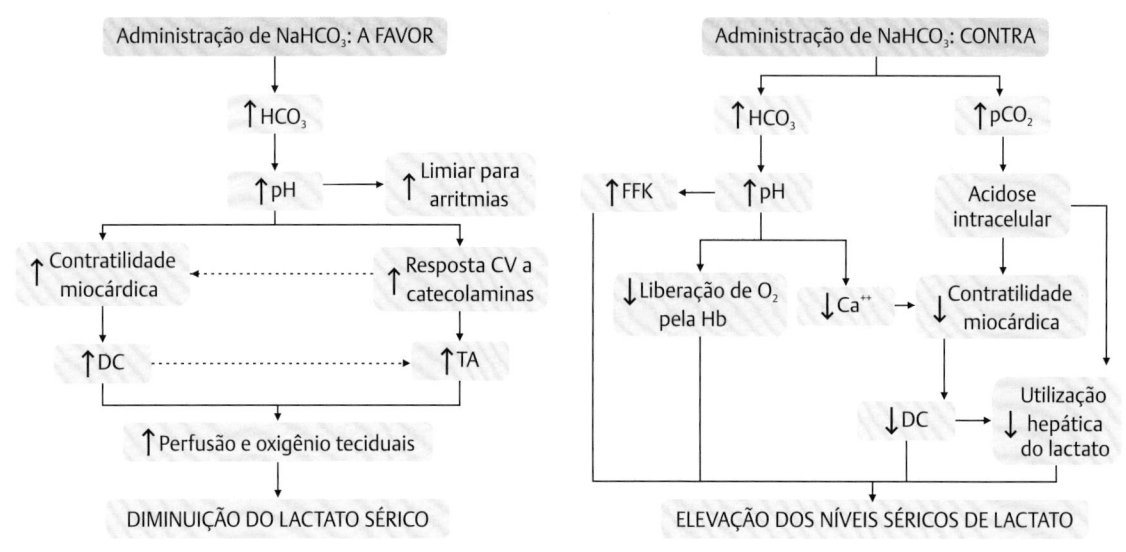

**Fig. 12-1.** Controvérsia do tratamento da acidose láctica e uso de bicarbonato de sódio. CV: cardiovascular; DC: débito cardíaco; TA: tensão arterial; FFK: 6-fosfofrutoquinase.

Drogas usadas para tratar a acidose láctica podem agravar a condição. O $NaHCO_3$ aumenta a produção de lactato, tornando o tratamento da acidose láctica tipo A particularmente insatisfatório, e deste modo neste tipo de acidose láctica o $NaHCO_3$ é de pouco valor (Fig. 12-1).[1,3]

## Tipo B

Ocorre em estados de perfusão tecidual normal, os mecanismos envolvidos neste tipo de hiperlactatemia são decorrentes da degradação do metabolismo celular e isquemias regionais induzidos por toxinas, drogas ou estado de deficiência nutricional (p. ex.: tiamina). As afecções comumente envolvidas com este tipo de acidose são:

- *Diabetes* Mellitus: o ácido láctico deriva do metilglioxal, um metabólito da acetona e fosfato de di-hidroacetona, que pode se acumular nos estados de cetoacidose diabética. Além disso, preocupações têm sido levantadas em relação ao papel da metformina na produção de acidose láctica, com base em relatos de casos individuais. O risco parece ser consideravelmente menor do que com a fenformina (embora a fenformina tenha sido retirada do mercado na maior parte do mundo, ainda está disponível na China, inclusive como componente de certos medicamentos chineses) e envolve pacientes com disfunção renal, hipovolemia e doença cardíaca grave subjacente.[8,9]
- *Malignidades*: raramente a acidose láctica ocorre em pacientes com leucemia, linfoma e malignidades sólidas. A patogênese não está muito bem elucidada, têm sido propostos o aumento do metabolismo anaeróbio por aglomerados de células tumorais ou metastáticas subperfundidos e/ou substituição de células hepáticas normais por neoplásicas. Outro mecanismo é o aumento da produção de lactato por células neoplásicas pela translocação da via de glicólise anaeróbia (efeito "Warburg") e deficiência de tiamina e/ou riboflavina (ver a seguir em Tratamento Acidose Tipo B).[10]
  - Independente do mecanismo fisiopatogênico a remoção do tumor (quer seja por quimioterapia, radiação ou cirurgia) frequentemente corrige a acidose láctica.[11]
- *Alcoolismo*: a oxidação do etanol gera NADH e por consequência altera a relação NADH/NAD+ e hiperlactatemia.
- *Infecção pelo HIV*: disfunção mitocondrial pela medicação antirretroviral.
- *Agonista Beta-adrenérgico:* aumento da atividade glicolítica da musculatura esquelética e aumento da produção de lactato pela hipoperfusão tecidual.
- *Disfunção mitocondrial*: o metabolismo do piruvato requer sua entrada na mitocôndria. O piruvato pode ser oxidado pela piruvato desidrogenase para acetil-coenzima A (convertido em lipídio ou cetoácido) ou pode ser convertido com oxaloacetato pela piruvato carboxilase em glicose. Algumas drogas podem causar a disfunção mitocondrial – antirretrovirais (inibidores da transcriptase reversa), propofol, linezolida etc.[12-14]

## Acidose D-Láctica

Esta forma única de acidose láctica pode ocorrer em pacientes com *bypass* jejunoileal, ressecções do intestino delgado ou outras formas de síndrome do intestino curto. Bactérias são responsáveis por metabolizar glicose e carboidratos em ácido D-láctico, que é então absorvido sistemicamente. A lactato desidrogenase pode efetivamente metabolizar apenas

L-lactato, o D-lactato é apenas lentamente metabolizado por seres humanos. As pistas para esta condição são a acidose com amplo ânion *gap* que não pode ser explicado e sintomas neurológicos.[1]

### Acidose Láctica de Washout

Existem ocasiões que, em um determinado momento, por exemplo no intraoperatório, o organismo está em desequilíbrio entre oferta e demanda de nutrientes e oxigênio (clássica definição de choque), porém como a progressão da acidose láctica é lenta, ainda não se manifesta na gasometria sendo perceptível apenas na UTI durante o pós-operatório imediato.[15]

Um exemplo clássico ocorre quando um paciente é submetido a uma cirurgia cardíaca com suporte de circulação extracorpórea (CEC) e durante o período de anóxia pode-se instalar um choque oculto com elevação temporária e multirregional do ácido láctico, porém não manifestado pelo fato de não possuir perfusão adequada para transportar o ácido láctico até o sítio de coleta da amostra.[15]

Após o paciente retornar para Unidade de Terapia Intensiva, pode ocorrer piora progressiva da acidose láctica sem piora hemodinâmica ou até reduções progressivas de drogas vasoativas (DVA) sugerindo que este aumento pode ser decorrente de uma lavagem (*Washout*) do lactato previamente acumulado. Isto pode ocorrer pela melhora da perfusão tecidual que clareia o lactato acumulado durante a lesão e que ainda não foi depurado.[15]

Entretanto, o diagnóstico da acidose láctica de *whashout* pode ser difícil, mas é sugerida em reavaliações nas primeiras 6 horas, com evidências de que outros parâmetros perfusionais em melhora ($SVO_2$, $GapCO_2$, redução progressiva de drogas vasoativas, paciente despertando adequadamente). Portanto, o tratamento apenas seria esperar a depuração completa do lactato excedente.[15]

Apesar de repercutir beneficamente no manejo pós-operatório (extubação, DVA etc.), os pacientes com acidose láctica de *whashout* podem desenvolver mais complicações (inclusive maior mortalidade) principalmente quando mantêm níveis de lactato elevados após 6 a 12 horas do procedimento, podem refletir sofrimento celular em algum momento durante o procedimento.[15]

## TRATAMENTO

O tratamento das acidoses lácticas tipos A e B são os mesmos das demais acidoses metabólicas, consiste em líquidos intravenosos, restrição de carboidratos e, às vezes, antibióticos (metronidazol).[1]

## Tipo A

O único tratamento eficaz para a acidose láctica do tipo A é a cessação da produção de ácido pela melhoria da oxigenação tecidual. Medidas apropriadas incluem o tratamento de choque, restauração do volume de fluido circulante, melhora ou aumento da função cardíaca, ressecção de áreas isquêmicas e melhora da sepse (que pode provocar uma série de distúrbios circulatórios que levam à hipóxia tecidual).[3]

### Bicarbonato de sódio ($NaHCO_3$)

Embora haja unanimidade de que a melhor forma de corrigir a acidose orgânica é por meio da reversão da doença de base (e não com administração de bicarbonato), a controvérsia surge quando esta acidose orgânica é severa, e a doença de base não é rapidamente reversível.[16] (Fig. 12-1)

Assim como qualquer outro tipo de terapia, o bicarbonato de sódio possui efeitos colaterais, como a sobrecarga de fluidos e sódio, e também causar hipervolemia, hiperosmolaridade e hipernatremia. O bicarbonato de sódio dado como um *bolus* EV rápido pode causar uma queda transitória na pressão arterial média e um aumento transitório da pressão intracraniana que provavelmente está relacionado com sua hipertonicidade, e isto é aliviado quando administrado em infusão intravenosa lenta.[17]

O impacto no pH intracelular é desconhecido em tais pacientes, mas a extrapolação de extensos estudos em animais sugere que seja negativo. Apesar da correção da acidemia arterial, o bicarbonato de sódio não apresenta efeitos cardiovasculares favoráveis, mesmo em pacientes com acidemia grave e recebendo infusões contínuas de catecolaminas.[17]

### Dicloroacetato

O dicloroacetato tem recebido muita atenção pelo tratamento da acidose láctica. O dicloroacetato exerce múltiplos efeitos sobre as vias do metabolismo intermediário. A droga estimula a utilização de glicose periférica e inibe a gliconeogênese, reduzindo assim a hiperglicemia em animais e seres humanos com diabetes *mellitus*.[3]

O dicloroacetato inibe a lipogênese e a gênese do colesterol, diminuindo assim os níveis circulantes de lipídios e lipoproteínas em estudos de curto prazo de pacientes com distúrbios adquiridos ou hereditários do metabolismo das lipoproteínas. Ao estimular a atividade da PDH, o dicloroacetato facilita a oxidação do lactato e diminui a morbidade nas formas adquiridas e congênitas de acidose láctica.[3]

No entanto, em um estudo controlado randomizado, os autores concluíram que o tratamento com dicloroacetato de pacientes com acidose láctica grave resulta em alterações estatisticamente significativas, mas clinicamente sem importância, nas concentrações de lactato no sangue arterial e no pH e não altera a hemodinâmica ou as taxas de sobrevida.[3]

### Carbicarbe

Carbicarbe é uma mistura de carbonato dissódico ($Na_2CO_3$) e $NaHCO_3$ que tampona de forma semelhante ao $NaHCO_3$, mas sem geração líquida de dióxido de carbono ($CO_2$). Os resultados de estudos com animais são promissores, no entanto, ensaios clínicos são escassos.[3]

A hemofiltração tem sido preconizada para o tratamento da acidose láctica, com base em experiências anedóticas. No entanto, estudos cinéticos de remoção de lactato não sugerem que a remoção possa contrariar a produção de lactato de qualquer maneira significativa. O tratamento ideal é parar a produção de ácido tratando o distúrbio subjacente.[3]

### Tipo B

A acidose láctica (AL) é uma complicação rara, mas com risco de vida, em neoplasias hematológicas e tem sido relatada com uma série de malignidades hematológicas, como o linfoma de Hodgkin, o linfoma não Hodgkin (LNH), leucemias agudas e crônicas, histiocitose.[19]

Otto Warburg foi um fisiologista alemão premiado com o Prêmio Nobel, em 1931, por seu trabalho pioneiro com enzimas respiratórias. Mais tarde, suas investigações continuadas levaram à descoberta de que as células cancerígenas produziriam lactato a partir da glicose, mesmo sob condições não alcoólicas, um processo denominado glicólise aeróbica. Acredita-se que essa reprogramação do metabolismo energético, também conhecida como efeito Warburg, que a princípio parece contra intuitivo, eventualmente permite que as células cancerígenas desviem sua maquinaria biossintética para abastecer a linha de montagem de novas células cancerígenas. Trabalhos mais recentes também demonstraram que o "fenótipo Warburg" pode ser ligado/desligado dependendo do suprimento de oxigênio do microambiente. Assim, o metabolismo do tumor regulado positivamente desempenha um papel central no apoio à proliferação de células cancerígenas, crescimento, sobrevivência e progressão tumoral.[19]

O mecanismo por trás disso é compreendido de forma incompleta e provavelmente multifatorial, mas pode ser parcialmente explicado por uma atividade glicolítica aeróbia aumentada na célula cancerosa desencadeada por lesões oncogênicas, como a expressão do fator 1a induzido por hipóxia (HIF1α). Estas alterações podem, em última instância, promover o aumento da captação de glicose pelo tumor e o desvio do processo oxidativo normal para uma via glicolítica com geração de lactato.[18]

No entanto, apesar de as células cancerosas gerarem subprodutos de lactato no microambiente tumoral, os efeitos sistêmicos raramente são significativos. Então, por que é que em certas malignidades, o curso clínico é complicado pela acidose láctica sistêmica? Deficiência nutricional concomitante, como deficiência de tiamina, diminuição da depuração de lactato causada por comprometimento hepático e/ou renal concomitante ou células cancerígenas em modo de proliferação alta podem ajudar a amplificar o processo e, pelo menos, em parte, explicar essa associação. De fato, muitos dos casos relatados na literatura mostraram alguma evidência de comprometimento renal ou hepático. Além disso, a deficiência de tiamina, um cofator crítico para a piruvato desidrogenase, é frequentemente observada em malignidade e pode desviar ainda mais a glicose do ciclo de Krebs para a produção de lactato.[18]

Grandes avanços foram feitos na melhoria do tratamento de emergências médicas associadas a malignidades. A infusão intravenosa de bicarbonato foi utilizada na maioria dos casos para atenuar os efeitos sistêmicos da acidemia. Além disso, a implementação de terapia de substituição renal e reposição de tiamina também foi usada em alguns pacientes. A hipoglicemia, provavelmente relacionada com o alto consumo de glicose pelo tumor, foi uma característica conspícua relatada em vários casos.[19]

A acidose láctica do tipo B é um fenômeno paraneoplásico raro, mas potencialmente fatal, que foi descrito em associação a malignidades hematológicas e sólidas e representa um mau prognóstico, se não for rapidamente reconhecido e tratado.[19]

A taxa de mortalidade de casos relatados associada a malignidades hematológicas tem sido muito alta; 25 de 27 pacientes com linfoma e 24 de 25 pacientes com leucemia morreram. A ocorrência desta continua sendo um forte marcador de mau prognóstico. Todos os pacientes cuja doença não foi tratada ou não respondeu à quimioterapia morreram com acidose láctica ativa.[18] O maior perigo, no entanto, não é a acidose láctica, mas sim, a lesão do sistema nervoso central que é causada quando a glicólise é acelerada para fornecer ATP que não pode mais ser suprido pela oxidação de cetoácidos. A síndrome de Wernicke-Korsakoff pode ser melhorada ou evitada pelo fornecimento de tiamina.[19]

Assim, direcionar ações em várias frentes simultaneamente pode ser uma estratégia mais bem-sucedida. A optimização da depuração de AL por terapia de substituição renal, a correção de deficiências nutricionais (por exemplo, com substituição de tiamina) e o tamponamento de AL com infusão de bicarbonato parecem ser medidas de suporte apropriadas. Finalmente, o tratamento urgente e agressivo da malignidade subjacente deve ser um elemento crucial da estratégia geral, sem a qual o restante das medidas provavelmente não será muito benéfico.[19]

Deve-se ter o diagnóstico de acidose láctica do tipo B em qualquer paciente com neoplasias hematológicas que desenvolvem acidose anormal inexplicada com pressão arterial normal ou deterioração do seu estado respiratório sem uma causa óbvia.[19]

Embora a acidose láctica possa ser grave, as chances de sobrevivência são boas. As medidas necessárias são a neutralização do íon hidrogênio em excesso com $NaHCO_3$, desaceleração da produção de íons hidrogênio com insulina (no caso de acidose láctica induzida por Metformina), aceleração do metabolismo do lactato e eliminação do medicamento agressor por excreção ou outros meios.[3]

O tratamento visando à via de lactato parece ser uma estratégia razoável. A geração local de lactato no tumor microenvi-desidrogenase A (LDHA) e/ou os transportadores de monocarboxilato (MCTs) demonstraram ter efeitos antitumorais no cenário pré-clínico e avançaram em testes clínicos em humanos. A exploração adicional das vias metabólicas do tumor pode não apenas ser promissora para futuras abordagens contra o câncer, mas também permitir um melhor controle da acidose láctica em pacientes como o nosso, por meio de bloqueio direcionado das vias responsáveis, em vez de tentativas ineficientes de mitigar os efeitos a jusante.[19]

### Hemofiltração

A hemofiltração e as "terapias contínuas de substituição renal" têm sido defendidas como tratamentos para a acidose láctica. Schetz mencionou a acidose láctica como uma indicação para tal tratamento, no entanto, estudos controlados estão faltando. Hilton *et al.* recentemente apresentaram sua experiência de observação, corrigindo a acidose láctica sem induzir expansão do volume extracelular ou hipernatremia em 89 de 200 pacientes (45%) com acidose láctica, durante o tratamento com hemofiltração à base de bicarbonato.[20] Cinquenta e sete pacientes (29%) sobreviveram, porém o grupo de estudo de pacientes que sobreviveram, em comparação àqueles que morreram, não era pareado para idade e pressão arterial média, gravidade da acidose de apresentação e nem nas concentrações de lactato no sangue arterial.[21]

Mariano *et al.* relataram sucesso no uso de terapia de substituição renal contínua para o tratamento da acidose láctica induzida por fenformina.[22] No entanto, há uma ampla razão para ceticismo em relação a esses relatos anedóticos. Levraut *et al.* investigaram os efeitos da terapia de substituição renal contínua na depuração de lactato.[23] Eles estudaram 10 pacientes criticamente doentes com insuficiência renal aguda, mediram as concentrações de lactato em amostras de soro e ultrafiltrado de pacientes que receberam hemofiltração venovenosa contínua com diálise, para calcular o *clearance* de lactato pelo hemofiltro. Além disso, eles conduziram uma avaliação da depuração de lactato total no plasma pela infusão de lactato de sódio (1 mmol/Kg de peso corporal) em 15 min. Eles descobriram que, no final da infusão de lactato, a mediana da concentração de lactato sanguíneo aumentou apesar da terapia de substituição renal. A mediana da depuração de lactato plasmático total foi de 1.379 mL/min (variação de 754 a 1.881 mL/min), e a depuração do lactato com filtro mediano foi de 24 mL/min (variação de 7 a 36 mL/min). Portanto, a depuração do filtrado de lactato foi responsável por < 3% da depuração total de lactato.

### CONSIDERAÇÕES FINAIS

- Adrenalina em bomba de infusão e nitroprussiato de sódio aumentam lactato sérico por alteração enzimática. Portanto, cuidado com interpretação isolada da hiperlactatemia nos pacientes utilizando essas medicações. Lembrem-se da avaliação multimodal da perfusão tissular pois é o mais importante.
- Não se deve interpretar lactato colhido de sangue venoso periférico pois pode refletir apenas o *status* regional. Preferencialmente amostra arterial, venosa mista ou venosa central.
- Não tenham medo da administração de Solução de Ringer Lactato nas situações de hiperlactatemia, pois sua influência no lactato sérico é mínima, e esta solução é um cristaloide balanceado muito disponível em nosso meio.
- Após coletada a amostra de sangue, evite demoras na análise já que os componentes sanguíneos produzem lactato *in vitro,* o que pode falsear o resultado.
- Podemos dialisar pacientes com acidose láctica importante como suporte, principalmente nas situações que as medidas específicas para o fator desencadeante estão sendo tomadas. A correção da acidose pela hemodiálise é mais benéfica em pacientes com disfunção ventricular esquerda, presença de arritmias, vasoplegia importante e perda da eficiência das catecolaminas pela acidose. Obviamente respeitando a tolerância hemodinâmica para o procedimento.
- Hiperlactatemia de *whashout* pode ocorrer, principalmente em pós-operatórios de cirurgias de grande porte.

### REFERÊNCIAS BIBLIOGRÁFICAS

1. Lewis JL. Acidose metabólica. *Manual MSD* 2018. [Internet] Acessado em 20/08/2019. Disponível em: https://www.msdmanuals.com/pt-br/profissional/distúrbios-endócrinos-e-metabólicos/regulação-e-distúrbios-ácido-base/acidose-metabólica.
2. Kreisberg RA. Lactate homeostasis and lactic acidosis. *Ann Intern Med* 1980;92(2 Pt 1):227-37.
3. Luft FC. Lactic acidosis update for critical care clinicians. *J Am Soc Nephrol* 2001;12 Suppl 17:S15-9.
4. Madias NE. Lactic acidosis. *Kidney Int* 1986;29(3):752-74.
5. Arieff AI, Park R, Leach WJ, Lazarowitz VC. Pathophysiology of experimental lactic acidosis in dogs. *Am J Physiol* 1980;239(2):F135-42.

6. Arieff AI, Graf H. Pathophysiology of type A hypoxic lactic acidosis in dogs. *Am J Physiol* 1987;253(3 Pt 1):E271-6.
7. Marliss EB, Ohman JL Jr, Aoki TT, Kozak GP. Altered redox state obscuring ketoacidosis in diabetic patients with lactic acidosis. *N Engl J Med* 1970;283(18):978-80.
8. Scale T, Harvey JN. Diabetes, metformin and lactic acidosis. *Clin Endocrinol* (Oxf) 2011;74(2):191-6.
9. Sillos EM, Shenep JL, Burghen GA et al. Lactic acidosis: a metabolic complication of hematologic malignancies: case report and review of the literature. *Cancer* 2001;92(9):2237-46.
10. Fraley DS, Adler S, Bruns FJ, Zett B. Stimulation of lactate production by administration of bicarbonate in a patient with a solid neoplasm and lactic acidosis. *N Engl J Med* 1980;303(19):1100-2.
11. Nadiminti Y, Wang JC, Chou SY et al. Lactic acidosis associated with Hodgkin's disease: response to chemotherapy. *N Engl J Med* 1980;303(1):15-7.
12. Friedenberg AS, Brandoff DE, Schiffman FJ. Type B lactic acidosis as a severe metabolic complication in lymphoma and leukemia: a case series from a single institution and literature review. *Medicine* (Baltimore) 2007;86(4):225-32.
13. Sia P, Plumb TJ, Fillaus JA. Type B lactic acidosis associated with multiple myeloma. *Am J Kidney Dis* 2013;62(3):633-7.
14. Dhup S, Dadhich RK, Porporato PE, Sonveaux P. Multiple biological activities of lactic acid in cancer: influences on tumor growth, angiogenesis and metastasis. *Curr Pharm Des* 2012;18(10):1319-1330.
15. Lima A. Acidose láctica: mais dicas práticas. *Cardio Papers* 2018 [Internet] Acessado em 20/08/2019. Disponível em: https://cardiopapers.com.br/acidose-lactica-mais-dicas-praticas/
16. Rocha PN. Uso de bicarbonato de sódio na acidose metabólica do paciente gravemente enfermo. *J Bras Nefrol* 2009;31(4):297-306.
17. Forsythe SM, Schmidt GA. Sodium Bicarbonate for the Treatment of Lactic Acidosis. *Chest* 2000;117(1):260-7.
18. Sayyed AH, Aleem A, Al-Katari MS et al. Acute Lymphoblastic Leukemia Presenting with Liver Infiltration and Severe Lactic Acidosis. *Am J Case Rep* 2018;19:453-457.
19. Claudino WM, Dias A, Tse W, Sharma VR. Type B lactic acidosis: a rare but life threatening hematologic emergency. A case illustration and brief review. *Am J Blood Res* 2015;5(1):25-9. eCollection 2015.
20. Schetz M. Non-renal indications for continuous renal replacement therapy. *Kidney Int Suppl* 1999;(72):S88-94.
21. Hilton PJ, Taylor J, Forni LG, Treacher DF. Bicarbonate-based haemofiltration in the management of acute renal failure with lactic acidosis. *QJM* 1998;91(4):279-83.
22. Mariano F, Benzi L, Cecchetti P et al. Efficacy of continuous venovenous haemofiltration (CVVH) in the treatment of severe phenformin-induced lactic acidosis. *Nephrol Dial Transplant* 1998;13(4):1012-5.
23. Levraut J, Ciebiera JP, Jambou P et al. Effect of continuous venovenous hemofiltration with dialysis on lactate clearance in critically ill patients. *Crit Care Med* 1997;25(1):58-62.

# Parte III Toxicidade Associada ao Tratamento Oncológico

# TRATAMENTO DE SINTOMAS

Daniella Ramone

## NAUSEA, VOMITO E ANTIEMÉTICOS

A área postrema e o centro do vômito são os sítios cerebrais mais importantes envolvidos no processo de náuseas e vômitos, em conjunto com mais de 30 neurotransmissores identificados; alguns destes com menor envolvimento, como histamina e acetilcolina, e outros com importante atuação nas náuseas induzidas por quimioterapia, como dopamina, serotonina (5-hidroxitriptamina, 5-HT), substância P e canabinoides. A função dos receptores de dopamina compõe uma das mais precoces intervenções sobre êmese relacionada com a quimioterapia, e a função dos receptores 5-HT se consolidou como a mais importante, com atuação mais efetiva em sítios periféricos e função incerta no sistema nervoso central (SNC). A substância P também foi reportada como sendo um dos neurotransmissores mais importantes relacionados com náuseas agudas e tardias da quimioterapia, sendo parte de uma classe de peptídeos regulatórios chamados de taquiquininas, causando náuseas quando ligados aos receptores de NK1. Para a ocorrência de êmese, os receptores 5-HT parecem ter maior relevância na fase aguda, a substância P e os receptores NK1 na tardia. As náuseas antecipatórias são geralmente vinculadas à lembrança, situação ou odores e originam-se no córtex cerebral.[1,2]

A área postrema também pode ter suas vias ativadas por toxinas bacterianas e distúrbios metabólicos que precisam ser descartados em pacientes em quimioterapia. Os sintomas podem acontecer de forma antecipatória (antes da administração da medicação), precoce (até 24 horas) ou tardios (um ou dois dias após o término da medicação). A anamnese é fundamental para a comprovação da etiologia, tentando-se estabelecer o tempo de relação entre as drogas administradas e o início dos sintomas. Devem-se descartar outras causas em paciente em vigência de quimioterapia, como oclusão ou suboclusão intestinal, disfunção vestibular, metástase em sistema nervoso central, distúrbio hidroeletrolítico (hipercalemia, hiperglicemia, hipoglicemia, uremia), uso concomitante de outras medicações, como opioides, gastroparesia por tumor, ou causas sistêmicas, como diabetes *mellitus*, sialorreia (especialmente em neoplasias de cabeça e pescoço), ascite maligna e manifestações psicossomáticas, como ansiedade. Um exame físico detalhado avalia sinais de gravidade, como desidratação, sinais vitais, nível de consciência, e define a necessidade de medidas de maior suporte, como internação hospitalar.[3]

O National Cancer Institute (NCI), "Common Terminology Criteria for Adverse Events (CTCAE)" possui uma classificação de sintomas por graus, sendo descrito para náuseas grau 1: perda de apetite sem alteração nos hábitos alimentares; grau 2: redução da ingesta oral sem perda significativa de peso, desidratação ou desnutrição; grau 3 em que há ingesta inadequada de calorias orais ou de fluidos, indicação de alimentação por sonda, nutrição parenteral ou indicação de hospitalização. Os vômitos podem ser classificados em graus 1 a 5, sendo 1: sem indicação de intervenção; grau 2: indicação de hidratação venosa; grau 3: necessidade de alimentação por sonda, nutrição parenteral ou indicação de internação; grau 4: com consequências que ameacem a vida e grau 5: morte.[4]

A melhor forma para intervir em náuseas e vômitos é a prescrição preventiva, conforme a identificação do grau emetogênico de cada esquema quimioterápico ou radioterápico. É preconizado que os esquemas antieméticos sejam administrados ao início da infusão das drogas e mantidos, conforme grau de risco em que se apresentam. Os quimioterápicos são classificados em quatro grupos de risco para êmese em minimamente emetogênico, com ocorrência em menos de 10% dos casos, baixo potencial emetogênico, quando ocorre entre 10 a 30% dos casos, potencial emetogênico moderado, entre 30 a 90% dos casos e alto potencial, provocando êmese em mais de 90% das administrações.[5] Para esquemas com alto risco devem-se administrar quatro drogas, incluindo antagonista do receptor NK1, antagonista do receptor de serotonina 5-HT3, dexametasona e olanzapina. Quando o esquema de alto risco contém doxorrubicina associada à ciclofosfamida, pode-se manter

Olanzapina por dois a quatro dias após infusão. Na classificação com o risco moderado utilizando Carboplatina com AUC ≥ 4, associar antagonista do receptor NK1, antagonista do receptor de serotonina 5-HT3 e Dexametasona. Para esquemas contendo ciclofosfamida, doxorrubicina e/ou oxaliplatina que apresentam potencial risco de náuseas tardias, pode-se manter dexametasona no D1 ao D3 de quimioterapia. Para outros esquemas de moderado potencial de emetogenicidade, podem-se oferecer duas drogas com antagonista do receptor de serotonina 5-HT3 e dexametasona. Em esquemas com baixo risco, pode-se oferecer antagonista do receptor de serotonina 5-HT3 ou dexametasona 8 mg antes da infusão de quimioterapia. Em combinações de drogas a recomendação é utilizar sempre o esquema para a droga de maior potencial emetogênico.[2] Para esquema com risco emetogênico mínimo (< 10%), não há recomendação para profilaxia medicamentosa.[6] Metoclorpramida só é indicada de rotina para uso isolado na classificação de baixo risco.[3]

O lorazepan associado aos esquemas pode melhorar os resultados, especialmente na presença de náuseas antecipatórias, mas não deve ser oferecido sem a combinação de outros antieméticos.

Para pacientes em radioterapia classificados como alto potencial de causar êmese, deve-se oferecer antes de cada sessão antagonista do receptor de serotonina 5-HT3 associado à dexametasona e mantidos no dia posterior. Para o risco intermediário deve-se oferecer antagonista do receptor de serotonina 5-HT3 associado à dexametasona antes das cinco primeiras sessões. Para o baixo risco irradiando sistema nervoso central pode-se oferecer Dexametasona de resgate; em sítio de cabeça, pescoço, tórax ou pelve, pode-se oferecer antagonista do receptor de serotonina 5-HT3, dexametasona ou antagonista do receptor de dopamina de resgate.[7] Em tratamento combinado com quimioterapia e radioterapia, prevalece o esquema para o maior risco emetogênico. Considerar o uso de bloqueador H2 ou de bomba de prótons para evitar dispepsia que pode mimetizar náuseas.

A ondansetrona é o representante mais largamente utilizado da primeira geração dos receptores 5-HT, sendo substituída na segunda geração por Palanosetrona que confere uma meia-vida de cerca de 40 horas decorrente da forte ligação ao receptor. Aprepitanto foi a primeira droga liberada da classe dos bloqueadores de receptor NK1.[1] Yokoe T et al., em uma metanálise publicada, em 2018, com 13.356 pacientes em 27 estudos randomizados sobre regimes de antieméticos, concluíram que excluindo a associação do antipsicótico olanzapina, as associações mais efetivas são com Inibidores de receptor de NK1 + palanosetrona + dexametasona e inibidor de receptor de NK1 + 5-HT3 + dexametasona.[5]

A medicina integrativa traz opções para associação à alopatia, como ingestão de gengibre, acupuntura, meditação, relaxamento, mas não possui até o momento nível de evidência científico. O uso de canabinoides não possui liberação legal para uso medicinal no Brasil. Alterações comportamentais podem ajudar como coadjuvantes, como fazer refeições fracionadas em menor quantidade, ingerir alimentação saudável e em temperatura ambiente (Quadro 13-1 e 13-2).

**Quadro 13-1.** Potenciais de Emetogenicidade de Quimioterápicos Comumente Indicados

| Potencial emetogênico | Esquemas mais frequentes |
|---|---|
| Mínimo (< 10%) | Bevacizumabe, vinorelbina, bleomicina, fludarabina, vincristina, vinorelbina, bevacizumabe, rituximabe |
| Baixo (10-30%) | Fluorouracil, docetaxel, paclitaxel, mitoxantrona, doxorrubicina liposssomal, topotecano, etoposide, pemetrexede, metrotrexato, gencitabina, citarabina (< 100 mg/m²), trastuzumabe, cetuximabe |
| Moderado (30-90%) | Carboplatina, irinotecano, oxaliplatina, citarabina (> 1 g/m²), ifosfamida, ciclofosfamida (< 1,5 mg/m²), doxorrubicina, daunurrubicina, epirrubicina, irinotecano |
| Elevado (> 90%) | Cisplatina, doxorrubicina + ciclofosfamida, epirrubicina + ciclofosfamida, carmustina, dacarbazina |

**Quadro 13-2.** Indicações de Antieméticos Conforme Potencial Emetogênico

| Potencial emetogênico | Esquemas preconizados |
|---|---|
| Mínimo | Sem esquemas regulares indicados |
| Baixo | ▪ Antagonista do receptor de serotonina 5-HT3 OU<br>▪ Dexametasona 8 mg antes da infusão de quimioterapia |
| Moderado | ▪ Antagonista do receptor NK1<br>▪ Antagonista do receptor de serotonina 5-HT3<br>▪ Dexametasona (Manter no D1 ao D3 para drogas com potencial de êmese tardia) |
| Elevado | Quatro classes de drogas:<br>▪ Antagonista do receptor NK1<br>▪ Antagonista do receptor de serotonina 5-HT3<br>▪ Dexametasona<br>▪ Olanzapina |

## DIARREIA E CONSTIPAÇÃO INTESTINAL
### Diarreia

A diarreia é a eliminação de fezes não moldadas ou liquefeitas ou com volume superior a 200 g/dia ou superior a três evacuações. Pode ser classificada em aguda (inferior a duas semanas), persistente (de duas a quatro semanas) ou crônica (duração maior que quatro semanas).[1,2]

As diarreias são classificadas conforme o National Cancer Institute (NCI), "Common Terminology Criteria for Adverse Events (CTCAE)" em grau 1: até três evacuações ao dia acima do normal ou aumento leve da eliminação da ostomia comparado ao usual; grau 2: quatro a seis evacuações ao dia acima do habitual ou aumento moderado de eliminação pela ostomia; grau 3: cerca de 7 eliminações fecais acima do habitual, incontinência fecal ou aumento importante de eliminação pela ostomia, indicação de hospitalização, limitação de autocuidado; grau 4: consequências que ameacem a vida e/ou necessidade de intervenção imediata; grau 5: óbito.[4]

Alguns quimioterápicos e terapias-alvo são altamente relacionadas com a diarreia, com alguns dos mais frequentes descritos, como o fluorouracil, um análogo de pirimidina que interfere na síntese de DNA e, em menor impacto, inibe a formação de RNA, lesionando células em proliferação, como a dos enterócitos. Seu efeito está diretamente vinculado à atuação da di-hidropirimidina desidrogenase e sua deficiência (descrita em 3-5% da população causasiana e 0,1% da população afro-americana) pode causar efeitos colaterais graves e letais. A diarreia relacionada com esta droga é descrita como toxicidade muito comum, ocorrendo em mais de 10% dos pacientes. A capecitabina é uma pró-droga do fluorouracil ativada pela timidina fosforilase, causando inibição da síntese de DNA, RNA e proteínas, tendo a diarreia como evento muito comum. Sua toxicidade também relaciona-se com a síntese de di-hidropirimidina desidrogenase, cuja deficiência pode levar à toxidade letal. O irinotecano é uma solução semissintética derivada das camptotecinas e causa inibição da enzima topoisomerase I, causando lesão reversível da fita simples de DNA e pode gerar sintomas colinérgicos agudos (imediatos e até 24 horas após administração) ou tardios. Entre eles, sialorreia, rinite, miose, lacrimejamento, rubor, sudorese, bradicardia, hiperperistaltístico, dor abdominal em cólica e diarreia; esta acomete cerca de 50% dos pacientes em fase inicial e até 88% em fase tardia. O pemetrexede é um inibidor da timidilato sintase, resultando em redução da timidina disponível para a síntese de DNA e também inibe duas enzimas responsáveis para a biossíntese *de novo* nucleotídeos de timidina e purina. É usado também como radiossensibilizante. Diarreia pode ocorrer em cerca de 13% das administrações. O docetaxel é um taxano inibidor de microtúbulos, com diarreia relatada em até 40% dos casos. As terapias-alvo podem ocasionar diarreia como efeito colateral descritos em até 50% dos casos a depender do receptor-alvo.[1,8,9] As secundárias à imunoterapia possuem o mesmo manejo para tratamentos em anti-CTLA4 e anti-PDL1 com a intervenção precoce sendo mais favorável ao controle de sintomas. Em caso de diarreia a partir do grau 2 a imunoterapia deve ser suspensa provisoriamente com administração de corticoides e, em casos graves persistentes, considerar administração de infliximabe.[10,11]

As diarreias radioinduzidas acontecem mais comumente em irradiação de tumores de abdome e pelve e estão relacionadas com a dose e duração da radioterapia e pode ter a frequência e gravidade aumentadas em concomitância com quimioterapia. São comumente agudas, com os eventos crônicos geralmente cursando com retite actínica até dois anos após o tratamento, com sintomas mais graves e resolução total do quadro sendo menos provável.[12,13]

Ao avaliar o paciente em tratamento antineoplásico é importante descartar causas sistêmicas como diarreia pelo próprio tumor, infecção, alterações tireoidianas (algumas decorrentes de medicações) e secundária à radioterapia. As diarreias secretoras são incomuns e mediadas por hormônios e possuem manifestação nos tumores carcinoides gástricos metastáticos ou tumores carcinoides brônquicos primários.

Em pacientes neutropênicos grau 4 (< 500 neutrófilos/uL) é importante se atentar à possibilidade de colite neutropênica ou enterocolite necrosante, uma condição grave com sintomas clínicos comumente exacerbados, como náuseas, vômitos, diarreia, dor abdominal, febre, mas podendo estar ausentes em pacientes usando doses elevadas de corticoides.

O tratamento da diarreia inclui em fases iniciais hidratação oral e em caso de alto volume há indicação de hidratação venosa e realização de exames laboratoriais com hemograma para avaliação de neutropenias ou infecções associadas, eletrólitos, com especial atenção à possibilidade de hipocalemia e avaliação da função renal. Se houver relato de febre, coletar duas amostras de hemoculturas. O uso de opioides pode ser empregado se não houver suspeita de íleo paralítico ou colite neutropênica, preferencialmente loperamida na dose de 4 mg, seguida por 2 mg a cada 2 horas até um período de 12 horas sem evacuação. Em caso de persistência, considerar uso de análogos de somatostatina, sendo octreotida a droga de escolha por seus vários mecanismos de ação como inibição da secreção exócrina de gastrina e serotonina, inibição da secreção hormonal, como insulina e glucagon, modulação da motilidade dos tratos gastrointestinal e biliar, sendo amplamente utilizado para controlar diarreias hormonomediadas em tumores endócrinos. A dose inicial é de

100-150 mcg subcutâneo ou endovenoso 3 vezes ao dia, podendo atingir 500 mcg 3 vezes ao dia ou ainda ser administrado em infusão contínua com 25-50 mcg por hora por até cinco dias. Em pacientes sob administração de Irinotecano pode-se administrar 0,5 mg de atropina de forma profilática para reduzir os efeitos colinérgicos, e os pacientes devem ser orientados a possuir loperamida para início tão logo sintam sintomas de hiperperistaltismo.[9,11]

Para suspeita de colite neutropênica iniciar de forma precoce antibioticoterapia de amplo espectro, fator de estimulação de colônias de granulócitos, sonda nasogástrica, se necessário descompressão, realizar exames físicos seriados e exames de imagem com a tomografia sendo o mais indicado. Os antibióticos devem cobrir os germes mais comuns: *Pseudomonas, Stafilococcus aureus, Escherichia coli* e *Streptococcus* do grupo A. Se persistência de quadro grave, considerar administração de antifúngicos e avaliar periodicamente a necessidade de transfusão sanguínea para diarreias sanguinolentas. Antidiarreicos, anticolinérgicos e opioides não devem ser usados sob risco de piora do quadro.[1,11]

Orientação nutricional é necessária em todos os tipos de diarreia. O uso de probióticos pode reduzir a incidência de diarreia associada à quimioterapia, ainda sem significância estatística em estudos.[13]

## Constipação Intestinal

Constipação intestinal é um sintoma caracterizado por redução do peristaltismo e eliminação de fezes ressecadas e endurecidas ou redução da frequência das evacuações ou menos de 3 evacuações por semana.[1,14]

Pode ser decorrente de várias causas sendo por vezes associadas:[9,10]

- *Secundárias ao tumor ou tratamento:* massas abdominopélvicas, invasão neoplásica do cólon, carcinomatose peritoneal, dor, fibrose actínica.
- *Doenças do cólon:* síndrome do intestino irritável, diverticulite.
- *Distúrbios metabólicos e/ou endócrinos:* desidratação, hipercalcemia, hipocalemia, uremia, diabetes *mellitus*, hipotireoidismo.
- *Distúrbios neurológicos:* disfunção autonômica, tumores de sistema nervoso central ou medula, Parkinson.
- *Uso de medicações:* opioides, antiácidos, antitussígenos, anticolinérgicos, antidepressivos, antieméticos, cálcio, ferro, diuréticos, quimioterápicos (entre os principais: alcaloides da vinca, platinas, taxanos e talidomida).
- *Condições clínicas:* como astenia, imobilidade, incapacidade de ingerir líquidos e alimentos de forma adequada.
- *Fatores funcionais:* dieta, ambiente.

Constipação intestinal pode ser classificada conforme o National Cancer Institute (NCI), "Common Terminology Criteria for Adverse Events (CTCAE)" da seguinte forma: grau 1: sintomas ocasionais ou intermitentes, indicação de observação clínica sem necessidade de intervenção; grau 2: sintomas persistentes com uso regular de laxativos ou enema, alguma limitação de autocuidado; grau 3: constipação intestinal com indicação de remoção manual das fezes, limitação de autocuidado; grau 4: consequências que ameacem a vida e/ou necessidade de intervenção imediata; grau 5: óbito.[4]

A anamnese para elucidação da causa engloba conhecimento do hábito intestinal prévio, período de constipação intestinal, hábitos alimentares, característica das fezes, sintomas associados, sensação de evacuação (completa ou incompleta), incontinência fecal, presença de sangramentos, uso de medicações e alterações de hábitos diários. O exame físico deve ser realizado com exame abdominal detalhado, avaliação perianal e toque retal para avaliar presença de fezes endurecidas, fecaloma e sangramento. Em pacientes neutropênicos ou plaquetopênicos evitar toque retal e tentativa de desimpactar fecalomas. Os exames complementares não são indicados de rotina, mas deve-se atentar para distúrbios do cálcio e tireoidianos. Em caso de suspeita de obstrução intestinal, iniciar investigação com radiografia de abdome.[1,9,10,15]

É indicado realizar a prevenção de constipação intestinal em pacientes oncológicos, especialmente os que estão em uso de opioides. A orientação das medidas alimentares com ingestão de fibras e ingesta hídrica adequada e, quando possível, atividade física podem prevenir o quadro. Quando instalada, a constipação pode ser tratada inicialmente por laxativos, não havendo evidências para a superioridade de um tipo específico. Entre os laxantes orais mais frequentemente usados estão:

- *Laxantes osmóticos:* lactulose; hidróxido de magnésio. Podem levar 2 a 3 dias para o início dos efeitos e causar intolerância à glicose, náuseas e distensão abdominal.
- *Laxantes estimulantes:* bisacodil, picossulfato de sódio e sene (este último sem evidência literária para o uso). Podem causar cólica e diarreia aquosa.
- *Laxantes emolientes:* docusato de sódio; óleo mineral. Não são indicados em pacientes que realizaram esofagectomia, pacientes acamados, com vômitos, doença avançada por risco de broncoaspiração com pneumonia lipídica secundária.

O uso de supositórios e enemas são indicados em caso de falha terapêutica com o tratamento oral ou quando há suspeita de impactação fecal no reto. Os supositórios mais utilizados são supositório de glicerina (1 unidade ao dia), bisacodil supositório (100 mg à noite, 3 vezes por semana), fosfato enema (1 unidade ao dia) e enema de óleo mineral (100-250 mL/dia).

O manejo do tratamento do fecaloma deve preferencialmente ser feito após avaliação do hemograma para avaliação de neutropenia ou plaquetopenia. A fragmentação digital de fezes com extração manual pode ser realizada, se não houver resolução com supositórios ou enemas e, em casos mais graves, extração cirúrgica. Após a resolução do quadro, iniciar profilaxia para constipação intestinal.

## REFERÊNCIAS BIBLIOGRÁFICAS

1. DeVita Jr VT, Lawrence TS, Rosenberg SA. In: DeVita, Hellman, Rosenberg. *Cancer: Principles & practice of oncology*. Tenth edition. Wolters Kluwer Health Adis (ESP); 2015. p. 2.280.
2. Kasper DL, Fauci AS, Hauser S *et al.* (Eds.). *Harrison's principles of internal medicine*. 19th ed. New York: Mcgraw-Hill; 2015.
3. Berger MJ, Ettinger DS, Aston J *et al.* NCCN Guidelines Insights: Antiemesis, Version 2.2017. *J Natl Compr Canc Netw* 2017;15(7):883-893.
4. US Department Of Health And Human Services: National Institutes of Health, National Cancer Institute. Common terminology criteria for adverse events (CTCAE) version 4.0. 2009;4(03).
5. Yokoe T, Hayashida T, Nagayama A *et al.* Effectiveness of antiemetic regimens for highly emetogenic chemotherapy-induced nausea and vomiting: a systematic review and network meta-analysis. *Oncologist* 2019;24(6):e347-e357.
6. Hesketh PJ, Kris MG, Basch E *et al.* Antiemetics: American Society of Clinical Oncology Clinical Practice Guideline Update. *J Clin Oncol* 2017;35(28):3240-61.
7. Okuyama A, Nakamura F, Higashi T. Prescription of Prophylactic Antiemetic Drugs for Patients Receiving Chemotherapy with Minimal and Low Emetic Risk. *JAMA Oncol* 2017;3(3):344-350.
8. Brasil: ANVISA. Bulário Eletrônico. [Internet] 2007. Disponível em: http://www.anvisa.gov.br/datavisa/fila_bula/index.asp.
9. British Columbia: Provincial Health Services. Cancer Drug Manual. [Internet] 2019 [cited 20 dec]; Available from: http://www.bccancer.bc.ca/health-professionals/clinical-resources/cancer-drug-manual.
10. Larkin PJ, Cherny NI, La Carpia D *et al.* Diagnosis, assessment and management of constipation in advanced cancer: ESMO Clinical Practice Guidelines. *Ann Oncol* 2018;29(Suppl 4):iv111-iv125.
11. Haanen J, Carbonnel F, Robert C *et al.* Management of toxicities from immunotherapy: ESMO Clinical Practice Guidelines for diagnosis, treatment and follow-up. *Ann Oncol* 2017;28(suppl 4):iv119-iv142.4.
12. Nadalin W. Algumas considerações sobre a retite actínica. *Radiol Bras* 2009;42(2).
13. Hopkins M. Radiation induced diarrhoea—literature review. *Radiographer* 2004;51(1):41-5.
14. Bharucha AE, Dorn SD, Lembo A, Pressman A. American Gastroenterological Association medical position statement on constipation. *Gastroenterology* 2013;144(1):211-7.
15. Jorge JMN, Guilger N. Constipação intestinal: abordagem diagnóstica e terapêutica. *Revista Brasileira de Cuidados Paliativos* 2009;2:37-49.

# COMPLICAÇÕES ORAIS

## Daniella Ramone

A mucosite oral é a complicação oral mais frequente dos tratamentos antineoplásicos, caracterizada por inflamação das membranas da mucosa da cavidade oral e orofaringe, apresentando-se como eritema, edema, atrofia e frequentemente progredindo para ulcerações, podendo se agravar até placas pseudomembranosas.[1] Pode gerar sintomas sistêmicos, como hiporexia, náuseas, vômitos, diarreia, fadiga e causar piora da qualidade de vida, perda ponderal, limitação dos cuidados da cavidade oral e possibilidade de infecção secundária, levando a risco aumentado para sepse cerca de quatro vezes maior, especialmente em pacientes imunossuprimidos. A incidência está relacionada com o diagnóstico, idade, nível de saúde bucal e condição sistêmica.[1-3]

Uma boa higiene oral com limpeza da cavidade após cada refeição, uso do fio dental, escovação e enxague adequado é fundamental para reduzir os eventos adversos relacionados com o tratamento, seja com quimioterapia, terapia-alvo, imunoterapia ou radioterapia. Raramente é uma doença infecciosa e a participação de vírus, especialmente herpes-vírus simples (HSV) ainda não está bem esclarecida. Não há evidências para o uso de antimicrobianos profilático ou medicação antiviral em pacientes sabidamente imunossuprimidos.[4]

A mucosite oral é classificada pelo National Cancer Institute (NCI), "Common Terminology Criteria for Adverse Events (CTCAE)" da seguinte forma: grau 1: assintomático ou sintomas leves, sem necessidade de intervenção; grau 2: dor moderada sem interferência com ingestão de líquidos ou alimentos, com indicação de modificação da dieta oral; grau 3: dor de forte intensidade interferindo com alimentação oral; grau 4: consequências que ameacem a vida e/ou necessidade de intervenção imediata; grau 5: óbito.[5] Entre os tratamentos de maior risco para esta complicação estão esquemas quimioterápicos para câncer de mama, cólon, cabeça e pescoço, altas doses para mieloablação e radioterapia em cabeça e pescoço.

O uso de *laserterapia* de baixa energia profilático é recomendado de rotina em pacientes em quimioterapia para transplante de medula óssea e pode ser utilizado para tumores de cabeça e pescoço em esquemas de quimioterapia com altas doses ou em radioterapia isolada. Profilaxia com crioterapia com fragmentos de gelo na cavidade oral foi sugerida de rotina apenas para pacientes em infusão de altas doses em *bolus* de fluorouracil (nível de evidência III).[6]

O controle de dor é extremamente necessário, geralmente sendo indicados opioides endovenosos, em sua maior parte com morfina, e em casos refratários há indicação do Fentanil transdérmico. Benzidamina em solução para bochechos orais possuem propriedades anti-inflamatórias, analgésicas e anestésicas e é recomendada como profilaxia para pacientes com tumores de cabeça de pescoço recebendo moderada dose de radiação.[7]

A indicação dos agentes antioxidantes é questionável. Zinco pode ser indicado como reposição, mas com risco de causar redução dos efeitos da radiação em pacientes tabagistas com tumores de cabeça e pescoço. Glutamina, vitaminas A e E, mel, *aloe vera*, camomila, ervas chinesas já foram avaliadas em estudos, em sua grande maioria, inconclusivos.[8]

A estomatite pode ser uma complicação relacionada com a quimioterapia ou radioterapia e ocorre em quase todos os pacientes em que a radioterapia engloba a área cervical, sendo por várias vezes associada à xerostomia, levando a prejuízos na ingestão e alteração do paladar, deglutição, encaixe de próteses orais e fala.[1] A xerostomia é graduada pelo CTCAE em grau 1: sintomas sem alteração nos hábitos alimentares e/ou redução de produção de saliva > 0,2 mL/min; grau 2: sintomas moderados com alteração da ingesta e/ou produção de saliva de 0,1-0,2 mL/min e grau 3: inabilidade para alimentar-se com necessidade de via enteral ou parenteral e/ou produção de saliva < 0,1 mL/min.[5] Relaciona-se com tipos e doses de quimioterápicos, local e doses de radioterapia.

Outras complicações orais comuns incluem disgeusia, atrofia de papilas gustativas, sangramento oral e infeccções secundárias.

## CANDIDÍASE ORAL

Os pacientes oncológicos em tratamento possuem maior risco de infecção por fungos; entre os diferentes sítios, o câncer de cabeça e pescoço em tratamento com radioterapia isolada ou associada à quimioterapia apresenta maior incidência de colonização e infecção oral por fungos do gênero *Candida*; *C. albicans* é a mais comum, mas *C. glabrata*, *C. krusei* e *C. tropicalis* também podem causar infecção em um número reduzido de casos. Linfopenia e presença de mucosite são fatores de maior risco para o desenvolvimento da doença. A manifestação ocorre por uma alteração no equilíbrio entre a presença do fungo e a eficácia do sistema imune. O uso de corticoide tópico para tratamento de mucosite oral não foi associado a um aumento de incidência.[2]

Os sintomas mais comuns são dor à deglutição, odinofagia e rouquidão. O tratamento inicial pode ser feito com antifúngico tópico, sendo o mais utilizado, nistatina, na dose de 4 a 6 mL (400.000 a 600.000 UI) quatro vezes ao dia por bochechos com permanência na cavidade oral e posterior deglutição da medicação. Se não houver melhora clínica, deve-se considerar troca ou associação a antifúngico oral, como fluconazol, na dose de 150 mg/dia. O esquema antifúngico deve ser mantido por pelo menos 48 horas após resolução dos sintomas para minimizar o risco de recidiva da candidíase. Em caso de persistência de doença após 14 dias de tratamento é recomendável biópsia da mucosa para identificar o germe causador e investigar associação de outra infecção.[9] O controle de dor deve receber tanta importância quanto o esquema antifúngico, e a avaliação multidisciplinar com acompanhamento nutricional pode melhorar a ingestão alimentar e minimizar o risco de perda ponderal.

## REFERÊNCIAS BIBLIOGRÁFICAS

1. Govindan R, DeVita VT. In: DeVita, Hellman, and Rosenberg's Cancer. *Principles & Practice of Oncology Review*. Lippincott Williams & Wilkins; 2009.
2. Lalla RV, Bowen J, Barasch A *et al.* MASCC/ISOO clinical practice guidelines for the management of mucositis secondary to cancer therapy. *Cancer* 2014;120(10):1453-61.
3. Volpato L, Silva T, Oliveira T *et al.* Mucosite bucal rádio e quimioinduzida. *Rev Bras Otorrinolaringol* 2007;73(4):562-568.
4. Curra M, Junior LAVS, Martins MD, Santos PSDS. Protocolos quimioterápicos e incidência de mucosite bucal. *Einstein* (São Paulo) 2018;16(1).
5. US Department Of Health And Human Services: National Institutes of Health, National Cancer Institute. Common terminology criteria for adverse events (CTCAE) version 4.0. 2009;4(03).
6. McGuire DB, Fulton JS, Park J *et al.* Systematic review of basic oral care for the management of oral mucositis in cancer patients. *Support Care Cancer* 2013 Nov;21(11):3165-77.
7. Yarom N, Ariyawardana A, Hovan A *et al.* Systematic review of natural agents for the management of oral mucositis in cancer patients. *Support Care Cancer* 2013;21(11):3209-21.
8. Sonis ST. Oral mucositis in head and neck cancer: risk, biology, and management. *Am Soc Clin Oncol Educ Book* 2013;33:e236-e40.
9. Kawashita Y, Funahara M, Yoshimatsu M *et al.* A retrospective study of factors associated with the development of oral candidiasis in patients receiving radiotherapy for head and neck cancer: Is topical steroid therapy a risk factor for oral candidiasis? *Medicine* (Baltimore) 2018;97(44):e13073.

# TOXICIDADES ASSOCIADAS À RADIOTERAPIA

CAPÍTULO 15

Laura Ercolin
Diego de Souza Lima Fonseca

## INTRODUÇÃO

Radioterapia, ou rádio-oncologia, é a modalidade terapêutica que utiliza a radiação ionizante no combate às células neoplásicas. Seu principal alvo de ação é a molécula de DNA que, ao ser lesionada, leva à morte celular, principalmente pela parada da replicação e pela apoptose.

O objetivo do tratamento é entregar uma determinada dose de radiação a um alvo (tumor), com o intuito de erradicar a doença – **tratamento curativo** – ou controlar os sintomas provocados pelo câncer, como sangramento, dor, sintomas obstrutivos entre outros – **tratamento paliativo.**

Existem duas maneiras de realizar a entrega da radiação: 1) teleterapia, ou radioterapia com feixes externos – a fonte de radiação encontra-se distante do paciente; 2) braquiterapia – a fonte fica em contato direto ou muito próximo ao tumor.

Um dos principais desafios é proteger os tecidos sadios próximos à neoplasia, denominados **órgãos de risco**. Muitas vezes, a toxicidade causada pela radioterapia impede que o paciente complete seu tratamento, ou o faça de maneira adequada, com o menor número de pausas possíveis. Portanto, saber reconhecer e manejar os efeitos adversos têm importância fundamental no sucesso do tratamento do paciente oncológico.

Dentre os principais fatores que o médico generalista precisa conhecer para conduzir adequadamente as toxicidades associadas à radioterapia, estão: o local do tumor primário e suas relações anatômicas com tecidos vizinhos; o volume que está sendo irradiado; o momento do tratamento em que o paciente se encontra (início, término recente ou tardio); associação a outras terapias (quimioterapia ou cirurgia) e características individuais.

O Quadro 15-1 relaciona a região do corpo que está em tratamento com os principais **órgãos de risco** acometidos.

Os efeitos adversos **agudos** da radiação são aqueles que ocorrem na vigência do tratamento e em até três meses do término. Acima disso, são considerados efeitos **tardios,** que podem se manifestar anos após o fim da terapia.

Células e tecidos com alta atividade mitótica são os que comumente sofrem toxicidades agudas, uma vez que sejam mais sensíveis à radiação e, portanto, apresentam resposta rápida à lesão. São exemplos: pele, mucosas, tecido hematopoiético, tecidos germinativos e células do epitélio do trato gastrointestinal. Normalmente são danos reversíveis, mas se a intensidade da lesão for muito alta, podem ser permanentes.

Em contrapartida, as toxicidades tardias ocorrem em tecidos cuja resposta é lenta, ou seja, possuem baixa taxa de proliferação celular, como os

**Quadro 15-1.** Órgãos de Risco Acometidos por Região do Corpo em Tratamento

| Região de tratamento | Principais órgãos de risco |
| --- | --- |
| SNC | Cérebro, tronco encefálico, medula espinal, nervos cranianos, retinas, cristalinos, cócleas, hipocampo e quiasma |
| Cabeça e pescoço | Cérebro, tronco encefálico, medula espinal, plexo braquial, nervos cranianos, retinas, cristalinos, cócleas, glândulas salivares, cavidade oral, músculo constritor da faringe, esôfago, tireoide |
| Tórax | Pulmão, coração, medula espinal, esôfago, mamas |
| Abdome | Rim, medula espinal, esôfago, fígado, alças intestinais |
| Pelve | Bexiga, reto, alças intestinais, cabeça do fêmur, nervos associados à função sexual, órgãos genitais, ovários |
| Extremidades | Músculos, osso, estruturas nervosas |

tecidos ósseo, conjuntivo, muscular e nervoso. O dano, geralmente, é irreversível.

Vários grupos desenvolveram critérios de graduação dos efeitos colaterais da radioterapia, com o intuito de padronizar o diagnóstico e conduta. Nosso departamento utiliza o sistema desenvolvido pelo RTOG (Radiation Therapy Oncology Group), que classifica, tanto os efeitos agudos, quanto os tardios, em graus de **0** a **5**. Sendo o **0** paciente sem danos, e o **5** óbito causado pela toxicidade. Os Quadros 15-2 e 15-3 mostram os principais efeitos crônicos e agudos, respectivamente, de acordo com o órgão acometido, e suas graduações.

A seguir, descreveremos, com maiores detalhes, as principais manifestações clínicas relacionadas com a radioterapia, e o manejo inicial, de acordo com o órgão de risco acometido.

## PELE

A **dermite**, ou **radiodermite**, é um dos efeitos colaterais mais esperados no paciente em radioterapia. Trata-se de uma reação inflamatória do tecido cutâneo que está no campo de tratamento, podendo acometer todas as camadas da pele. Uma atenção maior deve ser dada às áreas de dobras, como axila, sulco inframamário ou região interglútea. Além disso, devem-se evitar, na área irradiada: exposição ao sol, vestimentas apertadas e uso de produtos, como desodorante ou cremes – a não ser que prescrito pelo médico.

De maneira progressiva, o paciente pode apresentar alterações na sensibilidade (ardência, prurido), eritema, descamação seca e descamação úmida. Em casos mais graves, há ulceração, sangramento e necrose. Quanto maior a dose acumulada, maior a intensidade da dermite.

## Manejo Clínico

- *Grau 1:* cremes manipulados à base de *aloe vera* ou creme de camomila, 3 vezes ao dia. Essas medidas devem ser adotadas desde o início da radioterapia, a fim de se evitar progressão para graus mais altos.
- *Grau 2:* associar corticoide tópico. Anti-histamínico, se prurido. Exemplos: betametasona ou clobetasol creme, 3 vezes ao dia. Cloridrato de hidroxizina 25 mg de até 8 em 8 horas.
- *Grau 3:* trocar creme à base de *aloe vera* ou camomila por Creme Barreira, aplicar 3 vezes ao dia. Curativos de silicone, hidrogel, sulfadiazina de prata. Se houver sinais de infecção secundária, iniciar antibiótico. Discutir com equipe da radioterapia sobre pausar o tratamento até segunda ordem.
- *Grau 4:* cuidado e higiene de ferida e curativo oclusivo. Desbridamento, se tecido necrótico. Recomenda-se antibiótico tópico, como sulfato de neomicina ou bacitracina.

## CABEÇA E PESCOÇO

Em razão do grande número de estruturas presentes nessa região, e as complexas relações anatômicas entre tecidos, os pacientes com tumores de cabeça e pescoço são um dos que mais apresentam efeitos adversos que prejudicam a qualidade de vida, tanto agudos, quanto cronicamente. Uma causa de morbimortalidade importante nesses pacientes é a desnutrição, e existem diversos agravantes que contribuem para isso: 1) fatores tumorais: hiporexia,

**Quadro 15-2.** Critérios de Graduação da Toxicidade Crônica Causada pelo Tratamento Radioterápico

| Estrutura | Grau 1 | Grau 2 | Grau 3 | Grau 4 |
| --- | --- | --- | --- | --- |
| Pele | Atrofia leve, alterações de pigmentação | Atrofia moderada, telangiectasia moderada | Atrofia acentuada; telangiectasia acentuada | Ulceração |
| Mucosa | Atrofia leve | Atrofia moderada e pouca telangiectasia | Atrofia acentuada, telangiectasia grave | Ulceração |
| Pulmão (pneumonite) | Assintomático Alterações radiológicas | Tosse seca leve | Dispneia Necessidade de oxigênio complementar | Insuficiência respiratória |
| Esôfago | Disfagia leve para sólidos | Ingere alimentos pastosos | Ingere apenas líquidos | Fístula, necrose ou perfuração |
| Bexiga | Atrofia leve, hematúria microscópica | Frequência moderada, hematúria macroscópica intermitente | Frequência e disúria graves, hematúria frequente | Necrose, cistite hemorrágica severa |
| Articulações | Limitação articular leve | Limitação moderada do movimento | Dor com limitação severa do movimento | Necrose, fixação Completa |

**Quadro 15-3.** Critérios de Graduação da Toxicidade Aguda Causada pelo Tratamento Radioterápico

| Estrutura | Grau 1 | Grau 2 | Grau 3 | Grau 4 |
|---|---|---|---|---|
| Pele | Eritema leve, descamação seca | Eritema intenso, descamação úmida em placas | Descamação úmida confluente, edema importante | Ulceração, hemorragia ou necrose |
| Mucosa | Eritema da mucosa | Úlceras irregulares e isoladas | Úlceras ou pseudomembranas confluentes, sangramento leve | Ulceração, hemorragia ou necrose |
| TGI alto | Hiporexia, perda ponderal ≤ 5%, náusea sem necessidade de antieméticos, desconforto abdominal leve | Perda ponderal ≤ 15%, náusea e vômito que requerem antiemético, dor abdominal leve | Perda ponderal >15%, náuseas e vômitos graves, dieta enteral, dor abdominal refratária, sangramento | Obstrução, perfuração, sangramento grave |
| Esôfago | Disfagia ou odinofagia leve, anestésicos tópicos ou analgésicos não narcóticos, dieta pastosa | Disfagia ou odinofagia moderada, analgésicos narcóticos, dieta pastosa ou líquida | Disfagia ou odinofagia grave com desidratação ou perda de peso > 15%. Dieta enteral | Obstrução ulceração, perfuração, fístula |
| TGU | Aumento da frequência urinária > 2× o habitual | Micção não mais frequente que a cada hora. Disúria, urgência com necessidade de medicação (Pyridium) | Micções < 1/1 hora, disúria, dor pélvica com necessidade de opioides, hematúria | Hematúria com necessidade de transfusão, obstrução urinária, úlceras e necrose |

tumor em sítios que atrapalham a mastigação e deglutição, dor oncológica; 2) fatores do tratamento: náuseas e vômitos secundários à quimioterapia, ou mucosite, xerostomia e disfagia secundárias à radioterapia. Portanto, tais toxicidades devem ser precocemente manejadas a fim de se evitar que o paciente apresente perda ponderal importante que o impeça de terminar o tratamento.

É essencial o acompanhamento multidisciplinar, principalmente com equipe da nutrição e odontologia.

Descreveremos o manejo dos principais efeitos agudos desse cenário.

### Mucosite Oral
- *Profilaxia:* bochechos com bicarbonato de sódio. Acompanhamento com equipe da odontologia para terapia com *laser*.
- *Graus 1 e 2:* triancinolona tópico. *Spray* com anestésico tópico, antes das refeições. Analgésicos não opioides, AINE ou corticoide via oral. Nistatina, suspensão oral, como profilaxia antifúngica.
- *Graus 3 e 4:* associar opioides. Discutir pausar radioterapia até segunda ordem. Sonda nasoentérica para garantir dieta adequada.

### Xerostomia
- *Orientações:* estimular hidratação via oral; goma de mascar, sem açúcar, causa alívio em curto prazo.
- *Medicações orais:* pilocarpina e cevimelina. A eficácia depende da presença de tecido glandular viável. Os efeitos colaterais incluem: sudorese excessiva, vasodilatação cutânea, náusea e vômito, diarreia, broncoconstrição, hipotensão, bradicardia e aumento da frequência urinária. São relativamente contraindicadas em pacientes com asma não controlada, DPOC e em uso de bloqueadores beta-adrenérgicos.
- *Substitutos salivares:* saliva artificial.

## TÓRAX
Ao irradiar a região torácica, os órgãos que mais comumente sofrem efeitos adversos clinicamente significativos são os pulmões e o esôfago.

### Pneumonite Actínica
Pode ser assintomático, com um achado incidental ao exame de imagem (opacidade heterogênea limitada à área irradiada), ou manifestar-se com sintomas leves – tosse seca – e até dispneia com necessidade de oxigênio complementar. Em casos mais graves, podem ser necessárias medidas invasivas, com risco de morte.

Normalmente tem início de 4 a 6 semanas após a radioterapia.

### *Manejo clínico*
Corticoide, via oral, broncodilatadores. Oxigênio complementar, se necessário. Investigar causas infecciosas.

## Esofagite

É a inflamação do revestimento mucoso da parede esofágica. Trata-se de outra toxicidade que pode prejudicar o quadro nutricional do paciente, uma vez que se manifeste com disfagia e odinofagia.

### Manejo Clínico

- *Graus 1 e 2:* analgésicos não opioides, AINE ou corticoides. Inibidores da bomba de prótons, com o intuito de diminuir os efeitos do refluxo. Adaptações dietéticas, conforme necessário. Nistatina, suspensão oral, como profilaxia antifúngica. Se necessário, fluconazol.
- *Graus 3 e 4:* associar analgésicos opioides. Considerar passar sonda nasoentérica, se houver perda de peso > 10% do peso habitual, ou alteração importante na ingestão de alimentos.

## ABDOME

Sintomas, como hiporexia, anorexia, náuseas e vômitos, são comuns em pacientes tratando tumores abdominais. A diminuição da ingesta de alimentos pode ser manejada com administração de corticoides via oral, como prednisona 10-40 mg/dia. Se necessário, garantir dieta por via enteral.

Na presença de náuseas e vômitos, antieméticos devem ser prescritos. Os de uso habitual são: Ondansetrona 8 mg de 8 em 8 horas e metoclopramida 10 mg de 8 em 8 horas.

## PELVE

Bexiga, alças intestinais e reto são os órgãos de risco importantes no tratamento dessa região. Retite discutiremos em outro capítulo.

Disúria, polaciúria e urgência miccional são um dos sintomas que os pacientes mais relatam na vigência de radioterapia pélvica. Podem ser decorrentes de cistite actínica e espasmo vesical, nesses casos, o jato urinário está preservado. É importante excluir causas infecciosas, solicitando exame de urina de rotina e urocultura.

### Manejo Clínico

Fenazopiridina 200 mg de 8 em 8 horas e AINE aliviam o processo inflamatório. Se houver sintomas secundários a espasmo vesical, deve-se considerar Oxibutinina 5 mg de 8 em 8 horas, Flavoxato 200 mg de 8 em 8 horas, ou outros antiespasmódicos urológicos.

Em alguns casos, a radiação pode causar edema prostático, que se manifestará com sintomas obstrutivos do jato urinário. Em casos graves, sondagem vesical é mandatória. Medicações, como doxazosina (2-4 mg/dia) e tansulosina (0,4 mg/dia), devem ser prescritas.

## SISTEMA NERVOSO CENTRAL

Tumores cerebrais, se muito volumosos ou com grandes áreas de edema, causam sintomas decorrentes de aumento da pressão intracraniana: cefaleia, náuseas e vômitos, crises convulsivas, alterações focais entre outros. Com o início da radioterapia, o edema pode piorar em curto prazo, causando intensificação da sintomatologia.

Uso de dexametasona, em doses de até 16 mg/dia, diminui a área de edema, e recomenda-se iniciar assim que a radioterapia seja indicada. Lembrar de associar inibidores da bomba de prótons.

Se crises convulsivas presentes, administrar anticonvulsivantes, como fenitoína, fenobarbital.

Cronicamente, a principal toxicidade da radioterapia cerebral é a radionecrose. Ela se manifesta de maneira semelhante aos efeitos agudos, no entanto, a fisiopatologia é a morte, por necrose, de tecido nervoso sadio adjacente ao tumor previamente irradiado. O tratamento consiste em terapia com corticoide via oral, como a dexametasona.

## LEITURAS SUGERIDAS

Chan RJ, Webster J, Chung B et al. Prevention and treatment of acute radiation-induced skin reactions: a systematic review and meta-analysis of randomized controlled trials. *BMC Cancer* 2014;14(1):53.

Cox JD, Stetz J, Pajak TF. Toxicity criteria of the Radiation Therapy Oncology Group (RTOG) and the European Organization for Research and Treatment of Cancer (EORTC). *Int J Radiat Oncol Biol Phys* 1995;31(5):1341-6.

Davies AN, Thompson J. Parasympathomimetic drugs for the treatment of salivary gland dysfunction due to radiotherapy. *Cochrane Database Syst Rev* 2015;(10):Cd003782.

Enblom A, Bergius Axelsson B et al. One third of patients with radiotherapy-induced nausea consider their antiemetic treatment insufficient. *Support Care Cancer* 2009;17(1):23-32.

Furness S, Bryan G, McMillan R, Worthington HV. Interventions for the management of dry mouth: non-pharmacological interventions. *Cochrane Database Syst Rev* 2013;(8):CD009603.

Halperin EC, Wazer DE, Perez CA, Brady LW. *Principles and Practice of Radiation Oncology*. Edition S; 2013.

Hindley A, Zain Z, Wood L et al. Mometasone furoate cream reduces acute radiation dermatitis in patients receiving breast radiation therapy: results of a randomized trial. *Int J Radiat Oncol Biol Phys* 2014;90(4):748-755.

Lalla RV, Bowen J, Barasch A et al. MASCC/ISOO clinical practice guidelines for the management of mucositis secondary to cancer therapy. *Cancer* 2014;120(10):1453-1461.

Maranzano E, De Angelis V, Pergolizzi S et al. A prospective observational trial on emesis in radiotherapy: analysis of 1020 patients recruited in 45 Italian radiation oncology centers. *Radiother Oncol* 2010;94(1):36-41.

Movsas B, Raffin TA, Epstein AH, Link CJ Jr. Pulmonary radiation injury. *Chest* 1997;111(4):1061-76.

Parashar B, Edwards A, Mehta R *et al.* Chemotherapy significantly increases the risk of radiation pneumonitis in radiation therapy of advanced lung cancer. *Am J Clin Oncol* 2011;34(2):160-4.

Pellizzon AC, Castro DG, Salvajoli JV *et al. Rotinas e Condutas em Radioterapia*. Lemar; 2008. p. 446.

Peterson DE, Boers-Doets CB, Bensadoun RJ, Herrstedt J. ESMO Guidelines Committee. Management of oral and gastrointestinal mucosal injury: ESMO Clinical Practice Guidelines for diagnosis, treatment and follow-up. *Ann Oncol* 2015;26(Suppl 5):v139-51.

Smit SG, Heyns, CF. Management of radiation cystitis. *Nat Rev Urol* 2010;7:206-214.

Stone P, Richardson A, Ream E *et al.* Cancer-related fatigue: inevitable, unimportant and untreatable? Results of a multi-centre patient survey. Cancer Fatigue Forum. *Ann Oncol* 2000;11(8):971-5.

Watters AL, Epstein JB, Agulnik M. Oral complications of targeted cancer therapies: a narrative literature review. *Oral Oncol* 2011;47(6):441-8.

# TOXICIDADE CARDÍACA ASSOCIADA À QUIMIOTERAPIA

João Neif Antônio Junior

## INTRODUÇÃO

Nos últimos anos, tem ocorrido um grande avanço nas terapias voltadas ao tratamento do câncer, que impactam diretamente no prognóstico do paciente oncológico. No entanto, apesar do benefício terapêutico evidente, muitos efeitos colaterais são descritos, incluindo aqueles que afetam diretamente o sistema cardiovascular.

Os números do DATASUS revelam que o câncer é a segunda causa de morte no Brasil, perdendo apenas para as doenças cardiovasculares. Por longos anos, os efeitos cardiotóxicos eram quase que, na totalidade, atribuídos aos quimioterápicos da classe dos antracíclicos. Posteriormente, outros agentes também foram reconhecidos como responsáveis, com destaque para os inibidores de tirosina quinase.

Além da cardiomiopatia, outras consequências relacionadas com as lesões no sistema cardiovascular são prevalentes, como isquemia miocárdica, descontrole pressórico, pericardiopatias e arritmias cardíacas.

Dessa forma, a proteção da função cardíaca faz parte da rotina do médico oncologista, e, nesse contexto, surgiu uma importante área de conhecimento específico, denominada de cardio-oncologia.

## DEFINIÇÃO

É fundamental a padronização da descrição de cardiotoxicidade, até mesmo para que os suportes propedêutico e terapêutico sejam adequados. Os parâmetros descritivos estão relacionados com as medidas de fração de ejeção do ventrículo esquerdo (FEVE). Segundo o Instituto Nacional de Saúde Americana (NIH), a estratificação da cardiotoxicidade é dada da seguinte maneira:

- *Grau I:* diminuição da FEVE entre 10 e 20% sem causar sintomas.
- *Grau II:* diminuição da FEVE em mais de 20% ou abaixo do normal.
- *Grau III:* insuficiência cardíaca sintomática.

## INSUFICIÊNCIA CARDÍACA

Muitos agentes quimioterápicos podem estar relacionados com o desenvolvimento de insuficiência cardíaca (IC) e há alguns fatores de risco envolvidos nesse processo, como: idade, disfunção ventricular preexistente, hipertensão arterial sistêmica, diabetes, emprego de associação de quimioterápicos, rápida velocidade de infusão, radioterapia mediastinal, distúrbios hidroeletrolíticos (hipocalcemia, hipomagnesemia) e suscetibilidade genética.[1]

No entanto, o padrão de toxicidade vinculado às terapêuticas oncológicas é a cardiomiopatia relacionada com o uso das antraciclinas.[2] Nessa circunstância, a disfunção cardíaca deve-se ao acúmulo de dose por administrações repetidas, que podem levar a lesões celulares e intersticiais permanentes, muitas vezes associadas a quadros de insuficiência cardíaca refratária, visto que as alterações fisiopatológicas com elas relacionadas promovem um ambiente de estresse oxidativo vinculado à fibrose e necrose do músculo cardíaco.[3] Sendo assim, esses agentes classificados como tipo I são caracterizados por causar lesões irreversíveis.

Como dito, a severidade das disfunções, tanto diastólica, quanto sistólica, é proporcional ao acúmulo de dose. A primeira em geral ocorre mais precocemente com doses cumulativas de 200 mg/m², enquanto que a segunda se estabelece de forma tardia e está relacionada com doses acima de 400 mg/m².[4]

Outros agentes terapêuticos, como os anticorpos monoclonais, pela inibição do fator de crescimento do endotélio vascular (VEGF), podem promover a disfunção ventricular em até 2% dos casos, que, na maioria das vezes, é transitória e com reversão espontânea após a interrupção do tratamento.[5] Não é estabelecida uma relação com as sucessivas doses aplicadas, repercutindo em um prognóstico mais favorável.[6] São classificados como agentes tipo II.

Um exemplo clássico é o trastuzumabe, que age de modo a bloquear o receptor HER2, cuja sinalização está relacionada com o desenvolvimento do coração na vida embrionária. Esses receptores também são expressos nas células musculares cardíacas e são fundamentais para a proteção das mesmas.[7] Apesar de os mecanismos fisiopatológicos envolvidos não serem totalmente claros, a ocorrência de cardiotoxicidade pode acometer até 26% dos pacientes.[8]

Os agentes alquilantes, como a ciclofosfamida e a ifosfamida, podem contribuir para o desenvolvimento de IC por promoverem alterações celulares relacionadas com a necrose hemorrágica, edema intersticial, depósito de fibrina, trombos microvasculares, áreas isquêmicas e bandas de contração. Altas doses de Ifosfamida, quando não fracionadas, estão relacionadas com a disfunção ventricular esquerda em até 17% das vezes.[9]

Já os inibidores de tirosina quinase, como é o caso do sunitinibe e do lapatinibe, atuam de modo a inibir o fator de crescimento epidérmico e o HER2.[10] A disfunção ventricular ocorre em média em 1,6% das vezes, sendo na maior parte das vezes assintomática e reversível.

## Abordagem Diagnóstica

A avaliação diagnóstica para uma suspeita clínica de IC pode ser amparada por alguns exames complementares, como eletrocardiograma (ECG), radiografia de tórax, marcadores laboratoriais e, principalmente, o ecocardiograma.

Quando é induzida por agentes antineoplásicos, geralmente os sintomas começam a aparecer já nos primeiros meses após o início do tratamento. Não obstante a isso, podem ter incidência mais aguda, surgindo nas primeiras semanas ou até mesmo tardiamente, alguns anos após o término do tratamento.

Os pacientes apresentam-se principalmente com dispneia aos esforços, podendo ou não estar associada à dispneia paroxística noturna, ortopneia, fadiga e anorexia. Por meio do exame físico, notadamente encontramos alterações relacionadas com os sintomas congestivos, como terceira bulha, estertores pulmonares, hepatomegalia, ascite, turgência jugular e edema de membros inferiores.

Diante do risco de cardiopatia secundária aos agentes antineoplásicos, a suspeição de IC deve ser constante e, nesse sentido, alguns exames devem ser rotineiros, como é o caso do ECG. O peptídeo atrial natriurético tipo B (BNP) e a troponina também podem predizer disfunção ventricular precoce e, dessa forma, ocorrência de cardiotoxicidade.

Como dito, é mandatório que o monitoramento da função cardíaca seja realizado em pacientes que recebem tratamento quimioterápico, e para tal, o ecocardiograma é fundamentalmente bem indicado. Além de avaliar as funções sistólicas e diastólicas, pode também acusar disfunção valvar e acometimento pericárdico.

Uma forma de realizar o monitoramento para aqueles que recebem antraciclinas é a realização do ecocardiograma antes do início do tratamento, após a administração da metade da dose total cumulativa e, a partir daí, após doses cumulativas subsequentes.[11] Para aqueles que recebem terapia com anticorpos monoclonais, como o trastuzumabe, o ecocardiograma deve ser realizado antes do início do tratamento e subsequentemente nos 3º, 6º e 12º meses, ou se clinicamente indicado.

## Abordagem Preventiva

Algumas estratégias têm sido adotadas com o objetivo de evitar ou diminuir a cardiotoxicidade relacionada com as antraciclinas, entre as quais têm destaque: a síntese de análogos de compostos naturais; o desenvolvimento de formulações específicas e o uso clínico de agentes cardioprotetores.[12]

Novos compostos desenvolvidos pela alteração estrutural das antraciclinas têm diminuído o potencial de cardiotoxicidade sem promover prejuízos terapêuticos. Sendo assim, são apresentadas outras drogas em substituição à doxorrubicina e daunorrubicina, como a epirrubicina e a idarrubicina, respectivamente.

A incorporação lipossômica da doxorrubicina também pode oferecer um significativo efeito cardioprotetor, visto que o aumento molecular do fármaco leva ao prolongamento do seu tempo de eliminação e faz a permanência no organismo se prolongar com menos efeitos adversos.[13] Permite, também, que a fixação da droga não ocorra em órgãos que possuam junções capilares normais, e sim, em locais onde o sistema vascular é imaturo, como no caso das neoplasias.[14]

O dexrazoxane (Cardioxane®) é uma droga cardioprotetora indicada para a prevenção dos efeitos cardiotóxicos induzidos pelas antraciclinas.[15] Seu mecanismo de ação está vinculado à capacidade de melhorar as defesas antioxidantes das células cardíacas, visto que o papel das espécies reativas de oxigênio e o *stress* oxidativo são intrínsecos ao modelo patológico das antraciclinas.

## Abordagem Terapêutica

O tratamento da IC deve seguir os princípios estabelecidos pelo consenso da American Heart Association e pelas diretrizes da Sociedade Brasileira de Oncologia.[16]

Há classes de drogas disponíveis que interferem diretamente no remodelamento e melhoram a função do coração. Elas mudaram de fato o prognóstico dos pacientes com IC. Podemos relacionar aqui os inibidores da enzima conversora de angiotensina (IECA), os bloqueadores dos receptores de angiotensina II (BRA), os betabloqueadores e os antagonistas da aldosterona.[17] Há um racional e um consenso de que essas classes de drogas devem ser prescritas para a IC relacionada com a cardiotoxicidade.

Os IECAs, além de melhorarem a qualidade de vida, atuam de modo a diminuir a morbidade e a mortalidade. Eles têm papel estabelecido até mesmo na disfunção ventricular assintomática, atuando, assim, de forma preventiva.[18] Nesse contexto, durante os exames de monitorização da função cardíaca dos pacientes recebendo tratamento quimioterápico, caso alterações sejam identificadas, eles devem ser prescritos de imediato. Se houver desenvolvimento de intolerância, podem ser substituídos pelos BRA.

Os betabloqueadores, por sua vez, atuam de modo a diminuir a atividade simpática aumentada na IC, que tem relação direta com a piora do grau da disfunção estabelecida. Assim, diminuem a frequência cardíaca e o consumo energético, inibem a vasoconstrição periférica e promovem um melhor relaxamento durante a diástole. Consequentemente a isso, atuam de modo a melhorar os sintomas dos pacientes com IC. Podem ser prescritas três drogas dessa classe, sendo elas o metoprolol, o bisoprolol e o carvedilol.[19] Quando associados aos IECA ou BRA, proporcionam um aumento de sobrevida vinculado à diminuição da mortalidade, vista também com o uso dos antagonistas do receptor de aldosterona, como o espironolactona.

O transplante cardíaco, por sua vez, também já é uma realidade para os pacientes oncológicos que alcançaram a cura. No entanto, é mandatório que o enquadramento do paciente na fila de transplante seja uma decisão compartilhada com os oncologistas, visto que os critérios devem ser muito bem estabelecidos.[20]

## OUTROS EFEITOS CARDIOTÓXICOS
### Isquemia Miocárdica
Em razão do fato de os pacientes com câncer atualmente apresentarem sobrevidas mais longas, há uma tendência maior de exposição aos fatores de riscos associados ao desenvolvimento de doenças ateroscleróticas.[21] Alguns tratamentos oncológicos, que envolvem o uso de drogas, como o 5-fluouracil, a capecitabina e o bevacizumabe, têm sido muito relacionados com a doença coronariana. No entanto, essa relação também existe com emprego de outras classes de drogas, como inibidores de microtúbulos (paclitaxel e docetaxel), inibidores da tirosino-quinase (sorafenibe, sunitinibe) e alcaloides da vinca (vincristina, vinorelbina).[11]

Enquanto que para o 5-FU e a capecitabina o mecanismo fisiopatológico está vinculado à ocorrência de vasospasmo coronariano, ainda não foi estabelecido para o anticorpo monoclonal bevacizumabe um mecanismo de ação específico, muito embora seu emprego está relacionado com eventos trombóticos arteriais, incluindo o infarto agudo do miocárdio em 0,6 a 1,5%.[22]

### Arritmias
Não está bem estabelecida a real incidência de arritmias no paciente oncológico, no entanto, existe uma variação relacionada com o tratamento antineoplásico utilizado. Apesar de existirem fatores de risco relacionados, como idade avançada, radioterapia prévia, presença de infiltrações amiloides ou qualquer outra lesão do sistema de condução, o câncer propriamente dito é gerador independente de um ambiente pró-arritmogênico.[23] A fibrilação atrial é o tipo de arritmia mais prevalente no paciente oncológico e está bastante relacionada com a morbidade no pós-operatório, podendo representar taxas de incidência de até 12,6%.[24]

Algumas classes de quimioterápicos são mais conhecidas como agentes causadores de arritmias, sendo elas as antraciclinas (doxorrubicina, epirrubicina), os agentes antimicrotúbulos (paclitaxel e docetaxel), os antimetabólitos (5-FU, capecitabina e gencitabina), os agentes alquilantes (cisplatina e ciclofosfamida), os inibidores de tirosina quinase (trastuzumabe e cetuximabe) entre outros, como o trióxido de arsênio, a talidomida e a interleucina-2.[23]

Há uma propensão de os pacientes oncológicos apresentarem intervalo QT longo, visto que além de muitas vezes já serem portadores de comorbidades prévias que causam disfunções cardíacas, hepáticas e renais, também fazem uso concomitante de medicações que podem prolongar o intervalo QT, como antieméticos, antifúngicos e quinolonas. O próprio trióxido de arsênio e os inibidores de tirosina quinase também têm relação direta com o prolongamento do QT, assim como notadamente os distúrbios hidroeletrolíticos provocados pelos efeitos colaterais das terapias, como vômitos, diarreia e diminuição da ingesta de líquidos e alimentos. É mandatório, portanto, a realização de ECG periodicamente, assim como avaliar ajustes de doses ou mesmo descontinuação de determinada terapia.

As bradicardias e os bloqueios também são comuns ao paciente oncológico e podem ser de etiologia multifatorial, desde o processo fibrótico causado pela radioterapia, assim como neoplasias cardíacas que eventualmente afetam o sistema de condução e o efeito direto de alguns quimioterápicos, como o paclitaxel e a talidomida. O primeiro comumente interfere no sistema His-Purkinje ou no sistema autonômico, e a segunda pode proporcionar efeitos sedativos centrais, ativar vias vagais ou mesmo induzir hipotireoidismo.

Em relação às taquicardias no paciente com câncer, elas podem ser tanto sinusais, como ventriculares e supraventriculares. Dessas últimas, a fibrilação atrial, evento mórbido muito comum no ambiente pós-operatório como previamente citado, também pode estar relacionada com as antraciclinas.

## Hipertensão Arterial Sistêmica

Os inibidores de angiogênese, como o bevacizumabe, sunitinibe, pazopanibe, sorafenibe, axitinibe entre outros, podem agravar ou induzir o aumento da pressão arterial. Antes da introdução desses medicamentos no arsenal terapêutico oncológico, a prevalência de HAS era semelhante à da população adulta em geral.[25] Esses agentes atuam diminuindo a atividade tirosina quinase do receptor do fator de crescimento do endotélio vascular (VEGF), que é responsável pela produção de óxido nítrico, aumento da permeabilidade capilar e proliferação das células endoteliais. Outros agentes, como a cisplatina e a ciclosporina, também estão relacionados com a nefrotoxicidade e, por conseguinte, com a hipertensão, além de outras medicações que são muito comumente utilizadas e que podem impactar nos níveis pressóricos, como é o caso dos corticosteroides, da eritropoietina e dos inibidores da ciclo-oxigenase. É recomendada uma monitorização rigorosa dos níveis pressóricos e, quando indicado, o tratamento anti-hipertensivo deve ser estabelecido, visto ter impacto direto na morbimortalidade e na redução do risco do desenvolvimento de lesões em órgãos-alvo.[11] Particularmente para os pacientes em uso de agentes antiangiogênicos, não são permitidos o emprego dos bloqueadores de canais de cálcio não di-hidropiridínicos, visto serem inibidores de CYP3A4 e atuarem na via de metabolização destes quimioterápicos. Ficam reservados para esse cenário o emprego dos inibidores da enzima conversora de angiotensina (IECAs) e betabloqueadores.

## Tromboembolismo

O tromboembolismo venoso (TEV), que inclui trombose venosa profunda (TVP) e tromboembolismo pulmonar (TEP), é um dos eventos com maior impacto na mortalidade dos pacientes oncológicos.

A associação entre neoplasia e TEV é bem estabelecida, no entanto, alguns fatores relacionados podem aumentar o risco, como, por exemplo, sexo feminino, etnia afrodescendente, sítios primários em sistema nervoso central, pâncreas, rim, ovário, estômago, pulmão, mieloma e linfoma, principalmente em estádios mais avançados com doença metastática.

Algumas drogas de ação antiangiogênica (talidomida, lenalidomida) e terapias hormonais (tamoxifeno, anastrozol, letrozol) também estão intrinsecamente ligadas à doença tromboembólica venosa.[26] A talidomida é o agente antineoplásico mais comumente relacionado, podendo o uso desta droga estar associado a uma incidência de 5% de fenômenos trombóticos.[27] A lenalidomida, seu análogo, tem um perfil de toxicidade menos desfavorável. O mecanismo trombogênico envolvido é descrito por uma ação direta nas células endoteliais e no aumento da atividade de agregação plaquetária.[11] O tamoxifeno, por sua vez, é um antagonista do receptor de estrogênio e tanto o anastrozol, como o letrozol atuam no bloqueio da conversão de androgênios para estrogênios em mulheres pós-menopáusicas.

## CONCLUSÃO

Os agentes quimioterápicos rotineiramente empregados no tratamento do câncer são potenciais causadores de lesões cardiovasculares, como cardiopatia, isquemia, arritmias, hipertensão arterial, doença tromboembólica entre outros.

Dessa forma, é mandatória a compreensão dos mecanismos fisiopatológicos relacionados com a cardiotoxicidade, assim como saber gerir e avaliar o perfil de segurança dessas drogas. Nesse contexto, é fundamental e cada vez mais importante o estabelecimento de uma multidisciplinaridade entre as áreas de Oncologia e Cardiologia, com os objetivos de reduzir o risco de mortalidade e melhorar a qualidade de vida, impactando minimamente nos resultados terapêuticos.

## REFERÊNCIAS BIBLIOGRÁFICAS

1. Ng R, Better N, Green MD. Anticancer agents and cardiotoxicity. *Semin Oncol* 2006;33(1):2-14.
2. Ewer MS, Ewer SM. Cardiotoxicity of anticancer treatments: what the cardiologist needs to know. *Nat Rev Cardiol* 2010;7(10):564-75.
3. Lefrak EA, Pitha J, Rosenheim S, Gottlieb JA. A clinicopathologic analysis of adriamycin cardiotoxicity. *Cancer* 1973;32(2):302-14.
4. Lipshultz SE, Lipsitz SR, Sallan SE et al. Chronic progressive cardiac dysfunction years after doxorubicin therapy for childhood acute lymphoblastic leukemia. *J Clin Oncol* 2005;23(12):2629-36.
5. Zuppinger C, Timolati F, Suter TM. Pathophysiology and diagnosis of cancer drug induced cardiomyopathy. *Cardiovasc Toxicol* 2007;7(2):61-6.
6. Seidman A, Hudis C, Pierri MK et al. Cardiac dysfunction in the trastuzumab clinical trials experience. *J Clin Oncol* 2002;20(5):1215-21.
7. Ewer MS, Lippman SM. Type II chemotherapy-related cardiac dysfunction: time to recognize a new entity. *J Clin Oncol* 2005;23(13):2900-2.
8. Kremer LC, van Dalen EC, Offringa M et al. Anthracycline-induced clinical heart failure in a cohort of 607 children: long-term follow-up study. *J Clin Oncol* 2001;19(1):191-6.
9. Schimmel KJ, Richel DJ, van den Brink RB, Guchelaar HJ. Cardiotoxicity of cytotoxic drugs. *Cancer Treat Rev* 2004;30(2):181-91.
10. Perez EA, Koehler M, Byrne J et al. Cardiac safety of lapatinib: pooled analysis of 3689 patients enrolled in clinical trials. *Mayo Clin Proc* 2008;83(6):679-86.
11. Yeh ET, Bickford CL. Cardiovascular complications of cancer therapy: incidence, pathogenesis, diagnosis, and management. *J Am Coll Cardiol* 2009;53(24):2231-47.

12. Mordente A, Meucci E, Silvestrini A et al. New developments in anthracycline-induced cardiotoxicity. *Curr Med Chem* 2009;16(13):1656-72.
13. Abraham SA, Waterhouse DN, Mayer LD et al. The liposomal formulation of doxorubicin. *Methods Enzymol* 2005;391:71-97.
14. Slingerland M, Guchelaar HJ, Gelderblom H. Liposomal drug formulations in cancer therapy: 15 years along the road. *Drug Discov Today* 2012;17(3-4):160-6.
15. Schuchter LM, Hensley ML, Meropol NJ et al. 2002 update of recommendations for the use of chemotherapy and radiotherapy protectants: clinical practice guidelines of the American Society of Clinical Oncology. *J Clin Oncol* 2002;20(12):2895-903.
16. Grupo de Estudos em Insuficiência Cardíaca da Sociedade Brasileira de C, Sociedade Brasileira de Oncologia C, Instituto do Coração - Faculdade de Medicina da Universidade de São P, Instituto do Câncer do Estado de São Paulo - Faculdade de Medicina da Universidade de São P, Kalil Filho R, Hajjar LA et al. [I Brazilian Guideline for Cardio-Oncology from Sociedade Brasileira de Cardiologia]. *Arq Bras Cardiol* 2011;96(2 Suppl 1):1-52.
17. Hunt SA, Abraham WT, Chin MH et al. 2009 Focused update incorporated into the ACC/AHA 2005 Guidelines for the Diagnosis and Management of Heart Failure in Adults A Report of the American College of Cardiology Foundation/American Heart Association Task Force on Practice Guidelines Developed in Collaboration With the International Society for Heart and Lung Transplantation. *Circulation* 2009;119(14):e391-479.
18. SOLVD Investigators, Yusuf S, Pitt B et al. Effect of enalapril on mortality and the development of heart failure in asymptomatic patients with reduced left ventricular ejection fractions. *N Engl J Med* 1992;327(10):685-91.
19. Bristow MR. Beta-adrenergic receptor blockade in chronic heart failure. *Circulation* 2000;101(5):558-69.
20. Christie JD, Edwards LB, Aurora P et al. The Registry of the International Society for Heart and Lung Transplantation: Twenty-sixth Official Adult Lung and Heart-Lung Transplantation Report-2009. *J Heart Lung Transplant* 2009;28(10):1031-49.
21. Anderson JL, Adams CD, Antman EM et al. ACC/AHA 2007 guidelines for the management of patients with unstable angina/non ST-elevation myocardial infarction: a report of the American College of Cardiology/American Heart Association Task Force on Practice Guidelines (Writing Committee to Revise the 2002 Guidelines for the Management of Patients With Unstable Angina/Non ST-Elevation Myocardial Infarction): developed in collaboration with the American College of Emergency Physicians, the Society for Cardiovascular Angiography and Interventions, and the Society of Thoracic Surgeons: endorsed by the American Association of Cardiovascular and Pulmonary Rehabilitation and the Society for Academic Emergency Medicine. *Circulation* 2007;116(7):e148-304.
22. Scappaticci FA, Skillings JR, Holden SN et al. Arterial thromboembolic events in patients with metastatic carcinoma treated with chemotherapy and bevacizumab. *J Natl Cancer Inst* 2007;99(16):1232-9.
23. Guglin M, Aljayeh M, Saiyad S et al. Introducing a new entity: chemotherapy-induced arrhythmia. *Europace* 2009;11(12):1579-86.
24. Onaitis M, D'Amico T, Zhao Y et al. Risk factors for atrial fibrillation after lung cancer surgery: analysis of the Society of Thoracic Surgeons general thoracic surgery database. *Ann Thorac Surg* 2010;90(2):368-74.
25. Izzedine H, Ederhy S, Goldwasser F et al. Management of hypertension in angiogenesis inhibitor-treated patients. *Ann Oncol* 2009;20(5):807-15.
26. Khorana AA, Francis CW, Culakova E et al. Thromboembolism is a leading cause of death in cancer patients receiving outpatient chemotherapy. *J Thromb Haemost* 2007;5(3):632-4.
27. Rodeghiero F, Elice F. Thalidomide and thrombosis. *Pathophysiol Haemost Thromb* 2003;33(Suppl 1):15-8.

# TOXICIDADES PULMONARES RELACIONADAS COM QUIMIOTERÁPICOS

Alan Felipe Bello Secco

## INTRODUÇÃO

Estima-se que entre 10 a 20% de todos os pacientes tratados com algum quimioterápico apresentará alguma forma de toxicidade pulmonar, tornando assim os pulmões um sítio frequente de lesão iatrogênica. Enquanto algumas reações adversas a medicamentos quimioterápicos são potencialmente evitáveis (particularmente as relacionadas com a dose cumulativa), outras são imprevisíveis, tendo incidência variável, dependendo do agente, dosagem e outros fatores.

A alta prevalência de toxicidades pulmonares pode estar relacionada com o grande fluxo vascular que circula pelos pulmões, aumentando o período de exposição do epitélio pulmonar aos possíveis efeitos danosos de cada agente antineoplásico. No estudo de base populacional que avaliou as lesões pulmonares relacionadas a medicamentos, Dhokarh R et al. encontraram uma incidência de falência respiratória secundária a medicamentos de 6,6 por 100.000 pacientes-ano, sendo que 53% eram associados a agentes quimioterápicos. Algumas evidências mostram que as lesões pulmonares relacionadas com medicamentos que culminam em síndrome do desconforto respiratório agudo possuem uma melhor evolução comparadas ao mesmo quadro não relacionado com medicamentos. Mesmo assim, pacientes oncológicos que apresentam toxicidade pulmonar relacionada com os quimioterápicos apresentam uma sobrevida média de 3,5 meses (IC 95%, 2,3-7,2 meses), principalmente nos pacientes em tratamento para câncer de pulmão de não pequenas células.

## PATOGÊNESE

A patogênese da lesão pulmonar causada pelos agentes quimioterápicos ainda é pouco compreendida. A maioria dos efeitos ocorre por citotoxicidade direta ao epitélio pulmonar. Algumas fases do mecanismo fisiopatológico são descritas a seguir:

- Lesões diretas aos pneumócitos ou ao endotélio capilar alveolar com posterior liberação de citocinas e recrutamento de células inflamatórias.
- A liberação sistêmica de citocinas pode resultar em disfunção endotelial e dos capilares pulmonares, e edema pulmonar não cardiogênico.
- Lesão pulmonar celular-mediada por causa da ativação de linfócitos e macrófagos alveolares.
- Lesão oxidativa secundária a radicais livres de oxigênio (p. ex.: lesão pulmonar secundária à bleomicina).
- Os receptores do fator de crescimento epitelial (EGFR) são expressos no pneumócito de tipo II e estão ligados ao reparo da parede alveolar; assim, agentes quimioterápicos com alvo no EGFR alteram os mecanismos de reparo alveolar.
- Pneumonite secundária à hipersensibilidade à radiação (*recall radiation*) é mediada pela presença subclínica cumulativa de lesão pulmonar secundária à radiação no parênquima pulmonar, que se torna clinicamente aparente quando acontece outro insulto pulmonar (p. ex.: quimioterapia citotóxica).
- A exposição a altas frações de oxigênio inspirado, comum nos pacientes oncológicos, pode explicar a predileção para toxicidade pulmonar de alguns agentes, sendo relatado em pacientes expostos à bleomicina.

## MANIFESTAÇÕES CLÍNICAS

As principais formas de apresentação são inespecíficas e incluem tosse, dispneia, febre baixa e hipoxemia. Calafrios e secreção respiratória não são comuns, no entanto, sintomas constitucionais, como perda ponderal, podem ser referidos. A ausculta pulmonar pode apresentar crepitações bilaterais, porém a ausculta normal também pode ser encontrada. Sibilância não é comum, no entanto, se presente, pode sugerir mecanismo de hipersensibilidade com componente de broncoconstrição. *Rash* morbiliforme associado pode servir como evidência de hipersensibilidade à droga, também conhecido como *rash* secundário a medicamentos com eosinofilia e sintomas sistêmicos (DRESS).

O início pode ser durante o primeiro ciclo, assim como nos ciclos subsequentes, sendo variável o momento das manifestações clínicas. Há relatos de fibroses tardias associados ao uso de bleomicina e nitrosureias, porém o acometimento típico ocorre em poucas semanas até alguns meses após o início da terapia.

A definição do agente responsável pela toxicidade muitas vezes é difícil por causa da existência de múltiplos protocolos de quimioterapia com mais de um agente antineoplásico.

## ABORDAGEM DIAGNÓSTICA

Não há testes específicos para o diagnóstico de toxicidade pulmonar secundária aos medicamentos oncológicos. A relação temporal entre exposição ao medicamento suspeito e o início dos sintomas são essenciais para o diagnóstico. Os exames complementares auxiliam a descartar outras possíveis causas dos sintomas pulmonares.

### Testes de Função Pulmonar

Pacientes que apresentam pneumonite, como toxicidade pulmonar secundária aos agentes antineoplásicos, podem apresentar uma redução na capacidade de difusão do monóxido de carbono como alteração inicial. Padrão restritivo na espirometria, ou seja, com redução da capacidade pulmonar total e redução da capacidade vital forçada, pode ser visto em casos avançados ou no acompanhamento após lesões pulmonares agudas. Anormalidade na transferência gasosa pode-se manifestar com queda na saturação durante o repouso e o esforço.

Protocolos de quimioterapia que incluem bleomicina, gencitabina, paclitaxel, ciclofosfamida ou doxorrubicina são associados a reduções significativas da capacidade de difusão do monóxido de carbono, no entanto, na maioria dos casos não repercutem clinicamente. Doença pulmonar veno-oclusiva, que pode estar relacionada com ciclofosfamida, gencitabina, mitomicina, pode causar alterações na oximetria de pulso, com mínima ou nenhuma anormalidade na espirometria ou nos volumes pulmonares.

### Exames de Imagem

Vários padrões radiográficos podem ser descritos na avaliação de toxicidades secundárias ao tratamento quimioterápico e muitas vezes identificados em um único paciente. Alguns dos padrões incluem infiltrados reticulares unilaterais ou bilaterais, opacidades em vidro fosco e consolidações.

Na tomografia computadorizada de tórax, os achados mais comuns são opacidades em vidro fosco, consolidações, espessamento septal interlobular e nódulos centrolobulares. Esses achados possuem um limitado valor diagnóstico e prognóstico.

Na radiografia de tórax, o padrão clássico encontrado é o de fibrose pulmonar inicial, incluindo opacidades em vidro fosco ou reticulares subpleurais bibasais associadas à redução do volume pulmonar e apagamento dos seios costofrênicos. Esses achados iniciais evoluem progressivamente para padrão de consolidações e "favo de mel".

Pneumonite secundária à hipersensibilidade à radiação (*radiation recall*) pode ser identificada nos exames de imagem por opacidades pulmonares no exato local e distribuição do campo de radioterapia prévia, podendo ocorrer após o uso dos seguintes antineoplásicos: carmustina, doxorrubicina, etoposídeo, gefitinibe, gencitabina, paclitaxel e trastuzumabe.

Linfonodomegalias hilares induzidas pelos quimioterápicos são incomuns, exceto no caso da utilização de metotrexato.

### Avaliação Cardiológica

Essencial para auxiliar na exclusão de diagnósticos diferenciais, como insuficiência cardíaca, hipertensão pulmonar e sinais de doença veno-oclusiva pulmonar. Realizada com eletrocardiograma, dosagem peptídeo natriurético cerebral (BNP) e ecocardiograma.

### Broncoscopia e lavado broncoalveolar

Não há achados específicos. O lavado broncoalveolar pode apresentar elevada contagem celular, linfocitose ou neutrofilia, e, raramente, eosinofilia. Auxiliam na exclusão de outras causas de lesão pulmonar, como infecções, principalmente as oportunistas, e recidivas de neoplasias.

### Achados Histopatológicos

Todos os padrões histopatológicos já foram descritos em pacientes oncológicos com toxicidades pulmonares secundárias aos quimioterápicos, incluindo pneumonia intersticial usual, pneumonia intersticial descamativa, pneumonia eosinofílica, dano alveolar difuso, hemorragia alveolar etc.

### Marcadores Séricos

Alguns marcadores séricos estão sendo avaliados para auxiliar nos diagnósticos de quadros pulmonares secundários ao uso de medicamentos, entre eles quimioterápicos. Um marcador de doença pulmonar intersticial potencialmente útil é o KL-6 (Krebs Von den Lunge-6), que normalmente não apresenta elevação em quadros infecciosos, como pneumonia e aspergilose, e secundários a enfisema pulmonar e bronquiectasias, porém apresenta elevação nos quadros de pneumonite secundária a medicamentos. Ainda não é utilizado na prática clínica pela dificuldade de acesso e necessidade de melhor validação.

## SÍNDROMES CLÍNICAS DE TOXICIDADES PULMONARES SECUNDÁRIAS AO USO DE QUIMIOTERÁPICOS E PRINCIPAIS AGENTES ENVOLVIDOS

### Broncoconstrição Aguda
- Evidências de limitação do fluxo respiratório sibilância, fase expiratória prolongada, redução FEV1.
- Drogas relacionadas: carboplatina, ciclofosfamida, etoposídeo, paclitaxel, rituximabe, vinorelbine.

### Reação Infusional
- Angioedema, prurido, *flushing*, urticária, artralgias, sibilância, dispneia, hipotensão, hipoxemia, náuseas ou dor lombar com início durante ou logo após a infusão. Pode ser causada pela ativação dos mastócitos/basófilos ou liberação de citocinas no cenário de reação sistêmica inflamatória.
- Drogas relacionadas: platinas (carboplatina e cisplatina), taxanos (docetaxel e paclitaxel), rituximabe, l-asparaginase, citarabina, etoposídeo.

### Hemorragia Alveolar
- Dispneia, hemoptise eventual, opacidades pulmonares difusas no exame de imagem, hipoxemia, lavado broncoalveolar com evidências de hemorragia.
- Drogas relacionadas: bevacizumabe, crizotinibe, docetaxel, erlotinibe, ácido transretinoico, etoposídeo, fludarabina, gefitinibe, gencitabina, irinotecano, lenalidomida, sorafenibe, sunitinibe.

### Pneumonia Eosinofílica
- Dispneia, opacidades pulmonares difusas no exame de imagem, hipoxemia, lavado broncoalveolar com eosinofilia (> 20% eosinófilos), em alguns casos com eosinofilia periférica.
- Drogas relacionadas: bleomicina, lenalidomida, fludarabina, gencitabina.

### Pneumonite por Hipersensibilidade
- Dispneia associada a opacidades pulmonares difusas no exame de imagem, que surgem após horas ou dias do tratamento por causa da ativação de uma reação de hipersensibilidade tipo IV, ou seja, tardia ou celular.
- Drogas relacionadas: bleomicina, metotrexato, citarabina, dactinomicina.

### Pneumonite Intersticial
- Dispneia, tosse, possíveis episódios febris, opacidades pulmonares difusas ou focais no exame de imagem (espessamento septal, opacidade em vidro fosco, consolidações) e achados inespecíficos no lavado broncoalveolar.
- Drogas relacionadas: bleomicina, mitomicina, metotrexato, ciclofosfamida, gencitabina, inibidores de tirosina-quinase (dasatinibe, imatinibe), taxanos.

### Pneumonite Secundária à Hipersensibilidade à Radiação (*"Radiation Recall"*)
- Surgimento de opacidades pulmonares em áreas previamente irradiadas após exposição a quimioterápicos citotóxicos. Geralmente associado à tosse e dispneia.
- Drogas relacionadas: carmustina, doxorrubicina, etoposídeo, gefitinibe, gencitabina, paclitaxel e trastuzumabe.

### Edema Pulmonar Não Cardiogênico
- Edema pulmonar sem evidências de insuficiência cardíaca ou aumento da pressão atrial esquerda.
- Drogas relacionadas: mitomicina, citarabina, gencitabina, interleucina-2.

### Síndrome de Fragilidade Capilar
- Edema pulmonar não cardiogênico associado a edema periférico difuso e possibilidade de hipovolemia intravascular.
- Drogas relacionadas: docetaxel e interleucina-2.

### Lesão Pulmonar Aguda
- Edema pulmonar não cardiogênico e evidências de estado inflamatório agudo (febre, leucocitose com desvio à esquerda, neutrofilia no lavado broncoalveolar).
- Drogas relacionadas: dactinomicina, bleomicina, citarabina, gencitabina, mitomicina.

### Doença Pulmonar Veno-oclusiva
- Hipertensão pulmonar associada à oclusão de capilares pulmonares. Achados de imagem incluem opacidades em vidro fosco difusas ou em mosaico, estrias sentais, aumento da artéria pulmonar e adenopatias mediastinais.
- Drogas relacionadas: bleomicina, carmustina, cisplatina, ciclofosfamida, gencitabina, mitomicina.

## DIAGNÓSTICOS DIFERENCIAIS
- Infecções são uma causa comum de infiltrados pulmonares e comprometimento pulmonar em pacientes oncológicos. Muitas vezes com comprometimentos imunológicos, tanto secundários ao tratamento, como a própria doença, apresentam possibilidades de infecções oportunistas diversas e apresentações clínicas atípicas.

- Lesão pulmonar induzida pela radioterapia ocorre em razão do efeito sinérgico que alguns quimioterápicos apresentam quando associados à radioterapia (como a gencitabina e as fluoropirimidinas), surgindo tanto quando concomitante, como quando sequencial.
- Edema pulmonar cardiogênico e não cardiogênico: as duas possibilidades podem ocorrer em pacientes em tratamento quimioterápico. Como exemplos, podemos citar a cardiotoxicidade da doxorrubicina que pode culminar em edema pulmonar de origem cardiogênica; e a exposição cumulativa ao docetaxel, que pode induzir a uma síndrome de fragilidade capilar, levando ao edema pulmonar não cardiogênico.
- Acometimento direto dos pulmões pela neoplasia, tanto na forma de metástases pulmonares, como linfangite carcinomatosa e embolismo pulmonar tumoral. Sendo diagnosticado por um padrão radiográfico típico (linfangite carcinomatosa), evidências citológicas de células malignas ou biópsia pulmonar.
- Hemorragia pulmonar: pode ser relacionada ou não com os medicamentos. Hemorragia alveolar tem sido relatada em pacientes com câncer de pulmão escamoso quando tratados com terapias anti-VEGF (fator de crescimento endotelial), como bevacizumabe. Também relatado em pacientes em tratamento com inibidores de tirosina quinase, como sunitinibe e sorafenibe. Entre os agentes citotóxicos, a gencitabina já foi relacionada com eventos relacionados.

## TRATAMENTO

### Interrupção do Medicamento Suspeito

Geralmente, a suspeita de toxicidade pulmonar significativa justifica a interrupção do medicamento suspeito. Não há nenhuma terapia específica efetiva, somente a descontinuação do medicamento. No entanto, alguns fatores devem ser relevados para justificar a interrupção de um tratamento oncológico, riscos e benefícios devem ser criteriosamente avaliados, definindo possíveis terapêuticas alternativas tão efetivas quanto o agente suspeito. Exceção a essa conduta deve ser em casos de leucemia aguda promielocítica e tratamento com ácido transretinoico, que pode culminar na síndrome ATRA, relacionada com a possibilidade de insuficiência respiratória e infiltrado pulmonar, em que o agente causador do quadro não deve ser descontinuado, e sim terapia com corticoide prontamente iniciada. Somente se houver agravamento do quadro, o agente deve ser descontinuado.

### Corticoterapia

A decisão de iniciar corticoide em uma situação de toxicidade pulmonar é fundamentada em avaliações observacionais. Há evidência de resposta aos corticoides em análises histopatológicas, após biópsias pulmonares, em casos de toxicidades pulmonares agudas e subagudas relacionadas com quimioterápicos. O momento de início da corticoterapia dependerá da intensidade e da velocidade de progressão dos sintomas. Em casos leves, somente a interrupção do agente suspeito tende a mostrar resultados. Nos casos de agravamento dos sintomas em períodos curtos de tempo, o início da medicação é recomendado.

Toxicidade pulmonar severa é caracterizada por dispneia em repouso, queda da saturação de oxigênio abaixo de 90 ou maior que 4 pontos no valor considerado *baseline*, piora do *status* clínico, ou a necessidade de suporte ventilatório. De acordo com o NCI-CTC, que avalia toxicidades, na definição de severidade da pneumonite/infiltrado pulmonar, essa severidade é considerada grau 3 ou 4.

O início da corticoterpia deverá ser ponderado em pacientes com contraindicações ao uso de corticoides ou com evidências de doenças que não responderão à terapia. Antes do início, a possibilidade de infecções devem ser descartadas e tratadas até a definição de culturais.

A posologia geralmente utilizada depende da severidade dos sintomas. A prednisona pode ser utilizada na dosagem de 40-60 mg/dia, assim como a metilprednisolona na dosagem de 1 mg/kg endovenosa 1 × dia.

### Tratamento Suporte

Inclui oxigênio suplementar, broncodilatadores e ventilação mecânica, quando indicada.

Particularmente em pacientes que utilizaram Bleomicina, oxigênio suplementar em altas frações deve ser evitado. Sendo indicado oxigenoterapia somente se saturação $O_2$ inferior a 89.

### Reexposição ao Medicamento

A importância do medicamento no tratamento, a disponibilidade de outros agentes antineoplásicos, a severidade da reação adversa e da toxicidade pulmonar devem ser avaliadas criteriosamente. Na maioria dos casos, após toxicidade pulmonar clinicamente significativa, não há razão para nova exposição ao agente suspeito, porém existem evidências de reexposição com sucesso a alguns agentes antineoplásicos, como o ácido transretinoico, dasatinibe, temsirolimus e everolimus.

## RASTREAMENTO

A detecção de estágios precoces de acometimento respiratório secundário aos agentes antineoplásicos é realizada com uma anamnese detalhada, buscando sintomas respiratórios, como dispneia e tosse, associada ao exame físico criterioso, identificando a possibilidade de crepitações em bases pulmonares e, se necessário, com complementação com exames de imagem e testes de função pulmonar.

Pacientes com indicação de utilização de Bleomicina podem ser monitorados pela capacidade de difusão do monóxido de carbono, principalmente em pacientes com dose cumulativa superior a 400 unidades. Existem centros com protocolos bem definidos em caso de redução da capacidade de difusão do monóxido de carbono, no entanto, na maioria dos casos, não é realizada nenhuma forma de rastreio.

Recentemente, o uso do PET-TC, por meio da absorção da 18-fluorodesoxiglicose, foi avaliado como possível método de rastreamento. Aumento da absorção no PET-TC foi identificado em pacientes com pneumonites secundárias aos agentes antineoplásicos. No entanto, não há ainda poder de diferenciação entre linfangite carcinomatosa e pneumonite secundária.

## TOXICIDADE PULMONAR E TERAPIAS-ALVO

Atualmente, os tratamentos antineoplásicos selecionados com base em características moleculares individuais de cada tipo de tumor vêm crescendo significativamente. Chamados de terapias-alvo, esses novos medicamentos estão cada vez mais presentes na rotina dos oncologistas, muitas vezes em associação a quimioterápicos citotóxicos, apresentando incidência alta de toxicidades pulmonares secundárias. Alguns exemplos característicos de comprometimento pulmonar após a utilização destes medicamentos são citados a seguir.

- *Agentes anti-EGFR:* alguns representantes da classe são o gefitinibe, erlotinibe e osimertinibe. Utilizados no tratamento do câncer de pulmão de não pequenas células com mutação do EGFR, podem causar toxicidade pulmonar em cerca de 1% dos pacientes tratados com gefitinibe e erlotinibe e 3% nos pacientes que recebem osimertinibe. A presença de doenças pulmonares de base e tabagismo aumenta o risco de toxicidade. Aproximadamente 30% dos pacientes com toxicidade pulmonar relacionados com o uso de gefitinibe morrem desta complicação. O tratamento na maioria dos casos é suporte clínico e interrupção imediata do medicamento.
- *Inibidores de tirosina-quinase Bcr-Abl:* principais exemplos são o imatinibe e o dasatinibe, utilizados no tratamento de tumores estromais gastrointestinais (GIST) e em leucemia mieloide crônica cromossomo philadelphia positivo. A toxicidade pulmonar mais comumente reportada em estudos com esta classe é relacionada com retenção de fluidos, principalmente pleural e pericárdico, e edema pulmonar. Raros casos de pneumonia com ou sem infiltrado eosinofílico e pneumonite intersticial subaguda.
- *Inibidores do ALK:* principais representantes, crizotinibe e alectinibe, utilizados no tratamento para linfomas anaplásicos e em casos de câncer de pulmão com presença da fusão do oncogene EML4-ALK. Associadas ao desenvolvimento de pneumonite, em algumas séries, em até 3% dos pacientes tratados, com casos de morte secundária a esta toxicidade.
- *Agentes Anti-VEGF:* a angiogênese é essencial para o crescimento tumoral. A inibição do fator de crescimento endotelial vascular (VEGF) é essencial no tratamento de algumas neoplasias. Os principais representantes da classe são o bevacizumabe, sunitinibe e pazopanibe. No caso de toxicidades pulmonares possíveis relacionadas com o bevacizumabe, as principais são: hemorragia, fístula traqueoesofágica e aumento de possibilidades de eventos tromboembólicos.
- *Cetuximabe:* relacionado com reações severas durante a infusão, podendo incluir broncospasmo, ocorrendo em até 20% tratados com o anticorpo. Quando comparados, o panitumumabe apresenta menor risco de toxicidades pulmonares.
- *Trastuzumabe:* durante a infusão, entre 20 e 40% das mulheres apresentam reação à infusão do medicamento, podendo apresentar dispneia, febre, calafrios, náuseas, cefaleia e dor abdominal. Aproximadamente 0,3% das pacientes podem apresentar reação anafilática grave. Nos casos de utilização do trastuzumabe entansina (TDM1), as incidências de toxicidades pulmonares foram raras (0,8 a 1,2%).
- *Rituximabe:* também conhecido pela alta incidência de reações adversas durante a infusão, podendo apresentar toxicidade pulmonar relacionada. Até 50% dos pacientes apresentam algum grau de reação adversa na primeira infusão, com redução das possibilidades nas doses subsequentes.
- *Inibidores da mTOR:* pneumonite é um conhecido efeito adverso secundário ao tratamento com o Everolimus e Temsirolimus, podendo aparecer em 12 e 3%, respectivamente, nos pacientes expostos.
- *Inibidores de* checkpoint: principais representantes incluem o nivolumabe, atezolimumabe e pembrolizumabe. As principais toxicidades pulmonares possíveis incluem pneumonite, geralmente em menos de 7% dos pacientes, e doença pulmonar intersticial, cerca de 5% dos casos.

Com base no aumento na utilização das terapias-alvo, a ASCO publicou *guideline* com orientações sobre o tratamento de toxicidades pulmonares relacionadas com inibidores *checkpoint* (Quadro 17-1).

**Quadro 17-1.** NCI CTCAE v5.0 Pneumonite

| Efeito Adverso | Grau 1 | Grau 2 | Grau 3 | Grau 4 | Grau 5 |
|---|---|---|---|---|---|
| Pneumonite | Assintomática | Sintomática Limitando atividades diárias (preparar alimentos, usar o telefone etc.) | Sintomas severos Limitando cuidados próprios (tomar banho, vestir-se etc.) | Comprometimento respiratório grave com riscos de morte | Morte |

Extraído de National Institute of Health, National Cancer Institute: Common terminology Criteria for Adverse Events (CTCAE), Version 5.0.

## TOXICIDADES PULMONARES RELACIONADAS COM INIBIDORES DO *CHECKPOINT*

### Pneumonite

- **Definição**
  - Inflamação do parênquima pulmonar difusa ou focal (tipicamente identificada na tomografia de tórax).
  - Não há achados clínicos, patológicos e radiológicos patognomônicos de pneumonite.
- **Abordagem diagnóstica**
  - Radiografia ou tomografia de tórax, oximetria de pulso.
  - Para G2 ou mais, é necessário rastreio infeccioso completo (Quadro 17-2).

## CONSIDERAÇÕES ADICIONAIS

- Profilaxia para infecções por *Pneumocystis jirovecii* com sulfametoxazol-trimetoprim pode ser oferecida para pacientes com uso prolongado de corticoterapia (> 12 semanas).
- A necessidade de profilaxia com fluconazol para pacientes com uso prolongado de corticoides permanece incerto, podendo ser prescrito, conforme a evolução do quadro e protocolos institucionais.

**Quadro 17-2.** Orientações sobre Tratamento de Toxicidades Pulmonares Relacionadas com Inibidores *Checkpoint*

| Grau de comprometimento | Manejo |
|---|---|
| **G1:** assintomático, confinado a um lobo pulmonar ou menos de 25% do parênquima pulmonar; observação clínica e diagnóstica somente | ■ Suspender inibidor do *checkpoint* e acompanhar radiograficamente a progressão da pneumonite<br>■ Avaliar com tomografia computadorizada de tórax em 3-4 semanas, avaliação por testes funcionais pode ser realizada (espirometria, capacidade de difusão do monóxido de carbono)<br>■ Se resolução: reintroduzir inibidor do *checkpoint*<br>■ Se persistência/piora: tratar como G2 |
| **G2:** sintomático, envolve mais de um lobo pulmonar ou 25 a 50% do parênquima pulmonar; necessário tratamento, limitação das atividades diárias | ■ Suspender inibidor do *checkpoint* até resolução completa ou G1<br>■ Prednisona 1 a 2 mg/kg/dia e reduzir 5 a 10 mg/semana no intervalo de 4 a 6 semanas<br>■ Considerar broncoscopia com lavado broncoalveolar<br>■ Considerar a necessidade de antibióticos<br>■ Sem resposta em 48-72 horas com prednisona, tratar como G3 |
| **G3:** sintomas severos; necessário hospitalização; envolve todos os lobos pulmonares ou mais de 50% do parênquima pulmonar; limita atividades de autocuidado; indicado oxigênio | ■ Suspender definitivamente o inibidor do *checkpoint*<br>■ Antibióticos empíricos, metilprednisona 1 a 2 mg/kg/dia; sem resposta em 48 horas, acrescentar infliximabe 5 mg/kg ou micofenolato de morfetila EV 1 g duas vezes ao dia ou imunoglobulina EV por 5 dias ou ciclofosfamida; reduzir corticoides após 4 a 6 semanas |
| **G4:** comprometimento respiratório com risco de vida; necessidade de suporte ventilatório invasivo | ■ Broncoscopia com lavado broncoalveolar ± biópsia transbrônquica |

## LEITURAS SUGERIDAS

Anan K, Ichikado K, Kawamura K et al. Clinical characteristics and prognosis of drug-associated acute respiratory distress compared with non-drug-associated acute respiratory distress syndrome: a singe-centre retrospective study in Japan. *BMJ Open* 2017;7:e015330.

Brahmer JR, Lacchetti C, Schneider BJ et al. Management of Immune-Related Adverse Events in Patients Treated with Immune Checkpoint Inhibitor Therapy: American Society of Clinical Oncology Clinical Practice Guideline. *J Clin Oncol* 2018;36(17):1714-1768.

Camus P, Bonniaud P, Fanton A et al. Drug-induced and iatrogenic infiltrative lung disease. *Clin Chest Med* 2004;25(3):479.

Dhokarh R, Li G, Schmickl CN et al. Drug-associated acute lung injury: a population-based cohort study. *Chest* 2012;142(4):845-850.

Fujimoto D, Kato R, Morimoto T et al. Characteristics and Prognostic Impact of Pneumonitis during Systemic Anti-Cancer Therapy in Patients with advanced Non-Small-Cell Lung Cancer. *PLoS One* 2016;11:e0168465.

Leger P, Limper AH, Maldonado F. Pulmonary Toxicities from Conventional Chemotherapy. *Clin Chest Med* 2017;38(2):209-222.

The Drug-Induced Respiratory Disease Website. Disponível em: www.pneumotox.com

Torrisi JM, Schwartz LH, Gollub MJ et al. CT findings of chemotherapy-induced toxicity: what radiologists need to know about the clinical and radiologic manifestations of chemotherapy toxicity. *Radiology* 2011;258(1):41-56.

Vahid B, Marik PE. Pulmonary complications of novel antineoplastic agents for solid tumors. *Chest* 2008;133:528.

Yang Hu, Liu-Sheng Wang et al. Serum Krebs von den Lungen-6 level as a diagnostic biomarker for interstitial lung disease in Chinese patients. *Clin Respir J* 2017;11(3):337-345.

# TOXICIDADES DIVERSAS ASSOCIADAS À QUIMIOTERAPIA

CAPÍTULO 18

Florinda Almeida Santos
Ana Suellen Barroso Carneiro

## 18.1 • Nefrotoxicidade

Os rins são as principais vias de eliminação de muitas drogas antineoplásicas e de seus metabólitos, sendo a disfunção renal um fator limitante importante para a eficácia do tratamento.[1] Os agentes quimioterápicos podem causar danos aos glomérulos, túbulos, interstício e microvasculatura renal.[2-7]

A nefropatia induzida pela quimioterapia pode ser classificada em: lesão renal aguda por microangiopatia trombótica, necrose tubular aguda, nefropatia por depósito de cristais, síndrome nefrótica, glomerulscleroses segmentar e focal, nefropatia por lesão mínima, nefropatia membranosa, tubulopatias e doença renal crônica por glomerulopatias ou nefrite intersticial.[2-7]

Na tentativa de minimizar os danos renais, os pacientes que serão submetidos a um quimioterápico nefrotóxico deverão ser avaliados quanto às suas comorbidades e uso de medicações, como anti-inflamatórios não esteroides. Hipertensos, diabéticos e portadores de cardiopatias, assim como pacientes com idade avançada podem apresentar-se com algum grau de disfunção renal. Outras condições de risco relevantes devem ser consideradas, como depleção do volume intravascular decorrente de perdas externas (vômitos e diarreia) ou para o terceiro espaço (ascite e edema) e uso de contraste iodado.[1] A obstrução do trato urinário é uma condição frequentemente encontrada, principalmente em casos de neoplasias pélvicas e implantes retroperitoneais. Identificando precocemente, podemos corrigir as condições primárias e ajustar doses para evitar o agravamento da disfunção renal, uma vez que tais lesões possam ser irreversíveis e levar o paciente à diálise de forma permanente.

Em pacientes com elevação da creatinina, os exames iniciais que devem ser solicitados são: exame de urina (analisa presença de proteinúria, hematúria e densidade urinária) e ultrassonografia de rins e vias urinárias (identifica se há fatores obstrutivos e malformações urinárias).

Os principais agentes quimioterápicos nefrotóxicos são:

- **Cisplatina**: é o quimioterápico mais nefrotóxico. Os danos renais ocorrem por vários mecanismos: toxicidade ao epitélio tubular, vasoconstrição da microvasculatura renal e efeitos pró-inflamatórios.[8] Clinicamente, o paciente se apresenta com insuficiência renal aguda, que pode ser progressiva e até irreversível, no entanto, com bom volume de diurese causado pelo defeito na concentração urinária. Além da perda da função glomerular, podem desenvolver-se hipomagnesemia, hipocalemia, perda de sais, síndrome de Fanconi e anemia, ocasionados pela lesão tubular.[9] O risco de nefropatia é influenciado pela dose e pelo intervalo de administração, sendo a hidratação adequada a melhor maneira de minimizar seus efeitos.[10] Como medidas de prevenção deve-se realizar uma pré-hidratação com 1 a 2 L de solução salina, adicionando-se à solução 20 mEq de KCl e 1 g de $MgSO_4$, hidratação após e manitol.[11]
- **Carboplatina**: tem significativamente menor potencial nefrotóxico, sendo uma alternativa à cisplatina.[12] Em casos de danos renais pode-se evidenciar hipomagnesemia, por dano tubular.
- **Oxaliplatina**: é a menos nefrotóxica dentre os agentes platinantes, permitindo seu uso com ClCr > 30 mL/min.[13]
- **Ciclofosfamida** em altas doses e a **ifosfamida** são as principais responsáveis pela cistite hemorrágica, causada pela ação da acroleína, um dos compostos liberados pela metabolização destas drogas e excretado pelo rim, concentrando-se na bexiga.[14-16] Para reduzir o risco de cistite hemorrágica recomenda-se o uso de mesna intravenosa, que funciona como um inativador local

da Acroleína.[17] A Ifosfamida pode causar disfunção do túbulo proximal, resultando em acidose metabólica, síndrome de Fanconi, hipofosfatemia, hipocalemia e poliúria decorrente de diabetes *insipidus* nefrogênico.[18]

- **Metotrexato (MTX):** em altas doses (1 a 15 g/m$^2$) pode ocasionar lesão tubular por precipitação de cristais nos túbulos,[19] o que pode ser evitado com a alcalinização (manter pH urinário acima de 7) e alto débito urinário (2,5 a 3,5 L/m$^2$ de fluidos por dia), iniciando 12 horas antes da infusão do MTX.[19] Outro mecanismo de dano renal é por vasoconstrição da arteríola aferente que diminui a perfusão capilar e causa uma redução transitória TFG, com resolução após 6 a 8 h após suspensão da droga.[20]
- **Gencitabina:** é uma das principais drogas quimioterápicas que podem causar nefrotoxicidade por microangiopatia trombótica droga-induzida por mecanismos imunológicos.[21] O paciente apresenta-se com anemia hemolítica, trombocitopenia, insuficiência renal aguda (IRA) e alterações neurológicas.
- **Pemetrexede:** induz IRA por diversos mecanismos, necrose tubular aguda, acidose tubular e diabetes *insipidus*.[22,23]
- **Bevacizumabe:** causa proteinúria, podendo evoluir para síndrome nefrótica com hipertensão.[24] A proteinúria tem relação com o tempo de exposição da droga e melhora, na maioria das vezes, com a suspensão do tratamento.

## TRATAMENTO

As medidas gerais do tratamento da nefrotoxicidade incluem a hidratação venosa cautelosa para evitar sobrecarga de volume, correção dos distúrbios hidreletrolíticos e hemodiálise nas seguintes situações: hipercalemia (potássio sérico > 6,5 mq/L) refratária ao tratamento; acidose metabólica (pH < 7,1), sobrecarga de volume refratário ao uso de diuréticos e sinais de uremia (pericardite, neuropatia).

## REFERÊNCIAS BIBLIOGRÁFICAS

1. Malyszko J, Kozlowska K, Kozlowski L, Malyszko J. Nephrotoxicity of anticancer treatment. *Nephrol Dial Transplant* 2017;32(6):924-36.
2. Jhaveri KD, Shah HH, Calderon K et al. Glomerular diseases seen with cancer and chemotherapy: a narrative review. *Kidney Int* 2013;84(1):34-44.
3. Perazella MA, Izzedine H. New drug toxicities in the onco-nephrology world. *Kidney Int* 2015;87(5):909-17.
4. Humphreys BD, Soiffer RJ, Magee CC. Renal failure associated with cancer and its treatment: an update. *J Am Soc Nephrol* 2005;16(1):151-61.
5. Jhaveri KD, Shah HH, Patel C et al. Glomerular diseases associated with cancer, chemotherapy, and hematopoietic stem cell transplantation. *Adv Chronic Kidney Dis* 2014;21(1):48-55.
6. Jhaveri KD, Fishbane S. Nephrology Crossword: Onco-nephrology--chemotherapy agents and nephrotoxicity. *Kidney Int* 2013;84(2):421-2.
7. Perazella MA. Onco-nephrology: renal toxicities of chemotherapeutic agents. *Clin J Am Soc Nephrol* 2012;7(10):1713-21.
8. Manohar S, Leung N. Cisplatin nephrotoxicity: a review of the literature. *J Nephrol* 2018;31(1):15-25.
9. Launay-Vacher V, Rey JB, Isnard-Bagnis C et al. Prevention of cisplatin nephrotoxicity: state of the art and recommendations from the European Society of Clinical Pharmacy Special Interest Group on Cancer Care. *Cancer Chemother Pharmacol* 2008;61(6):903-9.
10. Crona DJ, Faso A, Nishijima TF et al. A Systematic Review of Strategies to Prevent Cisplatin-Induced Nephrotoxicity. *Oncologist* 2017;22(5):609-19.
11. Cisplatin [Internet]. Disponível em: http://online.lexi.com. Accessado em 31/03/2016.
12. Go RS, Adjei AA. Review of the comparative pharmacology and clinical activity of cisplatin and carboplatin. *J Clin Oncol* 1999;17(1):409-22.
13. Massari C, Brienza S, Rotarski M et al. Pharmacokinetics of oxaliplatin in patients with normal versus impaired renal function. *Cancer Chemother Pharmacol* 2000;45(2):157-64.
14. Philips FS, Sternberg SS, Cronin AP, Vidal PM. Cyclophosphamide and urinary bladder toxicity. *Cancer Res* 1961;21:1577-89.
15. Cox PJ. Cyclophosphamide cystitis and bladder cancer. A hypothesis. *Eur J Cancer* 1979;15(8):1071-2.
16. Bremner DN, McCormick JS, Thomson JW. Clinical trial of isophosphamide (NSC-109724)--results and side effects. *Cancer Chemother Rep* 1974;58(6):889-93.
17. Schuchter LM, Hensley ML, Meropol NJ et al. 2002 update of recommendations for the use of chemotherapy and radiotherapy protectants: clinical practice guidelines of the American Society of Clinical Oncology. *J Clin Oncol* 2002;20(12):2895-903.
18. Farry JK, Flombaum CD, Latcha S. Long term renal toxicity of ifosfamide in adult patients--5 year data. *Eur J Cancer* 2012;48(9):1326-31.
19. Widemann BC, Adamson PC. Understanding and managing methotrexate nephrotoxicity. *Oncologist* 2006;11(6):694-703.
20. Howell SB, Carmody J. Changes in glomerular filtration rate associated with high-dose methotrexate therapy in adults. *Cancer Treat Rep* 1977;61(7):1389-91.
21. Zupapanic M, Shah PC, Shah-Khan F. Gemcitabine-associated thrombotic thrombocytopenic purpura. *Lancet Oncol* 2007;8(7):634-41.
22. Stavroulopoulos A, Nakopoulou L, Xydakis AM et al. Interstitial nephritis and nephrogenic diabetes insipidus in a patient treated with pemetrexed. *Ren Fail* 2010;32(8):1000-4.
23. Vootukuru V, Liew YP, Nally JV Jr. Pemetrexed-induced acute renal failure, nephrogenic diabetes insipidus, and renal tubular acidosis in a patient with non-small cell lung cancer. *Med Oncol* 2006;23(3):419-22.
24. Launay-Vacher V, Deray G. Hypertension and proteinuria: a class-effect of antiangiogenic therapies. *Anticancer Drugs* 2009;20(1):81-2.

## 18.2 • Neurotoxicidade

A toxicidade neurológica é comumente causada por agentes antineoplásicos e pode acarretar limitações importantes ao paciente oncológico. O mecanismo de lesão é toxicidade direta pela quimioterapia ou indireta, como eventos vasculares, distúrbios metabólicos ou eventos autoimunes, podendo afetar tanto o sistema nervoso central (SNC), quanto o periférico.

### NEUROPATIA PERIFÉRICA

A incidência de neuropatia periférica varia de 30 a 40% dos pacientes com câncer tratados com quimioterapia e, geralmente, são dose-dependentes. Os principais quimioterápicos causadores de neuropatia periférica são:

### Cisplatina

Causa uma neuropatia desmielinizante cujos sintomas geralmente se iniciam com doses superiores a 300 mg/m$^2$.[1] Caracteriza-se pela ocorrência de parestesia dolorosa simétrica em bota e luva e ataxia com disfunção da marcha,[2] podendo evoluir para perda dos reflexos tendinosos profundos e comprometimento sensorial vibratório mais proximal. Após suspensão da droga pode ocorrer piora dos sintomas por alguns meses em até 30% dos pacientes.[3] A cisplatina pode causar também ototoxicidade (deficiência auditiva e zumbido). Disfunção autonômica é rara.

### Carboplatina

Neuropatia é pouco comum com doses usuais de carboplatina. A manifestação clínica é similar à cisplatina, porém, ocorre com uma frequência menor e com intensidade mais leve. É menos ototóxica que a cisplatina.[4] Outra toxicidade neurológica inclui lesão retiniana após administração intra-arterial em tumores cerebrais.[5]

### Oxaliplatina

Pode causar toxicidade neurológica aguda e crônica. A toxicidade aguda caracteriza-se pela ocorrência de disestesia faringolaríngea e de extremidades induzidas pelo frio, parestesias em bota e luva e em região perioral. Pode ocorrer em mais que 85% dos pacientes tratados.[6] Os sintomas costumam durar de 24 a 96 horas após infusão, regredindo com o decorrer do tempo. Os sintomas da neuropatia crônica são similares aos da cisplatina e são dose-dependentes, estando presentes em 50% dos pacientes submetidos a doses maiores que 1.100 mg/m$^2$. Geralmente se resolvem no período de 13 semanas, mas podem persistir cronicamente.[2] Disfunção autonômica ocorre raramente.

### Paclitaxel e Docetaxel

Aproximadamente 60% dos pacientes desenvolvem neuropatia periférica após tratamento com paclitaxel, sendo que 10% destes apresentam toxicidade limitante.[7] Causa uma neuropatia predominantemente sensorial em mãos e pés. A neuropatia motora afeta predominantemente os músculos proximais sendo a incidência de toxicidade grau 3 ou 4 de 0 a 14%.[8] O paclitaxel também está associado à ocorrência de dormência perioral, neuropatias autonômicas[9] e síndrome de dor aguda.[10] Docetaxel causa sintomas de neurotoxicidade semelhantes ao paclitaxel, porém, com menor frequência.

### Vincristina, Vimblastina, Vinorelbina e Vindesina

Entre os alcaloides da vinca, vincristina é o mais neurotóxico, causando principalmente uma polineuropatia axonal periférica sensório-motora.[11] Os sintomas iniciais são parestesias distais que podem ser acompanhadas por cãibras musculares. Pode ocorrer perda dos reflexos tendinosos profundos com fraqueza importante e queda bilateral do pé e pulsos.[12] Tais sintomas geralmente ocorrem após algumas semanas de tratamento e após doses cumulativas entre 30 e 50 mg.[13] Outras toxicidades neurológicas incluem neuropatias autonômicas (constipação e cólica), mononeuropatias focais[14] (nervos cranianos, óptico, facial), ataxia, atetose (movimentos lentos e contorcidos dos membros) e parkinsonismo.[15]

### Talidomida, Lenalidomida, Pomalidomida

A neurotoxicidade periférica ocorre em um terço dos pacientes tratados com doses de talidomida acima de 200 mg, sendo dependente da dose e do tempo de exposição.[16] Caracterizada por uma polineuropatia sensorial mais do que motora, axonal, cursando com parestesias dolorosas ou dormência.[17] Fraqueza e tremor ocorrem em cerca 30 a 40% dos pacientes, além de cãibras musculares e fasciculações.[18] Pode causar ainda disfunção autonômica, caracterizada por constipação, impotência e bradicardia.[19] Os sintomas são parcialmente reversíveis, mas podem persistir por até um ano.

### Bortezomibe

A neuropatia periférica é a principal neurotoxicidade induzida pelo bortezomibe. Caracteriza-se por neuropatia sensorial dolorosa em bota e luva com disestesias em queimação.[20] Pode ocorrer neuropatia motora em até 10% dos pacientes, caracterizada por fraqueza distal leve, cãibras musculares e fasciculações, podendo ser imunomediada.[21] A incidência de neurotoxicidade induzida pelo bortezomibe pode ser reduzida, dando-se preferência à administração semanal (em vez de 2 vezes na semana) e administração subcutânea, em vez da administração venosa.[22]

Outros agentes antineoplásicos comumente causadores de neuropatia periférica incluem: asparaginase, citarabina, fluoropirimidinas, ifosfamida, larotrectinibe, lortalinibe, nitrosoureias e procarbazina.[23]

## TOXICIDADE AO SISTEMA NERVOSO CENTRAL (SNC)

A neurotoxicidade ao SNC associada a alguns antineoplásicos é idiossincrática, rara e altamente variável entre os pacientes[24] (Quadro 18-1).

Os quimioterápicos também estão associados à ocorrência de déficits cognitivos (*chemobrain*) como déficit de atenção, memória e aprendizagem,[27] ocorrendo em 20-60% dos pacientes com câncer de mama após o tratamento quimioterápico, sendo mais comum após terapias multimodais[28] e podendo persistir por até 1 a 2 anos após o tratamento.[29]

## ABORDAGEM TERAPÊUTICA E PREVENTIVA DA NEUROPATIA INDUZIDA POR QUIMIOTERAPIA (CIPN)

Não há nenhuma droga estabelecida para prevenção da CIPN. Dados preliminares sugerem potencial benefício da prática de exercícios na redução da neuropatia.[30] Para pacientes que desenvolvem neuropatia periférica, está indicado o uso de duloxetina (30 mg/dia na primeira semana de tratamento seguido por 60 mg/dia por 4 semanas).[31] Apesar da ausência de evidência suficiente, é razoável a utilização de gabapentina, pregabalina ou de antidepressivos tricíclicos dado o benefício destas medicações no tratamento da dor neuropática de outras etiologias.[22] Modafinil 200 mg por 8 semanas evidenciou melhora na função cognitiva de 68 sobreviventes de câncer de mama.[32] Reabilitação cognitiva, apoio psicossocial e prática de atividade física são abordagens adicionais no tratamento.[33]

**Quadro 18-1.** Principais Agentes Antineoplásicos Causadores de Lesão do SNC e Toxicidades Comumente Associadas[25,26]

| Agente antineoplásico | Toxicidade |
|---|---|
| Cisplatina | Encefalopatia aguda comumente associada à hipomagnesemia |
| Ciclofosfamida | Encefalopatia |
| Metotrexato | Encefalopatia quando administrado via intratecal (IT), meningite asséptica (IT), mielopatia (IT), síndrome semelhante ao acidente vascular encefálico (AVE), leucoencefalopatia, convulsões e demência |
| Citarabina | Síndrome cerebelar, encefalopatia, aracnoidite e convulsões |
| Fluorouracil | Leucoencefalopatia multifocal, síndrome cerebelar aguda |
| Ifosfamida | Encefalopatia, convulsões e coma |
| Carmustina | Encefalopatia |
| Vincristina | Convulsões, cegueira cortical, cefaleia e ataxia |
| L-Asparaginase | Encefalopatia, convulsões, eventos hemorrágicos e trombóticos |
| Tamoxifeno | Cefaleia |
| Carboplatina | Leucoencefalopatia posterior reversível |
| Paclitaxel | Convulsões, encefalopatia transitória |

## REFERÊNCIAS BIBLIOGRÁFICAS

1. Krarup-Hansen A, Helweg-Larsen S, Schmalbruch H et al. Neuronal involvement in cisplatin neuropathy: prospective clinical and neurophysiological studies. *Brain* 2007;130(4):1076-88.
2. DeAngelis LM, Posner JB. *Neurologic complications of cancer*. New York: Oxford University Press; 2009. p. 656.
3. Siegal T, Haim N. Cisplatin-induced peripheral neuropathy. Frequent off-therapy deterioration, demyelinating syndromes, and muscle cramps. *Cancer* 1990;66(6):1117-23.
4. Lee EQ. Overview of neurologic complications of platinum-based chemotherapy. [Internet] *UpToDate* 2018. Available from: www.uptodate.com.
5. Stewart DJ, Belanger JG, Grahovac Z et al. Phase I study of intracarotid administration of carboplatin. *Neurosurgery* 1992;30(4):512-6.
6. Argyriou AA, Cavaletti G, Briani C et al. Clinical pattern and associations of oxaliplatin acute neurotoxicity: a prospective study in 170 patients with colorectal cancer. *Cancer* 2013;119(2):438-44.
7. Posner JP. *Neurologic Complications of Cancer*. Philadelphia: FA Davis; 1995.
8. Freilich RJ, Balmaceda C, Seidman AD et al. Motor neuropathy due to docetaxel and paclitaxel. *Neurology* 1996;47(1):115-8.
9. Rowinsky EK, Cazenave LA, Donehower RC. Taxol: a novel investigational antimicrotubule agent. *J Natl Cancer Inst* 1990;82(15):1247-59.
10. Fernandes R, Mazzarello S, Majeed H et al. Treatment of taxane acute pain syndrome (TAPS) in cancer patients receiving taxane-based chemotherapy— a systematic review. *Support Care Cancer* 2016;24(4):1583-94.
11. Macdonald DR. Neurologic complications of chemotherapy. *Neurol Clin* 1991;9(4):955-67.
12. DeAngelis LM, Gnecco C, Taylor L, Warrell Jr RP. Evolution of neuropathy and myopathy during intensive vincristine/corticosteroid chemotherapy for non-Hodgkin's lymphoma. *Cancer* 1991;67(9):2241-6.
13. Postma TJ, Benard BA, Huijgens PC et al. Long term effects of vincristine on the peripheral nervous system. *J Neuro Oncol* 1993;15(1):23-7.
14. Pal PK. Clinical and electrophysiological studies in vincristine induced neuropathy. *Electromyogr Clin Neurophysiol* 1999;39(6):323-30.
15. Forsyth PA, Cascino TL. Neurological complications of chemotherapy. In: Wiley RG (Ed.). *Neurological complications of Cancer*. New York: Marcel Dekker; 1995. p. 241-66.
16. Glasmacher A, Hahn C, Hoffmann F et al. A systematic review of phase-II trials of thalidomide monotherapy in patients with relapsed or refractory multiple myeloma. *Brit J Haematol* 2006;132(5):584-93.
17. Chaudhry V, Cornblath D, Corse A et al. Thalidomide-induced neuropathy. *Neurology* 2002;59(12):1872-5.
18. Mileshkin L, Stark R, Day B et al. Development of neuropathy in patients with myeloma treated with thalidomide: patterns of occurrence and the role of electrophysiologic monitoring. *J Clin Oncol* 2006;24(27):4507-14.
19. Murphy PT, O'Donnell JR. Thalidomide induced impotence in male hematology patients: a common but ignored complication? *Haematologica* 2007;92(10):1440.
20. Argyriou AA, Iconomou G, Kalofonos HP. Bortezomib-induced peripheral neuropathy in multiple myeloma: a comprehensive review of the literature. *Blood* 2008;112(5):1593-9.
21. Ravaglia S, Corso A, Piccolo G et al. Immune-mediated neuropathies in myeloma patients treated with bortezomib. *Clin Neurophysiol* 2008;119(11):2507-12.
22. Charles L, Loprinzi M. Prevention and treatment of chemotherapy-induced peripheral neuropathy. [Internet] *UpToDate* 2018. Available from: www.uptodate.com.
23. Lee EQ. Overview of neurologic complications of non-platinum cancer chemotherapy. [Internet] *UpToDate* 2018. Available from: www.uptodate.com.
24. Nolan CP, Deangelis LM. Neurologic complications of chemotherapy and radiation therapy. Continuum: Lifelong Learning in Neurology. *Neuro-Oncology* 2015;21(2):429-51.
25. Cher L. Neurologic complications of cancer chemotherapy. *Cancer Forum* 2004;28:18-19.
26. Sul JK, DeAngelis LM. Neurologic complications of cancer chemotherapy. *Semin Oncol* 2006;33(3):324-32.
27. Seigers R, Schagen S, Van Tellingen O, Dietrich J. Chemotherapy-related cognitive dysfunction: current animal studies and future directions. *Brain Imaging Behav* 2013;7(4):453-9.
28. Wefel JS, Schagen SB. Chemotherapy-related cognitive dysfunction. *Curr Neurol Neurosci Rep* 2012;12(3):267-75.
29. Collins B, MacKenzie J, Tasca GA et al. Persistent cognitive changes in breast cancer patients 1 year following completion of chemotherapy. *J Int Neuropsychol Soc* 2014;20(4):370-9.
30. Kleckner IR, Kamen C, Gewandter JS et al. Effects of exercise during chemotherapy on chemotherapy-induced peripheral neuropathy: a multicenter, randomized controlled trial. *Support Care Cancer* 2018;26(4):1019-28.
31. Smith EML, Pang H, Cirrincione C et al. Effect of duloxetine on pain, function, and quality of life among patients with chemotherapy-induced painful peripheral neuropathy: a randomized clinical trial. *Jama* 2013;309(13):1359-67.
32. Kohli S, Fisher SG, Tra Y et al. The effect of modafinil on cognitive function in breast cancer survivors. *Cancer* 2009;115(12):2605-16.
33. Argyriou AA, Assimakopoulos K, Iconomou G et al. Either called "chemobrain" or "chemofog," the long-term chemotherapy-induced cognitive decline in cancer survivors is real. *J Pain Symptom Manage* 2011;41(1):126-39.

## 18.3 • Hepatotoxicidade

A função hepática é de fundamental importância para realização do tratamento quimioterápico haja vista a necessidade de vias de metabolização competentes para alcançar a efetividade do tratamento. Antes do início e durante toda terapia é imprescindível a avaliação dos marcadores bioquímicos hepáticos.

Os mecanismos de hepatotoxicidade classificam-se como imunológicos (hipersensibilidade) ou metabólicos. As reações, na maioria dos casos, são idiossincráticas e independentes da dose, podendo se manifestar como dano hepatocelular, inflamação, colestase, danos ao endotélio vascular e tromboses.[1]

O quadro clínico pode variar do paciente assintomático, somente com alterações nos exames laboratoriais, a quadros mais graves com icterícia, semelhantes a hepatites virais.[2] A toxicidade pode evoluir para resolução espontânea, com a suspensão da droga e suporte clínico. Outros casos podem evoluir para fibrose hepática e cirrose, mesmo descontinuando o tratamento.[3] Pacientes com metástases hepatobiliares, imunocomprometidos, com déficits nutricionais e em uso de nutrição parenteral estão sob maior risco.

Como primeira medida, devem-se avaliar os níveis de AST (aspartato aminotransferase), ALT (alanina aminotransferase), bilirrubinas e fosfatase alcalina. AST e ALT elevadas indicam dano hepatocelular. Aumento de bilirrubinas e fosfatase alcalina indicam colestase. Solicitar exames de imagem: ultrassonografia ou tomografia de abdome. Raramente recorre-se à biópsia hepática.

Devem-se considerar os seguintes diagnósticos diferenciais: progressão tumoral, uso de medicamentos hepatotóxicos concomitante à quimioterapia e doenças hepáticas coexistentes, como hepatites virais ou autoimunes.[4]

Os principais agentes antineoplásicos causadores de hepatotoxicidade são: capecitabina, gencitabina, metotrexato, pemetrexede, fluorouracil, paclitaxel, docetaxel, irinotecano, vincristina e vinorelbina.

A Capecitabina pode ocasionar hiperbilirrubinemia à custa de bilirrubina indireta secundária à hemólise.[5] A Gencitabina pode elevar de forma transitória AST e ALT, porém sem significado clínico.[6] Metotrexato pode elevar transaminases e bilirrubinas e pode induzir cirrose e fibrose após uso crônico e em baixas doses. Pemetrexede: é potencialmente hepatotóxico. A hepatotoxicidade do fluorouracil geralmente ocorre quando é administrado associado a outras drogas, como oxaliplatina e/ou Irinotecano, sendo que raramente causa toxicidade hepática em monoterapia.[7] Paclitaxel e docetaxel podem ocasionar aumento transitório de AST, bilirrubinas e fosfatase alcalina, independentes da dosagem, e a exposição prolongada não associa-se à piora da função hepática.[8] Vincristina e vinorelbina podem elevar transaminases de forma transitória.[9,10] Como são drogas de metabolização hepática e excreção biliar, há grande potencial de toxicidade por exposição sistêmica.[11] Ciclofosfamida e ifosfamida são raramente hepatotóxicas (ciclofosfamida pode, ocasionalmente, elevar transaminases por causa da reação idiossincrática.[12]

## REFERÊNCIAS BIBLIOGRÁFICAS

1. Lee WM. Drug-induced hepatotoxicity. *N Engl J Med* 1995;333(17):1118-27.
2. Ishak KG, Zimmerman HJ. Morphologic spectrum of drug-induced hepatic disease. *Gastroenterol Clin North Am* 1995;24(4):759-86.
3. Floyd J, Kerr TA. Chemotherapy hepatotoxicity and dose modification in patients with liver disease. *Uptodate* 2018. [Internet] Disponível em: https://www.uptodate.com/contents/chemotherapy-hepatotoxicity-and-dose-modification-in-patients-with-liver-disease
4. Maria VA, Victorino RM. Development and validation of a clinical scale for the diagnosis of drug-induced hepatitis. *Hepatology* 1997;26(3):664-9.
5. Nikolic-Tomasevic Z, Jelic S, Cassidy J et al. Fluoropyrimidine therapy: hyperbilirubinemia as a consequence of hemolysis. *Cancer Chemother Pharmacol* 2005;56(6):594-602.
6. Aapro MS, Martin C, Hatty S. Gemcitabine--a safety review. *Anticancer Drugs* 1998;9(3):191-201.
7. Bateman JR, Pugh RP, Cassidy FR et al. 5-fluorouracil given once weekly: comparison of intravenous and oral administration. *Cancer* 1971;28(4):907-13.
8. Huizing MT, Misser VH, Pieters RC et al. Taxanes: a new class of antitumor agents. *Cancer Invest* 1995;13(4):381-404.
9. El Saghir NS, Hawkins KA. Hepatotoxicity following vincristine therapy. *Cancer* 1984;54(9):2006-8.
10. Hohneker JA. A summary of vinorelbine (Navelbine) safety data from North American clinical trials. *Semin Oncol*. 1994;21(5 Suppl 10):42-6; discussion 6-7.
11. Koren G, Beatty K, Seto A et al. The effects of impaired liver function on the elimination of antineoplastic agents. *Ann Pharmacother* 1992;26(3):363-71.
12. Goldberg JW, Lidsky MD. Cyclophosphamide-associated hepatotoxicity. *South Med J* 1985;78(2):222-3.

## 18.4 • Toxicidade Vascular

### EVENTOS TROMBOEMBÓLICOS

As doenças cardiovasculares em pacientes com câncer têm sido cada vez mais frequentes em razão dos avanços na terapia oncológica que têm aumentado a sobrevida destes pacientes.[1] Por outro lado, agentes antineoplásicos induzem toxicidade vascular direta, aumentando o risco de eventos tromboembólicos arteriais e venosos (em especial a trombose venosa profunda e a embolia pulmonar).[2]

Aproximadamente 20% dos pacientes oncológicos apresentarão tromboembolismo venoso (TEV).[3] No geral, câncer aumenta em 4 a 7 vezes o risco de TEV, sendo que o risco é maior em pacientes com tumores abdominais e cerebrais (câncer de pâncreas aumenta o risco em 23 vezes, e câncer cerebral em 19 vezes).[4] Tromboses arteriais são raras em pacientes oncológicos com incidência de trombose arterial sintomática de 0,27% em pacientes ambulatoriais em quimioterapia.

Os principais mecanismos relacionados com indução de trombose envolvem alterações nos fatores de coagulação (redução de proteínas C e S), lesão endotelial e efeito pró-coagulante.[5] Os fatores de risco incluem idade maior que 65 anos, presença de outras comorbidades, como diabetes *mellitus*, passado de trombose, doença oncológica avançada e sexo feminino.

Os principais quimioterápicos indutores de trombose são:

- *Cisplatina:* estudo evidenciou uma taxa de eventos tromboembólicos de 18,1% nos pacientes em tratamento com cisplatina ou que finalizaram a quimioterapia há menos de 1 mês, sendo que mais que 90% das tromboses eram venosas.[6] Está associada a risco de acidente vascular encefálico (AVE), em especial quando administrada concomitantemente ao fluorouracil.[7]
- *L-Asparaginase:* a incidência de trombose em adultos com leucemia linfoide aguda recebendo L-Asparaginase foi de 4,2%, em média 5 a 15 dias após o início do tratamento.[8]
- *Fluoropirimidinas:* aumentam o risco de trombose arterial e venosa. A incidência de trombose venosa (TEV) é de até 15% em pacientes tratados com a associação de fluorouracil (FU) e filgrastima.[9] Assim como a cisplatina está associada ao risco de AVE.[7]
- *Terapias hormonais:* o maior risco de TEV é atribuído ao tamoxifeno. Pacientes com câncer de mama tratadas com tamoxifeno adjuvante apresentam um risco 4,5 vezes maior de eventos trombóticos quando comparado às pacientes tratadas com placebo.[10] Os dados quanto ao aumento de trombose arterial são conflitantes; metanálise evidenciou aumento de 82% no risco de AVE isquêmico, mas o risco absoluto foi pequeno.[11] Os inibidores da aromatase foram associados a um risco significativamente menor de TEV em comparação ao tamoxifeno (1,6 *versus* 2,8%).[12]
- *Inibidores do VEGF:* bevacizumabe, sorafenibe e sunitinibe estão associados a aumento do risco de trombose. O risco de trombose arterial com bevacizumabe é de 3,8%,[13] Sorafenibe 1,7%[14] e com Sunitinibe é de 1,4%.[14] A associação de bevacizumabe à quimioterapia, como fluoroceracil ou carboplatina, leva ao aumento acentuado de eventos embólicos arteriais, destacando-se os eventos neurológicos, como AVE e ataque isquêmico transitório.[13] O aumento do risco de TEV com o bevacizumabe ainda não está tão bem estabelecido quanto o aumento de trombose arterial.[15]
- *Nivolumabe:* também associado a aumento do risco de AVE,[16] assim como à doença arterial periférica de extremidades.
- *Agentes imunomoduladores:* talidomida é fortemente associada a aumento do risco de eventos tromboembólicos em pacientes com mieloma múltiplo, em especial quando associado a outros agentes, como a dexametasona e melfalano.[17] O risco se estende à lenalidomida e pomalidomida, porém com um menor nível de evidência.[5]

### ABORDAGEM TERAPÊUTICA E PROFILÁTICA DO TROMBOEMBOLISMO VENOSO

O tratamento do TEV em pacientes oncológicos é desafiador, dado o maior risco de sangramento e possibilidade de interação dos anticoagulantes com os quimioterápicos. Por outro lado, o risco de recorrência da trombose é grande, em especial nos pacientes com doença em atividade. Heparina de baixo peso molecular (HBPM) na dose de 1 mg/kg duas vezes ao dia é o tratamento de escolha no paciente oncológico dado o menor risco de sangramento quando comparado aos anticoagulantes orais, como Varfarina e anticoagulantes orais de ação direta (DOACs). Estes ficam reservados aos pacientes que recusam manter a medicação parenteral.[18,19] Os DOACs mostram-se superiores na redução do TEV recorrente em pacientes com trombose associada ao câncer comparado à HBPM ou varfarina, contudo, um maior risco de sangramento não pode ser descartado.[20] O tratamento deve ser mantido por 6 meses, podendo-se avaliar extensão da terapia anticoagulante além dos 6 meses para pacientes com doença em atividade ou TEV recorrente.[5,18,19]

Tromboprofilaxia não está indicada rotineiramente em pacientes oncológicos ambulatoriais. Considerar profilaxia com HBPM para tumores sólidos e HBPM ou aspirina para pacientes portadores de mieloma múltiplo em uso de Talidomida ou Lenalidomida com base no risco trombótico.[18,19]

Considerar indicação de drogas antiplaquetárias e revascularização para os pacientes com doença arterial periférica sintomática, grave.

## REFERÊNCIAS BIBLIOGRÁFICAS

1. Kalil Filho R, Hajjar LA, Bacal F et al. I Diretriz Brasileira de cardio-oncologia da Sociedade Brasileira de Cardiologia. *Arq Bras Cardiol* 2011;96(2):01-52.
2. Schmaier AA, Ambesh P, Campia U. Venous thromboembolism and cancer. *Curr Cardiol Rep* 2018;20(10):89.
3. Heit JA, O'fallon WM, Petterson TM et al. Relative impact of risk factors for deep vein thrombosis and pulmonary embolism: a population-based study. *Arch Intern Med* 2002;162(11):1245-8.
4. Walker AJ, Card TR, West J et al. Incidence of venous thromboembolism in patients with cancer–a cohort study using linked United Kingdom databases. *Eur J Cancer* 2013;49(6):1404-13.
5. Bauer KA. Drug-induced thrombosis in patients with malignancy. [Internet] *UpToDate* 2018. Disponível em: https://www.uptodate.com/contents/drug-induced-thrombosis-in-patients-with-malignancy.
6. Moore RA, Adel N, Riedel E et al. High incidence of thromboembolic events in patients treated with cisplatin-based chemotherapy: a large retrospective analysis. *J Clin Oncol* 2011;29(25):3466-73.
7. Serrano-Castro P, Guardado-Santervas P, Olivares-Romero J. Ischemic stroke following cisplatin and 5-fluorouracil therapy: a transcranial Doppler study. *Euro Neurol* 2000;44(1):63-4.
8. Gugliotta L, Mazzucconi MG, Leone G et al. Incidence of thrombotic complications in adult patients with acute lymphoblastic leukaemia receiving L-asparaginase during induction therapy: A retrospective study. *Eur J Haematol* 1992;49(2):63-6.
9. Otten H-MM, Mathijssen J, Ten Cate H et al. Symptomatic venous thromboembolism in cancer patients treated with chemotherapy: an underestimated phenomenon. *Arch Intern Med* 2004;164(2):190-4.
10. Fisher B, Costantino J, Redmond C et al. A randomized clinical trial evaluating tamoxifen in the treatment of patients with node-negative breast cancer who have estrogen-receptor–positive tumors. *N Engl J Med* 1989;320(8):479-84.
11. Bushnell CD, Goldstein LB. Risk of ischemic stroke with tamoxifen treatment for breast cancer a meta-analysis. *Neurology* 2004;63(7):1230-3.
12. Amir E, Seruga B, Niraula S et al. Toxicity of adjuvant endocrine therapy in postmenopausal breast cancer patients: a systematic review and meta-analysis. *J Natl Cancer Inst* 2011;103(17):1299-309.
13. Scappaticci FA, Skillings JR, Holden SN et al. Arterial thromboembolic events in patients with metastatic carcinoma treated with chemotherapy and bevacizumab. *J Natl Cancer Inst* 2007;99(16):1232-9.
14. Choueiri TK, Schutz FA, Je Y et al. Risk of arterial thromboembolic events with sunitinib and sorafenib: a systematic review and meta-analysis of clinical trials. *J Clin Oncol* 2010;28(13):2280-5.
15. Hoff PMG. *Tratado de Oncologia*. São Paulo: Atheneu; 2013. p. 2829.
16. Jager N, Stuurman F, Baars J, Opdam F. Cerebrovascular events during nilotinib treatment. *Neth J Med* 2014;72(2):113-4.
17. Oppelt P, Betbadal A, Nayak L. Approach to chemotherapy-associated thrombosis. *Vasc Med* 2015;20(2):153-61.
18. Streiff MB, Holmstrom B, Angelini D et al. NCCN Guidelines Insights: Cancer-Associated Venous Thromboembolic Disease, Version 2.2018. *J Natl Compr Canc Netw* 2018;16(11):1289-1303.
19. Lyman GH, Bohlke K, Khorana AA et al. Venous thromboembolism prophylaxis and treatment in patients with cancer: American Society of Clinical Oncology clinical practice guideline update 2014. *J Clin Oncol* 2015;33(6):654.
20. Carrier M, Cameron C, Delluc A et al. Efficacy and safety of anticoagulant therapy for the treatment of acute cancer-associated thrombosis: a systematic review and meta-analysis. *Thromb Res* 2014;134(6):1214-9.

# REAÇÕES INFUSIONAIS ASSOCIADAS À QUIMIOTERAPIA SISTÊMICA

CAPÍTULO 19

Luis Eduardo Rosa Zucca

## INTRODUÇÃO

A reação infusional é caracterizada por ser um tipo de reação adversa à infusão de substâncias farmacológicas ou biológicas. A maioria das reações infusionais associadas à quimioterapia sistêmica não está relacionada com a dose, não é previsível, não tem relação com a atividade farmacológica das drogas e resolve-se com a parada da infusão.[1,2]

Tais reações podem ser alérgicas ou não alérgicas, sendo os sintomas comuns para as duas apresentações e, no entanto, inespecíficos, como calafrios, febre, dispneia e desconforto retroesternal, dor nas costas ou abdominal, náuseas ou vômitos e *rash* cutâneo.[3] Apesar de os tipos de reações alérgicas e não alérgicas iniciarem com sintomas comuns, as reações alérgicas podem levar à anafilaxia (Quadro 19-1), uma reação que, se não identificada e não tratada adequadamente, pode levar o paciente a óbito.[4]

Na literatura médica não há consenso na terminologia e graduação desses eventos,[3,5] portanto neste capítulo seguiremos as definições e critérios do CTCAE (Common Terminology Criteria for Adverse Events)[6] relacionados com as reações relacionadas com a infusão (reações infusionais) e anafilaxia (Quadro 19-2).

## MANEJO DAS REAÇÕES INFUSIONAIS[3] (FIG. 19-1)

### Antes da Infusão
- Antes da administração de qualquer droga quimioterápica, deve-se perguntar ao paciente sobre história médica, alergia prévia e tratamento concomitante.[7]
- Se pré-medicações orais foram prescritas, enfermeiras devem checar se o paciente as tomou.
- O protocolo de manejo de reações infusionais deve estar visível, assim como as medicações necessárias para uma eventual ressuscitação (Fig. 19-1).

### Observação
- Pronto reconhecimento e atenção médica imediata são essenciais.
- Antes de uma reação infusional, alguns pacientes se sentem com uma sensação estranha e desconfortável, ou ainda expressam uma necessidade de urinar e defecar.[8] Esses sintomas devem ser levados em consideração, e esses pacientes devem ter seus sinais vitais aferidos, como pressão arterial e pulsação.

**Quadro 19-1.** Critérios Clínicos para Anafilaxia[4]

A anafilaxia é altamente provável quando qualquer um dos três conjuntos de critérios seguintes é cumprido:

1) - Início agudo de sintomatologia (minutos a horas) com envolvimento da pele/membranas mucosas (p. ex., urticária, coceira/rubor, lábios inchados/língua/úvula) e pelo menos um dos seguintes:
   - Comprometimento respiratório (p. ex., dispneia, sibilos/broncospasmo, estridor, redução do pico de fluxo expiratório, hipoxemia).
   - Redução da pressão arterial ou sintomas associados de disfunção de órgãos-alvo (p. ex., hipotonia [colapso], síncope, incontinência).

2) - Dois ou mais dos seguintes que ocorrem rapidamente após a exposição a um alérgeno provável para esse paciente (minutos a várias horas):
   - Envolvimento da pele/membranas mucosas (p. ex., urticária, coceira/rubor, lábios inchados/língua/úvula).
   - Comprometimento respiratório (p. ex., dispneia, sibilos/broncospasmo, estridor, redução do pico de fluxo expiratório, hipoxemia).
   - Redução da pressão arterial ou sintomas associados de disfunção de órgãos-alvo (p. ex. hipotonia [colapso], síncope, incontinência).
   - Sintomas gastrointestinais persistentes (p. ex., dor abdominal, cólica, vômitos).

3) - Redução da pressão arterial após a exposição a um alérgeno conhecido para esse paciente (minutos a várias horas). Adultos: pressão arterial sistólica de < 90 mmHg ou > 30% de diminuição da linha de base dessa pessoa.

**Quadro 19-2.** CTCAE, versão 4.03

| Termo CTCAE | Grau 1 | Grau 2 | Grau 3 | Grau 4 | Grau 5 |
|---|---|---|---|---|---|
| Anafilaxia | – | – | Broncospasmo sintomático, com ou sem urticária; intervenção parenteral indicada; edema/angioedema relacionado com alergia; hipotensão | Risco de morte iminente; intervenção urgente | Morte |
| Definição: Desordem caracterizada por reação inflamatória aguda resultando na liberação de histamina e substância semelhantes à histamina de células masto, causando uma resposta imune de hipersensibilidade. Clinicamente apresenta-se pela dificuldade respiratória, tontura, hipotensão, cianose e perda da consciência, podendo levar à morte. | | | | | |
| Reação infusional | Reação transitória leve; não é indicada a interrupção de infusão; intervenção não indicada | Indicada a interrupção de infusão, mas responde prontamente a tratamento sintomático (p. ex., anti-histamínicos, AINEs, fluidos intravenosos); medicação profilática indicada por ≤ 24 h | Reação prolongada (p. ex., não responde rapidamente à medicação sintomática e/ou à breve interrupção da infusão); recorrência de sintomas após melhora inicial; hospitalização indicada se sequela clínica | Risco de morte iminente; intervenção urgente | Morte |
| Definição: Desordem caracterizada por ser um tipo de reação adversa à infusão de substâncias farmacológicas ou biológicas. | | | | | |

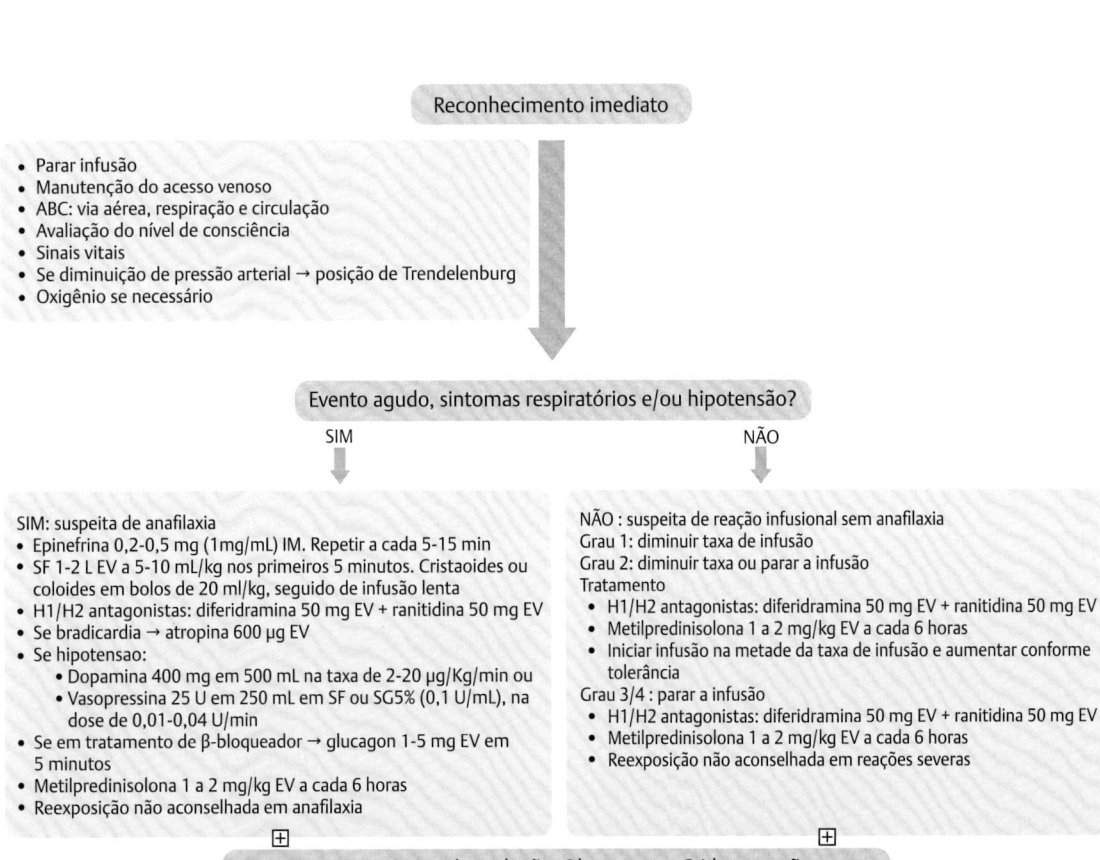

**Reconhecimento imediato**

- Parar infusão
- Manutenção do acesso venoso
- ABC: via aérea, respiração e circulação
- Avaliação do nível de consciência
- Sinais vitais
- Se diminuição de pressão arterial → posição de Trendelenburg
- Oxigênio se necessário

**Evento agudo, sintomas respiratórios e/ou hipotensão?**

**SIM: suspeita de anafilaxia**
- Epinefrina 0,2-0,5 mg (1mg/mL) IM. Repetir a cada 5-15 min
- SF 1-2 L EV a 5-10 mL/kg nos primeiros 5 minutos. Cristaloides ou coloides em bolos de 20 ml/kg, seguido de infusão lenta
- H1/H2 antagonistas: diferidramina 50 mg EV + ranitidina 50 mg EV
- Se bradicardia → atropina 600 μg EV
- Se hipotensao:
  - Dopamina 400 mg em 500 mL na taxa de 2-20 μg/Kg/min ou
  - Vasopressina 25 U em 250 mL em SF ou SG5% (0,1 U/mL), na dose de 0,01-0,04 U/min
- Se em tratamento de β-bloqueador → glucagon 1-5 mg EV em 5 minutos
- Metilprednisolona 1 a 2 mg/kg EV a cada 6 horas
- Reexposição não aconselhada em anafilaxia

**NÃO: suspeita de reação infusional sem anafilaxia**
Grau 1: diminuir taxa de infusão
Grau 2: diminuir taxa ou parar a infusão
Tratamento
- H1/H2 antagonistas: diferidramina 50 mg EV + ranitidina 50 mg EV
- Metilprednisolona 1 a 2 mg/kg EV a cada 6 horas
- Iniciar infusão na metade da taxa de infusão e aumentar conforme tolerância
Grau 3/4 : parar a infusão
- H1/H2 antagonistas: diferidramina 50 mg EV + ranitidina 50 mg EV
- Metilprednisolona 1 a 2 mg/kg EV a cada 6 horas
- Reexposição não aconselhada em reações severas

**Monitorar sinais vitais até resolução. Observar por 24 h se reação severa**

**Fig. 19-1.** Manejo das reações infusionais. IM: intramuscular; EV: endovenoso; SF: soro fisiológico; SG: soro glicosado.

## Manejo de Reações Infusionais Severas ou Anafilaxia

- Parar a administração da droga quimioterápica.
- Manter o acesso venoso. Verificar o "ABC" (via aérea, respiração e circulação) e o nível de consciência do paciente.
- Posição: em caso de hipotensão, o paciente deve ser colocado na posição de Trendelenburg; no caso de alguma dificuldade respiratória, o paciente deve ficar sentado; e no caso de rebaixamento do nível de consciência o paciente deve ser colocado em posição de recuperação.
- Administração de oxigênio, se necessário.
- Ligar para assistência médica imediatamente.
- Se o paciente preencher qualquer um dos três critérios de anafilaxia (Quadro 19-2), epinefrina (adrenalina) deve ser administrada imediatamente na dose de 0,01 mg/kg (diluição 1 mg/mL, sendo a dose máxima de 0,5 mL, ou seja, meia ampola de 1 mg/mL), intramuscular na parte lateral da coxa. Essa abordagem pode ser repetida a cada 5 a 15 minutos. Falha na resposta com hipotensão severa e parada cardiorrespiratória, a administração de epinefrina deve ser por via endovenosa.
- Ressuscitação volêmica: infusão rápida de 1 a 2 litros de solução fisiológica em uma taxa de 5 a 10 mL/kg nos primeiros cinco minutos.[9]
- Anti-histamínicos: a combinação do uso antagonista H1 (diferidramina) e H2 (ranitidina, cimetidina) é superior ao uso dessas medicações isoladamente. Diferidramina (25 a 50 mg) pode ser administrado lento via endovenosa em combinação com ranitidina (50 mg).[5,9]
- Bradicardia deve ser tratada com atropina 600 µg endovenoso.[8]
- Glucagon 1 a 5 mg endovenoso em 5 minutos seguido de infusão de 5 a 15 µg/min pode ser usado em pacientes recebendo betabloqueadores refratários aos efeitos cardiovasculares.[4,5,10]
- Corticosteroides são eficazes em prevenção de reações bifásicas (reação recorrente após o tratamento adequado da primeira), mas não são essenciais no manejo da anafilaxia. Se optado pelo uso de corticoide, a dose recomendada é de 1 a 2 mg/kg de metilprednisolona a cada 6 horas (ou equivalente).[4]

## Pós-Reação

- Sinais vitais devem ser monitorizados, e a recorrência dos sintomas deve ser controlada.
- Após reação severa, é recomendado observação por 24 horas.
- Reexposição não deve ser encorajada.

## Manejo de Reações Infusionais Leve e Moderado

- Reações infusionais mais comuns:
  - Interrupção temporária da infusão e manejo de sintomas (anti-histamínicos, corticoides e antipiréticos).
- Após a resolução dos sintomas, a infusão deve ser reiniciada com uma taxa de infusão menor (metade da que estava sendo infundido) sendo manejada de acordo com a tolerância.[5]

### COMO DOCUMENTAR UMA REAÇÃO INFUSIONAL

Uma documentação acurada de um episódio de reação infusional é essencial, devendo incluir o agente biológico utilizado, as medicações pré-infusão, descrição e graduação da reação infusional de acordo com CTCAE e como foi manejado o evento.[9]

### AGENTES BIOLÓGICOS QUE FREQUENTEMENTE CAUSAM REAÇÕES INFUSIONAIS

#### Quimioterapia

Apesar de qualquer quimioterápico ser um agente potencial para reações infusionais, as platinas e taxanos apresentam uma taxa significativa de reação infusional.[11]

A seguir descreveremos os principais agentes quimioterápicos com potencial de incidência de reações infusionais, assim como seus sintomas, profilaxia e manejo.

#### *Platinas*

A Carboplatina e a oxaliplatina têm maior incidência de reação infusional que a cisplatina. Um em quatro pacientes pode apresentar reação infusional com oxaliplatina, sendo que em 1% desses pacientes pode ocorrer reação infusional grave.[12-14] Já a incidência de reação infusional com carboplatina é de aproximadamente 12%.[15] A incidência de reação infusional tanto da carboplatina, quanto da oxaliplatina vai aumentando quanto maior o número de infusão, sendo a maior incidência a partir dos 7° e 8° ciclos.[16] Naqueles pacientes que são reexpostos à carboplatina, o intervalo maior que dois anos aumenta o risco de reação infusional, merecendo esses pacientes atenção especial.[16] O início dos sintomas em pacientes em uso de carboplatina pode variar de minutos a horas, sendo *rash* cutâneo, coceira, eritema palmoplantar, cólica abdominal, edema facial, broncospasmo, taquicardia, dispneia e dor retroesternal os principais sintomas.[17] Naqueles pacientes que recebem oxaliplatina, o início de sintomas se inicia dentro de 60 minutos do início da infusão, geralmente nos primeiros 5 a 10 minutos, sendo os principais sintomas: sudorese, prurido, *rash*, dor nas costas e no peito, espasmos laríngeos, dispneia, febre, urticária, broncospasmo e hipotensão.[13]

O manejo dos eventos é semelhante a todas as platinas. Para os eventos de graus 1 e 2, a primeira ação deve ser parar infusão, tratar os sintomas e reiniciar a medicação com taxa de infusão lenta. Para os eventos de graus 3 e 4, a primeira ação deve ser parar o tratamento e iniciar tratamento dos sintomas de modo agressivo.[3] Não é recomendada a retomada da infusão, devendo-se considerar a consulta com especialista em protocolos de dessensibilização.[11]

Em relação à profilaxia, os corticoides e antagonistas H1 e H2 não são de uso rotineiro, devendo sempre ser considerados em pacientes de alto risco.[14] Importante notar que 50% dos pacientes que são reexpostos à platina, após um reação infusional, estão sujeitos a uma nova reação, mesmo após a realização de pré-medicações.[12,13,17]

### Taxanos

A incidência de reação infusional tanto do paclitaxel quanto do docetaxel é de, aproximadamente, 30% sem o uso adequado de pré-medicação. Mesmo com o uso adequado de pré-medicações, reações severas podem acontecer, sendo o risco de reação anafilática em torno de 2 a 4%.[11,18,19]

O início dos sintomas da reação infusional dos taxanos podem acontecer na primeira ou na segunda dose, dentro dos primeiros 10 minutos de infusão. Os principais sintomas são vermelhidão, angioedema, broncospasmos, dispneia, hipotensão, taquicardia, urticária e reações em pele.[18,19]

O manejo dos sintomas é semelhante entre os taxanos. Para reações infusionais de graus 1 e 2, a primeira medida é parar a infusão e, após a melhora dos sintomas, reiniciar a droga com taxa de infusão lenta. Para reações infusionais de graus 3 e 4, a primeira medida é parar a infusão e iniciar terapia sintomática agressiva.[11]

Em relação à profilaxia em pacientes que irão receber paclitaxel, dexametasona, diferidramina 50 mg EV, antagonista receptor de H2 (ranitidina 50 mg ou cimetidina 30 mg) 30 minutos antes de infusão.[18] A profilaxia para pacientes que irão receber docetaxel varia de acordo com o tipo de câncer, sendo que, em pacientes com câncer de mama, pulmão, cabeça e pescoço e estômago, dexametasona 8 mg via oral, duas vezes ao dia, por 3 dias, devendo ser iniciada um dia antes da administração de docetaxel. Em pacientes com câncer de próstata: dexametasona 8 mg via oral, 12, 8, 3 e 1 hora antes da infusão.[19]

Importante ressaltar que, após um episódio de reação infusional, mesmo com pré-medicações adequadas, 40% dos pacientes podem sofrer outra reação infusional moderada, e aproximadamente 1 a 2% podem desenvolver reação infusional com risco de vida.[20]

## Outros Quimioterápicos

### Antraciclinas

A incidência de reação infusional em pacientes que recebem doxorrubicina lipossomal peguilada varia em torno de 7 a 11%, sendo que na Doxorrubicina livre a taxa de incidência é rara.[16,21,22] A maioria dos eventos ocorre na primeira infusão, sendo que os sinais e sintomas mais comuns são dor no peito, prurido, síncope, vermelhidão, febre, angioedema, urticária etc. Pré-medicações não são recomendadas de rotina.[22]

### Asparaginase

A incidência de reação infusional em pacientes que recebem Asparaginase é alta, em torno de 60%. Dez por cento desses pacientes terão reação infusional severa. Geralmente as reações infusionais aparecem após vários ciclos desta medicação. O início dos sintomas ocorre dentro de uma hora do início de sua administração. É necessário extremo cuidado na reexposição. Os sintomas mais comuns são pruridos, dispneia, *rash* cutâneo, urticária, dor abdominal, broncospasmo, hipotensão, angioedema e laringospasmo. A profilaxia recomendada é com corticoides e anti-histamínicos. A recomendação após uma reação infusional com Asparaginase é a troca da medicação por peg-asparagina, que é menos imunogênica em sua formulação.[11,23]

### Bleomicina e Etoposídeo

A incidência de reação infusional desses dois quimioterápicos é em torno de 1%. Em ambos os casos as reações infusionais ocorrem após o primeiro ciclo.[16,21] Os sintomas mais comuns da bleomicina são hipotensão, confusão mental, febre e calafrios. Pré-medicações não previnem a incidência de reação infusional.[24] Em relação ao etoposídeo, os sintomas mais comuns são hipotensão, febre, calafrios, urticária, broncospasmos, angioedema e desconforto torácico. Quando os sintomas são em grau leve, recomenda-se diminuir a taxa de infusão do etoposídeo. Corticoides e anti-histamínicos fazem parte das pré-medicações para reduzir a incidência de reação infusional.[25]

### Imunoterapia

As medicações classificadas como imunoterápicas de nova geração apresentam baixa incidência de reação infusional, sendo em sua maioria reações leves e moderadas.[3]

O ipilimumabe, um anti-CTLA-4, a taxa de reação infusional gira em torno de 2 a 5%, sendo em sua maioria eventos de grau 2 que ocorrem após a primeira dose. Os principais sintomas dessa medicação são prurido, *rash* maculopapular, tosse, dificuldade para respirar, calafrios e rubor facial.[26,27]

O nivolumabe, um anti-PD-1, também apresenta incidência de reação infusional em torno de 5%, sendo que em alguns casos a reação infusional pode ser grave e severa. Os principais sintomas são rubor facial, angioedema e urticária.[28,29]

Em ambos os casos, pré-medicações com antipiréticos (paracetamol) e anti-histamínicos podem ser consideradas.[3]

### Anticorpos Monoclonais

O Cetuximabe é um anticorpo monoclonal quimérico, anti-EGFR, e apresenta taxa de reação infusional de até 90% na primeira administração, sendo que 2 a 5% dessas reações podem ser severas.[30] Assim com o cetuximabe, o rituximabe é um anticorpo monoclonal quimérico, anti-CD20, e apresenta taxa de reação infusional na primeira administração em torno de 77%, sendo que 10% podem ser reações severas.[31] O trastuzumabe difere dos outros dois por ser um anticorpo monoclonal humanizado, anti-HER2. Mesmo sendo 100% humanizado, ainda assim apresenta taxa de reação infusional de 20 a 40% na primeira infusão, com reação severa em menos que 1% dos casos.[32]

Os principais sintomas dessas três medicações são vermelhidão, *rash*, urticária, broncospasmos, dispneia, náuseas e vômitos, alteração da pressão arterial, sendo que, em alguns pacientes que fazem uso de cetuximabe, podem ocorrer angina e infarto do miocárdio.

A profilaxia na administração de cetuximabe e rituximabe é semelhante, sendo recomendadas pré-medicações com corticoides e anti-histamínicos, indicadas já na primeira infusão, e se não for observado nenhum sintoma na primeira infusão, as pré-medicações podem ser descontinuadas nas infusões subsequentes. Em relação ao trastuzumabe, é recomendado iniciar a primeira administração em 90 minutos, e as infusões subsequentes em 30 minutos. Nenhuma pré-medicação é recomendada para o trastuzumabe.

Em pacientes que apresentam reação infusional de grau 1 ou 2, é recomendado parar ou diminuir a taxa de infusão e tratar os sintomas. Naqueles pacientes que apresentam reação infusional de grau 3 ou 4 é recomendado parar a infusão e tratar agressivamente os sintomas. Após a resolução de todos os sintomas, o tratamento pode ser reintroduzido com uma taxa de infusão lenta.

## REFERÊNCIAS BIBLIOGRÁFICAS

1. Edwards IR, Aronson JK. Adverse drug reactions: definitions, diagnosis, and management. *Lancet* 2000;356(9237):1255-9.
2. Baldo BA. Adverse events to monoclonal antibodies used for cancer therapy: Focus on hypersensitivity responses. *Oncoimmunology* 2013;2(10):e26333.
3. Rosello S, Blasco I, Garcia Fabregat L *et al.* Management of infusion reactions to systemic anticancer therapy: ESMO Clinical Practice Guidelines. *Ann Oncol* 2018;29(Supplement_4):iv260.
4. Sampson HA, Munoz-Furlong A, Campbell RL *et al.* Second symposium on the definition and management of anaphylaxis: summary report--second National Institute of Allergy and Infectious Disease/Food Allergy and Anaphylaxis Network symposium. *Ann Emerg Med* 2006;47(4):373-80.
5. Vogel WH. Infusion reactions: diagnosis, assessment, and management. *Clin J Oncol Nurs* 2010;14(2):E10-21.
6. National Institutes of Health/National Cancer Institute. National Cancer Institute. Common Terminology Criteria for Adverse Events (CTCAE) Version 4.0. 2009:1-194.
7. Scarlet C. Anaphylaxis. *J Infus Nurs* 2006;29(1):39-44.
8. Gleich GJ, Leiferman KM. Anaphylaxis: implications of monoclonal antibody use in oncology. *Oncology* (Williston Park) 2009;23(2 Suppl 1):7-13.
9. Lieberman P, Nicklas RA, Oppenheimer J *et al.* The diagnosis and management of anaphylaxis practice parameter: 2010 update. *J Allergy Clin Immunol* 2010;126(3):477-80 e1-42.
10. Thomas M, Crawford I. Best evidence topic report. Glucagon infusion in refractory anaphylactic shock in patients on beta-blockers. *Emerg Med J* 2005;22(4):272-3.
11. Lee C, Gianos M, Klaustermeyer WB. Diagnosis and management of hypersensitivity reactions related to common cancer chemotherapy agents. *Ann Allergy Asthma Immunol* 2009;102(3):179-87; quiz 87-9, 222.
12. Lenz HJ. Management and preparedness for infusion and hypersensitivity reactions. *Oncologist* 2007;12(5):601-9.
13. Oxaliplatin – Prescribing Information. [Internet] Acessado em 26/12/2018. Disponível em: http://www.mhra.gov.uk/home/groups/par/documents/websiteresources/con041327.pdf
14. Kidera Y, Satoh T, Ueda S *et al.* High-dose dexamethasone plus antihistamine prevents colorectal cancer patients treated with modified FOLFOX6 from hypersensitivity reactions induced by oxaliplatin. *Int J Clin Oncol* 2011;16(3):244-9.
15. Markman M, Kennedy A, Webster K *et al.* Clinical features of hypersensitivity reactions to carboplatin. *J Clin Oncol* 1999;17(4):1141.

16. Joerger M. Prevention and handling of acute allergic and infusion reactions in oncology. *Ann Oncol* 2012;23 Suppl 10:x313-9.
17. Carboplatin – Prescribing Information. [Internet] Acessado em 26/12/2018. Disponível em: http://www.mhra.gov.uk/home/groups/par/documents/websiteresources/con2025642.pdf
18. Taxol (Paclitaxel) – Prescribing Information. [Internet] Acessado em 26/12/2018. Disponível em: https://www.accessdata.fda.gov/drugsatfda_docs/label/2011/020262s049lbl.pdf
19. Docetaxel – Prescribing Information. [Internet] Acessado em 26/12/2018. Disponível em: https://www.accessdata.fda.gov/drugsatfda_docs/label/2012/201525s002lbl.pdf
20. Weiss RB, Donehower R, Wiernik P et al. Hypersensitivity reactions from taxol. *J Clin Oncol* 1990;8(7):1263-8.
21. Shepherd GM. Hypersensitivity reactions to drugs: evaluation and management. *Mt Sinai J Med* 2003;70(2):113-25.
22. Doxorubicin Hydrochloride for Injection, USP. [Internet] Acessado em 01/01/2019. Disponível em: https://www.accessdata.fda.gov/drugsatfda_docs/label/2010/050467s070lbl.pdf
23. Strullu M, Corradini N, Audrain M et al. Silent hypersensitivity to Escherichia coli asparaginase in children with acute lymphoblastic leukemia. *Leuk Lymphoma* 2010;51(8):1464-72.
24. Blenoxane – Prescribing Information. [Internet] Acessado em 01/01/2019. Disponível em: https://www.accessdata.fda.gov/drugsatfda_docs/label/2010/050443s036lbl.pdf
25. Etopophos – Prescribing Information. [Internet] Acessado em 01/01/2019. Disponível em: https://www.accessdata.fda.gov/drugsatfda_docs/label/2011/020457s013lbl.pdf
26. Momtaz P, Park V, Panageas KS et al. Safety of infusing ipilimumab over 30 minutes. *J Clin Oncol* 2015;33(30):3454.
27. Ipilimumab – Prescribing Information. [Internet] Acessado em 01/01/2019. Disponível em: https://www.accessdata.fda.gov/drugsatfda_docs/label/2017/125377s087lbl.pdf
28. Saenz M, Noguerado-Mellado B, Rojas-Perez-Ezquerra P et al. First case of allergy to nivolumab. *J Allergy Clin Immunol Pract* 2017;5(4):1140-1.
29. Nivolumab – Prescribing Information. [Internet] Acessado em 01/01/2019. Disponível em: https://www.accessdata.fda.gov/drugsatfda_docs/label/2017/125554s055lbl.pdf
30. Cetuximab – Prescribing Information. [Internet] Acessado em 01/01/2019. Disponível em: https://www.accessdata.fda.gov/drugsatfda_docs/label/2012/125084s0228lbl.pdf
31. Rituximab – Prescribing Information. [Internet] Acessado em 01/01/2019. Disponível em: https://www.accessdata.fda.gov/drugsatfda_docs/label/2012/103705s5367s5388lbl.pdf
32. Trastuzumab – Prescribing Information. [Internet] Acessado em 01/01/2019. Disponível em: https://www.accessdata.fda.gov/drugsatfda_docs/label/2010/103792s5250lbl.pdf

# Parte IV  Dor Oncológica

# DROGAS DE USO CLÍNICO

Bianca Cristina Soares
Ana Paula Pereira Gonçalves
Martins Fideles dos Santos Neto

A dor é uma das razões mais comuns para que os pacientes oncológicos visitem os departamentos de emergência.[1] Desta forma, é importante que o médico esteja ciente das várias opções, tanto farmacológicas, quanto não farmacológicas disponíveis para os cuidados dos pacientes com dor. Neste capítulo, apontaremos as opções farmacológicas que podem guiar o profissional na administração desta intercorrência.

Cursos de educação para o tratamento da dor consideram o uso de opioide a principal terapia para o tratamento da dor,[2,3] mas deve-se observar que nos Estados Unidos da América há muita cautela ao se considerar a administração de opioides para as dores fortes ou crônicas, por causa de seu potencial viciante. Esta preocupação levou o país a decretar um problema de saúde pública. No Brasil, nos últimos seis anos, o mercado de opioides expandiu 465%, contudo, sua prescrição ainda permanece bem baixa, quando comparado aos norte-americanos.[4]

A atenção à dor no departamento de emergência deve considerar combinações analgésicas farmacológicas e não farmacológicas, e o médico deve abordar o paciente de forma empática, entendendo o sofrimento do paciente e comprometendo-se com o alívio da dor por abordagem analgésica multimodal.

É importante que haja uma comunicação com o paciente envolvendo-o nas tomadas de decisões, fornecendo detalhes sobre as metas e expectativas gerais do tratamento, bem como o curso natural do analgésico eleito, considerando os benefícios em curto e longo prazos, além dos riscos e efeitos adversos.

Os médicos do departamento de emergência precisam considerar a administração de analgésicos opioides para pacientes que tenham dor aguda, quando a probabilidade de benefício for maior que a de dano.

Os opioides podem resultar em depressão respiratória quando presente em doses mais altas.[5]

Pacientes com dor aguda que recebem doses mais altas de opioides precisam ter seu estado ventilatório monitorizado.[6]

Quando se fala de condições de dor aguda e não é possível que se tenha um acesso intravenoso, os médicos do departamento de emergência podem considerar morfina via subcutânea.

Os profissionais de emergência e outros prestadores de cuidados agudos sem práticas clínicas ou experiência no manejo da dor não devem administrar ou prescrever formulações de opioides de longa duração, incluindo fentanil transdérmico no departamento de emergência.[7] Essas formulações (ação prolongada, liberação prolongada, liberação sustentada) não são indicadas para dor aguda e apresentam alto risco de *overdose*.[8]

Uma lista de medicamentos que pode ser considerada pelos médicos, no departamento de emergência para o manejo da dor, segue:

## TRAMADOL

O tramadol é usado para tratar uma variedade de diferentes condições de dor. Atua como um agonista opioide, mas também tem uma variedade de outras propriedades que podem contribuir para seu efeito analgésico, incluindo inibição da recaptação de serotonina e inibição da recaptação de norepinefrina. Está licenciado para uso em dor moderada à intensa e é menos potente que a morfina ou drogas similares. Indicado para dores nociceptivas leve à moderada e neuropática.[9]

- Dose inicial: 50 a 100 mg, de 4/4 ou 6/6 horas.
- Dose máxima: 400 mg/dia.[9]
- Comprometimento renal grave (*clearance* creatinina < 30 mL/min): dose máxima 200 mg/dia.[10,11]
- Metabolização hepática e excreção renal.
- Efeitos adversos comuns: tonturas, náuseas, vômitos, constipação intestinal, boca seca, sudorese, sedação, hipotensão ortostática, taquicardia e cefaleia.[10,11]

## MORFINA

O sulfato de morfina é um analgésico narcótico da classe dos opioides. A morfina é um potente opiáceo; diminui a dor, o que, por sua vez, leva a uma diminuição na ativação do sistema nervoso autônomo.[12]

- Dose inicial: 2-3 mg, IV/SC.
- Início da ação: 5-10 minutos.[10,11]
- Metabolizada no fígado em morfina 3-G glicuronídeo (55%) e morfina 6-G glicuronídeo (10%) que são excretados pelo rim.
  - Insuficiência renal: acúmulo de metabólitos.
  - Insuficiência hepática: menor capacidade de transformação do fármaco. A morfina deve ser evitada nas insuficiências renal e hepática.[10,11]
- Efeitos adversos: sedação, náuseas, vômitos, constipação intestinal, alucinações, mioclonia, convulsão.

A analgesia obtida com o uso dessa medicação está relacionada com a dose utilizada, que pode ser aumentada gradativamente e resulta do balanço adequado entre sua eficácia e tolerância frente a efeitos adversos. Utilizar 10% a 6ª parte da dose total diária de opioide como resgate e titular, conforme necessário. Observar sinais de intoxicação.[13]

## METADONA

A Metadona é um opioide sintético de ação prolongada com propriedades antagonistas no receptor N-metil-D-aspartato (NMDA) e também pode bloquear a receptação pré-sináptica da serotonina. A Metadona possui propriedades farmacodinâmicas e farmacocinéticas únicas. É eficaz no tratamento da dor nociceptiva e neuropática.[14]

- Dose inicial: 2,5 mg IV/SC a cada 8 a 12 horas e revista para otimização de 3 a 5 dias. Doses adicionais de um opioide de curta duração de resgate (morfina).
- Início da ação: de 10-20 minutos com pico entre 30-60 minutos.
- Meia-vida longa de 7 a 59 horas, podendo chegar até 150 horas.
- Metabolizada no fígado e excretada especialmente pelos rins, e uma pequena parte pelas fezes (via bile).
- Eletrocardiograma (ECG) deve ser considerado antes de se iniciar a Metadona e em pacientes com fator de risco de QTc prolongado.
- Não deve ser utilizada com QTc > 500.
- Considerar ECG de controle quando exceder doses de 30-40 mg /dia e evitar dose > 50 mg/dia.[10,11]

## CETOPROFENO

O cetoprofeno é um anti-inflamatório não esteroide (AINE) não seletivo para ciclo-oxigenase-2, com atividades analgésica e antipirética. O Cetoprofeno é um ácido fraco, amplamente utilizado em mono e politerapia da artrite reumatoide, câncer ou dor pós-operatória.[15]

- Adultos: 100 mg a cada 12 horas IV.
- Dose máxima: 300 mg ao dia
- Insuficiência renal: com CrCl menor que 25 mL/min máximo de 100 mg/dia.
- Início da ação: de 5 a 30 minutos após a administração, com pico em até duas horas.
- Meia-vida de 2 a 4 horas.
- Metabolização hepática e excreção renal.
- Evite em insuficiência renal, hemorragia gastrointestinal, disfunção plaquetária, doença cardíaca isquêmica, insuficiência cardíaca, redução do débito cardíaco, estado hipovolêmico, asma ou cirrose.[10,11]

## CETOROLACO

O trometamol cetorolaco é anti-inflamatório não esteroide (AINE). Tem sua ação pela inibição da síntese de prostaglandinas. Como um AINE, o cetorolaco inibe a ação das enzimas ciclo-oxigenase (COX-1 e COX-2), que metabolizam o ácido araquidônico em prostaglandinas e tromboxano A2. AINEs são, portanto, considerados altamente eficazes para patologias mediadas por prostaglandinas, causando dor e inflamação, incluindo trauma.[16]

- Metabolizado no fígado e eliminado na urina (92%) e nas fezes (6%);
- Posologia para adulto:
  - IV: 30 mg em dose única ou 30 mg a cada 6 horas.
  - IM: 30 mg em dose única ou 30 mg a cada 6 horas.
- Dose máxima IV: 120 mg;
- Insuficiência renal:
  - IM: 30 mg 1 vez ao dia ou 15 mg a cada 6 horas (Dose máxima: 60 mg/dia).
  - EV: 15 mg 1 vez ao dia ou 15 mg a cada 6 horas (Dose máxima: 60 mg/dia).
- O período de tratamento não deve ser superior a 5 dias.[10,11]

## DEXAMETASONA

A dexametasona é um esteroide adrenocortical sintético com efeitos anti-inflamatórios.[17]

- Dose inicial varia de 0,75 a 15 mg por dia;
- Meia-vida de 3 a 4,5 horas, com duração de até 48 horas;
- Metabolização hepática e excreção renal.[10,11]

## DIPIRONA

A Dipirona é um analgésico simples não narcótico. É um medicamento popular para alívio da dor em alguns países e é usado para tratar a dor pós-operatória, cólica, dor derivada do câncer e enxaqueca. Outros países como Japão, Reino Unido e EUA, proibiram seu uso por causa de uma associação a distúrbios sanguíneos potencialmente ameaçadores à vida, como a agranulocitose.[18]

- Indicação: 500 a 1.000 mg de 6/6 horas IV, com dose máxima dia de 6 gramas.[18]
- Início de ação: 30 a 60 minutos com duração de efeito de aproximadamente 4 a 6 horas.
- Metabolização hepática e excreção renal.
- Efeitos adversos: angioedema, aumento da pressão arterial, broncospasmo, agranulocitose.[10,11]

## CETAMINA

A cetamina é um inibidor não competitivo e reversível do receptor N-metil-D-aspartato (NMDA). Trata-se de uma droga barata, amplamente segura e prontamente disponível, com efeitos analgésicos em doses subanestésicas. Tem sido usada em uma ampla gama de cirurgias, queimaduras pediátricas, troca de curativos e dor relacionada com o câncer.[19]

- Mecanismo de ação: ação direta sobre o córtex e o sistema límbico.
- Metabolização hepática e excreção: renal.
- Meia-vida: 2,5-3 horas.
- Posologia para adulto: 1-2 mg/kg (Dose máxima: 0,5 mg/kg/min).
- Efeitos adversos: psicose, alucinações auditivas e visuais, agitação, desorientação, sonhos vívidos e comportamento irracional (os efeitos podem ser reduzidos com o uso concomitante de benzodiazepínicos).[10,11]

## LIDOCAINA 2%

Age preferencialmente pela inibição dos canais de sódio e cálcio. Ação central com diminuição da sensibilização medular. A lidocaína intravenosa é uma opção para a dor crônica causada pelo avanço do câncer e pelo tratamento de feridas.[20] A lidocaína é eficaz em pacientes com câncer, no que concerne à redução dos escores de dor. Os efeitos colaterais de lidocaína são mínimos.[21]

Ação anti-inflamatória, inibe a liberação de citocinas, leucotrieno, histamina e prostaglandinas.

- Dose inicial recomendada: 1 a 2mg/kg em 60-90 minutos.
- Dose efetiva usual: 1-5mg/kg/dia.[10,11]

## LORAZEPAM

Benzodiazepínico que atua no córtex cerebral e no sistema límbico. É efetivo no tratamento da ansiedade e de espasmos musculares relacionados com a dor. O lorazepam como um agente antiansiedade pode efetivamente aliviar a dor.[22]

- Dose usual diária: 1 a 4 mg;
- Efeitos adversos comuns: sedação, sonolência, tontura, agitação, confusão mental, cefaleia, ataxia, visão dupla e depressão respiratória.[10,11]

## NALOXONA

É um antídoto para as reações adversas graves a opioides, sendo uma opção de tratamento útil a ser considerada em adultos com dor crônica grave.[23] Logo, é um antagonista específico ao opioide que atua nos receptores de opioides (μ, δ e κ) com atividade agonista ou agonista-antagonista mista. Foi relatado que a naloxona tem múltiplas atividades em vários processos. Atua como imunoadjuvante na imunoterapia do câncer, e regula, em conjunto com outros opioides, a apoptose em células cancerígenas humanas.[24]

- A naloxona só existe em formulação parenteral (0,4 mg/1 mL);
- Início rápido de ação (dentro de 5 min) e curta duração (30-60-90 minutos).[10,11]

Quando o paciente receber alta do departamento de emergência, os médicos devem envolver os pacientes na tomada de decisão, considerando um diálogo sobre os benefícios e malefícios, tanto em curto, quanto em longo prazo, bem como com as modalidades analgésicas alternativas.[25,26] Se a condição de dor aguda de um paciente justificar analgésicos opioides, estes devem ser prescritos com formulários de liberação imediata na menor dose eficaz e por curta duração, algo que leve de 2 a 3 dias.[26] Os médicos também devem considerar a prescrição de analgésicos opioides e não opiáceos na alta, sempre que possível. Ao prescrever medicamentos combinados que contenham paracetamol, deve-se ter cuidado especial para não exceder a dose diária máxima, para diminuir o risco de lesão hepática.[27] Os pacientes que receberam alta com uma receita de opioides devem ser aconselhados sobre o armazenamento e o descarte seguros e as consequências do não cumprimento deste quesito.[26]

## REFERÊNCIAS BIBLIOGRÁFICAS

1. Bertoncello KCG, Xavier LB, do Nascimento ERP, Amante LN. Dor aguda na emergência: avaliação e controle com o instrumento de MacCaffery e Beebe. *J Health Sci* 2016;18(4):251-6.
2. Morone NE, Weiner DK. Pain as the fifth vital sign: exposing the vital need for pain education. *Clin Ther* 2013;35(11):1728-32.
3. Motov SM, Nelson LS. Advanced Concepts and Controversies in Emergency Department Pain Management. *Anesthesiol Clin* 2016;34(2):271-85.
4. Krawczyk N, Greene MC, Zorzanelli R, Bastos FI. Rising Trends of Prescription Opioid Sales in Contemporary Brazil, 2009-2015. *Am J Public Health* 2018;108(5):666-8.
5. Inturrisi CE. Clinical pharmacology of opioids for pain. *Clin J Pain* 2002;18(4 Suppl):S3-13.
6. Birnbaum A, Esses D, Bijur PE *et al*. Randomized double-blind placebo-controlled trial of two intravenous morphine dosages (0.10 mg/kg and 0.15 mg/kg) in emergency department patients

with moderate to severe acute pain. *Ann Emerg Med* 2007;49(4):445-53, 53.e1-2.
7. Motov S, Strayer R, Hayes BD et al. The Treatment of Acute Pain in the Emergency Department: A White Paper Position Statement Prepared for the American Academy of Emergency Medicine. *J Emerg Med* 2018;54(5):731-6.
8. Hoppe JA, Nelson LS, Perrone J et al. Opioid prescribing in a cross section of US emergency departments. *Ann Emerg Med* 2015;66(3):253-9.e1.
9. Duehmke RM, Derry S, Wiffen PJ et al. Tramadol for neuropathic pain in adults. *Cochrane Database Syst Rev* 2017;6:Cd003726.
10. Naime FF. *Manual de Tratamento da Dor*. São Paulo: Editora Manole; 2013.
11. Twycross RG, Wilcock A, Howard P (Eds.). *Palliative Care Formulary (PCF6)*. 6 th ed. London: Radcliffe Publishing; 2018.
12. Murphy PB, Barrett MJ. *Morphine. StatPearls*. Treasure Island (FL): StatPearls Publishing StatPearls Publishing LLC.; 2019.
13. Tuerxun H, Cui J. The dual effect of morphine on tumor development. *Clin Transl Oncol* 2019 Jun;21(6):695-701. Epub 2018 Nov 23.
14. Habashy C, Springer E, Hall EA, Anghelescu DL. Methadone for Pain Management in Children with Cancer. *Paediatr Drugs* 2018;20(5):409-16.
15. Porazka J, Karbownik A, Murawa D et al. The pharmacokinetics of oral ketoprofen in patients after gastric resection. *Pharmacol Rep* 2017;69(2):296-9.
16. Mallinson TE. A review of ketorolac as a prehospital analgesic. *J Paramedic Practice* 2017;9(12):522-6.
17. Bakeer AH, Abdallah NM, Kamel MA et al. The impact of intravenous dexamethasone on the efficacy and duration of analgesia of paravertebral block in breast cancer surgery: a randomized controlled trial. *J Pain Res* 2019;12:61-7.
18. Hearn L, Derry S, Moore RA. Single dose dipyrone (metamizole) for acute postoperative pain in adults. *Cochrane Database Syst Rev* 2016;4:Cd011421.
19. Lubega FA, DeSilva MS, Munube D et al. Low dose ketamine versus morphine for acute severe vaso occlusive pain in children: a randomized controlled trial. *Scand J Pain* 2018;18(1):19-27.
20. Kintzel PE, Knol JD, Roe G. Intravenous Lidocaine Administered as Twice Daily Bolus and Continuous Infusion for Intractable Cancer Pain and Wound Care Pain. *J Palliat Med*, 2019 Mar;22(3):343-347. Epub 2018 Dec 1.
21. Seah DSE, Herschtal A, Tran H et al. Subcutaneous Lidocaine Infusion for Pain in Patients with Cancer. *J Palliat Med* 2017;20(6):667-71.
22. Wang Y-p, Wang W-b. Clinical study on lorazepam for treating postoperative pain of wound after spinal meningioma surgery. *CJCNN* 2018;17(12):924-8.
23. Kim ES. Oxycodone/Naloxone Prolonged Release: A Review in Severe Chronic Pain. *Clin Drug Investig* 2017;37(12):1191-201.
24. Bimonte S, Barbieri A, Cascella M et al. The effects of naloxone on human breast cancer progression: in vitro and in vivo studies on MDA.MB231 cells. *Onco Targets Ther* 2018;11:185-91.
25. Smith RJ, Rhodes K, Paciotti B et al. Patient perspectives of acute pain management in the era of the opioid epidemic. *Ann Emerg Med* 2015;66(3):246-52. e1.
26. Strayer RJ, Motov SM, Nelson LS. Something for pain: responsible opioid use in emergency medicine. *Am J Emerg Med* 2017;35(2):337-41.
27. Food U, Administration D. *FDA drug safety communication*: prescription acetaminophen products to be limited to 325 mg per dosage unit; boxed warning will highlight potential for severe liver failure. 2011.

# TRATAMENTO CLÍNICO DA DOR ONCOLÓGICA

Sarita Nasbine Frassetto
Maria Salete de Angelis Nascimento
Layra Minuncio Nogueira

## INTRODUÇÃO E DEFINIÇÕES

A dor é um dos sintomas mais prevalente e angustiante nos pacientes com câncer,[1] sendo responsável por 10 a 41% dos atendimentos no departamento de emergência (DE).[2,3] No Brasil, apesar de dados epidemiológicos limitados, a dor também mostrou ser a queixa mais comum dos pacientes oncológicos que procuram o DE, correspondendo a 40,4% de todos os atendimentos.[4]

Apesar dos avanços na fisiopatologia da dor, diretrizes de tratamento e da disponibilidade de diferentes opioides, as taxas de dor ainda são extremamente altas.[5] Recentemente, uma revisão sistemática e metanálise sobre a prevalência de dor oncológica concluíram que 39,3% dos pacientes apresentam dor após tratamento curativo, 55% durante o tratamento antitumoral e 66,4% na doença avançada, metastática ou terminal. E, em geral, 38% dos pacientes relatam dor moderada à severa (pontuação da escala de classificação numérica ≥ 5), o que evidencia a falta de controle adequado e aceitável da dor em muitos pacientes.[6]

A prevalência de dor difere substancialmente entre os diferentes tipos de câncer. Segundo Breivik et al.,[7] os pacientes com maior prevalência de dor (> 85%) são os portadores de câncer de pâncreas, osso, cérebro, linfoma, pulmão e cabeça e pescoço.

Além de ser uma queixa frequente, a dor no câncer representa um grande desafio, pois compreende uma variedade de causas diferentes, e o paciente apresenta ao mesmo tempo diferentes tipos de dor,[8] que devem ser prontamente reconhecidos, pois podem representar uma gama de implicações clínicas relacionadas com a doença e complicações do tratamento. Algumas dessas causas podem ser potencialmente fatais, senão reconhecida sua etiologia e iniciado tratamento adequado imediato.

Uma queixa de dor severa (pontuação da escala de classificação numérica > 7), não controlada em um paciente oncológico, deve ser considerada uma emergência médica.[9] Nestes casos, deve-se priorizar o atendimento e garantir uma estratégia diagnóstica e terapêutica, visando à rapidez e qualidade de cuidados de maneira imediata. Esta resposta rápida a uma crise de dor é essencial para pacientes tanto com doença em estágio inicial, como naqueles em final de vida.[9]

Infelizmente, os escores de dor não são rotineiramente documentados, e a dor é frequentemente subtratada durante os atendimentos de emergência, particularmente nos pacientes tolerantes, isto é, pacientes em uso prévio ou crônico de opioides, onde uma porcentagem significativa recebe doses inadequadas de opioides.[10,11] Várias razões podem justificar o subtratamento da dor no DE. Os fatores mais importantes relacionados com a equipe de saúde incluem preocupação com dependência e comportamento de busca da droga em pacientes com dor crônica, não valorização da queixa do paciente quanto à intensidade da dor, desafio em identificar a causa correta da dor aguda ou crise de dor, associação incorreta de tolerância a opioides e dependência psicológica, e conhecimento/treinamento inadequado de estratégias eficazes de controle de dor. Já em relação aos pacientes a dor subtratada pode ter como causa o desenvolvimento de tolerância a opioides, progressão da doença ou não adesão à terapia prescrita, por medo ou falta de compreensão.[8]

O manejo inadequado da dor no paciente com câncer afeta adversamente os resultados do tratamento e consequentemente a sobrevida desses pacientes.[12] Também comprometem a qualidade de vida, funcionalidade, enfrentamento da doença, relacionamentos social e familiar, causando grande sofrimento emocional[13] e aumento da necessidade de hospitalização.[14]

## FISIOPATOLOGIA E ETIOLOGIA RELEVANTES

A dor é definida pela Associação Internacional para Estudo da Dor (International Association for the Study of Pain, IASP), como uma "experiência sensitiva e emocional desagradável, associada à lesão real, em potencial ou descrita em tais termos".[15] De acordo com esta definição, a intensidade da dor em relação ao grau da lesão é indissociável do emocional, o que a torna subjetiva, dinâmica e ligada à resposta psicológica e sofrimento do paciente, portanto, um fenômeno complexo e multidimensional.[8] Atualmente, também sabemos que fatores genéticos interferem na variabilidade da sensibilidade à dor e na resposta ao tratamento.[16]

Os mecanismos prováveis pelos quais o câncer produz dor incluem a destruição do tecido ou a produção e estimulação da secreção de mediadores que modulam a nocicepção. Os principais componentes do microambiente do câncer são as células neoplásicas, o sistema imunológico e os sistemas nervoso periférico e central que se interagem e se comunicam entre si. Uma vez que os linfócitos e outras células do sistema imunológico tenham se infiltrado em um tumor, eles produzem substâncias que levam a lesões teciduais adicionais e secretam mediadores, que incluem endotelina-1, prótons, proteases, fator de crescimento neural (NFG), bradicinina e fator de necrose tumoral alfa (TNFα), que estimulam os nociceptores primários produzindo dor.[17] A destruição tecidual local ocorre secundariamente à produção tumoral de proteases, resultando na invasão dos tecidos vizinhos. A dor nem sempre é proporcional à carga tumoral, pois diferentes tipos de câncer podem causar diferentes níveis de destruição tecidual local e podem estimular a produção de quantidades variáveis de moduladores da dor.[18] Portanto, a inflamação é um componente-chave no microambiente tumoral, e esses neuromoduladores ou mediadores levam à sensibilização e ativação de neurônios aferentes periféricos e à superexpressão de mediadores nociceptivos na medula espinal. Todas essas alterações levam ao aumento da sinalização da dor em pacientes com câncer, o que caracteriza a dor por excesso de nocicepção.[18]

Outro mecanismo pelo qual o câncer produz dor é a invasão perineural, isto é, disseminação e proliferação do tumor dentro de um nervo; uma característica patológica de muitas neoplasias, como o pâncreas, cólon e reto, próstata, cabeça e pescoço, vias biliares e estômago.[19] Logo, existem dois mecanismos fisiopatológicos predominantes na dor oncológica: nociceptivo e neuropático.[20]

A dor nociceptiva é decorrente de lesão aguda ou persistente e pode ser classificada como somática (resultante da lesão da pele, partes moles, músculos e ossos) ou visceral:

- *Dor nociceptiva somática:* é descrita como dolorida, latejante ou punhalada, e bem localizada (fibras são mielinizadas e trafegam por locais específicos na medula óssea). Geralmente de forte intensidade, piora com o movimento ou à palpação e é aliviada ao repouso.

- *Dor nociceptiva visceral:* está relacionada com a inervação de fibras aferentes não mielinizadas na parede de órgãos intra-abdominais (vísceras ocas e cápsulas de órgãos). Pode resultar da infiltração, inflamação, tração ou estiramento, compressão, obstrução, ou isquemia de uma víscera oca; ou necrose, distensão de cápsula de vísceras sólidas. Geralmente é descrita como cólica e aperto, é mal localizada e pode ou não se referir a um ponto cutâneo (dor referida). Na forma aguda associa-se à disfunção autonômica com sinais de hiperatividade simpática, como náusea, sudorese, vômito, hipertensão e taquicardia.[20]

A dor neuropática ocorre por compressão ou infiltração tumoral, ou destruição do sistema nervoso periférico ou sistema nervoso central, e também por lesão química ou radiação, ou após cirurgia. Acompanha sempre um dermátomo (trajeto de raízes e nervos) e pode ou não estar associada a déficit neurológico. É descrita como disestésica – sensação de queimação constante, ardência, superficial, hipersensibilidade aumentada (hiperalgesia), dor ao simples roçar da roupa (alodinia) ou neurálgica – paroxismos de dor lancinante, aguda, breve, repentina, como um raio, choque.[20] Um em cada três pacientes com dor do câncer apresenta um componente neuropático.[21]

Diversas abordagens de classificação, com base em características temporais e etiológicas da dor oncológica, são descritas para identificar características e síndromes dolorosas, o que ajuda a prognosticar o controle da dor,[8,18,20] e estão descritas no Quadro 21-1.

## ACHADOS CLÍNICOS

As emergências em dor podem ocorrer tanto no contexto de dor aguda, geralmente decorrente de uma causa nociceptiva definida, assim como no contexto de *"Breakthrough Pain (BTP)"*. As dores agudas são geralmente de natureza iatrogênica, isto é, ocorrem geralmente por causa de procedimentos (como dor secundária a intervenções terapêuticas, como passagem de *stent* ou próteses, cirurgias, embolização vascular ou intervenções diagnósticas); terapias antineoplásicas (quimioterapia, radioterapia, tratamentos hormonais, imunoterapia); bem como também podem ocorrer por complicações relacionadas com a doença (hemorragia intratumoral, fratura patológica, obstrução ou perfuração de víscera oca, tromboembolismo venoso).[20]

A prevalência total de BTP em uma recente revisão sistemática que incluiu 19 estudos foi de 59%, com a menor prevalência relatada em estudos ambulatoriais (39%) e a maior prevalência em estudos conduzidos no ambiente de cuidados paliativos (80%).[24] Não é unânime o consenso sobre a definição e características da BTP, e esta pode ser dividida

**Quadro 21-1.** Características Temporais e Etiológicas da Dor Oncológica

| | Descrição | Exemplos |
|---|---|---|
| **1. Temporal** | | |
| Aguda | Resposta fisiológica normal e previsível, de curta duração e reversão total após interrupção do estímulo | |
| Crônica | Estado patológico bem definido > 3 meses | |
| *Breakthrough* | Episódio de dor severa, de qualquer duração, que ocorre em pacientes que recebem um regime analgésico estável de opioides para dor persistente (dor de fundo) suficiente para proporcionar uma analgesia sustentada de leve à moderada[5] | |
| Intermitente/transitória | Flutuação da dor em pacientes que não estão recebendo opioide | |
| **2. Etiologia** | | |
| Relacionada com o tumor | Por envolvimento de estruturas somáticas e viscerais | ▪ Dor óssea multifocal<br>▪ Síndrome vertebral<br>▪ Síndrome da base do crânio<br>▪ Dor torácica/pleural<br>▪ Síndrome de distensão hepática<br>▪ Obstrução intestinal<br>▪ Síndrome retroperitoneal<br>▪ Dor perineal maligna<br>▪ Obstrução uretérica/trato biliar |
| | Por envolvimento do tecido nervoso | ▪ Radiculopatias<br>▪ Mononeuropatias<br>▪ Plexopatias<br>▪ Neuralgias<br>▪ Neuropatias periféricas |
| Relacionada com o tratamento | Relacionada com a radioterapia | ▪ Cistite, proctite<br>▪ Enterite, fístula<br>▪ Linfedema<br>▪ Osteorradionecrose<br>▪ Mielopatia<br>▪ Plexopatias |
| | Relacionada com a quimioterapia | ▪ Necrose avascular<br>▪ Neuropatia periférica<br>▪ Pseudorreumatismo por corticoide |
| | Pós-cirúrgica | ▪ Dor fantasma<br>▪ Síndrome pós-mastectomia, pós-toracotomia/nefrectomia/pós-cervicotomia |
| | Relacionada com a terapia hormonal | ▪ Artralgias/mialgias<br>▪ Dispareunia<br>▪ Ginecomastia<br>▪ Fraturas por compressão osteoporótica |
| | Relacionada com transplante de células-tronco | ▪ Artralgias/mialgias<br>▪ Dispareunia/dor vaginal<br>▪ Disúria<br>▪ Dor ocular<br>▪ Dor oral e diminuição do movimento da mandíbula<br>▪ Parestesias<br>▪ Alterações cutâneas |

*Continua.*

**Quadro 21-1.** *(Cont.)* Características Temporais e Etiológicas da Dor Oncológica

| | Descrição | Exemplos |
|---|---|---|
| **2. Etiologia** | | |
| Relacionada com o tratamento | Relacionada com a imunoterapia | ▪ Artrite inflamatória<br>▪ Miosite<br>▪ Neuropatia periférica<br>▪ Síndrome semelhante à polimialgia |
| Não relacionada com o câncer | Condições médicas preexistentes | ▪ Artrite reumatoide<br>▪ Neuropatia diabética<br>▪ Fibromialgia<br>▪ Doenças neurológicas |
| Associada ao câncer | | ▪ Caquexia<br>▪ Neuropatia pós-herpética<br>▪ Neuropatia sensorial motora paraneoplásica |

Adaptado de Dalal et al.[8], Schmidt,[18] Portenoy & Dhingra,[20] Reis-Pina et al.,[21] Cherny[22] e Brahmer et al.[23]

em duas categorias: incidental e espontânea. A dor incidental possui uma causa identificável específica que pode ser voluntária (precipitada por um ato voluntário, como caminhar), não voluntária (precipitada por um ato involuntário, como tosse), ou por causa de um procedimento (p. ex.: curativo de feridas). A BTP espontânea ocorre inesperadamente e não pode ser prevista.[25,26] A dor relatada no final da dose não é considerada BTP, mas é decorrente de declínio dos níveis de analgésicos.[26] A fisiopatologia da BTP pode ser nociceptiva, neuropática ou uma combinação das duas – frequentemente é a mesma que a da dor persistente subjacente, e a maioria dos episódios de BTP atinge o pico de intensidade em poucos minutos e persiste por 30 a 60 minutos.[25,26]

## Anamnese

O autorrelato da dor pelo paciente é o indicador mais confiável e simples da existência e intensidade da dor, porém exige capacidade cognitiva e de verbalização. Na sua ausência a observação do comportamento é uma abordagem válida para avaliação da dor, com o entendimento de que os comportamentos também podem indicar outras fontes de angústia (estresse emocional ou a presença de *delirium*).[14] A observação dos comportamentos de dor, como vocalização (choro, gemido), expressão facial (contração muscular) e movimento corporal (postura de proteção), é adequada para a situação de dor aguda, assim como a mensuração de parâmetros biológicos (pressão arterial, frequências arterial e respiratória).

A avaliação completa da dor deve incluir uma avaliação clínica da condição médica atual, incluindo histórico de alergia, avaliação da cognição e *delirium* e sintomas concomitantes, juntamente com um histórico de dor (início, respostas anteriores a opioides, qualidade, irradiação, gravidade e fatores temporais); avaliação do impacto da dor nos funcionamentos físico, social e psicológico do paciente; e exame físico completo, incluindo avaliação neurológica.[8] Essa avaliação abrangente é essencial porque orienta a seleção do tipo e da dose inicial de opioide.

A avaliação deve ocorrer rapidamente no contexto de uma crise de dor aguda, embora alguns aspectos dessa avaliação possam ser postergados até que o paciente alcance um nível aceitável de dor que permita a adesão e a tolerância do paciente à avaliação.

A avaliação de todos os componentes do sofrimento, como o sofrimento psicossocial, que está associado fortemente à dor do câncer, deve sempre ser considerada e avaliada, pois pode amplificar a dor e levar ao controle inadequado desta.[5]

Outro grande problema que tem sido muito discutido é o risco de comportamento abusivo do uso de opioides, e dependência em pacientes com dor crônica oncológica, que frequentam muito os DE. Recentemente um estudo observou uma alta frequência (aproximadamente 20%) de risco elevado de comportamentos aberrantes de uso de opioides entre pacientes com câncer. Os pacientes do sexo masculino, com história prévia de alcoolismo/uso de drogas ilícitas e aqueles com ansiedade e dificuldades financeiras, apresentam em risco aumentado transtorno de abuso de opioides.[27] Infelizmente, a triagem de rotina para o risco de comportamentos aberrantes de opioides não é frequentemente realizada na prática clínica de rotina entre pacientes com câncer.

## Exames Complementares

Os exames complementares devem ser solicitados de acordo com a história e o exame físico, podendo incluir exames de imagem, se necessário, principalmente para reconhecer uma emergência oncológica e indicar tratamento específico: fratura óssea ou fratura iminente em osso que suporta peso, metástases neuroaxiais com ameaça de lesão neural, infecção, víscera obstruída ou perfurada (abdome agudo).[14] Também, devemos solicitar avaliação das funções renal e hepática, pois a morfina é metabolizada no fígado em morfina 3-G glicuronídeo (55%) e morfina 6-G glicuronídeo (10%) que são excretados pelo rim. Portanto, na insuficiência renal, estes metabólitos podem-se acumular, resultando na redução do limiar de convulsão e neurotoxicidade induzida por opioides. Em pacientes com insuficiência hepática, há menor capacidade de transformação desse fármaco, o que pode culminar com acúmulo do opioide, bem como de seus metabólitos, potencializando os efeitos adversos. Devem, portanto, ser usados, com cautela, em doses menores e com intervalo maior entre as doses, e a morfina deve ser evitada nas insuficiências renal e hepática. Os fármacos que fogem a essa característica são fentanil e metadona.[8]

## MANEJO DA CRISE DE DOR EM ONCOLOGIA

A crise de dor é definida como um evento em que o paciente relata dor intensa (estimativa numérica de pelo menos 7 em uma escala de 10 pontos) e descontrolada, causando um sofrimento severo ao paciente, a família ou ambos. Considerada uma emergência médica a crise de dor requer intervenção imediata com rápida titulação de opioides para fornecer analgesia. A dor pode ser aguda em início ou pode ter progredido gradualmente até um limiar intolerável.

O tratamento clínico começa com uma avaliação rápida e controle da dor pela titulação de analgésicos com supervisão de uma equipe médica ou de enfermagem capacitada. Infelizmente, a dor é frequentemente subtratada no cenário de emergência, particularmente em pacientes tolerantes a opioides.[28-30]

A titulação consiste na administração intravenosa de doses, conforme necessário, (dose resgate) equivalentes a pelo menos 10-20% da dose total de opioide em 24 horas, seguida de avaliação do paciente após 15 minutos da administração do fármaco pela anotação da eficácia da medicação e o escore de dor. Caso não haja melhora da dor um incremento de 50-100% deverá ser realizado nas doses subsequentes.[14,31-35]

A escolha do medicamento, a dose e a via do analgésico devem ser guiadas pela intensidade da dor e ajustadas para alcançar equilíbrio entre alívio ideal da dor e efeitos colaterais mínimos ou toleráveis. Os opioides fortes são a base da terapia analgésica no tratamento da dor moderada à grave relacionada com o câncer, sendo a morfina mais amplamente disponível e prescrita.

Em um paciente que não tenha sido exposto a opioides anteriormente (virgem de opioide), a morfina é geralmente considerada a droga de escolha padrão.[36,37]

A morfina deve ser evitada ou usada com cautela em pacientes com doença renal e insuficiência hepática.

A administração de morfina intravenosa (por exemplo, 1,5 mg a cada 10 minutos) para titulação rápida em casos de dor intensa demonstrou ser eficaz em uma hora na maioria dos pacientes.[38]

Para pacientes com insuficiência hepática ou renal, um opioide com uma meia-vida curta, como fentanil, é apropriado, no entanto, a metadona que, apesar de uma meia-vida altamente variável, fornece analgesia eficaz e seria o opioide de eleição na insuficiência renal, visto que seu metabolismo e excreção não se alteram nesta circunstância.

Outras indicações da metadona incluem falha na resposta de morfina ou desenvolvimento de toxicidade com esta, pacientes que requerem altas doses de opioides em relação ao custo-benefício, na dor crônica benigna e em pacientes com história de abuso de drogas.[39] Portanto, a metadona deve ser usada com cautela, e a consulta com uma equipe de cuidados paliativos ou equipe de dor é recomendada.

## USO DE MEDICAMENTOS ANALGÉSICOS ADJUVANTES

Os medicamentos analgésicos adjuvantes devem ser considerados precocemente na gestão de crises de dor (Quadro 21-2).[40] O termo adjuvante é usado para descrever diferentes drogas e classes de drogas que podem aumentar os efeitos de opioides ou drogas anti-inflamatórias não esteroides.[41] Os adjuvantes exercem atividade analgésica independente em certas circunstâncias ou neutralizam os efeitos adversos dos analgésicos.[42,43]

Recomenda-se a introdução de agentes analgésicos adjuvantes concomitantemente à titulação opioide, com base no mecanismo inferido da crise de dor e sua eficácia conhecida nessas situações.

**Quadro 21-2.** Adjuvantes no Manejo da Crise de Dor

| | |
|---|---|
| Cetorolaco | 30-60 mg inicialmente, após 15-30 mg a cada 6 horas em *bolus* |
| Dexametasona | Regime de alta dose: 100 mg IV uma vez, seguido de 24 mg 4 vezes ao dia<br>Regime de baixa dose: 10 mg IV 4 vezes ao dia ou 2-4 mg a cada 6 horas, então reduzir |
| Midazolam | 0,5-1 mg IV |
| Cetamina[44-47] | 0,02-0,05 mg/kg por h Titular a cada 4-6 h, conforme necessário |

Drogas analgésicas são apenas uma parte do tratamento, uma abordagem integrada para o tratamento da dor do câncer deve ser adotada, incorporando tratamentos antitumorais primários; terapia analgésica intervencionista e uma variedade de técnicas não invasivas, como intervenções psicológicas e de reabilitação.[48]

A gestão de pacientes com crise de dor que adentram à emergência pode ser melhorada com a visão multidimensional e iniciativas educacionais clínicas em controle de dor em todos os níveis de treinamento, bem como uma formação mais abrangente em Cuidados Paliativos (Fig. 21-1).

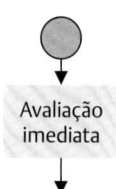

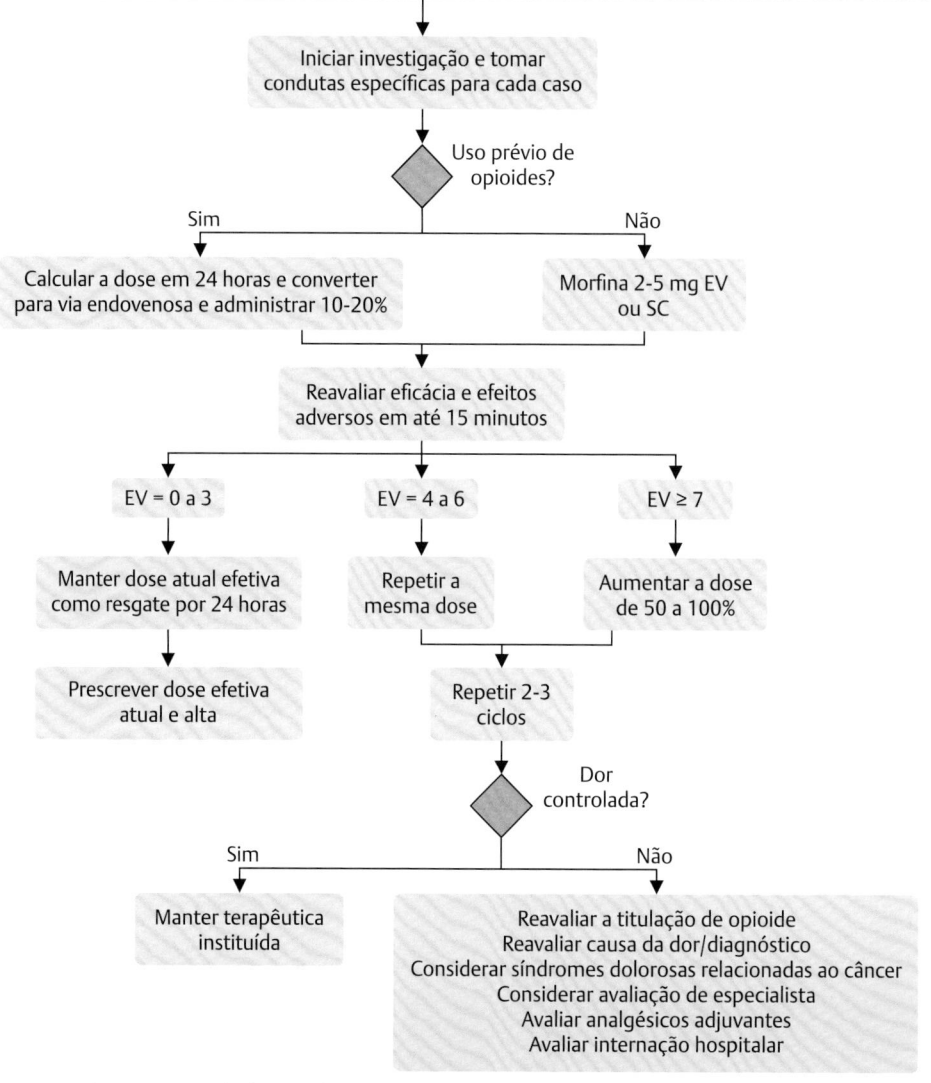

**Fig. 21-1.** Fluxograma do tratamento da dor oncológica na urgência.

# REFERÊNCIAS BIBLIOGRÁFICAS

1. Hui D, Bruera E. A Personalized Approach to Assessing and Managing Pain in Patients with Cancer. *J Clin Oncol* 2014;32(16):1640-1646.
2. Tsai SC, Liu LN, Tang ST et al. Cancer pain as the presenting problem in emergency departments: incidence and related factors. *Support Care Cancer* 2010;18(1):57-65.
3. Vandyk AD, Harrison MB, Macartney G et al. Emergency department visits for symptoms experienced by oncology patients: a systematic review. *Support Care Cancer* 2012;20(8):1589-99. Epub 2012 Apr 17.
4. Batalini F, Gomes MIF, Kuwae F et al. Cancer complaints: The profile of patients from the emergency department of a Brazilian oncology teaching hospital. *F1000Res* 2017;6:1919.
5. Fallon M, Giusti R, Aielli F et al. ESMO Guidelines Committee; Management of cancer pain in adult patients: ESMO Clinical Practice Guidelines. *Ann Oncol* 2018;29(Suppl 4):iv166-iv191.
6. van den Beuken-van Everdingen MH, Hochstenbach LM, Joosten EA et al. Update on prevalence of pain in patients with cancer: sistematic review and meta-analysis. *J Pain Symptom Manage* 2016;51(6):1070-1090.e9.
7. Breivik H, Cherny N, Collett B et al. Cancer-related pain: a pan-European survey of prevalence, treatment, and patient attitudes. *Ann Oncol* 2009;20:1420-1433.
8. Dalal S, Tanco KC, Bruera E. State of art of managing pain in patients with cancer. *Cancer J* 2013;19(5):379–389.
9. Moryl N, Coyle N, Foley KM. Managing an acute pain crisis in a patient with advanced cancer: "this is as much of a crisis as a code." *JAMA* 2008;299(12):1457-1467.
10. Greco MT, Roberto A, Corli O et al. Quality of cancer pain management: an update of a systematic review of undertreatment of patients with cancer. *J Clin Oncol* 2014;32:4149-4154.
11. Patel PM, Goodman LF, Knepel SA et al. Evaluation of Emergency Department Management of Opioid-Tolerant Cancer Patients with Acute Pain. *J Pain Symptom Manage* 2017;54(4):501-507.
12. Bakitas MA, Tosteson TD, Li Z et al. Early versus delayed initiation of concurrent palliative oncology care: patient outcomes in the ENABLE III randomized controlled trial. *J Clin Oncol* 2015;33(13):1438-45.
13. Te Boveldt N, Vernooij-Dassen M, Burger N et al. Pain and its interference with daily activities in medical oncology outpatients. *Pain Physician* 2013;16(4):379-89.
14. NCCN Clinical Practice Guidelines in Oncology (NCCN Guidelines) Adult Cancer Pain. Version I. 2018. [Internet] Acessado em 22/11/2018. Disponível em: https://www.nccn.org
15. International Association for the Study of Pain. Pain terms: a current list with definitions and notes on usage. In: Merskey H, Hogduk N (Eds.). *Classification of chronic pain*. Descriptions of chronic pain syndromes and definitions of pain terms. 2nd ed. Seattle: IASP-Press; 1994.
16. Zorina-Lichtenwalter K, Meloto CB, Khoury S, Diantchenko L. Genetic predictors of human chronic pain conditions. *Neuroscience* 2016;338:36-62.
17. Schmidt BL, Hamamoto DT, Simone DA, Wilcox GL. Mechanism of cancer pain. *Mol Interv.* 2010;10:164-78.
18. Schmidt BL. The neurobiology of cancer pain, *Neuroscientist* 2014;20(5):546-562.
19. Liebig C, Ayala G, Wilks JA et al. Perineural invasion in cancer: a review of the literature. *Cancer* 2009;115(15):3379-91.
20. Portenoy RK, Dhingra LK. Overview of cancer pain syndromes. [Internet] UpToDate; 2011. Acesso em 22/11/2018. Disponível em: https://www.uptodate.com/contents/overview-of-cancer-pain-syndromes.
21. Reis-Pina P, Acharya A, Lawlor PG. Cancer pain with neuropathic component: a cross-sectional study of its clinical characteristics, associated psychological distress, treatments, and predictors at referral to a Cancer Pain Clinic. *J Pain Symptom Manage* 2018;55(2):297-306.
22. Cherny N. Cancer Pain Syndromes. In: Cherny N, Fallon M, Kaasa S et al. (Eds.). *Oxford Textbook of Palliative Medicine*. 5th ed. Oxford: Oxford University Press; 2015:819-840.
23. Brahmer JR, Lacchetti C, Schneider BJ et al. Management of immune-related adverse events in patients treated with immune checkpoint inhibitor therapy: American Society of Clinical Oncology clinical practice guideline. *J Clin Oncol* 2018;36:1714-68.
24. Deandrea S, Corli O, Consonni D et al. Prevalence of breakthrough cancer pain: a systematic review and a pooled analysis of published literature. *J Pain Symptom Manage* 2014;47(1):57-76.
25. Davies A, Buchanan A, Zeppetella G et al. Breakthrough cancer pain: an observational study of 1000 European oncology patients. *J Pain Symptom Manage* 2013;46:619-28.
26. Mercadante S, Portenoy RK. Breakthrough cancer pain: twenty-five years of study. *Pain* 2016;157(12):2657-2663.
27. Yennurajalingam S, Edwards T, Arthur JA et al. Predicting the risk for aberrant opioid use behavior in patients receiving outpatient supportive care consultation at a comprehensive cancer center. *Cancer* 2018;124(19):3942-3949.
28. Desandre PL, Quest TE. Management of cancer-related pain. *Emerg Med Clin North Am* 2009;27:179-194.
29. Jain PN, Parab SY, Thota RS. A prospective, noninterventional study of assessment and treatment adequacy of pain in the emergency department of a tertiary care cancer hospital. *Indian J Palliat Care* 2013;19:152-157.
30. O'Connor AB, Zwemer FL, Hays DP, Feng C. Outcomes after intravenous opioids in emergency patients: a prospective cohort analysis. *Acad Emerg Med* 2009;16:477-487.
31. Nielsen S, Degenhardt L, Hoban B, Gisev N. A synthesis of oral morphine equivalents (OME) for opioid utilisation studies. *Pharmacoepidemiol Drug Saf* 2015;25:733-737.
32. Portenoy RK, Lesage P. Management of cancer pain. *Lancet* 1999;353:1695-1700.

33. Mercadante S, Arcuri E, Ferrera P et al. Alternative treatments of breakthrough pain in patients receiving spinal analgesics for cancer pain. *J Pain Symptom Manage* 2005;30:485-491.
34. Portenoy RK. Treatment of cancer pain. *Lancet* 2011;377(9784):2236-47.
35. Hagen NA, Elwood T, Ernst S. Cancer pain emergencies: a protocol for management. *J Pain Symptom Manage* 1997;14(1):45-50.
36. Klepstad P, Kaasa S, Skauge M, Borchgrevink PC. Pain intensity and side effects during titration of morphine to cancer patients using a fixed schedule dose escalation. *Acta Anaesthesiol Scand* 2000;44(6):656-664.
37. Klepstad P, Kaasa S, Borchgrevink PC. Start of oral morphine to cancer patients: effective serum morphine concentrations and contribution from morphine6-glucuronide to the analgesia produced by morphine. *Eur J Clin Pharmacol* 2000;55(10):713-719.
38. Harris JT, Suresh Kumar K, Rajagopal MR. Intravenous morphine for rapid control of severe cancer pain. *Palliat Med* 2003;17(3):248-56.
39. Gannon G. The use of methadone in the care of the dying. *Eur J Palliative Care* 1997;4:152-8.
40. Lussier D, Huskey AG, Portenoy RK. Adjuvant analgesics in cancer pain management. *Oncologist* 2004;9(5):571-591.
41. Mercadante SL, Berchovich M, Casuccio A et al. A prospective randomized study of corticosteroids as adjuvant drugs to opioids in advanced cancer patients. *Am J Hosp Palliat Care* 2007;24(1):13-19.
42. NCCN Clinical Practice Guidelines in Oncology: Adult Cancer Pain; 2007. Acessado em 27/02/2008. Disponível em: http://www.nccn.org/professionals/physician_gls/PDF/pain.pdf
43. NCCN Clinical Practice Guidelines: Palliative Care; 2007. Acessado em 27/02/2008. Disponível em: http://www.nccn.org /professionals/physician_gls/PDF/palliative.pdf
44. Fine PG. Low-dose ketamine in the management of opioid nonresponsive terminal cancer pain. *J Pain Symptom Manage* 1999;17(4):296-300.
45. Ben-Ari A, Lewis MC, Davidson E. Chronic administration of ketamine for analgesia. *J Pain Palliat Care Pharmacother* 2007;21(1):7-14.
46. Mercadante S. Ketamine in cancer pain an update. *Palliat Med* 1996;10(3):225-230.
47. Bell RF, Dahl JB, Moore RA, Kalso E. Peri-operative ketamine for acute postoperative pain: a quantitative and qualitative systematic review (Cochrane review). *Acta Anaesthesiol Scand* 2005;49(10):1405-1428.
48. Paice JA, Ferrell B. The management of cancer pain. *CA Cancer J Clin* 2011;61(3):157-182.

# TRATAMENTO INTERVENCIONISTA DA DOR ONCOLÓGICA

Mateus Saldanha Cardoso
Ricardo Miguel Costa de Freitas
Luis Marcelo Ventura

## INTRODUÇÃO

A Radiologia Intervencionista (RI) é uma das áreas médicas de maior crescimento nos últimos anos, graças aos esforços de especialistas, aliado aos inúmeros avanços tecnológicos de equipamentos de imagem, materiais e dispositivos médicos.[1]

É uma especialidade que possui relação com o diagnóstico, tratamento e problemas relacionados com o câncer por procedimentos minimamente invasivos realizados com auxílio de imagem[2] e que favorecem a Qualidade de Vida (QV) dos pacientes.

Pode ser utilizada em combinação com outros tratamentos oncológicos com intuito de auxiliar, e mesmo aumentar o sinergismo entre as terapias, pois a natureza minimamente invasiva dos procedimentos proporciona menos dor, menos efeitos colaterais e tempos de recuperação mais curtos,[2,3] consequentemente menos onerosos.

O diagnóstico e o tratamento minimamente invasivo de pacientes oncológicos são possíveis com mínimas incisões na pele para um acesso vascular (geralmente femoral, no caso dos cateterismos) ou para acessos não vasculares, como nos casos de tratamentos de tumores hepáticos ou em outros órgãos, quando se utilizam agulhas de até 0,2 cm de calibre para o tratamento de lesões-alvo. Sua alta precisão e efetividade associadas à menor agressão de tecidos vizinhos à lesão tratada trazem benefícios adicionais para os pacientes oncológicos, geralmente fragilizados, tanto física, quanto emocionalmente pela doença.[3]

Os procedimentos diagnósticos e terapêuticos guiados por imagem podem ter caráter ambulatorial ou não, e os métodos de imagem rotineiramente utilizados são os Raios X, a ultrassonografia, a tomografia computadorizada ou a ressonância magnética.

Um exemplo claro da potencialidade da RI é a quimioembolização, procedimento intervencionista que consiste na administração de fármacos por via intra-arterial com o objetivo de aumentar a potência local do tratamento quimioterápico sobre o tumor tratado e diminuir os efeitos adversos da entrega sistêmica do medicamento no organismo. Além deste procedimento, existem outros tão importantes, como a ablação térmica de tumores (crioablação, ablação por radiofrequência, ablação por *laser*, ablação por micro-ondas), as neurólises químicas, as infiltrações anestésicas, as cimentoplastias entre outras.[2]

A dor proveniente da progressão tumoral pode ocorrer em até 70-80% de todos os pacientes oncológicos e pode ser secundária à resposta negativa ao quimioterápico utilizado, radioterapia recorrente, infiltração tumoral de órgãos, raízes nervosas ou ossos.[4] Pacientes com dor refratária à terapêutica medicamentosa podem-se beneficiar de tratamento adjuvante, como os procedimentos minimamente invasivos para alívio da dor.[5] Cerca de 15 a 20% dos pacientes oncológicos beneficiam-se de procedimentos intervencionistas para tratamento da dor.[6]

## INVESTIGAÇÃO, INDICAÇÃO E CUIDADOS PRÉ-PROCEDIMENTOS

Pacientes sem perspectivas de tratamento por quimioterapia, radioterapia ou cirurgia, ou mesmo fora da possibilidade de cura, podem-se beneficiar de procedimentos minimamente invasivos, tanto para o controle da progressão da doença, quanto para a paliação de dor.[4] Por isso, uma investigação do caso é fundamental para alcançar os resultados desejados pela equipe.[2,3]

A avaliação com equipe multidisciplinar é primordial na indicação de procedimentos minimamente invasivos, pois normalmente a equipe que acompanha esse paciente há algum tempo pode ter a percepção de esgotamento das possibilidades terapêuticas.[2,3] Nessa premissa, quanto à técnica, é necessário avaliar os riscos em detrimento do benefício terapêutico, pois devem-se prever embolias tumorais malignas ou mesmo dano térmico indesejado de estruturas vizinhas. A oferta terapêutica deve indicar claramente danos potenciais visíveis e previsíveis.[4]

Em casos complexos deve ficar claro para a equipe multidisciplinar que a oferta terapêutica deve ser ponderada no contexto da ausência de possibilidades terapêuticas, sendo direcionado quanto aos objetivos do tratamento, o perfil de risco existente, a individualidade do procedimento e do paciente, respeitando sempre a autonomia do mesmo.[2-4] Ou seja, essa deve ser uma decisão consensual multidisciplinar, em que o paciente e seus familiares também devem ser consultados.

Assim, as consultas pré-procedimento são necessárias para que o radiologista intervencionista possa conhecer o paciente, conferir os exames básicos, atentar para o processo de consentimento, além da oportunidade de conhecer seus anseios. É a oportunidade para explicar o procedimento ao paciente e a seus familiares, mostrando os benefícios e os desafios da abordagem do paciente com dor. A anamnese bem feita aliada ao exame clínico para a caracterização da dor é fundamental para o sucesso terapêutico.[4]

Nesta vertente, além da caracterização da dor, solicita-se previamente hemograma esperando valores plaquetários superiores a 50.000/μL e coagulograma com valores de referência de acordo com a *International Normalization Ratio* (INR), ou seja, igual ou inferior a 1,5 e tempo de tromboplastina parcial ativada (TTPa) normal para idade.[6] Em casos particulares, como pacientes em tratamento anticoagulante com heparina, esta deve ser interrompida quando possível pelo menos 12 horas antes do procedimento. O distúrbio de coagulação decorrente dos efeitos da heparina pode ser mitigado com o uso de vitamina K e em situações em que essa correção não é suficiente, ou mesmo em situações emergenciais, o plasma fresco congelado deve ser administrado.[6] Antiagregantes plaquetários, como ácido acetilsalicílico (AAS) ou clopidogrel, devem ser interrompidos por pelo menos 7 a 10 dias antes do procedimento. Os Quadros 22-1 e 22-2 descrevem respectivamente a classificação de risco e as indicações de interrupção de medicamentos que alteram a coagulação do sangue, conforme a classificação proposta e o tipo de procedimento de acordo com o consenso da Sociedade Norte-Americana de Radiologia Intervencionista (SIR) e da Sociedade Europeia de Radiologia Intervencionista (CIRSE).[7]

A antibioticoprofilaxia é de extrema importância, principalmente quando o procedimento envolver a injeção de cimento ósseo. Em cada serviço, a escolha do antibiótico deve ser feita em consenso com a Comissão de Controle de Infecção Hospitalar (CCIH) local.

Outro ponto que o RI deve atentar é a análise das últimas imagens disponíveis, que devem ser preferencialmente inferiores a 15 dias, e, caso necessário, novos exames, como a tomografia ou ressonância magnética, com a utilização de contraste devem ser providenciados. Esta análise permite avaliar o padrão morfológico do tumor, a vascularização tumoral e orienta a melhor escolha terapêutica. Algumas questões devem ser abordadas como a presença ou não de infiltração neurogênica, acometimento ósseo, volume tumoral, bem como invasão de estruturas adjacentes.[4]

A estratificação de pacientes com dor oncológica de Dux *et al*,[4] como descrito adiante, fornece subsídios para uma abordagem adequada.

**Quadro 22-1.** Classificação de Risco de Medicamentos que Alteram a Coagulação do Sangue

| Categoria | 1. Risco de sangramento baixo | 2. Risco de sangramento moderado | 3. Risco significativo de sangramento ou difícil de detectar |
|---|---|---|---|
| Procedimento | ▪ Toracocentese<br>▪ Paracentese<br>▪ PAAF de tireoide<br>▪ PAAF de linfonodo<br>▪ Punção de articulação<br>▪ Punção de coleção superficial<br>▪ Biópsia de lesão superficial | ▪ Drenagem de abscessos<br>▪ Biópsias (exclui superficial ou renal)<br>▪ Colecistostomia percutânea<br>▪ Procedimentos vertebrais (punções epidurais, facetárias, vertebroplastia, cifoplastia) | ▪ Biópsia renal<br>▪ Ablação por radiofrequência<br>▪ Crioablação<br>▪ Nefrostomia |
| Testes | ▪ RNI: recomendado<br>▪ TTPa: recomendado<br>▪ Plaquetas: recomendado<br>▪ Hematócrito: não rotineiro | ▪ RNI: recomendado<br>▪ TTPa: recomendado<br>▪ Plaquetas: recomendado<br>▪ Hematócrito: não rotineiro | ▪ RNI: recomendado<br>▪ TTPa: recomendado<br>▪ Plaquetas: recomendado<br>▪ Hematócrito: não rotineiro |
| Limites | ▪ RNI: corrigir para ≤ 2,0<br>▪ Plaquetas: transfundir se ≤ 50.000/mcL<br>▪ TTPa: não há consenso | ▪ RNI: corrigir para ≤ 1,5<br>▪ Plaquetas: transfundir se ≤ 50.000/mcL<br>▪ TTPa: corrigir se valores ≥ que 1,5 × o controle | ▪ RNI: corrigir para ≤ 1,5<br>▪ Plaquetas: transfundir se ≤ 50.000/mcL<br>▪ TTPa: corrigir se valores ≥ 1,5 × o controle |

**Quadro 22-2.** Medicamentos Atuais e Recomendações de Manejo

| | Categoria I<br>Risco baixo de sangramento | Categoria II<br>Risco moderado de sangramento | Categoria III<br>Risco significativo de sangramento ou difícil de detectar |
|---|---|---|---|
| Varfarina<br>(Coumadin; **Marevan**) | ▪ Interromper de 3-5 dias<br>▪ RNI ≤ 2,0 | ▪ Interromper 5 dias<br>▪ RNI ≤ 1,5 | ▪ Interromper 5 dias<br>▪ RNI ≤ 1,5 |
| **Aspirina** | ▪ Não interromper | ▪ Não interromper | ▪ Interromper 5 dias antes |
| **Heparina**<br>(não fracionada) | ▪ Não há consenso<br>▪ Checar TTPa | ▪ Não há consenso<br>▪ Corrigir TTPa ≥ 1,5 × o controle | ▪ Interromper 2-4 h antes<br>▪ TTPa deve estar ≤ 1,5 × o controle |
| Heparina de baixo peso molecular (**Clexane**) | ▪ Interromper **uma dose** ou **12 horas** antes do procedimento | ▪ Interromper **uma dose** ou **12 horas** antes do procedimento | ▪ Interromper **duas doses** ou **24 horas** antes |
| **Fondaparinux** (Arixtra) | ▪ Não interromper | **Interromper:**<br>▪ 2-3 dias (*clearance* de creatinina ≥ 50 mL/min)<br>▪ 3-5 dias (*clearance* de creatinina ≤ 50 mL/min) | **Interromper:**<br>▪ 2-3 dias (*clearance* de creatinina ≥ 50 mL/min)<br>▪ 3-5 dias (*clearance* de creatinina 50 mL/min) |
| **Tienopiridinas**<br>▪ Clopidogrel (Plavix)<br>▪ Prasugrel (Effient)<br>▪ Ticlopidina (Ticlid) | ▪ Interromper entre 0-5 dias antes<br>▪ Interromper entre 0-5 dias antes | ▪ Interromper 5 dias antes<br>▪ Interromper 7 dias antes | ▪ Interromper 5 dias antes<br>▪ Interromper 7 dias antes |
| **Anti-inflamatórios não esteroides** | | | |
| Meia-vida 2-6 h<br>▪ **Ibuprofeno**<br>▪ **Diclofenaco**<br>▪ **Cetoprofeno**<br>▪ **Indometacina** | ▪ Não interromper | ▪ Não interromper | ▪ Interromper 24 h antes |
| Meia-vida 7-15 h<br>▪ **Naproxeno**<br>▪ **Sulindac**<br>▪ **Diflunisal**<br>▪ **Celecoxib** | ▪ Não interromper | ▪ Não interromper | ▪ Interromper 2-3 dias antes |
| Meia-vida > 20 h<br>▪ **Meloxicam**<br>▪ **Nabumetona**<br>▪ **Piroxicam** | ▪ Não interromper | ▪ Não interromper | ▪ Interromper 10 dias antes |
| **Inibidores da glicoproteína IIb/IIIa** | | | |
| Ação longa:<br>▪ Abciximab (ReoPro) | ▪ Interromper 12-24 horas antes<br>• PTTa ≤ 50 s<br>• ACT** ≤ 150 s | ▪ Interromper 24 horas antes<br>• PTTa ≤ 50 s<br>• ACT** ≤ 150 s | ▪ Interromper 12-24 horas antes<br>• PTTa ≤ 50 s<br>• ACT** ≤ 150 s |
| Ação curta:<br>▪ Eptifibatide (Integrilin)<br>▪ Tirofiban (Aggrastat) | ▪ Interromper imediatamente antes | ▪ Interromper 4 horas antes | ▪ Interromper 4 horas antes |
| **Inibidores diretos da trombina** | | | |
| ▪ Argatrobana | ▪ Não interromper | ▪ Adiar procedimento até retirada da medicação; se **emergência**, interromper **4 horas** antes | ▪ Adiar procedimento até retirada da medicação; se **emergência**, interromper **4 horas** antes |

*Continua.*

**Quadro 22-2.** *(Cont.)* Medicamentos Atuais e Recomendações de Manejo

| | Categoria I<br>Risco baixo de sangramento | Categoria II<br>Risco moderado de sangramento | Categoria III<br>Risco significativo de sangramento ou difícil de detectar |
|---|---|---|---|
| **Inibidores diretos da trombina** | | | |
| ■ Bivalirudina (Angiomax) | ■ Não interromper | ■ Adiar procedimento até retirada da medicação; se **emergência**, interromper **4 horas** antes<br>■ **2-3 horas** (*clearance* de creatinina ≥ 50 mL/min)<br>■ **3-5 horas** (*clearance* de creatinina ≤ 50 mL/min) | ■ Adiar procedimento até retirada da medicação; se **emergência**, interromper **4 horas** antes<br>■ **2-3 horas** (*clearance* de creatinina ≥ 50 mL/min)<br>■ **3-5 horas** (*clearance* de creatinina ≤ 50 mL/min) |
| ■ Dabigatrana (Pradaxa) | ■ Não interromper | ■ Adiar procedimento até retirada da medicação; se emergência, interromper 4 horas antes<br>■ **2-3 dias** (*clearance* de creatinina ≥ 50 mL/min)<br>■ **3-5 dias** (*clearance* de creatinina ≤ 50 mL/min) | ■ Adiar procedimento até retirada da medicação; se emergência, interromper 4 horas antes<br>■ **2-3 dias** (*clearance* de creatinina ≥ 50 mL/min)<br>■ **3-5 dias** (*clearance* de creatinina ≤ 50 mL/min) |
| **Inibidores diretos do fator Xa** | | | |
| ■ Apixabana (Eliquis)<br>■ Rivaroxabana (Xarelto) | ■ Não interromper | ■ Interromper 5 dias antes<br>■ RNI deve estar ≤ 1,5<br>■ Se alto risco trombótico, iniciar Clexane | ■ Interromper 5 dias antes<br>■ RNI deve estar ≤ 1,5<br>■ Se alto risco trombótico, iniciar Clexane |

**ACT: Tempo de coagulação ativado.
Adaptado de Patel *et al.*[7]

## Grupo I (G1)

Inclui pacientes com tumores em estádio avançado, com metástases, acometimento de órgão adjacente, sem proposta cirúrgica. Tendem a ser tumores recorrentes e crescentes. A dor é quase sempre acompanhada de outros sintomas, como constipação, sibilos, dispneia, anemia e até mesmo sangramentos. Não raro, os pacientes apresentam derrame pleural e/ou ascite.

Neste caso, a forma de abordagem da lesão é de suma importância no sucesso do tratamento, em função do volume ou mesmo da invasão de estruturas adjacentes. Por isso, há a necessidade da caracterização da via da dor.

Nos tumores do grupo G1 a embolização é a abordagem sugerida, pois normalmente são tumores altamente vascularizados. A embolização reduz a perfusão tumoral, diminui o tamanho da lesão e a pressão sobre o ambiente em que este se insere. A embolização deve ser realizada sequencialmente em intervalos de 4 a 6 semanas para que o tumor seja desvascularizado o máximo possível,[8,9] e clinicamente, a regressão de sintomas, como dor, também ocorra de maneira gradual.

Quanto menor a vascularização tumoral menos eficaz é a embolização. Em situações como esta a ablação térmica percutânea – por exemplo, a crioablação, a ablação por radiofrequência (RFA) ou a ablação por micro-ondas (MWA) são alternativas eficazes.

Ablação por radiofrequência (RFA) é mais bem indicada em tumores com baixo fluxo sanguíneo e com grande volume tumoral.[10-12] No entanto, deve-se atentar que, para a ablação térmica o volume de necrose terapeuticamente induzida deve ser precisamente calculado para que o posicionamento da sonda RFA se adeque às estruturas circunvizinhas do tumor, e estas não sejam danificadas pelo calor. Estruturas neurais são altamente sensíveis ao aumento de temperatura havendo lesão definitiva a partir de 42°C.

A ablação por micro-ondas (MWA) em comparação à RFA tem vantagens metodológicas em termos de tamanho, homogeneidade da necrose e da taxa de ablação. A MWA é mais potente que a RFA e, portanto, oferece maior eficácia em regiões próximas a estruturas vasculares, porém maior risco de eventos adversos e complicações, havendo necessidade de estabelecer critérios de seleção mais rigorosos para a escolha desta técnica em casos específicos.[4,13-15] Já a crioablação é uma técnica analgésica por natureza, que consiste no congelamento *in situ* da lesão tumoral a temperaturas que podem chegar até a -150°C no centro da lesão. Estudos comparativos de ablação de metástases ósseas com crioablação e RFA mostraram eficácia semelhante no controle analgésico após 14 dias, sendo o resultado imediato até 14 dias superior com a primeira técnica.

É importante o RI salientar para a equipe multidisciplinar que o período das medidas terapêuticas minimamente invasivas para a dor pode durar meses, em razão da boa taxa de resposta ao tratamento local e da heterogeneidade dos padrões tumorais (Fig. 22-1).

## Grupo II (G2)

Pacientes com tumores neurogênicos infiltrativos, ou seja, com infiltração direta de estruturas neuronais, o que leva a uma síndrome de dor bem definida.

Um exemplo são os tumores que levam à compressão de raízes nervosas. Mesmo lesões pequenas podem levar o paciente a terem sintomas dolorosos de grau intenso decorrente da alta pressão que exerce sobre estas estruturas.

Nestes casos sugere-se terapia intervencionista percutânea,[4,16,17] sendo as opções a neurólise

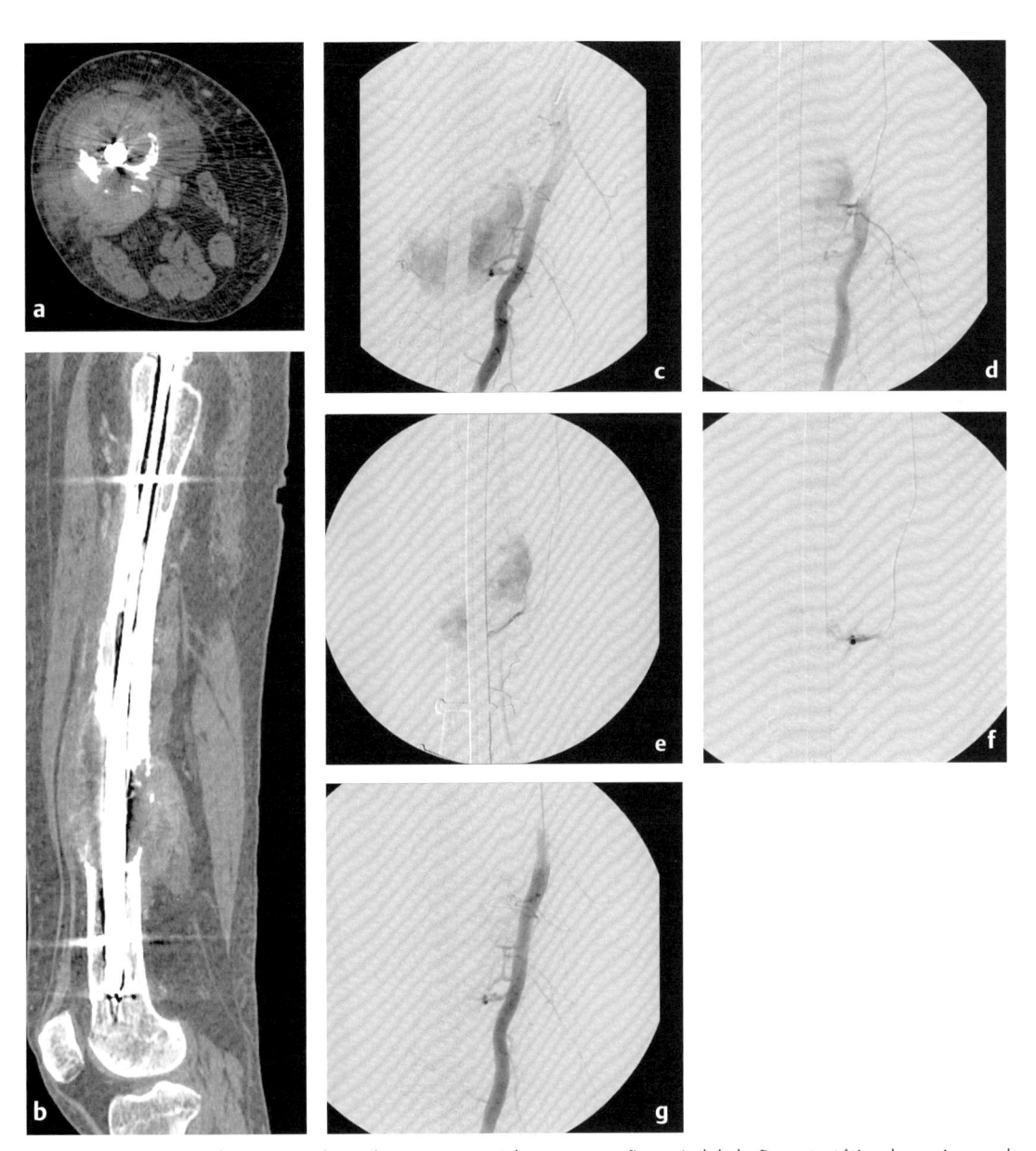

**Fig. 22-1.** (**a**, **b**) Tomografia computadorizada com corte axial e reconstrução sagital de lesão metastática de carcinoma de células renais. (**c**) Arteriografia demonstrando tumoração hipervascularizada com áreas parcialmente necrosadas. (**d**, **e**) Cateterização superseletiva de um dos ramos aferentes. (**f**, **g**) Aspecto final pós embolização, demonstrando significativa desvascularização da lesão tumoral

transitória com anestésicos locais de ação prolongada em combinação com cortisona, neurólise química permanente com álcool concentrado ou a neurólise térmica.

A neurólise química permanente com álcool é eficaz quando o nervo/plexo transmissor da dor pode ser alcançado diretamente com a utilização de agulha de Chiba,[4,16,17] pois o álcool atua diretamente na destruição do tecido do nervo transmissor da dor. A técnica deve ser realizada após a adequada anestesia local com anestésicos de curta duração, como a lidocaína a 1%, seguida de anestésicos de longa duração, como a ropivacaína a 1% diluída em solução de soro fisiológico. No entanto, é preciso atentar para o risco indesejável de o álcool entrar em contato com tecidos adjacentes, o que pode levar à paresia permanente e à necrose de estruturas sensíveis,[18] bem como a ineficiência da atuação do álcool, podendo acarretar efeitos de curta duração.[4]

Nestes casos, sugere-se a ablação térmica, com preferência pela crioablação decorrente de sua maior previsibilidade de raio de ação, podendo ser bem caracterizado em imagens por tomografia. Ocorre a destruição térmica tumoral, bem como do nervo/plexo tumor-infiltrado e consequente diminuição ou ausência de dor.

## Grupo III (G3)

Acomete pacientes que apresentam tumores com infiltração óssea, experimentando dor de alta intensidade, podendo até prejudicar a mobilidade dos mesmos.

Nestes pacientes os tumores podem ser altamente vascularizados e, portanto, suscetíveis à embolização,[8,9] sendo essencial não só obstruir os vasos de alimentação tumoral, mas também realizar a embolização do leito do tumor, por álcool polivinílico (PVA) ou partículas calibradas.[19]

Entretanto, tumores com baixa vascularização normalmente são tratados pela via percutânea.[4] No entanto, há necessidade de analisar as vias de acesso a este tumor, pois muitos destes tumores ósseos líticos necessitam de reforço com cimento ósseo ou até mesmo com materiais de alta fixação (parafusos).

## CONCLUSÃO

A categorização do paciente com dor oncológica auxilia na escolha do melhor tratamento à medida que o procedimento e as opções terapêuticas disponíveis se diferenciam, e devem ser individualizadas e adequadas à necessidade de cada paciente.

A RI tem uma ampla gama de possibilidades terapêuticas. A embolização é particularmente útil em tumores hipervascularizados, enquanto os tumores de baixa circulação e aqueles com infiltração circunscrita do ponto doloroso são passíveis de ablação térmica direcionada, sendo que os métodos térmicos, como crioablação, RFA ou MWA, são muito eficientes para grandes volumes tumorais. Procedimentos intervencionistas apresentam sua eficácia comprovada e são recursos importantes para o controle da dor.[1,2]

A RI pode melhorar significativamente a QV de pacientes com câncer à medida que a importância dos cuidados paliativos aumenta e que o avanço tecnológico torna-se mais disponível. O aumento da expectativa de vida dos pacientes pode ocorrer neste caso, associado à melhora da QV, assim como os cuidados de final de vida. Uma vez que os tratamentos possam se estender por meses, às vezes anos, os radiologistas intervencionistas, os oncologistas e os paliativistas devem trabalhar juntos para fornecer o melhor atendimento e autonomia a seus pacientes, em harmonia e integrados à equipe multidisciplinar.[6]

## REFERÊNCIAS BIBLIOGRÁFICAS

1. Gangi A, Tsoumakidou G, Buy X, Quoix EJC. Quality improvement guidelines for bone tumour management. *Cardiovasc Intervent Radiol* 2010;33(4):706-13.
2. Minson FP, Assis FD, Vanetti TK et al. Interventional procedures for cancer pain management. *Einstein* 2012;10(3):292-5.
3. Cashman JN, Ng L. The management of peri-and postprocedural pain in interventional radiology. *A narrative review* 2017;7(6):523-35.
4. Düx M. Interventional radiological treatment of tumor pain. *Radiologe* 2015;55(6):487-96.
5. Rangel O, Telles C. Tratamento da dor oncológica em cuidados paliativos. *Rev HUPE* 2012;11(2).
6. Fairchild AH, Rilling WS. Palliative interventional Oncology. *Cancer J* 2016;22(6):411-7.
7. Patel IJ, Davidson JC, Nikolic B et al. Addendum of newer anticoagulants to the SIR consensus guideline. *J Vasc Interv Radiol* 2013;24(5):641-645.
8. Radeleff B, Eiers M, Lopez-Benitez R et al. Transarterial embolization of primary and secondary tumors of the skeletal system. *Eur J Radiol* 2006;58(1):68-75.
9. Rossi G, Mavrogenis A, Rimondi E et al. Selective arterial embolisation for bone tumours: experience of 454 cases. *Radiol Med* 2011;116(5):793-808.
10. Rhim H, Goldberg SN, Dodd GD et al. Essential techniques for successful radio-frequency thermal ablation of malignant hepatic tumors. *Radiographics* 2001;21(suppl_1):S17-S35.
11. Ohhigashi S, Nishio T, Watanabe F, Matsusako MJDotc, rectum. Experience with radiofrequency ablation in the treatment of pelvic recurrence in rectal cancer. *Dis Colon Rectum* 2001;44(5):741-5.
12. Rohde D, Albers C, Mahnken A, Tacke J. Regional thermoablation of local or metastatic renal cell carcinoma. *Oncol Rep* 2003;10(3):753-7.
13. Carrafiello G, Laganà D, Mangini M et al. Microwave tumors ablation: principles, clinical applications and review of preliminary experiences. *IJS* (London, England) 2008;6:S65-S9.

14. Simon C, Dupuy D, Mayo-Smith WJSS. Microwave ablation: principles and applications. *Radiographics* 2005;25 Suppl 1:S69-83.
15. Wright AS, Lee FT, Mahvi DMJAoSO. Hepatic microwave ablation with multiple antennae results in synergistically larger zones of coagulation necrosis. *Ann Surg Oncol* 2003;10(3):275-83.
16. Gangi A, Dietemann JL, Schultz A et al. Interventional radiologic procedures with CT guidance in cancer pain management. *Radiographics* 1996;16(6):1289-304.
17. Soloman M, Mekhail MN, Mekhail N. Radiofrequency treatment in chronic pain. *Expert Rev Neurother* 2010;10(3):469-74.
18. Montpied CG, Besançon F, Unit C et al. Radiofrequency neurolysis versus local nerve infiltration in 42 patients with refractory chronic inguinal neuralgia. *Pain Physician* 2012;15(3):237-44.
19. Manke C, Bretschneider T, Lenhart M et al. Spinal metastases from renal cell carcinoma: effect of preoperative particle embolization on intraoperative blood loss. *AJNR Am J Neuroradiol* 2001;22(5):997-1003.

# Parte V  Emergências Hematológicas

# HIPERLEUCOCITOSE

Nelson Siqueira de Castro

A hiperleucocitose trata-se de emergência médica pelo risco de desenvolvimento de fenômenos decorrente da leucostase. Não possui definição muito clara, mas é admitida ocorrer nos pacientes que apresentam contagem de leucócitos acima de 100.000/mcL. Os autores chamam a atenção ao fato de contagens inferiores também poderem causar sintomas relacionados com a hiperleucocitose. Seu reconhecimento tem importância prognóstica, pois está associada à mortalidade precoce por causa das falências renal e respiratória e da hemorragia intracraniana.[1]

## EPIDEMIOLOGIA

A hiperleucocitose é mais comum em leucemias agudas que crônicas. Ocorre de 5-13% na leucemia mieloide aguda (LMA) e de 12-25% na criança. A sua incidência na leucemia linfoblástica aguda (LLA) varia de 10-30%. A incidência de hiperleucocitose sintomática, no entanto, é maior na LMA que LLA.[2,3] Os leucócitos na leucemia mieloide crônica são células mais maduras, predominantemente neutrófilos segmentados, mielócitos e metamielócitos e que também são mais deformáveis, tornando a hiperleucocitose sintomática observável em sua maior parte nas fases acelerada e aguda. Na leucemia linfocítica crônica é um fenômeno descrito em muito alta leucocitose (> 1.000.0000/mcL).[4]

## FISIOPATOLOGIA

A hiperleucocitose é uma condição de emergência, pois quando não reconhecida pode levar à falência respiratória, renal ou à hemorragia intracraniana. A leucostase é uma síndrome clinicopatológica, caracterizada por falência de múltiplos órgãos, associada à coagulopatia e alterações metabólicas. Causa alteração da microvasculatura mais frequentemente nos territórios pulmonar, renal e cerebral, alterando a troca de oxigênio alveolocapilar até a disfunção e falência destes órgãos.[5] O prejuízo da oxigenação dos tecidos é consequente ao aumento da viscosidade causada pelo maior tamanho da célula imatura e sua menor deformidade. Existe ainda uma alteração da interação das células leucêmicas e o endotélio mediada por moléculas de adesão.[1]

## QUADRO CLÍNICO

Existem três principais complicações decorrentes da hiperleucocitose: coagulação intravascular disseminada (CIVD), síndrome de lise tumoral (SLT) e leucostase.[6]

Na CIVD o alto *turnover* celular leva a aumento do fator tecidual na circulação que ativa a via extrínseca pelo fator VII. A formação de pequenos coágulos consome plaquetas e proteínas da coagulação, levando ao desequilíbrio do sistema e desencadeando grave tendência a sangramento. A avaliação laboratorial mostra diminuição de plaquetas e fibrinogênio, aumento de dímero-D e prolonga tempo de protrombina e tromboplastina parcial ativada.[7]

A SLT pode ser espontânea, resultante do alto *turnover* celular ou consequente ao início do tratamento. Caracteriza-se pelo rápido estabelecimento de hiperuricemia, hipercalemia, hipocalcemia, hiperfosfatemia e insuficiência renal pela liberação de *debris* celulares. Pode ser definida como SLT laboratorial pela alteração de dois ou mais valores laboratoriais anormais ou clínica, quando se apresenta com febre, disfunção renal, arritmia cardíaca, convulsão e óbito. Tem início de 12 a 72 horas após o início do tratamento.[8]

A leucostase causa frequentemente sintomas respiratórios e neurológicos. Os sintomas e sinais respiratórios incluem dispneia, taquipneia, hipoxemia, hemorragia alveolar difusa e infiltrado intersticial ou alveolar nos raios X de tórax.[9] Os sintomas neurológicos podem incluir sonolência, confusão, tontura, cefaleia, *tinnitus*, embaçamento visual, *delirium*, estupor e coma.[7] Manifestações infrequentes incluem: isquemia de membros inferiores, trombose de veia renal, isquemia miocárdica, infarto intestinal, febre e priapismo. O exame físico pode demonstrar sinais neurológicos de déficits focais e hemorragia retiniana ou intracraniana.[10] Portanto, a avaliação neurológica e fundoscopia não devem ser relevadas, bem como avaliação por exames de imagem pulmonar e do sistema nervoso.

## TRATAMENTO

O reconhecimento da leucostase consequente à hiperleucocitose exige atuação rápida com medidas de suporte associadas à citorredução. Lembrar que pacientes com leucostase possuem maior risco de CIVD e SLT. As medidas de suporte iniciais constituem:

- Hiper-hidratação com objetivo de hemodiluição e redução de viscosidade. A administração de solução endovenosa isotônica de 2-3 mL/m$^2$/dia, para obtenção de diurese de 4 mL/kg/h em crianças e 100 mL/m$^2$/h em adultos. Evitar adição de potássio e atentar à idade do paciente, história de comorbidade cardiopulmonar e observar diurese.[11]
- Hiperuricemia deve ser tratada com alopurinol ou rasburicase de acordo com os níveis de ácido úrico.[6] Há necessidade de controle mais estrito de eletrólitos com avaliações de exames a cada 6 horas.
- A transfusão de hemácias é indicada para pacientes com sintomas de anemia. Em oposição à transfusão de plaquetas que causa pouco prejuízo no aumento da viscosidade, a indicação de transfusão de hemácias deve ser mais restrita para não causar leucostase.[12] Para pacientes estáveis a transfusão de hemácias não deve ser indicada em pacientes com hemoglobina maior que 7-8 g/dL. Em pacientes com sinais de insuficiência cardíaca a transfusão deve ser feita lentamente em poucas horas ou durante o procedimento de leucaférese, porém não excedendo ao nível de hemoglobina acima de 10 g/dL. A transfusão de plaquetas é indicada para pacientes sem manifestações do sistema nervoso central com contagens abaixo de 20.000/mm$^3$. Em pacientes em anticoagulação com heparina, o nível de plaquetas deve estar acima de 50.000/mm$^3$.
- A prevenção de anormalidades de coagulação incluem CIVD determinada pelo alto *turnover* celular e associada à importante liberação de fator tissular que ativa o fator VII. CIVD é caracterizada por diminuição de plaquetas e fibrinogênio, elevação de dímero-D e prolongamento de tempo de protrombina e tromboplastina parcial ativada. A transfusão de plaquetas e as medidas para restaurar a coagulação normal, como a transfusão de plasma fresco congelado,[13] devem ser realizadas.

## Citorredução

A redução do número de blastos é essencial para correção de hiperleucocitose e prevenção de complicações. A utilização de quimioterapia em alta dose ou convencional pode inicialmente desencadear alterações metabólicas e insuficiência renal. O uso de hidroxiureia 50-100 mg/kg em 3 a 4 tomadas pode reduzir de 50 a 80% o número de leucócitos em 24 a 48 h sem piora clínica.[14] A dexametasona possui efeito citorredutor, mas também tem efeito na alteração de moléculas de adesão de células mieloides (CD18, L-selectina e receptores de interleucina-8) e *in vitro* suprime ICAM-1 e ELAM-1 nas células endoteliais.[11] A quimioterapia em baixa dose[15] não apenas não reduz a mortalidade precoce, como também retarda o tratamento convencional de indução. Alguns autores ponderam o emprego da radioterapia profilática em sistema nervoso central, no entanto, não existem estudos clínicos que confirmem efetividade do procedimento. Há que se considerar as complicações deste procedimento como neoplasia secundária, distúrbios cognitivos e endocrinopatia.

## Leucocitaférese

A leucocitaférese é um procedimento que retira os blastos circulantes do sangue com a reinfusão de plasma pobre em leucócitos. O objetivo é reduzir a quantidade de leucócitos, limitando a gravidade da SLT e CIVD. Sua utilização é debatida, porém, de acordo com a Sociedade Americana de Aférese, a sua utilização profilática atua na redução de complicações respiratórias e do sistema nervoso central. O benefício pode não ser observado se já ocorreu grave lesão orgânica ou hemorragia. Seu emprego profilático na LMA é indicado com leucocitose acima de 100.000/mm$^3$ com atenção em não retardar o tratamento efetivo, já que seu efeito é transitório. Ainda de acordo com o *guideline* em pacientes com LLA, tanto crianças quanto adultos, menos de 10% dos pacientes desenvolvem sintomas clínicos de leucostase, quando a leucocitose está abaixo de 400.000/mm$^3$. Nesta situação a leucaférese não é superior ao tratamento quimioterápico e medicas de suporte para SLT. Acima desta contagem a chance de complicações pulmonares é superior a 50%.[16] Há recomendação de processamento de 1,5 a 2 volemias que alcança retirada de 30 a 50% de leucócitos. Novotny *et al.* sugeriram um *score* para identificar pacientes com alto risco de hiperleucocitose, porém não amplamente utilizado na prática clínica.[17]

As contraindicações para o procedimento incluem comorbidades cardiovasculares, instabilidade hemodinâmica, distúrbio de coagulação, leucemia promielocítica aguda. Nesta leucemia, em particular, a leucocitaférese pode desencadear a coagulopatia. A leucocitaférese pode ainda acarretar eventos adversos relacionados com a toxicidade do citrato (quelante de cálcio), formigamento perioral, náuseas, vômitos, tonturas, desmaio, *rash* cutâneo, convulsões, alteração de intervalo QTc e problemas relacionados com o cateter. O paciente ainda pode sofrer pequena perda de hemácias e plaquetas.[13] A monitorização hemodinâmica e respiratória é mandatória para o procedimento e algumas vezes há necessidade de ser realizada em unidade de tratamento intensivo.[11]

Os pacientes que necessitam a leucocitaférese geralmente fazem mais de um procedimento para possibilitar o início do tratamento quimioterápico. A limitação para iniciar a leucaférese que, além de exigir um centro habilitado e com experiência, um acesso venoso central rápido e os potenciais eventos adversos precisam ser resolvidos com celeridade para que seu início consiga evitar as complicações potencialmente evitáveis. A hiperleucocitose é uma anormalidade laboratorial, e o propósito é não corrigir esta alteração na prática clínica. Apesar de os pacientes que possuem a leucostase apresentarem melhora, parece não haver alteração na mortalidade precoce ou na sobrevida em longo termo. Desta forma é importante que se possa iniciar o tratamento quimioterápico o mais rápido, para evitar a SLT e CIVD.

## REFERÊNCIAS BIBLIOGRÁFICAS

1. Giammarco S, Chiusolo P, Piccirillo N et al. Hyperleukocytosis and Leukostasis: Management of a Medical Emergency. *Expert Rev Hematol* 2017;10(2):147-154.
2. Porcu P, Cripe LD, Ng EW et al. Hyperleukocytic leukemias: a review of pathophysiology, clinical presentation and management. *Leuk Lymphoma* 2000;39(1-2):1-18.
3. Berg SL, Steuber CP, Poplack DG. Clinical manifestations of acute lymphocytic leukemia. In: Hoffman R, Benz EJ, Shattil SJ et al. *Hematology: basic principles and practice*. 3rd ed. New York: Churchill Livingstone; 2000, p. 1070-8.
4. Ali AM, Mirrakhimov AE, Abboud CN, Cashen AF. Leukostasis in adult acute hyperleukocytic leukemia: a clinicians digest. *Hematol Oncol* 2016;34(2):69-78.
5. Lichtman MA, Rome JM. Hyperleukocytic leukemias: rheological, clinical, and therapeutic considerations. *Blood* 1982;60(2):279-83.
6. Röllig C, Ehninger G. How I treat hyperleukocytosis in acute myeloid leukemia. *Blood* 2015;125(21):3246-52.
7. Ganzel C, Becker J, Mintz PD et al. Hyperleukocytosis, leukostasis and leukapheresis: practice management. *Blood Rev* 2012;26(3):117-22.
8. Tosi P, Barosi G, Lazzaro C et al. Consensus conference on the management of tumor lysis syndrome. *Haematologica* 2008;93(12):1877-85.
9. Piro E, Carillio G, Levato L et al. Reversal of Leukostasis-Related Pulmonary Distress Syndrome After Leukapheresis and Low-Dose Chemotherapy in Acute Myeloid Leukemia. *J Clin Oncol* 2011;29(26):e725-6.
10. Karesh JW, Goldman EJ, Eck K et al. A prospective ophthalmic evaluation of patients with acute myeloid leukemia: correlation of ocular and hematologic findings. *J Clin Oncol* 1989;7(10):1528-32.
11. Ruggiero A, Rizzo D, Amato M, Riccardi R. Management of Hyperleukocytosis. *Curr Treat Options Oncol* 2016;17(2):7.
12. Zuckerman T, Ganzel C, Tallman MS, Rowe JM. How I treat hematologic emergencies in adults with acute leukemia. *Blood* 2012;120(10):1993-2002.
13. Korkmaz S. The management of hyperleukocytosis in 2017: Do we still need leukapheresis? *Transfus Apher Sci* 2018;57(1):4-7.
14. Porcu P, Farag S, Marcucci G et al. Leukocytoreduction for acute leukemia. *Ther Apher* 2002;6(1):15-23.
15. Oberoi S, Lehrnbecher T, Phillips B et al. Leukapheresis and low-dose chemotherapy do not reduce early mortality in acute myeloid leukemia hyperleukocytosis: a systematic review and meta-analysis. *Leuk Res* 2014;38(4):460-8.
16. Schwartz J, Winters JL, Padmanabhan A et al. Guidelines on the Use of Therapeutic Apheresis in Clinical Practice Evidence Based Approach from the Writing Committee of the American Society for Apheresis: The Sixth Special Issue. *J Clin Apher* 2013;28(3):145-284.
17. Novotny JR, Muller-Beissenhirtz H, Herget-Rosenthal S et al. Grading of symptoms in hyperleukocytic leukaemia: a clinical model for the role of different blast types and promyelocytes in the development of leukostasis syndrome. *Eur J Haematol* 2005;74(6):501-510.

# SÍNDROME DE HIPERVISCOSIDADE

Nelson Siqueira de Castro

## INTRODUÇÃO

Existem várias condições em emergência médica que estão associadas à importante anormalidade da reologia sanguínea, têm papel na patogênese e contribuem para a deterioração ou persistência do estado da doença. São elas: o choque cardiocirculatório, as síndromes de hiperviscosidade (plasmática ou celular), crise falciforme e eclâmpsia. Nestas condições a má perfusão dos tecidos é ao menos parcialmente causada e perpetuada por importantes alterações da reologia do sangue.

A hiperviscosidade sanguínea é considerada uma urgência médica, felizmente pouco comum, consequente à elevação de proteínas no soro (monoclonal ou policlonal), bem como à alteração dos elementos figurados do sangue (hemácias e leucócitos). Sua principal consequência está na privação de oxigenação adequada aos tecidos. As manifestações podem levar a sintomas gerais de fraqueza, cansaço fácil, perda de apetite e peso até sintomas mais agudos nos vários órgãos como manifestações hemostáticas, neurológicas, renais, oculares e cardiovasculares. Neste capítulo abordaremos a hiperviscosidade plasmática, suas manifestações e manuseio. A hiperviscosidade decorrente do aumento dos elementos figurados do sangue será abordada em outro capítulo.

## VISCOSIDADE

A viscosidade de um fluido é a medida da sua resistência ao fluxo dependente do atrito (*shear stress*). É fácil compreender que o fluxo é mais fácil quanto maior o raio do conduto a ser percorrido. Também é mais fácil quanto menos extenso for o conduto. O fluxo também aumenta com o aumento da temperatura e a pressão que impulsiona o fluido (pressão sistólica). A viscosidade é a fricção das moléculas que se movem através do conduto.[1] A velocidade de um fluxo em um vaso cilíndrico é maior na linha central deste fluxo (fluxo axial) e menor na região próxima à parede do vaso (fluxo marginal). O fluxo ocorre como múltiplos cilindros concêntricos da periferia para o centro do vaso. A velocidade relativa do fluxo pelas camadas paralelas deste, é chamada taxa de cisalhamento ou atrito (*shear rate*), sendo a medida da velocidade em que planos adjacentes do fluido passam uns pelos outros. Portanto o maior atrito ocorre no fluxo marginal que axial. Este atrito é maior em vasos com estenose e artérias que veias, ocasionando aumento da agregação plaquetária, alterando o metabolismo do endotélio vascular e tendo papel importante na aterogênese e risco trombótico.[2,3]

O sangue é um fluido considerado não newtoniano (não compressível), onde o *stress* de cisalhamento apresenta grande aumento com qualquer elevação da viscosidade sanguínea, principalmente em baixa velocidade. A viscosidade do sangue varia baseada na temperatura, na pressão arterial, no atrito e no raio do vaso sanguíneo. A maior viscosidade no entanto não ocorre no capilar como poderia se supor e sim nas veias pós capilares.

A viscosidade pode ser medida de forma absoluta ou relativa. A unidade de medida é chamada centipoise (cP = 1 N/m²seg). Considerando valores absolutos, a viscosidade da água é 0,894 cP e a do soro ≤ 1,5 cP e óleo de oliva é 81 à 25°C. Em unidades de valor relativo, a viscosidade do soro e do plasma não são medidas diretamente, mas são expressas em valor relativo da água, que é denominado 1,0 (sem unidade). Neste caso a viscosidade relativa do soro é 1,7.[1]

## FORMAÇÃO DE *ROULEAUX*

Como apontado, existem variáveis que quando modificadas afetam a reologia normal do sangue causando efeitos hemodinâmicos que produzem sintomas clínicos importantes. A formação de *rouleaux* é outro fenômeno hematológico de significado reológico de intensidade variável e influencia muitas condições clínicas. O fenômeno é a aderência frágil de hemácias face a face como "empilhamento de moedas". É causado por presença no plasma de proteínas grandes como o fibrinogênio e imunoglobulinas. Quanto maior a taxa de formação de *rouleaux*, maior é a lentificação do fluxo de sangue.

Este ocorre no aumento de fibrinogênio plasmático, como em infecções, doenças renais, queimaduras e cirurgias, como também no aumento de imunoglobulinas como nas doenças malignas sanguíneas.[4] No soro e no plasma a estrutura tridimensional das proteínas é importante para determinar o nível de viscosidade. Isto é importante para o fibrinogênio no plasma e imunoglobulinas no soro.[5] A mediana de nível que a molécula de IgM (950 kDa) pode levar à hiperviscosidade é ao redor de 5.000 mg/dL. A molécula de IgG (180 kDa) precisa de nível acima de 10.000 mg/dL. A IgA circula como dímero e a hiperviscosidade clínica está ao redor de 7.000 mg/dL.

## SÍNDROMES CLÍNICAS

A paraproteinemia é um conjunto de doenças onde uma grande quantidade de proteínas plasmáticas ou proteínas anormais são produzidas como as crioproteínas e imunoglobulinas. As doenças que induzem a produção de crioglobulinas que inclui a crioglobulinemia, criofibrinogenemia e a aglutinina de anticorpo frio IgM com propriedades de crioglobulina são uma subclasse da paraproteinemia. Outra categoria inclui: a gamopatia monoclonal, macroglobulinemia de Waldenström, mieloma múltiplo, doença de cadeia leve e amiloidose. Algumas dessas doenças estão inter-relacionadas ou associadas.[6] A crioglobulinemia tipos I e II (tipo II também com fator reumatoide presente em altos títulos), elevação de imunoglobulina policlonal, síndrome de Sjögren, HIV com doença hepática, doença de IgG4 entre outras podem produzir a síndrome de hiperviscosidade.[7-9]

## QUADRO CLÍNICO

A tríade clássica é descrita como sangramento muco-cutâneo, distúrbio visual e alteração neurológica. Como a viscosidade é maior nas pequenas vênulas, o rompimento destas ocorre em regiões de menor suporte tecidual ao redor, como mucosa oronasal, gengivas, retina, trato gastrointestinal e cérebro. A epistaxe é geralmente intratável e bilateral. O paciente é submetido a várias cauterizações até que é solicitado avaliação hematológica. O paciente com mieloma múltiplo e macroglobulinemia de Waldenström com massa tumoral suficiente para produzir imunoglobulina acima de 5.000 mg/dL possui anemia, sendo encaminhado para avaliação hematológica mais detalhada. A hiperviscosidade também causa a expansão de volume plasmático e portanto parte da anemia é dilucional. Existe orientação para evitar transfusão de hemácias desnecessariamente se o paciente estiver estável.

A visão embaçada e diplopia são sintomas mais frequentes e indicam a necessidade de fundoscopia. A minoria dos pacientes terá maiores complicações como oclusão da veia central da retina e descolamento retiniano. O exame fundoscópico mostra veias retinianas dilatadas em aspecto de salsicha.[10]

O sintomas neurológicos incluem: cefaleia, sensação de cabeça leve, perda de audição, vertigem, zumbido, ataxia, sonolência e acidente vascular cerebral.

Sinais de insuficiência cardíaca de alto débito podem ocorrer com a expansão de volume. A hipertensão pulmonar com dispneia também é descrita.[1]

## TRATAMENTO

O procedimento considerado categoria A para o tratamento de síndrome de hiperviscosidade é a plasmaferese. O procedimento é orientado em vários *guidelines*.[11] A troca do plasma pode reduzir a viscosidade do plasma entre 30 e 50% com a troca de 1 volemia do paciente. Para a redução de imunoglobulina, uma troca pode reduzir o nível em 60%, o que é considerado suficiente para eliminar o risco de sangramento muco-cutâneo.[12] Existem vários métodos de aférese para reduzir o nível de paraproteínas com eficácia similar. Os métodos também possuem semelhante efeito colateral como hipotensão e reações alérgicas decorrente da reposição de fluidos. Outras dificuldades são acesso venoso e parestesias relacionado ao citrato e hipocalcemia. O nível de fibrinogênio também pode reduzir em até 54% sem, contudo, aumentar o risco de hemorragia.[13] Ocasionalmente a remoção de grandes quantidades de IgM do plasma, reduz a pressão oncótica com saída de líquido livre pela parede do vaso. Causa um tipo de "*leak syndrome*" com colapso do tônus vascular.[14]

Existe a orientação de se medir a viscosidade antes do início do tratamento, sem a necessidade de se esperar pelo resultado nos pacientes com indicação de plasmaférese. A medida da viscosidade do plasma realizada em relação à água entre 1,4 a 1,8 cP. Os sintomas de hiperviscosidade geralmente aparecem quando a viscosidade está acima de 4 ou 5 cP.[15] Em estudo sobre a viscosidade em doenças de imunoglobulina monoclonal e policlonal, os paciente com gamopatia policlonal a viscosidade correlacionou com a faixa de gamaglobulina. Nos pacientes com gamopatia monoclonal a viscosidade correlacionou com o nível de proteína sérica monoclonal.[16] Entretanto os níveis de paraproteína que causam sintomas variam entre os pacientes. O tratamento imediato da hiperviscosidade sintomática é direcionado para a redução da viscosidade sanguínea para controlar os sintomas. O controle a longo prazo envolve o tratamento da doença que ocasiona este transtorno e previne o aumento da proteína monoclonal. É importante observar o cuidado de não se transfundir o paciente anêmico com elevados níveis de paraproteína e hiperviscosidade até que a plasmaférese tenha sido realizada, para não agravar a hiperviscosidade e precipitar maiores lesões em órgãos-alvo.

Nas gamopatias monoclonais que apresentam hiperviscosidade com indicação de tratamento, mas sem sintomas, a quimioterapia sistêmica efetiva, pode reduzir a viscosidade sérica, poupando o procedimento de plasmaférese. As quimioterapias baseadas em rituximab, agentes alquilantes e análogos de purina podem levar meses para a melhor resposta ser atingida. É importante lembrar que pacientes que utilizam rituximab podem sofrer um aumento rebote de IgM. Mesmo com um IgM de 4.000mg/dL um *flare* de 30% é pouco provável que cause sintomas. Apesar de não haver provas, poucos serviços fazem rituximab quando IgM está elevada e utilizam plasmaferese preemptiva. Protocolos mais recentes orientam esquemas sem o rituximab no primeiro ciclo para a redução do nível de IgM e evitar um *flare* em ciclos subsequentes com a adição de rituximab.[17]

Os tratamentos baseados em bortezomib, carfilzomib e ibrutinib conseguem atingir uma resposta mais rápida, em alguns pacientes em 4 semanas. O ibrutinib é uma medicação que mostrou essa reposta na redução de IgM[18] na macroglobulinemia de Waldenström. No mieloma o objetivo do tratamento é prevenir a doença renal e da mesma forma que se busca a rápida redução do componente monoclonal, a intenção é aplicada quanto a hiperviscosidade.[19] Infelizmente nos pacientes que apresentam hiperviscosidade no caso das gamopatias policlonais, não existe tratamento medicamentoso disponível e a plasmaférese é recomendada.

## REFERÊNCIAS BIBLIOGRÁFICAS

1. Gertz MA. Acute Hyperviscosity: Syndromes and Management. *Blood* 2018;132(13):1379-1385.
2. Rosenson RS, McCormick A, Uretz EF. Distribution of blood viscosity values and biochemical correlates in healthy adults. *Clin Chem* 1996;42(8 Pt 1):1189-95.
3. Dumas G, Merceron S, Zafrani L, Canet E, Lemiale V, Kouatchet A, et al. Syndrome d´hyperviscosité plasmatique. *La Revue de Medicine Interne* 2015;36(9):588-95.
4. Rampling MW. Hyperviscosity as a Complication in a Variety of Disorders. *Semin Thromb Hemost* 2003;29(5):459-65.
5. Otto C, Richter WO, Schwandt P. Contribution of fibrinogen and lipoproteins to plasma viscosity in hypercholesterolemia and hypertriglyceridemia: evaluation by selective depletion of low-density lipoproteins or fibrinogen. *Metabolism* 2000;49(6):810-813.
6. Siami GA, Siami FS. Plasmapheresis and Paraproteinemia: Crioprotein-Induced diseases, Monoclonal Gammopathy, Waldenström Macroglobulinemia, Hyperviscosity syndrome, Multiple Myeloma, Light Chain Disease, and Amyloidosis. *Ther Apheresis* 3(1):8-19.
7. Scarpato S, Atzeni F, Sarzi-Puttini P, Brucato A, Quartuccio L, Pietrogrande M. Pain management in cryoglobulinaemic syndrome. *Best Pract Res Clin Rheumatol* 2015;29(1):77-89.
8. Yoshida A, Watanabe M, Ohmine K, Kawashima H. Central retinal vein occlusion caused by hyperviscosity syndrome in a young patient with Sjögren's syndrome and MALT lymphoma. *Int Ophthalmol* 2015;35(3):429-432.
9. Chen LYC, Wong PCW, Noda S, Collins DR, Sreenivasan GM, Coupland RC. Polyclonal hyperviscosity syndrome in IgG4-related disease and associated conditions. *Clin Case Reports* 2015;3(4):217-26.
10. Geha RM, Tierney LM Jr. Blood is thicker: hyperviscosity syndrome *Am J Med* 2018 Aug;131(8):916-917.
11. Schwartz J, Winters JL, Padmanabhan A, Balogun RA, Delaney M, Linenberger ML et al. Guidelines on the use of therapeutic apheresis in clinical practice-evidence-based approach from the Writing Committee of the American Society for Apheresis: the sixth special issue. *J Clin Apher* 2013;28(3):145-284.
12. Ballestri M, Ferrari F, Magistroni R, Mariano M, Ceccherelli GB, Milanti G et al. Plasma exchange in acute and chronic hyperviscosity syndrome: a rheological approach and guidelines study. *Ann Ist Super Sanita* 2007;43(2):171-175.
13. Lemaire A, Parquet N, Galicier L, Boutboul D, Bertinchamp R, Malphettes M et al. Plasma exchange in the intensive care unit: technical aspects and complications. *J Clin Apher* 2017;32(6):405-412.
14. Torloni AS, Lumadue J, Zubair A. Therapeutic apheresis: when things go wrong. *J Clin Apher* 2012;27(3):168-171.
15. Mehta J, Singhhal S. Hypervisosity Syndrome in Plasma Cell Dyscrasias. *Semin Thromb Hemost* 2003;29(5):467-471.
16. Crawford J, Cox EB, Cohen HJ. Evaluation of hyperviscosity in monoclonal gammopathies. *Am J Med* 1985;79:13-22.
17. Gustine JN, Meid K, Dubeau T, Hunter ZR, Xu L, Yang G et al. Serum IgM level as predictor of symptomatic hyperviscosity in patients with Waldenström macroglobulinaemia. *Br J Haematol* 2017;177(5):717-725.
18. Dimopoulos MA, Tedeschi A, Trotman J, García-Sanz R, Macdonald D, Leblond V et al. Phase 3 trial of ibrutinib plus rituximab in Waldenström's macroglobulinemia. *N Engl J Med* 2018;378(25):2399-2410.
19. Gavriatopoulou M, García-Sanz R, Kastritis E, Morel P, Kyrtsonis MC, Michalis E et al. BDR in newly diagnosed patients with WM: final analysis of a phase 2 study after a minimum follow-up of 6 years. *Blood* 2017;129(4):456-459.

# DISTÚRBIOS DA HEMOSTASIA NO PACIENTE ONCOLÓGICO

Carlos Sitta Sabaini
Lígia Niéro-Melo

## EPIDEMIOLOGIA E FISIOPATOLOGIA

Os episódios de sangramentos podem impactar de forma desfavorável o desfecho de casos oncológicos e onco-hematológicos,[1,2] seja na manifestação inicial de neoplasias (sangramentos cavitários exteriorizados), em complicações de terapias antineoplásicas (cirurgia, quimioterapia ou radioterapia) ou em complicações de distúrbios hemostáticos portados pelo paciente (congênitos ou adquiridos).

O conhecimento profundo da fisiopatologia da hemostasia é a base para o entendimento e manejo das complicações hemorrágicas. Os três componentes (fases) da hemostasia precisam ser compreendidos para que a etiologia do sangramento disfuncional seja tratada com agilidade: hemostasia primária (vasos e plaquetas), hemostasia secundária (fatores de coagulação) e fibrinólise (resolução do coágulo após recuperação endotelial).

O "tampão plaquetário" é resultado da hemostasia primária, no local do trauma vascular, que deve ocorrer em segundos após a lesão. A hemostasia secundária envolve o complexo sistema de coagulação, resultando na formação de fibrina, cujos filamentos fortalecem o tampão plaquetário, processo que demanda vários minutos. A fibrinólise deverá ocorrer fisiologicamente apenas após a cicatrização da lesão vascular, evitando reincidência do sangramento no local, senão levará apenas ao consumo perpétuo e patológico de fatores de coagulação, como na coagulação intravascular disseminada (CIVD), quando há sangramento por esgotamento de múltiplos fatores e trombose, simultaneamente.

Este capítulo direciona o raciocínio clínico para rotinas de abordagem prática em pacientes com distúrbios da hemostasia em doenças oncológicas, guiando o avaliador para causas-base e visando à estabilidade hemostática precoce, podendo haver necessidade de avaliação e acompanhamento hematológico especializado. Os distúrbios hemorrágicos menos comumente relacionados com o câncer não serão escopo deste capítulo, tampouco o manejo de tromboses.

## Sangramento Relacionado com o Câncer

Inicialmente, tumores podem predispor a sangramentos decorrentes da fragilidade em sua neoformação vascular. Posteriormente, conforme o crescimento tumoral, promove invasão de tecidos adjacentes, hemorragias mais importantes podem ser causadas pela invasão vascular. Sangramentos iniciais podem ser discretos e indetectáveis, ou detectáveis apenas por testes, como frequentemente ocorre em estágios iniciais de câncer de cólon. No avançar da doença, sangramentos podem ser significativos, até mesmo maciços e ameaçadores à vida.[3,4] Sítios de envolvimento tumoral poderão ser determinados ou previstos pela manifestação hemorrágica, seja em trato digestório, urinário ou respiratório.

Além do sangramento relacionado com o próprio tumor em crescimento (fator anatômico que demanda conduta locorregional), causas de hemorragia disfuncional no paciente com neoplasia precisam ser consideradas, com as mais prevalentes descritas no Quadro 25-1.

## DIAGNOSTICANDO E TRATANDO SANGRAMENTO DISFUNCIONAL NA EMERGÊNCIA ONCOLÓGICA

A rotina de avaliação e manejo de eventos hemorrágicos deve ser continuamente revisada em serviços de urgência e emergência, de forma a minimizar erros na terapêutica inicial e otimizar a realização de procedimentos clínicos ou cirúrgicos, com máxima segurança, que objetivem a restauração da hemostasia efetiva.

Antes da solicitação de exames laboratoriais para avaliação da hemostasia, é indispensável que o raciocínio clínico a respeito da manifestação hemorrágica seja tomado com base em anamnese e exame físico minuciosos. O histórico pessoal de resposta individual a desafios hemostáticos é o fator mais importante para identificação de distúrbios hereditários. Antecedente de procedimentos cirúrgicos e extrações dentárias sem quaisquer sangramentos anormais

**Quadro 25-1.** Distúrbios Hemostáticos Mais Prevalentes no Paciente Oncológico

| Diagnóstico | Quando suspeitar | Abordagem inicial |
|---|---|---|
| Plaquetopenia induzida por tratamento mielotóxico | Pós-quimioterapia ou radioterapia em região axial | Transfusão de plaquetas |
| Plaquetopenia imunomediada (antiga PTI) | Secundária a doenças linfoproliferativas[5,6] | Tratamento imunossupressor após exclusão de outras causas[7] |
| Coagulação intravascular disseminada (CIVD)[8,9] | Causa-base associada (leucemia promielocítica aguda [LPA],[10] adenocarcinomas produtores de mucina)[8,9,11,12] | Tratar causa-base e corrigir manifestação clínica hemorrágica ou trombótica (suporte hemoterápico [+ATRA na LPA])[13] |
| Inibidores adquiridos contra fatores de coagulação (hemofilia adquirida)[14-19] | Distúrbio da hemostasia secundária com TTPa alterado isoladamente | Imunossupressão e hemoderivado que faça *bypass* do fator inibido |
| Sangramento em paciente sob anticoagulação[20-22] | Uso de anticoagulantes profiláticos ou terapêuticos | Reversão da anticoagulação conforme gravidade clínica e alteração laboratorial |
| Coagulopatias prévias (hereditárias ou adquiridas) | Anamnese positiva ou sugestiva | Correção do distúrbio hemostático com suporte hemoterápico específico |

contribuem para afastar a presença de distúrbios hemorrágicos hereditários graves e, portanto, indicam investigação de coagulopatia adquirida ou de distúrbios estruturais e funcionais, etiologias mais comuns em hematúria, melena ou menorragia.[23]

Pacientes com sangramento agudo também devem ser questionados sobre características menstruais, história transfusional, hábitos alimentares, ingestão alcoólica ou uso de medicações que interfiram com a hemostasia, podendo daí surgirem dicas diagnósticas para coagulopatias adquiridas. Grande importância deverá ser dada a diagnósticos subjacentes de hepatopatia, nefropatia ou doença tireoidiana, levando a distúrbios hemorrágicos secundários que mereçam abordagem.

Na emergência, sangramentos graves e alguns sinais clínicos de alerta, como alterações hemodinâmicas e neurológicas decorrentes da hipóxia, devem ser imediatamente reconhecidos e tratados mesmo antes de definição etiológica, visando à estabilização clínica, até que uma avaliação mais detalhada e resultados laboratoriais precisos tragam, posteriormente, subsídios para condutas mais específicas na resolução de distúrbio hemostático.

Para melhor abordagem de vítimas emergenciais com sangramento volumoso, protocolos de transfusões maciças devem ser criados por cada instituição, sempre em conjunto com a agência transfusional de referência, com intuito de evitar plaquetopenia e/ou disfunção hemostática secundárias de origem dilucional, perigosas complicações de paciente politransfundido.

Após adequada abordagem clínica inicial, a categorização de distúrbios hemorrágicos poderá ser suplementada por avaliação laboratorial direcionada, quando bem indicada, exigindo interpretação racional dos achados de exames e sempre visando a evitar solicitações desnecessárias[24] (Quadro 25-2).

**Quadro 25-2.** Diagnóstico Laboratorial de Distúrbios Hemorrágicos

| Distúrbio | Plaquetas | TP | TTPa | TT | Fibrinogênio |
|---|---|---|---|---|---|
| Plaquetopenia | Baixo | Normal | Normal | Normal | Normal |
| Distúrbio plaquetário qualitativo | Normal ou baixa* | Normal | Normal | Normal | Normal |
| Hemofilias | Normal | Normal | Prolongado | Normal | Normal |
| DvW | Normal** | Normal | Prolongado† | Normal | Normal |
| CIVD | Baixo | Prolongado | Prolongado | Prolongado | Baixo |

TP: Tempo de protrombina; TTPa: tempo de tromboplastina parcial ativado; TT: tempo de trombina.
* A plaquetometria pode ser alta em doenças mieloproliferativas (p. ex.: trombocitemia essencial) e as plaquetas podem ser qualitativamente anormais, predispondo à hemorragia ou trombose.
** A contagem de plaquetas pode ser baixa em alguns pacientes com doença de von Willebrand tipo 2B.
† O TTPa pode ser normal naqueles com atividade do Fator VIII > 40%.

## Sangramento Associado à Plaquetopenia

A confirmação de plaquetopenia deverá sempre ser realizada por avaliação de esfregaço de lâmina do sangue periférico, permitindo descartar plaquetopenia espúria (falsa plaquetopenia, por agregação de plaquetas em tubo de amostra por causa de ácido etilenodiaminotetracético [EDTA] insuficiente ou aglutininas dependentes do EDTA). Após confirmação do achado laboratorial, definição de causa da plaquetopenia será necessária para que a terapia não seja direcionada apenas para reposição do hemocomponente, mas abranja resolução da etiologia, muitas vezes também causadora de outras citopenias.

A definição incorreta da causa da plaquetopenia coloca o paciente sob risco de terapêutica transfusional inefetiva ou, muitas vezes, iatrogênica (como na púrpura trombocitopênica trombótica [PTT] e na trombocitopenia induzida por heparina [TIH]), aumentando risco de trombose. A mais precisa indicação de transfusão de plaquetas dar-se-á em pacientes com plaquetopenia secundária à mielossupressão por drogas ou infiltração tumoral, tendo valores diferentes como alvo terapêutico, a depender do cenário momentâneo (Quadro 25-3).

Vale lembrar que a plaquetometria será, geralmente, a aferição mais dinâmica do hemograma, dada sua labilidade e possível ocorrência de consumo plaquetário por eventos febris, hematomas retidos ou sangramentos ativos, que nortearão condutas também dinâmicas e direcionadas a evitar complicações fatais.

Os mecanismos fisiopatológicos envolvidos na plaquetopenia deverão ser racionalmente avaliados sob os aspectos clínico-laboratoriais do paciente em questão.

### Produção Plaquetária Reduzida

Infiltração da medula óssea por neoplasia; nadir de quimioterapia (ou outra toxicidade medicamentosa); radioterapia em sítios de medula óssea ativa (neuroeixo e bacia, particularmente); déficit nutricional ou distúrbio disabsortivo (vitamina B12 e ácido fólico); supressão ou lesão medular por infecções graves (sepse); distúrbios da hematopoese congênitos ou adquiridos (aplasia ou hipoplasia medular e síndromes mielodisplásicas ou mieloproliferativas)[25] e hepatopatia grave (produção deficitária de trombopoetina). O achado no hemograma de desvio à esquerda de leucócitos (formas jovens) associado à presença de hemácias nucleadas (eritroblastos) constitui a reação leucoeritroblástica, típica de mielopatia infiltrativa,[26] muitas vezes diagnosticada apenas quando já há pancitopenia associada e sangramentos.

### Abordagem

Transfusão de plaquetas de forma profilática ou terapêutica, conforme manifestação hemorrágica (atentar para gatilhos transfusionais diferentes a depender da situação clínica e gravidade do sangramento). Tratar também causa-base: ajuste de doses em quimioterapias subsequentes; pode haver indicação de reposição vitamínica que deverá ser realizada com parcimônia, evitando nutrir neoplasias de alto grau em atividade.

### Destruição Precoce e Consumo Plaquetário

Autoanticorpos específicos direcionados contra plaquetas (plaquetopenia imune e síndrome de Evans – quando há concomitante produção de autoanticorpos direcionados a hemácias); autoanticorpos secundários a síndromes autoimunes (doenças reumatológicas) ou drogas (p. ex.: quinino, fludarabina); coagulopatias de consumo: por formação patológica de trombos em CIVD ou microangiopatias trombóticas primárias (PTT, síndrome hemolítico-urêmica [SHU]) e secundárias a drogas (principalmente a inibidores de calcineurina [ciclosporina e tacrolimus] utilizados como imunossupressores pós-transplante de medula óssea ou órgãos sólidos).[27,28]

### Abordagem

Tratamento específico para causa-base manejado por hematologista; imunossupressão nos casos de autoanticorpos, após precisa avaliação, com possível necessidade de imunoglobulina intravenosa (IGIV) para bloqueio emergencial da destruição plaquetária e transfusão subsequente, em casos de sangramentos ameaçadores à vida. Considerar indicação de plasmaférese nas microangiopatias trombóticas primárias e suspensão do inibidor de calcineurina nas secundárias. Vide manejo de CIVD associada à neoplasia em tópico posterior.

### Plaquetopenia Dilucional

Em situações de ressuscitação volêmica ou transfusão maciça (plaquetopenia relativa ao aumento proporcional do volume intravascular por fluido

**Quadro 25-3.** Alvo Transfusional Desejado na Urgência e Emergência

| Cenário clínico | Plaquetometria (/mm³) |
|---|---|
| Prevenção de sangramento cutâneo-mucoso espontâneo | > 10.000-20.000 |
| Inserção de cateter venoso central | > 20.000-50.000 |
| Administração de anticoagulação terapêutica (bem indicada) | > 30.000-50.000 |
| Pequenas cirurgias e alguns procedimentos endoscópicos | > 50.000-80.000 |
| Cirurgias maiores e sangramento ameaçador | > 80.000-100.000 |

infundido ou concentrados de hemácias transfundidos) em curto espaço de tempo.

### Abordagem

Transfundir plaquetas conforme protocolos institucionais de transfusão maciça e atentar para diluição em ressuscitação volêmica de pacientes previamente plaquetopênicos, com reavaliação laboratorial periódica.

### *Sequestro Esplênico*

Condições que levam a aumento do volume do baço ou congestão esplênica por hipertensão portal (hepatopatias crônicas) podem causar plaquetopenia por hiperesplenismo, apesar de não haver alteração na massa plaquetária total, sendo menos comuns episódios de hemorragia ou plaquetopenia grave nestas situações.

### Abordagem

Considerar transfusão de plaquetas em caso de manifestação hemorrágica com plaquetopenia verdadeira, sempre investigando coagulopatias secundárias concomitantes à hepatopatia e tratando possíveis déficits com hemocomponentes.

## Coagulação Intravascular Disseminada (CIVD)

CIVD é um diagnóstico clínico-laboratorial que exige como pré-requisito o paciente apresentar um distúrbio subjacente sabidamente associado à CIVD. A mais clássica associação causal de diagnóstico oncológico com CIVD é representada pela leucemia promielocítica aguda (LPA), também denominada LMA-M3 pela antiga classificação morfológica, mas um número significativo de pacientes com outras neoplasias apresenta esta complicação hematológica, especialmente em casos de adenocarcinoma pancreático e outros tumores produtores de mucina, como gástrico, prostático, ovariano e de mama.[29]

O raciocínio mais importante durante avaliação e conduta frente à suspeita de CIVD é caracterizá-la como síndrome secundária, com manifestação heterogênea e, muitas vezes, paradoxal (com hemorragia e trombose concomitante), devendo ser manejada por hematologista experiente em hemostasia e ter sua causa primária abordada com prioridade, evolução da qual dependerá sua resolução. Classicamente, CIVD é subdividida em aguda ou crônica, ambas caracterizadas por coagulopatia de consumo e fibrinólise aumentada, identificada por aumento de produtos de degradação da fibrina, especialmente dímero-D. A presença de microtrombos intravasculares também leva à característica fragmentação de hemácias (esquizócitos) em sangue periférico.

CIVD aguda é mais comumente associada a sangramentos (muitas vezes espontâneos, cutâneo-mucosos, em sítios cirúrgicos e punções venosas), com alterações laboratoriais mais pronunciadas (plaquetopenia, prolongamento de TP/TTPa e redução de fibrinogênio), secundária a traumas graves, sepse, LPA (podendo manifestar-se ao diagnóstico ou logo após iniciar terapia citotóxica, quando grânulos contendo substâncias pró-coagulantes dos promieloblastos leucêmicos são liberados para circulação) ou transfusões ABO-incompatíveis.

CIVD crônica (também denominada "CIVD compensada") é geralmente associada à maior incidência de trombose venosa ou tromboembolismo arterial, com alterações laboratoriais menos evidentes, plaquetopenia leve, sem consumo de fibrinogênio (até mesmo elevado, por vezes). É manifestação secundária à malignidade, especialmente tumores pancreáticos, gástricos, ovarianos e cerebrais, podendo ser heterogênea tanto clínica, quanto laboratorialmente.

Além de eventos trombóticos venosos e arteriais, pacientes com CIVD crônica associada à malignidade podem desenvolver endocardite trombótica asséptica (Libman-Sacks) e tromboflebite superficial migratória – síndrome de Trousseau (que muitas vezes se manifesta apenas pelo estado de hipercoagulabilidade de neoplasia, considerada manifestação paraneoplásica). Curiosamente, Armand Trousseau descreveu a síndrome na década de 1860, e posteriormente manifestou o próprio sinal, associado a diagnóstico de câncer gástrico.

### *Abordagem*

O foco primário da abordagem da CIVD deverá ser sempre no tratamento ou resolução da causa subjacente. Manejo clínico suportivo da coagulopatia deverá ser dinâmico. Hemorragia na CIVD aguda deverá ser tratada com suporte hemoterápico, objetivando manter níveis de plaquetas acima de 50.000/mm$^3$ (> 80.000-100.000/mm$^3$ para hemorragia de sistema nervoso central), plasma fresco congelado (PFC) para manter TP e TTPa abaixo de 1,5 × o tempo do controle normal (ou INR), bem como fibrinogênio acima de 150 mg/dL com transfusão de crioprecipitado (evita infusão de volumes elevados de PFC). Acima de quaisquer alvos laboratoriais, sangramentos precisam ser tratados com suporte hemoterápico racional até sua resolução. Agentes antifibrinolíticos são tipicamente contraindicados no manejo da CIVD, já que o sistema de fibrinólise é necessário para assegurar dissolução da fibrina disseminada. Apesar do risco de trombose, há pouca evidência que suporte o uso de anticoagulação profilática em CIVD crônica sem sangramento, com exceção de períodos perioperatórios ou durante internação hospitalar, quando a indicação seria feita para pacientes sem CIVD, devendo ser realizada desde que plaquetometria permaneça acima de 50.000/mm$^3$. Vale lembrar que a monitorização de anticoagulação nestes pacientes será complicada por exames de coagulação já apresentarem alteração de base. Nestes casos, nunca haverá "receita de bolo", e o manejo clínico deverá ser dinâmico e minucioso.[30]

*CIVD secundária à leucemia promielocítica aguda (LPA) é complicação clássica e potencialmente fatal, muito frequente no diagnóstico ou após início de tratamento citotóxico, com gravidade relacionada, geralmente, com a leucometria ao diagnóstico. Sua fisiopatologia é incompletamente definida, mas os fatores de importância primária são decorrentes da elevada expressão de fator tecidual e anexina II pelos promieloblastos, gerando estado pró-coagulante e de hiperfibrinólise.[31] A indução de diferenciação das células tumorais pelo ácido all-trans retinoico (ATRA), assim que a suspeita diagnóstica de LPA for feita, somada a terapia de suporte apropriada, poderá levar à melhora substancial da coagulopatia, necessitando manejo hemoterápico intensivo até que seja atingido adequado controle clínico-laboratorial.

## Inibidores Adquiridos Contra Fatores de Coagulação

Hemofilia adquirida (produção de anticorpos contra fator VIII, em sua maioria) é um diagnóstico raro, mas tem como dado epidemiológico importante a associação à malignidade[14,15,18,19,32,33] (além de associação a puerpério, doenças reumatológicas e droga-induzida).[16] Sua suspeita clínica deve ser aventada quando achado laboratorial compatível (alargamento do TP ou TTPa [mais comum, por envolvimento de fatores VIII ou IX] isolado que não é corrigido com teste da mistura) é condizente com manifestação hemorrágica de distúrbio da hemostasia secundária, sem histórico pregresso de tal coagulopatia.

A confirmação diagnóstica dar-se-á por redução na atividade do fator de coagulação somado a presença de anticorpos específicos contra tal fator, geralmente em títulos elevados, que não conseguem ser saturados pela simples reposição de fator concentrado ou plasma fresco congelado.

### Abordagem

É necessário que o tratamento inclua imunossupressão (tratamento definitivo) associada a hemoderivado específico, que efetue o *bypass* do fator ao qual o anticorpo se dirige (concentrado de complexo protrombínico ativado = FEIBA: *factor eight inhibitor bypass activity*), garantindo hemostasia adequada no manejo emergencial. A avaliação de resposta deverá ser clínica, com manutenção de terapia repositiva até resolução do sangramento, com possível redução de doses subsequentes. A normalização laboratorial é lenta, geralmente ocorrendo quando a imunossupressão obter seu efeito e os autoanticorpos reduzirem da circulação.

## Sangramento Secundário ao Uso de Anticoagulação Terapêutica ou Profilática

Muitos pacientes oncológicos encontram-se em anticoagulação terapêutica em razão da manifestação trombótica prévia, tendo a própria neoplasia como fator de risco (hipercoagulabilidade) que garante indicação de anticoagulação perene. O uso de anticoagulantes durante terapia ou profilaxia antitrombótica torna o paciente portador de disfunção hemostática. Os mecanismos farmacológicos das drogas utilizadas na anticoagulação são chave para o adequado manejo de sangramentos disfuncionais em tais pacientes, merecendo rápido raciocínio na conduta de reversão da coagulopatia.

### Varfarina

A varfarina, anticoagulante oral amplamente utilizado no tratamento e prevenção de eventos tromboembólicos, tem efeito inibitório na atividade da vitamina K e deve ter seu uso monitorizado regularmente pelo tempo de protrombina (TP) com razão normatizada internacional (RNI) para eventuais ajustes posológicos. Pacientes com sangramentos decorrentes de anticoagulação inadequada por varfarina devem ser prontamente avaliados na emergência, para rápida e adequada reversão do distúrbio hemostático, de acordo com a gravidade do sangramento apresentado e nível de anticoagulação atingido (Quadro 25-4).

### Heparina

A heparina não fracionada intravenosa deve ser suspensa imediatamente, se houver sangramento, tendo seu efeito anticoagulante persistindo por até 3 horas. Protamina, na emergência, pode reverter o efeito anticoagulante da heparina no caso de complicações hemorrágicas graves, sendo 1 mg intravenoso de protamina utilizado para neutralizar cada 100 unidades de heparina administradas nas últimas 4 horas. Há risco de reação adversa grave à protamina, como anafilaxia, com incidência de 0,2% e mortalidade de 30%, podendo ser reduzido pela administração lenta deste agente.

Heparina de baixo peso molecular (p. ex.: enoxaparina e dalteparina) tem efeito anticoagulante diferente da não fracionada, podendo ainda ser parcialmente inibido pela protamina no caso de sangramento clinicamente significativo. Cada 1 mg de protamina neutraliza 1 mg de enoxaparina ou 100 unidades de deltaparina, administrados dentro das últimas 8 horas. Uma segunda dose de 0,5 mg de protamina por 1 mg de enoxaparina deve ser administrada, se o sangramento persistir. Menores doses de protamina podem ser consideradas, se o tempo desde a última dose da heparina de baixo peso molecular for maior que 8 horas.[21]

**Quadro 25-4.** Intervenções Conforme Alteração de RNI ou Sangramento em Pacientes Utilizando Varfarina[20]

| Condição | Intervenção |
|---|---|
| RNI > alvo, mas < 5<br>Sem sangramento ou sem risco de sangramento | Omitir próxima dose e reduzir dose semanal |
| RNI ≥ 5 e < 9<br>Sem sangramento significativo ou risco de sangramento | Preferível: omitir próximas 1-2 doses<br>Alternativa: omitir 1-2 doses e administrar vitamina K1 (1 a 2,5 mg VO)<br>Alternativa para pacientes sob alto risco de trombose (p. ex.: prótese valvar metálica), omitir 1-2 doses e usar PFC IV – **não** utilizar vitamina K |
| RNI ≥ 9<br>Sem sangramento significativo E/OU baixo a moderado risco de sangramento | Suspender varfarina<br>Administrar PFC IV<br>Administrar vitamina K (2,5 a 5 mg VO)<br>Em paciente com prótese valvar metálica, administrar PFC IV e reduzir dose OU vitamina K (1 a 2,5 mg VO) |
| Sangramento significativo com qualquer elevação do RNI E/OU alto risco de sangramento | Suspender varfarina<br>Administrar PFC IV<br>Vitamina K 10 mg IV lento<br>Pode-se repetir PFC e Vitamina K o quanto necessário<br>Em paciente com prótese valvar metálica, PFC é preferível à vitamina K; utilizar apenas baixas doses de vitamina K (1 mg IV lento) |
| Sangramento grave, ameaçador à vida | Suspender varfarina<br>Administrar PFC IV<br>Vitamina K 10 mg IV lento<br>Considerar CCP ou fator VII ativado recombinante para tratar coagulopatia não resolvida<br>Repetir PFC e vitamina K o quanto necessário |

RNI: Relação Normatizada Internacional do TP; PFC: plasma fresco congelado; CCP: concentrado de complexo protrombínico.

## *Aspirina*

O AAS causa inibição da agregação plaquetária ao bloquear irreversivelmente as ciclo-oxigenases, sendo a ciclo-oxigenase 1 (COX-1) uma enzima plaquetária chave na bioconversão de ácido araquidônico em tromboxano A2. Efeito antiplaquetário da aspirina perdura durante a sobrevida das plaquetas, cerca de 10 dias. O manejo da hemorragia aguda induzida por aspirina requer transfusão de quantidade normal de plaquetas suficiente para incrementar a plaquetometria em 50.000/mm³. Em decorrência do efeito irreversível da aspirina nas plaquetas, a coagulopatia pode persistir por 4 a 5 dias após a descontinuação da terapia, com possível necessidade de transfusões repetidas diariamente.[34]

## *Anticoagulantes Orais Diretos*

Os anticoagulantes orais diretos (abreviados como DOACs, do inglês *direct oral anticoagulants*; ou NOACs, *novel oral anticoagulants*): como rivaroxabana, apixabana, edoxabana, betrixabana (inibidores do fator X ativado – Xa) e dabigatrana (inibidor direto da trombina), vêm sendo progressivamente mais utilizados no tratamento e profilaxia antitrombótica. Seu principal atrativo é a comodidade posológica, não necessitando de ajuste de dose guiado por exame periódico, além de não requerer estabilidade na ingestão de vitamina K da dieta. Porém, seu uso confere insegurança no momento em que um sangramento disfuncional ou acidental ocorre, sem antídoto específico de fácil acesso (alguns em início de comercialização) e sem monitorização laboratorial precisa quanto ao real estado da hemostasia.

Sangramentos menores e não complicados (cutâneo-mucosos ou digestivos discretos) poderão ser manejados em sua maioria com medidas hemostáticas locais, suspensão da medicação (atenção à meia-vida de 5 a 17 horas, dependente do agente) e, possivelmente, agentes antifibrinolíticos (p. ex.: ácido tranexâmico ou ácido epsilonaminocaproico [EACA]); Já hemorragias graves (p. ex.: intracraniana, retroperitoneal, síndrome compartimental ou trato digestório maciço) merecem intervenções que incluem descontinuação do anticoagulante, antídotos (idarucizumab para dabigatrana e andexanet-alfa para inibidores do Xa), se disponível, carvão ativado (se última dose há menos de 2 horas) e hemodiálise (apenas para dabigatrana, não sendo os inibidores do Xa dialisáveis). Intervenções cirúrgicas e endoscópicas visando à hemostasia mecânica, se apropriadas, não deverão ser retardadas. Apenas em casos de hemorragia importante ou refratária, com risco de evolução fatal dentro de horas, o uso de pró-coagulantes (concentrado de complexo protrombínico não ativado [para inibidores do Xa] ou concentrado de complexo protrombínico ativado [para dabigatrana]) devem ser utilizados, por grande incidência de trombose nestes cenários.

## Distúrbios de Coagulação Hereditários

Os conhecidos e mais prevalentes distúrbios de hemostasia congênitos são raros (hemofilias A, B e doença de von Willebrand), e suas específicas abordagens hemoterápicas já são consolidadas, com base em reposição do fator deficitário, objetivando elevar níveis de atividade dos respectivos fatores dependentes do sítio e da gravidade do sangramento em questão. Vale salientar que tais pacientes, portadores de coagulopatias hereditárias, costumam demonstrar certo conhecimento de suas patologias e podem auxiliar desde a anamnese, com ricas informações no manejo de seus sangramentos, que costumam ser recorrentes.

Uma exceção à terapia de reposição de fator imediata será a presença de hematúria isolada, que demanda conduta compreendida de hidratação vigorosa até que se assegure diurese satisfatória antes da correção do distúrbio com reposição de fator deficitário, visando a evitar formação de coágulo obstrutivo em trato urinário alto, prevenindo hidronefrose e nefropatia pós-renal.

## CONSIDERAÇÕES FINAIS

O algoritmo apresentado na Figura 25-1 ilustra didaticamente uma recomendada sequência de investigações e condutas para as mais comuns etiologias de hemorragias de pacientes oncológicos. Para condutas cirúrgicas e endoscópicas específicas por sítio de sangramento: vide capítulos pertinentes, complementar com avaliação sistêmica da hemostasia.

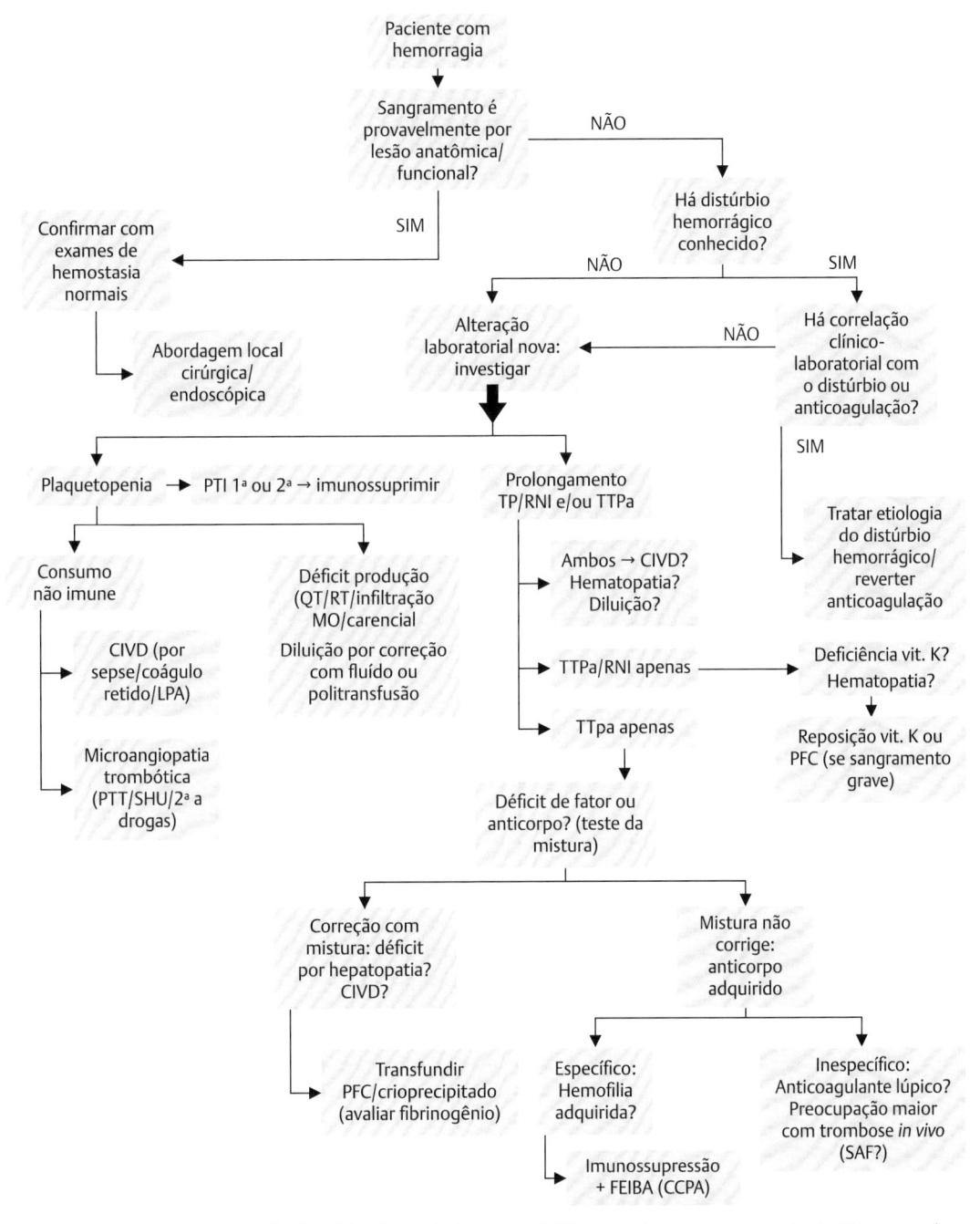

**Fig. 25-1.** Algoritmo prático de avaliação clínico-laboratorial racional. PTI: plaquetopenia imunomediada; TP: tempo de protrombina; TTPa: tempo de tromboplastina parcial ativado; QT: quimioterapia; RT: radioterapia; MO: medula óssea; CIVD: coagulação intravascular disseminada; LPA: leucemia promielocítica aguda (LMA-M3); PTT: púrpura trombocitopênica trombótica; SHU: síndrome hemolítico-urêmica; PFC: plasma fresco congelado; SAF: síndrome do anticorpo antifosfolípide; CCPA: concentrado de complexo protrombínico ativado.

## REFERÊNCIAS BIBLIOGRÁFICAS

1. Green D. Management of bleeding complications of hematologic malignancies. *Semin Thromb Hemost* 2007;33(4):427-34.
2. Franchini M, Frattini F, Crestani S, Bonfanti C. Bleeding complications in patients with hematologic malignancies. *Semin Thromb Hemost* 2013;39(1):94-100.
3. Dewar GA, Griffin SM, Ku KW et al. Management of bleeding liver tumours in Hong Kong. *Br J Surg* 1991;78(4):463-6.
4. Srivastava DN, Gandhi D, Julka PK, Tandon RK. Gastrointestinal hemorrhage in hepatocellular carcinoma: management with transheptic arterioembolization. *Abdom Imaging* 2000;25(4):380-4.
5. Visco C, Ruggeri M, Laura Evangelista M et al. Impact of immune thrombocytopenia on the clinical course of chronic lymphocytic leukemia. *Blood* 2008;111(3):1110-6.
6. Dearden C. Disease-specific complications of chronic lymphocytic leukemia. *Hematology Am Soc Hematol Educ Program* 2008:450-6.
7. Hegde UP, Wilson WH, White T, Cheson BD. Rituximab treatment of refractory fludarabine-associated immune thrombocytopenia in chronic lymphocytic leukemia. *Blood* 2002;100(6):2260-2.
8. Levi M, Ten Cate H. Disseminated intravascular coagulation. *N Engl J Med* 1999;341(8):586-92.
9. Squizzato A, Hunt BJ, Kinasewitz GT et al. Supportive management strategies for disseminated intravascular coagulation. An international consensus. *Thromb Haemost* 2016;115(5):896-904.
10. Menell JS, Cesarman GM, Jacovina AT et al. Annexin II and bleeding in acute promyelocytic leukemia. *N Engl J Med* 1999;340(13):994-1004.
11. Rytting M, Worth L, Jaffe N. Hemolytic disorders associated with cancer. *Hematol Oncol Clin North Am* 1996;10(2):365-76.
12. Lin YC, Chang HK, Sun CF, Shih LY. Microangiopathic hemolytic anemia as an initial presentation of metastatic cancer of unknown primary origin. *South Med J* 1995;88(6):683-7.
13. Zwicker JI, Furie BC, Furie B. Cancer-associated thrombosis. *Crit Rev Oncol Hematol* 2007;62(2):126-36.
14. English KE, Brien WF, Howson-Jan K, Kovacs MJ. Acquired factor VIII inhibitor in a patient with chronic myelogenous leukemia receiving interferon-alfa therapy. *Ann Pharmacother* 2000;34(6):737-9.
15. Tiplady CW, Hamilton PJ, Galloway MJ. Acquired haemophilia complicating the remission of a patient with high grade non-Hodgkin's lymphoma treated by fludarabine. *Clin Lab Haematol* 2000;22(3):163-5.
16. Delgado J, Jimenez-Yuste V, Hernandez-Navarro F, Villar A. Acquired haemophilia: review and meta-analysis focused on therapy and prognostic factors. *Br J Haematol* 2003;121(1):21-35.
17. Escobar MA. Bleeding in the patient with a malignancy: is it an acquired factor VIII inhibitor? *Cancer* 2012;118(2):312-20.
18. Sallah S, Wan JY. Inhibitors against factor VIII associated with the use of interferon-alpha and fludarabine. *Thromb Haemost* 2001;86(4):1119-21.
19. Hauser I, Lechner K. Solid tumors and factor VIII antibodies. *Thromb Haemost* 1999;82(3):1005-7.
20. Ansell J, Hirsh J, Hylek E et al. Pharmacology and management of the vitamin K antagonists: American College of Chest Physicians Evidence-Based Clinical Practice Guidelines (8th Edition). *Chest* 2008;133(6 Suppl):160S-98S.
21. Hirsh J, Bauer KA, Donati MB et al. Parenteral anticoagulants: American College of Chest Physicians Evidence-Based Clinical Practice Guidelines. 8th Ed. *Chest* 2008;133(6 Suppl):141S-59S.
22. Levi M. Management of bleeding in patients treated with direct oral anticoagulants. *Crit Care* 2016;20:249.
23. Sabaini CS, Arbex PE. Distúrbios da Hemostasia Primária e Secundária. In: Tallo FS, Lopes AC (Eds.). *Tratado de Medicina de Urgência e Emergência*. Rio de Janeiro: Atheneu; 2018.
24. Fralick M, Hicks LK, Chaudhry H et al. Reducing Unnecessary Coagulation Testing in the Emergency Department (REDUCED). *BMJ Qual Improv Rep* 2017;6(1).
25. Drews RE. Critical issues in hematology: anemia, thrombocytopenia, coagulopathy, and blood product transfusions in critically ill patients. *Clin Chest Med* 2003;24(4):607-22.
26. Niéro-Melo L. Mielopatias infiltrativas: aspectos fisiopatológicos. *J Bras Med* 1993;64(3):108-11.
27. Levi M, Opal SM. Coagulation abnormalities in critically ill patients. *Crit Care* 2006;10(4):222.
28. Vanderschueren S, De Weerdt A, Malbrain M et al. Thrombocytopenia and prognosis in intensive care. *Crit Care Med* 2000;28(6):1871-6.
29. Sallah S, Wan JY, Nguyen NP et al. Disseminated intravascular coagulation in solid tumors: clinical and pathologic study. *Thromb Haemost* 2001;86(3):828-33.
30. Kitchens CS. Thrombocytopenia and thrombosis in disseminated intravascular coagulation (DIC). *Hematology Am Soc Hematol Educ Program* 2009:240-6.
31. Cao M, Li T, He Z et al. Promyelocytic extracellular chromatin exacerbates coagulation and fibrinolysis in acute promyelocytic leukemia. *Blood* 2017;129(13):1855-64.
32. Komminoth A, Dufour P, Bergerat JP et al. Hairy cell leukemia and factor VIII inhibitor: a case report. *Nouv Rev Fr Hematol* 1992;34(3):269-71.
33. Delyon J, Mateus C, Lambert T. Hemophilia A induced by ipilimumab. *N Engl J Med* 2011;365(18):1747-8.
34. Weber JE, Jaggi FM, Pollack Jr CV. Anticoagulants, Antiplatelet Agents, and Fibrinolytics. In: Tintinalli JE (Ed.). *Emergengy Medicine: A Comprehensive Study Guide*. 6th Ed. Nova Iorque: McGraw-Hill; 2004. p. 1354-60.

# SÍNDROME DE LISE TUMORAL

Isabela Assis de Siqueira

## INTRODUÇÃO
A síndrome de lise tumoral (SLT) é caracterizada pela destruição maciça de células malignas com consequente liberação de seu conteúdo para espaço extracelular. Pode ocorrer espontaneamente ou, em geral, como consequência do início do tratamento quimioterápico com agentes citotóxicos, podendo também ser consequência do início da radioterapia ou imunoterapia.[1,2]

Ocorre em tumores com alto grau proliferativo, geralmente em malignidades hematológicas (leucemias agudas e linfomas), sendo raro em tumores sólidos, associado então à presença de massa *bulky* e doenças altamente quimiossensíveis.[2]

É caracterizada por distúrbios metabólicos (hipercalemia, hiperfosfatemia, hiperuricemia e hipocalcemia) e consequentes manifestações clínicas cardiológicas, renais e neurológicas.[1]

## FISIOPATOLOGIA
A destruição celular leva à liberação de ânions, cátions, proteínas e ácidos nucleicos intracelulares. A célula cancerígena contém alta carga de ácidos nucleicos decorentes do aumento de sua capacidade proliferativa, sua destruição e consequente liberação de purinas dos ácidos nucleicos para o extracelular e consequente transformação em ácido úrico levarão à hiperuricemia. A liberação de demais materiais nucleares das células, como nucleotídeos e fosfatos, leva à hiperfosfatemia, que predispõe precipitação de cristais de fosfato de cálcio em leito renal e tecidos, com consequente hipocalcemia. O principal cátion intracelular, o potássio, é liberado em grandes quantidades com a destruição maciça das células malignas, levando à hipercalemia, que é agravada com instalação de lesão renal aguda.

A lesão renal aguda (LRA) associada à SLT pode desenvolver-se por formação de cálculos de ácido úrico nos túbulos renais e/ou deposição de fosfatos de cálcio e, uma vez instalada, leva a círculo vicioso de aumento dos metabólitos na corrente sanguínea (Quadro 26-1).

**Quadro 26-1.** Síndrome de Lise Tumoral Laboratorial

| | |
|---|---|
| Ácido Úrico | > 25% *baseline* ou ≥ 8 mg/dL |
| Potássio | > 25% *baseline* ou ≥ 6 mmol/L |
| Fósforo | > 25% *baseline* ou ≥ 4,5 mg/dL |
| Cálcio | < 25% *baseline* ou ≤ 7 mg/dL |

## QUADRO CLÍNICO
Os sintomas relacionados com a SLT são manifestações clínicas decorrentes dos distúrbios metabólicos instalados. Podendo ser caracterizado por sobrecarga volêmica, oligoanúria, arritmia, morte súbita, confusão mental, torpor e convulsões.

## TRATAMENTO
A principal meta é identificar pacientes com alto risco para SLT e agir em sua prevenção.

O principal fator predisponente é o tipo de tumor. As principais malignidades relacionadas são: linfoma Burkitt, leucemia/linfoma linfoblástico, leucemia mieloide aguda e posteriormente demais linfomas não Hodgkin.[2] Dentre os tumores sólidos os principais são carcinoma pulmonar de pequenas células, adenocarcinoma de mama, tumores germinativos, timoma e hepatoblastoma.[3] A alta carga tumoral e presença de massa *bulky* aumentam risco do desenvolvimento de SLT.

O segundo passo é a avaliação laboratorial sistemática das alterações descritas anteriormente e evitar a consequente instalação da lesão renal aguda, que tem maior predisposição de desenvolvimento em pacientes com lesão renal crônica preexistente, hiperuricemia e hiperfosfatemia presentes antes do início do tratamento oncológico.

A hidratação venosa agressiva é indicada tanto para prevenção, quanto tratamento. Idealmente devem-se administrar fluidos 2 a 3 L/m²/dia, mantendo fluxo urinário de 80 a 100 mL/m²/hora.[3]

A alcalinização urinária é controversa na literatura, não sendo orientada de rotina. O uso da acetazolamida ou bicarbonato de cálcio tem o benefício de converter ácido úrico em um sal de urato mais solúvel, aumentando sua excreção e dimuindo sua deposição em túbulos renais. Por outro lado a alcalinização urinária promove deposição de fosfato de cálcio em rins e demais tecidos.[3]

Alopurinol é um inibidor competitivo da xantina oxidase, que catalisa conversão de xantinas/hipoxantinas em ácido úrico. Seu uso reduz formação de ácido úrico e consequente redução do seu nível sérico, prevenindo depósito de cristais em túbulos renais. É indicado para todos os pacientes com risco intermediário para SLT em associação à hidratação venosa. A dose recomendada é de 100-300 mg 8/8h.

Rasburicase é uma urato oxidase que converte ácido úrico em alantoína, que é 5-10 vezes mais solúvel na urina, levando a uma rápida redução nos níveis séricos de ácido úrico. É indicado para pacientes com alto risco para SLT. A dose recomendada é de 0,1-0,2 mg/kg, que pode ser repetida, se necessário. Existem estudos clínicos avaliando doses reduzidas, como uso profilático (1,5 mg dose única), demonstrando redução em até 60% do nível do ácido úrico e posterior controle com demais medidas clínicas, sem o desenvolvimento da SLT, porém são necessários estudos maiores e randomizados.[4]

Terapia de substituição renal é indicada se houver refratariedade nas medidas descritas anteriormente, sendo o início precoce relacionado com um melhor prognóstico.[3] A rasburicase é contraindicada para pacientes com deficiência de G6PD, por causa da geração de peróxido de hidrogênio que pode ocasionar hemólise maciça.[5]

## CONCLUSÃO

A síndrome de lise tumoral é uma urgência oncológica, de rápida instalação e alta morbimortalidade. A principal medida é a prevenção de sua instalação. Tumores hematológicos, alta carga tumoral, quimiossensibilidade e presença de massa *bulky* são principais fatores de risco, além dos fatores relacionados com o paciente como alterações renais e laboratoriais presentes anteriormente ao início do tratamento oncológico.

## REFERÊNCIAS BIBLIOGRÁFICAS

1. Damon M, Malak S, Guichard I, Schlemmer B. Síndrome de lise tumoral: uma revisão abrangente da literatura. *Rev Bras Ter Intensiva* 2008;20(3):278-285.
2. Criscuolo M, Fianchi L, Dragonetti G, Pagano L. Tumor lysis syndrome: review of pathogenesis, risk factors and management of a medical emergency. *Expert Rev Hematol* 2016;9(2):197-208.
3. Firwana BM, Hasan R, Hasan N *et al*. Tumor lysis syndrome: a systematic review of case series and case reports. *Postgrad Med* 2012;124(2):92-101.
4. Philips A, Radhakrishnan V, Ganesan P *et al.* Efficacy of Single Dose Rasburicase (1.5mg) for Prophylaxis and Management of Laboratory Tumor Lysis Syndrome. *Indian J Hematol Blood Transfus* 2018;34(4):618-622.
5. Sonbol MB, Yadav H, Vaidya R *et al.* Methemoglobinemia and hemolysis in patient with G6PD deficiency treated with rasburicase. *Am J Hematol* 2013;88(2):152-4.

# ANEMIA NO PACIENTE ONCOLÓGICO: ASPECTOS FISIOPATOLÓGICOS

CAPÍTULO 27

Lígia Niéro-Melo
Carlos Sitta Sabaini

Notas dos Autores: O escopo deste capítulo aborda o raciocínio fisiopatológico frente ao paciente portador de neoplasia de quaisquer sítios/ sistemas, em seu curso clínico pré-per-pós-diagnóstico/terapêutica. As condutas e abordagem terapêutica reposicionista e/ou transfusional não pertencem a este escopo.

Neoplasia, neste capítulo, compreende as origens: carcinomatosa, sarcomatosa e hematológica (leucemias e linfomas, como terminologia geral).

## INTRODUÇÃO E ASPECTOS GERAIS

A anemia significa perda da massa eritroide com consequente deficiência de oxigenação tecidual. Este quadro pode impor-se sobre o hospedeiro de forma abrupta (**anemia aguda**) ou de forma insidiosa (**anemia crônica**), na dependência de múltiplas variáveis.

Anemia não é doença em si, é **manifestação de doença-base**; ou seja, é síndrome, cujos sinais/sintomas podem pertencer a várias e diversas etiologias, sejam elas de causas hematológicas ou não hematológicas, neoplásicas ou não neoplásicas.[1]

É revelador que 30 a 90%[2] dos pacientes portadores de alguma neoplasia podem apresentar-se com anemia previamente ao diagnóstico de quadro neoplásico, cujas causas podem abranger desde condições não relacionadas à neoplasia (comorbidades e uso de drogas/medicações), da própria neoplasia em si (na dependência de diferentes sítios e comprometimento de órgãos/sistemas, extensão e complicações, carga tumoral), bem como pelo tratamento (recente ou tardio) (Fig. 27-1).

Embora a Organização Mundial da Saúde[3] conceitue anemia como níveis de hemoglobina (Hb g/dL) menores que 13 g/dL (para homens) e 12 g/dL (para mulheres), sendo considerados níveis graves abaixo de 8 g/dL, segundo Beutler,[4] considera-se anemia quando níveis mínimos de Hb (g/dL) seguem o quadro a seguir:

- Homem branco:
  - 20-59 anos: 13,7 g/dL.
  - ≥ 60 anos: 13,2 g/dL.
- Mulher branca:
  - 20-49 anos: 12,2 g/dL.
  - ≥ 50 anos: 12,2 g/dL.
- Homem negro:
  - 20-59 anos: 12,9 g/dL.
  - ≥ 60 anos: 12,7 g/dL.
- Mulher negra:
  - 20-49 anos: 11,5 g/dL.
  - ≥ 50 anos: 11,5 g/dL.

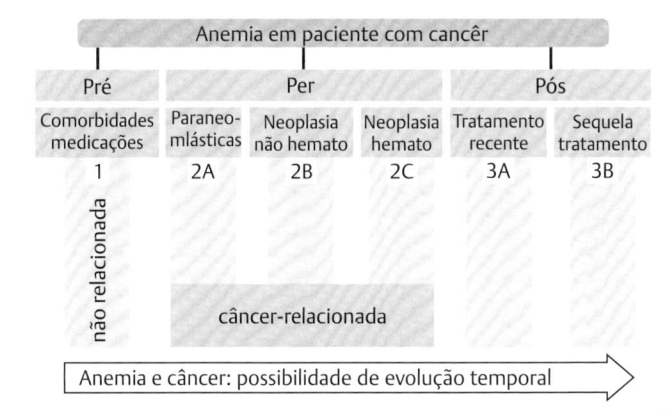

**Fig. 27-1.** Representação esquemática da evolução temporal de fatores etiológicos envolvidos na anemia câncer-relacionada.

Entretanto, para pacientes portadores de neoplasias, são estratificados os seguintes níveis de gravidade, a saber:

- *Anemia discreta:* Hb entre 10 g/dL e o menor valor para idade/sexo.
- *Anemia moderada:* Hb entre 8-10 g/dL.
- *Anemia importante:* Entre 6,5-8 g/dL.
- *Anemia ameaçadora-vida:* Hb < 6,5 g/dL.

A escolha desses valores não é apenas casual e meramente numérica, mas é embasada nos seguintes fatos que, além de traduzirem eventos fisiopatológicos, sempre devem ser considerados na avaliação de quadro anêmico, a saber:

1. Dentre os três valores eritrométricos (**GV** = glóbulos vermelhos ou eritrócitos; **Ht** = hematócrito %; **Hb** = hemoglobina g/dL), a dosagem de Hb g/dL é a mais fidedigna para avaliação de hematose/oxigenação tecidual, pois é a que menos sofre interferências em situações de produção da medula óssea (MO) e adaptação hemodinâmica.
2. Anemia discreta: perda de até 10% da massa eritroide em relação ao valor mínimo para idade/sexo.
3. Anemia moderada: perda entre 10 a 30% da massa eritroide em relação ao valor mínimo para idade/sexo.
4. Anemia importante: perda maior ou igual a 30% da massa eritroide em relação ao valor mínimo para idade/sexo.

A avaliação da anemia sempre demanda **anamnese e exame físico criteriosos**, por ser – justamente – a síndrome mais frequentemente observada na prática clínica e a mais sujeita a interpretações equivocadas por médicos de quaisquer especialidades, o que pode ocasionar subsequentes erros de condutas.

## EPIDEMIOLOGIA & MECANISMOS FISIOPATOLÓGICOS

Em publicações pertinentes,[5] em populações numericamente expressivas, a ocorrência de anemia é fato considerado de relevância para pacientes portadores de neoplasias. Prevalência de 39,3% (para Hb < 10 g/dL) em diagnóstico inicial e de 67% durante o estudo pela *European Cancer Anaemia Survey* (ECAS), associou anemia a pior performance *status* desses pacientes.[6]

Entretanto, considerando-se a distribuição das colunas na Figura 27-1 (coluna 1) referida anteriormente, podemos entender que a ocorrência de anemia pode depender das condições favorecedoras para tal, desde o **estado pré-neoplasia,** até as sequelas tardias pós-tratamento. Como exemplos:

- Uso de drogas que inibem a absorção do folato e cobalamina (metformina, inibidores da bomba de prótons, anticonvulsivantes, álcool, anovulatórios orais etc.) que são amplamente usados em populações de adultos e que podem, sim, antecipar manifestações de anemia, prévias à instalação da neoplasia franca.
- Infecções pelo *Helicobacter pylori*, como causa de gastrite crônica e múltiplas outras doenças de trato gastrointestinal alto e /ou baixo.
- Menorragia, com fluxo menstrual > 80 mL/mês.
- Lesão renal por doenças cardiovasculares, com *clearance* < 40 mL/min/1,73m².
- Estados inflamatórios não associados à neoplasia em si e etc.

Esta configuração múltipla e variada, extremamente comum na prática clínica de rotina, pode ser representada segundo a Figura 27-2.

Com relação às manifestações paraneoplásicas (Fig. 27-1, coluna 2A) que, por conceituação, não podem ser atribuídas aos efeitos diretos do tumor primário ou metástases, a manifestação pode ser síncrona ao surgimento da neoplasia, mas também pode precedê-lo ou sucedê-lo (esta condição é menos comum). Assim, a anemia pode-se apresentar como arauto de neoplasia em curso e,[7] além de ser muito comum a diferentes tipos de neoplasias, pode manifestar-se por mediação de substâncias liberadas pelas células tumorais que se tornam responsáveis pelos inúmeros efeitos sistêmicos sobre o hospedeiro.

Alguns **subtipos específicos de anemias** podem apontar diretamente quais tumores estariam subjacentes a elas, dentre as quais:

- *Aplasia eritroide pura:* associada a timoma, onde autoanticorpos contra progenitores eritroides ou contra eritropoietina (Epo), bem como outros mecanismos inibitórios imunes estão envolvidos;
- *Anemias hemolíticas autoimunes (AHAI):* causadas por autoanticorpos produzidos por clone de células linfoides B, como manifestação inicial ("ponta do *iceberg*") de doença linfoproliferativa de maior diferenciação celular (DLPC).
- *Anemia microangiopática:* no desenvolvimento de carcinomatose disseminada em tumores produtores de mucina (adenocarcinomas), onde há destruição de hemácias na microvasculatura (hemólise intra-vascular) e os desdobramentos de lesão renal, hepática, alteração hemodinâmica e de hemostasia etc.[8]

Por outro lado, as manifestações de anemias podem ser produto da secreção de citocinas e interleucinas, por diversos e diferentes tumores, que impõem sobre o hospedeiro uma plêiade de vias de catabolismo e de supressão da atividade eritropoiética.[9]

Considerando-se a anemia câncer-induzida como mediada por citocinas e interleucinas, a

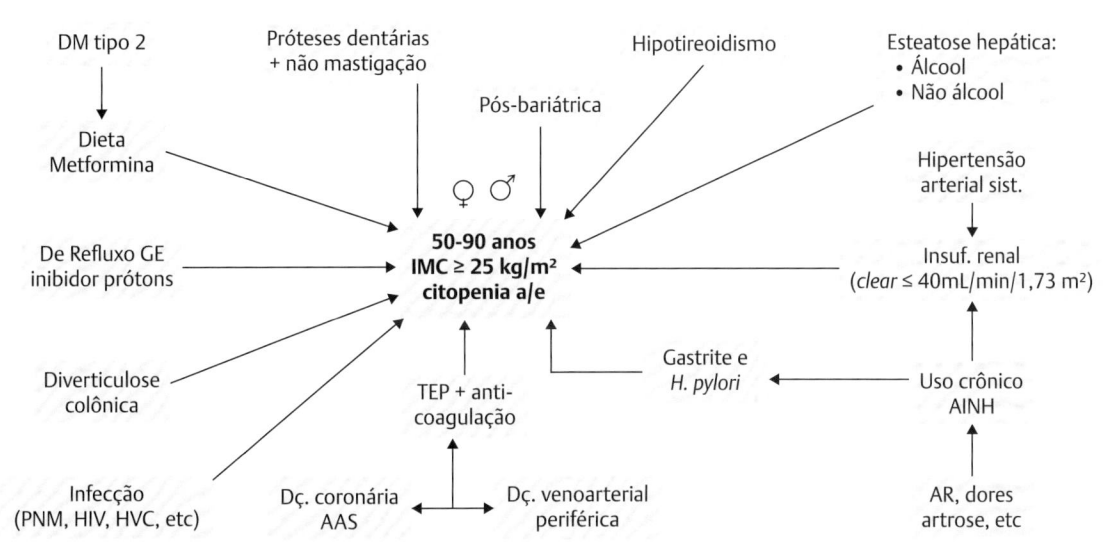

**Fig. 27-2.** Anemia pré-neoplasia e representação esquemática das possibilidades etiológicas envolvidas, considerando-se comorbidades e uso de drogas e medicações. AAS: ácido acetilsalicílico; AINH: anti-inflamatório não esteroide; AR: artrite reumatoide; DM2: diabetes *mellitus* tipo 2; HCV: vírus hepatite C; HIV: *human immunodeficiency virus*; IMC: índice de massa corporal; DRGE: doença do refluxo gastroesofágico; PMN: pneumonia; TEP: tromboembolia pulmonar.

presença de IL-6, IFN-γ, TNF-α, e hepcidina estariam no topo do protagonismo deste tipo de anemia.[10]

Neste particular, os trabalhos seminais de Hanahan & Weinberg[11-13] ressaltam os mecanismos pelos quais as neoplasias se impõem sobre o hospedeiro, tendo como resultantes o impacto nutricional desfavorável, a imunossupressão e o comprometimento de sobrevida, independentemente do tipo de tumor; ou seja, as neoplasias impõem um estado inflamatório não só por resposta do hospedeiro, mas também dentro do seu microambiente, prevalecendo-se e aproveitando-se deste estado inflamatório perene, que evolui de modo a favorecer a progressão e disseminação dos tumores, em óbvio detrimento do paciente.

Assim, o quadro de anemia tanto como manifestação **para**neoplásica (Fig. 27-1, coluna 2A), como para a ocorrência de anemia **per**neoplásica (ou seja, associada ao período de manifestação florida do câncer) (Fig. 27-1, coluna 2B), a secreção de citocinas (CK), interleucinas (IL), proteínas de fase aguda (PFA) e inúmeros outros mediadores de resposta inflamatória contribuem para a instalação de anemia associada à neoplasia, sendo esta última um estado inflamatório também abrangido pela terminologia **de anemia das doenças inflamatórias crônicas (ADIC)**.[10]

A ADIC apresenta **mecanismo fisiopatológico peculiar**, considerando-se o somatório dos achados destacados a seguir:

a) Anemia sem resposta adequada à hipoxemia, o que seria esperado em situações de hematopoiese normal e responsiva.[14]

b) Menor resposta à secreção de eritropoetina (EPO) renal, como deveria ser o padrão de resposta esperado em situações de hipoxemia sem lesão renal.[15]

c) Menor tempo de sobrevida de hemácias, ou seja, componente hemolítico.

d) Produção de proteínas de fase aguda (PFA), dentre elas hepcidina (pelo fígado), IL-1 (pirogênio endógeno), IL-6 e TNFα por macrófagos e células em atividade fagocítica.[16,17]

e) Ação supressora da absorção/utilização de ferro para síntese de hemoglobina (**Hb**) em eritroblastos na medula óssea (**MO**), levando a uma "retenção" de ferro para a atividade eritropoética, bem como menor síntese de eritroferrona por estes eritroblastos; ou seja, a ação da hepcidina **prevalece** sobre a ação da EPO.[18]

f) Grande atividade inflamatória dentro do **microambiente tumoral** (**MAT**), atividade esta tida como preponderante para múltiplos eventos deletérios ao hospedeiro, na atualidade.

g) Dentre esta atividade inflamatória, destaca-se o recrutamento de células mieloides produzidas pela MO, com caráter supressor sobre a resposta imune esperada em condições reacionais, mas que têm papel decisivo no estado imunossupressor imposto por neoplasias de quaisquer sítios/ origens ou de quaisquer órgãos e sistemas.[19]

h) A estas células denominadas **M**yeloid **D**erived **S**uppressor **C**ells (**MDSC**) é atribuída, na atualidade, grande responsabilidade por induzirem estado imunossupressivo de menor resposta de células T. Esta atividade está associada a metabolismo energético próprio, cascatas de ativação/ inibição de citocinas, metabólitos, aminoácidos e subpopulações de macrófagos e, por serem originadas e procedentes da MO, circulam livremente até serem recrutadas para o tecido neoplásico e tecido linfoide adjacente (órgão linfoide secundário), sempre favorecendo a progressão e disseminação das células neoplásicas.[20]

i) Finalmente, anemia é estado revelador de extensão da carga tumoral por ser o retrato final de atividade inflamatória perene, muitas vezes também associada à caquexia, síndrome esta também mediada pelas MDSC.[21,22]

Estes mecanismos fisiopatológicos podem ser descritos nos seguintes itens, como a seguir:

1. A MO produz, por proliferação/maturação: os eritroblastos (que se tornam hemácias após expulsão do núcleo); os granulócitos neutrófilos e os monócitos, que dão origem às células N-MDSC e M-MDSC, respectivamente.
2. A produção de EPO pelo rim estimula a produção de eritroblastos, mas é suprimida (parcial ou totalmente) pela hepcidina (produção hepática de proteínas de fase aguda).
3. Hemácias podem ter menor tempo de sobrevida (componente hemolítico).
4. No microambiente tumoral há grande atividade inflamatória, considerando-se:
   - Células em divisão/morte celular, na dependência da atividade cinética e ciclo celular próprio do tumor em curso.
   - Heterogeneidade clonal, traduzindo subclones com cinéticas distintas.
   - Fagocitose por macrófagos locais, com liberação de subprodutos (radicais livres-ROS, óxido nítrico-NO, exossomas).
   - Hipóxia local, com liberação de HIF1$\alpha$, com diminuição da ativação de células T e aumento de receptores PDL1 nas MDSC.[23]
   - Produção de substâncias lácticas, com diminuição do pH, que aumenta a demanda glicolítica com desvio metabólico (efeito Warburg) e reprogramação metabólica de células T.
   - Subprodutos que pioram a estabilidade genética, favorecendo subclones mais agressivos.
   - Favorecimento de estado "tolerogênico".
   - Favorecimento de progressão tumoral e metastatização.

Pode-se, então, de modo esquemático, exemplificar os principais mecanismos fisiopatológicos envolvidos na **anemia relacionada com o câncer**, conforme a Figura 27-3.

Além desses fatores etiológicos descritos anteriormente, há evidente frequência de quadro anêmico em neoplasia hematológica primária (Fig. 27-1, coluna 2C), notadamente nas seguintes doenças, listadas em ordem decrescente de possibilidade de ocorrência de anemia, a saber:

a) Leucemias agudas: nos diversos subtipos mieloides e diversos subtipos linfoides.
b) Síndromes Mielodisplásicas e seus diversos subtipos.
c) Linfomas Hodgkin e linfomas não Hodgkin. Dentre estes últimos, pela sua diversidade na origem celular, cinética evolutiva e apresentação clínica, há inequívoco destaque para o **mieloma múltiplo**, cuja frequência de anemia como **manifestação clínico-laboratorial inicial** demanda sua exclusão diagnóstica obrigatória em síndromes anêmicas acima da 5ª década.
d) Doenças mieloproliferativas crônicas (DMPC): leucemia mieloide, leucemia linfoide, mielofibrose primária.

Os mecanismos envolvidos na síndrome anêmica de hemopatias primárias são mais facilmente compreendidos por envolverem o sítio original de produção eritroide, ou seja, a medula óssea (MO), o local e fonte de proliferação/diferenciação eritroblásticas. Neste particular, é possível acontecer a "**infiltração**" por hemopatia primária (p. ex.: leucemias e/ou linfomas), mas também a "**metastatização**" de tumores sólidos não hematológicos (p. ex.: carcinomas e sarcomas), que podem levar à insuficiência de medula óssea de caráter semelhante, embora com mecanismos fisiopatológicos distintos (Fig. 27-4).

A MO normal que se torna doente por leucemia ou infiltração por linfoma sofre não só a perda do "espaço físico" para a neoplasia, como também a perda de nutrientes, oxigênio e fatores de crescimento que passam a favorecer a doença, em detrimento do paciente. Além disso, há lesão de linhagens de diferenciação celular a partir da célula-tronco hematopoiética (*Hematopoietic Stem-Cell* [HSC]), que deixa de ser devidamente estimulada, e todo o conteúdo de parênquima e estroma medular "perdem metabolicamente" para o tumor, que detém vantagem de crescimento sobre o tecido normal. É da prática clínica de rotina quantificar esta infiltração leucêmica/linfomatosa na avaliação morfológica de MO, para determinar extensão/carga tumoral em estadiamentos clinicopatológicos protocolares. Em suma, a anemia está presente em doenças hematológicas neoplásicas, significando prejuízo da atividade normal da MO, por infiltração.

Para tumores sólidos, as vias fisiopatológicas de envolvimento medular são bastante peculiares, haja vista a MO não conter vasos linfáticos. Assim, a metastatização para a MO[24] significa **disseminação hematogênica em si**, o que caracteriza visceralização da neoplasia por subpopulação mais agressiva que, ao se afastar do seu sítio primário, consegue se implantar a distância, em tecido distinto de sua

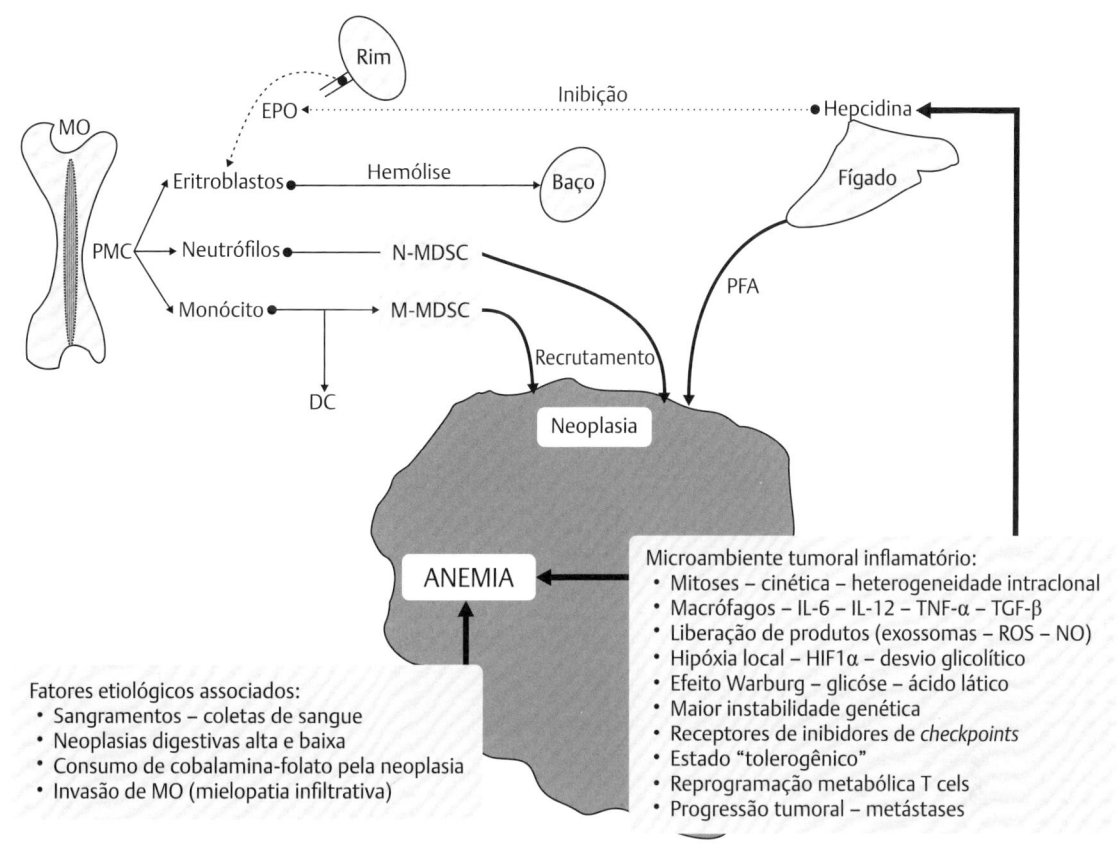

**Fig. 27-3.** Anemia perneoplasia: representação esquemática dos mecanismos fisiopatológicos mais relevantes, considerando-se anemia do estado inflamatório (anemia das doenças inflamatórias crônicas) induzido pelo microambiente tumoral e outros fatores etiológicos associados. DC: *dendritic cell*; EPO: eritropoetina; HIF1α: *hypoxia inducible factor 1 alfa*; IL-12: interleucina 12; IL-6: interleucina 6; M-MDSC: *monocyte myeloid-derived suppressor cell*; MO: medula óssea; N-MDSC: *neutrophil myeloide-derived suppressor cell*; NO: óxido nítrico; PFA: proteínas de fase aguda; PMC: *progenitor mieloide comum*; ROS: *reactive oxygen species-radicais livres*; Tcels: linfócitos T; TGF-β: fator de crescimento tumoral beta; TNF-α: fator de necrose tumoral alfa.

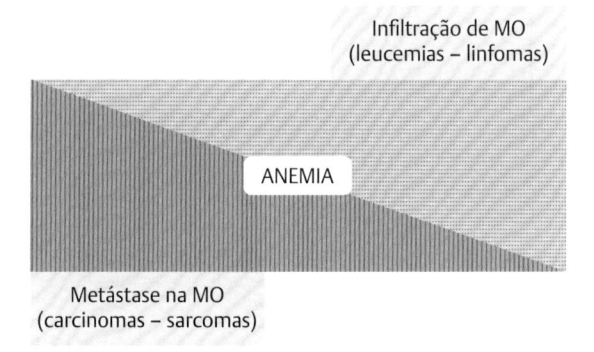

**Fig. 27-4.** Anemia decorrente de insuficiência de MO por metástases (tumores sólidos não hematológicos) ou por infiltração (neoplasias hematológicas).

origem, e proliferar "dominando" a nova moradia.[25] O processo de metastatização tem extraordinária predileção pela MO, haja vista a vasculatura medular proeminente e consequente oferta de nutrientes, oxigênio, inúmeros fatores de crescimento, citocinas e interleucinas, que findam favorecendo o implante metastático.[26,27]

Embora o termo "metástase óssea" seja de uso corriqueiro em Oncologia, na realidade o termo correto é "metástase medular óssea",[28] pois é na MO que as células neoplásicas buscam as condições que favorecem crescimento celular em demanda livre.[29]

A resposta da MO frente a estes mecanismos de lesão metastática acontece de forma peculiar, com fibrose ao redor das metástases e hipercelularidade de parênquima a distância. Estes achados vão se manifestar em quadro clínico de dor óssea e febre (muitas vezes não "explicada" por infecção), fraturas patológicas, e achados laboratoriais de hipercalcemia com aumento paralelo de fosfatase alcalina (atividade osteoblástica predominante), aumento de PFA e hemograma típico de mielopatia infiltrativa, com o frequente achado de anemia com eritroblastos (mas sem resposta reticulocitária) e encontro de granulócitos imaturos (mesmo sendo ambos em baixa porcentagem). É a assim chamada reação leucoeritroblástica.[30]

Isto posto, a metastatização de tumores sólidos para a MO é evento que deve ser criteriosamente buscado em paciente que apresenta anemia em concomitância à neoplasia.

Assim, pela Figura 27-1 (coluna 3A), as anemias agudas decorrentes de tratamento antineoplásico podem depender dos seguintes fatos, que devem ser considerados na sua fisiopatologia:

- Idade do paciente e reserva medular (MO).
- Comorbidades e medicações prévias.
- Tipo e extensão (estadiamento) da neoplasia.
- Tipo de tratamento, se mieloablativo ou não.
- Cirurgias, complicações hemorrágicas agudas/ coletas de sangue.
- Refratariedade transfusional.
- Resposta da MO à citotoxicidade do tratamento quimioterápico e/ou radioterápico.

Ao se considerar anemia como sequela de tratamento cirúrgico, quimioterápico e radioterápico, as seguintes considerações devem ser levadas em conta:

- Se houver lesão de MO irreversível, pós-quimioterapias plena e mieloablativa com radioterapia em área de produção de MO ativa (para a idade do paciente).
- Comprometimento do estado nutricional (hipercatabolismo) com deficiência de matéria-prima para absorção de hematínicos (p. ex.: folato e cobalamina).
- Ocorrência de lesão pós-quimioterapia/radioterapia, com evolução para hemopatia clonal secundária a estes tratamentos (p. ex.: síndrome mielodisplásica), a ser considerada como tardia, em geral (Fig. 27-1, coluna 3B).

## ABORDAGEM DIAGNÓSTICA

Pelo exposto, as considerações para diagnóstico de anemia em paciente com câncer devem abranger:

### Anamnese & Raciocínio Clínico Inicial

- História de doenças pregressas e medicações.
- Avaliação de adaptação hemodinâmica à hipoxemia (frequência cardíaca, frequência respiratória, pressão arterial sistêmica).
- Exame criterioso de pele, anexos e mucosas (palidez, icterícia, glossite atrófica, unhas, cabelos) que podem ser sinais indicativos das causas de anemia.
- Delineamento entre: anemia aguda × anemia crônica OU anemia crônica agudizada.
- Sítios de perdas sanguíneas (trato gastrointestinal alto/baixo – TGI e urinário – TGU).
- Sintomas B: episódios de sudorese e /ou febre (vespertina ou noturna) e/ou perda de peso (≥ 10% do peso anterior em 6/meses ou 2,75%/ mês), caracterizando doença catabólica sistêmica mesmo quando aparentemente localizada.
- Estado nutricional e ingestão de hematínicos (cobalamina, ferro e folato).
- História transfusional.

### Exames Laboratoriais – Hemograma

- Hemograma completo, observando se houver alteração em outros setores hematopoiéticos, o que pode traduzir envolvimento direto da MO.
- Avaliação de esfregaço de SP (microscopia) para busca de: dacriócitos (que caracterizam fibrose medular), eritroblastos circulantes e /ou células mieloides imaturas, que podem orientar para **reação leuco-eritroblástica** (RLE) e apontar invasão de MO por neoplasia.
- Citopenias ou citoses.
- Se houver dúvida, solicitar avaliação de lâmina pelo hematologista responsável.

### Exames Laboratoriais – Bioquímicos

- Função renal, com nível aumentado de creatinina (se creatinina ≥ 1,6 mg/dL), caracterizando comprometimento da resposta eritropoiética por falta de EPO.
- Cálcio plasmático e fosfatase alcalina (**ambos aumentados**), que podem caracterizar reação osteo**blástica** (invasão medular por tumor sólido);
- Cálcio plasmático (**aumentado**) e fosfatase alcalina (**normal**), que podem caracterizar reação osteo**clástica** (infiltração medular por Mieloma Múltiplo).
- Perfil de ferro: a se distinguir entre **ferrodeficiência x anemia de doença inflamatória**, ressaltando que níveis normais ou aumentados de ferritina podem existir em pacientes ferrodeficientes, por se tratar de PFA de síntese hepática. Assim, este não deve ser o único parâmetro avaliado, devendo ser acompanhado de dosagem de transferrina total (**TIBC – Total Iron Binding Capacity-µg/dL**) e Ferro Sérico (**FeS-µg/dL**), para cálculo do índice de saturação de transferrina (**IST%**) que, se estiver abaixo do nível crítico de 16%, é fortemente indicativo de eritropoiese ferrodeficiente. Se dúvida persistir, colher MO e corar pelo Azul da Prússia (coloração de Perls), que é o padrão ouro para avaliação de *status* de ferro corporal.
- DHL: dosagem sérica (sem discriminação entre os 5 isômeros), mas que podem indicar proliferação/destruição de tecido hematopoiético (isômeros I e II).
- Tipagens sanguíneas: ABO, Rh e fenotipagem (na dependência de antecipação de necessidade transfusional futura).
- Considerar a possibilidade de desenvolvimento de anemia pós-tratamento quimiorradioterápico por nova lesão genômica subsequente, com doença hematopoiética secundária (síndrome mielodisplásica secundária).

- Painel de exames pertinentes, na dependência dos achados clínicos de cada momento, e que podem indicar novos componentes etiológicos envolvidos na síndrome anêmica em evolução.

## ABORDAGEM TERAPÊUTICA

Embora fuja do escopo deste capítulo, ressaltamos que Síndrome Anêmica não é doença, mas sim, **manifestação de doença-base;** ou seja, a(s) causa(s)-base deve(m) ser avaliada(s) (no seu diagnóstico, tratamento e saneamento) dentro do raciocínio clínico e abordagem global pretendidos pelo médico em atuação.

## CONSIDERAÇÕES FINAIS

1. Anemia não é doença em si, é **manifestação de doença-base**.
2. Anemia pode ter causas hematológicas e não hematológicas.
3. Anemia deve ser abordada de forma ampla, compondo os vários fatores etiológicos envolvidos, cuidando para não fazer tratamento apenas "reposicionista".
4. Neste particular, atentar para o fato de que neoplasias, por óbvio, proliferam e sintetizam DNA-RNA-proteínas, que demandam matéria-prima para tal. Dentre elas, cobalamina (vitamina B12) e ácido fólico contribuem e reforçam o crescimento tumoral, o que é extremamente deletério para o paciente. Ressaltar que **NÃO DEVEM SER REPOSTOS** sem controle da neoplasia.
5. Anemia relacionada com o câncer deve contemplar as fases: **pré**-neoplasia, **per**neoplasia e **pós**-tratamento, com fatores etiológicos/contributivos peculiares a cada fase.
6. Anemia em portadores de neoplasia sólida (carcinoma, sarcoma) ocorre também por causa do estado inflamatório que o próprio tumor impõe ao hospedeiro, beneficiando o primeiro em detrimento do segundo.
7. Anemia traz benefícios em nível químico-molecular ao tumor, por fornecer nuances metabólicas favoráveis à utilização de subprodutos intermediários que facilitam a proliferação celular maligna, bem como por induzir estado de tolerância imune ao mesmo.
8. A atuação da MO favorece menor resposta à anemia por também produzir células mieloides (MDSC) que auxiliam a baixa resposta imune ao tumor; ou seja, MO e tumor sólido trabalham em franca cooperação mútua.
9. Anemia em neoplasias hematológicas são produto da própria mudança de padrão de parênquima e estroma da MO, por óbvia não produção adequada de sublinhagem eritroide.
10. Hemograma e avaliação de esfregaço de SP podem ser úteis indicadores de lesão de MO por invasão tumoral (**mielopatias infiltrativas**), com a denominada reação leucoeritroblástica (**RLE**).
11. Exames bioquímicos auxiliam o diagnóstico de fatores envolvidos no diagnóstico de anemia câncer-relacionada.
12. Anemia demanda avaliação clínica criteriosa de anamnese, exame físico, orientação laboratorial, cujo somatório permite desenhar as bases fisiopatológicas do quadro anêmico. A seguir segue Quadro com síntese dos principais achados em anemia câncer-relacionada. (Quadro 27-1).

**Quadro 27-1.** Anemia Câncer-Relacionada: Alterações Envolvidas nas Diferentes Fases e para Diversos Parâmetros Clínico-Laboratoriais

| | Pré-câncer | Percâncer | Pós-câncer |
|---|---|---|---|
| **Fatores etiológicos** | ■ Comorbidades: TGI, TGU, hepatites<br>■ Medicações: metformina, IBP, AINH imunossupressores anticonvulsivantes<br>■ Sangramentos menstruais, hemorroidários gengivais | ■ Sítios de hemorragia (TGI alto-baixo) (TGU) (oral)<br>■ Estado inflamatório geral (necrose, infecção)<br>■ Estado inflamatório (MDSC – efeito Warburg)<br>■ Imunossupressão | ■ Comorbidades + drogas + medicações<br>■ Cirurgias, ressecções<br>■ Quimioterapia<br>■ Radioterapia<br>■ Imunossupressores |
| **Mecanismos fisiopatológicos principais** | ■ Envolvidos em síndrome anêmica de quaisquer natureza<br>■ Somatório de etiologias | ■ Sangramentos levam à perda de massa eritroide<br>■ Estado inflamatório com ↑ hepcidina + PFA<br>■ Inibição de resposta da MO à EPO<br>■ "Retenção" de ferro em hepatócitos + macrófagos<br>■ ↓ de síntese de Hb em resposta à hipoxemia<br>■ ↑ Secreção de HIFα + lactato<br>■ Reprogramação metabólica células T<br>■ MDSC (N&M) induzem a maior estado tolerogênico | ■ Envolvidos em síndrome anêmica pré-tratamento + pós-tratamento<br>■ Somatório de eventos<br>■ Coletas sucessivas de sangue<br>■ Sensibilização pós-transfusões |
| **Manifestações clínicas principais** | ■ Anemia aguda (hemólise × hemorragia)<br>■ Anemia crônica (vide 4 compartimentos)<br>■ Avaliar FC e adaptação hemodinâmica à hipoxemia<br>■ Avaliar exame físico criterioso (indicativo) | ■ Anemia sem resposta a hematínicos<br>■ Anemia + estado catabólico<br>■ Fraqueza (hipoxemia)<br>■ Fadiga, astenia (estado catabólico – caquexia)<br>■ ↑ palidez, FC, FR, adinamia | ■ Anemia aguda (hemólise – hemorragia)<br>■ Anemia crônica (4 compartimentos)<br>■ Avaliar FC – adaptação hemodinâmica à hipoxemia<br>■ Exame físico criterioso indicativo |
| **Achados de hemograma** | ■ Avaliar índices hematimétricos<br>■ Avaliar anemia crônica × aguda<br>■ Avaliar RLE (eritroblasto + célula mieloide imatura) + dacriócitos – macrocitose | ■ Avaliar índices hematimétricos<br>■ Avaliar anemia crônica × aguda<br>■ Avaliar esfregaço de SP (lâmina) | ■ Avaliar índices hematimétricos<br>■ Tratamento recente: citotoxicidade de MO + lesão estroma MO<br>■ Sequelas: citopenias indicativas de transformação para SMD |
| **Achados laboratoriais principais** | ■ Função renal<br>■ Cálcio + fosfatase alcalina<br>■ DHL<br>■ Perfil de ferro | ■ Função renal – DHL, função hepática – TSH/T4 Livre<br>■ Exames pertinentes a lesões pós-cirúrgicas – QT, RxT<br>■ Punção/biópsia de MO, se pertinente | ■ Função renal – DHL<br>■ Punção, biópsia de MO |

## REFERÊNCIAS BIBLIOGRÁFICAS

1. Niero-Melo L. Anemias. Cap 77. In: Guimarães HP, Borges LAA, Assunção MSC, Reis HJL (Eds.). *Manual de Medicina de Emergência*. Rio de Janeiro: Atheneu; 2016. p. 693-99.
2. Knight K, Wade S, Balducci L. Prevalence and outcomes of anemia in cancer: a systematic review of the literature. *Am J Med* 2004;116 Suppl 7A:11S-26S.
3. WHO. Haemoglobin concentrations for the diagnosis of anaemia and assessment of severity. [Internet] Vitamin and Mineral Nutrition Information System. Geneva: World Health Organization; 2011; Available from: http://www.who.int/vmnis/indicators/haemoglobin.pdf
4. Beutler E, Waalen J. The definition of anemia: what is the lower limit of normal of the blood hemoglobin concentration? *Blood* 2006;107(5):1747-50.
5. Chaturvedi S, Savona MR. Cancer-Related Anemia. *Hospital Physician Board Review Manual* 2015;10(Hematology/Oncology):1-12.
6. Ludwig H, Van Belle S, Barrett-Lee P et al. The European Cancer Anaemia Survey (ECAS): a large, multinational, prospective survey defining the prevalence, incidence, and treatment of anaemia in cancer patients. *Eur J Cancer* 2004;40(15):2293-306.
7. Faria AF. Síndromes Paraneoplásicos. In: HFF U (Ed.). Amadora, Portugal, 2012.
8. Bick RL. Cancer-associated thrombosis. *N Engl J Med* 2003;349(2):109-11.
9. Rüther U, Nunnensiek C, Bokemeyer C. Paraneoplastic Syndromes of the Hematopoietic System. *Contrib Oncol* 1998:52:81-121.
10. Weiss G, Ganz T, Goodnough LT. Anemia of inflammation. *Blood* 2019;133(1):40-50.
11. Hanahan D, Weinberg RA. The hallmarks of cancer. *Cell* 2000;100(1):57-70.
12. Hanahan D, Weinberg RA. Hallmarks of cancer: the next generation. *Cell* 2011;144(5):646-74.
13. Hanahan D, Coussens LM. Accessories to the crime: functions of cells recruited to the tumor microenvironment. *Cancer Cell* 2012;21(3):309-22.
14. Besarab A, Hemmerich S. Anemia of Chronic Disease. In: Provenzano R, Lerma EV, Szczech L (Eds.). *Management of Anemia*. New York: Springer-Verlag; 2018. p. XII, 243.
15. Poggiali E, Migone De Amicis M, Motta I. Anemia of chronic disease: a unique defect of iron recycling for many different chronic diseases. *Eur J Intern Med* 2014;25(1):12-7.
16. Weiss G, Goodnough LT. Anemia of chronic disease. *N Engl J Med* 2005;352(10):1011-23.
17. Grotto HZ. Anaemia of cancer: an overview of mechanisms involved in its pathogenesis. *Med Oncol* 2008;25(1):12-21.
18. Singh B, Arora S, Gupta SK, Saxena A. Role of Hepcidin in Dysregulation of Iron Metabolism and Anemia of Chronic Diseases. Iron Metabolism India. *InTech* 2012.
19. Kumar V, Patel S, Tcyganov E, Gabrilovich DI. The Nature of Myeloid-Derived Suppressor Cells in the Tumor Microenvironment. *Trends Immunol* 2016;37(3):208-20.
20. Safarzadeh E, Orangi M, Mohammadi H et al. Myeloid-derived suppressor cells: Important contributors to tumor progression and metastasis. *J Cell Physiol* 2018;233(4):3024-36.
21. Winfield RD, Delano MJ, Pande K et al. Myeloid-derived suppressor cells in cancer cachexia syndrome: a new explanation for an old problem. *JPEN J Parenter Enteral Nutr* 2008;32(6):651-5.
22. Cuenca AG, Cuenca AL, Winfield RD et al. Novel role for tumor-induced expansion of myeloid-derived cells in cancer cachexia. *J Immunol* 2014;192(12):6111-9.
23. Ballbach M, Dannert A, Singh A et al. Expression of checkpoint molecules on myeloid-derived suppressor cells. *Immunol Lett* 2017;192:1-6.
24. Kołda A, Helbig G, Kopińska A et al. Metastasis of solid tumors into bone marrow – Single center experience. *Acta Haematologica Polonica*. Elsevier; 2017. p. 130-4.
25. Mehdi S, Bhatt M. Metastasis of Solid Tumors in Bone Marrow: A Study from Northern India. *Indian J Hematol Blood Transfus* 2011;27(2):93-95.
26. Shiozawa Y, Eber MR, Berry JE, Taichman RS. Bone marrow as a metastatic niche for disseminated tumor cells from solid tumors. *Bonekey Rep* 2015;4:689.
27. Kaplan RN, Psaila B, Lyden D. Bone marrow cells in the 'pre-metastatic niche': within bone and beyond. *Cancer Metastasis Rev* 2006;25(4):521-9.
28. Høilund-Carlsen PF, Hess S, Werner TJ, Alavi A. Cancer metastasizes to the bone marrow and not to the bone: time for a paradigm shift! *Eur J Nucl Med Mol Imaging* 2018;45(6):893-7.
29. Cotta CV, Konoplev S, Medeiros LJ, Bueso-Ramos CE. Metastatic tumors in bone marrow: histopathology and advances in the biology of the tumor cells and bone marrow environment. *Ann Diagn Pathol* 2006;10(3):169-92.
30. Niéro-Melo L. Mielopatias infiltrativas: aspectos fisiopatológicos. *J Bras Med* 1993;64(3):108-11.

# SUPORTE TRANSFUSIONAL NA EMERGÊNCIA

CAPÍTULO 28

Isabela Assis de Siqueira

## TRANSFUSÃO DE HEMÁCIAS

A anemia é um dos sintomas mais frequentes em pacientes na urgência/emergência, porém a transfusão de hemocomponentes está indicada apenas em casos selecionados. A transfusão não é um procedimento isento de riscos, e isto deve ser levado em consideração no momento da decisão médica.

O concentrado de hemácias é obtido por meio da centrifugação do sangue total e posterior remoção do plasma, podendo ser obtido também por aférese. Em adultos medianos, uma unidade de concentrado de hemácias eleva o hematócrito em 3% e o nível de hemoglobina em 1 g/dL; o ideal é que seja transfundido um concentrado por vez, e o tempo de transfusão deve ser de 1 a 4 horas para evitar contaminação bacteriana.[1,2]

São indicações para transfusão de hemácias:

a) Hb < 7 g/dL para pacientes estáveis, assintomáticos, incluindo pacientes em cuidados intensivos; e casos selecionados de pacientes com programação de cirurgia ortopédica ou cardíaca.[2]
b) Hb < 8 g/dL para pacientes em pós-operatório ou naqueles com doença cardíaca.[2]
c) Hb < 10 g/dL para pacientes com doença pulmonar obstrutiva crônica.[1]
d) Hemorragias agudas e paciente apresentando: frequência cardíaca > 120 bpm, queda de débito urinário, má perfusão periférica, alteração de nível de consciência e/ou frequência respiratória elevada.[1]

Os gatilhos para transfusão são indicados na maioria dos casos para a maioria dos pacientes, no entanto a individualização da indicação deve sempre ser feita com base na avaliação clínica do paciente, idade, velocidade de instalação da anemia, função cardiopulmonar e volemia.

## TRANSFUSÃO DE PLAQUETAS

O concentrado de plaquetas pode ser obtido por aférese ou centrifugação de bolsa de sangue total com obtenção inicial do plasma rico em plaquetas e posterior centrifugação em alta rotação para obtenção do concentrado de plaquetas. Geralmente, para uso profilático, são indicados um concentrado de plaquetas para cada 7-10 kg[1] ou um concentrado de plaquetas por aférese.[3] Concentrados de plaquetas unitários contêm $5\text{-}6 \times 10^{10}$ plaquetas em 50-60 mL de plasma, as unidades por aférese contêm $3\text{-}5 \times 10^{11}$ plaquetas em 200-300 mL de plasma (correspondendo a aproximadamente 6 a 8 unidades de concentrado de plaquetas unitário).[1]

As indicações de transfusão são:[1]

a) Plaquetopenia por falência medular, ou seja, relacionada com doenças hematológicas ou secundária à quimio/radioterapia, é indicada a transfusão profilática de plaquetas se: plaquetas < 10.000/μL ou < 20.000/μL se associadas à febre > 38°C, manifestações hemorrágicas, uso de antibióticos/antifúngicos ou queda rápida prevista na contagem.
b) Doenças com alterações na função plaquetária, é recomendada a transfusão se sangramento ativo e/ou pré-procedimento invasivo, se não responsivo a agentes antifibrinolíticos e DDAVP.
c) Pacientes submetidos a procedimentos cirúrgicos com utilização de circulação extracorpórea, devem-se manter plaquetas > 50.000/μL.
d) Transfusão maciça e/ou troca de 2 volemias sanguíneas do paciente, manter plaquetas > 50.000/μL e > 100.000/μL, se grandes alterações na hemostasia, trauma múltiplo ou de sistema nervoso central.
e) Coagulação intravascular disseminada, é indicado manter plaquetas > 20.000/μL.
f) Plaquetopenias imunes apenas se sangramento grave que coloque a vida do paciente em risco. A transfusão deve ser sempre associada ao tratamento com imunoglobulina ou corticoides.
g) Transfusão profilática para procedimentos invasivos em pacientes plaquetopênicos não possui consenso, devendo ser levado em consideração sempre a habilidade profissional de quem executa. Níveis acima de 100.000/μL são indicados apenas em cirurgias neurológicas e algumas oftalmológicas.[1] Para passagem de cateter venoso

central, são recomendadas plaquetas ≥ 20.000/µL e para punção lombar ≥ 50.000/µL.[3]

## TRANSFUSÃO DE PLASMA FRESCO CONGELADO

O plasma fresco congelado (PFC) é obtido pela separação e congelamento da parte líquida acelular de uma unidade de sangue total após centrifugação. Para sua administração, o PFC deve ser totalmente descongelado e utilizado em até 24 h, se mantido em refrigeração (2-6°C). A dose recomendada é de 10 a 20 mL/kg, que aumenta em 20 a 30% os níveis de fatores de coagulação do paciente. A frequência deve ser com base na reavaliação clínico-laboratorial e, no caso de reposição de fatores de coagulação, no tempo de meia-vida de cada fator.[1]

Sua indicação é para alguns casos de pacientes com distúrbios de coagulação:[1]

a) *Hepatopatia:* não há consenso na literatura para indicação de PFC para evitar sangramentos em pacientes hepatopatas com INR alargado. A associação americana de hematologia orienta uso profilático para pacientes com INR > 1,5 submetidos à cirurgia de sistema nervoso central e para pacientes que realizarão procedimento invasivo e INR > 2,0. Em pacientes com sangramento ativo, a transfusão de PFC ajuda reposição de fatores de coagulação ajudando na hemostasia.
b) *Coagulação intravascular disseminada (CIVD):* indicada em pacientes com sangramento ativo.
c) *Sangramento relacionado com uso excessivo de anticoagulantes orais:* quando disponível, o complexo protrombínico (concentrado de fatores II, VII, IX e X) é preferível.
d) *Púrpura trombocitopênica trombótica (PTT):* aplasmaférese terapêutica com PFC ou plasma isento de crio como líquido de reposição é o tratamento de escolha.
e) *Transfusão maciça:* o ideal é sempre correlacionar com alteração do tempo de protrombina e tempo de tromboplastina parcial ativado e, mais fidedignamente, com a tromboelastografia (TEG) ou tromboelastometria rotacional (ROTEM).

## TRANSFUSÃO DE CRIOPRECIPITADO

Crioprecipitado é um conjunto de proteínas plasmáticas insolúveis a temperatura 1 a 6°C. Cada unidade possui de 10 a 20 mL e contém fator VIII, fibrinogênio, fator de Von Willebrand, fator XIII e fibronectina. É indicado principalmente nas deficiências de fibrinogênio quantitativas (< 100 mg/dL) ou qualitativas e na deficiência de fator XIII. Cada unidade eleva o fibrinogênio cerca de 5 a 10 mg/dL, e a dose recomendada é de 1 a 1,5 UI para cada 10 kg de peso do paciente, podendo ser realizado, mais especificamente, o cálculo com base no volume plasmático e nível sérico de fibrinogênio do paciente [(nível de fibrinogênio desejado − nível de fibrinogênio do paciente (mg/dL) × volume plasmático (mL)].

## TRANSFUSÃO MACIÇA

Existem várias definições de transfusão maciça:[1]

- Reposição de sangue equivalente ao volume sanguíneo total do paciente (75 mL/kg), em 24 horas.
- Reposição de 50% da volemia em 3 horas.
- Perda de 1,5 mL de sangue/kg/min por pelo menos 20 minutos.
- Transfusão de ≥ 4 concentrados de hemácias, em 1 hora.

Pacientes com hemorragias graves, politraumatizados, necessitam de identificação e tratamento imediatos por causa da alta mortalidade ocasionada pela hipovolemia e hipotensão. As medidas adequadas incluem a restauração do volume sanguíneo e pressão coloidosmótica, correção e manutenção da hemostasia, a correção dos distúrbios eletrolíticos e acidobásicos e, conjuntamente, o tratamento da causa do sangramento agudo. A coagulopatia é a principal consequência em pacientes agressivamente transfundidos.[1]

Existem diversos protocolos para transfusão maciça, a depender das experiências de cada serviço. A Universidade de Maryland estabeleceu um protocolo após revisão de literatura e avaliação de diversos protocolos: é proposto manter plaquetas ≥ 50.000/µL e realização de transfusão em uma relação fixa de 1:1:1 (01 CH:01 PFC:01 CP), lembrando que, se utilizado concentrado de plaquetas por aférese, seu volume é equivalente a 6 a 8 concentrados de plaquetas.[4]

## PROCEDIMENTOS NOS HEMOCOMPONETES

### Desleucocitação

Realizada por filtros para remoção de leucócitos. Produtos obtidos por coleta por aférese já são considerados desleucocitados. Os concentrados de hemácias filtrados são indicados para: politransfundidos, renais crônicos, pacientes com duas ou mais reações febris não hemolíticas prévias, imunodeficiências congênitas; pacientes onco-hematológicos, candidatos a transplante de medula óssea ou órgãos sólidos e para prevenção de infecção por citomegalovírus (CMV), Epstein-Baar (EBV) e HTLV I/II em pacientes HIV positivos ou gestantes com sorologia negativa ou desconhecida para CMV e transfusão intrauterina.

### Irradiação

Realizada por irradiação gama que impede proliferação de linfócitos. É indicado para prevenção da doença do enxerto *versus* hospedeiro associada à transfusão. É indicada para pacientes em uso de análogos de purina, submetidos a transplante de medula óssea ou órgão sólido, HIV positivo, imunodeficiência congênita, transfusão intrauterina.

## Lavagem

Realizada com solução isotônica de cloreto de sódio estéril em cabine com fluxo laminar com a finalidade de eliminar maior quantidade de plasma da amostra. Indicada para pacientes com antecedentes de reações alérgicas graves e deficiência de IgA, haptoglobina ou transferrina com história de anafilaxia associada a transfusão.

## Fenotipagem

É a determinação dos antígenos eritrocitários além do ABO e RhD. É indicada para pacientes com pesquisa de anticorpo irregular (PAI) positiva, anemia aplásica, pacientes politransfundidos com aloimunização prévia, hemoglobinopatias, síndrome mielodisplásica.

## REFERÊNCIAS BIBLIOGRÁFICAS

1. Ministério da Saúde. Secretaria de Atenção à Saúde. Departamento de Atenção Especializada e Temática. *Guia para uso de hemocomponentes*. 2. ed. Brasília, Ministério da Saúde; 2014. p. 136.
2. Carson JL, Guyatt G, Heddle NM *et al.* Clinical practice guidelines from the AABB: red blood cell transfusion thresholds and storage. *JAMA* 2016;316(19):2025-2035.
3. Kaufman RM, Djulbegovic B, Gernsheimer T *et al.* Platelet Transfusion: A clinical practice guideline from AABB. *Ann Intern Med* 2015;162(3):205-213.
4. Malone DL, Hess JR, Fingerhut A. Massive transfusion practices around the globe and a suggestion for a common massive transfusion protocol. *J Trauma* 2006;60(6 Suppl):S91-S96.

# REAÇÕES TRANSFUSIONAIS

CAPÍTULO 29

Vanessa Almeida Pádua
Alessandra Degrande Petta

## INTRODUÇÃO

A transfusão sanguínea é um coadjuvante imprescindível ao tratamento de pacientes oncológicos.[1] Ainda que condutas relacionadas com a transfusão restritiva influenciem decisões médicas, a fim de se evitar um procedimento desnecessário, os pacientes oncológicos possuem uma necessidade transfusional maior por um período de tempo mais extenso que outros pacientes em geral.[1,2] Consequentemente, a exposição aos riscos inerentes à transfusão de sangue é inevitável.[1]

As reações transfusionais variam de acordo com o tempo de início das manifestações, etiologia e gravidade (Quadro 29-1).[4] Geralmente são benignas, porém, embora raro, também podem ser fatais.[2,5-8] Em especial, nesses casos, a identificação e a abordagem do profissional de saúde consistem em fatores cruciais para minimizar a morbidade e mortalidade inseridas no contexto.[9] Dentre as reações transfusionais, as reações agudas podem representar, com suas variantes, cenários clínicos de urgência e emergência.

## ABORDAGEM INICIAL

Ao monitorar a transfusão dos hemocomponentes e realizar os devidos cuidados para com os pacientes, a enfermagem é responsável por detectar, precocemente, as alterações dos sinais e sintomas apresentados pelos mesmos, durante e após o procedimento (Quadro 29-2).[1,2,4,10] Dependendo da gravidade, a abordagem inicial para todas as reações é interromper a transfusão e manter um acesso venoso viável, checar as identificações entre paciente e produto sanguíneo e reportar os fatos ao médico assistente e ao banco de sangue (Quadro 29-3).[2,4] O diagnóstico da reação pode ser dificultado pela não especificidade do quadro clínico e pela sobreposição dos sinais e sintomas entre os tipos de reações transfusionais, doença de base e situações clínicas em que se encontram os pacientes, como hemorragia, infecção, acometimento pulmonar etc.[1,8,10] A avaliação dos testes pré e pós-transfusionais contribuem para descartar ou confirmar uma reação hemolítica imune.[1,2,4,8,10,11] Toda e qualquer reação deve ser notificada ao serviço de hemoterapia. Após o hemoterapeuta analisar o tipo de reação (pela descrição

**Quadro 29-1.** Classificação das Reações Transfusionais

|  | Agudas (dentro das 24 horas após a transfusão)[3,4] | Tardias (após 24 horas da transfusão)[3,4] |
|---|---|---|
| **Imunológicas** | <ul><li>Reação hemolítica aguda</li><li>Reação febril não hemolítica</li><li>Reação alérgica</li><li>Lesão pulmonar aguda relacionada com a transfusão (TRALI)</li></ul> | <ul><li>Reação hemolítica tardia</li><li>Aloimunização eritrocitária</li><li>Síndrome de hiper-hemólise</li><li>Reação do enxerto *versus* hospedeiro associada à transfusão</li><li>Púrpura pós-transfusional</li><li>Imunomodulação</li><li>Aloimunização e refratariedade plaquetária[1]</li></ul> |
| **Não imunológicas** | <ul><li>Sobrecarga circulatória (TACO)</li><li>Contaminação bacteriana</li><li>Hipotensão</li><li>Hemólise não imune</li><li>Dor aguda relacionada com a transfusão</li><li>Reação associada à transfusão maciça</li></ul> | <ul><li>Sobrecarga de ferro</li><li>Transmissão de doenças infecciosas</li></ul> |

**Quadro 29-2.** Principais Sinais e Sintomas Relacionados com as Reações Transfusionais Agudas

- Febre ≥ 38°C ou aumento na temperatura corporal de 1-2°C
- Tremores ou calafrios
- Hiper ou hipotensão
- Taquicardia
- Desconforto respiratório, incluindo broncospasmo, tosse e dispneia
- Hipoxemia
- Ansiedade/agitação
- Dor abdominal, torácica, em flancos ou lombar
- Dor no local da infusão
- Manifestações cutâneas, como *rash*, edema localizado, eritema, urticária e prurido
- Angioedema
- Náusea/vômitos
- Icterícia ou hemoglobinúria
- Sangramento anormal
- Oligúria/anúria

**Quadro 29-3.** Condutas Imediatas nas Reações Transfusionais

**Enfermagem**

- Interromper imediatamente a transfusão
- Manter o acesso venoso com salina
- Verificar os rótulos de identificação da bolsa e paciente, certificando-se que a unidade certa foi transfundida no paciente correto
- Comunicar o médico do paciente
- Coletar novas amostras de sangue do receptor (01 tubo seco e 01 tubo com EDTA) e encaminhá-las, juntamente com a bolsa que estava sendo transfundida (ainda que esteja vazia) e equipo, ao banco de sangue
- Notificar a reação transfusional ao serviço de hemoterapia

**Médica**

- Avaliar o quadro clínico do paciente, considerando a doença de base e comorbidades prévias[8]
- Dar o suporte inicial adequado de acordo com os sinais e sintomas do paciente
- Levantar as hipóteses diagnósticas referentes ao tipo de reação transfusional (caso seja necessário, contatar o hemoterapeuta)
- Complementar a conduta imediata com medidas específicas para um diagnóstico diferencial e tratamento segundo a reação identificada

**Banco de sangue**

- Repetir os testes imuno-hematológicos pré-transfusionais do paciente e do hemocomponente (originalmente) enviado
- Realizar os testes pós-transfusionais do paciente e da unidade transfundida
- Inspecionar o plasma do produto retornado (se possível), para avaliar hemoglobinemia

clínica do episódio e testes imuno-hematológicos) e avaliar a frequência da mesma em um único paciente, estratégias preventivas serão implementadas.[3,10]

Com exceção das reações alérgicas leves e sobrecarga volêmica branda, os hemocomponentes responsáveis pela reação não poderão ser reinfundidos, ainda que os sinais e sintomas forem rapidamente controlados.[3,10]

Portanto, é mandatório incluir, na política institucional, um treinamento das equipes de enfermagem e médica para o imediato reconhecimento e intervenção nas reações transfusionais, assim como realizar o procedimento de transfusão em locais adequados para um suporte de emergência, com supervisão de profissionais capacitados.[8,10]

## REAÇÃO TRANSFUSIONAL HEMOLÍTICA AGUDA (RTHA) IMUNOLÓGICA

### Etiologia

A RTHA imune resulta da incompatibilidade entre produto sanguíneo e receptor, em que uma reação antígeno-anticorpo eritrocitária desencadeia uma hemólise intra ou extravascular.[1-3,8,12,13] Embora a maioria das reações hemolíticas ocorra pela transfusão incompatível de hemácias, também pode transcorrer da infusão de hemocomponentes plasmáticos, como plasma, crioprecipitado e plaquetas incompatíveis.[1-3] A hemólise relacionada com as isoaglutininas anti-A e anti-B (em grande parte da classe IgM) é, principalmente, intravascular por causa da ativação de complemento e formação de complexo imunológico.[1,12,14] Já a hemólise mediada por anticorpos IgG (não ABO) é, geralmente, extravascular pela fagocitose das hemácias pelos macrófagos esplênicos.[1,14]

### Prevalência

A prevalência da RTHA varia entre 2,5 a 7,9 por 100.000 unidades transfundidas, com óbitos em torno de 2%.[2,3]

### Quadro Clínico

A apresentação clínica, geralmente muito grave, inclui: febre, calafrios, tremores, dores (no sítio de infusão e em abdome, tórax, flancos e lombar), náuseas e/ou vômitos, hipotensão e/ou taquicardia (podendo evoluir para choque), alteração da cor da urina, oligúria/anúria, falência renal, coagulação intravascular disseminada (CID) e icterícia (hemólise extravascular).[1-4,10,12] Hipotensão e urina escura podem ser os primeiros sinais de hemólise em um paciente anestesiado recebendo transfusão.[1,4]

### Diagnóstico

Para o diagnóstico de RTHA são fundamentais os testes imuno-hematológicos e exames complementares que possam evidenciar hemólise. Inicialmente, confirma-se a incompatibilidade entre paciente e hemocomponente, teste de Coombs direto (TCD), pós-reação, normalmente positivo (podendo estar negativo nos casos de hemólise completa das hemácias transfundidas), sinais de hemólise no plasma do receptor, pesquisa de anticorpo irregular positivo (se o anticorpo envolvido não for ABO), eluato com aloanticorpo, anti-A ou anti-B, queda do hematócrito/hemoglobina, diminuição da haptoglobina, aumento do DLH, bilirrubina indireta e reticulocitose.[1-4,14] O diagnóstico diferencial deve ser realizado com contaminação bacteriana do hemocomponente e hemólise não imune (quando o TCD for negativo).[1,3,10]

## Tratamento

O tratamento consiste em suporte global: ventilatório, hidratação vigorosa, uso de drogas vasoativas, diurético (caso necessário) e medidas para contenção da CID.[2,3,10,12] Existem relatos do uso de aférese terapêutica (troca plasmática) e aplicação de imunoglobulina endovenosa.[2,3]

## Prevenção

As principais causas de RTHA são erro humano, quantidade limitada de sangue compatível e aloimunização primária.[14] A prevenção baseia-se na capacitação dos profissionais envolvidos e checagem das etapas dos processos transfusionais; desde a solicitação, coleta das amostra pré-procedimento, testes imuno-hematológicos, seleção, envio e instalação do hemocomponente.[2-4]

## REAÇÃO FEBRIL NÃO HEMOLÍTICA (RFNH)

### Etiologia

Basicamente, a etiologia da RFNH é consequência da transferência passiva de citocinas pró-inflamatórias ocasionadas pelo estoque do produto ou em razão da ação de anticorpos do receptor contra antígenos HLAs, HNAs ou plaquetas (do hemocomponente) que estimulam a liberação dessas citocinas inflamatórias.[1-4,12,15]

## Prevalência

A prevalência da RFNH é alta em comparação às outras reações, variando de 1 a 3 episódios a cada 100 unidades transfundidas.[2]

## Quadro Clínico

A RFNH caracteriza-se por febre (> 38°C) ou aumento maior que 1 a 2°C na temperatura corporal inicial, acompanhados ou não de tremores e/ou calafrios, náuseas e/ou vômitos, cefaleia, hiper ou hipotensão transitória e desconforto geral, em especial mialgia, de acordo com a gravidade.[1-4,10,12]

## Diagnóstico

Muito comum entre os pacientes oncológicos, a RFNH além de autolimitada, normalmente ocorre próxima ao término da transfusão ou até 2 horas após, podendo ainda manifestar-se em, no máximo, 24 horas.[1-3] Por ser um diagnóstico de exclusão, é importante a coleta de amostras pós-transfusional para o banco de sangue, a fim de avaliar TCD e checar (visualmente) hemólise no plasma do receptor.[2] Em casos de aumento da temperatura corporal > 2°C ou ≥ 39°C, outras reações transfusionais, como reação hemolítica aguda imunológica, contaminação bacteriana, TRALI e outras causas de febre, devem ser considerados como diagnóstico diferencial.[2,3,10]

## Tratamento

Em geral, a administração de um antitérmico é suficiente. Porém, em situações clínicas mais exacerbadas, com tremores e/ou calafrios persistentes, o uso de meperidina (Dolantina®) é recomendado. Na vigência de hipotensão sintomática, uma hidratação pode ser requerida. Se febre ≥ 39°C, convém solicitar hemoculturas do paciente e do hemocomponente relacionado.[2-4,10]

## Prevenção

Após a recorrência de RFNH em um único paciente, algumas estratégias (apesar de controvérsias) podem ser adotadas com o objetivo de prevenir os episódios. A pré-medicação com antitérmico (antes da transfusão) vem sendo repensada por não diminuir, de maneira efetiva, a recidiva da reação na maioria dos pacientes.[3] A pré-medicação universal sem história prévia de RFNH é considerada uma conduta inadequada.[16] A redução de leucócitos pré-estocagem pelo uso de filtros previne a RFNH.[2,3] O emprego de outras alternativas, como o uso de solução aditiva plaquetária ou lavagem dos hemocomponentes, contribui para mitigar a incidência do evento adverso.[1,2,10,17]

## REAÇÕES ALÉRGICAS E ANAFILÁTICAS

### Etiologia

As reações alérgicas, tipicamente, resultam da interação entre anticorpos (IgE ou anti-IgA) do receptor (previamente sensibilizado) com substâncias alergênicas ou proteínas solúveis nos hemocompenentes; ativando mastócitos e basófilos a liberarem mediadores anafiláticos, como: histamina, leucotrienos, prostaglandinas, fator de ativação plaquetária e outras citocinas.[1,3,4,12]

### Prevalência

A reação alérgica é a segunda reação mais prevalente, com 112,2 episódios/100.000 unidades transfundidas. Já a reação anafilática, embora possua uma prevalência menor (8 a cada 100.000 unidades), constitui uma das reações de maior gravidade.[2]

## Quadro Clínico
A maioria das manifestações é cutânea e benigna. Não muito raro, podem apresentar um comprometimento sistêmico, evoluindo para um choque anafilático (Quadro 29-4).[1-4,10,12]

## Diagnóstico
Em grande parte, o diagnóstico das reações alérgicas é principalmente clínico; com exceção de casos mais graves e choque anafilático, quando se faz necessário solicitar exames para excluir RTHA e, em algumas situações, confirmar a deficiência de IgA no receptor previamente sensibilizado com formação de anticorpos anti-IgA.[1,3] Diante de uma anafilaxia, além do diagnóstico diferencial com hemólise aguda, recomenda-se descartar as possibilidades de reação hipotensiva, contaminação bacteriana, lesão pulmonar aguda relacionada com a transfusão e sobrecarga volêmica.[3,4]

## Tratamento
Para a reação alérgica leve a conduta varia desde expectante ao uso de um anti-histamínico. Casos moderados a graves requerem intervenção imediata com a administração de adrenalina, rápida hidratação, anti-histamínico, corticoide e, se necessário, broncodilatador inalatório ou endovenoso.[3,10] Vale ressaltar que o choque anafilático é uma situação clínica com risco iminente de morte, podendo exigir manobras de ressuscitação cardiopulmonar.

## Prevenção
Medidas preventivas podem ser adotadas para a redução de reações alérgicas, a critério do hemoterapeuta e protocolo institucional. Dentre elas, a pré-medicação com anti-histamínico associado ou não a um corticoide (antes da transfusão) é uma alternativa para pacientes com repetidas reações leves.[3,4,10] Receptores envolvidos em reações moderadas a severas devem ser investigados para deficiência de IgA com presença do anticorpo correspondente, sendo beneficiados com a transfusão de hemocomponentes também deficientes em IgA.[1] Outras recomendações para casos mais graves, além da pré-medicação, incluem hemácias e plaquetas lavadas ou hemocomponentes com plasma reduzido ou plasma tratado com detergente solvente em *pool* ou solução aditiva de plaquetas.[1-3,10,12,17] Assim como na RFNH, a pré-medicação universal não é indicada.[16]

## LESÃO PULMONAR AGUDA RELACIONADA COM A TRANSFUSÃO (TRALI – *TRANSFUSION RELATED ACUTE LUNG INJURY*)

### Etiologia
TRALI é decorrente da ação entre anticorpos anti-HLA (antígeno leucocitário humano) ou anti-HNA (antígeno neutrofílico humano) ou mediadores pró-inflamatórios e leucócitos.[1-4,12,18] Em 85 a 90% dos casos, o anticorpo está presente no hemocomponente transfundido, e em apenas 10% dos eventos o anticorpo encontra-se no receptor.[3] Acredita-se que duas condições são necessárias para o desenvolvimento de TRALI. Num primeiro momento, o endotélio pulmonar é ativado, conduzindo ao sequestro e recrutamento de neutrófilos para os pulmões, por causa de um fator de risco clínico do paciente, como altas concentrações de interleucina 8, cirurgia hepática, abuso crônico de álcool, choque, alta pressão de vias aéreas durante a ventilação mecânica, tabagismo e balanço hídrico positivo. Na ocasião seguinte, os neutrófilos são acionados pelos anticorpos ou substâncias modificadoras da resposta biológica dos componentes sanguíneos estocados.[1-3,12,18] Neutrófilos represados em outros órgãos (como fígado e sistema nervoso central) contribuem para a morbidade e mortalidade da TRALI.[1]

### Prevalência
TRALI é uma das principais causas de mortalidade relacionada com a transfusão, com 38% dos óbitos.[12,19] Sua prevalência é subestimada (após implementação de medidas para redução de riscos) e varia de acordo com o hemocomponente transfundido

**Quadro 29-4.** Sinais e Sintomas de Reações Alérgicas e Anafiláticas

| Cutâneos | Respiratório | Cardiovascular | Gastrointestinal |
|---|---|---|---|
| ▪ Prurido<br>▪ Urticária<br>▪ Eritema<br>▪ Rubor<br>▪ Angioedema | ▪ Rouquidão<br>▪ Estridor<br>▪ Sensação de "nó" na garganta<br>▪ Broncospasmo<br>▪ Aperto torácico<br>▪ Dor retroesternal<br>▪ Dispneia<br>▪ Cianose<br>▪ Ansiedade<br>▪ Sensação de morte iminente | ▪ Hipotensão<br>▪ Perda de consciência<br>▪ Choque<br>▪ Taquicardia<br>▪ Arritmia<br>▪ Parada cardíaca | ▪ Náuseas<br>▪ Vômitos<br>▪ Cólicas abdominais<br>▪ Diarreia |

(plasma 0,4/100.000 unidades, plaquetas por aférese 1 /100.000 unidades e hemácias com 0,5/100.000 unidades).[2,20]

## Quadro Clínico
Caracterizado como um edema agudo pulmonar não cardiogênico, os sinais e sintomas têm início durante ou dentro de 6 horas da transfusão, variando desde hipóxia e dispneia até insuficiência respiratória aguda, geralmente, associadas à hipotensão não responsiva a fluidos.[1-3,12,18] Febre, tremores e taquicardia podem estar presentes, assim como poucos casos de hipertensão.[2,3,21] Normalmente, uma neutropenia transitória é observada.[1,2,12,21] Radiografia de tórax com infiltrado intersticial bilateral, embora não específico, faz parte do contexto.[1,2]

## Diagnóstico
Por causa da dificuldade em distingui-la de outras causas de angústia respiratória, o diagnóstico de TRALI é, basicamente, de exclusão.[1,3] Além do quadro clínico e radiografia torácica, os anticorpos podem ser encontrados em 22 a 42% dos casos.[12,22] Para diagnóstico diferencial, é importante excluir infarto agudo do miocárdio, como contaminação bacteriana, choque anafilático e, principalmente, sobrecarga circulatória (onde cardiomegalia e aumento do peptídeo natriurético cerebral são aspectos relevantes).[3]

## Tratamento
Apesar de elevada mortalidade, aproximadamente 80% dos pacientes com TRALI têm remissão clínica em 48 a 96 horas.[3] Essencialmente, o tratamento consiste em suportes clínico e ventilatório eficazes.[1,10] Drogas vasoativas podem ser empregadas em situações de hipotensão sustentada.[3] Corticoides não demostraram benefício, e diuréticos não são indicados.[1,3,10]

## Prevenção
Se o anticorpo for detectado no receptor, o uso de hemocomponentes filtrados pode reduzir a incidência de TRALI.[3] Como a maioria dos casos é resultante da infusão passiva dos anticorpos pela transfusão, a fim de prevenir TRALI, os serviços de hemoterapia podem não utilizar componentes plasmáticos de doadores com histórico de transfusões anteriores ou do sexo feminino multigesta.

## SOBRECARGA CIRCULATÓRIA (TACO – *TRANSFUSION-ASSOCIATED CIRCULATORY OVERLOAD*)
### Etiologia
TACO resulta do aumento da pressão venosa central e volume sanguíneo pulmonar associados a uma menor complacência do pulmão, ocasionando o edema agudo e a angústia respiratória.[3,9,12] Alguns estudos sugerem o envolvimento de um lipídeo bioativo ou um outro mediador biológico, porém a hipótese necessita de maiores comprovações.[2,3]

### Prevalência
TACO é uma reação, geralmente, subnotificada, afetando 1-8% dos receptores de transfusão ou ocorrendo após 1 em cada 9.177 hemocomponentes transfundidos.[2]
Potencialmente fatal, é responsável por 24% dos óbitos relacionados com a transfusão.[9,12,19] Abrange idades extremas, em especial idosos, e indivíduos submetidos à transfusão maciça.[18]

### Quadro Clínico
As principais manifestações clínicas consistem em taquipneia, dispneia ou ortopneia; hipoxemia; tosse não produtiva; hipertensão; taquicardia; aumento da pressão venosa central; hipertensão atrial esquerda e insuficiência cardíaca congestiva.[1,9] A radiografia de tórax evidencia um infiltrado bilateral do clássico edema agudo pulmonar.[9,18] Alterações do segmento ST e onda T podem ser observadas no eletrocardiograma (ECG).[1]

### Diagnóstico
A complexidade no diagnóstico de TACO dá-se pela ausência de critérios específicos para o mesmo.[2,3] A morbidade inerente a patologias cardíacas, renais ou pulmonares contribui para o desenvolvimento da reação, assim como fatores de risco secundários à idade avançada, sexo feminino, histórico de hemodiálise, ventilação mecânica, uso de drogas vasoativas e balanço hídrico positivo.[9] A existência de anemia importante também conduz a um risco acrescido de TACO.[3] Associado ao quadro clínico (iniciado durante ou, usualmente, em até 6 horas da transfusão); a radiografia de tórax, ECG e níveis elevados de peptídeo natriurético cerebral colaboram para o diagnóstico.[1-3,12,18] TRALI é o principal diagnóstico diferencial, no entanto, é indispensável excluir anafilaxia.[1,3]

### Tratamento
Interromper a transfusão tão logo possível no início dos sinais e sintomas, administrar diuréticos com o objetivo de reduzir o volume plasmático, oxigenoterapia e reposicionar o paciente sentado são essenciais para a melhora clínica efetiva.[3,9,12,18]

### Prevenção
Identificar pacientes com fatores de risco e transfundir de maneira restritiva e lenta (em 3 a 4 horas) minimizam a incidência de TACO.[2,3]

## CONTAMINAÇÃO BACTERIANA

### Etiologia
A contaminação bacteriana pode ser secundária a aspectos relacionados com o doador (bacteriemia silenciosa e floras nasal e respiratória), com o procedimento de coleta do produto (antissepsia cutânea inadequada durante a flebotomia ou contaminação do equipamento de coleta), com o manuseio e armazenamento inapropriados e com o processamento dos hemocomponentes.[1,3,12] Bactérias Gram-negativas da família *Enterobacteriaceae*, como *Yersinia enterocolítica* são os agentes etiológicos mais frequentes nas hemácias, além de *Pseudomonas* sp. e *Serratia* sp.[3] Os microrganismos constantemente isolados nas plaquetas incluem estafilococos coagulase-negativos (em especial, *Stafilococcus epidermidis*), propionibacteria, *Stafilococcus aureus*, *Bacilos sp.*, estreptococos e bacilos difteroides.[3]

### Prevalência
Varia de 0,03 a 3,3 a cada 100.000 unidades transfundidas, dependendo do componente sanguíneo.[2] A contaminação bacteriana de plaquetas é mais comum que outros hemocomponentes por causa do seu armazenamento em temperatura ambiente.[1,2,18] Acomete de 17 a 22% de todas as fatalidades vinculadas à transfusão.[18]

### Quadro Clínico
Os sinais e os sintomas habituais são febre (> 38,5°C), calafrios e hipotensão, no decorrer ou em até 4 horas da transfusão.[1,2,4] Náuseas e vômitos podem estar presentes.[1,4] Em casos mais graves, o paciente pode desenvolver choque, CID e insuficiência renal.[4]

### Diagnóstico
O diagnóstico é principalmente clínico, sendo confirmado pela identificação do mesmo microrganismo na cultura do hemocomponente e hemocultura do receptor.[1,2] Entretanto, presume-se contaminação bacteriana, mesmo se hemocultura negativa de um indivíduo sintomático e agente infeccioso isolado em produto sanguíneo.[2] Particularmente, pacientes oncológicos possuem um risco considerável de septicemia relacionada com transfusão, em razão de seu imunocomprometimento (pela neoplasia e tratamentos) e de um aporte transfusional maior de plaquetas, já que estas são os hemocomponentes mais envolvidos na contaminação.[1,3] Esplenectomizados são mais suscetíveis a desenvolver babesiose severa com um prognóstico reservado.[1] Como diagnósticos diferenciais é importante descartar RTHA, hemólise não imune e reação alérgica grave; além de excluir outras causas de febre e choque séptico.[3,10]

### Tratamento
Iniciar antibioticoterapia de amplo espectro, antes mesmo do resultado final das culturas, com suporte em unidade de terapia intensiva (UTI).[2,3,10]

### Prevenção
Algumas medidas preventivas podem reduzir a contaminação bacteriana, como: exclusão de doadores com pródromos ou história de infecção; antissepsia rigorosa do antebraço do doador antes da flebotomia; uso de máscara do flebotomista ao puncionar o doador; sequestro dos primeiros 10-50 mL do sangue doado em uma pequena bolsa satélite; culturas ou aplicação de métodos capazes de detectar a contaminação dos hemocomponentes, principalmente nas plaquetas; cuidados no preparo, estocagem, manipulação e transporte do sangue; inspeção visual minuciosa da bolsa à procura de coágulos, turvação, bolhas ou coloração preta ou purpúrica, antes da transfusão.[2,3]

## REAÇÃO HIPOTENSIVA

### Etiologia
Acredita-se que essa reação ocorra em razão da ativação de elementos de contato da cascata de coagulação, produzindo bradicininas e metabólicos ativados, que são potentes vasodilatadores.[2,3]

### Prevalência
A prevalência da reação hipotensiva relacionada com a transfusão oscila entre 1,8 a 9 episódios a cada 100.000 unidades transfundidas, dependendo do componente sanguíneo.[2]

### Quadro Clínico
Hipotensão inexplicável, caracterizada por pressão sistólica ≤ 80 mmHg ou queda ≥ 30 mmHg, durante ou uma hora após a transfusão, associada à taquicardia, rubor facial, dor, dispneia, diminuição da saturação de $O_2$ e/ou sintomas gastrointestinais.[2,3,10]

### Diagnóstico
Normalmente, incide em pacientes em uso de inibidores de enzima conversora de angiotensina (ECA) submetidos à transfusão de hemocomponentes, utilizando filtros de redução de leucócitos à beira do leito. O filtro implica em carga celular negativa, ativando o sistema de contato da coagulação e liberando bradicinina/metabólicos, cujas degradações encontram-se diminuídas pelos inibidores da ECA.[2,3] Também existem relatos da reação em pacientes ao realizar aférese terapêutica, durante *bypass* cardiopulmonar e prostatectomia radical, em uso concomitante de inibidores da ECA.[2] O diagnóstico diferencial deve ser efetuado com outras reações que

levam à hipotensão, como contaminação bacteriana, anafilaxia, TRALI e RTHA.[3]

### Tratamento
Não há um tratamento específico.[2] A hipotensão, em geral, se resolve ao suspender a transfusão e posicionar o paciente em Trendelenburg; entretanto, em alguns casos, é necessária a infusão de solução fisiológica.[3] Se não houver melhora clínica em, no máximo, 30 minutos, outras causas de hipotensão devem ser investigadas.[3]

### Prevenção
Não utilizar filtros de redução de leucócitos à beira do leito restringe a ocorrência de reação hipotensiva. Situações em que o paciente (em uso de inibidores de ECA) requeira transfusão de hemocomponentes filtrados, e o único filtro é o à beira do leito, a mudança do anti-hipertensivo deve ser considerada em, no mínimo, 24 horas antes do procedimento.[2,3]

## HEMÓLISE NÃO IMUNE
### Etiologia
Ocorre por causa da transfusão de hemácias hemolisadas por outros fatores não relacionados com anticorpos.[2] O armazenamento inadequado, a transfusão forçada por uma punção de fino calibre, o aquecimento indevido do sangue, a infusão de hemácias concomitante a outros fluidos ou, raramente, uma contaminação bacteriana podem desencadear uma reação transfusional hemolítica não imune.[4] Fatores intrínsecos ao defeito de membranas das hemácias de receptores ou doadores, também, devem ser considerados.[4]

### Prevalência
Registros fidedignos a respeito da prevalência não foram encontrados. Acredita-se ser uma condição rara.[23]

### Quadro Clínico
Os sinais e os sintomas dependem da intensidade do grau de hemólise e da quantidade de hemocomponente transfundido.[4] O quadro clínico pode-se estender desde uma icterícia isolada com hemoglubinúria até choque, CID e insuficiência renal.[3,4]

### Diagnóstico
Independente da gravidade da reação, além dos exames confirmatórios de hemólise, é mandatório realizar os testes imuno-hematológicos para descartar um componente imune. O incremento reduzido ou ausente na hemoglobina pós-transfusional, sem um envolvimento imunológico, pode sugerir reação hemolítica não imune. O principal diagnóstico diferencial é RTHA imune.[3]

### Tratamento
Cenários mais graves, como hipotensão, choque, CID e disfunção renal, exigem cuidados intensivos. Se apenas hemoglobinemia e hemoglobinúria, um suporte com hidratação vigorosa, a fim de manter uma diurese forçada, talvez seja o suficiente.[3]

### Prevenção
A prevenção fundamenta-se na descrição de procedimentos operacionais relativos ao ciclo do sangue e protocolos hemoterápicos implementados institucionalmente.[2,4]

## DOR AGUDA RELACIONADA COM TRANSFUSÃO
### Etiologia
Até o momento, a etiologia é pouco conhecida.[3] Alguns sugerem uma forte relação com o uso de filtro para a redução de leucócitos, pela modificação do componente filtrado ou pela liberação de substâncias pelo próprio filtro.[3] Outro mecanismo alternativo seria a associação à incompatibilidade HLA de classe II.[3]

### Prevalência
A prevalência é rara, podendo envolver todos os hemocomponentes.[3]

### Quadro Clínico
Dor aguda, severa e de curta duração, localizada em tronco (tórax, abdome, flancos e região lombar) e extremidades proximais dos membros.[3] Outras manifestações também podem estar presentes, como dispneia/taquipneia, hipertensão, calafrios, taquicardia, inquietação, rubor cutâneo e cefaleia.[3]

### Diagnóstico
A apresentação clínica, comumente, ocorre com 30 minutos do início da transfusão, durando em torno de 30 minutos após cessar a infusão.[3] Algumas medicações foram associadas à dor aguda relacionada com a transfusão, incluindo anti-histamínicos, paracetamol, betabloqueadores e salbutamol.[3] É necessário fazer o diagnóstico diferencial com RTHA, TRALI ou TACO e reação alérgica.[3]

### Tratamento
Além de suspender a transfusão, a administração de analgésicos pode ser relevante.[3]

### Prevenção
Por ser uma reação com etiologia ainda desconhecida, não há métodos preventivos.[3]

# REAÇÃO ASSOCIADA À TRANSFUSÃO MACIÇA

## Etiologia
A etiologia é multifatorial, vinculada a aspectos relacionados com o paciente (doenças cardíacas, renais, hepáticas ou pulmonares) e fatores associados à transfusão de grandes quantidades de componentes sanguíneos (citrato de sódio, potássio sobrenadante e produto refrigerado).[2,3] Como repercussão, o paciente pode apresentar hipocalcemia, hipercalemia e hipotermia.

## Prevalência
A prevalência da reação associada à transfusão maciça é desconhecida.[2]

## Quadro Clínico
Os sinais e os sintomas variam de acordo com a toxicidade (metabólica e/ou térmica). Incluem parestesias, formigamentos, cãibras, arritmias ou parada cardíaca, temperatura corporal < 30°C e sangramentos.[2] Comorbidades agravam, ainda mais, a apresentação clínica.

## Diagnóstico
No contexto da transfusão maciça (pós-trauma ou intraoperatório) é fundamental o monitoramento de eletrólitos, pH, coagulação e temperatura corporal.

Metabolização excessiva de citrato ocasiona hipocalcemia, desencadeando formigamento, parestesia e alterações cardíacas (prolongamento do intervalo QT e lentificação da resposta do ventrículo esquerdo).[2] A hipomagnesemia ocorre em casos extremos de toxidade pelo citrato.[3]

Tempo de estocagem e irradiação dos concentrados de hemácias assim como velocidade e volume de infusão, associados à idade, peso e comorbidades do paciente, são fatores de risco para parada cardíaca secundária à hipercalemia.[2]

Unidades de hemácias e plasmas podem conduzir à hipotermia (temperatura corporal < 30°C), quando transfundidos rapidamente e em grande monta. Além de parada cardíaca, a hipotermia também pode comprometer a metabolização de drogas e citrato e predispor à coagulopatia (alteração dos fatores de coagulação e limitação da função plaquetária).[2]

## Tratamento
Para a hipocalcemia é essencial administrar gluconato de cálcio.[2] Em situações mais graves, sulfato de magnésio pode amenizar o prejuízo clínico.[3]

O tratamento de hipercalemia inclui insulina, glicose, gluconato de cálcio e furosemida.[2]

A hipotermia pode ser resolvida pelo aquecimento forçado de vias aéreas e, em circunstâncias extremas, lavado peritoneal aquecido ou *bypass* cardiopulmonar.[2]

## Prevenção
Avaliar as comorbidades de pacientes submetidos a procedimentos cirúrgicos de alto risco com possibilidades de transfusão maciça poderia mitigar os efeitos relacionados com hipercalemia.[2] Para receptores com baixa volemia sanguínea, com necessidade de copiosas transfusões de hemácias em um curto período de tempo, a infusão deveria ser limitada em 0,5 mL/kg/min.[2] Outras estratégias podem ser aplicadas a fim de restringir as complicações metabólicas associadas à transfusão maciça, como optar por hemácias frescas (≤ 7-10 dias de coleta) ou lavadas ou com plasma reduzido ou irradiadas a menos de 12 horas antes da infusão.[2] Na prevenção de hipotermia é indispensável monitorar a hipocalemia com suplementação de cálcio, quando necessário, e transfundir sangue aquecido.[2]

## REFERÊNCIAS BIBLIOGRÁFICAS

1. Dasararaju R, Marques MB. Adverse effects of transfusion. *Cancer Control* 2015;22(1):16-25.
2. Delaney M, Wendel S, Bercovitz RS et al. Transfusion reactions: prevention, diagnosis, and treatment. *Lancet* 2016;388(10061):2825-36.
3. Popovsky MA. *Transfusion reactions*. 4th ed. AABB; 2012.
4. Roback JD, Grossman J, Harris T, Hillyer C. *Technical manual*. 17th ed. AABB, 2011.
5. Bolton-Maggs PH. Bullet points from SHOT: key messages and recommendations from the Annual SHOT Report 2013. *Transfus Med* 2014;24(4):197-203.
6. Edens C, Haass KA, Cumming M et al. Evaluation of the National Healthcare Safety Network Hemovigilance Module for transfusion-related adverse reactions in the United States. *Transfusion* 2019;59(2):524-533. Epub 2018.
7. Harvey AR, Basavaraju SV, Chung KW, Kuehnert MJ. Transfusion-related adverse reactions reported to the National Healthcare Safety Network Hemovigilance Module, United States, 2010 to 2012. *Transfusion* 2015;55(4):709-18.
8. Suddock JT, Crookston KP. *Transfusion Reactions*. Treasure Island (FL): StatPearls Publishing; 2018.
9. Henneman EA, Andrzejewski C Jr, Gawlinski A et al. Transfusion-Associated Circulatory Overload: Evidence-Based Strategies to Prevent, Identify, and Manage a Serious Adverse Event. *Crit Care Nurse* 2017;37(5):58-65.
10. Tinegate H, Birchall J, Gray A et al. Guideline on the investigation and management of acute transfusion reactions. Prepared by the BCSH Blood Transfusion Task Force. *Br J Haematol* 2012;159(2):143-53.
11. Zantek ND, Koepsell SA, Tharp Jr DR, Cohn CS. The direct antiglobulin test: a critical step in the evaluation of hemolysis. *Am J Hematol* 2012;87(7):707-9.

12. Frazier SK, Higgins J, Bugajski A *et al.* Adverse reactions to transfusion of blood products and best practices for prevention. *Crit Care Nurs Clin North Am* 2017;29(3):271-290.
13. Stowell SR, Winkler AM, Maier CL *et al.* Initiation and regulation of complement during hemolytic transfusion reactions. Clinical and Developmental Immunology. *Clin Dev Immunol* 2012;2012:307093.
14. Zimring JC, Spitalnik SL. Pathobiology of transfusion reactions. *Annu Rev Pathol* 2015;10:83-110.
15. Heddle NM. Pathophysiology of febrile nonhemolytic transfusion reactions. *Curr Opin Hematol* 1999;6(6):420-6.
16. Sanders RP, Maddirala SD, Geiger TL *et al.* Premedication with acetaminophen or diphenhydramine for transfusion with leucoreduced blood products in children. *Br J Haematol* 2005;130(5):781-7.
17. Cohn CS, Stubbs J, Schwartz J *et al.* A comparison of adverse reaction rates for PAS C versus plasma platelet units. *Transfusion* 2014;54(8):1927-34.
18. Osterman JL, Arora S. Blood product transfusions and reactions. *Emerg Med Clin North Am* 2014;32(3):727-38.
19. US Food and Drug Administration. Fatalities Reported to FDA Following Blood Collection and Transfusion Annual Summary for FY 2015; 2016. Acessado em 28/2/2019. Disponível em: http://transfusion.ru/2016/12-05-2.pdf
20. Shaz BH. Bye-bye TRALI: by understanding and innovation. *Blood* 2014;123(22):3374-6.
21. Vlaar AP, Juffermans NP. Transfusion-related acute lung injury: a clinical review. *Lancet* 2013;382(9896):984-94.
22. Storch EK, Hillyer CD, Shaz BH. Spotlight on pathogenesis of TRALI: HNA-3a (CTL2) antibodies. *Blood* 2014;124(12):1868-72.
23. Harewood J, Master SR. *Hemolytic Transfusion Reaction.* Treasure Island (FL): StatPearls Publishing; 2018.

# URGÊNCIAS E EMERGÊNCIAS NÃO INFECCIOSAS NO TRANSPLANTE DE CÉLULAS-TRONCO HEMATOPOIÉTICAS

CAPÍTULO 30

Lorena Bedotti Ribeiro
Carlos Sitta Sabaini

## INTRODUÇÃO

O transplante de células-tronco hematopoiéticas (TCTH) é um tratamento potencialmente curativo para uma variedade de neoplasias hematológicas, distúrbios benignos da medula óssea (MO), doenças autoimunes e erros inatos do metabolismo. O TCTH pode ser dividido em subtipos com base no doador de células-tronco hematopoiéticas (CTH), na fonte de CTH e no regime de condicionamento. Cada um desses fatores influencia a eficácia e as toxicidades em curto e longo prazos, associadas ao procedimento.

Tipos de TCTH relacionado com os doadores:

- *Autólogo:* CTH são coletadas do paciente antes da administração de quimioterapia em altas doses projetada para atingir uma neoplasia subjacente.
- *Alogênico:* CTH coletadas de um parente (que pode ser HLA [antígeno leucocitário humano] – idêntico ou haploidêntico [ao menos um haplótipo idêntico]) ou de um doador não relacionado (voluntário ou proveniente de banco de cordão umbilical – HLA idêntico ou com *mismatch*). Para o tratamento de neoplasias, objetiva-se efeito antineoplásico do enxerto contra doença (GVL ou GVT), mas pode evoluir com doença do enxerto contra hospedeiro (DECH), sendo necessário o uso de agentes imunossupressores para sua profilaxia e tratamento. Apresenta maior taxa de complicações e de infecções quando comparado ao TCTH autólogo.
- *Singênico:* refere-se ao uso de CTH que vem de gêmeo idêntico. Menor chance de DECH.

A escolha do condicionamento, da fonte de CTH e do tipo de profilaxia da DECH difere, conforme as características das doenças e dos pacientes, bem como disponibilidade de doadores.

A evolução dos TCTH depende de vários fatores relacionados aos pacientes, como idade, presença de comorbidades, diagnóstico, estádio da doença e tratamentos prévios; aos doadores, como histocompatibilidade (antígenos HLA), idade, sexo e paridade nas mulheres; e ao transplante em si, como condicionamento, fonte de CTH e profilaxia da DECH.

As principais complicações durante e após o TCTH estão relacionadas com a toxicidade do tratamento (quimioterapia/radioterapia/imunossupressores), que pode causar mucosite, náusea e vômitos, disfunções hepática e renal, insuficiência cardíaca, pneumonite, citopenias profundas e duradouras (aumentando o risco de infecções), sangramentos, anemia e, no caso do transplante alogênico, DECH.[1-3]

## COMPLICAÇÕES NO PERÍODO PRÉ-ENXERTIA

### Mucosite

A mucosite oral afeta em média 80% dos pacientes submetidos ao TCTH, particularmente os que recebem condicionamento mieloablativo e com esquemas contendo radiação. A quimioterapia e a radioterapia danificam o DNA das células, ativando citocinas pró-inflamatórias que levam à perda da integridade da mucosa, resultando em lesões clinicamente dolorosas, que predispõem à colonização bacteriana secundária.

No cenário do transplante, quimioterápicos mais utilizados que comumente são associados à mucosite são: citarabina, melfalano, etoposídeo, metotrexato, busulfano, cisplatina, ciclofosfamida e fludarabina entre outros.

A gravidade varia de leve dor na boca até mucosite erosiva grave, que é acompanhada por dor severa e incapacidade de comer ou beber. O pico normalmente ocorre 7 dias após a quimioterapia, apresentando resolução do quadro após cerca de 14 dias.

Classificação WHO: grau 0, nenhuma alteração; grau 1, presença de eritema; grau 2, presença de eritema e úlceras; alimentação sólida; grau 3, presença de úlceras, alimentação líquida; grau 4, não consegue se alimentar via oral.

Para pacientes com mucosite graus 3/4 indicam-se analgesia com lidocaína tópica, morfina via oral ou endovenosa, fentanil transdérmico; em casos de disfagia ou odinofagia grave deve-se considerar nutrição parenteral.

A degradação da barreira mucosa predispõe à superinfecção bacteriana, fúngica e viral (principalmente candidíase e herpes simples) devendo-se realizar diagnóstico e tratamento precoce dessas complicações.[4,5]

## Sangramentos

Eventos hemorrágicos são comuns (25-32%) no cenário pós-TCTH, principalmente no primeiro ano após o transplante, apresentando sangramentos com risco de óbito em cerca de 4-9% dos casos (gastrointestinais, sistema nervoso central e pulmões). Os locais de sangramento mais comuns são gastrointestinais (34%), geniturinários (23%) e sistema nervoso central (9%). Os fatores associados a risco aumentado de sangramento com risco de vida incluem trombocitopenia grave após o 28º dia, DECH aguda (DECHa) de graus III a IV e microangiopatia trombótica.[6]

## Microangiopatia Trombótica Pós-Transplante (MAT)

A MAT associada ao transplante é uma condição potencialmente fatal, associada à lesão endotelial da microvasculatura, especialmente nos rins, com prevalência de aproximadamente 30%. A causa é multifatorial, incluindo efeitos da radiação, quimioterapia citotóxica, infecção disseminada e administração de inibidores de calcineurina (para prevenção da DECH). Todos esses fatores geram dano endotelial direto, que ativa a via alternativa e clássica do complemento, gerando estado procoagulante com formação de microtrombos intravasculares e levando à disfunção orgânica por isquemia. Normalmente ocorre entre 20 e 100 dias pós-TCTH, podendo manifestar-se com anemia hemolítica, plaquetopenia, insuficiência renal, proteinúria, hipertensão arterial sistêmica, hipertensão pulmonar, derrame pleural, derrame pericárdico, dor abdominal, vômitos, confusão mental, cefaleia, convulsão, alucinações, ascite e sangramento gastrointestinal.

Apesar de ser o padrão ouro para o diagnóstico, a biópsia do órgão afetado é pouco realizada em decorrência dos riscos significativos. Dessa forma, o diagnóstico geralmente é feito clinicamente. A investigação deve incluir exame físico detalhado, revisão de medicamentos, avaliação de infecção sistêmica e exames laboratoriais para excluir coagulação intravascular disseminada (CIVD) e outras causas de insuficiência renal. Os pacientes afetados geralmente apresentam anemia hemolítica microangiopática, trombocitopenia, creatinina sérica elevada e urinálise branda (normal ou com hematúria/proteinúria).

Critérios diagnósticos:

- Disfunção renal – aumento ≥ 2 vezes da creatinina sérica ou ≥ 50% na depuração da creatinina a partir da linha de base antes do transplante e/ou;
- Disfunção neurológica inexplicada;
- Dois ou mais esquizócitos por campo de grande aumento no sangue periférico;
- Aumento da lactato desidrogenase sérica (LDH);
- Teste de Coombs (antiglobulina direto e indireto) negativo;
- Plaquetopenia < 50.000/microL ou ≥ 50% de diminuição na plaquetometria;
- Redução de hemoglobina ou aumento da necessidade transfusional;
- Diminuição da haptoglobina sérica.

O tratamento deve incluir cuidados de suporte, como tratamento de infecções, transfusões e hemodiálise, caso a insuficiência renal seja grave. Indica-se manejo agressivo da proteinúria e hipertensão com inibidores da enzima conversora de angiotensina. É importante suspender inibidores de calcineurina (ciclosporina ou tacrolimus) e outros possíveis agentes causadores. Outras possíveis intervenções terapêuticas incluem anticorpo monoclonal inibidor de complemento (eculizumabe), defibrotida e rituximabe. Plasmaférese não é indicada na microangiopatia pós-TCTH associada a inibidores de calcineurina.[7-10]

## Síndrome da Obstrução Sinusoidal Hepática (SOS)

A SOS ocorre mais frequentemente em pacientes submetidos ao TCTH com condicionamento mieloablativo, sendo desencadeada por lesão endotelial em sinusoides e hepatócitos com deposição de fibrinogênio e fator VIII, gerando congestão hepática, oclusão venular progressiva e necrose hemorrágica centrolobular.

Apresenta como fatores de risco para seu desenvolvimento: doença hepática preexistente, tipo de enxerto, tipo de doador, incompatibilidade HLA, tipo de condicionamento (maior com radioterapia em altas doses, ciclofosfamida, busulfano e fludarabina), tipo de profilaxia para DECH (Sirolimus), tipo de enxerto (alogênico maior que autólogo), idade do paciente (crianças < 7 anos) e em pacientes com baixa *performance*.

Normalmente ocorre nas três primeiras semanas pós-TCTH e caracteriza-se por ganho ponderal decorrente da retenção de líquidos e sódio, icterícia, anormalidades nos testes bioquímicos hepáticos, hepatomegalia dolorosa e ascite. Pode apresentar ainda insuficiência renal (síndrome hepatorrenal), trombocitopenia com refratariedade plaquetária, insuficiência cardiopulmonar e encefalopatia hepática.

Os achados ultrassonográficos mais comuns na SOS incluem hepatomegalia, esplenomegalia, ascite, espessamento acentuado da parede da vesícula biliar e reversão do fluxo na veia porta (mais específico, porém de ocorrência apenas na doença avançada). Pode-se realizar o estudo hemodinâmico transjugular que avalia a presença de hipertensão intra-hepática pós-sinusoidal (> 10 mmHg). A biópsia hepática para confirmação diagnóstica é raramente realizada por causa do alto risco de sangramento, sendo mais utilizados os seguintes critérios clínico-laboratoriais:

- *Critérios de Seattle modificados:* ocorrência de dois ou mais dos seguintes eventos dentro de 20 dias após o TCTH; concentração sérica de bilirrubina total maior que 2 mg/dL; hepatomegalia ou dor no quadrante superior direito; ganho de peso repentino decorrente do acúmulo de fluido (> 2% do peso corporal da linha de base).
- *Critérios de Baltimore:* definem SOS hepática por bilirrubina > 2 mg/dL em até 21 dias do TCTH, além de pelo menos dois dos seguintes eventos: hepatomegalia; ascite; ganho de > 5% do peso pré--TCTH.

Atualmente também é admitido que o diagnóstico de SOS possa ocorrer após 21 dias da infusão de CTH, definido como SOS de início tardio, com critérios clínico-laboratoriais sugestivos, histologicamente comprovado, com ultrassonografia compatível ou evidência hemodinâmica de SOS.

É preconizada a profilaxia com ácido ursodeoxicólico 12 mg/kg/dia. Nos pacientes com alto risco de desenvolver SOS, cogita-se profilaxia com defibrotida, conduta ainda não consolidada. (Quadro 30-1).

Pacientes com SOS leve devem ser conduzidos com medidas de suporte: manter euvolemia, minimizar exposição a agentes hepatotóxicos, analgesia, hemodiálise e paracentese de alívio, quando indicadas. Pacientes com SOS moderada à grave apresentam alta mortalidade, devendo ser tratados com defibrotida 6,25 mg/kg IV de 6/6 horas até a resolução do quadro (por um período mínimo de 21 dias e máximo de 60 dias). Defibrotida aumenta a atividade das enzimas fibrinolíticas, sendo contraindicado para pacientes que recebem anticoagulantes, fibrinolíticos e em pacientes com sangramento ativo. Alguns centros utilizam ainda metilprednisolona em pulsoterapia para o tratamento da SOS.[11-14]

## Síndrome da Enxertia

Engloba uma série de sinais e sintomas que ocorrem durante período próximo à enxertia nos transplantes de células hematopoiéticas. O condicionamento pré-TCTH contribui para lesão endotelial, desencadeando liberação de citocinas pró-inflamatórias (IL-2, TNF-α, IFN-γ, IL-6 etc.) e degranulação de neutrófilos, que causa extravasamento vascular, disfunção orgânica e sintomas constitucionais. A administração concomitante de G-CSF pode contribuir para o seu desenvolvimento. Apresenta como fatores de risco: transplante autólogo, condicionamento não mieloablativo, uso de G-CSF e pacientes com mieloma múltiplo tratados previamente com lenalidomida ou bortezomibe.

- *Critérios diagnósticos (Spitzer):* deve apresentar 3 critérios maiores ou 2 critérios maiores e 1 critério menor. Deve ocorrer em período até 96 horas após enxertia.
  - *Critérios maiores:* temperatura > 38,3°C, sem foco infeccioso evidente; *rash* eritrodérmico envolvendo mais de 25% do corpo e não atribuível a medicamento; edema pulmonar não cardiogênico, manifestado por infiltrado pulmonar e hipóxia.
  - *Critérios menores:* disfunção hepática com bilirrubinemia total > 2 mg/dL ou níveis de transaminases > duas vezes o normal; insuficiência renal aguda (creatinina sérica > duas vezes o valor de base); ganho de peso > 2,5% do peso basal; encefalopatia transitória inexplicável por outras causas.

Sugere-se como profilaxia evitar o uso de G-CSF após o TCTH em pacientes de alto risco. Quando houver suspeita, deve-se suspender imediatamente o G-CSF e iniciar cuidados de suporte como antipiréticos, diuréticos, oxigenoterapia e cuidados tópicos para o *rash*. Se a febre persistir após 48 horas de tratamento com antibióticos, com culturas negativas e sem sinais de infecção descontrolada, iniciar metilprednisolona 1 mg/kg de 12/12 h por 3 dias, com redução progressiva em uma semana a depender de resposta satisfatória.[15-17]

**Quadro 30-1.** Grau de Severidade da SOS

| | Leve | Moderada | Severa | Muito severa |
|---|---|---|---|---|
| **Tempo de início dos sintomas (dias)** | > 7 | 5-7 | < 5 | Qualquer tempo |
| **Bilirrubina mg/dL** | ≥ 2 e < 3 | ≥ 3 e < 5 | ≥ 5 e < 8 | ≥ 8 |
| **Bilirrubina – cinética** | | | Dobrar em 48 h | |
| **Transaminases (× normal)** | ≤ 2 | > 2 e ≤ 5 | > 5 e ≤ 8 | > 8 |
| **Ganho de peso (%)** | < 5 | ≥ 5 e < 10 | ≥ 5 e < 10 | ≥ 10 |
| **Função renal (× basal no TCTH)** | < 1,2 | ≥ 1,2 e < 1,5 | ≥ 1,5 e < 2 | > 2 |

## Síndrome de Extravasamento Capilar

A síndrome do extravasamento capilar é desencadeada pela liberação de citocinas pró-inflamatórias advindas pelo endotélio lesionado, que se caracteriza por extravasamento de fluido circulante para o espaço extravascular, causando hipotensão, hipoperfusão, hipoalbuminemia, ganho ponderal e anasarca. Em casos graves pode evoluir com insuficiências renal e respiratória e choque distributivo. Apresenta como fatores de risco: TCTH alogênico não aparentado, condicionamentos mieloablativos associados ao TCTH alogênico e uso de G-CSF.

- *Critérios diagnósticos:* ocorre precocemente após o TCTH (dias +10 a +11); ganho de peso inexplicável > 3% em 24 h; balanço hídrico positivo, apesar de Furosemida (pelo menos 1 mg/kg), avaliado 24 h após a sua administração.

Deve-se suspender o G-CSF imediatamente na suspeita de síndrome de extravasamento capilar. Sugere-se tratamento com corticosteroides e terapia de suporte (catecolaminas, coloides e plasma).[18,19]

## Insuficiência Renal Aguda (IRA)

A lesão renal aguda ocorre frequentemente em pacientes transplantados, principalmente nos primeiros 100 dias pós-TCTH. IRA pode decorrer por diversas etiologias e fisiopatogenias:

- *IRA pré-renal:* sepse, síndrome da enxertia, SOS/VOD.
- *IRA renal-glomerular:* microangiopatia associada ao TCTH.
- *IRA renal-tubular:* necrose tubular aguda decorrente da desidratação, sepse, choque, síndrome da enxertia, obstrução intratubular por causa de drogas ou síndrome de lise tumoral.
- *IRA renal-intersticial:* GVHD aguda, infecção viral por BKPyV ou ADV.
- *IRA pós-renal:* obstrução por BKPyV ou cistite por ADV, fibrose retroperitoneal, linfadenopatia.

Os principais fatores predisponentes à IRA são: comorbidades, como diabetes, hipertensão e insuficiência renal preexistente; uso de drogas nefrotóxicas no condicionamento (ciclofosfamida, carboplatina e cisplatina), tratamento de GVHD (metotrexato e inibidores de calcineurina), antibióticos (anfotericina, aminoglicosídeos e vancomicina) e antivirais (aciclovir, ganciclovir e cidofovir).[20,21]

## Cardiotoxicidade

A toxicidade cardiovascular é complicação potencial em curto ou longo prazo, decorrente de várias terapias antineoplásicas. Algumas drogas, imunobiológicos e radioterapia têm sido implicados em causar danos potencialmente irreversíveis e disfunção cardíaca importante. Este risco é ainda maior em pacientes com cardiopatia prévia.

- Antracíclicos, fludarabina associada a melfalano, metotrexato, citarabina, ciclofosfamida, ifosfamida, cisplatina e etoposídeo são drogas amplamente utilizadas em condicionamentos de TCTH com cardiotoxicidade em potencial, muitas vezes com efeito dose-dependente.
- Radioterapia também é potencialmente cardiotóxica, com fatores de risco para maior gravidade, sendo: dose > 30-35 Gy, dose por fração > 2 Gy, grande volume de coração irradiado, idade mais jovem à exposição e maior tempo desde a exposição.[22,23]

## Neurotoxicidade

Complicações neurológicas após TCTH são comuns e podem ter diagnóstico desafiador. Apresentam gravidade variável, ocorrendo desde transtornos transitórios leves a evoluções graves, com risco de óbito. Os principais fatores e agentes causadores incluem drogas neurotóxicas, patógenos, doença cerebrovascular, encefalopatia metabólica, doenças imunomediadas, infiltração da doença de base em SNC, microangiopatia trombótica e doença linfoproliferativa pós-transplante.

Podem ser classificadas conforme o tempo de instalação pós-TCTH com eventos iniciais decorrentes principalmente de toxicidade por drogas usadas no condicionamento, profilaxia para DECH e antimicrobianos. Complicações posteriores estão geralmente associadas à imunodeficiência.

As neurotoxicidades mais comumente relacionadas com TCTH precoce são decorrentes de medicações.

Inibidores de calcineurina possuem importante neurotoxicidade, manifestada como cefaleia, confusão, tremor, ataxia, convulsões, cegueira cortical, microangiopatia trombótica e PRES. Cefaleia, alteração visual, convulsão, encefalopatia ou déficit neurológico focal associados à insuficiência renal ou flutuações da pressão arterial são altamente sugestivos de PRES.[24-27]

## Hepatotoxicidade

Disfunção hepática é complicação comum do TCTH (especialmente após condicionamento mieloablativo), podendo variar desde elevações assintomáticas de bilirrubina sérica e enzimas hepáticas, até morte por insuficiência hepática fulminante. A VOD/SOS é doença sistêmica, mas com fisiopatologia envolvendo lesão predominantemente hepática, devendo ser prevenida e, quando suspeitada, rapidamente tratada. Exames de imagem (tomografia computadorizada ou ultrassonografia) podem ser necessários para diagnósticos diferenciais entre doenças biliares, vasculares ou relacionadas ao tumor. Biópsia hepática é raramente realizada.[28,29]

**Cistite hemorrágica não infecciosa** é tipicamente causada pela toxicidade da mucosa da bexiga urinária aos agentes utilizados no condicionamento (ciclofosfamida, ifosfamida e, mais raramente, busulfano e irradiação corporal total).

Em pacientes que recebem altas doses de ciclofosfamida e ifosfamida como parte do regime de condicionamento preconizam-se hiperidratação e o uso de Mesna para reduzir a exposição da mucosa da bexiga à acroleína e outros catabólitos tóxicos que danificam a mucosa da bexiga.[30-32]

## PERÍODO PÓS-ENXERTIA PRECOCE

### Doença do Enxerto Contra Hospedeiro (DECH)

A DECH é complicação comum pós-transplante alogênico de células-tronco hematopoiéticas caracterizada por distúrbios multissistêmicos. Billingham, em 1960, estabeleceu critérios para que haja DECH: administração de um enxerto com células imunocompetentes, que tenha disparidade imunológica com o hospedeiro, e que esse hospedeiro esteja imunossuprimido, sendo incapaz de rejeitar as células do enxerto.

DECH é classicamente dividida em aguda (DECHa) e crônica (DECHc) com base no tempo de início, utilizando um ponto de corte de 100 dias pós-TCTH. No entanto, esta divisão convencional se tornou inadequada pelo reconhecimento de que sinais de DECHa e DECHc podem ocorrer fora desses períodos designados, sendo então utilizados os achados clínicos para a diferenciação.

### Doença do Enxerto Contra Hospedeiro Aguda (DECHa)

A DECHa representa, direta ou indiretamente, a principal causa de mortalidade em curto prazo após TCTH alogênico.

O regime de condicionamento leva a dano tecidual, que gera a ativação de células apresentadoras de antígenos do hospedeiro por agentes patogênicos, levando à ativação e proliferação de células T do enxerto, que liberam citocinas, causando lesão celular citotóxica com necrose tecidual. Este processo patogenético é imunomodulado por células T reguladoras (T-regs), células T tipo 1 (células Tr1), células NKT invariantes e células supressoras derivadas de mieloides (MDSCs).

Apresenta como fatores de risco para o seu desencadeamento: incompatibilidade HLA, aloimunização prévia do doador, intensidade do condicionamento (radioterapia de corpo inteiro), profilaxia para DECH utilizada e polimorfismos dos genes que codificam as citocinas.

Quadro Clínico:
- Pele: *rash* maculopapular eritematoso, inicialmente envolvendo as palmas das mãos, plantas dos pés, pescoço, orelhas e ombros, podendo progredir para todo o corpo. Em casos graves pode evoluir com bolhas e descamação. Pode ser pruriginoso e doloroso.
- Fígado: colestase com ou sem icterícia. Normalmente enzimas canaliculares são mais alteradas do que as transaminases.
- Trato gastrointestinal:
  - Superior: anorexia, náusea, vômitos, dispepsia.
  - Inferior: diarreia tipicamente verde, podendo conter hematoquezia e dor abdominal em cólicas. Pode evoluir com íleo paralítico.

A profilaxia para DECH é de extrema importância, pois DECHa graus III e IV, especialmente se resistente ao tratamento de primeira linha, apresenta prognóstico reservado, a despeito da terapêutica realizada. A profilaxia pode ser feita com inibidores de calcineurina (ciclosporina/tacrolimus) combinados com metotrexato, micofenolato de mofetila ou sirolimus, conforme o condicionamento e o tipo de TCTH. Em transplantes com maior risco de DECH (como alogênicos não aparentados, transplantes haploidênticos ou com *mismatch*) indica-se associar um método para remoção de células T do doador, podendo ser remoção de linfócitos T pré-infusão (*ex vivo*) ou *in vivo* pré-infusão (com ATG ou acemtuzumab, por exemplo).

Em pacientes com DECHa grau I de pele preconiza-se o tratamento tópico com corticosteroides e medidas gerais para o manejo do prurido, como hidratantes, cremes não irritantes e anti-histamínicos.

Em pacientes com estádio > I indica-se tratamento com metilprednisolona de 2 mg/kg/dia divididos de 12/12 h por 7 a 14 dias, com posterior redução gradual dependente de resposta.

Em pacientes com DECH do TGI graus I e II pode-se considerar início de tratamento com uma dose menor de metilprednisolona associada a corticoide tópico. Pacientes com diarreia acima de 500 mL/dia devem ser considerados para nutrição parenteral, com reintrodução gradual de dieta oral após melhora.

Falha em responder a doses-padrão de esteroides (definido como progressão dentro de 3 a 5 dias após início do tratamento ou uma resposta incompleta em 7-14 dias) ou recidiva após a redução inicial da dose (dependência de esteroides) necessitará de segunda linha de tratamento, no entanto, nenhuma mostrou eficácia convincente em longo prazo. DECHa refratária à primeira linha de tratamento apresenta taxa de mortalidade proxima à 80%.

Podem-se realizar ATG, micofenolato de mofetila, sirolimus, alemtuzumab (anti-CD52), daclizumab ou inolimomab (para a subunidade alfa do receptor de IL-2 expresso em células T ativadas); infliximab ou etanercept (TNF-α), alfa-1 antitripsina (AAT), fotoaférese extracorpórea uma a duas vezes por semana, células mesenquimais, Itacitinibe (inibidor JAK 1) e ruxolitinibe (inibidor JAK 1/2). Como não há dados que evidenciam eficácia superior para agentes de segunda linha, a escolha do regime a ser utilizado deve ser guiado pelo tratamento prévio (profilaxia), toxicidade, interações com outros agentes, conveniência, disponibilidade, despesas e experiência do serviço.

Pacientes em tratamento com corticoides em altas doses apresentam maior risco para reativação de vírus, como CMV, ADV e EBV; para infecção fúngica, como *Candida* e Aspergilose; e para infecção por bactérias encapsuladas decorrente da asplenia funcional. Dessa forma preconiza-se a profilaxia com antimicrobianos. Recomenda-se ainda imunoglobulina humana IV suplementar para pacientes com IgG < 400 mg/dL ou infecções recorrentes.[2,33-39]

## PERÍODO PÓS-ENXERTIA TARDIA
### Doença do Enxerto Contra Hospedeiro Crônica (DECHc)

DECHc é a mais relevante causa de morbidade tardia não relacionada com recidiva pós-TCTH. Sua fisiopatologia é caracterizada por mecanismos de imunotolerância prejudicados que afetam a imunidade inata e adaptativa.

Apresenta como fatores de risco: doadores não relacionados ou com *mismatch*, célula-tronco periférica como fonte, doador mais velho, aloimunização do doador, doadora do sexo feminino para receptor do sexo masculino, irradiação corporal e DECHa prévio.

DECHc apresenta, apesar da morbidade, efeito protetor, já que pacientes que a desenvolvem apresentam menor taxa de recidiva de doença.

DECHc manifesta-se com sinais e sintomas que simulam doenças autoimunes. Geralmente ocorre entre 3 meses e 2 anos após o TCTH, mas pode ocorrer mais precocemente.

Os critérios de consenso do NIH classificam as manifestações como diagnósticas ou distintas, sendo que características diagnósticas são aquelas que estabelecem o diagnóstico de DECHc sem necessidade de investigação adicional, e características distintas são vistas em pacientes com DECHc, mas requerem investigação adicional para confirmar o diagnóstico.

- Pele: órgão mais frequentemente acometido. Pode apresentar manifestações de sobreposição com DECHa, como eritema maculopapular, erupção cutânea e prurido.
  - Características diagnósticas: poiquilodermia, líquen plano, líquen esclerótico, morfeia e esclerodermia.
  - Características distintas: despigmentação, lesões papuloescamosas, ictiose, ceratose, alterações pigmentares, perda de anexos cutâneos.
- Unhas: distrofia ungueal, sulcos longitudinais, rachaduras, onicólise, pterígio *unguis*, perda de unha.
- Cabelos: alergia do couro cabeludo, e lesões papuloescamosas, cabelos grisalhos prematuros, alopecia, cabelos finos e opacos.
- Olhos: síndrome *sicca*, ceratite, blefarite, eritema conjuntival, fotofobia (não apresenta características diagnósticas).
- Boca:
  - Características diagnósticas: líquen, placas hiperceratóticas, restrição da abertura da boca por esclerose.
  - Outras: enantema, úlcera, mucocele, xerostomia, atrofia, pseudomembrana, gengivite, periodontite, aumento de cárie e perda dentária.
- Fígado: colestase assemelhando-se à cirrose biliar primária; hepatite também pode ocorrer (não apresenta características diagnósticas).
- Gastrointestinal:
  - Características diagnósticas: presença de rede esofágica ou estenose no terço superior-médio do esôfago.
  - Outros: disfagia, náuseas, vômitos, síndrome de má absorção, pancreatite imunomediada.
- Genital: secura vaginal, prurido, dispareunia.
  - Características diagnósticas: Líquen plano, sinéquias vaginais, estenose.
  - Características distintas: ulcerações, erosões e fissuras.
- Pulmões:
  - Características diagnósticas: evidência patológica de bronquiolite obliterante.
  - Outras: alveolite linfocítica, resultando em fibrose intersticial ou bronquiolite obliterante, pneumonia em organização (BOOP).
- Musculoesquelético:
  - Características diagnósticas: fasciite, resultando em mobilidade restrita das articulações.
  - Outros: edema, cãibras, artralgia e artrite, miosite.
- Outros: plaquetopenia, eosinofilia, linfopenia, hipo/hipergamaglobulinemia, autoanticorpos, poliserosite, polimiosite, encefalite, neuropatia periférica, vasculite, cardiomiopatia, síndrome nefrótica (nefropatia membranosa).

### *Diagnóstico*

O diagnóstico é feito pelo quadro clínico, exames laboratoriais (hemograma e perfil hepático), tomografia de pulmão com fase expiratória, endoscopia, colonoscopia, broncoscopia, ressonância magnética musculoesquelética, eletroneuromiografia, prova de função pulmonar, biópsia.

## Classificação

O sistema de pontuação NIH considera número de órgãos envolvidos e a gravidade dentro de cada órgão afetado (p. ex.: pele, boca, olhos, trato gastrointestinal, fígado, pulmões, articulações/fáscia e trato genital). A gravidade específica do órgão é pontuada de 0 a 3. Com base nessas informações, a gravidade geral é classificada então como:

- *Leve:* acometimento de, no máximo, dois órgãos sem comprometimento funcional clinicamente significativo.
- *Moderado:* acometimento de, no mínimo, três órgãos sem comprometimento funcional clinicamente significativo **ou** acometimento de, no mínimo, um órgão com comprometimento funcional clinicamente significativo, mas sem deficiência importante.
- *Grave:* incapacidade importante.

Apresentam maior mortalidade pacientes que evoluíram da DECHa, que tem acometimento de mais de 3 órgãos ou que apresentam um órgão com pontuação de gravidade maior que 2; que apresentam plaquetopenia persistente.

## Tratamento

O tratamento de primeira linha consiste em esteroides administrados isoladamente ou em combinação com inibidores de calcineurina.

DECHc leve pode ser tratada com medicamentos tópicos. Se o tratamento tópico não for possível ou for ineficaz, recomenda-se prednisona 0,5-1 mg/kg de peso corporal/dia.

- *Pele:* hidratante, esteroide tópicos, tacrolimus tópico ou fototerapia.
- *Olhos:* colírio lubrificante, tacrolimus colírio.
- *Boca:* clobetasol, saliva artificial, fluoretos tópicos.
- *Vagina:* esteroides e estrogênio tópico, dilatadores, se estenose.
- *Pulmão:* broncodilatadores, corticoides inalatórios, oxigenoterapia, reabilitação pulmonar.
- *Fasciite:* fisioterapia.

Para o DECHc moderada ou grave preconiza-se prednisona ou metilprednisolona 1 mg/kg de peso corporal/dia. Em casos graves considerar a combinação de esteroides com inibidores da calcineurina.

DECHc leva tempo para responder ao tratamento, devendo-se esperar 2 meses para avaliação de resposta (até 6 meses na forma esclerodérmica). A redução da imunossupressão deve ser progressiva e gradual. Se os sintomas progredirem durante as primeiras 4 semanas ou se não houver melhora em 8-12 semanas, deve-se iniciar terapia de segunda linha.

Em geral, não associar mais que três imunossupressores, pois não levam à melhor eficácia e resultam em aumento significativo do risco de efeitos colaterais e infecções.

A escolha da segunda linha de tratamento depende principalmente dos efeitos colaterais e antecedentes do paciente. Podem ser utilizados: fotoaférese, Sirolimus, Micofenolato de Mofetila, Ibrutinibe, Ruxolitinibe, Rituximabe, Bortezomibe e Imatinibe.[40-49]

## REFERÊNCIAS BIBLIOGRÁFICAS

1. Appelbaum FR, Forman SJ, Negrin RS, Blume KG (Eds.). *Thomas' Hematopoietic Cell Transplantation: Stem Cell Transplantation.* 4th ed. Blackwell Publishing Ltd; 2009.
2. Carreras E, Dufour C, Mohty M, Kröger N (Eds.). The EBMT Handbook - Haematopoietic Stem Cell Transplantation and Cellular Therapies. 7th ed. Springer; 2019.
3. Bacigalupo A, Ballen K, Rizzo D *et al.* Defining the intensity of conditioning regimens: working definitions. *Biol Blood Marrow Transplant* 2009;15(12):1628-33.
4. Bowen JM, Wardill HR. Advances in the understanding and management of mucositis during stem cell transplantation. *Curr Opin Support Palliat Care* 2017;11(4):341-6.
5. Worthington HV, Clarkson JE, Bryan G *et al.* Interventions for preventing oral mucositis for patients with cancer receiving treatment. *Cochrane Database Syst Rev* 2011(4):CD000978.
6. Labrador J, Lopez-Corral L, Vazquez L *et al.* Incidence and risk factors for life-threatening bleeding after allogeneic stem cell transplant. *Br J Haematol* 2015;169(5):719-25.
7. Laskin BL, Goebel J, Davies SM, Jodele S. Small vessels, big trouble in the kidneys and beyond: hematopoietic stem cell transplantation-associated thrombotic microangiopathy. *Blood* 2011;118(6):1452-62.
8. Khosla J, Yeh AC, Spitzer TR, Dey BR. Hematopoietic stem cell transplant-associated thrombotic microangiopathy: current paradigm and novel therapies. *Bone Marrow Transplant* 2018;53(2):129-37.
9. Batts ED, Lazarus HM. Diagnosis and treatment of transplantation-associated thrombotic microangiopathy: real progress or are we still waiting? *Bone Marrow Transplant* 2007;40(8):709-19.
10. Jodele S, Laskin BL, Dandoy CE *et al.* A new paradigm: Diagnosis and management of HSCT-associated thrombotic microangiopathy as multi-system endothelial injury. *Blood Rev* 2015;29(3):191-204.
11. Carreras E. How I manage sinusoidal obstruction syndrome after haematopoietic cell transplantation. *Br J Haematol* 2015;168(4):481-91.
12. Carreras E, Diaz-Beya M, Rosinol L *et al.* The incidence of veno-occlusive disease following allogeneic hematopoietic stem cell transplantation has diminished and the outcome improved over the last decade. *Biol Blood Marrow Transplant* 2011;17(11):1713-20.

13. Coppell JA, Richardson PG, Soiffer R et al. Hepatic veno-occlusive disease following stem cell transplantation: incidence, clinical course, and outcome. *Biol Blood Marrow Transplant* 2010;16(2):157-68.
14. Mohty M, Malard F, Abecassis M et al. Revised diagnosis and severity criteria for sinusoidal obstruction syndrome/veno-occlusive disease in adult patients: a new classification from the European Society for Blood and Marrow Transplantation. *Bone Marrow Transplant* 2016;51(7):906-12.
15. Spitzer TR. Engraftment syndrome following hematopoietic stem cell transplantation. *Bone Marrow Transplant* 2001;27(9):893-8.
16. Spitzer TR. Engraftment syndrome: double-edged sword of hematopoietic cell transplants. *Bone Marrow Transplant* 2015;50(4):469-75.
17. Cornell RF, Hari P, Drobyski WR. Engraftment Syndrome after Autologous Stem Cell Transplantation: An Update Unifying the Definition and Management Approach. *Biol Blood Marrow Transplant* 2015;21(12):2061-8.
18. Lucchini G, Willasch AM, Daniel J et al. Epidemiology, risk factors, and prognosis of capillary leak syndrome in pediatric recipients of stem cell transplants: a retrospective single-center cohort study. *Pediatr Transplant* 2016;20(8):1132-6.
19. Nurnberger W, Willers R, Burdach S, Gobel U. Risk factors for capillary leakage syndrome after bone marrow transplantation. *Ann Hematol* 1997;74(5):221-4.
20. Lopes JA, Jorge S, Neves M. Acute kidney injury in HCT: an update. *Bone Marrow Transplant* 2016;51(6):755-62.
21. Shingai N, Morito T, Najima Y et al. Early-onset acute kidney injury is a poor prognostic sign for allogeneic SCT recipients. *Bone Marrow Transplant* 2015;50(12):1557-62.
22. Tan TC, Neilan TG, Francis S et al. Anthracycline-Induced Cardiomyopathy in Adults. *Compr Physiol* 2015;5(3):1517-40.
23. Curigliano G, Cardinale D, Suter T et al. Cardiovascular toxicity induced by chemotherapy, targeted agents and radiotherapy: ESMO Clinical Practice Guidelines. *Ann Oncol* 2012;23(Suppl 7):vii155-66.
24. Beitinjaneh A, McKinney AM, Cao Q, Weisdorf DJ. Toxic leukoencephalopathy following fludarabine-associated hematopoietic cell transplantation. *Biol Blood Marrow Transplant* 2011;17(3):300-8.
25. Denier C, Bourhis JH, Lacroix C et al. Spectrum and prognosis of neurologic complications after hematopoietic transplantation. *Neurology* 2006;67(11):1990-7.
26. Maffini E, Festuccia M, Brunello L et al. Neurologic Complications after Allogeneic Hematopoietic Stem Cell Transplantation. *Biol Blood Marrow Transplant* 2017;23(3):388-97.
27. Schmidt V, Prell T, Treschl A et al. Clinical Management of Posterior Reversible Encephalopathy Syndrome after Allogeneic Hematopoietic Stem Cell Transplantation: A Case Series and Review of the Literature. *Acta Haematol* 2016;135(1):1-10.
28. Hogan WJ, Maris M, Storer B et al. Hepatic injury after nonmyeloablative conditioning followed by allogeneic hematopoietic cell transplantation: a study of 193 patients. *Blood* 2004;103(1):78-84.
29. Arai S, Lee LA, Vogelsang GB. A systematic approach to hepatic complications in hematopoietic stem cell transplantation. *J Hemather Stem Cell Res* 2002;11(2):215-29.
30. Cesaro S, Dalianis T, Hanssen Rinaldo C et al. ECIL guidelines for the prevention, diagnosis and treatment of BK polyomavirus-associated haemorrhagic cystitis in haematopoietic stem cell transplant recipients. *J Antimicrob Chemother* 2018;73(1):12-21.
31. Erard V, Storer B, Corey L et al. BK virus infection in hematopoietic stem cell transplant recipients: frequency, risk factors, and association with postengraftment hemorrhagic cystitis. *Clin Infect Dis* 2004;39(12):1861-5.
32. Zaia J, Baden L, Boeckh MJ et al. Viral disease prevention after hematopoietic cell transplantation. *Bone Marrow Transplant* 2009;44(8):471-82.
33. Ferrara JL, Levine JE, Reddy P, Holler E. Graft-versus-host disease. *Lancet* 2009;373(9674):1550-61.
34. Flowers ME, Inamoto Y, Carpenter PA et al. Comparative analysis of risk factors for acute graft-versus-host disease and for chronic graft-versus-host disease according to National Institutes of Health consensus criteria. *Blood* 2011;117(11):3214-9.
35. Rowlings PA, Przepiorka D, Klein JP et al. IBMTR Severity Index for grading acute graft-versus-host disease: retrospective comparison with Glucksberg grade. *Br J Haematol* 1997;97(4):855-64.
36. Teshima T, Reddy P, Zeiser R. Reprint of: Acute Graft-versus-Host Disease: Novel Biological Insights. *Biol Blood Marrow Transplant* 2016;22(3 Suppl):S3-8.
37. Martin PJ, Rizzo JD, Wingard JR et al. First- and second-line systemic treatment of acute graft-versus-host disease: recommendations of the American Society of Blood and Marrow Transplantation. *Biol Blood Marrow Transplant* 2012;18(8):1150-63.
38. Hill L, Alousi A, Kebriaei P et al. New and emerging therapies for acute and chronic graft versus host disease. *Ther Adv Hematol* 2018;9(1):21-46.
39. Ruutu T, Gratwohl A, de Witte T et al. Prophylaxis and treatment of GVHD: EBMT-ELN working group recommendations for a standardized practice. *Bone Marrow Transplant* 2014;49(2):168-73.
40. Grube M, Holler E, Weber D et al. Risk Factors and Outcome of Chronic Graft-versus-Host Disease after Allogeneic Stem Cell Transplantation-Results from a Single-Center Observational Study. *Biol Blood Marrow Transplant* 2016;22(10):1781-91.
41. Hildebrandt GC, Fazekas T, Lawitschka A et al. Diagnosis and treatment of pulmonary chronic GVHD: report from the consensus conference on clinical practice in chronic GVHD. *Bone Marrow Transplant* 2011;46(10):1283-95.
42. Jagasia MH, Greinix HT, Arora M et al. National Institutes of Health Consensus Development Project on Criteria for Clinical Trials in Chronic Graft-versus-Host Disease: I. The 2014 Diagnosis and Staging

Working Group report. *Biol Blood Marrow Transplant* 2015;21(3):389-401 e1.
43. Cooke KR, Luznik L, Sarantopoulos S *et al*. The Biology of Chronic Graft-versus-Host Disease: A Task Force Report from the National Institutes of Health Consensus Development Project on Criteria for Clinical Trials in Chronic Graft-versus-Host Disease. *Biol Blood Marrow Transplant* 2017;23(2):211-34.
44. Dignan FL, Amrolia P, Clark A *et al*. Diagnosis and management of chronic graft-versus-host disease. *Br J Haematol* 2012;158(1):46-61.
45. Dignan FL, Scarisbrick JJ, Cornish J *et al*. Organ-specific management and supportive care in chronic graft-versus-host disease. *Br J Haematol* 2012;158(1):62-78.
46. Wolff D, Bertz H, Greinix H *et al*. The treatment of chronic graft-versus-host disease: consensus recommendations of experts from Germany, Austria, and Switzerland. *Dtsch Arztebl Int* 2011;108(43):732-40.
47. Magro L, Forcade E, Giraud C *et al*. [Management of the chronic graft versus host disease: Guidelines from the Francophone society of bone marrow transplantation and cellular therapies (SFGM-TC)]. *Bull Cancer* 2017;104(12S):S145-S68.
48. Im A, Hakim FT, Pavletic SZ. Novel targets in the treatment of chronic graft-versus-host disease. *Leukemia* 2017;31(3):543-54.
49. Sarantopoulos S, Cardones AR, Sullivan KM. How I treat refractory chronic graft-versus-host disease. *Blood* 2019;133(11):1191-200.

# URGÊNCIAS E EMERGÊNCIAS INFECCIOSAS NO TRANSPLANTE DE CÉLULAS-TRONCO HEMATOPOIÉTICAS

Lorena Bedotti Ribeiro
Carlos Sitta Sabaini

Os receptores de TCTH alogênicos estão sob maior risco de complicações infecciosas, principalmente nos primeiros seis meses pós-TCTH se estendendo por até 24 meses pós-TCTH; enquanto, os de TCTH autólogos são mais vulneráveis até 100 dias do transplante, persistindo imunossupressão por 12 meses após o TCTH.

É possível dividir o procedimento de TCTH em duas etapas:

- *Pré-enxertia:* do início do condicionamento até a recuperação neutrofílica (20 a 30 dias pós-TCTH).
- *Pós-enxertia:* subdividida em fase pós-enxertia precoce, até o D+100 e tardia.

O período e a duração de cada fase podem variar conforme a fonte de CTH, o grau de histocompatibilidade, o regime de condicionamento, o tipo de profilaxia para DECH ou a presença de DECH.

## INFECÇÕES NO PERÍODO PRÉ-ENXERTIA
### Neutropenia Febril
Ocorre na maioria dos pacientes submetidos a TCTH durante o período pré-enxertia. A fonte da infecção é identificada em apenas 20 a 30% dos episódios febris. Na ausência de neutrófilos a febre é frequentemente o único sintoma presente. A predominância de microrganismos identificados nesses episódios depende da flora nosocomial de cada instituição.

Os pacientes com riscos mais elevados de infecções durante a neutropenia são os submetidos ao condicionamento mieloablativo, que produz mais lesões de mucosas e períodos de neutropenia mais prolongados. Durante esta fase as infecções são principalmente resultantes de cocos Gram-positivos e bacilos Gram-negativos se manifestando principalmente como sepse, pneumonia, sinusite, colite, proctite e celulite. A persistência de febre após tratamento antimicrobiano empírico de primeira linha apresenta inúmeros diagnósticos diferenciais, incluindo bactérias multirresistentes, fungos (principalmente *Candida* e *Aspergillus*), vírus, síndrome da enxertia, DECH, síndrome da liberação de citocinas, resposta inflamatória a lesões tissulares (mucosite, por exemplo), febre por fármacos e hemofagocitose. Tratamentos empíricos de segunda linha devem abranger essas possibilidades. O manejo da neutropenia febril é abordado em outro capitulo deste livro.[1-4]

### Tiflite
A necrose da parede intestinal decorre, geralmente, da toxicidade quimioterápica associada ao supercrescimento bacteriano. O paciente apresenta dor abdominal principalmente no quadrante inferior direito, distensão abdominal e diarreia, podendo apresentar hematoquezia, febre, náuseas e vômitos. A ultrassonografia ou a tomografia de abdome evidenciam espessamento da parede intestinal, podendo apresentar perfuração intestinal. Preconiza-se como tratamento: jejum, suporte nutricional com dieta parenteral e antibioticoterapia de amplo espectro (cobrir *Pseudomonas aeruginosa*, *Escherichia coli*, outros bacilos entéricos Gram-negativos e anaeróbios). Sugere-se cefepima associado ao metronidazol; piperacilina-tazobactam ou imipenem. Em pacientes graves, recomenda-se associar antibiótico para cobertura de enterococo. Evitar intervenção cirúrgica, exceto se houver perfuração intestinal com precisa indicação de urgência. É preferível, na maioria dos casos, aguardar resolução da neutropenia antes da abordagem cirúrgica.[5-7]

### Infecções Fúngicas
Há períodos de maior risco para infecção fúngica invasiva: pré-enxertia, quando há neutropenia e mucosite; pós-enxertia precoce, quando os pacientes estão em maior risco para DECH aguda (DECHa) e reativações virais decorrentes da imunidade das células T prejudicada; e pós-enxertia tardia, em que pode haver DECH crônica (DECHc), atraso na reconstituição imunológica e, ocasionalmente, neutropenia secundária.

Na pré-enxertia, infecções por *Candida* sp. sempre foram as mais prevalentes. Contudo, a profilaxia já consolidada gerou maior incidência de infecções por *Candida* não *albicans* resistentes ao fluconazol (incluindo *Candida glabrata* e *Candida krusei*).

Nas últimas duas décadas, infecções causadas por espécies de *Aspergillus* (e, mais raramente, por *Mucorales*, *Fusarium*, e alguns outros patógenos raros) se tornaram muito mais prevalentes.[8-12]

## Candidemia

As manifestações clínicas da candidemia variam de febre a sepse, podendo apresentar coriorretinite com ou sem vitrite, lesões de pele e abscesso muscular. O padrão ouro para o diagnóstico é a presença de hemocultura positiva. As equinocandinas são as drogas de escolha para a terapia de primeira linha, podendo ser posteriormente descalonada em pacientes clinicamente estáveis com identificação das espécies e da suscetibilidade aos antifúngicos. A duração do tratamento normalmente é de 14 dias após a última hemocultura positiva, e a remoção do cateter é fortemente recomendada.[13]

## Aspergilose Invasiva

A aspergilose invasiva (AI) é mais comum em pacientes pós-TCTH alogênicos. Embora outros fatores de risco no período pós-TCTH tenham sido identificados, os mais importantes são o desenvolvimento da DECHa ou DECHc e seu tratamento imunossupressor, além de infecção concomitante por citomegalovírus (CMV). Nos pacientes pós-TCTH as linhas primárias de defesa, incluindo a fagocitose por macrófagos alveolares e neutrófilos, são muitas vezes disfuncionais na presença de drogas imunossupressoras e corticosteroides. Assim, após a inalação, esporos de *Aspergillus* podem germinar e produzir hifas, causando angioinvasão com oclusão vascular e disseminação. Pode-se apresentar com pneumonia, sinusite, ulceras cutâneas, nódulos subcutâneos, infarto cerebral ou infecção disseminada fulminante.

O diagnóstico precoce (por meio da detecção do antígeno galactomanana e/ou por imagens tomográficas) e a instituição também precoce de tratamento agressivo são fundamentais para a boa evolução. A tomografia de tórax pode evidenciar nódulos, com ou sem opacidade em vidro fosco circundante (o sinal do halo), cavitações, sinal do crescente (recuperação neutrofílica) ou consolidações. O padrão ouro para diagnóstico é a biópsia, que na prática é pouco realizada por causa dos riscos de sangramentos.

Em pacientes com DECH recebendo prednisona em doses > 1 mg/kg, ou terapia imunossupressora combinada, recomenda-se profilaxia primária com Posaconazol. Em caso de *Aspergilose* invasiva, recomenda-se tratamento com voriconazol, isavuconazol, anfotericina B lipossomal ou anfotericina B complexo lipídico. A duração do tratamento é tipicamente entre 6 e 12 semanas, comprovada com melhora radiológica, seguidas de profilaxia secundária em pacientes com terapia imunossupressora contínua.[14]

## Mucormicose

A mucormicose pode causar rinossinusite, infecção periorbitária, doença pulmonar, cerebral ou disseminada, com alta mortalidade. A tomografia de tórax pode demonstrar consolidações, massas, derrames pleurais ou múltiplos nódulos com sinal de halo ou sinal de halo invertido (área focal de atenuação em vidro fosco circundada por um anel de consolidação). O tratamento da mucormicose inclui o desbridamento cirúrgico e terapia antifúngica, além de redução da imunossupressão. As formulações à base de lipídeos da anfotericina B (em doses de 5-10 mg/kg) são a primeira linha terapêutica. Posaconazol e Isavuconazol podem ser usados para terapia ambulatorial após estabilização inicial da doença.[15]

## Fusariose

As manifestações clínicas variam de colonização; infecções localizadas: como ceratite, onicomicose, úlcera cutânea, celulite, sinusite, pneumonia, endoftalmite, miosite, infecção do SNC; a doença disseminada. Em contraste com a aspergilose e a maioria das outras infecções fúngicas invasivas, uma característica marcante da fusariose em hospedeiros imunocomprometidos é a alta frequência de hemoculturas positivas. A terapia de primeira linha deve incluir voriconazol (400 mg/dia após a dose de ataque de 800 mg/dia) e, quando possível, o desbridamento cirúrgico. As formulações à base de lipídeos da anfotericina B (3 a 5 mg/kg) e Posaconazol também podem ser usadas.[16]

## Infecções Pós-Enxertia

O maior risco de infecções neste período está associado à ocorrência de DECH e seu tratamento à base de corticoterapia em altas doses.

### *Bacterianas*

Durante a pós-enxertia precoce, os principais fatores de risco para infecção bacteriana são cateter venoso central, lesões teciduais ocasionadas pela DECH e seu tratamento, além da falta de reconstituição imunológica.

Após o D+100 as imunidades humoral e celular incompetentes (resultantes da DECH entre outros fatores) predispõem a doenças associadas a patógenos encapsulados (*Streptococcus pneumoniae, Haemophilus influenzae* e *Neisseria meningitides*).[17]

### *Virais*

#### Citomegalovírus (CMV)

O CMV é muito comum nos pacientes submetidos a TCTH alogênicos, podendo reativar até 6 meses pós-TCTH. Apresentam maior risco de reativação: pacientes soropositivos que recebem enxertos de doadores CMV soronegativos, receptores de enxertos depletados de células T ou sangue de cordão; e pacientes com DECHa recebendo corticoides em altas doses.

A Sociedade Americana de Doenças Infecciosas (IDSA) recomenda que todos os pacientes que receberam um TCTH devem iniciar um programa de prevenção desde a enxertia até o D+100 pós-TCTH alogênico ou por períodos maiores, caso o paciente esteja em uso de imunossupressor. Não há indicação de monitorização pós-TCTH autólogo. Pode ser adotada ação preemptiva contra a infecção precoce pelo CMV, utilizando-se semanalmente testes quantitativos (PCR ou pp65 antigenemia) que detectam a expressão de antígenos específicos da replicação do vírus, sendo iniciado tratamento preemptivo quando detectada carga viral alta ou crescente. Pode-se adotar a profilaxia com Letermovir até o D+100. Ganciclovir ou valganciclovir são opções terapêuticas, no entanto, pouco utilizadas para profilaxia por causa das toxicidades (mielotoxicidade e nefrotoxicidade).

Em razão do tratamento preemptivo, atualmente a doença pelo CMV é infrequente, ocorrendo em < 5% dos receptores de TCTH alogênicos. Cursa com febre, adinamia, pancitopenia, gastroenterite, pneumonite e retinite. Sugere-se tratamento com ganciclovir IV, inicialmente na dose de 5 mg/kg de 12/12 h, e a evolução, especialmente das infecções pulmonares, pode ser insatisfatória. Outras opções são valganciclovir oral ou foscarnet. Cidofovir pode ser indicado como 2ª linha de tratamento.[18-20]

## Herpes-Vírus Simples (HSV-1 e HSV-2)

A reativação do herpes simples (HSV-1 e HSV-2) é geralmente associada à doença mucocutânea na região orofacial e à menor frequência no esôfago e área genital. Manifestações incomuns são pneumonia, hepatite, meningite (HSV-2) e encefalite (HSV-1). O diagnóstico é clínico e pode ser verificado realizando-se PCR das lesões ou do líquido cefalorraquidiano (LCR) quando suspeita de meningite ou encefalite

As infecções pelo HSV podem ser quase completamente prevenidas com a profilaxia antiviral que deve ser iniciada em todos os pacientes no início do condicionamento até 1 ano pós-TCTH ou enquanto durar o tratamento imunossupressor e, após a suspensão deste, é recomendada a manutenção da profilaxia antiviral por até 2 meses.

O tratamento para doença mucocutânea ou visceral é aciclovir IV 5 mg/kg de 8/8 h por 7 a 10 dias ou oral 400 mg 5 vezes/dia. São alternativas o valaciclovir 500 mg 12/12 h ou famciclovir 500 mg 12/12 h durante 10 dias. Para pneumonia, meningite ou encefalite indica-se aciclovir IV 10 mg/kg de 8/8 h durante pelo menos 14-21 dias. Foscarnet e cidofovir podem ser usados como terapias de 2ª linha.[21]

## Herpes-Vírus 6 (HHV-6)

O risco de infecção por HHV-6 é maior nos pacientes mais imunodeprimidos, como os receptores de TCTH depletados em células T ou de sangue de cordão umbilical. A reativação do HHV-6 está associada à pancitopenia, pneumonite e encefalite (causa mais comum de encefalite pós-TCTH), além de DECHa. Pacientes submetidos a TCTH podem apresentar baixa carga viral sem desenvolver a infecção. O diagnóstico é realizado pela determinação da carga viral por reação em cadeia da polimerase (PCR) em sangue e LCR (quando há suspeita de encefalite). A ressonância magnética evidencia encefalite límbica, mas outros padrões também são vistos.

O tratamento é recomendado para cargas virais > $10^5$ cópias/mL ou quando há sintomas, sendo realizado com ganciclovir IV ou foscarnet.[22-25]

## Vírus Varicela-Zóster (VZV)

A reativação do VZV como herpes-zóster é comum no pós-TCTH tardio e frequentemente complicada por neuralgia prolongada. Pode ser disseminada, e sua forma grave cursa com doença visceral apresentando-se, geralmente, como dor abdominal intensa ou hepatite e, raramente, encefalite, necrose da retina, ou pneumonite. O diagnóstico é clínico, e PCR em material vesicular para VZV ou HSV pode diferenciar, quando há dúvidas. A doença visceral do VZV pode ocorrer sem lesões cutâneas, sendo necessário PCR sérica.

Familiares e cuidadores de pacientes submetidos a TCTH devem ser vacinados se não apresentarem imunização ativa, e os pacientes devem evitar contato com manifestantes de infecção ativa. A reativação do VZV pode ser prevenida com as mesmas doses de antivirais utilizadas na profilaxia do HSV. Para o tratamento indica-se aciclovir IV 10 mg/kg de 8/8 h ou oral: 800 mg 5 vezes/dia por 7 a 10 dias. São alternativas o valaciclovir 1.000 mg de 8/8 h ou famciclovir 500 mg de 8/8 h. Em caso de resistência ao aciclovir, as linhas alternativas de terapia são foscarnet (60 mg/kg de 12/12 h) ou cidofovir (5 mg/kg por semana, juntamente com probenecida e hidratação).[21]

## Vírus Epstein-Barr (EBV)

Os fatores de risco associados são TCTH de sangue de cordão umbilical e depleção *ex vivo* ou *in vivo* de linfócitos T. Pode-se manifestar entre 3 e 5 meses pós-TCTH alogênicos e caracteriza-se por linfonodomegalia generalizada, febre, pneumonite, hepatite e encefalite. A maioria das reativações do EBV é subclínica e não requer terapia. Em casos sintomáticos a resposta ao tratamento com rituximabe ou outros anticorpos monoclonais anti-CD20 é boa, desde que instituído precocemente na evolução da complicação. Uma grave complicação em pacientes imunocomprometidos é a doença linfoproliferativa pós-transplante associada ao EBV (DLPT-EBV) e que, ao contrário de outros tipos de doenças linfoproliferativas, tende a acometer sítios extranodais, como o trato gastrointestinal e o sistema nervoso central (SNC). O tratamento de primeira linha consiste na redução da imunossupressão associada à administração de anticorpos monoclonais anti-CD20 (rituximabe), além de poder-se considerar poliquimioterapia (CHOP).[21]

### Cistite Hemorrágica (CH) Viral

A CH é uma complicação frequente pós-TCTH podendo apresentar início precoce (48 h após o final do condicionamento) decorrente do efeito tóxico direto de metabólitos de drogas e radioterapia na mucosa da bexiga; e de início tardio (próximo à enxertia ou até 2-3 meses após o TCTH) normalmente relacionada com infecção pelo poliomavírus BK (BKPyV) e, mais raramente, por adenovírus (ADV), CMV e HHV6.

Apresenta como fatores predisponentes doenças pró-hemorrágicas, anormalidades da coagulação, trombocitopenia grave e inflamação da mucosa.

Fisiopatogenia: frequentemente somos infectados pelo BKPyV na infância de forma assintomática ou como um quadro gripal leve. Após a infecção primária, o vírus persiste latente no epitélio tubular renal e nas células uroteliais, podendo replicar quando há imunossupressão.

Durante o TCTH há extenso dano citopático da bexiga por causa do dano químico ou actínico induzido pelo condicionamento, que, associado à alorreatividade das células do enxerto que atacam a mucosa da bexiga e a replicação viral, promovem o desenvolvimento da CH.

A replicação do BKPyV é influenciada pelo tipo de enxerto, tipo de doador, tipo de condicionamento, uso de ATG, ciclofosfamida ou busulfano no condicionamento; além da ocorrência de graus 2-4 de DECHa.

### Diagnóstico

O diagnóstico clínico é com base em sinais de cistite, presença da macro-hematúria e demonstração de virúria por BKPyV com cargas virais > 7 log 10 cópias/mL.

A hematúria é classificada como:

- *Grau 1:* microscópica.
- *Grau 2:* macroscópica.
- *Grau 3:* macroscópica com coágulos.
- *Grau 4:* macroscópica com coágulos e insuficiência renal secundária à obstrução do trato urinário.

### Tratamento

Não existe tratamento definido apesar de relatos esporádicos do uso de quinolonas (diminuem a replicação viral *in vitro*), cidofovir (análogo de nucleotídeo que inibe a replicação viral) 3 a 5 mg/kg/semana ou quinzenalmente (junto com probenecida, para prevenir nefrotoxicidade) e leflunomida (antimetabólito com efeito imunomodulador e inibidor da replicação viral).

Na maioria dos casos, a CH se resolve espontaneamente, principalmente se for possível a redução de algum tratamento imunossupressor vigente, usando medidas de suporte e tratamento sintomático: analgesia, hidratação, transfusão de plaquetas e sondagem vesical para irrigação, se riscos de obstrução uretral por coágulos. Câmara hiperbárica pode ser utilizada para regenerar a mucosa urotelial.[26-28]

### Infecções de Vias Aéreas Superiores (IVAS)

*Adenovírus (ADV)*

A reativação do ADV é comum pós-TCTH, mas raramente é causa de doença grave neste período. Seus fatores de risco incluem DECH grave, depleção de células T pré-TCTH com o uso de alemtuzumab ou ATG no condicionamento e transplantes com doadores com incompatibilidade histogenética, transplantes haploidênticos ou de sangue de cordão umbilical. O desenvolvimento de doença associada ao ADV é mais comum em crianças, e está relacionado com a deficiência de linfócitos T com atividade antiadenovírus específica. Pode-se manifestar como uma viremia assintomática ou como várias síndromes: infecção do trato respiratório alto, pneumonite grave, gastroenterite e colite hemorrágica, nefrite e CH. Mais raramente, ainda é a ocorrência de miocardite, hepatite, encefalite e falência de múltiplos órgãos.

O diagnóstico é feito pela PCR sérica e indica-se sua monitorização preemptiva semanalmente em pacientes com fatores de risco. Nenhum tratamento antiviral específico é comprovadamente eficaz nessas infecções. O Cidofovir parece ter atividade *in vitro* e é utilizado ocasionalmente, mas com dados escassos. A dose é de 5 mg/kg IV, semanalmente por 3 semanas, seguida de, no mínimo, mais quatro doses em semanas alternadas.[29]

*Vírus Sincicial Respiratório (VSR)*

O VSR pode causar morbidade/mortalidade significativa em receptores de TCTH; variando desde leve doença de vias aéreas superiores até pneumonite viral. É comum a ocorrência de infecções bacterianas ou fúngicas secundárias. A precaução de contato ainda é a melhor estratégia preventiva, e o TCTH deve ser adiado nos pacientes com infecção por VSR antes da internação. Não existe tratamento comprovadamente eficaz para essas infecções, sendo muitas vezes utilizada ribavirina inalatória.[30]

## Influenza

A *influenza* pode ser uma infecção muito grave em pacientes submetidos ao TCTH. Todos os cuidadores e a equipe hospitalar que lidam com esses pacientes devem ser vacinados com o vírus inativo antes do período sazonal da *influenza*, e todos os pacientes devem ser vacinados anualmente após o TCTH.

Os sintomas respiratórios variam desde muito leves a sintomas com risco de óbito. Sintomas gastrointestinais e do SNC também podem ocorrer. Infecções bacterianas e fúngicas secundárias não são incomuns.

Todos os pacientes submetidos a TCTH devem ser tratados de infecção respiratória por *influenza*, independentemente da duração dos sintomas. O tratamento consiste em oseltamivir 75 mg, via oral, 2 vezes ao dia.[31]

## *Fúngicas*

### Pneumocistose

Os fatores de risco para pneumocistose incluem: tratamentos imunossupressores prolongados (altas doses de corticosteroides), DECHc, tratamento com análogos da purina, uso de rituximabe, contagens de linfócitos T CD4+ < 200/microL e recidiva da doença onco-hematológica. Em pacientes pós-TCTH, que cursam com inúmeros fatores de risco, preconiza-se a profilaxia com sulfametoxazol-trimetoprim (SMX-TMP) 2 a 3 vezes por semana, dapsona diariamente ou Pentamidina inalatória. Deve ser suspeitada na presença de febre, tosse seca, hipoxemia e pneumonite intersticial em pacientes sob risco que não recebem profilaxia adequada.

As características radiográficas típicas são infiltrados intersticiais difusos bilaterais, mas também pode apresentar infiltrados lobares, nódulos, pneumatoceles e pneumotórax. Apresenta aumento de LDH. O diagnóstico inclui a identificação microbiológica do organismo, quando possível por escarro induzido ou um lavado broncoalveolar (BAL).

Altas doses de sulfametoxazol-trimetoprim é o tratamento de escolha (15-20 mg/kg/dia de trimetoprim em doses divididas 3-4 vezes/dia). A combinação de primaquina mais clindamicina é a alternativa preferida. A duração do tratamento é tipicamente de 3 semanas, e profilaxia secundária é indicada a partir daí. A administração de glicocorticoides deve ser decidida caso a caso.[32-34]

## REFERÊNCIAS BIBLIOGRÁFICAS

1. Freifeld AG, Bow EJ, Sepkowitz KA et al. Clinical practice guideline for the use of antimicrobial agents in neutropenic patients with cancer: 2010 update by the infectious diseases society of america. *Clin Infect Dis* 2011;52(4):e56-93.
2. Aguilar-Guisado M, Espigado I, Martin-Pena A et al. Optimisation of empirical antimicrobial therapy in patients with haematological malignancies and febrile neutropenia (How Long study): an open-label, randomised, controlled phase 4 trial. *Lancet Haematol* 2017;4(12):e573-e83.
3. Averbuch D, Orasch C, Cordonnier C et al. European guidelines for empirical antibacterial therapy for febrile neutropenic patients in the era of growing resistance: summary of the 2011 4th European Conference on Infections in Leukemia. *Haematologica* 2013;98(12):1826-35.
4. Gustinetti G, Raiola AM, Varaldo R et al. De-Escalation and Discontinuation of Empirical Antibiotic Treatment in a Cohort of Allogeneic Hematopoietic Stem Cell Transplantation Recipients during the Pre-Engraftment Period. *Biol Blood Marrow Transplant* 2018;24(8):1721-6.
5. Robak K, Zambonelli J, Bilinski J, Basak GW. Diarrhea after allogeneic stem cell transplantation: beyond graft-versus-host disease. *Eur J Gastroenterol Hepatol* 2017;29(5):495-502.
6. Nesher L, Rolston KV. Neutropenic enterocolitis, a growing concern in the era of widespread use of aggressive chemotherapy. *Clin Infect Dis* 2013;56(5):711-7.
7. Gorschluter M, Mey U, Strehl J et al. Neutropenic enterocolitis in adults: systematic analysis of evidence quality. *Eur J Haematol* 2005;75(1):1-13.
8. Girmenia C, Raiola AM, Piciocchi A et al. Incidence and outcome of invasive fungal diseases after allogeneic stem cell transplantation: a prospective study of the Gruppo Italiano Trapianto Midollo Osseo (GITMO). *Biol Blood Marrow Transplant* 2014;20(6):872-80.
9. Kontoyiannis DP, Marr KA, Park BJ et al. Prospective surveillance for invasive fungal infections in hematopoietic stem cell transplant recipients, 2001-2006: overview of the Transplant-Associated Infection Surveillance Network (TRANSNET) Database. *Clin Infect Dis* 2010;50(8):1091-100.
10. Tissot F, Agrawal S, Pagano L et al. ECIL-6 guidelines for the treatment of invasive candidiasis, aspergillosis and mucormycosis in leukemia and hematopoietic stem cell transplant patients. *Haematologica* 2017;102(3):433-44.
11. Maertens JA, Girmenia C, Bruggemann RJ et al. European guidelines for primary antifungal prophylaxis in adult haematology patients: summary of the updated recommendations from the European Conference on Infections in Leukaemia. *J Antimicrob Chemother* 2018;73(12):3221-30.
12. Mousset S, Buchheidt D, Heinz W et al. Treatment of invasive fungal infections in cancer patients-updated recommendations of the Infectious Diseases Working Party (AGIHO) of the German Society of Hematology and Oncology (DGHO). *Ann Hematol* 2014;93(1):13-32.
13. Andes DR, Safdar N, Baddley JW et al. Impact of treatment strategy on outcomes in patients with candidemia and other forms of invasive candidiasis: a patient-level quantitative review of randomized trials. *Clin Infect Dis* 2012;54(8):1110-22.
14. Cadena J, Thompson GR, 3rd, Patterson TF. Invasive Aspergillosis: Current Strategies for Diagnosis and Management. *Infect Dis Clin North Am* 2016;30(1):125-42.

15. Cornely OA, Arikan-Akdagli S, Dannaoui E et al. ESCMID and ECMM joint clinical guidelines for the diagnosis and management of mucormycosis 2013. *Clin Microbiol Infect* 2014;20(Suppl 3):5-26.
16. Nucci M, Anaissie E. Fusarium infections in immunocompromised patients. *Clin Microbiol Rev* 2007;20(4):695-704.
17. Carreras E, Dufour C, Mohty M, Kröger N (Eds.). *The EBMT Handbook - Haematopoietic Stem Cell Transplantation and Cellular Therapies*. 7th ed. Springer; 2019.
18. Green ML, Leisenring W, Stachel D et al. Efficacy of a viral load-based, risk-adapted, preemptive treatment strategy for prevention of cytomegalovirus disease after hematopoietic cell transplantation. *Biol Blood Marrow Transplant* 2012;18(11):1687-99.
19. Green ML, Leisenring W, Xie H et al. Cytomegalovirus viral load and mortality after haemopoietic stem cell transplantation in the era of pre-emptive therapy: a retrospective cohort study. *Lancet Haematol* 2016;3(3):e119-27.
20. Emery V, Zuckerman M, Jackson G et al. Management of cytomegalovirus infection in haemopoietic stem cell transplantation. *Br J Haematol* 2013;162(1):25-39.
21. Styczynski J, Reusser P, Einsele H et al. Management of HSV, VZV and EBV infections in patients with hematological malignancies and after SCT: guidelines from the Second European Conference on Infections in Leukemia. *Bone Marrow Transplant* 2009;43(10):757-70.
22. Zerr DM, Boeckh M, Delaney C et al. HHV-6 reactivation and associated sequelae after hematopoietic cell transplantation. *Biol Blood Marrow Transplant* 2012;18(11):1700-8.
23. Zerr DM, Corey L, Kim HW et al. Clinical outcomes of human herpesvirus 6 reactivation after hematopoietic stem cell transplantation. *Clin Infect Dis* 2005;40(7):932-40.
24. Wang LR, Dong LJ, Zhang MJ, Lu DP. The impact of human herpesvirus 6B reactivation on early complications following allogeneic hematopoietic stem cell transplantation. *Biol Blood Marrow Transplant* 2006;12(10):1031-7.
25. Ogata M, Oshima K, Ikebe T et al. Clinical characteristics and outcome of human herpesvirus-6 encephalitis after allogeneic hematopoietic stem cell transplantation. *Bone Marrow Transplant* 2017;52(11):1563-70.
26. Cesaro S, Dalianis T, Hanssen Rinaldo C et al. ECIL guidelines for the prevention, diagnosis and treatment of BK polyomavirus-associated haemorrhagic cystitis in haematopoietic stem cell transplant recipients. *J Antimicrob Chemother* 2018;73(1):12-21.
27. Erard V, Storer B, Corey L et al. BK virus infection in hematopoietic stem cell transplant recipients: frequency, risk factors, and association with postengraftment hemorrhagic cystitis. *Clin Infect Dis* 2004;39(12):1861-5.
28. Zaia J, Baden L, Boeckh MJ et al. Viral disease prevention after hematopoietic cell transplantation. *Bone Marrow Transplant* 2009;44(8):471-82.
29. Matthes-Martin S, Feuchtinger T, Shaw PJ et al. European guidelines for diagnosis and treatment of adenovirus infection in leukemia and stem cell transplantation: summary of ECIL-4 (2011). *Transpl Infect Dis* 2012;14(6):555-63.
30. Hirsch HH, Martino R, Ward KN et al. Fourth European Conference on Infections in Leukaemia (ECIL-4): guidelines for diagnosis and treatment of human respiratory syncytial virus, parainfluenza virus, metapneumovirus, rhinovirus, and coronavirus. *Clin Infect Dis* 2013;56(2):258-66.
31. Engelhard D, Mohty B, de la Camara R et al. European guidelines for prevention and management of influenza in hematopoietic stem cell transplantation and leukemia patients: summary of ECIL-4 (2011), on behalf of ECIL, a joint venture of EBMT, EORTC, ICHS, and ELN. *Transpl Infect Dis* 2013;15(3):219-32.
32. Maertens J, Cesaro S, Maschmeyer G et al. ECIL guidelines for preventing Pneumocystis jirovecii pneumonia in patients with haematological malignancies and stem cell transplant recipients. *J Antimicrob Chemother* 2016;71(9):2397-404.
33. Maschmeyer G, Helweg-Larsen J, Pagano L et al. ECIL guidelines for treatment of Pneumocystis jirovecii pneumonia in non-HIV-infected haematology patients. *J Antimicrob Chemother* 2016;71(9):2405-13.
34. Alanio A, Hauser PM, Lagrou K et al. ECIL guidelines for the diagnosis of Pneumocystis jirovecii pneumonia in patients with haematological malignancies and stem cell transplant recipients. *J Antimicrob Chemother* 2016;71(9):2386-96.

# Parte VI  Emergências Infecciosas

# NEUTROPENIA FEBRIL

José Carlos Ignacio Junior
Seila Israel do Prado
Paulo de Tarso Oliveira e Castro

## INTRODUÇÃO

Em pacientes oncológicos recebendo terapia antineoplásica citotóxica, os danos à hematopoiese e à mucosa do trato gastrointestinal são frequentes. Como consequência, há desenvolvimento de neutropenia e perda da integridade mucosa, favorecendo a translocação de microrganismos. Nesse caso, a febre pode ser o único e mais precoce sinal de infecção.[1,2]

Define-se como neutropenia febril (NF) a ocorrência de temperatura axilar isolada maior ou igual a 38°C (ou > 37,8°C em período superior a 1 h) em paciente com contagem de neutrófilos menor que 500/mm³ (ou < 1.000/mm³ com tendência à queda nas próximas 48 h).[3-5]

A probabilidade de infecção aumenta com a intensidade e a duração da neutropenia, atingindo maior risco em pacientes submetidos à quimioterapia de indução na leucemia mieloide aguda (LMA) e em receptores de transplante de células-tronco hematopoiéticas (TCTH) na fase de aplasia medular.[1,2,6]

Pacientes admitidos em unidade oncológica com febre e submetidos à quimioterapia nas últimas 6 semanas devem receber atenção especial, com a recomendação de coleta de exames e de tratamento antimicrobiano empírico para NF, caso não haja disponibilidade da contagem de neutrófilos em tempo adequado (< 1 h da triagem).[5,7]

A NF é considerada uma emergência médica, sendo indispensável seu manejo adequado. A incidência de complicações maiores de sepse (hipotensão, insuficiência respiratória, insuficiência cardíaca e lesão renal aguda) ocorre em cerca de 25 a 30% dos pacientes;[8] a mortalidade global pode chegar a 11%.[9]

As síndromes clínicas caracterizadas por neutropenia febril são descritas em três categorias: infecção com documentação microbiológica, infecção com achados clínicos e febre inexplicada (quando não há foco provável ou isolamento de patógenos nos espécimes clínicos investigados).[10]

## EPIDEMIOLOGIA

De forma geral, a identificação de um foco infeccioso ocorre em 20 a 30% dos episódios de neutropenia febril. Considerando o diagnóstico microbiológico, o achado de bacteriemia ocorre em 10 a 25% dos pacientes, com importância majoritária de microrganismos da microbiota endógena.[1]

Até a década de 1980, os bacilos Gram-negativos (com destaque para *Pseudomonas aeruginosa*) eram os agentes mais comumente identificados em pacientes neutropênicos.[11] A partir de então, houve uma forte tendência às infecções por Gram-positivos (*Staphylococcus epidermidis, Staphylococcus aureus, Streptococci, Enterococci* e outros), motivada por intervenções na prática clínica.[12,13] Entre essas mudanças, pode-se destacar a terapia antimicrobiana empírica para Gram-negativos (quinolonas e cefalosporinas) e a introdução de cateteres venosos centrais de longa permanência.[11,14]

No entanto, após os anos 2000, as bacteriemias por Gram-negativos voltaram a ser predominantes, significando maior mortalidade e incidência crescente de isolados resistentes à terapia antimicrobiana.[15,16]

Infecções fúngicas raramente são a causa do episódio inicial de NF, mesmo em pacientes de alto risco. O risco tende a aumentar com a duração e a gravidade da neutropenia, a utilização de antibióticos e o número de ciclos de quimioterapia prévios.[1] De forma geral, as infecções fúngicas invasivas (IFI) ocorrem de forma tardia (mais de 7 dias de neutropenia), apresentando-se em pacientes de alto risco (LMA, TCTH) com febre recorrente ou persistente.[1,17] Os principais agentes envolvidos são *Candida* sp. e *Aspergillus* sp.[17]

Em linhas gerais, apesar da significativa participação de Gram-positivos nos episódios de NF, o racional terapêutico empírico é com base na cobertura de Gram-negativos, sobretudo *Enterobacteriaceae* e *Pseudomonas aeruginosa*, uma vez que infecções clínicas e bacteriemias por esses agentes caracterizam-se por elevada morbimortalidade, em razão da virulência desses patógenos.[1,12]

## AVALIAÇÃO CLÍNICA E EXAMES LABORATORIAIS

Recomenda-se que pacientes com febre e submetidos à quimioterapia nas últimas 6 semanas sejam avaliados de forma minuciosa, com anamnese, exame físico e solicitação de exames laboratoriais em até 15 minutos após a triagem.[5,7] Orienta-se a seguinte sequência de atendimento (Fig. 32-1):

a) Anamnese e exame físico para identificação de foco. Avaliar características do(s) episódio(s) de febre e alterações em potenciais sítios de infecção para guiar a solicitação de culturas e o tratamento empírico (respiratório, urinário, pele e partes moles, uso de cateteres venosos, abdominal etc.). Alguns pontos de destaque:
- Pele e mucosas (oral, genital e anal): atenção com a mucosite.
- Locais de inserção de cateteres (central e periférico), drenos, local de punção medular e incisões cirúrgicas: pesquisar sinais flogísticos (hiperemia, dor, calor, edema), lembrando que podem ser sutis em razão da imunossupressão.
- Sinais de desidratação: atenção para vômito, diarreia e necessidade de hidratação EV.
- Função respiratória: tosse, dispneia, DPOC, queda da saturação de $O_2$ ou necessidade de oxigenoterapia.

b) Exames laboratoriais: hemograma completo, eletrólitos, ureia, creatinina, função hepática (transaminases, bilirrubinas, fosfatase alcalina, tempo de protrombina), gasometria e lactato arterial.

c) Coletar duas amostras de hemocultura periférica (10 mL cada amostra), obtidas em sítios diferentes. Em pacientes com cateteres centrais, coletar amostras de todas as vias na mesma oportunidade.

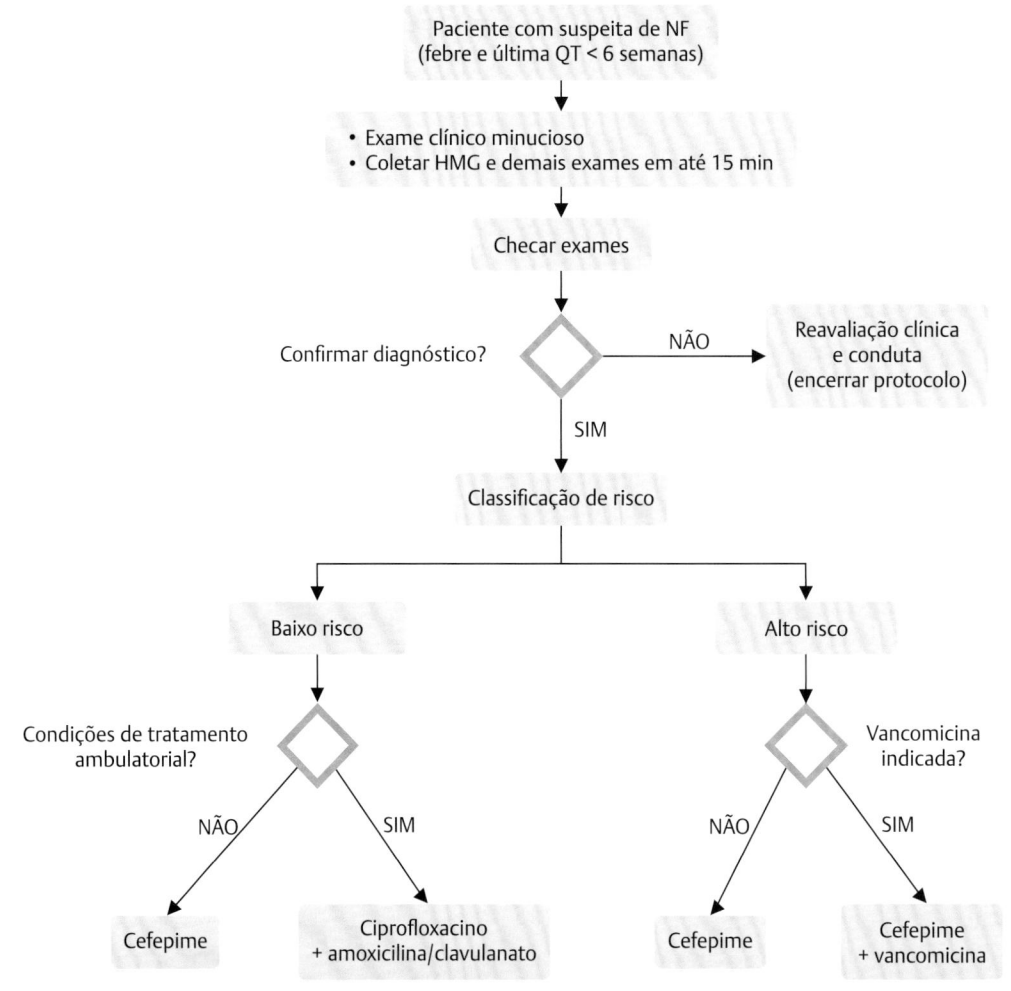

**Fig. 32-1.** Sequência de atendimento na suspeita de neutropenia febril. (Adaptada de *Protocolo de Manejo da Neutropenia Febril* do Hospital de Amor de Barretos, 2018.)

d) Radiografia (Rx) de tórax para pacientes com sinais ou sintomas de vias áreas inferiores.
e) Culturas de outros sítios (urina, LCR, fezes, feridas etc.) somente quando há suspeita clínica de infecção.

## MANEJO E CLASSIFICAÇÃO DE GRAVIDADE

De forma objetiva, dividem-se os pacientes em alto e baixo riscos, tendo em vista a incidência de complicações durante a NF, de acordo com critérios a seguir:

- *Pacientes de **alto risco**:* pelo menos um dos seguintes: MASCC < 21 (Quadro 32-1), CISNE ≥ 3 (Quadro 32-2), Talcott: I-III (Quadro 32-3), neutropenia grave (≤ 500/mm³) e prolongada (> 7 dias), instabilidade hemodinâmica, mucosite grave, sintomas gastrointestinais (dor abdominal, náuseas, diarreia), infecção relacionada com cateter, hipoxemia ou infiltrado pulmonar ou DPOC, insuficiência renal ou hepática e alteração do nível de consciência.[1,5,8,18,19] Recomenda-se internação hospitalar e antibioticoterapia EV; considerar suporte intensivo a depender da avaliação clínica.
- *Pacientes de **baixo risco**:* MASCC ≥ 21, previsão de neutropenia < 7 dias, sem comorbidades clínicas ou disfunções orgânicas. Recomenda-se iniciar terapia EV e avaliar possibilidade de continuidade do tratamento ambulatorialmente (via oral), após período de observação na unidade (6 a 24 h). Essa decisão é factível, se todos os critérios de gravidade resultarem em perfil favorável[8,18,19] (Talcott: IV, CISNE: 0 e MASCC ≥ 21) e paciente apresentar condições sociais para retornar ao serviço em tempo inferior a 1 h na ocorrência de febre (residência < 50 km, disponibilidade de transporte, bom nível cultural, avaliação telefônica diária e suporte familiar).[5] Se houver dúvidas quanto à adesão às medidas propostas, orienta-se manter internação hospitalar.

Na sequência, descrevemos os principais escores de risco de complicações na NF, validados em diversos estudos internacionais.

**Quadro 32-1.** MASCC (Multinational Association for Supportive Care in Cancer)[18]

| Condição clínica do paciente: | |
|---|---|
| - Sintomas leves | 5 |
| - Sintomas moderados | 3 |
| - Sintomas graves | 0 |
| Ausência de hipotensão (PAS ≥ 90 mmHg) | 5 |
| Ausência de DPOC | 4 |
| Neoplasia não hematológica ou ausência de infecção fúngica prévia | 4 |
| Ausência de desidratação | 3 |
| Febre de origem ambulatorial | 3 |
| Idade < 60 anos | 2 |

Escore com utilização consagrada na prática clínica, bastante útil para avaliação de gravidade e do risco de complicações. Pontuação máxima: 26. MASCC < 21: alto risco; MASCC ≥ 21: baixo risco.

**Quadro 32-2.** CISNE (Clinical Index of Stable Febrile Neutropenia)[8]

| | |
|---|---|
| ECOG ≥ 2 | 2 |
| DPOC | 1 |
| Doença cardiovascular | 1 |
| Mucosite grau ≥ 2 (NCI) | 1 |
| Monócitos ≤ 200/mm³ | 1 |
| Hiperglicemia induzida pelo estresse | 2 |

Escore multicêntrico validado em população com tumores sólidos; formado por seis variáveis, com pontuação variando de 0 a 8. Baixo risco (0 ponto), risco intermediário (1-2 pontos) e alto risco (≥ 3 pontos).

**Quadro 32-3.** Critérios de Talcott[19]

| Grupo I | Pacientes já internados (NF de origem hospitalar) |
|---|---|
| Grupo II | Pacientes ambulatoriais com comorbidades que demandam hospitalização |
| Grupo III | Pacientes ambulatoriais sem comorbidades, porém sem controle da neoplasia (progressão de doença) |
| Grupo IV* | Pacientes ambulatoriais sem comorbidades e com bom controle oncológico |

*Somente os pacientes pertencentes ao grupo IV são considerados de baixo risco.

## TRATAMENTO

A terapia antimicrobiana empírica deve ser iniciada na primeira hora do atendimento (< 60 minutos), logo após a coleta de exames laboratoriais, pois o atraso implica aumento de mortalidade.[5,7]

O esquema de primeira linha é composto por cefepime 2g EV 8/8 h ou piperacilina-tazobactam 4,5 g EV 6/6 h ou Meropenem 1 g de 8/8 h (em centros com alta prevalência *Enterobacteriaceae* produtoras de ESBL).[1,5,6] As doses pediátricas usuais são 150 mg/kg/dia (8/8 h), 300 mg/kg/dia (6/6 h) e 60 mg/kg/dia (8/8 h), respectivamente.

Considerar a associação das seguintes drogas de acordo com as situações clínicas em destaque:

- *Vancomicina:* instabilidade hemodinâmica/choque séptico, pneumonia documentada, infecção de pele e partes moles, suspeita de infecção de corrente sanguínea relacionada com cateter (ICSRC), presença de Gram-positivo em resultado parcial de hemocultura e paciente colonizado por *S. aureus* resistente à oxacilina (MRSA).[1,6,12,13] Recomenda-se dose de ataque de 25-30 mg/kg EV em 2 h; dose de manutenção 15-20 mg/kg/dose (máximo 2 g) de 8/8 h ou 12/12 h. Dose pediátrica: 40-60 mg/kg/dia (6/6 h ou 8/8 h). A dosagem de nível sérico (vancocinemia) é fundamental para o sucesso terapêutico e prevenção das principais toxicidades (renal e otológica), devendo ser coletada antes da quarta ou da quinta dose, com alvo terapêutico entre 15 e 20 mg/L.

- *Metronidazol:* evidências de periodontite/gengivite necrosante, celulite perianal ou foco abdominal, definido pela ocorrência de sintomas locais, como dor, diarreia, náuseas, vômitos e distensão (investigar enterocolite neutropênica nesses casos, com TC ou US de abdome).[1] Dose recomendada: 7,5 mg/kg/dose EV 6/6 h. O uso do metronidazol não é necessário em esquemas com piperacilina-tazobactam ou meropenem (apresentam atividade anaerobicida).
- *Aminoglicosídeos:* pacientes colonizados por germes Gram-negativos multirresistentes (*Enterobacteriaceae* ESBL, *Acinetobacter* sp., *Pseudomonas aeruginosa* etc.) ou pacientes graves (choque séptico) admitidos em centros com elevada taxa de resistência antimicrobiana (consultar epidemiologia local).[16,20]

Pacientes de baixo risco candidatos a acompanhamento ambulatorial: após cuidadosa avaliação, dose inicial de antibiótico EV e período de observação no hospital (checar critérios supracitados), recomenda-se esquema terapêutico com ciprofloxacino 500 mg VO 12/12 h + amoxicilina-clavulanato 500/125 mg VO 8/8 h.[1,5] Alternativa: levofloxacino 750 mg VO 1×/dia. Suspender tratamento após a recuperação dos neutrófilos ou um período afebril de 5 dias.[5] Pacientes que mantêm febre após 48 h da alta devem ser readmitidos no hospital para terapia EV.

## Outras Terapias

Fatores estimuladores de colônias de granulócitos (G-CSF): sugere-se **não** utilizar de forma rotineira na NF. Apesar de potencial redução no tempo de neutropenia e de internação, seu emprego não resultou em melhora da mortalidade; além disso, devem-se considerar os custos elevados e a possibilidade de efeitos adversos.[1,21] Considerar o uso **em casos selecionados,** como expectativa de neutropenia prolongada (> 10 dias), idosos ( 65 anos), pneumonia documentada, sepse, infecção fúngica invasiva e ocorrência da NF durante internação hospitalar.[21]

## ACOMPANHAMENTO E DURAÇÃO DO TRATAMENTO

Recomendam-se avaliação clínica e exame físico diários na tentativa da identificação de focos infecciosos, além da checagem de exames microbiológicos para ajuste terapêutico.

Pacientes com deterioração clínica e instabilidade hemodinâmica após o início do tratamento devem ter sua cobertura antimicrobiana ampliada, geralmente com a associação de vancomicina.[6,12] Outra abordagem pode ser o escalonamento para Gram-negativos, com o uso de aminoglicosídeos ou de carbapenêmicos (meropenem e imipenem).[16,20] Caso haja foco infeccioso identificado ou resultados parciais de hemocultura, ajustar terapia para esses achados.[1,5]

É importante lembrar que a persistência de febre em pacientes clinicamente estáveis e sem outros achados clínicos não deve ser indicação para escalonamento dos antibióticos, mesmo após 72 h de início da terapia antimicrobiana.[1,6]

Classicamente, indica-se a suspensão da antibioticoterapia em pacientes sem foco aparente (clínico ou microbiológico) após a recuperação de neutrófilos (≥ 500/mm³), desde que estejam estáveis do ponto de vista hemodinâmico e sem febre por pelo menos 48 h.[1,6,22]

De acordo com dados mais recentes, outra abordagem possível em pacientes sem infecção documentada é a de suspender a terapia antimicrobiana após melhora clínica e ausência de febre por, pelo menos, 72 h, mesmo sem recuperação dos neutrófilos.[22] O paciente deve ser mantido internado, sendo novamente realizada investigação clínica e antibiótico EV em caso de ocorrência de febre. Essa estratégia mostrou-se segura mesmo em populações de alto risco (neoplasias hematológicas e TCTH).[22]

Em pacientes com evidências clínicas e/ou microbiológicas de infecção (p. ex.: pneumonia, infecção urinária, infecção de pele e partes moles etc.) manter tempo mínimo de antibioticoterapia de acordo com o microrganismo isolado e sítio de infecção (7-14 dias), mesmo após recuperação dos neutrófilos.[1,6]

## REFERÊNCIAS BIBLIOGRÁFICAS

1. Freifeld AG, Bow EJ, Sepkowitz KA et al. Clinical practice guideline for the use of antimicrobial agents in neutropenic patients with cancer: 2010 update by the infectious diseases society of America. *Clin Infect Dis* 2011;52(4):e56-93.
2. Taplitz RA, Kennedy EB, Bow EJ et al. Antimicrobial Prophylaxis for Adult Patients with Cancer-Related Immunosuppression: ASCO and IDSA Clinical Practice Guideline Update. *J Clin Oncol* 2018:JCO1800374.
3. Bellesso M, Costa SF, Chamone DAF, Llacer PED. Triagem para o tratamento ambulatorial da

neutropenia febril. *Rev Bras Hematol Hemot* 2010;32:402-8.
4. de Souza Viana L, Serufo JC, da Costa Rocha MO *et al*. Performance of a modified MASCC index score for identifying low-risk febrile neutropenic cancer patients. *Support Care Cancer* 2008;16(7):841-6.
5. Taplitz RA, Kennedy EB, Bow EJ *et al*. Outpatient Management of Fever and Neutropenia in Adults Treated for Malignancy: American Society of Clinical Oncology and Infectious Diseases Society of America Clinical Practice Guideline Update. *J Clin Oncol* 2018;36(14):1443-53.
6. Averbuch D, Cordonnier C, Livermore DM *et al*. Targeted therapy against multi-resistant bacteria in leukemic and hematopoietic stem cell transplant recipients: guidelines of the 4th European Conference on Infections in Leukemia (ECIL-4, 2011). *Haematologica* 2013;98(12):1836-47.
7. Rosa RG, Goldani LZ. Cohort study of the impact of time to antibiotic administration on mortality in patients with febrile neutropenia. *Antimicrob Agents Chemother* 2014;58(7):3799-803.
8. Carmona-Bayonas A, Jimenez-Fonseca P, Virizuela Echaburu J *et al*. Prediction of serious complications in patients with seemingly stable febrile neutropenia: validation of the Clinical Index of Stable Febrile Neutropenia in a prospective cohort of patients from the FINITE study. *J Clin Oncol* 2015;33(5):465-71.
9. Kuderer NM, Dale DC, Crawford J *et al*. Mortality, morbidity, and cost associated with febrile neutropenia in adult cancer patients. *Cancer* 2006;106(10):2258-66.
10. Bow EJ. Neutropenic fever syndromes in patients undergoing cytotoxic therapy for acute leukemia and myelodysplastic syndromes. *Semin Hematol* 2009;46(3):259-68.
11. Wisplinghoff H, Seifert H, Wenzel RP, Edmond MB. Current trends in the epidemiology of nosocomial bloodstream infections in patients with hematological malignancies and solid neoplasms in hospitals in the United States. *Clin Infect Dis* 2003;36(9):1103-10.
12. Beyar-Katz O, Dickstein Y, Borok S *et al*. Empirical antibiotics targeting gram-positive bacteria for the treatment of febrile neutropenic patients with cancer. *Cochrane Database Syst Rev* 2017;6:CD003914.
13. Holland T, Fowler VG Jr, Shelburne SA, 3rd. Invasive gram-positive bacterial infection in cancer patients. *Clin Infect Dis* 2014;59(Suppl 5):S331-4.
14. Raad I, Chaftari AM. Advances in prevention and management of central line-associated bloodstream infections in patients with cancer. *Clin Infect Dis* 2014;59(Suppl 5):S340-3.
15. Gudiol C, Bodro M, Simonetti A *et al*. Changing aetiology, clinical features, antimicrobial resistance, and outcomes of bloodstream infection in neutropenic cancer patients. *Clin Microbiol Infect* 2013;19(5):474-9.
16. Trecarichi EM, Tumbarello M. Antimicrobial-resistant Gram-negative bacteria in febrile neutropenic patients with cancer: current epidemiology and clinical impact. *Curr Opin Infect Dis* 2014;27(2):200-10.
17. Mariette C, Tavernier E, Hocquet D *et al*. Epidemiology of invasive fungal infections during induction therapy in adults with acute lymphoblastic leukemia: a GRAALL-2005 study. *Leuk Lymphoma* 2017;58(3):586-93.
18. Klastersky J, Paesmans M, Rubenstein EB *et al*. The Multinational Association for Supportive Care in Cancer risk index: A multinational scoring system for identifying low-risk febrile neutropenic cancer patients. *J Clin Oncol* 2000;18(16):3038-51.
19. Talcott JA, Siegel RD, Finberg R, Goldman L. Risk assessment in cancer patients with fever and neutropenia: a prospective, two-center validation of a prediction rule. *J Clin Oncol* 1992;10(2):316-22.
20. Paul M, Dickstein Y, Schlesinger A *et al*. Beta-lactam versus beta-lactam-aminoglycoside combination therapy in cancer patients with neutropenia. *Cochrane Database Syst Rev* 2013(6):CD003038.
21. Smith TJ, Bohlke K, Lyman GH *et al*. Recommendations for the Use of WBC Growth Factors: American Society of Clinical Oncology Clinical Practice Guideline Update. *J Clin Oncol* 2015;33(28):3199-212.
22. Aguilar-Guisado M, Espigado I, Martin-Pena A *et al*. Optimisation of empirical antimicrobial therapy in patients with haematological malignancies and febrile neutropenia (How Long study): an open-label, randomised, controlled phase 4 trial. *Lancet Haematol* 2017;4(12):e573-e83.

# COMPLICAÇÕES DOS CATETERES VENOSOS CENTRAIS

Seila Israel do Prado
Luis Marcelo Ventura
Paulo de Tarso Oliveira e Castro

## INTRODUÇÃO
Apesar de raras, as complicações referentes ao uso dos cateteres venosos centrais podem trazer consequências severas diretamente ao paciente ou à programação terapêutica planejada.

Para efeito didático, dividimos as complicações em dois grandes grupos: complicações infecciosas e complicações não infecciosas.

## COMPLICAÇÕES INFECCIOSAS
### Introdução
Os cateteres venosos centrais (CVC) de longa permanência, sejam eles parcialmente (tunelizados) ou totalmente implantados (*Ports*), têm como vantagens um menor risco de infecção e extravasamento do quimioterápico em comparação aos cateteres de curta permanência, além de possibilitar a coleta de sangue e oferecer maior conforto ao paciente, permitindo-o realizar suas atividades diárias.[1-3]

Depois das obstruções, as infecções são as complicações mais relacionadas com os CVC tunelizados ou totalmente implantados, em pacientes com câncer.[2,4]

### Epidemiologia
A incidência de infecção da corrente sanguínea (ICS) em cateteres de longa permanência varia de acordo com o tipo de dispositivo, patologia de base do paciente e local de tratamento[5] (Quadro 33-1).

### Fatores de Risco
Os principais fatores de risco para infecção da corrente sanguínea relacionada aos CVC (ICS-CVC) são:[3,6]

- Extremos de idade.
- Gravidade da doença de base.
- Tipo de cateter.
- Sítio e técnica de inserção.
- Tempo de permanência do cateter.
- Perda da integridade da pele próximo ao sítio de inserção.
- Tipo de solução infundida.
- Experiência da pessoa que inseriu o cateter.
- Adesão da equipe às medidas preventivas durante manipulação do cateter.
- Frequência com que o cateter é acessado.
- Material do qual é feito o cateter.

**Quadro 33-1.** Risco de ICS-CVC de acordo com o Tipo de Dispositivo[5]

| Tipo de CVC | Taxa de ICS/1.000 CVC-dia em adultos | Taxa de ICS/1.000 CVC-dia em crianças |
|---|---|---|
| Cateteres tunelizados (tipo Hickman ou Broviac) | 1,5-1,7 | 1,38 (ambulatoriais) 3,51 (hospitalizados) |
| Cateteres totalmente implantados (*Ports*) | 0,1-0,2 | 0,16 (ambulatoriais) 1,48 (hospitalizados) |
| PICC em pacientes ambulatoriais | 0,8-1,2 | 1,16 |
| PICC em pacientes hospitalizados | 1,0-3,2 | 3,07 |

PICC: cateter central de inserção periférica.

## Fisiopatologia

As principais vias de colonização e infecção dos cateteres são:[6,7]

a) *Colonização extraluminal*: adesão dos microrganismos da microbiota da pele na superfície externa do cateter. É decorrente da antissepsia inadequada do sítio de inserção, contaminação da superfície externa do cateter durante a inserção e/ou migração dos microrganismos da pele pela superfície externa do cateter. Manifesta-se geralmente nos primeiros 14 dias após a inserção, e os agentes mais envolvidos são *Staphylococcus aureus* e estafilococos coagulase negativos.

b) *Colonização intraluminal*: é a via mais comum nos cateteres de longa permanência. Ocorre pela introdução de microrganismos na superfície interna do cateter, caso não seja feita a desinfecção das conexões antes da infusão de medicamentos e soluções.

c) *Infusão de soluções contaminadas*: a sintomatologia coincide com a infusão e podem ocorrer "surtos" quando mais de um paciente recebe a mesma solução contaminada.

d) *Disseminação hematogênica a partir de um foco distante*: adesão de microrganismos provenientes de foco infeccioso à superfície do cateter.

## Diagnóstico

As ICS-CVC cursam com febre e/ou sepse com ou sem sinais de infecção local. Devem ser colhidas hemoculturas periféricas (idealmente duas amostras) e uma amostra de cada lúmen do CVC. O diagnóstico da ICS-CVC pode ser confirmado de três maneiras, conforme Quadro 33-2.[3,8]

As técnicas conservadoras de diagnóstico só devem ser utilizadas em situações onde não haja indicação para retirada do cateter, como a ocorrência de instabilidade hemodinâmica ou sepse associadas ao CVC ou à presença de sinais flogísticos (hiperemia ou secreção purulenta) no sítio de inserção do mesmo.[7]

> **Importante!**
>
> Lembrar que os estafilococos coagulase negativos são causa frequente de ICS-CVC, mas também são os principais contaminantes de hemocultura. Portanto, os critérios diagnósticos de ICS-CVC devem ser cuidadosamente avaliados antes de iniciar uma terapia específica.[8]

Existem as infecções locais associadas aos cateteres parcial ou totalmente implantados, cujas definições estão no Quadro 33-3. Estas infecções podem ou não estas associadas à ICS. Na suspeita destas infecções, devem ser colhidas hemoculturas periféricas e culturas de secreção do local. No caso de infecção da pele sobre o cateter totalmente implantado, não devem ser colhidas amostras de sangue do mesmo, por causa do risco de disseminação da infecção.[3,7,8]

**Quadro 33-2.** Métodos Diagnósticos das ICS-CVC[3,8]

| Método diagnóstico | Observações |
|---|---|
| Crescimento de microrganismo na cultura da ponta do cateter acima do ponto de corte para o método empregado (> 15 UFC/placa para a técnica semiquantitativa ou > 100 UFC/mL para as técnicas quantitativas) **e** crescimento do mesmo agente em pelo menos uma hemocultura coletada por punção periférica (em caso de patógeno verdadeiro) ou, em caso de bactéria comensal de pele (p. ex.: estafilococos coagulase negativos) o crescimento em duas ou mais hemoculturas coletadas por punções periféricas distintas | ▪ Requer a retirada do cateter<br>▪ O agente isolado na hemocultura deve ser da mesma espécie e perfil de antibiograma isolado em ponta de cateter |
| Crescimento de microrganismo em pelo menos uma hemocultura coletada por punção periférica **e** crescimento do mesmo microrganismo em sangue coletado pelo lúmen do CVC, com crescimento ocorrendo, no mínimo, 120 minutos antes na amostra central que na periférica | ▪ Não requer a retirada do cateter<br>▪ É essencial que seja coletado o mesmo volume de sangue nas duas amostras, e que estas sejam coletadas simultaneamente |
| Crescimento de microrganismo em pelo menos uma hemocultura coletada por punção periférica **e** crescimento do mesmo microrganismo em sangue coletado pelo lúmen do CVC com crescimento no mínimo três vezes maior na amostra central que na periférica | ▪ Não requer a retirada do cateter<br>▪ É essencial que seja coletado o mesmo volume de sangue nas duas amostras, e que estas sejam coletadas simultaneamente |

Quadro 33-3. Diagnóstico das Infecções Locais Associadas a Cateteres Tunelizados ou Totalmente Implantados[8]

| | Definição | Diagnóstico |
|---|---|---|
| Infecção do óstio ou sítio de inserção | Presença de secreção purulenta e/ou celulite ao redor do sítio de inserção do cateter (extremidade proximal do túnel subcutâneo) | Sempre remover o cateter e enviar a ponta do cateter para cultura com 2 amostras de hemocultura periférica |
| Infecção do sítio de saída | Eritema, calor ou enduração de até 2 cm de extensão a partir do sítio de saída (extremidade distal do túnel subcutâneo), com ou sem pus no local | Inicialmente não remover o cateter, colher uma hemocultura periférica e outra do cateter e a cultura da secreção pericateter |
| Infecção do túnel ou Port | Infecção do Túnel: Dor, eritema ou enduração que se estende por mais de 2 cm ao longo do túnel subcutâneo do cateter, com ou sem secreção purulenta no local<br>Infecção do Port: Sensibilidade, eritema e/ou enduração ao redor do Port. Drenagem de secreção purulenta do local, ruptura espontânea ou necrose da pele ao redor | Sempre remover o cateter e enviar sua ponta para cultura com 2 amostras de hemocultura periférica + cultura da secreção pericateter<br>A cultura do material do interior do Port tem maior sensibilidade do que a ponta do mesmo |

## Tratamento

### Antibioticoterapia

Na suspeita de ICS-CVC, a antibioticoterapia empírica deve ser iniciada o mais rápido possível, logo após a coleta das hemoculturas.[8]

A escolha do antimicrobiano deve ser guiada pelo perfil de sensibilidade dos microrganismos de cada serviço. Sempre deve ser oferecida cobertura para cocos Gram-positivos, S. aureus e estafilococos coagulase negativos, ficando a escolha entre oxacilina e vancomicina com base na incidência de resistência das cepas à primeira.[7,8]

A associação de cobertura para germes Gram-negativos está indicada para pacientes neutropênicos, pacientes com sinais de sepse e aqueles com cateter inserido em veia femoral.[8]

Após os resultados das culturas deve-se ajustar o esquema antimicrobiano, reduzindo o espectro, sempre que possível.[7]

### Retirada do Cateter

Como parte do tratamento, o CVC deveria preferencialmente ser removido, contudo, há situações onde esta remoção tem riscos e/ou são previstas dificuldades na obtenção de um novo acesso, como em pacientes com rede venosa limitada. Nestas situações, e também em casos de CVC inseridos cirurgicamente, como aqueles tunelizados e totalmente implantados, a manutenção do dispositivo deve ser considerada em um primeiro momento.[3,7,8]

A remoção do cateter é obrigatória na presença de infecção do túnel ou do Port e na presença de ICS complicada (sepse grave ou choque séptico, endocardite, tromboflebite séptica, osteomielite ou outra disseminação hematogênica). As ICS-CVC causadas por S. aureus e Candida sp. também são indicações de remoção do dispositivo em função das elevadas taxas de falha terapêutica e complicações.[3,7,8]

Caso se decida pela manutenção do CVC, a antibioticoterapia sistêmica em combinação com terapia de selo deve ser iniciada e o paciente deve ser rigorosamente monitorizado, com coleta de novas hemoculturas após 72 horas do tratamento.[8] Se houver deterioração clínica, as hemoculturas de controle persistirem positivas ou se a bacteriemia recorrer logo após o término do tratamento, o dispositivo deverá ser removido[8] (Fig. 33-1).

### Terapia de selo ou "Lock Therapy"

Como a maioria das infecções em cateteres de longa permanência são secundárias à colonização intraluminal e formação de biofilme, a administração de altas concentrações de antimicrobianos no lúmen do cateter por um período prolongado de tempo poderia esterilizar o dispositivo. A terapia de selo é pouco efetiva em cateteres inseridos há menos de 14 dias, onde a infecção se dá na superfície externa.[3,9]

A terapia de selo deve sempre ser associada à antibioticoterapia sistêmica.[8] A única situação em que pode ser empregada isoladamente são os casos de colonização do cateter por estafilococos coagulase negativos ou bacilos Gram-negativos sem infecção da corrente sanguínea associada. Tais casos caracterizam-se por hemoculturas do cateter positivas, com hemoculturas periféricas negativas e ausência de sinais clínicos de ICS.

As ICS-CVC decorrentes de estafilococos coagulase negativos mostraram altas taxas de cura em ensaios clínicos quando a antibioticoterapia sistêmica de antibióticos foi associada à terapia de selo, com uma eficácia de 88,6%.[1]

Estudos recentes com o uso de terapia de selo associada a antibióticos sistêmicos para tratar a ICS-CVC por bacilos Gram-negativos também encontraram altas taxas de sucesso do tratamento por um período de 7 dias. Se essa abordagem falhar (ou seja, se houver persistência da bacteriemia ou ocorrer

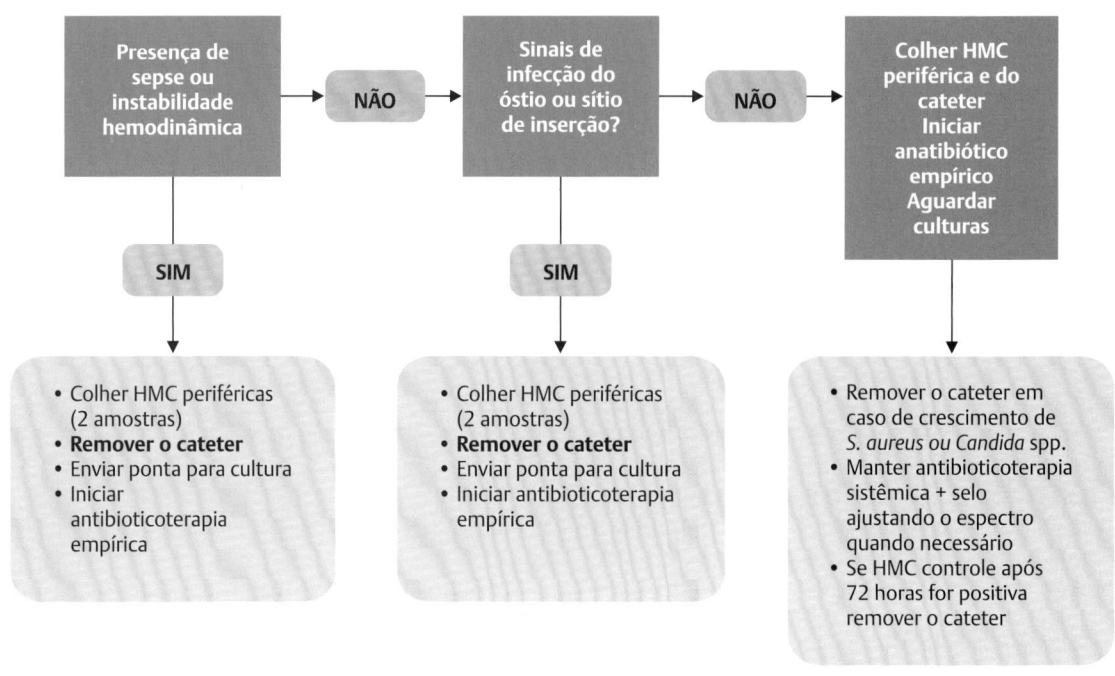

## Fig. 33-1. Conduta na suspeita de ICS relacionada com CVC de longa permanência.

**Presença de sepse ou instabilidade hemodinâmica** → **NÃO** → **Sinais de infecção do óstio ou sítio de inserção?** → **NÃO** → **Colher HMC periférica e do cateter. Iniciar anatibiótico empírico. Aguardar culturas**

**SIM** ↓
- Colher HMC periféricas (2 amostras)
- **Remover o cateter**
- Enviar ponta para cultura
- Iniciar antibioticoterapia empírica

**SIM** ↓
- Colher HMC periféricas (2 amostras)
- **Remover o cateter**
- Enviar ponta para cultura
- Iniciar antibioticoterapia empírica

↓
- Remover o cateter em caso de crescimento de *S. aureus* ou *Candida* spp.
- Manter antibioticoterapia sistêmica + selo ajustando o espectro quando necessário
- Se HMC controle após 72 horas for positiva remover o cateter

---

sepse grave), o dispositivo deve ser removido, e o tratamento antibiótico, prolongado.[1,10]

Apesar de as diretrizes recomendarem a remoção do dispositivo em infecções por *Pseudomonas aeruginosa*, alguns estudos mostram resposta terapêutica similar às enterobactérias[10] (Quadro 33-4).

Quando for optado pelo salvamento do cateter, a terapia de selo deve ser iniciada dentro das primeiras 48-72 horas, o que se associa a melhores resultados.[1]

## Tempo de Tratamento

A duração da antibioticoterapia depende de vários fatores, incluindo o tipo de microrganismo isolado, a remoção ou não do cateter, a resposta clínica nas primeiras 72 horas de terapia e a ocorrência de complicações, conforme o Quadro 33-5.[3,7,8]

Em pacientes com bacteriemia persistente após a retirada do CVC, deve-se suspeitar de tromboflebite séptica, que é a ocorrência concomitante de trombose e ICS relacionadas com o cateter.[8] O microrganismo geralmente implicado é o *S. aureus*, e o manejo ideal em termos de duração do tratamento, anticoagulantes, trombolíticos ainda está por ser definido.

Nas infecções associadas a endocardite, osteomielite ou outros focos de disseminação hematogênica, o tratamento deve ser prolongado por 4-6 semanas em caso de endocardite ou osteomielite em crianças e 6-8 semanas no caso de osteomielite em adultos.[8]

**Quadro 33-4.** Indicações e Contraindicações da Terapia de Selo[8]

| Indicações | Contraindicações |
|---|---|
| Infecções não complicadas em cateteres tunelizados, ou totalmente implantados por:<br>■ Estafilococos coagulase negativos<br>■ *Enterococcus* sp.<br>■ Bacilos Gram-negativos (em caso de *P. aeruginosa*, esta indicação é controversa) | ■ Indicações de remoção do cateter<br>■ Infecções por *S. aureus* e *Candida* sp.<br>■ Infecção do túnel ou Port (pois são infecções extraluminais) |

**Quadro 33-5.** Tempo de Tratamento das ICS-CVC de Acordo com o Agente Isolado[8]

| Agente | CVC retirado Tempo contado a partir da retirada do CVC | CVC mantido |
|---|---|---|
| Estafilococo coagulase negativo | 5-7 dias | 10-14 dias |
| *S. aureus* | 14 dias | Sempre retirar |
| *Enterococcus* spp. | 7-14 dias | 7-14 dias |
| Bacilos Gram-negativos | 7-14 dias | 10-14 dias |
| *Candida* sp. | 14 dias a contar da primeira hemocultura negativa | Sempre retirar |

**Quadro 33-6.** Tratamento das infecções locais associadas a cateteres tunelizados ou totalmente implantados[8]

| Situação | Tratamento |
|---|---|
| Infecção do óstio ou sítio de inserção | Remover o cateter e tratar por 7 dias na ausência de infecção da corrente sanguínea associada |
| Infecção do sítio de saída | Infecções sem sintomas sistêmicos e com ausência de secreção purulenta podem ser tratadas apenas com antibiótico tópico, na ausência de ICS associada. Caso não haja resolução ou estando presente secreção purulenta, iniciar tratamento sistêmico por 7 dias e, na falha deste, retirar o cateter |
| Infecção do túnel ou Port | Retirar o cateter e tratar com antibiótico sistêmico por 7-10 dias, caso não haja infecção da corrente sanguínea associada |

### Tratamento das Infecções Locais

Estas infecções geralmente requerem a remoção imediata do cateter e, ocasionalmente, a drenagem de coleções associadas. Quando não houver ICS concomitante, a duração da terapia deve ser de 7 a 10 dias.[7,8]

Apenas a infecção do sítio de saída de um CVC parcialmente implantável (isto é, os primeiros 2 cm do túnel subcutâneo) pode ser tratada sem a remoção do cateter (Quadro 33-6).

## COMPLICAÇÕES NÃO INFECCIOSAS

Também para efeito didático, dividiremos as complicações não infecciosas em complicações agudas (relacionadas com inserção) e complicações crônicas.

## Complicações Agudas

A inserção dos cateteres guiados por ultrassom (US) reduziu significativamente a ocorrência de complicações relacionadas com a punção.[11-13]

A utilização de radioscopia durante o ato da inserção, com ou sem o uso de contraste iodado, também auxilia no posicionamento preciso do cateter. Entretanto, mesmo com a utilização desses métodos auxiliares, a possibilidade de complicações não pode ser totalmente excluída.

### Hemorragias

Antes da inserção de qualquer dispositivo vascular, uma análise minuciosa dirigida para a pesquisa de diátese hemorrágica deve ser realizada. Não há evidências da necessidade de exames laboratoriais em caso de não identificação de fatores de risco.[14-16]

Em caso de fatores de risco presentes, um coagulograma completo é requerido, sendo desejados nível de plaquetas superior a 50.000/mm$^3$, INR menor ou igual a 1,5 e TTPA com valor até 1/3 maior que o valor máximo de referência.

Suspensão de medicamentos anticoagulantes é mandatório para a segurança do procedimento. A suspensão de antiagregantes plaquetários (p. ex.: AAS, clopidogrel) e anti-inflamatórios não esteroides também é desejável, sempre que possível.

Complicações hemorrágicas relacionados com inserção dos cateteres são baixas, estimadas em 0,5-1,6%[17] e raramente fatais. Hemorragias referentes à retirada do mesmo são, ainda, mais raras.

### Lesões Vasculares

Ocasionalmente pode ocorrer *punção acidental arterial*, levando à formação de hematomas e/ou pseudoaneurismas no sítio da punção. **Cateterização arterial** inadvertida pode ocorrer em até 1% dos casos[13] (Fig. 33-2). Há relatos na literatura de ocorrências de **isquemias cerebrais**, seja por lesão direta carotídea ou por fenômeno tromboembólico.[18,19]

Quando ocorre lesão da parede posterior do vaso e pleura parietal, causada pela agulha ou pelo dilatador fascial, associada à pressão negativa existente na cavidade torácica, podem propiciar a sérias complicações, como, por exemplo, um volumoso **hemotórax**. Caso a lesão vascular hemorrágica ocorra em veia inominada ou na veia cava superior, **hemomediastino e tamponamentos cardíacos** são descritos.

A lesão da parede posterior do vaso e a cavidade pleural também pode trazer complicações não hemorrágicas. Destaca-se a possibilidade de posicionamento do cateter no interior do espaço pleural. Geralmente nestes casos, logo após o início da utilização do dispositivo, o paciente torna-se sintomático apresentando dispneia aguda e severa por causa da formação de **hidrotórax**. Caso o posicionamento do cateter esteja dentro dos folhetos cardíacos, um tamponamento pericárdio ocorrerá com alta mortalidade.[20]

Esta complicação pode ser evitada aspirando o dispositivo sem dificuldade ao término do seu implante. Em casos de dúvida, é altamente recomendável a injeção de contraste não iônico para comprovação de posicionamento, sempre que possível.

### Pneumotórax

A ocorrência de **pneumotórax** está relacionada com a angulação e profundidade da inserção da agulha durante a punção, causando lesão inadvertida sobre a pleura e, consequentemente, vazamento de ar. **Punção guiada por imagem apresenta incidência quase nula desta complicação.**

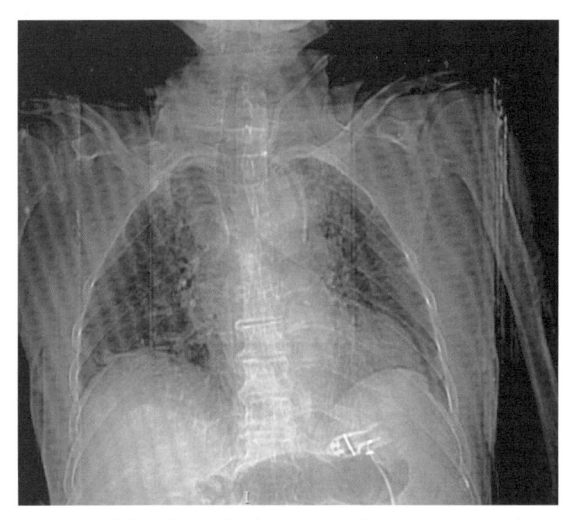

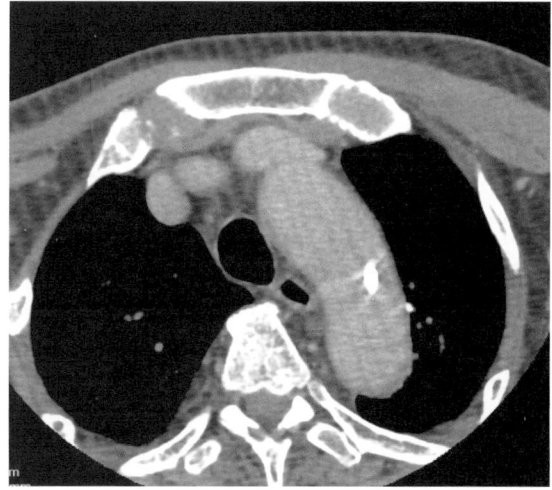

**Fig. 33-2.** (**a**) Radiografia demonstrando trajeto anormal do cateter de Schiller. (**b**) Comprovação da extremidade distal do cateter em arco aórtico, pela punção inalterada do disco intervertebral ertida da artéria vertebral.

A ocorrência depende ainda da região escolhida para a inserção do cateter. A incidência de **pneumotórax** em inserção na veia jugular interna varia entre 0,3-1% e em veia subclávia de 1,6 a 2,3%.[21-24]

Apenas **pneumotórax** sintomáticos (que determinem dispneia/taquipneia, tosse ou baixa maior de 90% na saturação) ou pneumotórax volumosos (estimados em mais que 30% da cavidade pleural) requerem drenagem.[23,25]

## Arritmias

As arritmias cardíacas são geralmente benignas e transitórias e estão relacionadas com o estímulo do cateter ou fio-guia nas paredes do átrio direito ou ventrículo. Entretanto arritmias severas são descritas[26-28] com necessidade de manobras de cardioversão em até 0,9% dos casos.[29,30]

## Embolias Aéreas

Este tipo de complicação pode ocorrer tanto na inserção, retirada ou até mesmo troca do dispositivo e consiste na entrada de ar para o interior do sistema venoso. Na dependência do volume **embolizado**, tal complicação pode ser fatal em até 50% dos casos.[31]

## Complicações Crônicas

Com base em metanálises, estima-se que cerca de 5% de todos os dispositivos vasculares apresentem falhas antes do término do planejado para sua utilização.[32]

A impossibilidade de aspiração e injeção adequada pelo dispositivo pode ser multifatorial. Frente a esta dificuldade, está indicada a realização de estudo radiográfico com injeção de contraste, se necessário (Fig. 33-3).

Destacam-se como possíveis causas de disfunção do dispositivo vascular:

- *Oclusão do cateter:* é a causa mais frequente de disfunção tardia. Geralmente associada à presença de bainha de fibrina. Recomendada a realização de desobstrução mecânica quando detectada.
- *Trombose:* pode ser corrigida com a instilação de fibrinolítico (r-tPA 2 mg), lentamente.
- *Mau posicionamento:* a extremidade do cateter encontra-se em contato com a parede do vaso, impedindo adequado fluxo. Necessário reposicionamento do cateter (Fig. 33-4).
- *Desconexão do cateter:* ocorre geralmente associada à não fixação adequada e/ou infusão sob pressão no dispositivo. Necessária a troca do dispositivo.
- *Perfuração/fratura do cateter:* geralmente relacionada com via de inserção em veia subclávia, onde o trajeto da mesma pode sofrer efeito compressivo da clavícula e 1º arco costal, caracterizando a síndrome de *pinch-off*. Esta síndrome pode ser classificada em 4 graus:[34]
  - Grau 0: sem evidência radiológica de estenoses.
  - Grau I: desvio do cateter sem identificação de estenose luminal.
  - Grau II: identificado estenose luminal (sinal *pinch-off*).
  - Grau III: fratura do cateter com migração distal do fragmento (Fig. 33-5).

É de suma importância a detecção precoce desta síndrome, pois, uma vez detectada, deverá ser programada, o mais rápido possível, a troca (Fig. 33-6).

E em caso de fraturas com migração distal para a veia cava superior, câmaras cardíacas ou artérias pulmonares, a opção terapêutica de escolha é a retirada percutânea com técnica intervencionista, usando cateter laço.

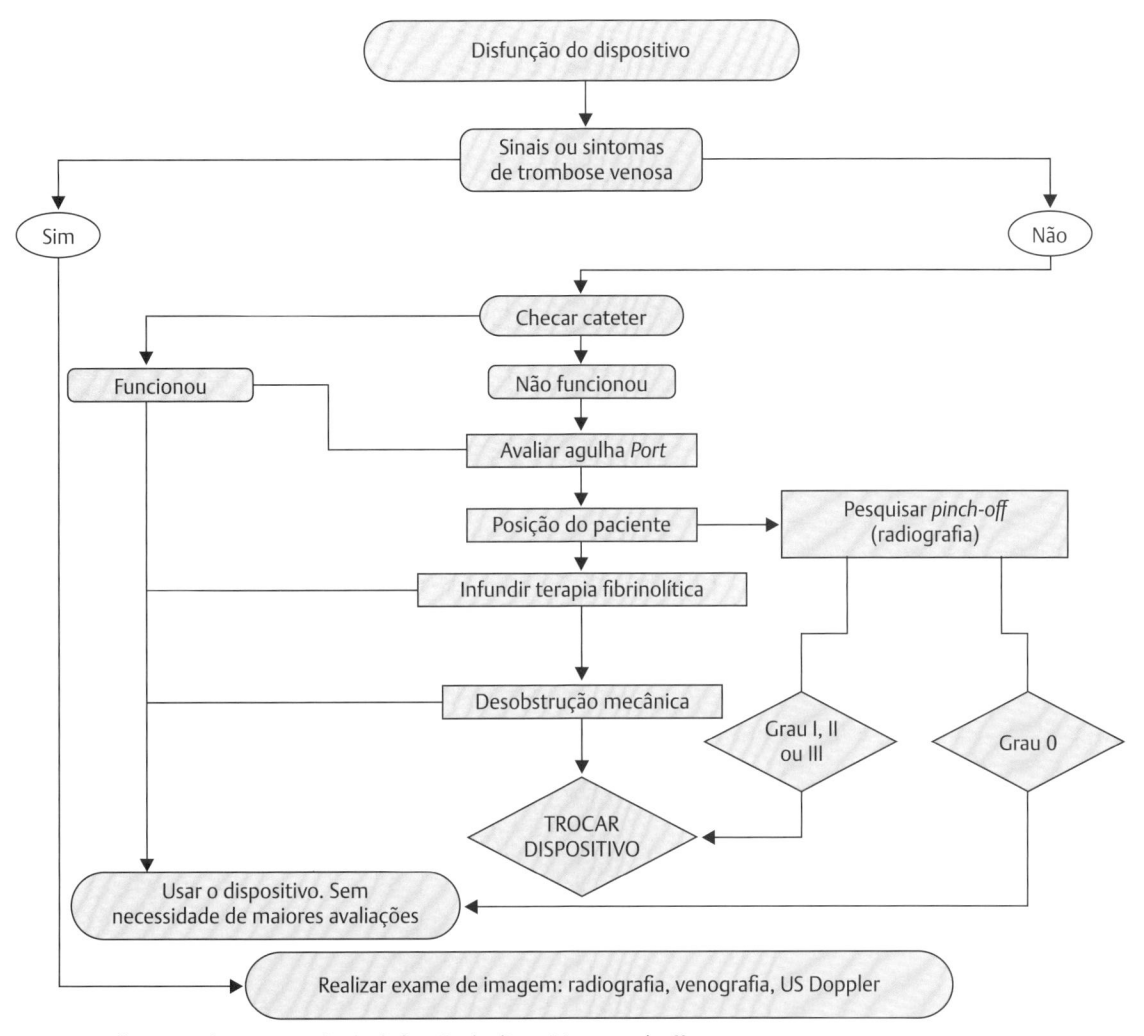

CAPÍTULO 33 • COMPLICAÇÕES DOS CATETERES VENOSOS CENTRAIS

**Fig. 33-3.** Algoritmo da investigação da disfunção do dispositivo vascular.[33]

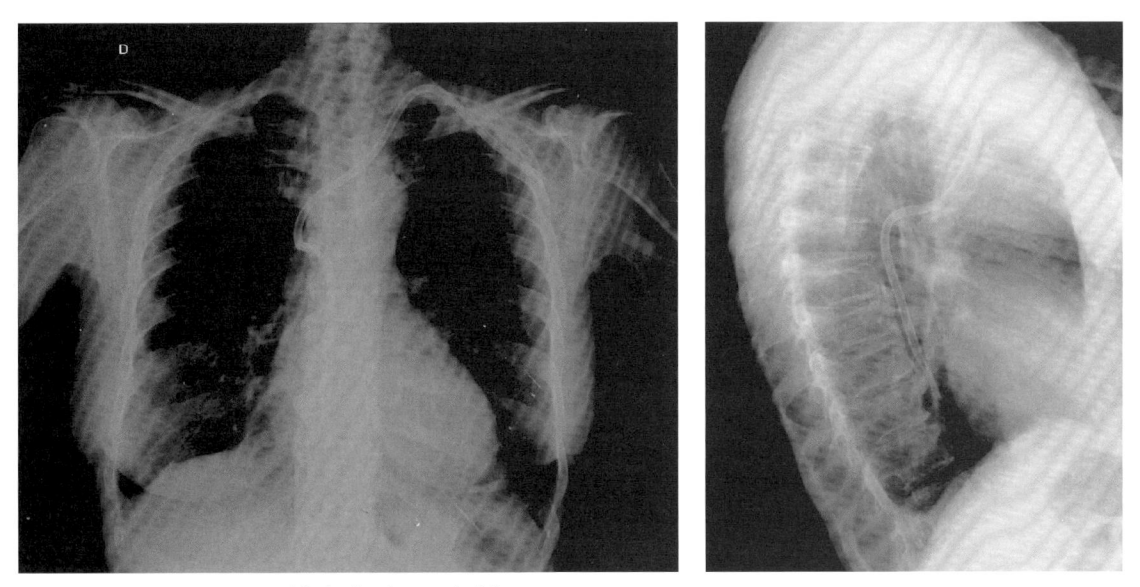

**Fig. 33-4.** Cateter com extremidade distal em veia ázigo.

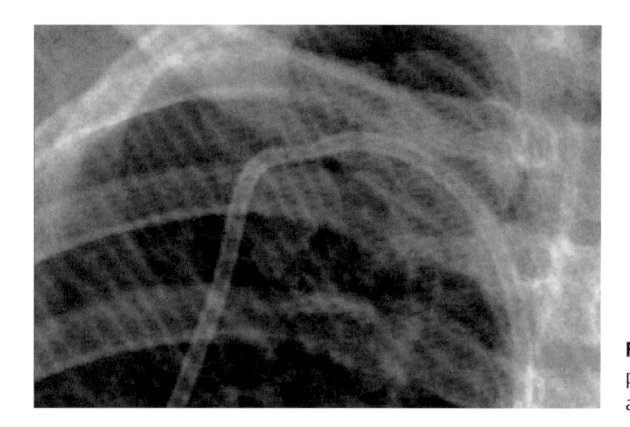

**Fig. 33-5.** Identificação de estreitamento do cateter produzido pelo pinçamento entre a clavícula e o primeiro arco costal.

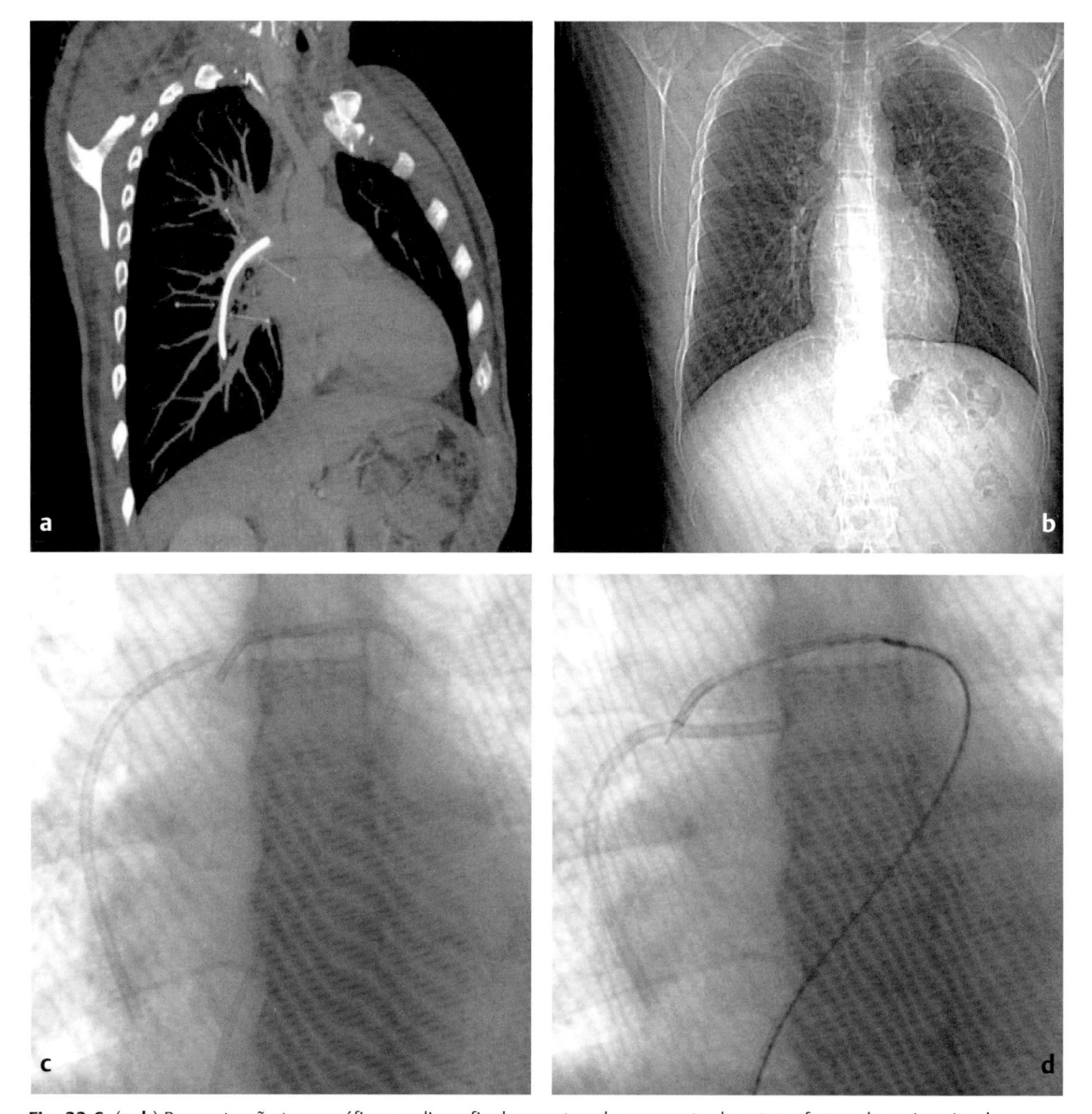

**Fig. 33-6.** (**a, b**) Reconstrução tomográfica e radiografia demonstrando segmento de cateter fraturado no interior da artéria pulmonar direita. (**c**) Cateter-guia em artéria pulmonar direita, próximo à extremidade proximal do fragmento a ser capturado. (**d**) Cateter já laçado e pronto para ser retirado.

# REFERÊNCIAS BIBLIOGRÁFICAS

1. Pinelli F, Cecero E, Degl'Innocenti D et al. Infection of totally implantable venous access devices: A review of the literature. *J Vasc Access* 2018;19(3):230-42.
2. Tabatabaie O, Kasumova GG, Eskander MF et al. Totally Implantable Venous Access Devices. A Review of Complications and Management Strategies. *Am J Clin Oncol* 2017;40(1):94-105.
3. Zakhour R, Chaftari AM, Raad, II. Catheter-related infections in patients with haematological malignancies: novel preventive and therapeutic strategies. *Lancet Infect Dis* 2016;16(11):e241-e50.
4. Yu XY, Xu JL, Li D, Jiang ZF. Late complications of totally implantable venous access ports in patients with cancer: Risk factors and related nursing strategies. *Medicine* (Baltimore) 2018;97(38):e12427.
5. Maki DG, Kluger DM, Crnich CJ. The risk of bloodstream infection in adults with different intravascular devices: a systematic review of 200 published prospective studies. *Mayo Clin Proc* 2006;81(9):1159-71.
6. Agência Nacional de Vigilância Sanitária. Medidas de Prevenção de Infecção Relacionada à Assistência à Saúde. Brasília: Anvisa; 2017.
7. Hentrich M, Schalk E, Schmidt-Hieber M et al. Central venous catheter-related infections in hematology and oncology: 2012 updated guidelines on diagnosis, management and prevention by the Infectious Diseases Working Party of the German Society of Hematology and Medical Oncology. *Ann Oncol* 2014;25(5):936-47.
8. Mermel LA, Allon M, Bouza E et al. Clinical practice guidelines for the diagnosis and management of intravascular catheter-related infection: 2009 Update by the Infectious Diseases Society of America. *Clin Infect Dis* 2009;49(1):1-45.
9. Justo JA, Bookstaver PB. Antibiotic lock therapy: review of technique and logistical challenges. *Infect Drug Resist* 2014;7:343-63.
10. Funalleras G, Fernandez-Hidalgo N, Borrego A et al. Effectiveness of antibiotic-lock therapy for long-term catheter-related bacteremia due to Gram-negative bacilli: a prospective observational study. *Clin Infect Dis* 2011;53(9):e129-32.
11. Brass P, Hellmich M, Kolodziej L et al. Ultrasound guidance versus anatomical landmarks for internal jugular vein catheterization. *Cochrane Database Syst Rev* 2015;1:Cd006962.
12. Brass P, Hellmich M, Kolodziej L et al. Ultrasound guidance versus anatomical landmarks for subclavian or femoral vein catheterization. *Cochrane Database Syst Rev* 2015;1:Cd011447.
13. Lalu MM, Fayad A, Ahmed O et al. Ultrasound-Guided Subclavian Vein Catheterization: A Systematic Review and Meta-Analysis. *Crit Care Med* 2015 Jul;43(7):1498-507.
14. Chee YL, Crawford JC, Watson HG, Greaves M. Guidelines on the assessment of bleeding risk prior to surgery or invasive procedures. British Committee for Standards in Haematology. *Br J Haematol* 2008;140:496-504.
15. Dzik W. Predicting hemorrhage using preoperative coagulation screening assays. *Current Hematology Reports* 2004;3(5):324-30.
16. Segal JB, Dzik WH, Network TMHCT. Paucity of studies to support that abnormal coagulation test results predict bleeding in the setting of invasive procedures: an evidence-based review. *Transfusion* 2005;45(9):1413-25.
17. Eisen LA, Narasimhan M, Berger JS et al. Mechanical complications of central venous catheters. *J Intensive Care Med* 2006;21:40-6.
18. Jahromi BS, Tummala RP, Levy EI. Inadvertent subclavian artery catheter placement complicated by stroke: endovascular management and review. *Catheter Cardiovasc Interv* 2009;73:706-11.
19. Reuber M, Dunkley LA, Turton EP et al. Stroke after internal jugular venous cannulation. *Acta Neurol Scand* 2002;105:235-9.
20. Karnauchow PN. Cardiac tamponade from central venous catheterization. *CMAJ* 1986;135:1145-7.
21. Bailey SH, Shapiro SB, Mone MC et al. Is immediate chest radiograph necessary after central venous catheter placement in a surgical intensive care unit? *Am J Surg* 2000;180:517-21, discussion 21-2.
22. Bowdle A, Kharasch E, Schwid H. Pressure waveform monitoring during central venous catheterization. *Anesth Analg* 2009;109:2030-1, author reply 31.
23. Pikwer A, Baath L, Perstoft I et al. Routine chest X-ray is not required after a low-risk central venous cannulation. *Acta Anaesthesiol Scand* 2009;53:1145-52.
24. Starr DS, Cornicelli S. EKG guided placement of subclavian CVP catheters using J-wire. *Ann Surg* 1986;204:673-6.
25. Laronga C, Meric F, Truong MT et al. A treatment algorithm for pneumothoraces complicating central venous catheter insertion. *Am J Surg* 2000;180:523-6, discussion 26-7.
26. Doehring MC. An unexpected complication of central line placement. *Acad Emerg Med* 2001;8:854.
27. Quiney NF. Sudden death after central venous cannulation. *Can J Anaesth* 1994;41:513-5.
28. Unnikrishnan D, Idris N, Varshneya N. Complete heart block during central venous catheter placement in a patient with pre-existing left bundle branch block. *Br J Anaesth* 2003;91:747-9.
29. Neto FLD, Teixeira C, Oliveira RPd. Acesso venoso central guiado por ultrassom: qual a evidência? *Rev Bras Ter Intensiva* 2010;23(2):217-21.
30. Schiffer CA, Mangu PB, Wade JC et al. Central venous cateter care for the patient with cancer: American Society of Clinical Oncology Clinical Practice Guideline. *J Clinic Oncol* 2013;31(10):1357-70.
31. Heckmann JG, Lang CJ, Kindler K et al. Neurologic manifestations of cerebral air embolism as a complication of central venous catheterization. *Crit Care Med* 2000;28:1621-5.
32. Takashima M, Schmörlults J, Mihala G et al. Complications and failures of central vascular access device in adult critical care settings. *Crit Care Med* 2018;46(12):1998-2009.
33. Baskin JL, Pui CH, Reiss U et al. Management of occlusion and thrombosis associated with long-term indwelling central venous catheters. *Lancet* 2009;374(9684):159-69.
34. Zaghal A, Khalife M, Mukherji D et al. Update on totally implantable venous access. *Surg Oncol* 2012;21(3):207-15.

# INFECÇÕES VIRAIS EM PACIENTES ONCOLÓGICOS NO CENÁRIO DE ATENDIMENTO DE EMERGÊNCIA

Larissa Beloti Salvador
Paulo de Tarso Oliveira e Castro
Seila Israel do Prado
José Carlos Ignacio Junior

O avanço nas terapias antineoplásicas tem auxiliado no ganho de expectativa de vida de pacientes oncológicos e transplantados de células-tronco hematopoiéticas (TCTH).[1] Porém, estas mesmas terapias salvadoras determinam um aumento da suscetibilidade e da gravidade das infecções nesses pacientes, pela significativa supressão imune que causam. Estas terapias podem ter efeitos duradouros sobre imunidades humoral e celular, função dos neutrófilos, além de prejudicar a função da barreira mucosa.[2]

No cenário de atendimento de urgência e emergência dos pacientes oncológicos, deve-se considerar o diagnóstico de infecção viral em algumas situações clínicas: pacientes com gastroenterite, pacientes com infecções de vias aéreas superiores e inferiores, lesões cutâneas agudas, síndrome íctero-hemorrágica e meningoencefalites. As duas últimas não serão abordadas neste capítulo, visto que sua apresentação e manejo clínico se assemelham à população em geral. As lesões cutâneas serão abordadas em capítulo próprio (ver Capítulo 68: Herpes-Zóster).

A seguir estão descritas as demais infecções virais, e os principais vírus responsáveis.

## GASTROENTERITE

Embora a gastroenterite viral seja geralmente leve e de curta duração, novas evidências sugerem que a doença pode ser grave e por vezes fatal, especialmente entre populações vulneráveis.[3]

A maioria dos vírus é transmitida por via fecal-oral, mas a transmissão por contato contribui para a rápida disseminação desses vírus em instituições de saúde. Mãos contaminadas dos trabalhadores de saúde e artigos não críticos (estetoscópios, esfigmomanômetro, termômetro) contaminados que são compartilhados entre os pacientes durante os cuidados médicos podem desempenhar um papel importante na cadeia de transmissão.[4] Em um estudo recente, o RNA do rotavírus foi mais prevalente em superfícies em contato direto com crianças (termômetros e tapetes de jogos) do que em outras superfícies ambientais (lavatórios, maçanetas).[5] A transmissão de paciente para paciente também pode ocorrer facilmente nas salas de jogos, em quartos de internação ou em áreas de recreação de instalações pediátricas.[6]

Os principais vírus envolvidos nos quadros de gastroenterite são adenovírus, norovírus e rotavírus. Os casos podem ocorrer o ano todo, com possibilidade de surtos no inverno, principalmente os dois últimos agentes.

### Modo de Transmissão

Tanto o norovírus quanto o rotavírus podem ser transmitidos por via fecal-oral, contato indireto com superfícies contaminadas e via aerossolização de gotículas do vômito.[3] O adenovírus pode ser transmitido por inalação de gotículas ou inoculação conjuntival direta, mas também pode ocorrer transmissão fecal-oral, incluindo contato com água doce ou água recreacional ou superfícies ambientais.[7]

Também é controverso se a infecção pelo adenovírus no paciente imunossuprimido ocorre por reativação de infecção latente ou por aquisição incidental.[8]

### Quadro Clínico

O quadro clínico da gastroenterite viral é semelhante entre os diversos vírus. Geralmente o quadro apresenta-se com início súbito de diarreia e/ou vômito, geralmente sem muco, sangue, leucocitose ou febre.

### Diagnóstico

Testes para diagnóstico específico não são realizados rotineiramente. No entanto, os estudos de fezes devem ser obtidos nas seguintes situações: quando há suspeita clínica de etiologia inflamatória não viral, pacientes com febre persistente, sangue ou pus nas fezes ou outros sintomas e sinais de alerta.

No cenário de pacientes imunossuprimidos, quadros de gastroenterites podem ocorrer por diversas causas. Pacientes em regime de condicionamento para TCTH, uso de medicações imunossupressoras, uso de nutrição enteral, doença enxerto *versus* hospedeiro, diarreia por *C. difficile* apresentam, frequentemente, quadros diarreicos que se assemelham a infecções virais.

## Tratamento

Não há tratamento específico para os quadros de gastroenterites virais. Para os pacientes com quadro de gastroenterite além das precauções padrão deve ser instituída a precaução de contato, a fim de quebrar a cadeia de transmissão. Devem-se investigar distúrbios hidreletrolíticos e corrigi-los. Outras causas devem ser investigadas, como infecções bacterianas e não infecciosas.

O Quadro 34-1 resume as características clínicas e o manejo destas infecções.

## INFECÇÕES DE VIAS AÉREAS, SUPERIORES E INFERIORES

A incidência de infecção por vírus respiratórios é igual para indivíduos imunocompetentes e imunossuprimidos. Em pacientes oncológicos, porém, são associados a infecções prolongadas, risco de progressão para infecções do trato respiratório inferior e maior mortalidade.[9] Cada síndrome respiratória pode ser causada por mais de um vírus respiratório.[10]

Abordaremos nesse capítulo as principais infecções de vias aéreas de etiologia viral: o resfriado comum, a gripe e a bronquiolite.

Os principais vírus causadores do resfriado comum são *parainfluenza*, adenovírus, rinovírus, metapneumovírus, coronavírus, enquanto o vírus responsável pela gripe é invariavelmente o *influenza*. O subtipo circulante varia anualmente. A bronquiolite é causada pelo vírus sincicial respiratório (VSR). Enquanto o resfriado comum e a gripe ocorrem o ano todo, com possibilidade de surtos no inverno, a bronquiolite apresenta incidência maior de março a agosto, com picos em abril, maio e junho.

Não há vacinação disponível para prevenir infecções causadas pelos vírus do resfriado comum. Para gripe, a melhor maneira de se prevenir contra a doença é a vacinação anual do paciente e seus comunicantes. A vacina praticamente não tem contraindicação e é capaz de promover imunidade durante o período de maior circulação dos vírus *influenza* e, se a doença ocorrer, a gravidade será menor nos indivíduos vacinados.[11]

## Modo de Transmissão

Os vírus do resfriado comum e da gripe são transmitidos por via respiratória por meio de gotículas. Já o VSR é transmitido via inoculação de mucosas nasofaríngeas ou oculares após o contato com secreções ou fômites contendo vírus. O contato direto é a via de transmissão mais comum, mas gotículas de aerossol também foram implicadas.

**Quadro 34-1.** Características e Manejos dos Quadros de Gastroenterites Virais

| Vírus | Norovírus      Rotavírus | Adenovírus |
|---|---|---|
| Sazonalidade | Ano todo, com possibilidade de surtos no inverno | Ano todo |
| Modo de transmissão | Fecal-oral, contato indireto com superfícies contaminadas e via aerossolização de gotículas do vômito[3] | Inalação de gotículas ou inoculação conjuntival direta, mas também pode ocorrer transmissão fecal-oral, incluindo contato com água doce ou água recreacional ou superfícies ambientais[7] Também é controverso se a infecção pelo adenovírus no paciente imunossuprimido ocorrer por reativação de infecção latente ou por aquisição incidental[8] |
| Quadro clínico | Início súbito de diarreia e/ou vômito, geralmente sem muco, sangue, leucocitose ou febre | |
| Como diagnosticar | Testes para diagnóstico específico não são realizados rotineiramente. No entanto, os estudos de fezes devem ser obtidos nas seguintes situações: quando há suspeita clínica de etiologia inflamatória não viral, pacientes com febre persistente, sangue ou pus nas fezes ou outros sintomas e sinais de alerta<br>No cenário de pacientes imunossuprimidos, quadros de gastroenterites podem ocorrer por diversas causas. Pacientes em regime de condicionamento para TCTH, uso de medicações imunossupressoras, uso de nutrição enteral, doença enxerto *versus* hospedeiro, diarreia por *C. difficile* apresentam, frequentemente, quadros diarreicos que se assemelham a infecções virais | |
| Como conduzir | ▪ Precaução de contato (uso de avental e luvas)<br>▪ Suporte clínico, com investigação e correção de distúrbios hidreletrolíticos<br>▪ Excluir outras causas, como infecções bacterianas e não infecciosas | |

## Quadro Clínico

O resfriado comum apresenta-se com quadro agudo de coriza, congestão nasal, dor de garganta, sem febre ou febre baixa e leve grau de exaustão. A maioria das vezes o quadro é relativamente leve e limitado às vias aéreas superiores, mas pode variar em gravidade de resfriados triviais e dores de garganta a infecções laríngeas e traqueobrônquicas graves, bronquiolite e pneumonia.

Nos quadros gripais o paciente apresenta início abrupto de mialgia, dor de garganta, tosse, com comprometimento sistêmico moderado a grave, associado à febre geralmente alta. Pode evoluir para síndrome respiratória aguda grave (SRAG) e pneumonia.

Segundo o Ministério da Saúde,[11] para o diagnóstico de síndrome gripal (SG) o paciente deve apresentar febre, de início súbito, acompanhada de tosse ou dor de garganta e pelo menos um dos sintomas: mialgia, cefaleia ou artralgia.

A síndrome respiratória aguda grave (SRAG) é definida por quadro de SG associada à dispneia, desconforto respiratório, saturação de $O_2$ < 95% ou exacerbação de doença preexistente.

Já a bronquiolite é uma doença grave do trato respiratório inferior, manifestada por broncospasmo, pneumonia e insuficiência respiratória aguda.[12] Geralmente o paciente apresenta-se afebril.

## Diagnóstico

Na suspeita de quadro respiratório de etiologia viral grave, deve-se coletar aspirado nasal com painel viral (PCR viral). A técnica analisa e identifica concomitantemente diversos vírus respiratórios.

## Tratamento

Associada à precaução padrão devem-se instituir, empiricamente, as precauções de contato e de gotícula a todo paciente com suspeita de quadro respiratório de etiologia viral, até realização do painel viral e identificação do vírus. Para paciente com suspeita de infecção por *influenza*, deve-se substituir a precaução de gotículas por aerossol (utilizar máscara N95) quando houver manipulação de vias aéreas (intubação orotraqueal, aspiração de vias aéreas etc.).

O tratamento consiste em fornecer suporte clínico ao paciente e iniciar oseltamivir (para dose ver Quadro 34-2) de preferência até 72 horas do início dos sintomas, se houver febre associada, até exclusão de infecção por *influenza* com painel viral. O tratamento adjuvante com antibióticos deve ser instituído, se houver pneumonia associada.

Nos casos de bronquiolite, embora o uso rotineiro de ribavirina não seja recomendado, pode-se considerar o uso da medicação, após avaliação do infectologista.[13]

O Quadro 34-3 resume as características e clínicas e o manejo destas infecções.

**Quadro 34-2.** Posologia e Tempo de Tratamento do Oseltamivir (Tamiflu®) por Faixa Etária

| Adulto | 75 mg, 12/12 h, 5 dias* | |
|---|---|---|
| Criança com mais de 1 ano de idade | ≤ 15 kg | 30 mg, 12/12 h, 5 dias |
| | > 15 a 23 kg | 45 mg, 12/12 h, 5 dias |
| | > 23 a 40 kg | 60 mg, 12/12 h, 5 dias |
| | > 40 kg | 75 mg, 12/12 h, 5 dias |
| Criança com menos de 1 ano de idade | 0 a 8 meses | 3 mg/kg, 12/12 h, 5 dias |
| | 9 a 11 meses | 3,5 mg/kg, 12/12 h, 5 dias |

*Extensão do tratamento (5-10) para pacientes com imunossupressão grave.
Fonte: Ministério da Saúde[11]

**Quadro 34-3.** Características e Manejos dos Quadros de Infecções de Vias Aéreas de Etiologia Viral

| Vírus | Gripe (*influenza*) | Resfriado comum (*parainfluenza, adenovírus, rinovírus, metapneumovírus, coronavírus*) | Bronquiolite (vírus sincicial respiratório) |
|---|---|---|---|
| Sazonalidade | Ano todo, com possibilidade de surtos no inverno | | Março a agosto, com picos em abril, maio, junho |
| Modo de transmissão | Via respiratória por meio de gotículas | | Inoculação de mucosas nasofaríngeas ou oculares após o contato com secreções ou fômites contendo vírus. O contato direto é a via de transmissão mais comum, mas gotículas de aerossol também foram implicadas |
| Quadro clínico | Quadro de início abrupto de mialgia, dor de garganta, tosse, com comprometimento sistêmico moderado a grave, associado à febre geralmente alta. Pode evoluir para síndrome respiratória aguda grave e pneumonia. Segundo o Ministério da Saúde, para o diagnóstico de síndrome gripal (SG) o paciente deve apresentar febre, de início súbito, acompanhada de tosse ou dor de garganta e pelo menos um dos sintomas: mialgia, cefaleia ou artralgia. Síndrome respiratória aguda grave (SRAG) é definida por SG + dispneia, desconforto respiratório, saturação de $O_2$ < 95% ou exacerbação de doença preexistente | Paciente com quadro agudo de coriza, congestão nasal, dor de garganta, sem febre ou febre baixa e leve grau de exaustão. Maioria das vezes o quadro é relativamente leve e limitado às vias aéreas superiores, mas pode variar em gravidade de resfriados triviais e dores de garganta a infecções laríngeas e traqueobrônquicas graves, bronquiolite e pneumonia. Complicações comuns podem incluir infecções bacterianas secundárias que causam otite média, sinusite ou pneumonia[14] | Doença do trato respiratório inferior grave, bronquiolite, broncoespasmo, pneumonia e insuficiência respiratória aguda[12]. Geralmente o paciente apresenta-se afebril |
| Como diagnosticar | Aspirado nasal com painel viral (PCR viral) | | |
| Como conduzir | ▪ Suporte clínico<br>▪ Iniciar Oseltamivir (dose no Quadro 34-2) de preferência até 72 h do início dos sintomas<br>▪ Tratamento adjuvante com antibióticos, se pneumonia associada | ▪ Suporte clínico<br>▪ Iniciar empiricamente Oseltamivir (dose no Quadro 34-2) de preferência até 72 h do início dos sintomas, se houver febre associada, até exclusão de infecção por *influenza* com painel viral<br>▪ Tratamento adjuvante com antibióticos, se pneumonia associada | ▪ Embora o uso rotineiro de Ribavirina não seja recomendado, pode-se considerar o uso da medicação, após avaliação do infectologista[13] |

## REFERÊNCIAS BIBLIOGRÁFICAS

1. Harpaz R, Dahl RM, Dooling KL. Prevalence of Immunosuppression Among US Adults, 2013. *JAMA* 2016;316(23):2547-8.
2. Novasad SA, Winthrop KL. Beyond tumor necrosis factor inhibition: the expanding pipeline of biologic therapies for inflammatory diseases and their associated infectious sequelae. *Clin Infect Dis* 2014;58(11):1587-98.
3. Rayani A, Bode U, Habas E et al. Rotavirus infections in paediatric oncology patients: a matched-pairs analysis. *Scand J Gastroenterol* 2007;42(1):81-8.
4. Ratner AJ, Neu N, Jakob K et al. Nosocomial Rotavirus in a Pediatric Hospital. *Infect Control Hosp Epidemiol* 2001;22(5):299-301.

5. Soule H, Genoulaz O, Gratacap-Cavallier B *et al.* Monitoring rotavirus environmental contamination in a pediatric unit using polymerase chain reaction. *Infect Control Hosp Epidemiol* 1999;20(6):432-4.
6. Akhter J, al-Hajjar S, Myint S, Qadri SM. Viral contamination of environmental surfaces on a general paediatric ward and play room in a major referral centre in Riyadh. *Eur J Epidemiol* 1995;11(5):587-90.
7. Soller JA, Bartrand T, Ashbolt NJ *et al.* Estimating the primary etiologic agents in recreational freshwaters impacted by human sources of faecal contamination. *Water Res* 2010;44(16):4736-47.
8. Veltrop-duits LA, Vreeswijk T Van, Heemskerk B *et al.* High Titers of Pre-existing Adenovirus Serotype-Specific Neutralizing Antibodies in the Host Predict Viral Reactivation After Allogeneic Stem Cell Transplantation in Children. *Clinical Infectious Diseases* 2011;52(12):1405-13.
9. Hodinka RL. Respiratory RNA Viruses. *Microbiol Spectr* 2016;4(4).
10. Christensen KL, Holman RC, Steiner CA *et al.* Infectious Disease Hospitalizations in the United States. *Clin Infect Dis* 2009;49(7):1025-35.
11. Brasil. Ministério da Saúde. Secretaria de Vigilância em Saúde, Departamento de Vigilância das Doenças Transmissíveis. *Protocolo de tratamento de Influenza: 2015*. Brasília, 2014, 41 p.
12. Glezen WP, Taber LH, Frank AL, Kasel JA. Risk of primary infection and reinfection with respiratory syncytial virus. *Am J Dis Child* 1986;140(6):543-6.
13. Casey J, Morris K, Narayana M *et al.* Oral ribavirin for treatment of respiratory syncitial virus and parainfluenza 3 virus infections post allogeneic haematopoietic stem cell transplantation. *Bone Marrow Transplant* 2013;48(12):1558-61.
14. Englund JA. Diagnosis and epidemiology of community-acquired respiratory virus infections in the immunocompromised host. *Biol Blood Marrow Transplant* 2001;7(Suppl:2S-4S).

# SEPSE

Luís Henrique Simões Covello
Rafael Ferrari
Maria Fernanda Biazotto Fernandes

## INTRODUÇÃO

A sepse é um quadro de infecção generalizada desencadeada pela presença de microrganismos patogênicos e suas toxinas na corrente sanguínea.[1] As alterações da sepse ocorrem também à distância do órgão acometido pelo processo infeccioso, e este fato se deve pela produção exacerbada de mediadores inflamatórios na tentativa de conter o mesmo.[2]

Essa afirmação se deu por causa da observação de William Osler de que os pacientes pareciam morrer mais em razão da resposta do organismo do que do próprio processo infeccioso.[1]

Na tentativa de uniformizar a denominação, em 1992, houve um consenso que definiu síndrome da resposta inflamatória sistêmica (SIRS), sepse, sepse grave e choque séptico. Sepse, então, ficou definida como a resposta inflamatória sistêmica de uma infecção presumida ou confirmada.[1] Posteriormente, surgiram vários questionamentos sobre as definições e diagnóstico, pois os critérios definidos poderiam provocar um diagnóstico superestimado, uma vez que cerca de 90% dos pacientes internados em unidade de terapia intensiva (UTI) apresentam SIRS, mas vários deles não possuem infecção. Além disso, a resposta inflamatória é inerente ao hospedeiro, e um paciente imunossuprimido, por exemplo, poderia não apresentar SIRS mesmo na vigência de infecção.[1]

Em razão das dificuldades supracitadas, em 2001, realizou-se uma revisão do consenso, porém sem sucesso no aprimoramento das definições. Em 2016, uma nova revisão foi realizada no terceiro consenso internacional para definição de sepse e choque séptico (Sepsis-3), que deu origem às novas definições, onde sepse passou a ser definida como uma infecção grave desencadeadora de disfunção orgânica ameaçadora à vida.[1-3] Além disso, choque séptico ficou definido como sepse associada à utilização de drogas vasopressoras para manter a pressão arterial média (PAM) ≥ 65 mmHg, além de lactato arterial > 2 mmol/L.[3] O termo "sepse grave" foi retirado nesta revisão.

Neste panorama, o câncer se relaciona com a sepse pela doença propriamente dita e por sua forma de tratamento. Radioterapia, quimioterapia, cirurgia, ruptura das barreiras mucosas e tegumentárias, neutropenia, disfunção humoral e celular, necessidade de cateteres de longa permanência e efeitos locais do próprio tumor predispõem esta população a infecções mais frequentes. Sabemos também que pacientes com câncer em qualquer sítio possuem 10% mais risco para desenvolvimento de sepse e 30% mais risco de óbito pela mesma causa quando comparado à população sem neoplasia.[4]

Ainda, importante ressaltar que a sepse é um dos principais motivos de internação em UTI,[4] sendo que esta patologia possui elevados índices de mortalidade, além de gerar altos custos.[5,6]

## EPIDEMIOLOGIA

Em um estudo observacional realizado no Brasil, no ano de 2014, observou-se uma mortalidade de 55% relacionada com a sepse. Além disso, a baixa disponibilidade de recursos foi um fator independente associado à mortalidade.[5]

Outro estudo brasileiro demonstrou o gasto total em internações com sepse entre os anos de 2006 e 2015, que ultrapassou os US$ 156.000.000,00 no último ano do estudo.[6] Ainda, outro trabalho realizado, entre 2013 e 2014, demonstrou um gasto médio por paciente de R$ 38.867,60, sendo que metade deste valor foi destinado a 59% dos pacientes que evoluíram a óbito.[7]

É notório que o câncer é um problema de saúde pública, principalmente em países em desenvolvimento, como o Brasil.[8] O número de novos casos vem crescendo cada dia mais e, ainda, acredita-se que isso continuará a ocorrer nas décadas seguintes. Em contrapartida, vêm evoluindo também os tratamentos, propiciando que haja uma sobrevida cada vez maior aos pacientes.

A estimativa da incidência de câncer no Brasil, para o biênio 2018-2019, é de cerca de 600 mil novos casos para cada ano, sendo que os cânceres de próstata, pulmão, mama feminina, cólon e reto são os mais prevalentes.[8]

Os casos de sepse são responsáveis por mais da metade das internações em UTI e cerca de 20% destes pacientes possuem alguma neoplasia.[4] Em 2006, um estudo em UTIs brasileiras demonstrou que, dos pacientes com sepse que morrem, 14% possuíam algum tipo de neoplasia e 8% utilizavam tratamento imunossupressor.[9]

## FISIOPATOLOGIA

A sepse, como observado anteriormente, é uma resposta desregulada do hospedeiro frente a uma infecção presumida ou confirmada. Sua fisiopatologia é complexa e, ainda, pouco compreendida.[10] Dentre os diversos mecanismos de resposta à infecção, sabemos que a exposição do hospedeiro frente a um patógeno gera, inicialmente, a ativação de sua resposta imunológica inata.[10]

Esta resposta se instala pelo "reconhecimento de padrões moleculares associados aos patógenos" (PMRPs) presentes nos microrganismos, que são identificados pelas células do hospedeiro por "receptores de reconhecimento padrão" (RRP, tipo "*Toll-like*").[4] Todo este processo inicial estimula a liberação de diversos mediadores pró-inflamatórios, como as citocinas, os fatores de necrose tumoral (TNF-α e TNF-β) e as interleucinas (1, 2, 6, 8 e 12), além da ativação da cascata de coagulação.[10]

Passada a fase pró-inflamatória da sepse, os indivíduos que sobreviveram a este processo inicial passam por outro estágio, chamado de "síndrome de resposta anti-inflamatória compensatória" (CARS), onde há a inversão da liberação de citocinas pró-inflamatórias por anti-inflamatórias.[4]

Este estado hipoinflamatório se dá a partir da desaceleração da inflamação local e lesão celular, quando outras interleucinas são liberadas (como exemplo a IL-4, 5, 10, 11 e 13), e uma fase de imunossupressão se instala.[4,10]

Alguns estudos acreditam que ambas as fases ocorrem simultaneamente, e o desfecho clínico dependerá de fatores do hospedeiro e do patógeno, como comorbidades e virulência, respectivamente.[10]

É sabido que quanto maior a resposta inflamatória, maior a lesão celular. Por conseguinte, é de extrema importância que haja o equilíbrio entre os fatores pró e anti-inflamatórios para que a homeostase seja alcançada. A resposta pró-inflamatória exacerbada na sepse está associada a maior risco de lesão celular irreversível, dano tecidual e, posteriormente, disfunção orgânica.[11]

Alguns biomarcadores podem ser utilizados como forma de avaliar o grau de inflamação e disfunção orgânica em pacientes sépticos. Dentre eles, destacaremos a mensuração plasmática da procalcitonina e da proteína C reativa. Ambas são inespecíficas para sepse, já que se apresentam em altas concentrações em qualquer processo inflamatório/infeccioso, sendo necessária a avaliação completa e individualizada de cada caso. Portanto, a medição dos biomarcadores indica, caso negativa, a exclusão do diagnóstico de sepse.[12]

Por fim, foi visto que a Procalcitonina, em pacientes portadores de neoplasias sólidas com bacteriemia e neutropenia induzida pela quimioterapia, encontra-se elevada ao ser comparada a outras infecções. No entanto, não apresenta relação de superioridade à proteína C reativa.[4]

## FATORES DE RISCO E DIAGNÓSTICOS DIFERENCIAIS

Em um estudo prospectivo realizado no Brasil, em 2010, observou-se que 15% das internações de pacientes com neoplasias foram decorrentes da sepse. Portanto, não há dúvidas de que este perfil de paciente esteja sujeito ao desenvolvimento de infecções graves com múltiplas disfunções orgânicas e alta morbidade.[4]

Dentre os fatores que aumentam as chances de o hospedeiro desenvolver um processo infeccioso estão: extremos de idade, doenças e/ou medicações imunossupressoras (p. ex.: AIDS e quimioterápicos, respectivamente), neoplasias, abuso de álcool, cateteres invasivos de longa permanência ou qualquer outra condição que promova alteração da integridade cutânea.[10]

Múltiplos estudos têm avaliado a influência de alterações genéticas (polimorfismos em receptores *Toll-like* e fatores de necrose tumoral tipo alfa) no desenvolvimento de infecção e sepse. No entanto, tais estudos não chegaram a uma conclusão definitiva sobre o papel destes genes polimórficos em todo o processo fisiopatológico da sepse. Apesar disso, sabe-se que a sepse é uma condição complexa, que envolve diversos fatores do hospedeiro *versus* microrganismos.[10]

Além dos citados anteriormente, existem outros fatores que estão relacionados com a infecção e sepse em diversos aparelhos, como a nutrição parenteral, intubação orotraqueal prolongada, aspiração de vias aéreas, sondagem vesical prolongada, cirurgias torácicas/abdominais e/ou ortopédicas recentes, doença pulmonar obstrutiva crônica, pacientes com pouca mobilidade, entre outros.[10]

Ademais, existem diversas síndromes clínicas que se assemelham à sepse por apresentarem critérios de SIRS, no entanto, não podem ser caracterizadas como tal por não estarem relacionadas com a infecção prévia por microrganismo. Entre elas, temos: pancreatite aguda, grande queimado, doença do enxerto *versus* hospedeiro, síndrome de obstrução sinusal, síndrome da pega do enxerto, entre outras.[12]

## ABORDAGEM DIAGNÓSTICA

Com base no Sepsis-3, o diagnóstico de sepse ficou definido como a variação maior ou igual a 2 do SOFA *score* (*Sequential Organ Failure Assessment*) (Quadro 35-1) associado a um quadro infeccioso. Optou-se, então, pela utilização do SOFA *score*, haja vista que o mesmo é mais específico na identificação da população com maior risco de mortalidade quando comparado ao critério de SIRS utilizado anteriormente.[10,13]

Na última atualização, o *Surviving Sepsis Campaign* recomendou a implementação de um sistema de triagem, na busca de um diagnóstico e tratamento direcionado de forma precoce.[2] Uma análise de regressão logística multivariada identificou que as variáveis de alteração da consciência pela escala de coma de Glasgow, pressão sistólica menor ou igual a 100 mmHg e frequência respiratória maior ou igual a 22 incursões por minuto possuíam valor preditivo semelhante ao SOFA quando utilizado fora da UTI. Tal conceito foi denominado qSOFA ou *quick* SOFA (Fig. 35-1). A aplicação desta ferramenta é mais rápida e pode ser realizada repetidas vezes, sendo que seu intuito é induzir os médicos a buscarem outras disfunções e o diagnóstico de sepse pelo SOFA.[13]

Para os pacientes com choque séptico, o diagnóstico ficou definido como a presença de sepse, associada à pressão arterial média menor ou igual a 65 mmHg e/ou necessidade de uso de vasopressor após ressuscitação volêmica adequada, tudo isso somado ao lactato maior ou igual 2 mmol/L (Fig. 35-1). Este critério uniu a hipotensão à hiperlactatemia para o diagnóstico, por causa de uma maior gravidade encontrada em pacientes que possuem disfunção cardiovascular associada à disfunção celular.[13]

## ABORDAGEM TERAPÊUTICA

Muito já se discutiu e foi modificado em relação ao tratamento inicial dos pacientes sépticos. Os *bundles* das três e seis horas utilizados e ratificados pela *Surviving Sepsis Campaign* agora são englobados em uma única hora essencial ao tratamento.[14]

O objetivo é que todas as medidas sejam efetuadas rapidamente para obter o melhor resultado terapêutico possível e não esperar que cada intervenção surta resultado para que outro passo seja tomado. Dessa forma, enquanto a ressuscitação volêmica está acontecendo, as hemoculturas e o lactato devem ser coletados e o antibiótico imediatamente iniciado. A pressão arterial deve ser monitorada, e o vasopressor iniciado, caso não haja resposta satisfatória, tornando-se, assim, um processo extremamente dinâmico, pensando unicamente na sobrevida do paciente séptico.

A reposição volêmica deverá ser realizada com infusão de solução cristaloide a 30 mL/kg, caso o paciente apresente hipotensão ou hipoperfusão tecidual, ou seja, uma pressão arterial média menor ou igual a 65 mmHg e lactato maior ou igual a 4 mmol/L,[10,14] respectivamente. No entanto, cada caso deverá ser avaliado individualmente de acordo com as comorbidades do paciente. Apesar da orientação do uso de cristaloide para a ressuscitação volêmica, existe a possibilidade do uso de coloide como alternativa, porém sua indicação fica restrita aos pacientes hipervolêmicos. Assim, o coloide de escolha deverá ser a albumina, já que as demais soluções apresentam uma série de efeitos colaterais e complicações, dentre elas, renais, anafiláticas ou do sistema de coagulação.[2]

Assim, tem-se discutido muito a respeito do uso de soluções balanceadas (p. ex.: Ringer Lactato) *versus* Soluções Salinas. Apesar disso, ainda são controversos os malefícios que a hipercloremia pode causar, principalmente no sistema renal. Por causa deste fato, é importante ficar atento em relação aos níveis de cloro sérico após a expansão.[10]

Outra medida é a coleta das hemoculturas e, em seguida, o início da antibioticoterapia, preferencialmente dentro da primeira hora de atendimento. A terapia antimicrobiana é empírica e o foco presumido deve ser criteriosamente investigado para que a terapêutica iniciada seja direcionada de forma

**Quadro 35-1.** SOFA *Score*

| | 0 | 1 | 2 | 3 | 4 |
|---|---|---|---|---|---|
| **PaO$_2$/FiO$_2$** | ≥ 400 | < 400 | < 300 | < 200 | < 100 |
| **Plaquetas** | ≥ 150.000 | < 150.000 | < 100.000 | < 50.000 | < 20.000 |
| **Bilirrubina mg/dL** | < 1,2 | 1,2-1,9 | 2-5,9 | 6-11,9 | > 12 |
| **Cardiovascular** | PAM ≥ 70 mmHg | PAM < 70 mmHg | Dobutamina | Noradrenalina ≤ 0,1 µg/kg/m | Noradrenalina > 0,1 µg/kg/m |
| **Glasgow** | 15 | 13-14 | 10-12 | 6-9 | < 6 |
| **Creatinina ou Débito Urinário** | < 1,2 mg/dL<br>- | 1,2-1,9<br>- | 2-3,4<br>- | 3,5-4,9<br>< 500 mL/dia | > 5<br>< 200 mL/dia |

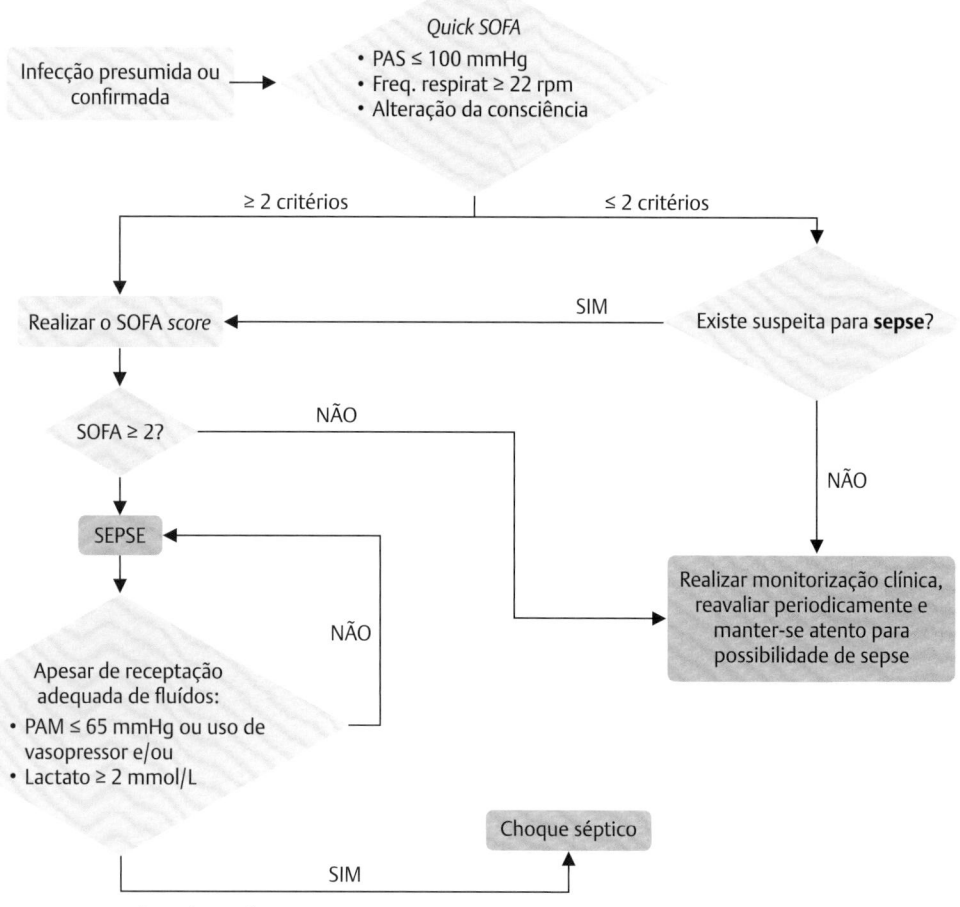

**Fig. 35-1.** Fluxograma para diagnóstico de sepse.

correta. Isso faz com que o tratamento seja mais rápido e eficaz. Caso a infecção presumida não seja confirmada, está autorizada a descontinuação do antibiótico, evitando, assim, o seu uso indiscriminado e prevenindo a resistência bacteriana. Vale ainda ressaltar que focos retidos devem ser abordados o mais rápido possível.[2]

A dosagem do lactato arterial é importante para avaliar a perfusão tecidual e tem sido utilizada como ferramenta para avaliação da terapêutica do paciente com choque séptico pelo seu *clearance*, determinando um bom ou mau prognóstico.[2] A fim de quantificar a depuração do lactato podemos utilizar a fórmula descrita a seguir, sendo que pacientes com um *clearance* de lactato maior ou igual a 10% apresentaram menor taxa de mortalidade em 60 dias.[15]

$$\frac{\text{Lactato inicial} - \text{Lactato após 6 horas}}{\text{Lactato inicial}} \times 100$$

Caso o controle pressórico do paciente não seja atingido com a reposição volêmica de 30 mL/kg, drogas vasoativas deverão ser iniciadas. A droga de escolha deverá ser a noradrenalina, um potente vasoconstritor, que, em comparação à dopamina, causou menos complicações, como, por exemplo, arritmias. A vasopressina e a adrenalina são agentes de segunda escolha e utilizadas quando doses elevadas de noradrenalina são necessárias.[2] Em alguns casos é preciso o uso de drogas inotrópicas a depender da função cardíaca e evolução hemodinâmica do paciente e, para isso, podemos lançar mão de ferramentas estáticas ou dinâmicas disponíveis como os monitores de débito cardíaco contínuo, que auxiliam na monitorização desses pacientes, avaliação de fluidorresponsividade e necessidade de inotrópicos.

Vale ressaltar que o uso de glicocorticoides é controverso e mostrou benefícios apenas em pacientes com choque séptico. Estudos multicêntricos e de larga escala não mostraram benefícios relevantes por causa das reações adversas advindas destas medicações. No entanto, o uso de hidrocortisona, 200 mg ao dia, parece ser benéfico com relação ao tempo para retirada de droga vasoativa.[10]

**Quadro 35-2.** *BUNDLE* de 1 Hora

Reposição volêmica 30 mL/kg se PAM ≤ 65 mmHg ou lactato ≥ 4 mmol/L
- Utilizar, preferencialmente, soluções balanceadas, p. ex.: Ringer Lactato

Coleta de 2 hemoculturas em sítios distintos e cultura guiada para o foco

Início da antibioticoterapia
- Antes da coleta das hemoculturas

Coleta de lactato

Iniciar vasopressores
- Caso a ressuscitação volêmica não seja eficaz

---

O controle glicêmico desses pacientes deve ser realizado de rotina, e a glicemia mantida abaixo de 180 mg/dL.[10] Além disso, o aporte nutricional deve ser analisado de forma individualizada, e em pacientes chocados e com altas doses de drogas vasoativas, o início da dieta é contraindicado. Deve-se estar atento para o início precoce da dieta enteral, tendo em vista os malefícios da desnutrição e sarcopenia para os pacientes críticos.[2]

Por fim, pacientes em sepse ou choque séptico não deverão ser expostos a altas concentrações de oxigênio (97-100%), fato que comprovadamente eleva mortalidade quando comparado a grupos de pacientes que apresentam saturações menores (94-98%).[10]

Para facilitar o entendimento das condutas essenciais na sepse ou choque séptico, elas foram agrupadas no Quadro 35-2.

## REFERÊNCIAS BIBLIOGRÁFICAS

1. Knobel E. *Condutas no paciente grave*. 4. ed. São Paulo: Atheneu, 2016.
2. Rhodes A, Evans LE, Alhazzani W *et al*. Surviving Sepsis Campaign: International Guidelines for Management of Sepsis and Septic Shock: 2016. *Crit Care Med* 2017;45(3):486-552.
3. Napolitano LM. Sepsis 2018: Definitions and Guideline Changes. *Surg Infect* (Larchmt) 2018;19(2):117-25.
4. Ravetti CG, Moura AD, Teixeira AL, Pedroso ÊRP. Sepse em pacientes oncológicos admitidos em CTI: epidemiologia, fisiopatologia e biomarcadores. *Rev Med* (Minas Gerais) 2014;24(3):397-403.
5. Machado FR, Cavalcanti AB, Bozza *et al*. The epidemiology of sepsis in Brazilian intensive care units (the Sepsis PREvalence Assessment Database, SPREAD): an observational study. *Lancet Infect Dis* 2017;17(11):1180-9.
6. Quintano Neira RA, Hamacher S, Japiassu AM. Epidemiology of sepsis in Brazil: Incidence, lethality, costs, and other indicators for Brazilian Unified Health System hospitalizations from 2006 to 2015. *PLoS One* 2018;13(4):e0195873.
7. Barreto MF, Dellaroza MS, Kerbauy G, Grion CM. Sepsis in a university hospital: a prospective study for the cost analysis of patients' hospitalization. *Rev Esc Enferm USP* 2016;50(2):302-8.
8. INCA. Estimativa 2018: Incidência de Câncer no Brasil. *Rev Bras Cancerol* 2018;64(1):119-20.
9. Sales Junior JA, David CM, Hatum R *et al*. An epidemiological study of sepsis in Intensive Care Units: Sepsis Brazil study. *Rev Bras Ter Intensiva* 2006;18(1):9-17.
10. Cecconi M, Evans L, Levy M, Rhodes A. Sepsis and septic shock. *Lancet* 2018;392(10141):75-87.
11. Lelubre C, Vincent JL. Mechanisms and treatment of organ failure in sepsis. *Nat Rev Nephrol* 2018;14(7):417-27.
12. Staudinger T, Pene F. Current insights into severe sepsis in cancer patients. *Rev Bras Ter Intensiva* 2014;26(4):335-8.
13. Singer M, Deutschman CS, Seymour CW *et al*. The Third International Consensus Definitions for Sepsis and Septic Shock (Sepsis-3). *JAMA* 2016;315(8):801-10.
14. Levy MM, Evans LE, Rhodes A. The Surviving Sepsis Campaign Bundle: 2018 update. *Intensive Care Med* 2018;44(6):925-8.
15. Nguyen HB, Rivers EP, Knoblich BP *et al*. Early lactate clearance is associated with improved outcome in severe sepsis and septic shock. *Crit Care Med* 2004;32(8):1637-42.

## Parte VII  Emergências Cardiovasculares

# CONSIDERAÇÕES CARDIOVASCULARES NO PACIENTE ONCOLÓGICO

CAPÍTULO 36

Bruno César Bacchiega de Freitas

## INTRODUÇÃO

A doença cardiovascular (DCV) e o câncer são as duas causas de morte mais comuns no mundo.[1] Entre 1999 e 2015 ocorreu um decréscimo anual médio de 1,6% na mortalidade geral por neoplasia maligna nos Estados Unidos, culminando com uma expectativa de 20 milhões de americanos sobreviventes de câncer, em 2020.[2] Dessa forma, estima-se um crescimento da sobreposição dos indivíduos com câncer e DCV. Além da questão do aumento da sobrevida, sabe-se que ambas as moléstias compartilham diversos fatores de risco como idade, tabagismo e obesidade.[3]

É crucial observar, paralelamente à epidemiologia do câncer, a relevância de oito grandes grupos de complicações cardiovasculares secundárias às terapias antineoplásicas:[4]

1. Insuficiência cardíaca (IC) e disfunção miocárdica.
2. Síndromes coronarianas agudas.
3. Arritmias cardíacas e alongamento do intervalo QT.
4. Hipertensão arterial sistêmica.
5. Hipertensão arterial pulmonar.
6. Derrame pericárdico.
7. Doenças orovalvares.
8. Doença arterial periférica.

## CARDIOMIOPATIA RELACIONADA A QUIMIOTERÁPICOS

### Definição

A cardiomiopatia com comprometimento da função ventricular esquerda é a complicação cardiovascular mais estudada na população oncológica e mesmo assim sua definição ainda é controversa. São dois os critérios diagnósticos mais aceitos:

1. *Pelo consenso conjunto da Sociedade Americana de Ecocardiografia e da Sociedade de Imagem Cardiovascular da Europa:*[5] queda superior a 10% na fração de ejeção (FE) do ventrículo esquerdo no ecocardiograma bidimensional (2D) ou tridimensional (3D) com redução da FE absoluta < 53% ou,
2. *Pela Sociedade Europeia de Cardiologia:*[4] queda da FE > 10% com redução para níveis de FE absoluta < 50%.

### Incidência e Fatores de Risco

A cardiotoxicidade depende do quimioterápico utilizado e, de modo esquemático e tradicional, vem sendo dividida em tipo I (irreversível, com destruição de miócitos) ou tipo II (reversível, com perda de função contrátil). A classe dos antracíclicos é a classe mais relacionada com a disfunção ventricular irreversível (tipo I). A incidência é dose-dependente, podendo chegar a 27% após altas doses cumulativas. Já a terapia-alvo com o anticorpo humanizado inibidor do receptor HER-2 – trastuzumabe – é o modelo fisiopatológico de disfunção ventricular reversível (tipo II), alcançando incidência de até 20%.

O Quadro 36-1, adaptado da Sociedade Europeia de Cardiologia, apresenta a incidência esperada de cardiomiopatia relacionada com diversos quimioterápicos.[4]

Pela elevada importância da cardiotoxicidade relacionada com as antraciclinas, alguns fatores de risco para esta cardiomiopatia foram definidos:[4,6]

- Alta dose cumulativa.
- Gênero feminino.
- Idade > 65 anos ou < 18 anos.
- Doença renal crônica.
- Radioterapia concomitante ou prévia em tórax.
- Quimioterapia concomitante (agentes alquilantes/antimicrotúbulos ou imunoterapia/terapia-alvo.
- Condições prévias: cardiomiopatia/predisposição genética/hipertensão arterial sistêmica.

### Acompanhamento

O acompanhamento dos pacientes deve ser realizado primariamente pela equipe oncológica. O encaminhamento para o cardiologista está indicado nos casos em que o paciente apresente disfunção do VE antes do tratamento ou naqueles que desenvolvem cardiotoxicidade durante ou após o tratamento

**Quadro 36-1.** Incidência Esperada de Cardiomiopatia Relacionada com os mais Comuns Quimioterápicos Implicados

| Toxicidade do tipo I | |
|---|---|
| Doxorrubicina 400 mg/m² | 7 a 26% |
| Doxorrubicina 550 mg/m² | 18 a 48% |
| Epirrubicina | 0,9 a 3,3% |
| Antracíclicos lipossomais | 2% |
| Mitoxantrona | 2,6% |
| Ciclofosfamida | 7 a 28% |
| Ifosfamida | 17% |
| **Toxicidade do tipo II** | |
| Trastuzumabe | 2 a 27% |
| Lapatinibe | 1,5 a 2,2% |
| Sunitinibe | 2 a 11% |
| Bevacizumabe | 1,7 a 3% |
| Imatinibe | 0,5 a 1,7% |
| Trametinibe | 5 a 7% |

Adaptado de Zamorano et al.[4]

quimioterápico.[7] Existem diversas opções de exames de imagem cardiovascular (ecocardiograma, ventriculografia radioisotópica [MUGA] ou ressonância magnética cardíaca) para avaliação da função ventricular previamente ou durante o uso de quimioterápicos. A ecocardiografia é o método preferencial de avaliação e acompanhamento, estimando-se a FE pelo exame 3D ou pelo método de Simpson biplano pelo exame 2D, associado, idealmente, à mensuração do *strain* longitudinal global (GLS). O GLS é uma medida de deformidade miocárdica em que uma redução de 15% em relação ao basal é indicativa de alto risco de evolução para insuficiência cardíaca sistólica.[7] O uso de biomarcadores de dano miocárdico também é altamente recomendado: a dosagem de troponina é indicada após cada ciclo de antraciclinas[8] ou trastuzumabe,[5] atuando como preditor precoce de perda de função sistólica do VE, e a dosagem do peptídeo natriurético atrial tipo B (BNP) é indicada também como ferramenta preditora para disfunção sistólica ventricular esquerda secundária a antracíclicos, devendo ser realizada também após cada ciclo de quimioterapia.[9]

## Terapia Medicamentosa e Não Farmacológica

Apesar de não haver estrito consenso, uma vez diagnosticada a presença de cardiomiopatia secundária à utilização de quimioterápicos, devemos seguir as recomendações a seguir, aplicáveis em qualquer momento do tratamento e não mutuamente exclusivas:

- *Se queda superior a 10% na FE e/ou FE absoluta < 53%:* iniciar carvedilol e inibidor da enzima conversora de angiotensina (IECA).
- *Se troponina elevada após ciclos de antraciclinas:* iniciar IECA.
- *Se queda do GLS > 15% do basal:* iniciar carvedilol ou IECA.

Adicionalmente às medidas anteriores, deve-se recomendar o início (ou manutenção) de atividade física aeróbica regular a todos os pacientes e, em sendo possível, deve-se optar pelo uso de formulações lipossomais de antraciclinas.

Os pacientes que desenvolvem cardiotoxicidade devem ser acompanhados em ambulatórios específicos, sob a atenção direta de profissionais cardiologistas, com exames seriados regularmente, sejam eles bioquímicos ou de imagem, mesmo após a normalização da função contrátil ventricular esquerda.

## SÍNDROMES CORONARIANAS AGUDAS (SCA)

As três apresentações clássicas de SCA (IAM com supradesnível ST, IAM sem supradesnível ST e angina instável) podem ocorrer nos indivíduos com câncer. A morbidade e mortalidade das SCA nos pacientes oncológicos são superiores às observadas na população em geral, e o manejo neste grupo específico não é amparado pelas diretrizes existentes, visto que os portadores de neoplasias foram excluídos da maioria dos estudos randomizados.[3] Uma coorte de 456 indivíduos com câncer e SCA demonstrou um aumento significativo de 74% no risco de morte em 1 ano, sendo que a quase totalidade deles (96%) recebeu apenas terapia medicamentosa.[10]

### Mecanismos Fisiopatológicos

O câncer é uma afecção sabidamente pró-trombótica, com aumento da ativação plaquetária e hipercoagulabilidade. Seu tratamento por meio da radioterapia produz espécies reativas de oxigênio, induzindo disfunção endotelial e aterosclerose acelerada. Já os quimioterápicos podem gerar vasorreatividade e aumento de eventos coronarianos (angina e infarto), sendo que os principais agentes implicados são: 5-fluoracil, cisplatina, paclitaxel, bleomicina, bevacizumabe, sunitinibe e nilotinibe.[11]

### Diagnóstico

A apresentação clínica habitualmente é atípica nesta população, possivelmente pelo uso de opioides ou pelas neuropatias induzidas pelo câncer, ou pelos agentes quimioterápicos ou pela radioterapia. O diagnóstico da isquemia miocárdica nessa parcela de indivíduos se baseia, da mesma forma que na população em geral, numa história clínica compatível, na existência de fatores de risco clássicos (tabagismo, sexo masculino, dislipidemia, diabetes melito, história familiar de doença arterial coronariana precoce, obesidade, sedentarismo entre outros), num eletrocardiograma sugestivo de isquemia aguda ou crônica e/ou na dosagem sequencial positiva (curva) de marcadores de necrose, sendo preferível a Troponina isoladamente.[3]

## Manejo

A terapêutica de consenso deve ser empregada em todos os casos, com os cuidados devidos em casos especiais, citados a seguir. Assim, devemos utilizar, pelo menos nas fases iniciais do evento isquêmico agudo, uma combinação de antiagregantes plaquetários, nitratos, betabloqueadores e heparina (preferencialmente de baixo peso molecular).

A despeito das dificuldades no emprego de antiagregantes plaquetários e/ou antitrombínicos nos pacientes com plaquetopenia (achado habitual nos pacientes com câncer), recomenda-se:[3,12]

- Ácido acetilsalicílico (AAS) nos pacientes em SCA e contagem de plaquetas > 10.000/mL. A primeira dose de AAS (em média, 200 mg) deve ser mastigada, antes de ser deglutida, sendo mantida a mesma dose por via oral diariamente, preferencialmente após a principal refeição do dia.
- Dupla antiagregação com AAS e clopidogrel, se plaquetas > 30.000/mL. O clopidogrel deve ser iniciado com 300 mg em dose única, sendo mantido na dose de 75 mg ao dia posteriormente.
- Evitar prasugrel, ticagrelor ou inibidores de glicoproteína IIb-IIIa, se plaquetas < 50.000/mL;
- A heparina fracionada (cuja experiência maior no Brasil é com a enoxaparina) deve ser iniciada na dose de 1 mg/kg 2 vezes ao dia, sendo mantida por, pelo menos, 48 horas, podendo ser suspensa se não houver recorrência de sintomas anginosos ou alterações sequenciais no eletrocardiograma.
- No caso de indicar-se a angioplastia, reduzir dose de *bolus* da heparina não fracionada (HNF) na sala de hemodinâmica para 30-50 UI/kg.
- Antianginosos (nitratos, bloqueadores de canal de cálcio e betabloqueadores) devem ser empregados em todos os pacientes sem contraindicações, ressalvando o uso de bloqueadores de canal de cálcio nos pacientes não candidatos ao uso de betabloqueadores ou naqueles com recorrência de sintomas isquêmicos apesar do uso de betabloqueadores. Quanto aos nitratos, podem ser iniciados por via sublingual (dinitrato de isossorbida ou nitroglicerina) ou endovenosa (nitroglicerina), sendo mantidos por via oral (preferencialmente o mononitrato de isossorbida) até a estratificação de risco da isquemia (teste de esforço ou cintilografia). Já o betabloqueador (metoprolol ou atenolol) deve ser iniciado em dose mediana, objetivando manter a frequência cardíaca em repouso abaixo de 70 bpm. Assim, incrementos de doses devem ser realizados sequencialmente para se alcançar esse objetivo terapêutico.
- Suspensão temporária de radioterapia torácica e de quimioterápicos associados a vasospasmo e angina.
- Angioplastia nas lesões críticas, idealmente avaliadas por *flow fraction reserve* (FFR) com resultado inferior 0,80.
- A suspensão da dupla antiagregação após a colocação de *stent* intracoronariano pode ocorrer após 12 meses de utilização. Caso haja necessidade de interrupção da antiagregação (por cirurgia ou biópsia), realizar ultrassonografia intracoronariana e/ou tomografia de coerência óptica para determinação da reendotelização da endoprótese. Sendo possível, quaisquer procedimentos (incluindo as cirurgias para exérese da lesão tumoral) devem ser retardados por, pelo menos, 3 meses após o implante do *stent*.

## ARRITMIA E PROLONGAMENTO DO INTERVALO QT

A população com neoplasia maligna pode experimentar arritmias por isquemia miocárdica, disfunção do VE ou hipertensão arterial sistêmica. Em um número menor de pacientes, esses eventos são decorrentes de efeitos adversos dos quimioterápicos. Nesse sentido, as drogas mais frequentemente implicadas são:[6]

- *Bradicardias:* taxanos e talidomida
- *Bloqueios atrioventriculares:* taxanos, antraciclinas, ciclofosfamida, 5-fluorouracil, rituximabe.
- *Fibrilação ou* flutter *atriais:* agentes alquilantes, antraciclinas, taxanos, 5-fluorouracil, gencitabina.
- *Taquicardias ventriculares:* doxorrubicina, agentes alquilantes.

Uma complicação potencialmente grave é o prolongamento do intervalo QT. Os principais fatores de risco para esse evento são: gênero feminino, idade avançada, presença de hipertrofia do VE, síndrome do QT longo congênito e distúrbios eletrolíticos. Também pode ser decorrente dos quimioterápicos, sendo o arsênico a droga mais implicada (90% de incidência), mas podendo ocorrer também com outros medicamentos: inibidores da tirosina quinase (sunitinibe, sorafenibe, nilotinibe), vorinostato, doxorrubicina.[13]

Caso o intervalo QT corrigido seja superior a 500 ms ou tenha aumentado em mais de 60 ms acima do parâmetro basal do paciente, há alto risco de arritmias malignas, e o tratamento quimioterápico deve ser reconsiderado.[4]

## HIPERTENSÃO ARTERIAL SISTÊMICA (HAS)

A hipertensão arterial é a comorbidade mais comum no paciente com neoplasia, excetuando-se a idade avançada. O tratamento antineoplásico que atua bloqueando a via do fator de crescimento endotelial vascular (*VEGF*) é um determinante muito importante da HAS induzida ou intensificada pela quimioterapia. Os inibidores do VEGF reduzem a síntese de óxido nítrico (NO) no endotélio vascular e impulsionam a via da endotelina, além de estimular a via da renina-angiotensina-aldosterona,[6,11] o que, em conjunto, culmina facilmente no incremento da pressão arterial.

Não há recomendação específica para alvos ou terapias medicamentosas de escolha no paciente com câncer, devendo ser utilizadas as recomendações das diretrizes atualmente vigentes. Deve-se ter uma atenção especial nesses pacientes submetidos a inibidores do VEGF, evitando-se o uso de bloqueadores dos canais de cálcio não di-hidropiridínicos, como o verapamil e o diltiazem, pois eles são metabolizados preferencialmente pela enzima 3A4 (CYP3A4) do citocromo P450, sendo potenciais inibidores competitivos da oxidação hepática pelo sistema do citocromo P450, o que pode determinar aumento da concentração sanguínea dos agentes quimioterápicos.[14]

## HIPERTENSÃO ARTERIAL PULMONAR (HAP)

Os achados clínicos de dispneia, fadiga e edema de membros inferiores, tão comuns em diversos diagnósticos diferenciais no paciente oncológico, demandam investigação imediata de hipertensão arterial pulmonar. Os medicamentos mais relacionados com o desenvolvimento de HAP são: dasatinib (VEGFi) (11% de incidência de HAP, sendo ela muitas vezes irreversível),[11] bleomicina (até 10% de incidência da HAP) e interferon alfa (que pode induzir pneumonite). Frente à utilização desses agentes quimioterápicos em um paciente que se queixa de dispneia, devemos sempre lembrar da possibilidade da hipertensão arterial pulmonar como fator determinante do quadro e, assim, proceder à avaliação da pressão arterial pulmonar.

Ecocardiografia, ECG e angiotomografia de tórax são as ferramentas diagnósticas indicadas. Idealmente, os pacientes que iniciarão drogas implicadas na gênese de HAP devem fazer um ecocardiograma antes do início do tratamento, complementando-se a investigação com a avaliação da classe funcional e com o teste de caminhada de seis minutos. Sequencialmente essa investigação deve ser repetida trimestralmente ou sempre que se observar piora dos sintomas de dispneia, uma vez afastadas outras causas que a expliquem.[4]

Pacientes com pressão arterial pulmonar com incrementos progressivos devem ser tratados por especialistas e, nestes casos, deve-se considerar a troca do esquema de tratamento quimioterápico.

## DERRAME PERICÁRDICO

O derrame pericárdico pode estar presente como consequência de invasão pericárdica secundária à progressão de doença (p. ex.: câncer de mama, de pulmão, de tubo digestório, linfomas e melanoma) bem como complicação da quimioterapia, radioterapia ou infecções oportunistas.[15] Derrame pericárdico é a complicação cardíaca mais comum pós-radioterapia, podendo inclusive evoluir com pericardite constritiva.[16]

Os derrames de instalação insidiosa têm sintomas inespecíficos (tosse, dor precordial, dispneia aos esforços e/ou edema periférico). A tríade de Beck (hipotensão, abafamento de bulhas e turgência jugular) é específica, porém incomum. Da mesma forma, o pulso paradoxal (queda da pressão arterial sistólica > 10 mmHg durante inspiração profunda) também é pouco prevalente, sendo encontrado em 30% dos pacientes com grandes derrames pericárdicos.

A ecocardiografia é o exame mais indicado para diagnóstico e acompanhamento. Um achado específico é o colabamento diastólico do ventrículo direito, e um achado mais sensível é o colabamento diastólico do átrio direito. O eletrocardiograma pode ajudar, porém, a maior parte dos achados é inespecífica: taquicardia sinusal, baixa voltagem difusa ou alternância elétrica. Na presença de pericardite associada, podem-se evidenciar supradesnível difuso do segmento ST (exceto em V1-V2 e aVR) e infradesnível do segmento PR (exceto em aVR, onde nota-se supradesnivelamento desse segmento).

A pericardiocentese e/ou a drenagem pericárdica são os procedimentos indicados para resolução do tamponamento cardíaco. Para evitar recorrências frequentes pode-se utilizar a radioterapia (nas doenças linfoproliferativas) ou a abertura cirúrgica de uma janela pericárdica, permitindo o desague do líquido pericárdico no espaço pleural e aumentando, assim, a capacidade de absorção desse líquido pelo organismo.

## DOENÇAS OROVALVARES

Os quimioterápicos não estão relacionados com o desenvolvimento de lesões orovalvares cardíacas. Sendo assim, as lesões orovalvares têm relevância na população com câncer pelo acometimento valvar secundário à radioterapia (com incidência que pode chegar a 10%), agravamento de lesões preexistentes (pela própria senilidade, por exemplo), endocardite infecciosa ou dilatação do anel valvar pela dilatação ventricular esquerda secundária a cardiopatias estruturais (incluindo a cardiotoxicidade).[4]

A ecocardiografia é a melhor estratégia diagnóstica inicial, sendo que as lesões induzidas pela radiação acometem mais a raiz aórtica, anel mitral e as porções basais e médias dos folhetos mitrais, o que auxilia na diferenciação da doença reumática. A tomografia computadorizada agrega valor ao permitir melhor avaliação da raiz aórtica (tamanho e calcificação) e da presença de calcificações coronariana e/ou pericárdica.

As indicações cirúrgicas valvares seguem as recomendações das diretrizes para população em geral. A maior dificuldade passa pela fibrose mediastinal e desorganização da cicatrização de feridas (ambas induzidas pela radioterapia torácica), lesões coronarianas associadas e cardiomiopatias. Também deve-se levar em conta o prognóstico da doença oncológica e o estado clínico do paciente, uma vez que essas cirurgias sejam, intrinsecamente, de alto risco. Neste contexto, implantes valvares por cateteres podem ser alternativas, particularmente quando da necessidade de correção de estenoses aórticas em pacientes mais idosos.

## DOENÇA ARTERIAL PERIFÉRICA

O uso de inibidores de tirosina quinase, principalmente nilotinibe ou ponitinibe, está associado, em até 30% dos pacientes, ao surgimento de doença arterial periférica de membros inferiores, de etiologia aterosclerótica ou não, mesmo na ausência de fatores de risco cardiovascular tradicionais.[17]

Drogas, como a cisplatina, 5-fluorouracil, paclitaxel e l-asparaginase, podem determinar outras formas de vasculopatia periférica, além de eventos cerebrovasculares e fenômeno de Raynaud.

Diante da suspeita de arteriopatia periférica devemos proceder à avaliação clínica dos pulsos arteriais periféricos, do índice tornozelo-braquial e a determinação da presença de fatores de risco cardiovascular convencionais. O uso do Doppler arterial ou arteriografia está indicado na presença de sinais ou sintomas clínicos de isquemia de membros ou quando do surgimento de claudicação intermitente durante o tratamento quimioterápico.

A base do tratamento é a utilização de antiagregantes plaquetários, particularmente o AAS, nos indivíduos sintomáticos. Revascularização (percutânea ou cirúrgica) pode ser indicada nos casos mais severos, particularmente em pacientes com boa *performance* clínica, idealmente após a discussão com a equipe multidisciplinar que segue o paciente.

## CONCLUSÃO

As complicações cardiovasculares são muito comuns e podem comprometer o desfecho do tratamento oncológico, muitas vezes tornando imperativa sua suspensão, mesmo que temporariamente. A inclusão do profissional cardiologista como membro da equipe multiprofissional é essencial para a garantia de cuidados adequados dos portadores dessas complicações, que algumas vezes carreiam maior morbidade e mortalidade que a própria doença oncológica.

## REFERÊNCIAS BIBLIOGRÁFICAS

1. Yusuf SW, Cipolla C, Durand J-B, Lenihan DJ. Cancer and Cardiovascular Disease. *Cardiology Research and Practice* 2011;2011:1.
2. Cronin KA, Lake AJ, Scott S et al. Annual Report to the Nation on the Status of Cancer, part I: National cancer statistics. *Cancer* 2018;124(13):2785-800.
3. Al-Hawwas M, Tsitlakidou D, Gupta N et al. Acute Coronary Syndrome Management in Cancer Patients. *Curr Oncol Rep* 2018 Aug 22;20(10):78.
4. Zamorano JL, Lancellotti P, Rodriguez Muñoz D et al. 2016 ESC Position Paper on cancer treatments and cardiovascular toxicity developed under the auspices of the ESC Committee for Practice Guidelines. The Task Force for cancer treatments and cardiovascular toxicity of the European Society of Cardiology (ESC). *Eur Heart J* 2016;37(36):2768-801.
5. Plana JC, Galderisi M, Barac A et al. Expert consensus for multimodality imaging evaluation of adult patients during and after cancer therapy: a report from the American Society of Echocardiography and the European Association of Cardiovascular Imaging. *J Am Soc Echocardiogr* 2014;27(9):911-39.
6. Kim H, Chung W-B, Cho KI et al. Diagnosis, Treatment, and Prevention of Cardiovascular Toxicity Related to Anti-Cancer Treatment in Clinical Practice: An Opinion Paper from the Working Group on Cardio-Oncology of the Korean Society of Echocardiography. *J Cardiovasc Ultrasound* 2018;26(1):1-25.
7. Chang H-M, Moudgil R, Scarabelli T et al. Cardiovascular Complications of Cancer Therapy: Best Practices in Diagnosis, Prevention, and Management: Part 1. *J Am Coll Cardiol* 2017;70(20):2536-51.
8. Cardinale D, Sandri MT, Colombo A et al. Prognostic Value of Troponin I in Cardiac Risk Stratification of Cancer Patients Undergoing High-Dose Chemotherapy. *Circulation* 2004;109(22):2749-54.
9. Meinardi MT, Veldhuisen DJV, Gietema JA et al. Prospective Evaluation of Early Cardiac Damage Induced by Epirubicin-Containing Adjuvant Chemotherapy and Locoregional Radiotherapy in Breast Cancer Patients. *J Clin Oncol* 2001;19(10):2746-53.
10. Yusuf SW, Daraban N, Abbasi N et al. Treatment and Outcomes of Acute Coronary Syndrome in the Cancer Population. *Clin Cardiol* 2012;35(7):443-50.

11. Herrmann J, Yang EH, Iliescu C et al. Vascular Toxicities of Cancer Therapies: The Old and The New – An Evolving Avenue. *Circulation* 2016;133(13):1272-89.
12. Iliescu CA, Grines CL, Herrmann J et al. SCAI Expert consensus statement: Evaluation, management, and special considerations of cardio-oncology patients in the cardiac catheterization laboratory (endorsed by the cardiological society of India, and sociedad Latino Americana de Cardiologia intervencionista). *Catheter Cardiovasc Interv* 2016;87(5):E202-23.
13. Tamargo J, Caballero R, Delpón E. Cancer Chemotherapy and Cardiac Arrhythmias: A Review. *Drug Saf* 2015;38(2):129-52.
14. Small HY, Montezano AC, Rios FJ et al. Hypertension Due to Antiangiogenic Cancer Therapy with Vascular Endothelial Growth Factor Inhibitors: Understanding and Managing a New Syndrome. *Can J Cardiol* 2014 May;30(5):534-43.
15. Shenoy S, Shetty S, Lankala S et al. Cardiovascular Oncologic Emergencies. *Cardiology* 2017;138(3):147-58.
16. Chang H-M, Okwuosa TM, Scarabelli T et al. Cardiovascular Complications of Cancer Therapy: Best Practices in Diagnosis, Prevention, and Management: Part 2. *J Am Coll Cardiol* 2017;70(20):2552-65.
17. Valent P, Hadzijusufovic E, Schernthaner G-H et al. Vascular safety issues in CML patients treated with BCR/ABL1 kinase inhibitors. *Blood* 2015;125(6):901-6.

# SÍNDROME DA VEIA CAVA SUPERIOR

Heloísa Helena Maia Christovam Lopes
Sérgio Luiz Brasileiro Lopes

## INTRODUÇÃO

A síndrome da veia cava superior (SVCS) ocorre quando há obstrução mecânica da veia cava superior (VCS), causada por compressão externa, invasão neoplásica da parede do vaso ou obstrução interna.[1] A maioria dos casos originalmente descritos se devia à infecção (sífilis e tuberculose). Atualmente as causas principais são as neoplasias que acometem o mediastino[2] e a presença de dispositivos intravasculares.[3] As neoplasias intratorácicas (mediastino médio ou anterior – geralmente à direita da linha média) são responsáveis por 60 a 85% dos casos de SVCS. A obstrução da VCS é a primeira manifestação de um tumor previamente não diagnosticado em até 60% desses casos. Aproximadamente 2 a 4% de todos os pacientes com câncer de pulmão desenvolvem SVCS em algum momento durante o curso da doença. O câncer de pulmão de não pequenas células é o tumor maligno mais comumente responsável por quadros de SVCS, respondendo por aproximadamente 50% de todos os casos, seguido pelo câncer de pulmão de pequenas células, responsável por aproximadamente 25% dos casos, e o linfoma não Hodgkin, responsável por aproximadamente 10% dos casos.[4] Já no linfoma de Hodgkin, apesar da presença de linfadenopatia mediastinal, a SVCS é relativamente rara. Juntos, o câncer de pulmão e o linfoma são responsáveis por mais de 90% das causas malignas de SVCS.[5]

## ANATOMIA E FISIOPATOLOGIA

A veia cava superior é o principal vaso responsável pelo retorno do sangue proveniente da cabeça, da parte superior do tronco e dos membros superiores ao coração.[2] Ela é formada pela confluência das veias braquiocefálicas direita e esquerda. Cursa ao longo do mediastino médio direito, com a traqueia e aorta ascendente à sua esquerda e drena para o átrio direito. A veia ázigo é uma importante tributária que percorre as bordas anteriores direitas das vértebras torácicas até o nível da carina e, em seguida, atravessa o mediastino médio, arqueando-se sobre o ângulo traqueobrônquico direito para drenar posteriormente para a VCS. As veias braquiocefálicas, suas tributárias e o plexo venoso mediastinal servem como vias colaterais e tornam-se identificáveis em exames de imagens nos casos de obstrução da VCS.[6]

Na SVCS a obstrução do fluxo de sangue da VCS causa um bloqueio completo ou parcial do retorno venoso,[7] o que determina a formação de uma vasta rede venosa colateral para a veia cava inferior ou para a veia ázigo. Geralmente, leva várias semanas para as veias colaterais se dilatarem o suficiente para acomodar o fluxo sanguíneo da VCS, e, até que os vasos colaterais se dilatem por completo, a pressão venosa central aumenta para 20 a 40 mmHg.[2] O comprometimento hemodinâmico resulta, também, do efeito de massa sobre o coração, não sendo responsabilidade única da compressão da VCS. Por causa da sua parede relativamente fina, comparada à aorta ou à traqueia, e à sua baixa pressão interna, a VCS está entre as primeiras estruturas mediastinais a serem obstruídas pelos tumores malignos mediastinais, paratraqueais ou linfonodos carinais acometidos.[4]

A gravidade da SVCS aumenta quando o nível de obstrução é abaixo da veia ázigo, ressaltando a importância deste vaso em fornecer uma rota alternativa para o retorno venoso. Também aumenta quanto mais rapidamente evolui a compressão do vaso.[5]

## QUADRO CLÍNICO

A SVCS é considerada uma emergência oncológica e, portanto, requer diagnóstico e tratamento imediatos.[8] O quadro clínico é determinado pelo aumento da pressão venosa na parte superior do corpo a partir da obstrução da VCS. Normalmente, a pressão venosa cervical varia entre 2 e 8 mmHg. No entanto, a limitação do fluxo sanguíneo pela VCS pode aumentar a pressão em até 10 vezes e, assim, causar uma elevação anormal da pressão hidrostática com consequente edema da cabeça, pescoço, pálpebras, parte superior do tronco e membros superiores, tornando as veias torácicas visivelmente dilatadas.[4] O "inchaço" da face e do pescoço é, de longe, a queixa mais comum e, juntamente com outros achados da SVCS, é exacerbado ao se curvar ou deitar.[9] O edema também pode causar um comprometimento funcional da laringe ou da faringe, provocando dispneia, estridor, tosse, rouquidão e disfagia.[10] A ortopneia é comumente observada, uma vez que a posição supina aumenta o fluxo de sangue para a parte superior do tronco. O edema cerebral, embora raro, pode ser grave ou fatal e cursa com sintomas como cefaleia, confusão mental, tontura e síncope.[2,5] Estase jugular e fácies pletórica também são sinais comuns na SVCS.[11] Pode haver comprometimento hemodinâmico se a obstrução da VCS impedir o retorno venoso ao átrio direito. Alterações hemodinâmicas também podem ser causadas pela compressão direta do coração por uma massa mediastinal. Outra complicação rara da SVCS é o desenvolvimento de varizes esofágicas, que ocasionalmente sangram, especialmente se houver demora no diagnóstico endoscópico.[4]

Em relação ao diagnóstico etiológico da SVCS, é importante questionar a duração dos sintomas, se há diagnóstico prévio de malignidade ou se há história prévia de realização de procedimentos intravasculares. Quando a causa é alguma neoplasia, os pacientes podem ter outros sintomas relacionados com o câncer, como compressão extrínseca da via aérea principal pelo tumor (que pode ser uma explicação alternativa para o estridor), hemoptise ou trombose associada à SVCS maligna, que precisa ser abordada com urgência, pois pode ser fatal. Os pacientes também podem apresentar sintomas B como a sudorese noturna, a perda de peso ou a febre, que geralmente são mais comuns nas neoplasias hematológicas, ou outros sintomas constitucionais.[2,5,11]

A Universidade de Yale em New Haven, Connecticut, EUA, propôs um sistema de graduação que estratifica os sintomas com base na gravidade e também aborda o diagnóstico e o tratamento. Classificam-se como grau 0 os pacientes assintomáticos, como grau 1 aqueles com quadros leves, como grau 2 os com quadros moderados, como grau 3 os pacientes graves, como grau 4 aqueles com risco de vida e como grau 5 os pacientes que faleceram em razão da SVCS. A presença de edema cerebral ou laríngeo, de estridor e de comprometimento hemodinâmico qualificam a SVCS como sendo de grau 3 se leves a moderados ou de grau 4 se severos. Os autores recomendam tratamento urgente na presença de sintomas de grau 3 ou 4.[12]

## DIAGNÓSTICO

Geralmente, o diagnóstico clínico da SVCS baseia-se em uma apresentação clínica bastante clara, com a combinação dos sinais e sintomas já mencionados anteriormente[4] (Quadro 37-1). O exame físico deve documentar a extensão do edema facial, do pescoço e/ou do braço, a distensão das veias cervicais, a extensão das veias colaterais no tórax e qualquer evidência de comprometimento respiratório. O edema facial e a pletora do segmento superior do corpo são tipicamente exacerbados quando o paciente está em decúbito dorsal, e a cianose resultante pode ser bastante dramática.[5] Uma avaliação cuidadosa pode excluir diagnósticos diferenciais comuns que podem mimetizar a SVCS, incluindo a insuficiência cardíaca congestiva e a síndrome de Cushing. Um exame neurológico se faz necessário, porque mesmo com alterações sutis, já pode haver edema cerebral e, portanto, risco de vida com necessidade de intervenção terapêutica imediata.[4]

Exames laboratoriais de rotina devem ser solicitados, incluindo o hemograma e provas bioquímicas com ênfase para as funções renal e hepática. As anormalidades, se presentes, ajudam a identificar outros locais possíveis de biópsia, como lesões na medula óssea ou no fígado, e podem influenciar o tratamento subsequente.[5]

A radiografia de tórax é anormal na maioria dos casos. Os achados mais comuns são o alargamento do mediastino (presente em até 64% dos casos) e o derrame pleural.[5,13] A tomografia computadorizada (TC) contrastada é o exame radiológico de escolha para visualização da VCS, permitindo avaliar sua relação com o tumor adjacente. O exame frequentemente mostra um defeito de enchimento na VCS (Fig. 37-1), causado por invasão direta a partir de um tumor maligno dos pulmões ou mediastino. Artefatos decorrentes da falta de realce das veias contralaterais não devem ser confundidos com trombo. Sinais secundários, como a visualização de uma rede de colaterais, também podem apontar para o diagnóstico de SVCS.[13] Outros achados comuns na TC incluem a presença de linfonodomegalias paratraqueais. A ressonância magnética (RM) está indicada em pacientes com contraindicações à realização da TC.[5] Também tem utilidade no diagnóstico da patologia subjacente, incluindo o tamanho e a localização da massa tumoral. O diâmetro da VCS e o comprimento da estenose e/ou oclusão da VCS devem ser determinados, o que é importante para o planejamento do tratamento endovascular. Em alguns casos, uma flebocavografia

**Quadro 37-1.** Principais Sinais e Sintomas da SVCS

| Sinais | Sintomas |
|---|---|
| - Edema (face, pescoço, pálpebras, parte superior do tronco e membros superiores)<br>- Veias torácicas visivelmente dilatadas<br>- Estase venosa jugular<br>- Fácies pletórica<br>- Dispneia, ortopneia<br>- Confusão mental | - Tosse<br>- Rouquidão<br>- Estridor laríngeo<br>- Disfagia<br>- Cefaleia<br>- Tontura<br>- Síncope |

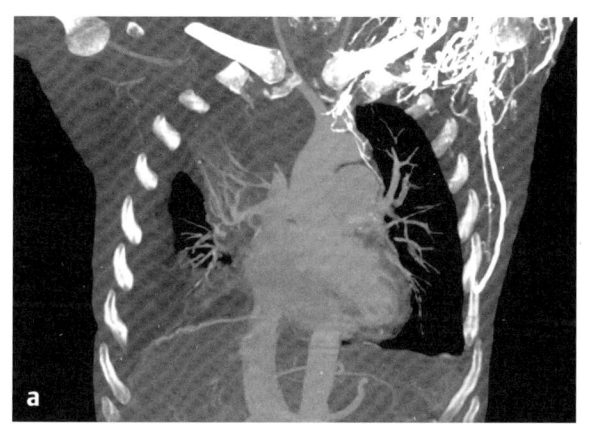

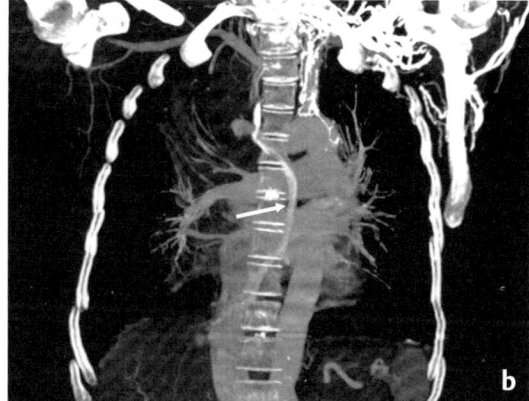

**Fig. 37-1.** TC de tórax em reconstrução coronal MIP evidenciando: (**a**) massa em porção superior do hemitórax direito, paramediastinal, infiltrando VCS, com extensa rede venosa colateral em cintura escapular esquerda e aumento do calibre da veia cava inferior; (**b**) extensa rede venosa colateral em cintura escapular esquerda e proeminência da veia ázigo (*seta*).

convencional com injeção intravenosa simultânea de contraste em ambas extremidades superiores pode ser realizada. Como isso geralmente é feito na sala de angiografia, as medidas do gradiente de pressão venosa e o implante de *stent* podem ser realizados simultaneamente.[4,6] O sistema de classificação de Stanford para a SVCS[4] foi desenvolvido para auxiliar na identificação de pacientes que precisam de uma intervenção rápida (Quadro 37-2).

Juntamente com os exames de imagem para avaliação do tórax, uma investigação completa para o diagnóstico do câncer suspeitado é apropriada neste momento, já que o tratamento da SVCS é determinado pela doença de base. O diagnóstico histológico e o estadiamento adequados são fundamentais pois a terapêutica varia muito se existe perspectiva de cura ou quando o tratamento é apenas paliativo.[5,14] Além das modalidades de imagens morfológicas, a tomografia por emissão de pósitrons (PET) fornece informações importantes sobre o *status* do tumor e o envolvimento mediastinal. Além disso, RM craniana e, se necessário, uma cintilografia óssea podem complementar os procedimentos de estadiamento. No entanto, para esclarecer a natureza da doença subjacente, biópsias devem ser obtidas para exame histológico e/ou citológico.[4] Procedimentos mais invasivos (broncoscopia, mediastinoscopia, videotoracoscopia, toracotomia) podem ser indicados quando um diagnóstico definitivo não puder ser estabelecido. Tais procedimentos podem ser particularmente úteis no estabelecimento do subtipo de tumor para pacientes portadores de linfomas.[14]

## TRATAMENTO

Os objetivos do manejo da SVCS são tratar a doença subjacente e aliviar os sintomas. O tratamento da causa subjacente depende do tipo de câncer, da extensão da doença e do prognóstico geral, que está intimamente ligado à histologia tumoral e ao fato de o paciente já ter sido (ou não) tratado previamente. Dados de estudos randomizados são escassos, e a maioria das evidências que orientam as decisões terapêuticas advêm de relatos de casos.[8] As opções de tratamento incluem medidas de apoio, radioterapia, quimioterapia e procedimentos endovasculares. Os procedimentos cirúrgicos raramente são considerados, pois a presença da SVCS geralmente significa a presença de uma tumoração mediastinal irressecável. A expectativa média de vida entre os pacientes que apresentam a SVCS é de aproximadamente seis meses, variando conforme a malignidade subjacente.[4,15]

### Suporte e Tratamento Clínico

As intervenções iniciais devem ser direcionadas para cuidados de suporte e tratamento clínico. É recomendável fornecer oxigênio suplementar e elevar a cabeceira da cama do paciente para diminuir a pressão hidrostática e o edema de cabeça e pescoço, embora essa última abordagem não seja apoiada

**Quadro 37-2.** Estágios Radiológicos da Obstrução da VCS: Sistema de Classificação de Stanford[4]

| Tipo | Descrição |
|---|---|
| I | Leve: obstrução da veia cava superior < 90% |
| II | Alto grau: obstrução da veia cava superior entre 90 e 100% |
| III | Completa: obstrução total da veia cava superior, com fluxo proeminente por veias colaterais, mas sem fluxo colateral pelas veias mamárias e epigástricas |
| IV | Completa: obstrução total da veia cava superior, com fluxo proeminente por veias colaterais, incluindo as veias mamárias e epigástricas |

por ensaios clínicos. A obstrução do fluxo sanguíneo pela VCS retarda o retorno venoso, que pode causar irritação local ou trombose de veias nas extremidades superiores e atraso na absorção de drogas dos tecidos circunvizinhos. Por isso, portanto, injeções intramusculares e intravenosas nos membros superiores devem ser evitadas. Se a SVCS resultar de um trombo intravascular associado a um cateter de demora, a remoção do cateter e a anticoagulação estão indicadas.[4,9] Diuréticos para reduzir o volume intravascular também são indicados, embora não esteja claro se pequenas alterações na pressão atrial direita afetam a pressão venosa distal à obstrução. Como o perfil de segurança dos diuréticos é bom, sendo eles comumente bem tolerados, seu uso na SVCS é justificado. No entanto, se os diuréticos não alterarem os sintomas, eles devem ser interrompidos, evitando-se, assim, o advento de complicações secundárias à depleção hídrica ou eletrolítica. Esteroides são recomendados, por curtos períodos de tempo, apenas em pacientes com tumores sensíveis aos mesmos, sendo administrados por via endovenosa (dexametasona, 4 mg a cada 6 horas) no intuito de diminuir o edema e a carga tumoral em certas neoplasias.[4,9] O uso crônico de altas doses de esteroides pode resultar em efeitos colaterais significativos, cujas manifestações se sobrepõem ao da SVCS, como o edema facial e a retenção de líquidos, o que pode determinar um agravamento dos sinais e sintomas já apresentados pelo paciente.[5,16]

O reconhecimento de sintomas que impliquem em alto risco de vida é essencial. A presença de estridor, como sinal de comprometimento grave das vias aéreas, acompanhada por achados de edema de laringe ou obstrução traqueal na TC indica a necessidade de se tomar, emergencialmente, medidas de proteção das vias aéreas, como a intubação orotraqueal ou o uso de máscara laríngea. Elevação da cabeça, hiperventilação e uso de diuréticos osmóticos, como o manitol, devem ser considerados se o paciente apresentar sintomas sugestivos de edema cerebral. Essas situações representam uma verdadeira emergência médica, e esses pacientes necessitam de tratamento imediato para diminuir o risco de insuficiência respiratória e morte.[5,16]

A incidência de eventos tromboembólicos em pacientes com SVCS por malignidade foi relatada em até 38% dos casos. Não há evidências para apoiar a anticoagulação de rotina em pacientes com SVCS na ausência de trombose intravascular. Para pacientes com um trombo claramente definido, detectado por exames de imagem, a trombólise endovenosa, se efetiva, possibilita a localização e a extensão de qualquer estenose venosa passível de implante de *stent*. Os pacientes com trombos evidenciados por exames de imagem devem ser anticoagulados, desde que o risco de sangramento não seja proibitivo.[17]

Após a determinação do diagnóstico anatomopatológico e o estadiamento da doença, é necessário iniciar o tratamento específico, seja ele curativo ou paliativo. Radiação, quimioterapia, implante de *stent*, ou uma combinação dessas modalidades farão parte da estratégia terapêutica da SVCS, cujo sucesso terapêutico dependerá intrinsecamente da resposta do tumor à modalidade de tratamento empregado.[5] A base da decisão terapêutica encontra-se demonstrada na Figura 37-2.

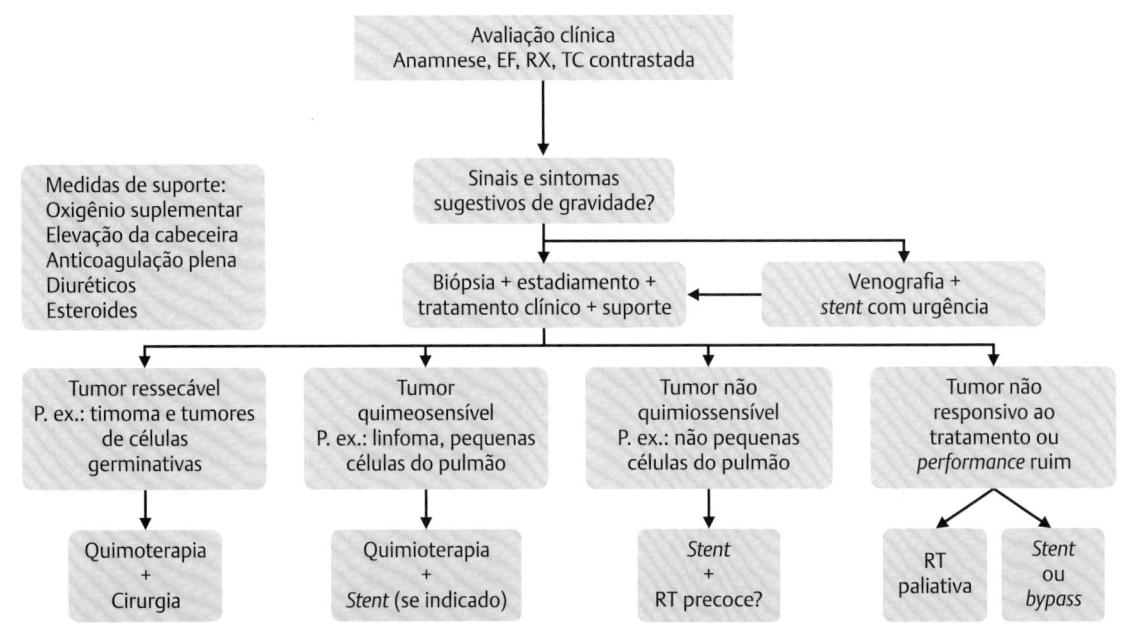

**Fig. 37-2.** Algoritmo para diagnóstico e tratamento de pacientes com SVCS por malignidade.

## Radioterapia

A radioterapia (RT) tem sido amplamente defendida para a SVCS causada por tumores radiossensíveis em pacientes que não foram previamente irradiados. Quando eficaz, a RT proporciona alívio considerável pela redução da carga tumoral. A rapidez da resposta ocorre habitualmente no intervalo de 7 a 15 dias, mas pode ser vista 72 horas após o início da terapia. Contraindicações relativas à RT incluem irradiação prévia na mesma região, certos distúrbios do tecido conectivo, como a esclerodermia, e tipos conhecidos de tumores radiorresistentes (como os sarcomas). A RT pode variar com base na histologia do tumor e na intenção do tratamento.[18] A maioria das neoplasias que causam a SVCS é sensível à radiação. Em uma revisão sistemática, a RT foi associada ao alívio completo dos sintomas de obstrução da VCS em duas semanas em 78 e 63% dos pacientes com tumores pulmonares de pequenas células e não pequenas células, respectivamente. As taxas de recaída pós-tratamento foram de 17% para tumores pulmonares de pequenas células e de 19% para os tumores pulmonares de não pequenas células.[18] O planejamento da radioterapia envolve simulação com base em TC para projetar os campos que devem abranger o volume tumoral e tentar proteger os órgãos próximos, particularmente o pulmão e o esôfago, minimizando-se, assim, o risco de efeitos colaterais. Infelizmente os benefícios da RT são frequentemente temporários, com muitos pacientes desenvolvendo novamente o quadro de SVCS por recorrência da doença anteriormente tratada.[18]

## Quimioterapia

Em pacientes que apresentam linfoma não Hodgkin ou tumores de células germinativas, a quimioterapia (QT) parece ser o tratamento de escolha para a SVCS, já que esses tumores são quimiossensíveis. Naqueles com câncer de pulmão de não pequenas células, o alívio dos sintomas da SVCS com a RT ou a QT isoladamente é igualmente eficaz. Nesses tumores, a QT isolada provê alívio sintomático dentro de 1 a 2 semanas do início do tratamento. Além disso, esses pacientes podem frequentemente alcançar remissão em longo prazo com regimes de tratamento padrão. Quando a QT não é capaz de aliviar a obstrução da VCS, deve-se evitar o emprego de acessos venosos nos membros superiores, e os quimioterápicos devem ser administrados por uma veia dorsal do pé ou via acesso venoso central femoral.[5,9]

Já nos tumores pulmonares do tipo pequenas células, a QT isolada é capaz de aliviar os sintomas de obstrução da VCS em 77% dos pacientes, embora 17% deles tivessem uma recorrência posterior. Para essas neoplasias malignas, o uso isolado da RT geralmente produz piores resultados em longo prazo e pode comprometer os resultados subsequentes da QT. No entanto, em certas situações (por exemplo, câncer pulmonar de pequenas células de estágio limitado e alguns subtipos de linfoma não Hodgkin), a adição de RT à QT sistêmica pode diminuir as taxas de recorrência local e melhorar a sobrevida global.[4,18]

## Tratamento Endovascular

O tratamento endovascular (implante de *stent* na VCS) foi primeiramente relatado em 1986, e, a princípio, limitado a ser uma terapia adjuvante à QT e RT. Atualmente, em decorrência da rápida resposta com remissão dos sintomas em 24 a 72 horas, em vez das 3 a 4 semanas necessárias quando se utiliza a RT e/ou a QT, melhorando a qualidade de vida de pacientes que, muitas vezes, apresentam baixa expectativa de sobrevida são mais liberalmente indicados.[19]

O implante de *stent* é geralmente realizado por via femoral, às vezes combinado com uma abordagem jugular ou subclávia.[4] As complicações do implante de *stent* na VCS são raras, entre 4 e 28% (habitualmente são inferiores a 10%). As mais comuns são a reestenose e a trombose do *stent*, mas também podem ocorrer desfechos mais graves: tamponamento cardíaco, embolia pulmonar ou migração do *stent* para o coração direito ou vasculatura pulmonar. A anticoagulação associada à antiagregação plaquetária é recomendada após o implante do *stent*, mas a duração e qual o anticoagulante utilizar são respostas que ainda permanecem controversas. Já a administração de trombolíticos aumenta a taxa de complicações após o implante de *stent*, por causa do aumento do risco de sangramento (hemorragia cerebral, pulmonar ou pericárdica, com tamponamento associado). Entretanto, sua utilização parece reduzir a morbidade.[4,5,19]

Não há ensaios randomizados controlados que comparem a eficácia do tratamento endovascular à RT ou QT. Cerca de 95% dos pacientes apresentam alívio completo ou parcial dos sintomas após o implante de *stent* com uma taxa de recaída de 11%, e, portanto, esse pode ser considerado um tratamento eficaz para pacientes com SVCS decorrente de neoplasias mediastinais.[18] No entanto, em razão da ausência de ensaios específicos, a comparação direta entre os tipos de tratamento é difícil. Em geral, a opção deve ser feita com base na disponibilidade e na perícia de cada serviço, na resposta conhecida ao tratamento e na gravidade do quadro clínico.

## REFERÊNCIAS BIBLIOGRÁFICAS

1. Zimmerman S, Davis M. Rapid Fire: Superior Vena Cava Syndrome. *Emerg Med Clin North Am* 2018;36(3):577-84.
2. Wilson LD, Detterbeck FC, Yahalom J. Clinical practice. Superior vena cava syndrome with malignant causes. *N Engl J Med* 2007;356(18):1862-9.

3. Samphao S, Eremin JM, Eremin O. Oncological emergencies: clinical importance and principles of management. *Eur J Cancer Care* (Engl) 2010;19(6):707-13.
4. Lepper PM, Ott SR, Hoppe H et al. Superior vena cava syndrome in thoracic malignancies. *Respir Care* 2011;56(5):653-66.
5. Wan JF, Bezjak A. Superior vena cava syndrome. *Emerg Med Clin North Am* 2009;27(2):243-55.
6. Sonavane SK, Milner DM, Singh SP et al. Comprehensive Imaging Review of the Superior Vena Cava. *Radiographics* 2015;35(7):1873-92.
7. Zhang X, Li X, Meng M et al. Vascular spinal cord obstruction associated with superior vena cava syndrome: A case report and literature review. *Medicine* (Baltimore) 2017;96(51):e9196.
8. Hohloch K, Bertram N, Trümper L et al. Superior vena cava syndrome caused by a malignant tumor: a retrospective single-center analysis of 124 cases. *J Cancer Res Clin Oncol* 2014;140(12):2129-34.
9. Cheng S. Superior vena cava syndrome: a contemporary review of a historic disease. *Cardiol Rev* 2009;17(1):16-23.
10. Taguchi J, Kinoshita I, Akita H. Superior vena cava syndrome. *Gan To Kagaku Ryoho* 2011;38(4):518-23.
11. Pires NF, Morais A, Queiroga H. Superior vena cava syndrome as tumour presentation. *Rev Port Pneumol* 2010;16(1):73-88.
12. Yu JB, Wilson LD, Detterbeck FC. Superior vena cava syndrome - a proposed classification system and algorithm for management. *J Thorac Oncol* 2008;3(8):811-4.
13. De Potter B, Huyskens J, Hiddinga B et al. Imaging of urgencies and emergencies in the lung cancer patient. *Insights Imaging* 2018;9(4):463-76.
14. McCurdy MT, Shanholtz CB. Oncologic emergencies. *Crit Care Med* 2012;40(7):2212-22.
15. Higdon ML, Atkinson CJ, Lawrence KV. Oncologic Emergencies: Recognition and Initial Management. *Am Fam Physician* 2018;97(11):741-8.
16. Bochenek-Cibor J, Püsküllüoğlu M, Zygulska A. Oncological emergencies: superior vena cava syndrome. *Przegl Lek* 2014;71(12):697-9.
17. Dumantepe M, Tarhan A, Ozler A. Successful treatment of central venous catheter induced superior vena cava syndrome with ultrasound accelerated catheter-directed thrombolysis. *Catheter Cardiovasc Interv* 2013;81(7):E269-73.
18. Rowell NP, Gleeson FV. Steroids, radiotherapy, chemotherapy and stents for superior vena caval obstruction in carcinoma of the bronchus: a systematic review. *Clin Oncol* (R Coll Radiol) 2002;14(5):338-51.
19. Calsina Juscafresa L, Gil Bazo I, Grochowicz L et al. Endovascular treatment of malignant superior vena cava syndrome secondary to lung cancer. *Hosp Pract* (1995) 2017;45(3):70-5.

# TROMBOSE ASSOCIADA AO CÂNCER

Wilson Massayuki Imanishi

## INTRODUÇÃO

A descrição da presença de trombose em pacientes com câncer tem mais (ou muito mais) de 150 anos:[1]

- Armand Trousseau (1868): síndrome de Trousseau.
- Jean-Baptiste Bouillaud (1832).
- James & Matheson (1935).
- Sushruta (600 a.C.).

O câncer se associa a um estado de hipercoagulabilidade, que predispõe a maior risco de tromboembolismo venoso (TEV), representando cerca de 20% dos casos de TEV no mundo, sendo que a neoplasia maligna está presente em 26% dos casos novos de TEV idiopático.[1,2]

A trombose associada ao câncer (CAT) é uma situação clínica de grande importância nessa população e representa um verdadeiro desafio a todos os envolvidos nesse cuidado. No entanto, a CAT não se restringe apenas ao tromboembolismo venoso[3] (TEV) que compreende a trombose venosa profunda (TVP), trombose venosa superficial (TVS) e o tromboembolismo pulmonar (TEP), mas outras entidades, como a trombose arterial associada ao câncer, a endocardite não infecciosa entre outros mais recentemente estudados que não serão abordados no presente trabalho.

O risco de TEV varia de maneira significativa entre os diferentes tipos de câncer, correlacionando-se com aumento da morbidade e da mortalidade nesses pacientes.

Se o câncer por si confere um aumento de mortalidade de 7 vezes em relação à população saudável, o desenvolvimento da trombose no curso da doença representa um acréscimo de 31 vezes do risco de óbito comparado aos que não a desenvolveram. A magnitude dessa complicação é tamanha que se estima que pacientes oncológicos que desenvolvem TEV apresentem 94% de probabilidade de morte nos seis meses seguintes ao episódio. Portanto, o TEV pode ser considerado um marcador preditivo negativo na sobrevida dos pacientes oncológicos.[4]

O TEV relacionado com o câncer requer um longo período de anticoagulação, com risco duas vezes maior de apresentar complicações hemorrágicas e de recorrências mesmo em vigência de tratamento.[5]

O TEV, juntamente com as complicações infecciosas, é a mais comum das complicações associadas ao câncer[6] e pode comprometer as intervenções cirúrgicas, hospitalizações e a quimioterapia sistêmica, aumentando significativamente o custo associado aos tratamentos de câncer e comprometendo sobremaneira a qualidade de vida destes pacientes. De fato, o TEV é a segunda principal causa de morte em pacientes com câncer seguido do próprio câncer e pode preceder ou coincidir com o diagnóstico de câncer em meses a anos.[7,8]

## EPIDEMIOLOGIA DO TEV EM PACIENTES COM CÂNCER

Cerca de 1 em cada 5 pacientes com câncer apresentará um evento de tromboembolismo venoso durante o curso natural da doença,[9] estando seis vezes mais propensos a desenvolver TEV do que pacientes não oncológicos.[6]

Em pacientes com câncer, o risco de TEV é particularmente alto durante os primeiros meses após o diagnóstico de câncer, intensificando-se no período após a cirurgia e quimioterapia, e no estágio final da doença, principalmente decorrente da progressão do câncer e do baixo *status* de *performance* clínico.

Os fatores de risco para TEV associados ao câncer podem ser categorizados como relacionados com o paciente e com o local, histologia e extensão do câncer. A quimioterapia de câncer amplifica o efeito pró-trombótico das células do câncer e pode causar danos diretos ao endotélio vascular.[6,10]

### Fisiopatologia

Aos três elementos-chave da tríade de Virchow, relatados em 1856, e atualmente descritos como estase venosa, lesão endotelial e hipercoagulabilidade, acrescidos das informações atuais sobre os novos elementos da trombogênese no câncer, são ferramentas úteis para explicar a etiopatogenia do TEV nos pacientes com neoplasia.[11]

A hipercoagulabilidade mediada pelo câncer ocorre como uma complexa cadeia mediada pela ativação direta de vias pró-coagulantes pelas células cancerosas, liberação de citocinas inflamatórias (como fator de necrose tumoral-alfa, interleucina-1b), de células tumorais aberrantes, micropartículas que expressam FT, substâncias pró-coagulantes de câncer e fatores pró-angiogênicos (fator de crescimento endotelial vascular, fator básico de crescimento de fibroblastos) por células tumorais e/ou hospedeiras ou por efeitos sistêmicos do câncer em uma variedade de tipos de células, incluindo leucócitos, células endoteliais e plaquetas que passam a expressar fenótipos pró-coagulantes e simultaneamente pela inativação da fibrinólise e demais vias anticoagulantes.[8]

### Fatores de Risco para TEV em Pacientes com Doença Maligna

- **Fatores Relacionados com o Paciente**
  - Idade avançada e etnia (maior em afro-americanos; menor em habitantes das ilhas asiáticas do Pacífico).
  - Comorbidades (obesidade, infecção, doença renal, doença pulmonar, tromboembolismo arterial).
  - História prévia de TEV.
  - Contagem de plaquetas pré-quimioterapia elevada.
  - Mutações hereditárias pró-trombótica.
  - *Status* de *performance*/grau de imobilidade.
- **Fatores Relacionados com o Câncer**
  - Sítio primário do câncer (gastrointestinal, cérebro, pulmão, ginecológico, renal, hematológico).
  - Início 3-6 meses após diagnóstico.
  - Doença metastática atual.
- **Fatores Relacionados com o Tratamento**
  - Cirurgia de grande porte recente.
  - Hospitalização atual.
  - Quimioterapia ou terapia hormonal ativa.
  - Terapia antiangiogênica recente ou atual (Talidomida, Lenalidomida, Bevacizumabe).
  - Presença de cateter venoso central.
  - Hemotransfusão.

## DIAGNÓSTICO DE TEV

O diagnóstico da CAT não difere dos eventos tromboembólicos da população não oncológica e não será abordado nesse momento. A utilização do dímero-D não tem uso estabelecido para diagnóstico de TEV no paciente oncológico, dada sua baixa especificidade e elevada taxa de falso-positivos, sendo utilizado por vezes como marcador prognóstico da doença oncológica e não para diagnóstico do evento trombótico.[12]

## PREVENÇÃO DO TEV

Desde 1986, mais de 20 diretrizes foram publicadas sobre prevenção de TEV em pacientes hospitalizados com câncer. Todos recomendam a profilaxia para TEV em pacientes hospitalizados com câncer ativo, usando uma das três classes de drogas [heparina não fracionada (HNF), heparina de baixo peso molecular (HBPM) ou inibidor do fator Xa (Quadros 38-1 e 38-2); métodos mecânicos como compressão pneumática intermitente ou meias de compressão graduada, se houver contraindicação à profilaxia farmacológica ou de forma associada nos pacientes de muito alto risco. Importante ressaltar que a deambulação isoladamente não é efetiva em proteger essa população na vigência desses fatores e somente é recomendada nos pacientes de baixo risco[13-19] e como medida universal para todos os demais.

Pacientes submetidos a cirurgias de grande porte devem receber profilaxia preferencialmente antes da cirurgia e continuar por pelo menos 7 a 10 dias e por até 4 semanas em cirurgia abdominal ou pélvica (Grau de recomendação 2B).

No entanto, existem várias contraindicações para a profilaxia de TEV, e a ocorrência de plaquetopenia durante a quimioterapia requer abordagem específica, já que o risco de trombose não parece se reduzir, embora o risco de sangramento possa se agravar com a terapêutica.[18]

O implante do filtro de veia cava inferior deve ser reservado apenas aos pacientes em que a anticoagulação seja formalmente contraindicada, e deve ser dada preferência aos filtros temporários. Não há evidências concretas de benefício sobre a mortalidade.[19]

## CONTRAINDICAÇÕES À ANTICOAGULAÇÃO PROFILÁTICA OU TERAPÊUTICA[14]

- Absoluta
  - Sangramento recente do sistema nervoso central (SNC), metástases hemorrágicas do SNC.
  - Sangramento ativo (maior): mais de 2 unidades transfundidas em 24 horas.
- Relativa
  - Hemorragia mensurável crônica e clinicamente significativa > 48 horas.
  - Trombocitopenia (plaquetas < 50.000/mcL).
  - Disfunção plaquetária grave (uremia, medicamentos, hematopoiese displásica).
  - Grande cirurgia recente com alto risco de sangramento.
  - Coagulopatia hemorrágica subjacente.
  - Alto risco de quedas (traumatismo craniano).
  - Anestesia neuroaxial/punção lombar recente ou iminente.
  - Procedimentos intervencionais de coluna espinal ou invasivos.
  - Metástases do SNC.
  - Terapia antiplaquetária a longo prazo.

**Quadro 38-1.** Anticoagulação Profilática[14]

| Agente | Dosagem padrão | Obeso (IMC ≥ 40 kg/m²) |
|---|---|---|
| Enoxaparina | 40 mg SC/dia | 40 mg SC a cada 12 horas |
| HNF | 5.000 unidades SC cada 8-12 horas | 7.500 unidades SC cada 8 horas |

**Quadro 38-2.** Dose de Enoxaparina na Plaquetopenia[14]

| Contagem de plaquetas | Regime de dosagem diária | Dose sugerida de enoxaparina | Dose alternativa |
|---|---|---|---|
| > 50.000/uL | Dose plena de enoxaparina | 1 mg/kg 2 vezes ao dia | 1,5 mg/kg dia a partir do 2º mês |
| 25.000-50.000/uL | Meia-dose de enoxaparina | 0,5 mg/kg 2 vezes ao dia | — |
| < 25.000/mcL | Suspender temporariamente | | |

**Quadro 38-3.** Recomendações do American College of Chest Physicians para Anticoagulação de Pacientes com Câncer[24]

| | Recomendação do ACCP | Grau de recomendação |
|---|---|---|
| **Anticoagulação inicial** | | |
| TEP com hipotensão | Terapia trombolítica (sistêmica melhor que cateter dirigida, a menos que o risco de sangramento seja alto) | 2B (2C) |
| TVP ou TEP com câncer | HBPM sugerida sobre NOAC ou AVK | 2C |
| **Duração da terapia anticoagulante** | | |
| TVP ou TEP associada a câncer ativo | Terapia estendida recomendada além dos 3 meses de tratamento (pelo menos 12 meses e reavaliação periódica para extensão indefinida) | 1B (2B se alto risco de sangramento) |

## TRATAMENTO DO TEV

O uso de anticoagulantes nos pacientes com câncer é complicado pelo delicado equilíbrio entre o alto risco de recorrência de TEV e sangramentos. De fato, o risco de recorrência varia de 7 a 20% anuais e o dobro do risco de sangramento comparados em relação à população sem câncer.[12]

As diretrizes atuais de tratamento de CAT recomendam heparinas de baixo peso molecular (HBPMs) como tratamento de primeira linha para a CAT, com anticoagulantes orais, como antagonistas da vitamina K (AVKs) e anticoagulantes orais de ação diretos (DOACs), reservados para pacientes incapazes ou não dispostos a usar a terapia parenteral a longo prazo (Grau de recomendação 2C).

Estudos avaliando a eficácia e segurança de DOACs *versus* HBPM para o tratamento de TEV no cenário em pacientes com câncer tornaram-se disponíveis apenas recentemente,[20-22] e, à luz de seus resultados, as diretrizes da National Comprehensive Cancer Network (NCCN) e o ISTH passaram a recomendar a opção de utilização do edoxaban para o tratamento de CAT, e o uso de rivaroxaban, apixaban ou dabigatran como alternativas potenciais.[14]

A decisão de se anticoagular o paciente oncológico baseia-se nos seguintes critérios: risco de sangramento e risco de mortalidade. Vários escores de risco de sangramento têm sido estudados, como o HEMORR2HAGES, HASBLED e ATRIA, mas nenhum se apresentou superior, não se recomendando nenhum em específico.[23]

A avaliação de risco de mortalidade é aplicada ao tromboembolismo pulmonar (TEP) como apoio à decisão de tratamento ambulatorial com alguma evidência e segurança.

Os eventos trombóticos assintomáticos ("incidentais", "achados de exames") são considerados da mesma maneira que os sintomáticos para tratamento já que não se diferenciam em termos de recorrência e prognóstico em pacientes oncológicos (Quadro 38-3).

Para pacientes com CAT, o tratamento inicial geralmente consiste em HNF ou HBPM. Não parece haver diferença na eficácia entre HNF e HBPM,[25] inclusive no cenário profilático.[26]

Pelas suas características farmacológicas e comodidade de uso, a HBPM é atualmente o anticoagulante de escolha na terapia inicial de TEV em pacientes com câncer,[26] sendo a HNF reservada a doentes com comprometimento renal grave decorrente de sua depuração hepática, menor meia-vida e reversibilidade com sulfato de protamina, embora alguns DOAC's possam prescindir do início com heparinas (Quadros 38-4 a 38-7).

## Elementos para Considerar na Decisão de Não Tratar[14]

- Recusa do paciente.
- Ausência de vantagem terapêutica ou paliativa (p. ex.: aliviar a dispneia, evitar inchaço nas pernas).
- Sobrevida limitada.
- Alto risco de complicações.
- Nenhuma intervenção oncológica planejada (terapia paliativa exclusiva).
- Injeções dolorosas.
- Monitorização frequente com flebotomias (coleta de exames).

**Quadro 38-4.** Recomendações para o Uso de Cada Classe de Anticoagulante para Tratamento de CAT[23]

| Agentes(s) | Ideal | Evite |
|---|---|---|
| DOAC | • Paciente sem malignidade gastrointestinal<br>• Baixo risco de sangramento<br>• Comodidade de tratamento para o paciente é uma prioridade<br>• Sem interações medicamentosas fortes | • Malignidade ativa do TGI (especialmente esofágica, junção gastroesofágica ou câncer gástrico)<br>• História de sangramento gastrointestinal<br>• Extremos de peso (> 150 kg)<br>• Insuficiência renal/função renal flutuante<br>• Sonda enteral (para rivaroxaban) |
| HBPM | • Quimioterapia emetogênica frequente, náusea e vômito, dificuldades na ingestão oral<br>• Preocupações com a absorção gastrointestinal (sondas de alimentação, ressecções gástricas ou intestinais)<br>• Interações medicamentosas com DOAC ou AVK<br>• Paciente motivado disposto a usar por longos períodos<br>• Maior risco de sangramento<br>• TEV associado a câncer recorrente durante anticoagulação | • Forte aversão à terapia injetável<br>• Insuficiência renal/função renal flutuante<br>• Extremos de peso (> 150 kg) |
| AVK | • Qualquer situação em que seja necessária monitorização intensiva do anticoagulante ou preocupação com a absorção e metabolismo<br>• Doença renal crônica avançada<br>• Extremos de peso (> 150 kg) | • Falta de acesso a serviço dedicado de monitoramento de anticoagulação com experiência em cuidar de pacientes com câncer |

**Quadro 38-5.** Opções de Tratamento Anticoagulante[14]

| Agente(s) | Dosagem |
|---|---|
| **HBPM** | |
| • Enoxaparina | 1 mg/kg SC a cada 12 horas (considerar situações sobre ajuste de dose em situações especiais, como crianças, idosos e disfunção renal e plaquetopenia) |
| **Heparina não fracionada (HNF)** | |
| • UFH IV | 80 unidades/kg IV *bolus* e, então, 18 unidades /kg/h, alvo TTPa de 2-2,5 × controle |
| • UFH SC | 333 unidades/kg SC inicial e, então, 250 unidades/kg SC a cada 12 horas – alvo TTPa de 2-2,5 × controle |
| **Antagonista de Vitamina K** | |
| • Varfarina | • Enoxaparina 1 mg/kg SC a cada 12 horas (ou HNF conforme esquema acima) +<br>• Varfarina (2,5 a 5 mg por dia inicialmente, dosagem subsequente com base no valor do INR; INR-alvo 2-3)<br>Iniciar varfarina concomitantemente com heparina (HBPM ou HNF) e manter as duas terapias por pelo menos 5 dias até o INR ≥ 2 por 24 horas<br>Incialmente o INR deve ser medido pelo menos duas vezes por semana podendo ser gradualmente diminuído para uma frequência não inferior a uma vez por mês após estabilização |
| **DOACs** | |
| • Rivaroxaban | 15 mg por via oral por 21 dias, depois 20 mg ao dia |
| • Edoxaban | Após completar 5 dias de heparina (HBPM ou HNF), mudar para Edoxaban 60 mg ao dia no 6º dia (ou 30 mg em doentes com depuração de creatinina estimada por Cockcroft-Gault 30-50 mL/min ou peso < 60 kg ou uso de inibidores potentes da p-glicoproteína concomitantes ou indutores) |

**Quadro 38-6.** Recomendações com Base nas Diretrizes[14]

| | |
|---|---|
| **Trombose venosa superficial aguda** | Tratamento somente sintomático e monitore a progressão. Se progressão ou se trombose próxima ao sistema venoso profundo, considere anticoagulação por pelo menos 6 semanas. Ao final do prazo, avaliar fatores de risco para recorrência ou progressão e continuar com anticoagulação, se necessário |
| **Trombose venosa profunda aguda (incidental ou sintomática)** | ■ Tempo mínimo de 3 meses<br>■ Para TVP não associada a cateter ou TEP recomenda-se anticoagulação por tempo indefinido, enquanto o câncer estiver ativo, sob tratamento sistêmico ou se os fatores de risco para recorrência persistirem |
| **Trombose relacionada com cateter** | ■ Anticoagulação por pelo menos 3 meses ou enquanto mantiver o cateter (preferível)<br>■ Considerar a remoção do cateter, se sintomas persistirem ou se o cateter estiver infectado ou disfuncional ou não for mais necessário<br>■ Considere a trombólise farmacológica em candidatos apropriados no caso de obstrução do cateter |
| **Embolia pulmonar aguda (baixo risco)** | Tempo mínimo de 6 meses |
| **Embolia pulmonar aguda (intermediária/alto risco)** | ■ Avaliar o *status* do câncer e considerar:<br>Trombólise sistêmica ou guiada por cateter para PE maciça ou PE submaciça com aumento ou disfunção moderada/grave do VD em pacientes com baixo risco de sangramento<br>Embolectomia (cateter ou cirúrgica) |
| **Embolia pulmonar aguda (PE maciça ou PE submaciça de alto risco)** | **Agentes trombolíticos**<br>Alteplase (tPA) 100 mg IV durante 2 horas*<br>Tenecteplase 0,25-0,5 mg/IV (categoria 2B)*<br>Embolectomia (cateter ou cirúrgica) |

*Obs.: Considere consultar bulas e guias médicos atualizados, protocolos assistenciais de sua instituição ou consultar especialistas.

**Quadro 38-7.** Anticoagulantes: Contraindicações e Advertências[14]

| Agentes(s) | Contraindicações e advertências |
|---|---|
| HBPM | ■ Use com cuidado em pacientes com disfunção renal. Considere ajuste de dose ou alternativas para pacientes com disfunção (CrCl < 30 mL/min)<br>■ A monitorização anti-Xa (pico e vale) da HBPM é recomendada na disfunção renal grave<br>■ Contraindicação absoluta: HIT recente/aguda e sangramentos<br>■ Contraindicação relativa: história pregressa de HIT |
| UFH | ■ Contraindicação absoluta: HIT recente/aguda e sangramentos<br>■ Contraindicação relativa: história pregressa de HIT |
| Varfarina | Contraindicações relativas:<br>■ Inibidores e indutores concomitantes de CYP2C9, 1A2 ou 3A4 |
| DOAC's (apixaban, dabigatran, edoxaban e rivaroxaban) | Contraindicações:<br>■ Doença renal crônica em estágio IV:<br>Apixaban: CrCl < 25 mL/min<br>Dabigatran, edoxaban e rivaroxaban: CrCl < 30 mL/min<br>■ Doença hepática ativa/clinicamente significativa:<br>Apixaban ou edoxaban: TGO/TGP > 2 × normal; bilirrubina total > 1,5 × normal<br>Dabigatran ou rivaroxaban: TGO/ TGP > 3× normal<br>■ Fortes inibidores/indutores duplos do CYP3A4 e da glicoproteína-P (gp-P): consulte bulas atualizadas ou relação em guias médicos<br>Contraindicações relativas, use com cautela:<br>■ Os DOACs têm sido associados a sangramentos dos tratos urinário e intestinal e devem ser usados com cautela em pacientes com patologias ou instrumentação dos tratos urinário ou gastrointestinal<br>■ Use com cuidado em pacientes com função renal ou hepática comprometida<br>■ Para pacientes que recebem quimioterapia nefrotóxica ou hepatotóxica, considere monitorar de forma mais intensiva<br>■ Considere as interações medicamentosas |

HIT: Plaquetopenia induzida pela heparina.
Obs.: Considere consultar bulas e guias médicos atualizados, protocolos assistenciais de sua instituição ou consultar especialistas.

## TROMBOEMBOLISMO (TEP) NO CÂNCER

Para fins prognósticos e terapêuticos o TEP pode ser clinicamente dividido em três (3) grupos:[27]

- *TEP maciço:* hipotensão sustentada (PAS < 90 mmHg for > 15 minutos ou necessitar de droga vasopressora): mortalidade 25-65%.
- *TEP submaciço:* pressão sistólica normal (> 90 mmHg) e sobrecarga de ventrículo direito (sinais de dilatação, disfunção ou *strain* de VD por elevação de BNP/pro BNP, pela CT/ecocardiografia/ECG ou evidência de isquemia miocárdica (elevação de troponina): mortalidade de 3%.
- *TEP de baixo risco:* sem hipotensão sistólica, anormalidade de VD ou necrose miocárdica: mortalidade de 1%.

A utilização de escores de pontuação para risco de mortalidade em pacientes com TEP não maciço, incluindo PESI e sPESI, pode ser de auxílio na decisão de tratamento fora do ambiente de terapia intensiva, embora não tenham sido validados especificamente com esse intuito. Entretanto como essas ferramentas excluem automaticamente pacientes com câncer na categoria de baixo risco, limitando sua utilidade, os critérios de Hestia podem ser usados para avaliar pacientes com câncer ativo para o manejo extra-hospitalar aliados à opinião de um consultor especializado antes da alta, por causa do maior risco de mortalidade em 30 dias[28,29] (Quadros 38-8 a 38-10).

Pacientes com TEP confirmado devem ser estratificados por risco usando um escore de risco clínico validado (Grau B de evidência).[28]

**Quadro 38-8.** Escore PESI (*Pulmonary Embolism Severity Index*)[28]

| Item | Pontuação |
|---|---|
| Idade | (Idade em pontos) |
| Sexo masculino | 10 |
| História de câncer | 30 |
| Insuficiência cardíaca | 10 |
| DPOC | 10 |
| FC = 110 bpm | 20 |
| PAS < 100 mmHg | 30 |
| FR = 30/min | 20 |
| Temperatura < 36°C | 20 |
| Alteração de nível de consciência | 60 |
| Saturação de oxigênio < 90% | 20 |

**Quadro 38-9.** Pontuação de Risco PESI × Mortalidade[28]

| Pontuação | Classe de risco | Mortalidade em 30 dias |
|---|---|---|
| 65 | I | 0-1,6% |
| 66-85 | II | 1,7-3,5% |
| 86-105 | III | 3,2-7,1% |
| 106-125 | IV | 4,0-11,4% |
| > 125 | V | 10,0-24,5% |

**Quadro 38-10.** Critérios de Exclusão Clínica para Tratamento Ambulatorial de TEP[28]

| | |
|---|---|
| O paciente está hemodinamicamente instável?* | Sim/Não |
| A trombólise ou embolectomia é necessária? | Sim/Não |
| Sangramento ativo ou alto risco de sangramento†? | Sim/Não |
| Mais de 24 horas de suplementação de oxigênio para manter a saturação de oxigênio > 90%? | Sim/Não |
| O TEP é diagnosticado durante o tratamento anticoagulante com dose plena? | Sim/Não |
| Dor intensa com necessidade de medicação para dor intravenosa por > 24 horas? | Sim/Não |
| Razão médica ou social para tratamento em hospital > 24 horas? | Sim/Não |
| O paciente tem um *clearance* de creatinina < 30 mL/min? | Sim/Não |
| O paciente tem insuficiência hepática grave? | Sim/Não |
| A paciente está grávida? | Sim/Não |
| O paciente tem história documentada de trombocitopenia induzida pela heparina? | Sim/Não |

**Elegível para tratamento ambulatorial:** sem fatores de risco
**Inelegível para tratamento ambulatorial:** pelo menos um (01) fator de risco presente

* PAS < 100 mmHg com FC > 100 bpm; condição que requer admissão em unidade de terapia intensiva.
† Hemorragia gastrointestinal nos últimos 14 dias, acidente vascular encefálico recente (< 4 semanas atrás), cirurgia recente (< 2 semanas atrás), distúrbio hemorrágico, trombocitopenia (contagem de plaquetas < 75×10⁹/L), hipertensão não controlada (PAS > 180 mmHg ou PAD > 110 mmHg).
PAS: pressão arterial sistólica. PAD: pressão arterial diastólica.

Pacientes em Índice de Gravidade de Embolia Pulmonar (PESI) classe I/II, versão simplificada do PESI (sPESI) 0 ou que atenda aos critérios Hestia devem ser considerados para o manejo extra-hospitalar ou serem avaliados para alta hospitalar precoce (Grau B de evidência)[27] (Fig. 38-1).

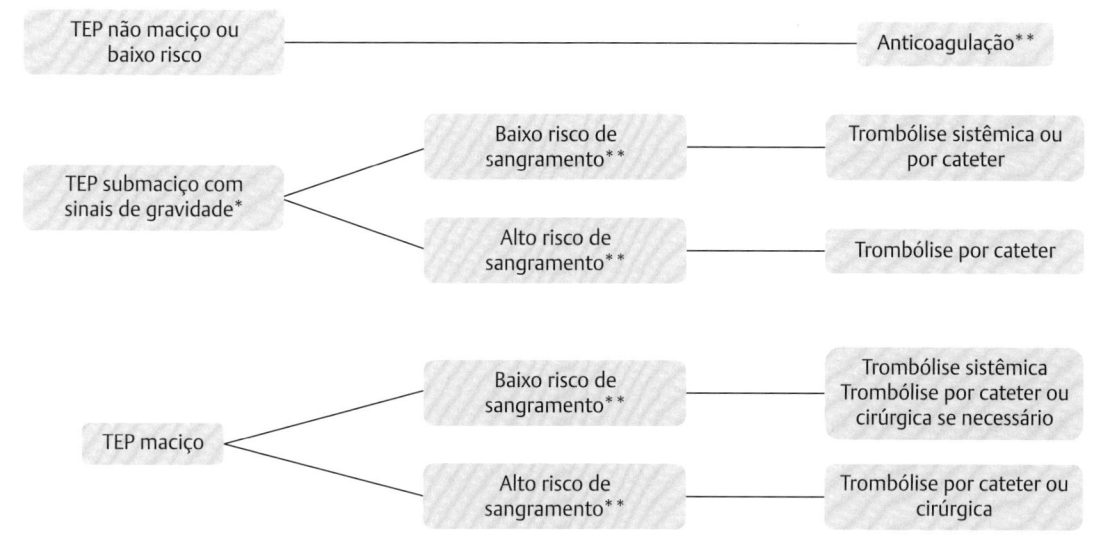

**Fig. 38-1.** Algoritmo de TEP proposto pela American Heart Association.[26]
*Lactato elevado, taquipneia ou sem melhora clínica com a anticoagulação.
**Fatores de risco de sangramento incluem idade avançada, história de malignidade, cirurgia recente a menos de 10 dias, lesões do sistema nervoso central ou história de acidente vascular encefálico ou hemorragia intracraniana. Discutir com médico assistente em caso de dúvida.

## REFERÊNCIAS BIBLIOGRÁFICAS

1. Khorana AA, Francis CW. Risk prediction of cancer-associated thrombosis: Appraising the first decade and developing the future. *Thromb Res* 2018;164:S70-S76.
2. Wun T, White RH. Epidemiology of cancer-related venous thromboembolism. *Best Pract Res Clin Haematol* 2009;22(1):9-23.
3. Khorana AA. Malignancy, thrombosis and Trousseau: the case for an eponym. *J Thromb Haemost* 2003;1:2463-5.
4. Renni MJ, Russomano FB, Mathias LF, Koch HA. Thromboembolic event as a prognostic factor for the survival of patients with stage IIIB cervical cancer. *Int J Gynecol Cancer* 2011;21(4):706-10.
5. Lyman GH, Khorana AA, Falanga A et al. American Society of Clinical Oncology guideline: recommendations for venous thromboembolism prophylaxis and treatment in patients with cancer. *J Clin Oncol* 2007;25:5490-505.
6. Khorana AA, Francis CW, Culakova E et al. Thromboembolism is a leading cause of death in cancer patients receiving outpatient chemotherapy. *J Thromb Haemost* 2007;5(3):632-4.
7. Prandoni P, Lensing AW, Piccioli A et al. Recurrent venous thromboembolism and bleeding complications during anticoagulant treatment in patients with cancer and venous thrombosis. *Blood* 2002;100(10):3484-8.
8. Caine GJ, Stonelake PS, Lip GY, Kehoe ST. The hypercoagulable state of malignancy: pathogenesis and current debate. *Neoplasia* 2002;4:465-73.
9. Grilz E, Königsbrügge O, Posch F et al. Frequency, Risk Factors, And Impact On Mortality Of Arterial Thromboembolism In Patients With Cancer. *Haematologica* 2018;103:1549-56.
10. Starling N, Rao S, Cunningham D et al. Thromboembolism in patients with advanced gastroesophageal cancer treated with anthracycline, platinum, and fluoropyrimidine combination chemotherapy: a report from the UK National Cancer Research Institute Upper Gastrointestinal Clinical Studies Group. *J Clin Oncol* 2009;27:3786-93.
11. Chung I, Lip GY. Pathophysiol Haemost Thromb. Virchow's triad revisited: blood constituents. *Pathophysiol Haemost Thromb* 2003-2004;33(5-6):449-54.
12. Li W, Tang Y, Song Y et al. Prognostic Role of Pretreatment Plasma D-Dimer in Patients with Solid Tumors: a Systematic Review and Meta-Analysis. *Cell Physiol Biochem* 2018;45(4):1663-76.
13. Farge D, Debourdeau P, Beckers M et al. International clinical practice guidelines for the treatment and prophylaxis of venous thromboembolism in patients with cancer. *J Thromb Haemost* 2013;11:56-70.
14. Nacional Comprehensive Cancer Network. The NCCN Clinical Practice Guidelines in Oncology (Version 1.2018). (Acesso em 22 de março de 2018). Disponível em: http://www.nccn.org
15. Lee AY, Peterson EA, Wu C. Clinical practice guidelines on cancer-associated thrombosis: a review on scope and methodology. *Thromb Res* 2016;140(Suppl. 1):S119–S127.
16. Imberti D, Cimminiello C, Di Nisio M et al. Antithrombotic therapy for venous thromboembolism in patients with cancer: expert guidance. *Expert Opin Pharmacother* 2018;19(11):1177-85.
17. Khorana AA, Carrier M, Garcia DA, Lee AY. Guidance for the prevention and treatment of cancer-associated venous thromboembolism. *J Thromb Thrombolysis* 2016;41:81-91.

18. Wang TF, Li A, Garcia D. Managing Thrombisis in Cancer Patients. *Res Pract Thromb Haemost* 2018;2:429-38.
19. Lee AYY. Overview of VTE treatment in cancer according to clinical guidelines. *Thromb Res* 2018;164(1):S162-S167.
20. Bikdeli B, Jiménez D, Kirtane AJ *et al*. Systematic review of efficacy and safety of retrievable inferior vena caval filters. *Thromb Res* 2018;165:79-82.
21. Raskob GE, van Es N, Verhamme P *et al*. Edoxaban for the Treatment of Cancer-Associated Venous Thromboembolism. *N Engl J Med* 2018;378(7):615-24.
22. Young AM, Marshall A, Thirlwall J *et al*. Comparison of an oral factor Xa inhibitor with low molecular weight heparin in patients with cancer with venous thromboembolism: results of a randomized trial (SELECT-D). *J Clin Oncol* 2018;36(20):2017-23.
23. Klok FA, Niemann C, Dellas C *et al*. Performance of five different bleeding-prediction scores in patients with acute pulmonary embolism. *J Thromb Thrombolysis* 2016;41:312–20.
24. Buller HR, van Doormaal FF, van Sluis GL, Kamphuisen PW. Cancer and thrombosis: from molecular mechanisms to clinical presentations. *J Thromb Haemost* 2007;5:246-54.
25. Al-Samkari H, Connors JM. The Role of Direct Oral Anticoagulants in Treatment of Cancer-Associated Thrombosis. *Cancers* (Basel) 2018;15;10(8). pii: E271.
26. Kearon C, Akl EA, Ornelas J *et al*. Antithrombotic Therapy for VTE Disease: CHEST Guideline and Expert Panel Report. *Chest* 2016;149(2):315-52.
27. Jaff MR, McMurtry MS, Archer SL *et al*. Management of massive and submassive pulmonary embolism, iliofemoral deep vein thrombosis, and chronic thromboembolic pulmonary hypertension: a scientific statement from the American Heart Association. *Circulation* 2011;123(16):1788-830.
28. Howard LSGE, Barden S, Condliffe R *et al*. British Thoracic Society Guideline for the initial outpatient management of pulmonary embolism (PE). *Thorax* 2018;73:ii1-ii29.
29. Aujesky D, Obrosky DS, Stone RA *et al*. Derivation and validation of a prognostic model for pulmonary embolism. *Am J Respir Crit Care Med* 2005;172:1041-6.

# INSUFICIÊNCIA CARDÍACA

Leonardo Goltara Almeida
Márcio Leite Rodrigues
Alex Gomes Rodrigues

## DEFINIÇÃO

Datam dos anos 1970 as primeiras publicações correlacionando insuficiência cardíaca e disfunção ventricular com doenças neoplásicas e drogas utilizadas para seus tratamentos.[1,2] Apesar do longo tempo de conhecimento, somente recentemente a insuficiência cardíaca relacionada com o tratamento do câncer passou a ganhar mais espaço para discussão em razão dos progressos na terapia oncológica e consequente maior exposição aos tratamentos atuais.

Embora ainda não haja uma definição universalmente aceita para o diagnóstico, em 2014, a Sociedade Americana de Ecocardiografia e a Sociedade Europeia de Imagem Cardiovascular elaboraram um consenso, definindo como disfunção cardíaca relacionada com tratamento do câncer (ou cardiotoxicidade) como uma redução da fração de ejeção (FEVE) maior que 10% em relação a níveis basais, necessariamente com FEVE < 53%.[3] Este conceito por si só, porém, não contempla o quadro clínico do paciente que se faz prioridade na definição de insuficiência cardíaca. Portanto, neste capítulo, utilizaremos a combinação do conceito clínico clássico da síndrome de insuficiência cardíaca (síndrome em que o coração é incapaz de bombear sangue de forma a atender às necessidades metabólicas tissulares, ou pode fazê-lo somente com elevadas pressões de enchimento) ocorrendo na presença de cardiotoxicidade para definir insuficiência cardíaca relacionada com o tratamento do câncer.

## EPIDEMIOLOGIA E FISIOPATOLOGIA

O desenvolvimento de novas e melhores terapias oncológicas vem levando a uma maior probabilidade de cura e maior sobrevida àqueles acometidos por doença neoplásica. Como exemplo, a probabilidade de sobrevida após cinco anos para estágios iniciais de câncer de mama, por exemplo, subiu de 79 para 88% quando comparados o início dos anos 1990 e a década atual.[1-4] Com isso, estima-se que nos Estado Unidos, em 2022, haverá 18 milhões de sobreviventes a doenças neoplásicas.[5] O maior número de pacientes expostos a essas terapias tem como efeito colateral uma maior incidência de cardiotoxicidade e insuficiência cardíaca (IC).

De forma global, a ocorrência de IC e disfunção ventricular assintomática varia entre 5 e 30% nos pacientes expostos a medicamentos sabidamente cardiotóxicos (sendo maior com a associação de quimioterápicos e sua associação ao uso de radioterapia mediastinal), podendo variar de acordo com fatores de risco preexistentes de cada paciente: extremos de idade, sexo feminino, disfunção ventricular prévia, hipertensão arterial, diabetes, insuficiência renal e suscetibilidade genética.[6,7]

De forma geral, a insuficiência cardíaca relacionada com agentes quimioterápicos apresenta pior prognóstico quando comparada às etiologias isquêmica e idiopática,[8,9] mas esse prognóstico depende da gravidade e da droga desencadeadora: casos com disfunção detectada ainda em fase subclínica têm melhor prognóstico quando comparados aos sintomáticos, assim como aqueles em que ocorre reversibilidade da disfunção (p. ex.: mais frequente com trastuzumabe do que com antracíclicos) apresentam melhor prognóstico.[6,9]

A fisiopatologia da disfunção miocárdica relacionada com a terapêutica antineoplásica depende da classe de agentes utilizados e estes podem ser divididos em tipos I e II de acordo com a reversibilidade das lesões celulares impostas ao miocárdio. Drogas do tipo I geram lesões celulares irreversíveis (habitualmente dose-dependentes) e do tipo II geram lesões celulares potencialmente reversíveis.[6,10] Vale reforçar que esta classificação está relacionada com o tipo de lesão celular imputado, não havendo necessariamente correlação direta com a reversibilidade da função sistólica global. Assim, pacientes com disfunção secundária ao uso de drogas do tipo I podem apresentar reversibilidade da função miocárdica por mecanismos diversos, bem como pacientes com disfunção secundária a drogas do tipo II podem apresentar evolução desfavorável por irreversibilidade da mesma.[10,11]

### Antraciclinas (Doxorrubicina, Epirrubicina, Idarrubicina e Mitoxantrona)

Esta classe de medicamentos é considerada o protótipo das drogas tipo I, cujas lesões são dose-dependentes cumulativas e mediadas por diversos mecanismos: estresse oxidativo por espécies reativas de oxigênio com lesão da membrana celular por peroxidação lipídica, deficiência na síntese proteica e inibição da topoisomerase II, além da intercalação no DNA, levando à apoptose celular e alteração estrutural e funcional nas miofibrilas. Doses cumulativas mais reduzidas estão associadas inicialmente à disfunção diastólica enquanto doses mais elevadas estão relacionadas com disfunção sistólica.[7,10,12] São representantes desta classe de drogas doxorrubicina, epirrubicina, idarrubicina e mitoxantrona. A incidência de cardiotoxicidade com antraciclinas ocorre de acordo com a dose acumulada, entre 5 a 25% dos casos, embora haja relatos de incidência tão elevada quanto 65% associados ao uso de doses acumuladas acima de 550 mg/m$^2$.[6,13] A evidência de lesões histopatológicas em biópsias miocárdicas, sugere que cardiotoxicidade subclínica pode ocorrer mesmo à primeira dose desta classe de drogas.[12,14]

### Inibidores do HER2 (Trastuzumabe, Bevacizumabe e Sunitinibe)

São considerados como drogas do tipo II, com efeito tóxico não dose-dependente e potencialmente reversível. Os principais representantes desta classe são trastuzumabe e bevacizumabe, anticorpos monoclonais contra os receptores do tipo II do fator de crescimento epidérmico humano (HER2), além do sunitinibe (um inibidor da tirosina quinase que também leva à inibição do HER2). A atuação do HER2 em condições normais tem papel na adaptação do miocárdio ao estresse e reparo celular. A inibição desses receptores leva a alterações estruturais e funcionais nas mitocôndrias e proteínas contráteis, com consequente disfunção sistólica, sem, contudo, induzir morte celular o que explica o potencial de reversibilidade do efeito deletério.[10,12] O uso do Trastuzumabe está associado à presença de disfunção ventricular entre 2 e 28% dos casos, levando à insuficiência cardíaca clinicamente manifesta entre 1,7 a 4% dos casos.[15]

### Agentes Alquilantes (Ciclofosfamida e Ifosfamida)

A deficiência na produção de proteínas celulares pela inibição da transcrição do DNA pelos agentes alquilantes (como ciclofosfamida e ifosfamida) leva à necrose hemorrágica miocárdica. Além disso, a toxicidade é dose-dependente, classificando estes agentes como de tipo II.[6,10,12] Incidência de disfunção ventricular com uso de ciclofosfamida ocorre em até 28% dos casos.

### Outros Quimioterápicos

Diversos outros mecanismos estão relacionados com a cardiotoxicidade relacionada com drogas inibidoras mitóticas (paclitaxel e docetaxel inibem a capacidade de proliferação celular miocárdica), inibidoras da tirosina quinase (além do já citado Sunitinibe que leva à inibição do HER2, há lapatinibe e pazopanibe e outros que modificam a transdução de sinal celular, levando à inibição do fator de crescimento epidérmico) e inibidores de proteases (bortezomibe e carfilzomibe interferem com a degradação de proteínas intracelulares disfuncionais ou desnecessárias, levando à morte celular).[6,7,10,12]

### Radiação

A presença de disfunção miocárdica relacionada com radiação ocorre por destruição microvascular e apoptose por lesão celular direta, levando à substituição dos miócitos por tecido fibroso. A ocorrência de cardiotoxicidade depende da dose acumulada e da massa miocárdica exposta. Habitualmente, a disfunção miocárdica somente surge após anos da terapia, o que pode dificultar o diagnóstico etiológico.[6,10]

## DIAGNÓSTICO

Os sinais e sintomas da insuficiência cardíaca relacionada com terapêutica antineoplásica não diferem daqueles apresentados por portadores de IC associados a outras etiologias. Porém, no âmbito da oncologia, vale ressaltar que sinais e sintomas que têm relação com doença neoplásica, bem como os associados à própria terapêutica, mostram-se grandes fatores de confusão, tornando o diagnóstico clínico mais difícil e tardio. O diagnóstico da cardiotoxicidade deve ocorrer, preferencialmente, ainda em fase subclínica, portanto, o uso de arsenal diagnóstico faz-se imperativo.

### Identificação de Pacientes de Alto Risco

Pacientes com programação de uso de drogas potencialmente cardiotóxicas devem ser submetidos a uma avaliação inicial para identificar aqueles já portadores de disfunção miocárdica e insuficiência cardíaca antes do início do tratamento. Para estes últimos pacientes, quando possível, a terapêutica cardiotóxica deve ser evitada, sob pena de maior mortalidade e piora da qualidade de vida. Nos casos em que a terapêutica seja mandatória, a monitorização da função miocárdica deverá ser realizada, e o uso de cardioprotetores faz-se imprescindível[6] (Quadro 39-1).

**Quadro 39-1.** Fatores de Risco para Cardiotoxicidade

| Em relação à terapêutica | Em relação ao paciente |
|---|---|
| ▪ Doses cumulativas elevadas de medicamentos tipo I<br>▪ Associação de quimioterápicos<br>▪ Associação à radioterapia mediastinal | ▪ Extremos de idade<br>▪ Sexo feminino<br>▪ Disfunção ventricular prévia ou cardiopatias estruturais<br>▪ Hipertensão arterial<br>▪ Diabetes<br>▪ Obesidade<br>▪ Insuficiência renal<br>▪ Suscetibilidade genética<br>▪ Histórico de cardiotoxicidade |

## Biomarcadores

Embora haja dissenso quanto aos intervalos de dosagens, o uso de biomarcadores mostra-se útil na identificação de pacientes com cardiotoxicidade ainda em fase subclínica. Na monitorização de pacientes sob programação tanto de drogas do tipo I quanto do tipo II, recomenda-se a dosagem de ao menos um biomarcador (preferencialmente troponina, embora BNP ou NT-pró-BNP possam ser utilizados conforme disponibilidade) antes do início da terapia, devendo sua dosagem ser repetida posteriormente para comparação. Nesse sentido, recomenda-se a realização das dosagens preferencialmente em um mesmo laboratório para evitar vieses comparativos. Alguns estudos demonstram que dosagens de troponina a cada três meses durante a terapia são eficazes na identificação precoce de disfunção, embora alguns autores e protocolos sugiram a dosagem de troponina a cada ciclo de quimioterapia.[6,11,16,17] O uso do BNP e NT-pró-BNP na monitorização e identificação da cardiotoxicidade ainda não possui fortes evidências que o embase, embora haja adequado racional fisiopatológico para tal.

## Eletrocardiograma

É recomendada a realização de eletrocardiograma em todos os pacientes que serão submetidos à terapia antineoplásica antes e durante o tratamento. Apesar de não haver alterações específicas relacionadas com cardiotoxicidade, alterações, como prolongamento do QT, alterações de segmento ST e ondas T, além de arritmias, podem representar indícios de cardiotoxicidade.[6,7,11]

## Ecocardiograma

Por sua elevada disponibilidade, excelente relação custo-benefício e acurácia, além de não invasivo, o ecocardiograma é o método de escolha na avaliação da função ventricular. Deverá ser realizado, antes e durante o tratamento para monitorização e diagnóstico da cardiotoxicidade. Como já relatado, uma redução maior que 10% na fração de ejeção, com níveis abaixo do valor inferior da normalidade, define a presença de disfunção miocárdica relacionada com tratamento do câncer.[7,18] Uma vez identificado o início da disfunção, deverá ser realizado um ecocardiograma cerca de 2 a 3 semanas depois para confirmação da mesma.

Vários estudos têm analisado métodos capazes de identificar mais precocemente a presença de disfunção ventricular, antes da redução da fração de ejeção. Particularmente útil nesse sentido, tem-se mostrado o *strain* longitudinal global. Uma redução superior a 15% no *strain* longitudinal em relação ao exame basal é considerada um forte marcador para desenvolvimento de disfunção ventricular, e sua utilização deve ser encorajada para avaliadores experientes.[7,19]

## Ressonância Magnética

A ressonância magnética é um excelente método diagnóstico para alterações da função ventricular e alterações estruturais cardíacas. Particularmente útil na avaliação de pericardiopatias em pacientes submetidos à radioterapia, pode trazer informações prognósticas importantes com a técnica de realce tardio em pacientes com disfunção já estabelecida.[20] Em decorrência do elevado custo e falta de ampla disponibilidade, o uso rotineiro deve ficar restrito a situações em que o ecocardiograma apresentar limitações, como janela inadequada do paciente ou resultados duvidosos.

## MONITORIZAÇÃO E SUSPENSÃO DA TERAPÊUTICA CARDIOTÓXICA

Como já exposto, vários protocolos e diretrizes divergem quanto a quais ferramentas de monitorização e intervalos de tempo deverão ser utilizados para tal. A identificação precoce da cardiotoxicidade deve ser o alvo da monitorização, portanto, recomenda-se a realização combinada de métodos de imagem e biomarcadores para o diagnóstico precoce. A Figura 39-1 contempla sugestão de monitorização de pacientes com medicamentos potencialmente cardiotóxicos com base em múltiplas estratégias.

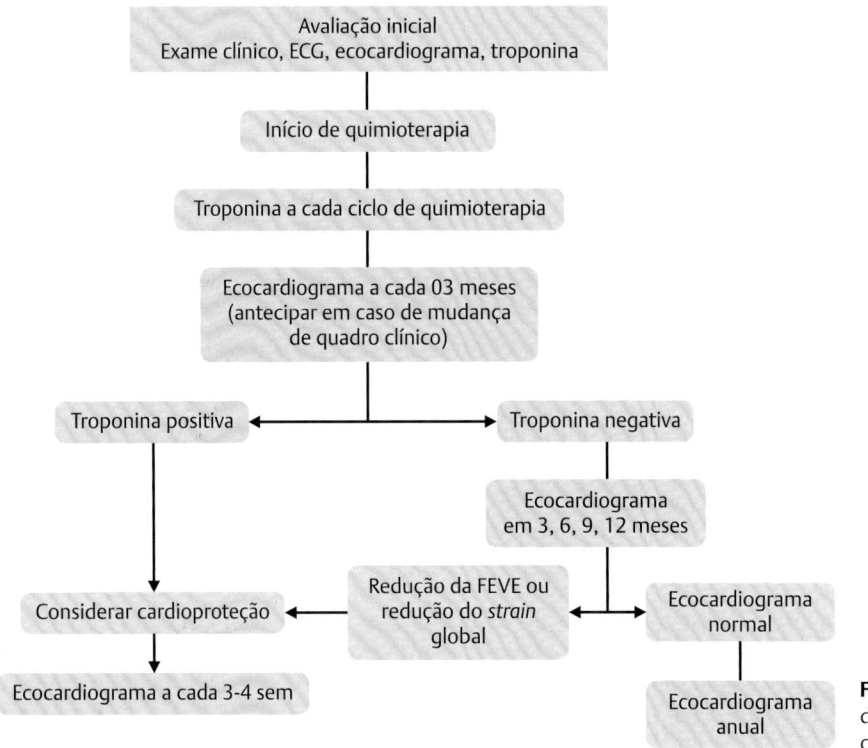

## Fig. 39-1. Algoritmo de monitorização de cardiotoxicidade.

```
Avaliação inicial
Exame clínico, ECG, ecocardiograma, troponina
    ↓
Início de quimioterapia
    ↓
Troponina a cada ciclo de quimioterapia
    ↓
Ecocardiograma a cada 03 meses
(antecipar em caso de mudança de quadro clínico)
    ↓
Troponina positiva  ←→  Troponina negativa
    ↓                        ↓
                        Ecocardiograma em 3, 6, 9, 12 meses
                             ↓
Considerar cardioproteção ← Redução da FEVE ou redução do strain global ←→ Ecocardiograma normal
    ↓                                                                          ↓
Ecocardiograma a cada 3-4 sem                                          Ecocardiograma anual
```

A suspensão da terapêutica deverá ser realizada conforme a classe do quimioterápico utilizado. Medicamentos do tipo I (p. ex.: antracíclicos) deverão ser suspensos temporariamente quando houver redução da fração de ejeção maior que 10% e para valores abaixo da normalidade. Neste momento, deverá ser iniciado o tratamento para a disfunção ventricular, e o paciente reavaliado após algumas semanas. Em caso de recuperação da fração de ejeção o reinício do tratamento poderá ser considerado. Caso não haja recuperação da fração de ejeção ou caso a mesma encontre-se abaixo de 40%, os antracíclicos estarão contraindicados.[11]

Cardiotoxicidade mediada por medicamentos do tipo II (p. ex.: trastuzumabe) apresenta maior potencial de reversibilidade, e estes poderão ser manejados com maior flexibilidade. Em casos de redução da fração de ejeção, mas com valores ainda acima de 40%, o uso destes medicamentos poderá ser mantido, desde que sob frequentes reavaliações. Em caso de FEVE < 40% deverão ser suspensos. Vários algoritmos de manejo do uso de trastuzumabe no tocante à descontinuação desta terapêutica foram elaborados. A Figura 39-2 representa adaptação do algoritmo recomendado pela European Society for Medical Oncology.

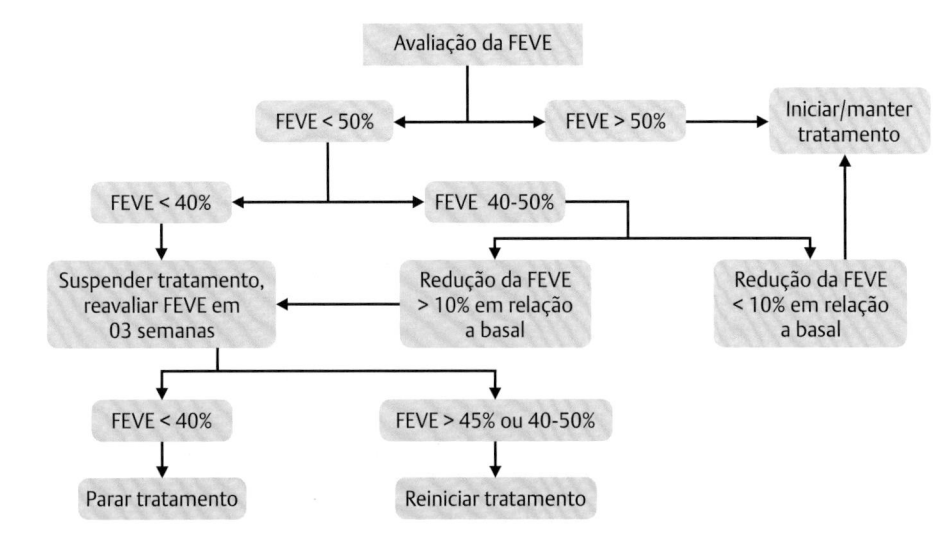

## Fig. 39-2. Algoritmo de continuação ou descontinuação do uso de trastuzumabe de acordo com a FEVE. (Adaptada de Curigliano G et al.)[11]

```
Avaliação da FEVE
    ↓
FEVE < 50%  ←→  FEVE > 50%  →  Iniciar/manter tratamento
    ↓
FEVE < 40%  ←→  FEVE 40-50%
    ↓              ↓
Suspender      Redução da FEVE > 10%    Redução da FEVE < 10%
tratamento,    em relação a basal       em relação a basal
reavaliar
FEVE em
03 semanas
    ↓
FEVE < 40%     FEVE > 45% ou 40-50%
    ↓              ↓
Parar          Reiniciar
tratamento     tratamento
```

## MEDIDAS DE PREVENÇÃO E CARDIOPROTEÇÃO

A prevenção da cardiotoxicidade se baseia inicialmente nas medidas de proteção cardiovascular já estabelecidas para todos os grupos populacionais. Uma abordagem multidisciplinar, com a colaboração entre o oncologista e o cardiologista, visando à identificação de pacientes de alto risco para o desenvolvimento de disfunção ventricular associado à terapia antineoplásica, que em sua maioria também apresentam alto risco para o desenvolvimento de doença aterosclerótica, é a base para a prevenção.[21] Pacientes em uso de terapia cardiotóxica devem ser classificados em estágio A para insuficiência cardíaca, e desta forma, o controle otimizado das comorbidades, como dislipidemia, hipertensão arterial e diabetes *mellitus*, é mandatório. Além disso, mudanças no estilo de vida, com cessação do tabagismo, estímulo à prática de exercício físico e controle de peso, também devem fazer parte da abordagem.[22]

A dose dos quimioterápicos deve ser revisada antes do início da terapêutica, visando reduzir os efeitos tóxicos que se relacionam com os mesmos. O uso de menores doses totais cumulativas (doxorrubicina < 360 mg/m² ou equivalente), preparações com menor efeito cardiotóxico, como a doxorrubicina lipossomal, ou aplicação do quimioterápico em infusão contínua, e o uso, quando possível, de alternativas não cardiotóxicas, devem fazer parte do manejo do paciente, principalmente naqueles que receberão altas doses de quimioterápicos cardiotóxicos (doxorrubicina > 250 mg/mm² ou equivalente.)[23]

A Dexrazoxano, um quelante do ferro intracelular, é a única droga específica utilizada com o intuito de prevenir cardiotoxicidade induzida por antraciclinas. Evidências mostram que o uso concomitante de dexrazoxano ao esquema quimioterápico reduz de maneira significativa a incidência de insuficiência cardíaca e disfunção ventricular, sem afetar a eficácia da quimioterapia, a sobrevida média e a incidência de metástases.[24] Seu benefício se dá principalmente naqueles pacientes de alto risco ou que farão uso de altas doses de antracíclicos (doxorrubicina 250-300 mg/m² ou epirrubicina 540-600 mg/m²), sendo sua recomendação formal naqueles com câncer de mama avançado ou metastático, em uso de terapia antracíclica contínua.[7,11,23]

A despeito dos estudos que testaram a hipótese de prevenção de cardiotoxicidade com o uso dos betabloqueadores, dos inibidores da enzima conversora da angiotensina (IECA) e dos bloqueadores dos receptores de angiotensina II (BRA), seu benefício ainda não está claro para todos os grupos populacionais. O carvedilol no contexto das antraciclinas,[25,26] e o bisoprolol no contexto do trastazumabe[27] ganham destaque no espectro dos betabloqueadores, conferindo efeitos benéficos na prevenção da diminuição da FEVE, porém, seus resultados provêm de estudos pequenos e com número limitado de pacientes, além disso, resultados desanimadores com metoprolol,[28] e mais recentemente, com o carvedilol[29] colocam em xeque o real benefício da terapia com tal classe de medicação, sendo sua indicação formal ainda dependente de melhor elucidação quanto aos seus reais benefícios, a partir de ensaios clínicos randomizados com resultados consistentes. Da mesma maneira, o candesartan[28] e o perindopril,[27] usados de maneira isolada, também parecem conferir benefício na prevenção da queda da fração de ejeção, porém, semelhante aos betabloqueadores, seus benefícios são limítrofes e provenientes de ensaios clínicos randomizados pequenos, sendo seu real benefício ainda motivo de controvérsia. A terapia combinada com IECA e betabloqueador (enalapril e carvedilol) também se mostrou benéfica na prevenção de cardiotoxicidade em pacientes em tratamento para neoplasias hematológicas, em sua maioria em uso de antraciclinas, porém, de maneira semelhante, tais resultados provêm de estudo com pequeno número de participantes e de eventos, sendo, portanto, seus resultados discutíveis.[26] Mais recentemente, com base, principalmente, nos seus efeitos pleiotrópicos, as estatinas surgiram como classe de medicação de interesse na cardioproteção, e estudos pequenos e não randomizados parecem demonstrar benefício na prevenção,[30,31] sendo tal hipótese ainda dependente de comprovação a partir de ensaios clínicos randomizados em andamento.

Para pacientes que necessitam de radioterapia mediastinal, o uso de menores doses e campos de radiação mais precisos, com modulação da intensidade da irradiação, com o intuito de evitar afetar tecidos normais, deve ser mandatório. Além disso, inspiração profunda durante a irradiação de tumores mediastinais e de mama também é recomendada, a fim de reduzir a exposição do coração.[23]

Em suma, a identificação dos pacientes de alto risco para cardiotoxicidade, o controle adequado dos fatores de risco cardiovasculares, o planejamento para o uso de menores doses de medicações cardiotóxicas, ou, se possível, sua substituição, bem como o uso, quando indicado, de medicações cardioprotetoras, sendo o dexrazoxano a medicação com maior força de evidência, são as principais medidas a serem adotadas como estratégia cardioprotetora para os pacientes que serão submetidos à terapia cardiotóxica.

## TRATAMENTO

O declínio importante da FEVE ou o desenvolvimento de IC nos pacientes em uso de terapia cardiotóxica devem ser seguidos de investigação complementar a fim de excluir outras potenciais causas de lesão miocárdica, como miocardite aguda, infarto agudo do miocárdio, arritmias malignas, entre outras. Estabelecendo-se o diagnóstico de cardiotoxicidade por quimioterápico, a abordagem deve-se basear na quantificação da disfunção ventricular e na apresentação clínica. O tratamento, quanto mais precocemente instituído, guarda relação direta com melhores desfechos cardiovasculares,[32] sendo, portanto, mandatório o seu início, quando estabelecido o diagnóstico.

## Disfunção Ventricular Subclínica

### Troponina Elevada

O aumento dos biomarcadores, mais especificamente da troponina (T e I), com a terapêutica cardiotóxica se relaciona com piores desfechos cardiovasculares,[33] e as evidências sugerem que o uso do enalapril neste espectro de pacientes, principalmente quando iniciados precocemente, tem o potencial de prevenir a evolução para disfunção ventricular e IC, além de reduzir a incidência de arritmias potencialmente malignas,[34] sendo, portanto, seu uso recomendado para tais pacientes.

### Disfunção Ventricular Assintomática

Estabelecido o diagnóstico de disfunção ventricular (FEVE < 50%), o tratamento deve ser iniciado com base nas principais diretrizes que orientam sobre o tema. Tradicionalmente os pacientes vítimas de cardiotoxicidade são excluídos dos principais estudos que norteiam a terapêutica, porém, apesar dessa limitação, a recomendação é que tais pacientes sigam o tratamento habitual da insuficiência cardíaca, com especial atenção ao uso combinado de IECA/BRA e betabloqueador.[7,11]

Conforme já abordado, também deve-se avaliar a interrupção da terapêutica cardiotóxica a depender da FEVE, em associação ao tratamento farmacológico.

## Insuficiência Cardíaca Aguda

A IC aguda no contexto da cardiotoxicidade não guarda comemorativos específicos em sua abordagem inicial, sendo, portanto, seu manejo direcionado à apresentação clínica do paciente.

A insuficiência cardíaca é uma síndrome clínica, e, portanto, o conjunto de sinais e sintomas que a caracterizam deve ser analisado de maneira agrupada, com o objetivo diagnóstico. Os critérios Framingham apresentam acurácia satisfatória para a detecção de IC aguda, e seu uso na apresentação inicial é o preconizado. A presença de, no mínimo, dois critérios maiores e um critério menor, ou um critério maior e dois critérios menores estabelece o diagnóstico (Quadro 39-2).

**Quadro 39-2.** Critérios Framingham para a Detecção de IC Aguda

| Critérios maiores | Critérios menores |
|---|---|
| Dispneia paroxística noturna | Edema de tornozelo bilateral |
| Turgência jugular a 45° | Tosse noturna |
| Refluxo hepatojugular | Dispneia aos mínimos esforços |
| Estertores pulmonares crepitantes | Derrame pleural |
| Cardiomegalia ao RX de tórax | Taquicardia |
| Edema pulmonar agudo | |
| Galope de B3 | |

Adaptado da Diretriz Brasileira de Insuficiência Cardíaca Crônica e Aguda.[35]

Seguindo a abordagem inicial, a avaliação do modelo clínico-hemodinâmico norteia o tratamento, sendo imprescindível sua caracterização, avaliando-se a presença de congestão e baixo débito (Quadro 39-3).

Após a avaliação clínica inicial, o atendimento deve seguir com a realização de exames laboratoriais e de imagem, com o objetivo de complementar a avaliação clínica, definir o fator causal e/ou desencadeante, além de detectar comorbidades, definir e quantificar a congestão pulmonar e sistêmica, bem como a corroborar a presença de baixo débito cardíaco, assim como auxiliar na estratificação de risco inicial e consequente prognóstico intra-hospitalar. Neste contexto, devem-se realizar eletrocardiograma, radiografia de tórax (se possível, em posição anteroposterior e em perfil), dosagem de BNP, troponina, eletrólitos, função renal, proteína C reativa, coagulograma, proteínas totais e frações, hemograma completo, transaminase glutâmico-oxalacética (TGO), transaminase glutâmico-pirúvica (TGP), bilirrubinas, glicemia, gasometria venosa e lactato. A ultrassonografia de tórax vem ganhando cada vez mais espaço na avaliação complementar à beira do leito, por ser exame não invasivo, portátil e com alta disponibilidade; com sua alta acurácia na detecção e quantificação de congestão, bem como a

**Quadro 39-3.** Avaliando a Presença de Congestão e Baixo Débito

| | | Congestão em repouso? | |
|---|---|---|---|
| | | Não | Sim |
| Baixa perfusão em repouso? | Não | Quente e seco | Quente e úmido |
| | Sim | Frio e seco | Frio e úmido |

Adaptado de Nohria et al.[36]

possibilidade de avaliação inicial do grau de disfunção ventricular e de complicações, seu uso deve ser estimulado a fim de fomentar a avaliação do perfil clínico-hemodinâmico inicial, e guiar a terapêutica apropriada.[25]

O tratamento deve seguir a partir da identificação do perfil clínico-hemodinâmico, bem como dos distúrbios associados e comorbidades descompensadas identificadas na avaliação clínica inicial. Concomitantemente, o manejo do fator desencadeante deve seguir com a abordagem inicial, sendo mandatória a busca ativa dos fatores causais.

Tendo em vista que a dispneia é a queixa mais comum, o tratamento inicial do quadro não complicado é direcionado para este sintoma. Oxigenoterapia, com cateter nasal ou máscara, está indicada aos pacientes com saturação de oxigênio < 90%,[35] sendo seu uso indiscriminado contraindicado por causa dos efeitos hemodinâmicos prejudiciais.[37] O uso da ventilação não invasiva (VNI) com CPAP ou BIPAP encontra respaldo quanto ao seu benefício na melhora subjetiva da dispneia, hipercapnia e acidose, além de reduzir a necessidade de suporte ventilatório invasivo, sendo indicada na abordagem inicial, principalmente, naqueles com desconforto respiratório sem melhora com oxigenoterapia.[38,39] Naqueles pacientes com contraindicação, ou que permanecem com desconforto respiratório ou hipoxemia a despeito da ventilação não invasiva, deve ser garantido o suporte ventilatório invasivo.

A congestão, presente em cerca de 90% dos pacientes, é o principal alvo terapêutico, e a furosemida é o diurético de escolha, por sua rápida atuação e disponibilidade, bem como seu benefício comprovado na melhora clínica, redução no tempo de internação e reinternação por IC. O *bolus* inicial deve-se basear na dose que o paciente fazia uso em domicílio, sendo recomendado 1 a 2,5 a dose oral de uso prévio.[40] Caso o paciente não faça uso prévio de diurético, deve ser realizada dose inicial de 20 a 40 mg, em *bolus*, por via intravenosa.[35]

O uso dos vasodilatadores no atendimento inicial se baseia no perfil clínico-hemodinâmico estabelecido, e na ausência de hipotensão, seu uso deve ser associado à terapia diurética. Seus efeitos hemodinâmicos são consequência da redução das pressões de enchimento ventricular esquerda, vasodilatação arterial, levando à redução da pós-carga, culminando com a melhora do desempenho ventricular. Seu uso está associado à melhora da dispneia e controle da hipertensão arterial, com possível melhora na sobrevida intra-hospitalar, em comparação àqueles tratados apenas com diuréticos.[41] A nitroglicerina e o nitroprussiato de sódio são os principais vasodilatadores intravenosos disponíveis no Brasil, e especial atenção deve ser dada às suas diferenças farmacológicas, sendo o nitroprussiato de sódio com maior potencial de ação na região arterial, com consequente maior redução da pós-carga, sendo necessária a monitorização contínua da PA, preferencialmente de forma invasiva. A posologia e os ajustes de doses são variáveis de acordo com a resposta esperada, conforme Quadro 39-4.

Os inotrópicos devem fazer parte da terapêutica inicial daqueles pacientes que se apresentam com hipoperfusão. Em razão de seus efeitos deletérios a curto prazo e, possivelmente, a longo prazo, inclusive com aumento de mortalidade,[41,42] seu uso deve ser restrito a pacientes selecionados, ou seja, aqueles com fração de ejeção reduzida, que se apresentam com sinais e/ou sintomas de baixo débito cardíaco com disfunção orgânica, hipotensão arterial sintomática, ou choque cardiogênico.

A dobutamina é o inotrópico mais utilizado, conferindo melhora do débito cardíaco dose-dependente, sem causar alterações importantes na PA, sendo, portanto, o inotrópico de escolha nos pacientes hipotensos, além de ter sua indicação no contexto de disfunção renal, por causa da excreção renal da milrinona; deve-se atentar, conforme já estabelecido, que tal medicação não seja isenta de riscos, com destaque ao seu potencial arritmogênico, sendo, portanto, indicados somente naqueles pacientes descritos anteriormente.

O milrinona, um inodilatador com potencial de aumentar o débito cardíaco e reduzir a resistência vascular sistêmica e pulmonar, exerce seu efeito causando inibição da fosfodiesterase III (PDE III), não sendo dependente dos receptores beta, e desta forma, tem seu uso preferencial nos pacientes em uso crônico de betabloqueadores.[35] É importante destacar que a dose do milrinona deve ser ajustada nos pacientes em insuficiência renal (dose máxima 0,5 mcg/kg/min) e, além disso, o uso do milrinona deve ser

**Quadro 39-4.** Posologia e Ajustes de doses

| Vasodilatador | Posologia | Ajuste |
|---|---|---|
| Nitroglicerina | Início: 10-20 mcg/min | A cada 15 minutos |
| | Máximo: 200 mcg/min | Aumento: 10-20 mcg/min |
| Nitroprussiato de sódio | Início: 0,3 mcg/kg/min | A cada 15 minutos |
| | Máximo: 5 mcg/kg/min | Aumento: 0,3-0,5 mcg/kg/min |

Adaptado da Diretriz Brasileira de Insuficiência Cardíaca Crônica e Aguda.[35]

evitado em pacientes isquêmicos, pelo efeito arritmogênico preferencial neste espectro de pacientes.[42]

Deve-se destacar que na fase inicial do tratamento pode ser necessária a associação de noradrenalina, principalmente nos pacientes com importante hipotensão arterial, porém seu uso deve ser o mais breve possível, visando somente à estabilização inicial do paciente[35] (Quadro 39-5).

A Figura 39-3, adaptada da Diretriz Brasileira de Insuficiência Cardíaca Crônica e Aguda, sintetiza o tratamento da IC aguda, devendo nortear a abordagem na sala de emergência.

**Quadro 39-5.** Posologia e ajustes de doses com associação de noradrenalina

| Inotrópicos/vasoconstritores | Posologia | Ajuste |
| --- | --- | --- |
| Dobutamina | Início: 2,5 mcg/kg/min | A cada 10 minutos |
| | Máximo: 10-20 mcg/kg/min | Aumento: 2,5 mcg/kg/min |
| Milrinona | Início: 0,375 mcg/kg/min | A cada 4 horas |
| | Máximo: 0,75 mcg/kg/min | |
| Noradrenalina | Início: 0,1-0,2 mcg/kg/min | A cada 15 minutos |
| | Máximo: 1 mcg/kg/min | Aumento: 0,1 mcg/kg/min |

Adaptado da Diretriz Brasileira de Insuficiência Cardíaca Crônica e Aguda.[35]

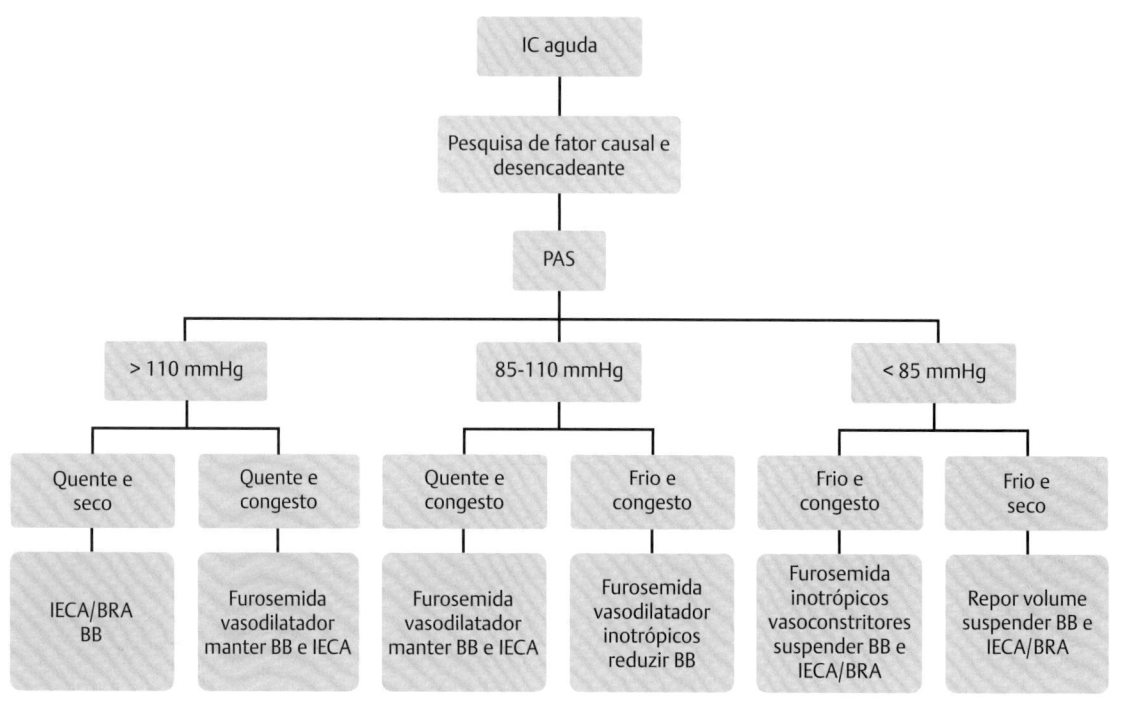

**Fig. 39-3.** Algoritmo de tratamento da IC aguda. (Adaptada da Diretriz Brasileira de Insuficiência Cardíaca Crônica e Aguda.)[35]

# REFERÊNCIAS BIBLIOGRÁFICAS

1. Howlader N, Ries LAG, Mariotto AB et al. Improved estimates of cancer-specific survival rates from population-based data. *J Natl Cancer Inst* 2010;102:1584-98.
2. Jemal A, Ward E, Hao Y, Thun M. Trends in the leading causes of death in the United States, 1970–2002. *JAMA* 2005;294:1255-9.
3. Siegel R, DeSantis C, Virgo K et al. Cancer treatment and survivorship statistics, 2012. *CA Cancer J Clin* 2012;62:220-41.
4. Siegel RL, Miller KD, Jemal A. Cancer statistics, 2015. *CA Cancer J Clin* 2015;65:5-29.
5. Curigliano G, Cardinale D, Dent S et al. Cardiotoxicity of anticancer treatments: Epidemiology, detection, and management. *CA Cancer J Clin* 2016;66:309-25.
6. Kalil FR, Hajjar LA, Bacal F et al. I Diretriz Brasileira de Cardio-Oncologia da Sociedade Brasileira de Cardiologia. *Arq Bras Cardiol* 2011;96(2 supl.1):1-52.
7. Zamorano JL, Lancellotti P, Rodriguez Muñoz D et al. 2016 ESC position paper on cancer treatments and cardiovascular toxicity developed under the auspices of the ESC Committee for Practice Guidelines: the task force for cancer treatments and cardiovascular toxicity of the European Society of Cardiology (ESC). *Eur Heart J* 2016;37(36):2768-801.
8. Felker GM, Thompson RE, Hare JM et al. Underlying causes and long-term survival in patients with initially unexplained cardiomyopathy. *N Engl J Med* 2000;342:1077-84.
9. Nadruz W Jr, West E, Sengeløv M et al. Cardiovascular phenotype and prognosis of patients with heart failure induced by cancer therapy. *Heart* 2019 Jan;105(1):34-41.
10. Ewer MS, Ewer SM. Cardiotoxicity of anticancer treatments: what the cardiologist needs to know. *Nat Rev Cardiol* 2010;7(10):564-75.
11. Curigliano G, Cardinale D, Suter T et al. Cardiovascular toxicity induced by chemotherapy, targeted agents and radiotherapy: ESMO Clinical Practice Guidelines. *Ann Oncol* 2012;23 Suppl 7:vii155-66.
12. Hamo C, Bloom M. Cancer and Heart Failure: Understanding the Intersection. *Card Fail Rev* 2017;3(1): 66-70.
13. Henriksen PA. Anthracycline Cardiotoxicity: An Update on Mechanisms, Monitoring and Prevention. *Heart* 2018;104(12):971-7.
14. Billingham ME, Mason JW, Bristow MR, Daniels JR. Anthracycline cardiomyopathy monitored by morphologic changes. *Cancer Treat Rep* 1978;62:865-72.
15. Bowles EJ, Wellman R, Feigelson HS et al. Risk of heart failure in breast cancer patients after anthracycline and trastuzumab treatment: a retrospective cohort study. *J Natl Cancer Inst* 2012;104:1293-305.
16. Ky B, Putt M, Sawaya H et al. Early increases in multiple biomarkers predict subsequent cardiotoxicity in patients with breast cancer treated with doxorubicin, taxanes, and trastuzumab. *J Am Coll Cardiol* 2014;63:809-16.
17. Cardinale D, Sandri MT. Role of biomarkers in chemotherapy-induced cardiotoxicity. *Prog Cardiovasc Dis* 2010;53:121-9.
18. Plana JC, Galderisi M, Barac A et al. Expert consensus for multimodality imaging evaluation of adult patients during and after cancer therapy: a report from the American Society of Echocardiography and the European Association of Cardiovascular Imaging. *Eur Heart J Cardiovasc Imaging* 2014;15(10):1063-93.
19. Gripp EA, Olivera GE, Feijó LA et al. Acurácia do Strain Longitudinal Global na Predição de Cardiotoxicidade em uma Coorte de Pacientes com Câncer de Mama em Tratamento com Antracíclicos e/ou Trastuzumab. *Arq Bras Cardiol* 2018;110(2):140-50.
20. Thavendiranathan P, Wintersperger BJ, Flamm SD, Marwick TH. Cardiac MRI in the assessment of cardiac injury and toxicity from cancer chemotherapy: a systematic review. *Circ Cardiovasc Imaging* 2013;6:1080-91.
21. Mitchell J, Lenihan DJ. *Management of cancer therapy induced LV dysfunction: Can the Guidelines Help? Am Coll Cardiol* 2018 Oct 30.
22. Hunt SA, Abraham WT, Chin MH et al. 2009 focused update incorporated into the ACC/AHA 2005 Guidelines for the Diagnosis and Management of Heart Failure in Adults: a report of the American College of Cardiology Foundation/American Heart Association Task Force on Practice Guidelines. *J Am Coll Cardiol* 2009;53(15):e1-90.
23. Armenian SH, Lacchetti C, Barac A et al. Prevention and Monitoring of Cardiac Dysfunction in Survivors of Adult Cancers: American Society of Clinical Oncology Clinical Practice Guideline. *J Clin Oncol* 2017;35:893-911.
24. van Dalen EC, Caron HN, Dickinson HO, Kremer LC. Cardioprotective interventions for cancer patients receiving anthracyclines. *Cochrane Database Syst Rev* 2011;6:CD003917.
25. Kalay N, Basar E, Ozdogru I et al. Protective effects of carvedilol against anthracycline-induced cardiomyopathy. *J Am Coll Cardiol* 2006 5;48(11):2258-62. Epub 2006 Nov 9.
26. Bosch X, Rovira M, Sitges M et al. Enalapril and carvedilol for preventing chemotherapy-induced left ventricular systolic dysfunction in patients with malignant hemopathies: the OVERCOME trial (preventiOn of left Ventricular dysfunction with Enalapril and caRvedilol in patients submitted to intensive ChemOtherapy for the treatment of Malignant hEmopathies). *J Am Coll Cardiol* 2013;61:2355-62.
27. Pituskin E, Mackey JR, Koshman S et al. Multidisciplinary Approach to Novel Therapies in Cardio-Oncology Research (MANTICORE 101-Breast): A Randomized Trial for the Prevention of Trastuzumab-Associated Cardiotoxicity. *J Clin Oncol* 2017;35:870-7.
28. Gulati G, Heck SL, Ree AH et al. Prevention of cardiac dysfunction during adjuvant breast cancer therapy (PRADA): a 2 × 2 factorial, randomized, placebo-controlled, double-blind clinical trial of candesartan and metoprolol. *Eur Heart J* 2016;37:1671-80.
29. Avila MS, Ayub-Ferreira SM, de Barros Wanderley MR Jr et al. Carvedilol for Prevention of Chemotherapy-Related Cardiotoxicity: The CECCY Trial. *J Am Coll Cardiol* 2018;71:2281-90.

30. Seicean S, Seicean A, Plana JC et al. Effect of statin therapy on the risk for incident heart failure in patients with breast cancer receiving anthracycline chemotherapy: an observational clinical cohort study. *J Am Coll Cardiol* 2012;60:2384-90.
31. Acar Z, Kale A, Turgut M et al. Efficiency of atorvastatin in the protection of anthracycline-induced cardiomyopathy. *J Am Coll Cardiol* 2011;58(9):988-9.
32. Cardinale D, Colombo A, Lamantia G et al. Anthracycline-induced cardiomyopathy: clinical relevance and response to pharmacologic therapy. *J Am Coll Cardiol* 2010;55(3):213-20.
33. Koutsoukis A, Ntalianis A, Repasos E et al. Cardio-oncology: A Focus on Cardiotoxicity. *Eur Cardiol* 2018;13(1):64-9.
34. Cardinale D, Colombo A, Sandri MT et al. Prevention of high-dose chemotherapy–induced cardiotoxicity in high-risk patients by angiotensinconverting enzyme inhibition. *Circulation* 2006;114:2474-81.
35. Montera MW, Bocchi EA, Clausell NO et al. Diretriz Brasileira de Insuficiência Cardíaca Crônica e Aguda. *Arq Bras Cardiol* 2018;111(3):436-539.
36. Nohria A, Tsang SW, Fang JC et al. Clinical assessment identifies hemodynamic profiles that predict outcomes in patients admitted with heart failure. *J Am Coll Cardiol* 2003;41(10):1797-804.
37. Park JH, Balmain S, Berry C et al. Potentially detrimental cardiovascular effects of oxygen in patients with chronic left ventricular systolic dysfunction. *Heart* 2010;96(7):533-8.
38. Peter JV, Moran JL, Phillips-Hughes J et al. Effect of non-invasive positive pressure ventilation (NIPPV) on mortality in patients with acute cardiogenic pulmonary oedema: a meta-analysis. *Lancet* 2006;367(9517):1155-63.
39. Gray A, Goodacre S, Newby DE et al. Noninvasive ventilation in acute cardiogenic pulmonary edema. *N Engl J Med* 2008;359(2):142-51.
40. Felker GM, Lee KL, Bull DA et al. Diuretic Strategies in Patients with Acute Decompensated Heart Failure. *N Engl J Med* 2011;364:797-805.
41. Elkayam U, Tasissa G, Binanay C et al. Use and impact of inotropes and vasodilator therapy in hospitalized patients with severe heart failure. *Am Heart J* 2007;153(1):98-104.
42. Felker GM, Benza RL, Chandler AB et al. Heart failure etiology and response to milrinone in decompensated heart failure: results from the OPTIME-CHF study. *J Am Coll Cardiol* 200319;41(6):997-1003.

# HEMOPTISE

Guilherme Benfatti Olivato
Hélio Penna Guimarães
Gabriel Pietrobon Martins

## DEFINIÇÃO

Caracteriza-se pela presença de expectoração com sangue, proveniente do trato respiratório inferior (abaixo das cordas vocais), como parênquima pulmonar e árvore traqueobrônquica. Apresenta-se como escarro com laivos de sangue (também denominado hemoptoico) ou por eliminação exclusiva de sangue, na forma líquida ou coagulada.

A definição de hemoptise "maciça" ou "grave" é descrita por valores desde 100 mL a 1.000 mL em 24 horas, com divergências desses pontos de corte na literatura médica. Habitualmente, volume ≥ 500 mL de sangue expectorado em 24 horas ou ≥ 100 mL/hora, independentemente da estabilidade hemodinâmica e troca gasosa do paciente caracteriza-se este critério de gravidade.

## INTRODUÇÃO

Toda hemoptise demanda cuidado, mesmo sendo de pequena à moderada monta, visto que um escasso sangramento isolado pode-se tornar volumoso, proporcionando broncoaspiração, asfixia, insuficiência respiratória e morte.

Determinar se o paciente apresenta hemoptise maciça e, portanto, aspecto relevante para o atendimento inicial, considerando ser esta uma emergência médica; esta condição está associada a 30-50% de mortalidade.

A maioria dos casos é leve e cessa espontaneamente, podendo ser investigada em âmbito ambulatorial após essa atenção inicial.

As consequências do sangue nas vias aéreas dependem da: 1) proporção de sangramento; 2) capacidade do paciente para clarear o sangue (por meio de mecanismo de defesa, como o movimento ciliar) e 3) presença de doença pulmonar subjacente; influenciando na morbimortalidade.

## FISIOPATOLOGIA

O sangue que irriga os pulmões possui duas fontes: artérias pulmonares e brônquicas. Portanto, no cenário de hemoptise, o sangue que inunda a árvore respiratória é consequência da ruptura de vasos sanguíneos que compõem o sistema arterial brônquico ou pulmonar, desde a traqueia até o parênquima pulmonar.

A circulação brônquica representa em torno de 90% dos casos de hemoptise, pois é um sistema de alta pressão (ramos da aorta torácica) e está envolvido em quase todos os episódios de hemoptises maciças. O sangramento pode resultar da neoformação vascular induzida por doença inflamatória pulmonar.

As artérias pulmonares representam a maior parte do fluxo sanguíneo para os pulmões, mas são um sistema de baixa pressão e dificilmente a origem da hemoptise; quando acometidas apresentam menores chances de evoluir com hemorragia acentuada e ativa. O sangramento é consequente à necrose do vaso (p. ex.: pneumonia necrosante, câncer de pulmão, aspergilose intracavitária.

## ETIOLOGIA

As causas mais comuns são bronquite, carcinoma broncogênico e bronquiectasias; infecções por *Mycobacterium tuberculosis* e fungos são causas comuns em países endêmicos, como Brasil e Índia. Em até 30% dos casos não é possível identificar uma causa específica, mesmo com investigação adequada.

Sempre se faz importante identificar a causa e a localização do sangramento para orientar o tratamento. O Quadro 40-1 lista as principais causas.

**Quadro 40-1.** Causas de Hemoptise

### Doenças das vias aéreas (mais comum)

- Trauma da via aérea
- Bronquite: aguda ou crônica
- Bronquiectasias (incluindo fibrose cística)
- DPOC
- Carcinoma broncogênico
- Doença de Dieulafoy (artéria brônquica subepitelial)
- Corpo estranho na via aérea
- Câncer metastático para brônquio ou traqueia

### Doenças vasculares pulmonares

- Doença cardíaca congênita
- Insuficiência cardíaca
- Estenose mitral
- Endocardite tricúspide
- Malformação arteriovenosa pulmonar
- Embolia pulmonar
- Pseudoaneurisma da artéria pulmonar

### Distúrbios da coagulação

- Anticoagulantes e antiplaquetários
- CIVD
- Disfunção plaquetária
- Leptospirose
- Doença de von Willebrand
- Trombocitopenia
- (Lembrar da dengue hemorrágica no diagnóstico diferencial)

### Doenças parenquimatosas pulmonares

- **Infecção**
  - Pneumonia necrosante
  - Viral
  - Fúngica (incluindo pneumocistose)
  - Parasitária
  - Tuberculose
  - Abscesso pulmonar
  - Antraz
  - Tularemia

- **Reumatológicas, autoimunes**
  - Amiloidose
  - Granulomatose com poliangiite (Wegener) e outras vasculites
  - Doença de Behçet
  - LES e SAF
  - Doença da membrana basal antiglomerular (doença de Goodpasture)

### Lesões iatrogênicas

- *Stent* em via aérea
- Broncoscopia com biópsia endobrônquica ou transbrônquica ou aspiração por agulha
- Lesão vascular por cateter da artéria pulmonar

### Outras

- Drogas e toxinas
- Hemoptise catamenial por endometriose torácica
- Uso de cocaína
- Trauma
- Idiopático

## Abordagem Inicial e Investigação Etiológica de Acordo com Aspectos Clínicos

1. *História clínica direcionada:* conforme relacionado nos Quadros 40-2 e 40-3.
2. *Exame físico direcionado:* conforme relacionado no Quadro 40-4.
3. *Exames complementares:* conforme relacionado no Quadro 40-5.

## CONFIRMAÇÃO DIAGNÓSTICA

Os métodos diagnósticos mais empregados são tomografia de tórax, broncoscopia e arteriografia. A broncoscopia e a arteriografia (pulmonar e brônquica) são ferramentas altamente sensíveis para detectar pontos de sangramento e também são efetivas no controle da hemorragia ativa.

- *Broncoscopia:* quando realizada de forma precoce, amplia a chance de localizar o sítio correto do sangramento. O reconhecimento precoce promove

**Quadro 40-2.** História Clínica Direcionada – Doença Atual

| Queixas e história da doença atual | Possível etiologia da hemoptise |
|---|---|
| Sintomas infecciosos (p. ex.: febre, calafrios, tosse) | Pneumonia, abscesso pulmonar |
| Internação recente (> 48 h nos últimos 90 dias) | Infecção pulmonar relacionada com assistência à saúde |
| Perda ponderal involuntária + febre | Neoplasia, tuberculose pulmonar |
| Fatores de risco para tromboembolismo venoso | Tromboembolismo pulmonar |
| Queixa de sangramento em outros sítios | Coagulopatias, CIVD |
| Em uso de altas doses de corticoide ou quimioterápicos | Infecção fúngica (incluindo pneumocistose), neoplasia ativa |
| Epidemiologia para leptospirose | Leptospirose |
| Realização de broncoscopia recente | Iatrogenia |

**Quadro 40-3.** História Clínica Direcionada – Antecedentes Pessoais

| Antecedentes pessoais conhecidos e relacionados | Possível etiologia da hemoptise |
|---|---|
| Pneumopatias | DPOC, bronquiectasia, fibrose cística |
| Cardiopatias | Doença reumática, congênita, válvulas |
| Hepatopatias | Cirrose hepática, HCV, HBV (relação com vasculite) |
| Doença reumatológica | LES, vasculites (principal granulomatose com poliangiite), sarcoidose |
| Doença hematológica | Distúrbios da hemostasia primária e secundária (coagulopatia), tromboembolismo venoso |
| Imunossupressão | Infecção fúngica (incluindo pneumocistose), neoplasia ativa |
| Uso de drogas | Principalmente anticoagulantes, antiagregantes plaquetários, tabagismo, cocaína, drogas injetáveis |
| Infecciosos | Tuberculose pulmonar, pneumonia, abscesso pulmonar |
| Uso de cateter invasivo | Endocardite infecciosa com embolização séptica para pulmão |

**Quadro 40-4.** Exame Físico Direcionado

| Avaliação | Diagnóstico diferencial |
|---|---|
| Geral | - Febre (infecção, LES, neoplasia, embolia pulmonar)<br>- Sinais de emagrecimento (neoplasia, tuberculose)<br>- Linfonodos palpáveis de características malignas (neoplasia)<br>- Baqueteamento digital (neoplasia, pneumopatia crônica) |
| Cavidade oral | - Presença de candidíase oral (imunossupressão)<br>- Dentes e gengivas em mau estado (abscesso pulmonar) |
| Neurológica | - Alteração do nível de consciência e déficit neurológico focal (sangramento por coagulopatia, embolização séptica, vasculite, infecção) |
| Cardiovascular | - Sopros cardíacos (estenose mitral, cardiopatia congênitas, endocardite)<br>- B2 hiperfonética em foco pulmonar + sopro em foco tricúspide ou pulmonar (hipertensão arterial pulmonar) |
| Respiratória | - Avaliação de murmúrio vesicular e egofonia, estertores crepitantes e sibilos localizados ou difusos (infecções, vasculite, embolia pulmonar, pneumopatia crônica) |
| Abdome | - Presença de visceromegalias (doença hematológica, infecciosa), massas palpáveis (neoplasia) |
| Extremidades | - Edema assimétrico de membros, sinais de TVP (embolia pulmonar)<br>- Presença de derrame articular (doença reumatológica, artrite séptica) |
| Pele | - Presença de telangiectasias (telangiectasia hemorrágica hereditária)<br>- Presença de hematomas (coagulopatia)<br>- Erupção cutânea, (vasculites, LES, infecções) |

**Quadro 40-5.** Exames Complementares

| Exames complementares | Fundamentos |
|---|---|
| Laboratório | Solicitar de acordo com as hipóteses aventadas mediante história clínica + exame físico. Em geral, são úteis hemograma, coagulograma, eletrólitos, gasometria, exame de urina, funções renal e hepática |
| Radiografias de tórax PA e em perfil | Identifica o pulmão acometido, é normal em até 30% dos casos. Aponta alguma etiologia em até metade dos casos |
| Exame de escarro | Útil para infecções (bactérias, fungos, micobactérias ou outros germes) |
| Ultrassonografia à beira do leito | Pode evidenciar estenose mitral, hipertensão pulmonar, avaliação de ventrículo direito, vegetação. Patologias pulmonares, como infecções e pneumopatias |

imediata decisão terapêutica, é a primeira escolha. Em condições de hemoptise maciça, a broncoscopia identifica o local e controla o sangramento (por hemostáticos tópicos, injeção de vasoconstritores).

- *Tomografia de tórax*: seu benefício principal é decorrente da identificação de anormalidades dificilmente observadas pela broncoscopia e arteriografia (p. ex.: bronquiectasias, abscesso pulmonar, câncer, aspergiloma, malformações arteriovenosas). A tomografia e broncoscopia são procedimentos diagnósticos que se completam e são ainda mais importantes em situações de hemoptise sem causa evidente.
- *Arteriografia:* realizada em caso de refratariedade ao tratamento broncoscópico. A arteriografia brônquica é o método inicial, pois 90% dos casos de hemoptise maciça têm origem nesta circulação. O índice de sucesso no manejo hemostático é maior que 90% pela embolização da artéria brônquica.
- *Cirurgia de urgência:* lobectomia ou pneumectomia raramente necessária.

## TRATAMENTO

A hemoptise leve não necessita de intervenções rápidas, e sua investigação pode ser realizada em nível ambulatorial. Deste modo, em medicina de emergência a ênfase maior ao manuseio da hemoptise maciça, quadro com elevada morbimortalidade, necessita de intervenção imediata.

- *Hemoptise não maciça:* esses pacientes em geral não requerem hospitalização, e a avaliação pode prosseguir de forma gradual, conforme descrito anteriormente, a investigação etiológica pode ser feita em regime ambulatorial de maneira eletiva, após observação hospitalar precoce e descartadas patologias que ofereçam risco à vida do paciente.
  - Investigação mediante:
    - Hemograma completo.
    - Funções renal e hepática.
    - Coagulograma.
    - Urina 1.
    - Exame de escarro.
    - TC de tórax (onde teremos avaliação mais precisa de estruturas broncovasculares).
    - Broncoscopia flexível (em casos sem alterações radiológicas).
- *Hemoptise maciça:* descrita na Figura 40-1.

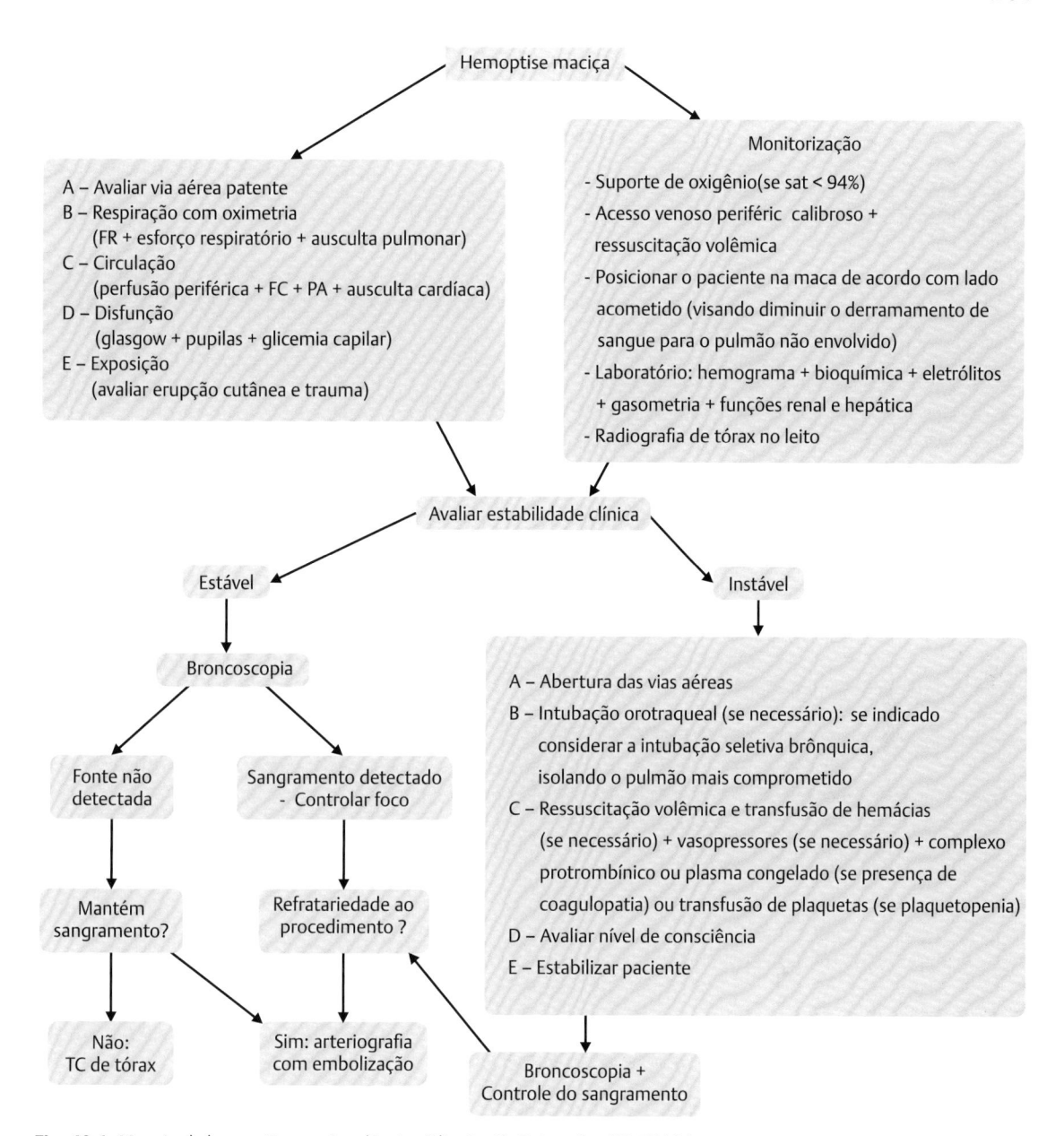

## Fig. 40-1. Manejo da hemoptise maciça. (Fonte: Olivatto G, Guimarães HP; 2018.)

**Hemoptise maciça**

A – Avaliar via aérea patente
B – Respiração com oximetria
   (FR + esforço respiratório + ausculta pulmonar)
C – Circulação
   (perfusão periférica + FC + PA + ausculta cardíaca)
D – Disfunção
   (glasgow + pupilas + glicemia capilar)
E – Exposição
   (avaliar erupção cutânea e trauma)

**Monitorização**
- Suporte de oxigênio (se sat < 94%)
- Acesso venoso periféric calibroso + ressuscitação volêmica
- Posicionar o paciente na maca de acordo com lado acometido (visando diminuir o derramamento de sangue para o pulmão não envolvido)
- Laboratório: hemograma + bioquímica + eletrólitos + gasometria + funções renal e hepática
- Radiografia de tórax no leito

**Avaliar estabilidade clínica**

**Estável** → Broncoscopia
- Fonte não detectada → Mantém sangramento? → Não: TC de tórax / Sim: arteriografia com embolização
- Sangramento detectado - Controlar foco → Refratariedade ao procedimento? → Sim: arteriografia com embolização

**Instável**
A – Abertura das vias aéreas
B – Intubação orotraqueal (se necessário): se indicado considerar a intubação seletiva brônquica, isolando o pulmão mais comprometido
C – Ressuscitação volêmica e transfusão de hemácias (se necessário) + vasopressores (se necessário) + complexo protrombínico ou plasma congelado (se presença de coagulopatia) ou transfusão de plaquetas (se plaquetopenia)
D – Avaliar nível de consciência
E – Estabilizar paciente

→ Broncoscopia + Controle do sangramento

## LEITURAS SUGERIDAS

Corder R. Hemoptysis. *Emerg Med Clin North Am* 2003;21:421.

Fartoukh M, Khoshnood B, Parrot A et al. Early prediction of in-hospital mortality of patients with hemoptysis: an approach to defining severe hemoptysis. *Respiration* 2012;83:106.

Ibrahim WH. Massive haemoptysis: the definition should be revised. *Eur Respir J* 2008;32(4):1131-2.

Jeudy J, Khan AR, Mohammed TL et al. ACR Appropriateness Criteria hemoptysis. *J Thorac Imaging* 2010;25:W67.

Kritek PA, Fanta CH. Cough and hemoptysis. In: Kasper D, Fauci A, Hauser S et al. (Eds.). *Harrison's principles of internal medicine*, 19th ed. New York: McGraw-Hill; 2015. p. 243-7.

Razazi K, Parrot A, Khalil A et al. Severe haemoptysis in patients with nonsmall cell lung carcinoma. *Eur Respir J* 2015;45:756-64.

# EMERGÊNCIA HIPERTENSIVA NO PACIENTE ONCOLÓGICO

Leonardo Goltara Almeida
Enrico Miguel Stucchi
Fernando Costa Guzzo

## DEFINIÇÕES

A hipertensão arterial sistêmica (HAS) e as doenças neoplásicas são ambas doenças crônico-degenerativas, que, muitas vezes, podem-se sobrepor, tendo em vista que dividem fatores de risco semelhantes. O próprio tratamento contra o câncer pode induzir a elevações da Pressão Arterial (PA), em especial os quimioterápicos-Inibidores da Angiogênese. Há ainda tumores produtores de catecolaminas (feocromocitoma e paragangliomas) ou de aldosterona que geram quadros conhecidos de hipertensão secundária.[1]

A definição de HAS e suas categorias vem apresentando mudanças em suas últimas atualizações, como observado no *Guideline* de 2017 da American College of Cardiology/American Heart Association (2017 ACC/AHA *Hypertension Guideline*). Enquanto a VII Diretriz Brasileira de Hipertensão Arterial de 2016 continua a definir a hipertensão, em adultos, a partir de valores de pressão arterial sistólica (PAS) ≥ 140 mmHg e/ou pressão arterial diastólica (PAD) ≥ 90 mmHg, o novo *guideline* americano modificou a definição para valores de PAS ≥ 130 mmHg ou PAD ≥ 80 mmHg (Quadro 41-1).[2]

A definição das crises hipertensivas se manteve inalterada, sendo caracterizado como emergência hipertensiva os quadros sintomáticos com PA > 180 × 120 mmHg e sinais de lesão a órgãos-alvo. A taxa de mortalidade observada nesses casos pode ser maior que 79%, com uma média de sobrevida de 10,4 meses se não prontamente tratados. Já as Urgências Hipertensivas se caracterizam como quadros sintomáticos de elevação acentuada da pressão arterial (arbitrariamente como PAD ≥ 120 mmHg) sem sinais clínico-laboratoriais de lesão a órgãos-alvo.[2,3]

As lesões a órgãos-alvo mais comuns são infarto agudo do miocárdio (IAM), edema agudo pulmonar (EAP) cardiogênico, angina instável, dissecção de aorta, encefalopatia hipertensiva, acidente vascular encefálico (AVE) isquêmico ou hemorrágico, e lesão renal aguda.[2,3]

## EPIDEMIOLOGIA E FISIOPATOLOGIA

O aumento da expectativa de vida da população tem sido o grande fator para a elevação nas taxas de incidência e prevalência de doenças crônico-degenerativas como HAS e câncer. Nos Estados Unidos

**Quadro 41-1.** Classificações de PA Segundo VII Diretriz Brasileira de Hipertensão Arterial de 2016 e 2017 ACC/AHA *Hypertension Guideline*

| VII Diretriz Brasileira | | | 2017 ACC/AHA Guideline | | |
| --- | --- | --- | --- | --- | --- |
| Classificação | PAS (mmHg) | PAD (mmHg) | Classificação | PAS (mmHg) | PAD (mmHg) |
| Normal | ≤ 120 | ≤ 80 | Normal | < 120 | < 80 |
| Pré-hipertensão | 121-139 | 81-89 | Elevada | 120-129 | < 80 |
| HAS Estágio 1 | 140-159 | 90-99 | HAS Estágio 1 | 130-139 | 80-89 |
| HAS Estágio 2 | 160-179 | 100-109 | HAS Estágio 2 | ≥ 140 | ≥ 90 |
| HAS Estágio 3 | ≥ 180 | ≥ 110 | - | - | - |

Quando a PAS e a PAD situam-se em categorias diferentes, a maior deve ser utilizada para classificação da PA.

**Quadro 41-2.** Incidência de HAS Associada aos Quimioterápicos

| Quimioterápico | Incidência |
|---|---|
| Bevacizumabe | 35% |
| Sunitinibe | 5-47% |
| Sorafenibe | 17-43% |
| Vatalanibe | 21% |

Adaptado de Yeh & Brickford[5] e da I Diretriz Brasileira de Cardio-Oncologia.[6]

aproximadamente 28,5% dos adultos são hipertensos, e a associação desta doença em pacientes oncológicos pode-se aproximar a 40% dos casos. O risco de HAS como efeito adverso ao tratamento oncológico gira em torno de 10%, e em certos momentos pode ultrapassar 36% dos casos (Quadro 41-2).[4]

Segundo dados do Ministério da Saúde a prevalência de HAS autorreferida passou de 22,6%, em 2006, para 24,3%, em 2017. Ainda, segundo o Instituto Nacional do Câncer (INCA), a estimativa de incidência de doenças oncológicas por 100 mil habitantes para o ano de 2018 será de 582.590 novos casos.[7,8]

A HAS secundária ao uso de determinados quimioterápicos é um efeito adverso comum e já esperado em muitos pacientes oncológicos, a ponto de ser considerado como um fator biomarcador da eficácia do medicamento contra o câncer, apresentando inclusive correlação com o aumento da sobrevida daqueles em que se observa este efeito. Tal alteração pressórica é particularmente observada nos inibidores da via de sinalização do fator de crescimento endotelial vascular (VEGF). A importância desse mecanismo de ação baseia-se em evitar o crescimento e a proliferação das células neoplásicas, que em muito se correlaciona com o processo da neovascularização gerada pelo próprio tumor.[1,9,10]

A incidência da HAS no tratamento quimioterápico dependerá de diversos fatores de risco, como dose e classe de inibidor da VEGF utilizado, idade > 60 anos, hipertensão preexistente, afrodescendentes e certos tipos de câncer.[4,11]

Os inibidores de VEGF atuam em múltiplas vias das tirosinas quinases:

- Anticorpos monoclonais (bevacizumabe).
- Proteína recombinante de receptores solúveis (Ziv-Aflibercept).
- Pequenas moléculas inibitórias (sorafenibe e sunitinibe).[11]

Não se sabe ao certo a fisiopatologia que leva à hipertensão arterial induzida por tais quimioterápicos, mas o principal mecanismo proposto é que a inibição do VEGF leva à apoptose de células endoteliais e ao remodelamento de leitos capilares, processo esse conhecido como rarefação capilar. Ainda, o VEGF induz a liberação de óxido nítrico (NO) e prostaglandinas (PGL-2) pelas células endoteliais e sua inibição, portanto, leva ao prejuízo na vasodilatação e aumento da resistência vascular sistêmica.[1,9,11]

A disfunção endotelial pode repercutir nas artérias e arteríolas renais, levando à isquemia glomerular e consequente proteinúria, assim como na ativação do sistema-renina-angiotensina-aldosterona (SRAA), gerando retenção de sódio e água. Outro mecanismo alternativo é o aumento nos níveis de agentes vasoconstritores, como a endotelina-1 (ET-1), já que a administração de macitentano (antagonista de receptores de endotelina) reverte parcialmente a hipertensão arterial induzida pelos quimioterápicos sunitinibe e sorafenibe.[1,9]

A hipertensão arterial como efeito adverso também pode ser observada em outras medicações adjuvantes ao tratamento oncológico, como o caso da eritropoietina (EPO), que leva ao aumento da viscosidade sanguínea pelo aumento da massa eritrocitária, além de seu efeito vasopressor direto. Os anti-inflamatórios não esteroides (AINEs), com seu efeito inibitório às PGL-2, e a síndrome de Cushing, pelo uso prolongado de corticoides, são outras causas possíveis de HAS em oncologia.[1,9]

A disfunção dos barorreceptores carotídeos gerada nas radioterapias de cabeça e pescoço podem também levar ao surgimento de hipertensão arterial nos pacientes oncológicos. Os barorreceptores modulam o tônus arterial pelo estímulo ao eixo simpático, assim como a frequência cardíaca pela estimulação vagal. Muitos casos de hipertensão sustentada, labilidade pressórica, taquicardia e hipotensão ortostática estão relacionados com falhas dos barorreceptores.[1]

## DIAGNÓSTICOS DIFERENCIAIS

A grande maioria dos casos de crise hipertensiva atendidas no pronto-socorro não se apresenta com lesão a órgãos-alvo, sendo facilmente tratadas com anti-hipertensivos orais. Entretanto, não podemos esquecer dos quadros associados à dor intensa ou a distúrbios psiquiátricos, que geram hipertensão pelo estímulo ao eixo simpático e que não necessitam do uso de anti-hipertensivos no seu manejo terapêutico.[2,3]

As causas de hipertensão secundária geralmente não são investigadas no atendimento inicial, mas podemos aventar tal hipótese, conforme certas características do quadro clínico, para direcionar uma investigação posterior após a estabilização do paciente. Dentre os sinais e sintomas que sugerem Hipertensão Secundária:

- Início no quadro antes dos 30 anos ou após 55 anos de idade.

- Sintomas de apneia do sono (roncos e sonolência diurna).
- Alteração da função renal ou piora após uso de anti-hipertensivos que bloqueiam o SRAA, sopro abdominal, EAP súbito (doença renovascular).
- Edema, exame de urina anormal, elevação de escórias nitrogenadas (doença renal parenquimatosa).
- Sintomas de endocrinopatias (hipotireoidismo e hipertireoidismo, hiperparatireoidismo e síndrome de Cushing).
- Pulsos femorais ausentes ou assimétricos (coarctação de aorta).
- Hipocalemia sem causa aparente e/ou nódulo suprarrenal (hiperaldosteronismo primário).
- Hipertensão grave e/ou paroxística com sudorese, cefaleia e palpitações (FEO).[2,12]

## ABORDAGEM DIAGNÓSTICA

A maior parte dos quadros hipertensivos secundários ao uso de inibidores da angiogênese é de baixo grau (HAS estágios 1 e 2) e facilmente controlada. Entretanto, quadros de hipertensão mais graves (estágio ≥ 3) podem ocorrer e gerar complicações cardiovasculares, como observado nas emergências hipertensivas. Por isso, a investigação clinicolaboratorial deve ser bem direcionada para a adequada avaliação da PA e constatação das crises hipertensivas com lesão a órgãos-alvo.[1]

O Instituto Nacional de Câncer dos Estados Unidos (National Cancer Institute), utilizando um sistema de classificação dos eventos adversos pelo uso dos Inibidores de VEGF, o *Common Toxicity Criteria* (NCI CTC), publicou uma série de recomendações quanto à avaliação da gravidade do evento, seu diagnóstico e abordagem terapêutica (Quadro 41-3).[9]

O paciente oncológico em tratamento deve realizar a aferição da PA antes, durante e ao fim de cada sessão de quimioterapia, assim como após 1 hora do seu término. Ainda, os protocolos do NCI recomendam o acompanhamento semanal da PA no primeiro ciclo de quimioterapia, seguindo para cada 2 ou 3 semanas no mínimo. Durante a aferição da PA é importante que se faça por meio de dispositivo calibrado, com manguito compatível à circunferência do braço do paciente, que deve estar há, no mínimo, 5 minutos sentado e em ambiente calmo, com medições nos dois braços (mínimo de 3 medidas), verificando-se antes a simetria e amplitude dos pulsos em todos os membros.[1,9]

Devemos também questionar sempre ao paciente quanto a sua PA habitual, quanto ao uso de drogas ilícitas, quadros de ansiedade ou dor associadas, comorbidades, anti-hipertensivos de uso contínuo (doses e grau de adesão ao tratamento) ou uso recente de outras medicações (AINEs, corticoides, simpatomiméticos, álcool).[2,3]

É importante realizar uma avaliação clínica de forma sistematizada, solicitando exames complementares direcionados para o quadro analisado, auxiliando assim na investigação de possíveis lesões a órgãos-alvo.

## Complicações Cardiovasculares

- *Avaliação clínica:* investigar queixas de angina típica/atípica, dorsalgia e lombalgia, dispneia, fadiga e tosse.
- *Exame físico:* monitorização contínua dos sinais vitais, checar ritmo e sopros cardíacos, alteração de pulsos periféricos, estase jugular, tempo de enchimento capilar e congestão pulmonar.
- *Exames complementares:* hemograma completo, Eletrocardiograma (ECG), radiografia simples de tórax, LDH, marcadores de necrose miocárdica (troponina e CK total), angiotomografia (dissecção de aorta) e ecocardiograma (insuficiência cardíaca).

## Complicações Cerebrovasculares

- *Avaliação clínica:* investigar queixas de cefaleia, vertigem, alterações visuais e auditivas, alterações

**Quadro 41-3.** Classificação Adaptada do National Cancer Institute – NCI CTC*

| Grau | NCI CTC | Abordagem |
|---|---|---|
| 1 | PAS 120-139 mmHg e/ou PAD 80-89 mmHg | Acompanhar |
| 2 | PAS 140-159 mmHg e/ou PAD 90-99 mmHg<br>Recorrente/Persistente (≥ 24 h)<br>Aumento sintomático de PAD > 20 mmHg ou PA > 140/90 mmHg, se antes normal | Monoterapia com anti-hipertensivo oral |
| 3 | PAS ≥ 160 mmHg ou PAD ≥ 100 mmHg | Ajuste de dose ou associar um segundo anti-hipertensivo oral |
| 4 | Crise hipertensiva (risco de vida) | Anti-hipertensivo parenteral urgente |
| 5 | Morte | - |

* Alvo pressórico < 140/90 mmHg.

na fala, agitação, delírio, desorientação e convulsões.
- *Exame físico:* avaliar reflexo pupilar à luz, verificar nível de consciência (escala de Glasgow), investigar déficits focais e rigidez de nuca.
- *Exames complementares:* tomografia computadorizada (TC) de crânio sem contraste e ressonância magnética (RM).

## Complicações Renais
- *Avaliação clínica:* investigar alterações na frequência ou volume miccional ou no aspecto da urina.
- *Exame físico:* edemas, desidratação, massas e sopros abdominais.
- *Exames complementares:* urina tipo I, ureia e creatinina séricas, íons séricos e gasometria.[2,3]

Os exames de urina e função renal também são importantes na detecção de proteinúria, alteração comum no tratamento com inibidores da angiogênese, com destaque para o sunitinibe e seus efeitos nefrotóxicos. Por fim, é válida a realização do exame de fundo de olho para investigar papiledema, hemorragias, cruzamentos arteriovenosos patológicos e exsudatos.[3,9]

## TRATAMENTO
### Introdução
O tratamento da HAS recomendada aos pacientes oncológicos é o mesmo que observamos nas diretrizes mais recentes para a população em geral. Geralmente, a HAS induzida pelos inibidores da angiogênese é de baixo grau e facilmente reversível com o uso de anti-hipertensivos orais ou com a redução da dose do quimioterápico. Entretanto, quadros graves de hipertensão (estágio ≥ 3) requerem a interrupção temporária do tratamento oncológico ou até mesmo a interrupção permanente em casos de emergência hipertensiva.[13,14]

A escolha da classe de anti-hipertensivos a serem utilizados nos pacientes oncológicos segue as mesmas recomendadas para a população em geral, porém há algumas particularidades nos pacientes em uso dos inibidores da angiogênese. Esses quimioterápicos são metabolizados pela via CYP3A4, mesma via onde são metabolizados os bloqueadores de canais de cálcio não di-hidropiridínicos (verapamil e diltiazem). Portanto, fica contraindicada a associação dessas duas drogas por causa do risco de a quimioterapia atingir níveis de toxicidade plasmática. As medicações priorizadas nesses casos são os Inibidores da enzima conversora de angiotensina (IECA), pois reduzem a proteinúria, assim como reduzem o catabolismo das bradicininas e aumentam a liberação endotelial de NO. Os betabloqueadores também devem sempre ser considerados, principalmente na presença de comorbidades cardiovasculares. Os inibidores da fosfodiesterase e os nitratos, por sua vez, podem aumentar os níveis de NO, também sendo boas escolhas terapêuticas.[9,13,15]

O tratamento da urgência hipertensiva pode ser conduzido com o uso de anti-hipertensivos orais, com objetivo de reduzir gradualmente a PA entre 24 a 48 horas. Entretanto, na emergência hipertensiva o objetivo é a redução rápida da PA para impedir a progressão da lesão no órgão-alvo, fazendo uso de anti-hipertensivos parenterais, com vaga de UTI solicitada e paciente monitorizado. A redução inicial não deve ultrapassar 10 a 20% da PA inicial na primeira hora.[3,16]

### Situações Especiais
1. Emergências cerebrovasculares:
   - *AVE isquêmico:* tratar apenas quando PA > 220/120 mmHg ou naqueles com indicação de terapia trombolítica com PA > 185/110 mmHg. Após a realização de trombólise deve-se manter a PA < 180/105 mmHg por, no mínimo, 24 horas.
   - *AVE hemorrágico:* optar pelo labetalol e a nicardipina como primeiras escolhas. Manter a PA < 180/105 mmHg ou PAS < 160 mmHg na hemorragia subaracnoide (HSA). O uso de nitratos deve ser evitado na HSA em decorrência do risco de elevação da pressão intracraniana (PIC).
   - *Encefalopatia Hipertensiva:* os sintomas melhoram após o controle pressórico. Aqui se objetiva a redução de 10 a 20% da PA inicial na 1ª hora, seguido de 25% nas primeiras 24 horas. Os medicamentos utilizados são a nicardipina, fenoldopam e o nitroprussiato de sódio.
2. Emergências cardiovasculares:
   - *Angina instável e IAM:* iniciar nitroglicerina nas primeiras 48 horas em razão de seu maior efeito venodilatador e coronário, podendo utilizar também metoprolol ou esmolol desde que excluído o risco de choque cardiogênico. Outra opção viável é a nicardipina.
   - *EAP cardiogênico:* iniciar furosemida (0,5-1 mg/Kg) e associar nitrato, objetivando estímulo da diurese e venodilatação, respectivamente. Evitar medicações que reduzam de forma acentuada a contratilidade cardíaca (betabloqueadores).
   - *Dissecção de aorta:* prescrever primeiramente um betabloqueador para reduzir a frequência cardíaca para menos de 60 batimentos por minuto e evitar a taquicardia reflexa e piora da dissecção. Em seguida prescrever o nitroprussiato de sódio em seguida e objetivar uma PAS de 100 a 120 mmHg nos primeiros 20 minutos.

3. Emergências renais: piora súbita da função renal dentro de 48 horas. Podem-se utilizar hidralazina, furosemida e fenoldopam. Em caso de falha, utilizar nitroprussiato de sódio até a realização da diálise.[3,16-18]

## Drogas Parenterais

Os nitratos são os principais anti-hipertensivos parenterais utilizados nas emergências hipertensivas de forma em geral. Seu mecanismo de ação se baseia na liberação de NO. Há dois tipos comumente utilizados:

1. Nitroprussiato de sódio (vasodilatadores arterial e venoso):
   - *Início de ação:* menos de 1 minuto com duração de 3 a 5 minutos.
   - *Dose inicial:* 0,3-0,5 mcg/kg/min (máxima de 8-10 mcg/kg/min).
   - *Efeito adverso:* metabolizado em cianeto quando utilizado em doses altas por mais de 2 a 3 dias (intoxicação).
   - *Ampola de 50 mg:* diluir 1 ampola em 250 mL de SG 5% e correr a 7 mL/hora em pacientes com 70 kg (equivale a 0,3 mcg/kg/min).[2,3]
2. Nitroglicerina (principalmente venodilatador):
   - *Início de ação:* 2 a 5 minutos com duração de 5 a 10 minutos.
   - *Dose inicial:* 5-10 mcg/min (máximo de 100 mcg/min).
   - *Efeito adverso:* cefaleia e taquicardia por ativação simpática reflexa.
   - *Ampola de 50 mg:* diluir 1 ampola em 240 mL de SG 5% e correr a 3 mL/hora (equivale a 10 mcg/min)[2,3] (Quadro 41-4).

**Quadro 41-4.** Opções de Anti-Hipertensivos Parenterais

| Drogas EV | Doses | Tempo de ação | Comentários |
|---|---|---|---|
| **Hidralazina** (vasodilador arterial) | Iniciar: 10 mg<br>Ajuste: repetir a cada 4 ou 6 h<br>Máx.: 20 mg | Início: 10-30 min<br>Duração: 3-12 h | Indicado: eclâmpsia<br>Precauções: piora da angina/IAM e PIC elevada |
| **Nicardipina** (BCC) | Iniciar: 5 mg/h (BIC)<br>Ajuste: aumentar 2,5 mg/h a cada 5 min<br>Máx.: 15 mg/h | Início: 5-10 min<br>Duração: 1-4 h | Indicado: AVE, encefalopatia hipertensiva e EAP cardiogênico<br>Contraindicado: estenose aórtica |
| **Esmolol** (β-Bloq seletivo) | Iniciar: 500 µg/kg (ataque)<br>Ajuste: 50 µg/kg/min e aumentar 25 µg/kg/min a cada 10-20 min<br>Máx.: 300 µg/kg/min | Início: 1-2 min<br>Duração: 1-20 min | Indicado: dissecção de aorta<br>Contraindicado: asma/DPOC, IC grave, BAV 2° e 3° |
| **Labetalol** (α/β-Bloq) | Iniciar: 20-80 mg (ataque)<br>Ajuste: repetir 2 mg/min a cada 10 min (BIC)<br>Máx.: 300 mg/24 h | Início: 5-10 min<br>Duração: 2-6 h | Indicado: AVE e dissecção de aorta<br>Contraindicado: asma/DPOC, IC grave, BAV 2° e 3° |
| **Metoprolol** (β-Bloq seletivo) | Iniciar: 5 mg<br>Ajuste: repetir a cada 10 min<br>Máx.: 20 mg | Início: 5-10 min<br>Duração: 3-4 h | Indicado: insuficiência coronária e dissecção de aorta<br>Contraindicado: asma/DPOC, IC grave, BAV 2° e 3° |
| **Fentolamina** (α-Bloq) | Iniciar: 5 mg (BIC)<br>Ajuste: repetir a cada 10 min<br>Máx.: 15 mg | Início: 1-2 min<br>Duração: 3-5 min | Indicado: excesso de catecolaminas (FEO)<br>Precauções: taquicardia reflexa, cefaleia, *flushing* |
| **Fenoldopam** (Agonista de dopamina) | Iniciar: 0,3 µ/kg/min<br>Ajuste: aumentar 0,1 µ/kg/min a cada 15 min<br>Máx.: 1,6 µ/kg/min | Início: 5-10 min<br>Duração: 10-15min | Indicado: LRA<br>Contraindicado: glaucoma, HIC e alergia a sulfito |
| **Enalaprilato** (IECA) | Iniciar: 1,25 mg<br>Ajuste: repetir a cada 6 h<br>Máx.: 5 mg de 6/6 h | Início: 15 min<br>Duração: 4-6 h | Indicado: EAP cardiogênico<br>Contraindicado: estenose de artéria renal e hipercalemia |

Bloq: bloqueador adrenérgico; BCC: bloqueador de canais de cálcio; BIC: bomba de infusão contínua; DPOC: doença pulmonar obstrutiva crônica; IC: insuficiência cardíaca; BAV: bloqueio atrioventricular; LRA: lesão renal aguda; HIC: hipertensão intracraniana.

## REFERÊNCIAS BIBLIOGRÁFICAS

1. Souza VB, Silva EN, Ribeiro ML, Martins WEA. Hypertension in patients with cancer. *Arq Bras Cardiol* 2015;104(3):246-52.
2. Whelton PK, Carey RM, Aronow WS et al. 2017 ACC/AHA/AAPA/ABC/ACPM/AGS/APhA/ASH/ASPC/NMA/PCNA Guideline for the Prevention, Detection, Evaluation, and Management of High Blood Pressure in Adults: A Report of the American College of Cardiology/American Heart Association Task Force on Clinical Practice Guidelines. *Hypertension* 2018;71(6):e13-e115.
3. Malachias M, Plavnik FL, Machado CA et al. 7th Brazilian Guideline of Arterial Hypertension: Chapter 1 - Concept, Epidemiology and Primary Prevention. *Arq Bras Cardiol* 2016;107(3 Suppl 3):1-6.
4. Fraeman KH, Nordstrom BL, Luo W et al. Incidence of new-onset hypertension in cancer patients: a retrospective cohort study. *Int J Hypertens* 2013;2013:379252.
5. Yeh ET, Bickford CL. Cardiovascular complications of cancer therapy: incidence, pathogenesis, diagnosis, and management. *J Am Coll Cardiol* 2009;53(24):2231-47.
6. Santos MVC, Paiva MG, Macedo CRDP et al. I Diretriz Brasileira de Cardio-Oncologia Pediátrica da Sociedade Brasileira de Cardiologia. *Arq Bras Cardiol* 2013;100(5Supl.1):1-68.
7. Instituto Nacional de Câncer [Estatísticas de Câncer]. Estatísticas de Câncer no Brasil, 2018. (Acesso em: 30/11/2018). Disponível em: https://www.inca.gov.br/numeros-de-cancer.
8. Ministério da Saúde. [Saúde de A a Z]. Dados de prevalência sobre pressão alta. (Acesso em: 30/11/2018). Disponível em: http://portalms.saude.gov.br/saude-de-a-z/hipertensao#numeros.
9. Kalil Filho R, Hajjar LA, Bacal F et al. [I Brazilian Guideline for Cardio-Oncology from Sociedade Brasileira de Cardiologia]. *Arq Bras Cardiol* 2011;96(2 Suppl 1):1-52.
10. Scartozzi M, Galizia E, Chiorrini S et al. Arterial hypertension correlates with clinical outcome in colorectal cancer patients treated with first-line bevacizumab. *Ann Oncol* 2009;20(2):227-30.
11. Wasserstrum Y, Kornwski R, Raanani P et al. Hypertension in cancer patients treated with anti-angiogenic based regimens. *Cardio-Oncology* 2015;1:6.
12. Robinson DY. Adrenal Mass Causing Secondary Hypertension. *J Emerg Med* 2015;49(5):638-40.
13. Funakoshi T, Latif A, Galsky MD. Risk of hypertension in cancer patients treated with sorafenib: an updated systematic review and meta-analysis. *J Hum Hypertens* 2013;27(10):601-11.
14. Ranpura V, Pulipati B, Chu D et al. Increased risk of high-grade hypertension with bevacizumab in cancer patients: a meta-analysis. *Am J Hypertens* 2010;23(5):460-8.
15. Izzedine H, Ederhy S, Goldwasser F et al. Management of hypertension in angiogenesis inhibitor-treated patients. *Ann Oncol* 2009;20(5):807-15.
16. Elliot WJ, Varon J. *Evaluation and treatment of hypertensive emergencies in adults*. (Acesso em: 30/11/2018). Disponível em: https://www.uptodate.com/contents/evaluation-and-treatment-of-hypertensive-emergencies-in-adults.
17. Filho JO, Mullen MT. *Initial assessment and management of acute stroke*. (Acesso em: 30/11/2018). Disponível em: https://www.uptodate.com/contents/initial-assessment-and-management-of-acute-stroke.
18. Singer RJ, Ogilvy CS, Rordorf G. *Aneurysmal subarachnoid hemorrhage: Treatment and prognosis*. (Acesso em: 30/11/2018). Disponível em: https://www.uptodate.com/contents/aneurysmal-subarachnoid-hemorrhage-treatment-and-prognosis.

# ARRITMIAS

Hélio Penna Guimarães
Gabriel Pietrobon Martins
Luiz Alexandre Alegretti Borges

## INTRODUÇÃO

Arritmias são alterações no ritmo cardíaco caracterizadas por aumento ou redução da frequência cardíaca (FC), bem como modificação ou não de regularidade dos batimentos, podendo promover repercussão do *status* hemodinâmico e instabilidade da condição clínica, habitualmente quando em frequências superiores a 150 ou inferiores a 50 batimentos/minuto. Há diversos tipos de taquicardias e bradicardias que serão discutidas, em seus aspectos práticos, para diagnóstico e terapêutica neste capitulo que segue.

## MANIFESTAÇÕES DA CONDIÇÃO HEMODINÂMICA

Tanto as taquiarritmias quanto as bradiarritmias têm como princípio fundamental, em sua abordagem inicial em situações de potencial emergência, o reconhecimento da condição de instabilidade hemodinâmica ou não, pela presença de sinais e sintomas que irão denotar a escolha do tratamento a ser implementado. São sinais de instabilidade associados à presença de arritmias:

- Alteração do nível de consciência.
- Sinais e sintomas de choque.
- Hipotensão.
- Dor precordial similar a quadro de isquemia miocárdica.
- Insuficiência cardíaca aguda ou descompensada.

## TAQUIARRITMIAS

As taquiarritmias se manifestam geradas por distintos mecanismos que podem influenciar no resultado de tratamento a ser implementado, a despeito de nem sempre ser possível a definição de qual mecanismo envolvido na arritmia em avaliação. Os principais mecanismos das taquiarritmias são:

- *Automatismo:* um conjunto específico de células assume a despolarização com frequência acelerada e inibe outros focos de atividade. A cardioversão elétrica costuma ser pouco efetiva nestes casos.
- *Reentrada:* circuito que permite a recirculação do estímulo cardíaco por duas vias, formando um ciclo repetitivo acelerado.

### Diagnóstico e Abordagem Terapêutica das Taquiarritmias

A abordagem inicial dos quadros de taquiarritmia que se apresentam em condições emergenciais deve considerar, em primeiro momento, a condição hemodinâmica do paciente (se instável ou estável, conforme abordado anteriormente). Esta determinação deve ser feita em conjunto com o reconhecimento do tipo de arritmia apresentada ao monitor cardíaco ou eletrocardiograma (taquiarritmias de complexo QRS estreito ou alargado).

Pacientes com instabilidade clínica devem ser imediatamente monitorizados e acessado por:

- ECG ou monitor/cardioscópio (para o reconhecimento da arritmia).
- Oximetria periférica e oxigenoterapia (se saturação < 90-92%).
- Acesso venoso: coleta de exames laboratoriais, como hemograma, eletrólitos, função renal e marcadores de lesão miocárdica.
- Recomenda-se a obtenção de eletrocardiograma (ECG) de 12 derivações, se as condições clinicas do paciente permitirem.

### Taquicardias de Complexo QRS Estreito

Definem-se como taquicardias de complexo QRS estreito as arritmias com QRS de duração de até 0,12 segundo. As taquicardias de QRS estreito podem ser divididas em:[1]

- Taquicardias com QRS estreito sem onda P.
  - *Intervalo RR variável:* fibrilação atrial.
  - *Intervalo RR constante e ondas F: flutter* atrial.

- *Intervalos RR constante sem despolarização visível:* taquicardia juncional, taquicardia paroxística supraventricular (reentrada nodal) ou taquicardia atrioventricular ortodrômica da síndrome de Wolff-Parkinson-White (SWPW).
- Taquicardia com QRS estreito e onda P presente:
  - *Intervalo PR menor do que o intervalo RP:* taquicardia sinusal ou taquicardia atrial (TA).
  - *Intervalo PR igual ao intervalo RP: flutter* atrial 2:1 (ondas F encobertas pelo QRS).
  - *Intervalo PR maior do que o intervalo RP:* taquicardia paroxística supraventricular por reentrada nodal (RP < 0,08 segundo) ou taquicardia atrioventricular ortodrômica da SWPW (RP > 0,08 segundo).

## Taquicardia Sinusal

Ritmo normal do coração associado à elevação da frequência cardíaca acima do normal. É de causa secundária, sendo imprescindível a obtenção do diagnóstico da causa base seguida de tratamento para esta última.

## Taquicardia Atrial

Secundária a doenças extracardíacas, principalmente de origem pulmonar ou medicamentosa. O mecanismo se deve a partir de aumento do automatismo de focos ectópicos atriais. A cardioversão elétrica é ineficaz, sendo o tratamento com base no controle da condição de base ou no emprego de antiarrítmicos, como Amiodarona.

## Taquicardia Juncional

Surge a partir do automatismo de células e caracteriza-se por intervalo QRS estreito, RR regular e onda P retrógrada. Pode ser controlada com fármacos que bloqueiam o nó atrioventricular (NAV), como betabloqueadores, amiodarona e bloqueadores de canais de cálcio.

## Taquicardia Paroxística Supraventricular por Reentrada Nodal

Nesta situação, o mecanismo principal é a reentrada do estímulo por uma dupla via no nó atrioventricular. O fármaco ideal para sua reversão é a adenosina 6 mg (repetir 12 mg, se insucesso) e, quando esta é ineficaz, a Amiodarona pode ser empregada.

## *Flutter* Atrial

Ocorre a partir da formação de um circuito de reentrada que utiliza a circunferência atrial para se perpetuar. Observam-se ondas F geralmente negativas em DII, DIII e AVF. O *flutter* atrial é uma arritmia bem organizada que não responde bem a fármacos antiarrítmicos. Caracteriza-se por frequência atrial elevada (250 a 350 bpm).

No *flutter* atrial, os átrios podem não ter contração efetiva com possibilidade de formação de trombos intracavitários e posterior embolização.[1] Considera-se um *flutter* agudo aquele com início inferior a 48 horas em que o risco de embolia é muito baixo, o que permite sua cardioversão. Após 48 horas de arritmia, deve-se evitar a reversão do ritmo, tendo como principal objetivo o controle de frequência cardíaca. Para o controle da frequência, podem ser utilizados betabloqueadores ou bloqueadores de canais de cálcio em pacientes sem disfunção ventricular ou amiodarona e digitálicos em pacientes com disfunção ventricular. Em pacientes com instabilidade clínica, a cardioversão elétrica (iniciar com 50 J) é a conduta a ser realizada independentemente do tempo de instalação da arritmia.

## Fibrilação Atrial

Arritmia supraventricular mais frequente no Departamento de Emergência e UTI; múltiplos focos de reentrada atrial com elevada frequência e bloqueio AV variável com intervalo RR irregular.

Tem manuseio similar ao *flutter*, e se duração superior a 48 horas, deve-se evitar a sua reversão e priorizando o controle de frequência cardíaca. Em pacientes com fibrilação atrial aguda (< 48 horas), a reversão do ritmo deve ser buscada; se fora deste período controle da frequência deve ser o maior objetivo. Para o controle da frequência, podem ser utilizados betabloqueadores ou antagonistas dos canais de cálcio em pacientes sem disfunção ventricular ou amiodarona e disfunção ventricular. A reversão química em pacientes com menos de 48 horas de duração da arritmia pode ser feita com amiodarona. Em pacientes instáveis, a cardioversão elétrica (iniciar com 120 J-200 J) deve ser realizada.

## Tratamento de Taquicardia de QRS Estreito

A abordagem e o tratamento de taquicardias de QRS estreito podem ser vistos na Figura 42-1.

### *Taquicardias de Complexo QRS Largo*

É definida pela presença de três ou mais batimentos ventriculares consecutivos com frequência cardíaca acima de 100 bpm. As taquicardias ventriculares (TV) sustentadas (TVS) são aquelas com duração superior a 30 segundos ou que requerem terapia elétrica por instabilidade hemodinâmica. A TV não sustentada (TVNS) tem duração inferior a 30 segundos[3] (Quadro 42-1).

As arritmias ventriculares são situações que, na maioria das vezes, trazem uma condição ameaçadora ao paciente. Englobam as taquicardias de QRS largo (> 0,12 segundo), em 80% dos casos, sendo que existem exceções, por exemplo:

- Taquicardia com aberrância de condução.
- Taquicardia na vigência de bloqueio de ramo antigo.

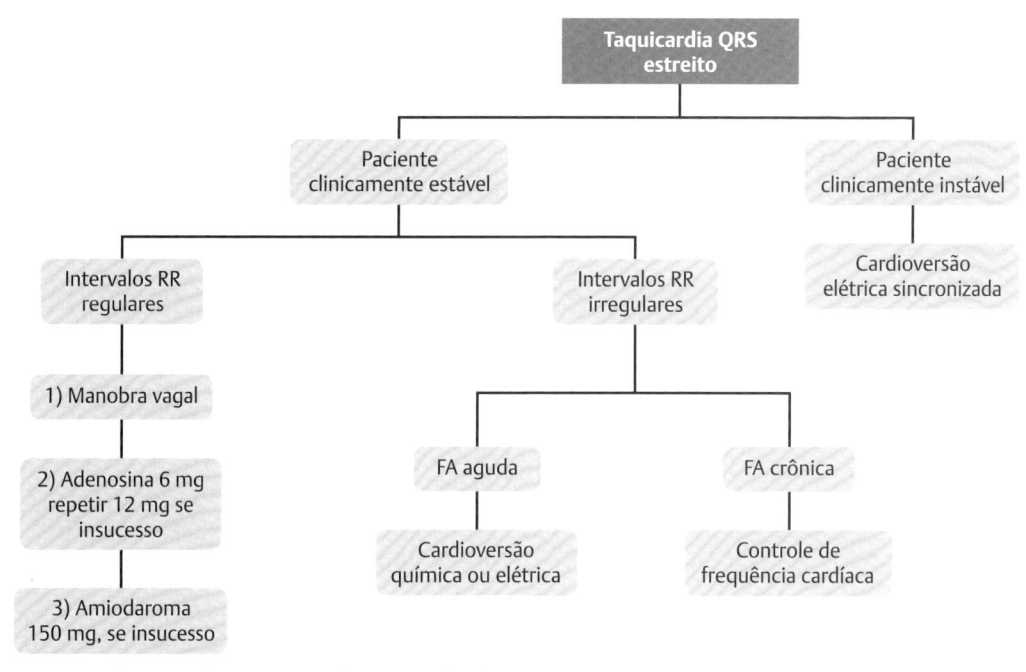

```
                    Taquicardia QRS
                        estreito
                           │
           ┌───────────────┴───────────────┐
      Paciente                          Paciente
  clinicamente estável            clinicamente instável
           │                               │
   ┌───────┴───────┐                 Cardioversão
Intervalos RR   Intervalos RR      elétrica sincronizada
 regulares       irregulares
     │               │
1) Manobra      ┌────┴────┐
   vagal      FA aguda  FA crônica
     │           │         │
2) Adenosina  Cardioversão  Controle de
6 mg repetir  química ou    frequência
12 mg se      elétrica      cardíaca
insucesso

3) Amiodarona
150 mg, se
insucesso
```

**Fig. 42-1.** Algoritmo de tratamento de taquicardias de QRS estreito. (Fonte: Feldman & Arruda.)[1]

**Quadro 42-1.** Classificação das Taquicardias Ventriculares (TV)

| Classificação das TV | Tipos |
|---|---|
| Duração | TVS > 30 segundos<br>TVNS < 30 segundos |
| Morfologia | Monomórfica<br>Polimórfica<br>P. ex.: *torsades de pointes* |

- Taquicardia na presença de Wolff-Parkinson-White. Taquicardia com condução anterógrada pela via anômala.
- Taquicardia supraventricular na vigência de hipercalemia.[4,5]

Por causa dessa situação, existem algoritmos diagnósticos para se estabelecer com maior clareza a diferenciação entre essas condições citadas.

Os critérios de Brugada foram desenvolvidos com o intuito de diferenciar as taquicardias de QRS largo entre supraventriculares e ventriculares. Algumas particularidades podem auxiliar na diferenciação, como a presença de concordância, isto é, quando todos os complexos QRS apresentam a mesma polaridade, indicando o diagnóstico de TV (sensibilidade de 20% e especificidade de 90%). (Um outro ponto a ser analisado no ECG é a dissociação-AV que só está presente em cerca de 30% dos casos.) É entendida pela frequência ventricular maior do que a frequência atrial. Outro algoritmo empregado para estabelecer a diferenciação entre TV e TSV são os critérios de Verekei, utilizando apenas a derivação aVR.

## Taquicardia Ventricular Monomórfica

A definição desse quadro se dá pela presença de batimentos ventriculares com duração acima de 30 segundos. Esse evento pode ou não estar relacionado com choque, síncope, sudorese fria, dor torácica ou dispneia, o que indica a necessidade de terapia elétrica de maneira imediata com choque inicial de 100 J.[6,7]

Na análise do ECG, é possível perceber o QRS largo (> 140 ms) na vigência de morfologia de bloqueio de ramo direito (BRD) ou QRS (> 160 ms) com padrão de bloqueio de ramo esquerdo (BRE). Outra situação que ajuda a reforçar o diagnóstico é o desvio do eixo elétrico para o quadrante contralateral à morfologia do bloqueio de ramo.

Nos pacientes que se apresentam com estabilidade hemodinâmica, a amiodarona é um importante fármaco, apesar da escassez de estudos que analisam o seu uso. A sua administração deve ser feita sob monitorização contínua, já que pode estar relacionada com a hipotensão (efeito relacionado ao seu diluente) ou bradicardia (Quadro 42-2).

## Taquicardia Ventricular Polimórfica

Trata-se de uma situação em que é importante a análise do intervalo QT definindo o diagnóstico clínico e a conduta a ser tomada.

Uma das situações que poderão ser identificadas é o *torsades de pointes* (Figura 40.9), que pode ser desencadeada por QT longo congênito ou, então, uso de fármacos (p. ex.: claritromicina, haloperidol, ondansetrona, bromoprida, sotalol etc.). Uma de suas particularidades é a mudança gradual

**Quadro 42-2.** Principais Antiarrítmicos Utilizados

| Droga | Indicação | Administração | Efeito Colateral |
|---|---|---|---|
| Amiodarona | TSV<br>FA/*Flutter*<br>FV/TV sem pulso | 150 mg em 100 mL (S 5%)<br>Manutenção: 1 mg/min nas primeiras 6 h e 0,5 mg/min nas 18 horas consecutivas<br>Dose máxima diária: 2,2 g | Hipotensão<br>Bradicardia<br>Prolongamento do intervalo QT |
| Lidocaína | TV monomórfica estável | 1 a 1,5 mg/kg em *bolus*<br>Manutenção 1 a 4 mg/min (30-50 µg/kg/min) | Convulsão<br>Efeito pré-arritmia<br>Alterações neurológicas |

TV: taquicardia(s) ventricular(es); min: minuto(s); h: hora(s); CVE: cardioversão elétrica; SG: soro glicosado.

da amplitude do eixo elétrico no plano frontal. O tratamento se dá pelo uso do sulfato de magnésio por via endovenosa (1 a 2 g diluído em soro fisiológico (SF) 0,9%, 100 mL, em 30 a 60 minutos). Na presença de instabilidade hemodinâmica, a desfibrilação elétrica deve ser realizada, iniciando-se com 200 J.[7,8]

## Tratamento de Taquicardia de QRS Largo

A abordagem desses pacientes com taquicardias ventriculares encontra-se resumida no Quadro 42-3 e no algoritmo de tratamento (Fig. 42-2).[9]

## BRADIARRITMIAS
### Introdução

As bradiarritmias têm como definição a frequência cardíaca abaixo de 60 batimentos por minutos. Muito embora esta seja a definição consagrada no meio acadêmico, na realidade é apenas uma maneira didática de abordar o tema, visto que é comum, diante da prática médica, flagrar pacientes com frequência cardíaca abaixo de 60 batimentos por minuto sem nenhuma implicação clínica ou hemodinâmica. Neste capítulo, serão abordadas a bradicardia sinusal e os bloqueios atrioventriculares.

## Tipos de Bradiarritmias[10-18]
### Bradicardia Sinusal

É caracterizada pela frequência cardíaca abaixo de 60 batimentos por minuto, apresentando ondas P de morfologia normal e precedendo cada complexo QRS e com intervalo PR menor do que 120 milissegundos. Ocorre por comprometimento da formação ou saída do estímulo do nó sinusal. Pode acontecer sem associação patológica, frequentemente em adultos jovens que desempenham atividade física com regularidade ou em atletas. Pode ocorrer também por etiologia medicamentosa, com uso de medicações, como betabloqueadores, clonidina, propafenona, ivabradina ou bloqueadores de canal de cálcio. Todavia, em algumas situações podem estar associadas a condições clínicas patológicas, como: hipertensão intracraniana; hipóxia grave; mixedema; hipotermia; hipercalemia; alterações fibrodegenerativas entre outras.

### Bloqueios Atrioventriculares[10-13]

Distúrbios na condução do impulso elétrico dos átrios para os ventrículos, que podem ocorrer em caráter transitório ou permanente, sendo expressos

**Quadro 42-3.** Recomendações nas Taquicardias Ventriculares[9]

| Classe de recomendação | Indicação | Nível de evidência |
|---|---|---|
| Classe I | A taquicardia de QRS largo deve ser interpretada como TV, se o diagnóstico ainda não estiver esclarecido<br>Em pacientes com taquicardia e instáveis, a CVE é a terapia de escolha | C |
| Classe IIa | Amiodarona IV para o tratamento inicial dos pacientes com TV sustentada, estável hemodinamicamente | B |
| Classe IIb | Amiodarona IV para pacientes com TV sustentada, refratária à CVE e/ou com recorrência da taquiarritmia. A lidocaína IV é opção aceitável para o tratamento inicial dos pacientes com TV sustentada, estável hemodinamicamente, especialmente se associado à isquemia miocárdica aguda | C |
| Classe III | Os bloqueadores de canais de cálcio, verapamil e diltiazem, devem ser evitados para pacientes com taquicardia de QRS largo de origem desconhecida, especialmente em pacientes com história de disfunção ventricular | C |

TV: taquicardia(s) ventricular(es); CVE: cardioversão elétrica.

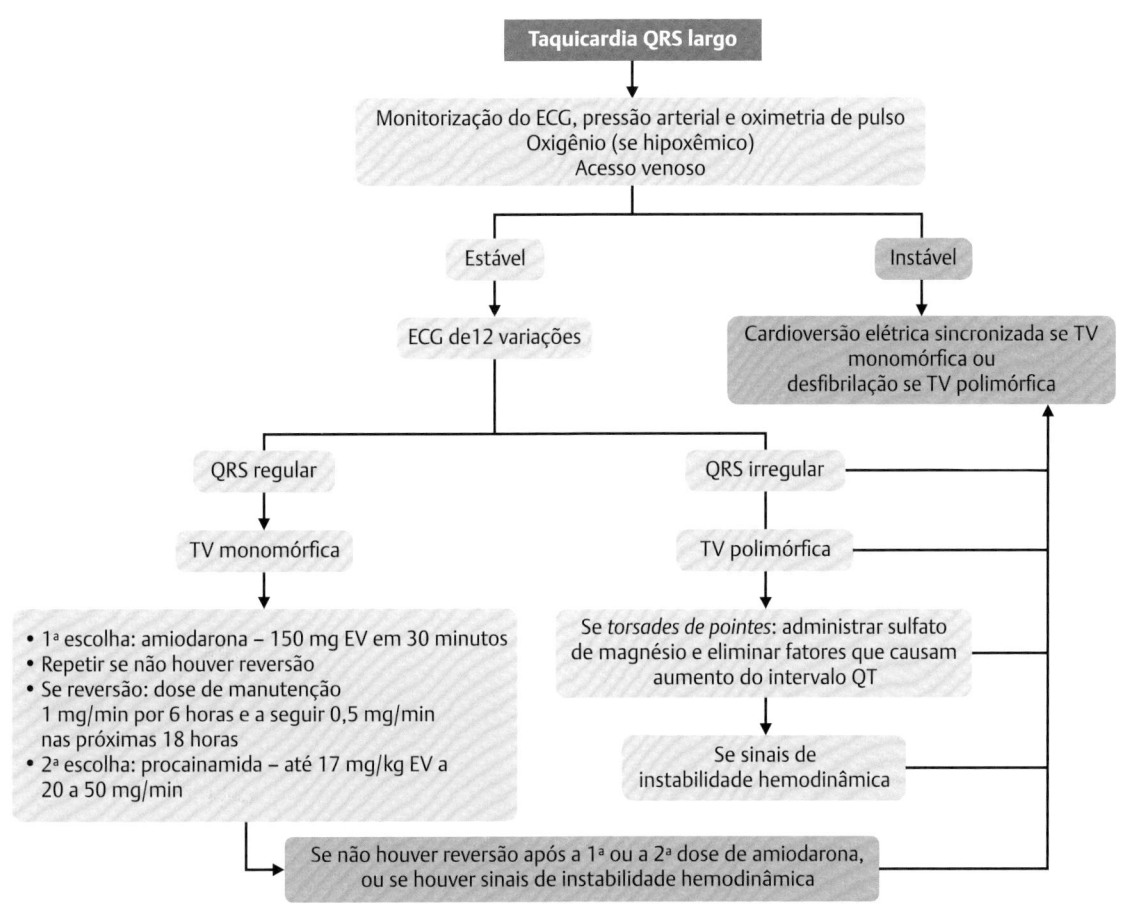

```
                    ┌─────────────────────────┐
                    │  Taquicardia QRS largo  │
                    └────────────┬────────────┘
                                 │
        ┌────────────────────────┴────────────────────────┐
        │ Monitorização do ECG, pressão arterial e        │
        │ oximetria de pulso                              │
        │ Oxigênio (se hipoxêmico)                        │
        │ Acesso venoso                                   │
        └────────────────────────┬────────────────────────┘
                    ┌────────────┴────────────┐
                Estável                   Instável
                    │                         │
          ECG de 12 variações    Cardioversão elétrica sincronizada se TV
                    │            monomórfica ou desfibrilação se TV polimórfica
        ┌───────────┴──────────┐
   QRS regular            QRS irregular
        │                      │
   TV monomórfica         TV polimórfica
```

**Fig. 42-2.** Algoritmo de tratamento de taquicardia de QRS largo. ECG: eletrocardiograma; TV: taquicardia(s) ventricular(es); h: hora(s); min: minuto(s); EV: endovenoso(a). (Fonte: Feldman & Arruda.)[1]

- 1ª escolha: amiodarona – 150 mg EV em 30 minutos
- Repetir se não houver reversão
- Se reversão: dose de manutenção 1 mg/min por 6 horas e a seguir 0,5 mg/min nas próximas 18 horas
- 2ª escolha: procainamida – até 17 mg/kg EV a 20 a 50 mg/min

Se *torsades de pointes*: administrar sulfato de magnésio e eliminar fatores que causam aumento do intervalo QT

Se sinais de instabilidade hemodinâmica

Se não houver reversão após a 1ª ou a 2ª dose de amiodarona, ou se houver sinais de instabilidade hemodinâmica

---

no eletrocardiograma por alterações no intervalo PR ou bloqueio da onda P. São classificados em três graus, abordados a seguir.

### Bloqueio Atrioventricular de 1º Grau

Nos bloqueios atrioventriculares de 1º grau, todos os impulsos elétricos atriais são conduzidos ao ventrículo, portanto, todas as ondas P proporcionaram o estímulo elétrico para a contração ventricular, gerando, consequentemente, a expressão eletrocardiográfica do complexo QRS. Muito embora a condução seja ininterrupta, ela acontece com um atraso, aumentando o tempo do intervalo PR para maior que 0,2 segundo.

### Bloqueio Atrioventricular de 2º Grau

Caracterizado pelo bloqueio da estimulação elétrica atrioventricular, expressa eletrocardiograficamente por ondas P sem a existência correspondente da ativação ventricular, portanto, sem o complexo QRS. O bloqueio atrioventricular de 2º grau é subdividido em: tipo I (Mobitz tipo I); e tipo II (Mobitz tipo II).

### Bloqueio Atrioventricular de 2º Grau – Tipo I (Mobitz I)

Caracterizado pelo alargamento progressivo do intervalo PR até o momento em que a onda P é bloqueada e não conduz um complexo QRS. O aumento progressivo do intervalo PR é conhecido como o fenômeno de Wenckebach.

### Bloqueio Atrioventricular de 2º Grau – Tipo II (Mobitz II)

Consiste no bloqueio súbito da onda P, sem a ocorrência de aumentos progressivos do intervalo PR prévio ou posterior. Geralmente esse tipo de bloqueio é de localização hissiana ou pós-hissiana.

### Bloqueio Atrioventricular de 3º Grau

Também chamado de bloqueio atrioventricular total (BAVT), é caracterizado por uma completa dissociação elétrica atrioventricular, em que não há relação alguma entre o ritmo atrial e o ritmo ventricular, de tal forma que nenhuma atividade elétrica atrial é conduzida para os ventrículos.

## Quadro Clínico

Existe um vasto espectro de sinais e sintomas que um paciente com bradicardia pode apresentar, como dispneia, cansaço, palpitações, astenia, síncope, tontura, vertigem, fadiga, dor torácica entre outros. Porém, a atenção máxima deve ser depositada em evidenciar sinais e sintomas de alarme, que costumam estar associados aos bloqueios localizados no tronco do feixe de his ou nos feixes pós-hissianos.

Os sinais e sintomas de alarme são dor torácica isquêmica, alteração do nível de consciência (síncope, pré-sincope ou sonolência), sinais de choque (hipotensão e má perfusão periférica), dispneia com sinais de insuficiência cardíaca ou congestão pulmonar. Esses sinais e sintomas caracterizam um quadro de bradiarritmias instável.

## Tratamento (Fig. 42-3)

### Bradiarritmia Estável

Para os quadros de bradiarritmias estáveis (sem os sinais de alarme), por mais das vezes não é imperativa a implementação de tratamento imediato. Exceto para os quadros de bloqueios atrioventriculares de 3° grau, em que pode ser necessária a passagem do marca-passo transvenoso.

### Bradiarritmia Instável[10-18]

Os pacientes que apresentem qualquer um dos sinais e sintomas de alarme devem ser encaminhados imediatamente para sala de emergência para

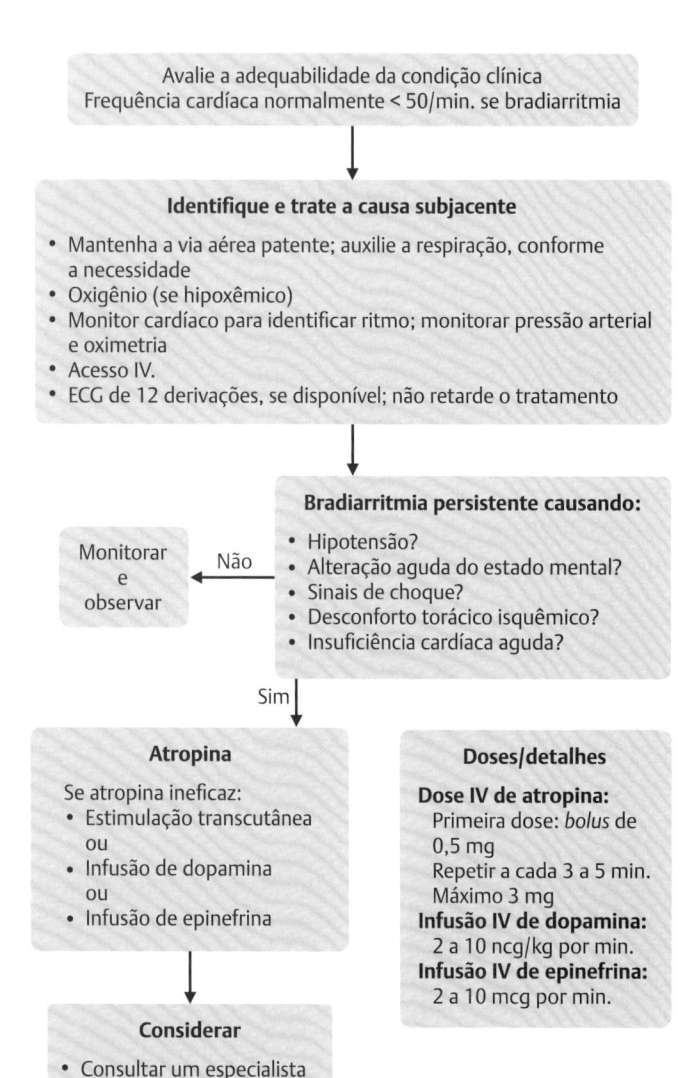

**Avalie a adequabilidade da condição clínica**
Frequência cardíaca normalmente < 50/min. se bradiarritmia

**Identifique e trate a causa subjacente**
- Mantenha a via aérea patente; auxilie a respiração, conforme a necessidade
- Oxigênio (se hipoxêmico)
- Monitor cardíaco para identificar ritmo; monitorar pressão arterial e oximetria
- Acesso IV.
- ECG de 12 derivações, se disponível; não retarde o tratamento

**Bradiarritmia persistente causando:**
- Hipotensão?
- Alteração aguda do estado mental?
- Sinais de choque?
- Desconforto torácico isquêmico?
- Insuficiência cardíaca aguda?

Não → Monitorar e observar

Sim ↓

**Atropina**
Se atropina ineficaz:
- Estimulação transcutânea ou
- Infusão de dopamina ou
- Infusão de epinefrina

**Considerar**
- Consultar um especialista
- Estimulação transvenosa

**Doses/detalhes**
**Dose IV de atropina:**
Primeira dose: *bolus* de 0,5 mg
Repetir a cada 3 a 5 min.
Máximo 3 mg
**Infusão IV de dopamina:**
2 a 10 ncg/kg por min.
**Infusão IV de epinefrina:**
2 a 10 mcg por min.

**Fig. 42-3.** Algoritmo de tratamento das bradiarritmias. (Fonte: Madrini *et al.*)[10]

viabilização de acesso venoso periférico calibroso, monitorização cardiográfica, pressão arterial não invasiva, oximetria de pulso e instituído um algoritmo de atendimento para bradiarritmia instável.

As medicações para os quadros de bradiarritmias instáveis (Quadro 42-4) são escassas e pouco efetivas, sendo mais utilizadas enquanto se viabiliza o material para a passagem do marca-passo provisório.

A primeira medicação a ser utilizada para tentativa do reestabelecimento hemodinâmico é a atropina, pela facilidade e precocidade da obtenção, devendo ser utilizada na dose de 0,5 mg, por via endovenosa, podendo ser repetida a cada 3 a 5 minutos, até a dose máxima de 3 mg (recomendação IIa; nível de evidência B).

Como segunda opção, há três medidas que são equivalentes quanto ao grau de recomendação e nível de evidência: dopamina na dose de 2 a 10 μg/kg/min em bomba de infusão; ou epinefrina na dose de 2 a 10 μg/kg em bomba de infusão; ou a implementação do marca-passo transcutâneo (recomendação IIb; nível de evidência B). Na sequência, apresentamos o algoritmo de atendimento das bradiarritmias.

## Principais Fármacos para o Tratamento das Bradiarritmias

Na maioria das vezes, o quadro de bradicardia sinusal não requer tratamento, sendo este reservado àquele que seja sintomático. Para o quadro agudo, a medicação de escolha é a atropina que deve ser feita preferencialmente endovenosa, na dose de 0,5 mg, podendo ser repetida a cada 3 a 5 minutos, até a dose máxima de 3 mg. Outras medicações podem ser utilizadas, como a dopamina e a adrenalina (Quadro 42-4). Para o quadro crônico, está indicada a terapêutica com implante de marca-passo definitivo.

### Atropina
Trata-se de fármaco que promove o aumento da automaticidade do nó sinusal e do sistema de condução, por sua ação parassimpaticolítica. Habitualmente é utilizada na dose de 0,5 mg IV(dose máxima 3 mg) sendo sua ação vagolítica total na dose de 3 mg. Pode ser infundida também por via endotraqueal, sendo utilizada dose 2-2,5 vezes maior que a dose periférica. Para os bloqueios de alto grau (BAV II grau tipo Mobitz II e BAVT pós-hissiano) deve ser utilizada com extrema parcimônia por risco de promover acentuação da bradicardia.

### Epinefrina
Trata-se de fármaco que promove o aumento da automaticidade do nó sinusal e do sistema de condução, por sua ação simpatomimética ou adrenérgica. Habitualmente é utilizada na dose de 2-10 mcg/min IV. Em acordo com as diretrizes atuais para emergências cardiovasculares, apresenta o mesmo grau de evidência ou recomendação para uso em situações de bradiarritmia instável que detinha o marca-passo transcutâneo.

### Dopamina
Trata-se de fármaco que promove o aumento da automaticidade do nó sinusal e do sistema de condução, por sua ação simpatomimética ou adrenérgica. Apresenta efeitos farmacológicos dose-dependentes, a saber:

- 2 a 5 μg/kg/min são doses dopaminérgicas e promovem vasodilatação renal e mesentérica.
- 6 a 10 μg/kg/min são doses beta-adrenérgicas e induzem taquicardia, elevação do retorno venoso e queda na resistência sistêmica.
- 10 a 20 μg/kg/min são doses que desencadeiam ações alfa e beta-adrenérgicas com vasoconstrição periférica.

Em acordo com as diretrizes atuais para emergências cardiovasculares, apresenta o mesmo grau de evidência ou recomendação para uso em situações de bradiarritmia instável que detinha o marca-passo transcutâneo.

**Quadro 42-4.** Tabela de Medicações com as Respectivas Doses

| Medicamento | Apresentação | Dose |
| --- | --- | --- |
| Atropina | Ampola: 0,25 mg (1 mL) | 0,5 mg a cada 3 a 5 minutos (máx: 3 mg)<br>Não necessita de diluição<br>Fazer em *bolus* e com *flush* após o *bolus* de 10 a 20 mL de SF 0,9% ou AD |
| Dopamina | Ampola: 5 mg/mL (10 mL)<br>Diluição: 5 ampolas em 200 mL SF 0,9%<br>Concentração: 1.000 μg/mL | Efeitos dose-dependentes<br>2-5 μg/kg/min: dopaminérgica – vasodilatação renal e mesentérica<br>6-10 μg/kg/min: beta-adrenérgicas – taquicardia, elevação do retorno venoso e queda na resistência sistêmica<br>10-20 μg/kg/min: alfa e beta-adrenérgicas – vasoconstrição periférica |
| Adrenalina | Ampola: 1 mg/mL (1 mL)<br>Diluição: 16 ampolas em 250 mL SG 5%<br>Concentração: 60 μg/mL | 2 a 10 μg/min |

SF: soro fisiológico; AD: água destilada; min: minuto(s).

## Marca-Passos (MP) Transcutâneo e Transvenoso[14,15,17,18]

### Marca-Passo Transcutâneo

O MP transcutâneo substitui o MP transvenoso na emergência, utilizado tanto no tratamento das bradicardias, como no de taquicardias. Apresenta menores complicações quanto à instalação por não ser invasivo, e regulação de mais fácil controle. Tem maior praticidade de uso e de velocidade de instalação e nível de evidência para bradicardias sintomáticas classe IIa.

### Marca-Passo Transvenoso Provisório

Consiste no implante de um fio ou cabo de marca-passo por uma punção venosa central (veia jugular D, subclávia E, veia jugular E e veia subclávia D; não comumente utilizada, mas não proibitivo, podem-se usar as veias femorais). O implante é preferencial pela radioscopia ou do traçado do ECG com a fonte do MP desligada.

## REFERÊNCIAS BIBLIOGRÁFICAS

1. Sociedade Brasileira de Cardiologia (SBC). Diretrizes para avaliação e tratamento das arritmias cardíacas. *Arq Bras Cardiol* 2002;79(SupIV).
2. Feldman A, Arruda GDS. Taquiarritmias. In: Guimarães HP, Borges LAA, Assunção M, Reis HJ. *Manual de Medicina de Emergência*. 1a ed. São Paulo: Editora Atheneu; 2016. v.1. p. 381-387.
3. Reising S, Kusumoto F, Goldschlager N. Life-threatening arrhythmias in the intensive care unit. *J Intensive Care Med* 2007;22(1):3-13.
4. Heinz G. Arrythmias in the ICU: what do we know? *Am J Resp Crit Care Med* 2008;178(1):1-2.
5. Pedersen CT, Kay GN, Kalman J et al. EHRA/HRS/APHRS expert consensus on ventricular arrythmias. *Europace* 2014;16(9):1257.
6. Link MS, Atkins DL, Passman RS et al. Part 6: electrical therapies: automated external defibrillators, defibrillation, cardioversion, and pacing: 2010 American Heart Association Guidelines for Cardiopulmonary Resuscitation and Emergency Cardiovascular Care. *Circulation* 2010;122(18 Suppl 3):S706-19.
7. Isenhour JL, Craig S, Gibbs M et al. Wide-complex tachycardia: continued evaluation of diagnostic criteria. *Acad Emerg Med* 2000;7(7):769-73.
8. Gopinathaannair R, Olshansky B. Management of Tachycardia. *F1000Prime Rep* 2015;7:60.
9. Gonzalez MM, Timerman S, Gianotto-Oliveira R et al. Sociedade Brasileira de Cardiologia. I Diretriz de Ressuscitação Cardiopulmonar e Cuidados Cardiovasculares de Emergência da Sociedade Brasileira de Cardiologia. *Arq Bras Cardiol* 2013;101(2Supl.3):1-221.
10. Madrini V, Truffa A, Guimarães HP. Bradiarritmias In: Guimarães HP, Borges LAA, Assunção M, Reis HJ. *Manual de Medicina de Emergência*. São Paulo: Editora Atheneu; 2016. v.1. p. 389-395.
11. Moreira MCV, Montenegro ST, Paola AA. *Livro-Texto da Sociedade Brasileira de Cardiologia*. 2. ed. São Paulo: Manole; 2015.
12. Guimarães HP, Assunção MS, Carvalho FB et al. *Manual de medicina intensiva*. São Paulo: Atheneu; 2014.
13. Pesinato RM, Pinto TFV, Guimarães HP, Lopes RD. Marca-passo Transcutâneo e Transvenoso. In: Guimarães HP, Bittencourt APL, Reis HJL, Lopes RD, Lopes AC (Org). *Procedimentos em Medicina de Urgência e Emergência*. São Paulo: Editora Atheneu; 2013. v.1. p. 45-48.
14. Reddy VK, Exner CV, Cantillon DJ et al. Percutaneous implantation of an entirely intracardiac leadless pacemaker. *N Eng J Med* 2015; 373:1125-1135.
15. Reynolds D, Duray GZ, Omar DR et al. A Leadless Intracardiac Transcatheter Pacing System. *N Eng J Med* 2016;374:533-541.
16. Mangrum JM, DiMarco JP. The Evaluation and Management of Bradycardia. *N Engl J Med* 2000;342:703-709.
17. Guimarães HP, Bittar JPM, Lopes RD, Flato UAP. Marca-passo Cardíaco. In: Guimarães HP; Truffa AAM; Lopes RD; Lopes AC. (Org.). *Manual de Bolso de UTI*. 1a ed. São Paulo: Editora Atheneu; 2010. v.1. p. 49-52.
18. Guimarães HP, Lopes RD, Flato UP. Marca-passo Cardíaco. In: Lopes AC; Vendrame LS, Guimarães HP; Lopes RD (Org). *Manual de Medicina de Urgência*. São Paulo: Editora Atheneu; 2012. v.1. p. 899-902.

# TAMPONAMENTO CARDÍACO

Helio Penna Guimarães
Gabriel Pietrobon Martins
Frederico Carlos de Sousa Arnaud

## INTRODUÇÃO

O pericárdio é constituído por dois folhetos. O espaço pericárdico (entre os dois folhetos) acomoda em condições normais apenas uma pequena quantidade de fluido (20-50 mL). Tem como função a proteção mecânica, bem como redução do atrito com as estruturas do mediastino.[1,2]

No departamento de emergência, tamponamento cardíaco corresponde à fase de descompensação da compressão cardíaca secundária à acumulação de líquido no espaço pericárdico, com consequente aumento da pressão intrapericárdica; pode ser subdividido em tamponamentos globais (que comprometem o estado hemodinâmico), de baixa pressão (muitas vezes ocultos, com significado hemodinâmico incerto) e regionais; podem surgir de forma aguda ou subaguda, de acordo com a etiologia. Considerando os casos de evolução mais arrastada, as etiologias mais comuns são as neoplásicas (por infiltração tumoral), viral e urêmica. O trauma torácico, a ruptura do miocárdio, de um aneurisma ou dissecção da aorta e a iatrogenia são causas importantes a considerar nos tamponamentos agudos. A doença pericárdica é uma complicação dos processos malignos, ocorrendo em 1,5 a 21,6% das autópsias de pacientes com neoplasia. O acometimento neoplásico do pericárdio é metastático, caracterizando-se como uma complicação tardia. No entanto, o acometimento do pericárdio caracteriza gravidade ao paciente oncológico, contribuindo diretamente para a morte em até 83% das manifestações.[2] Faz-se relevante considerar que a neoplasia do pericárdio tem maior probabilidade de progressão para tamponamento, sendo fundamental o reconhecimento desta entidade, já que o diagnóstico e a intervenção precoces poderiam aumentar a sobrevida.

## TAMPONAMENTO CARDÍACO

O tamponamento cardíaco corresponde à compressão cardíaca secundária ao acúmulo de líquido no espaço pericárdico, com consequente aumento da pressão intrapericárdica. Pode-se manifestar de forma aguda ou subaguda, de acordo com a etiologia; mais de 50% dos casos de tamponamento são subsequentes à pericardite por causa neoplásica, tuberculosa ou secundária a infecções.[2]

## FISIOPATOLOGIA

Os folhetos do pericárdio apresentam propriedades elásticas; tem, assim, propriedade de distensão quando sob tração, permitindo adaptação às variações fisiológicas de volume das câmaras cardíacas. Atingida a distensão máxima dos folhetos, o acúmulo adicional de líquido passa a determinar elevação extrema da pressão intrapericárdica e consequente compressão das câmaras cardíacas. Neste cenário, é relevante considerar que derrames pericárdicos com rápida instalação (p. ex.: hemopericárdio traumático), mesmo com pequenas variações de volume (50-100 mL), podem gerar tamponamento; por outro lado, derrames de lenta instalação (p. ex.: algumas neoplasias) permitem a adaptação dos folhetos pericárdicos mesmo com o acúmulo de grandes quantidades de líquido (1 a 2 L) antes que ocorra o tamponamento.

A curva pressão-volume do pericárdio está ilustrada na Figura 43-1 e ajuda a compreender esses fenômenos.[1-4]

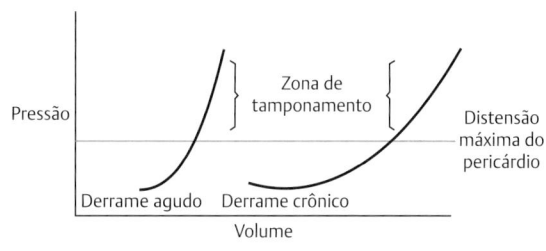

**Fig. 43-1.** Curva de pressão-volume do pericárdio. (Adaptada de Melo et al.[5] e Klein et al.)[6]

Estão descritas três fases de alterações hemodinâmicas no tamponamento:

- *Fase I:* as pressões de enchimento dos ventrículos direito e esquerdo são maiores que as pressões intrapericárdicas, resultando numa pressão elevada para o preenchimento do espaço pericárdico.
- *Fase II:* com o aumento de fluido intrapericárdico, a pressão intrapericárdica daí resultante torna-se superior à do ventrículo, gerando baixo débito cardíaco.
- *Fase III:* progressivamente, aumento do desequilíbrio entre as pressões intracardíaca e intrapericárdica, diminuindo o fluxo cardíaco com repercussão hemodinâmica.

A inspiração determina queda da pressão intratorácica, aumento do retorno venoso e distensão do ventrículo direito; na vigência de possível tamponamento, a pressão intrapericárdica elevada impede a distensão da parede livre do ventrículo direito, determinando desvio do septo interventricular para o ventrículo esquerdo, promovendo redução do débito cardíaco e aparecimento de pulso paradoxal (redução da pressão arterial sistólica maior que 10 mmHg durante a inspiração).

## QUADRO CLÍNICO E DIAGNÓSTICO

O diagnóstico de tamponamento pericárdico é eminentemente clínico,[1,2,4] e poucos exames complementares são efetivos em somar informação ao diagnóstico. As manifestações clínicas estão associadas à etiologia, velocidade, tempo e modo de instalação, se agudo ou crônico: nos quadros agudos as manifestações imediatas são de choque cardiogênico até parada cardiorrespiratória em AESP ou assistolia. Nos processos inflamatórios mais lentos, a compressão cardíaca ocorre em até semanas, com elevado acúmulo de líquido, sendo sinais e sintomas de insuficiência cardíaca comuns antecedendo o colapso hemodinâmico.[2,3]

Achados do exame físico revelam a taquipneia com pulmões limpos, taquicardia, hipotensão arterial, abafamento de bulhas, estase jugular e pulso paradoxal; eventual presença de disfagia e rouquidão estão associadas à compressão local do nervo laríngeo recorrente, comum a alguns quadros neoplásicos. A tríade clássica de Beck do tamponamento cardíaco (distensão venosa do pescoço, precórdio silencioso e hipotensão) raramente é observada nas doenças malignas, dada a acumulação subaguda de líquidos na maioria das vezes. Os pacientes geralmente têm dispneia, desconforto torácico e pulso paradoxal.

O sinal de Kussmaul, descrito por distensão venosa jugular durante a inspiração, pode estar presente, embora mais frequente na pericardite constritiva.[2,3,5]

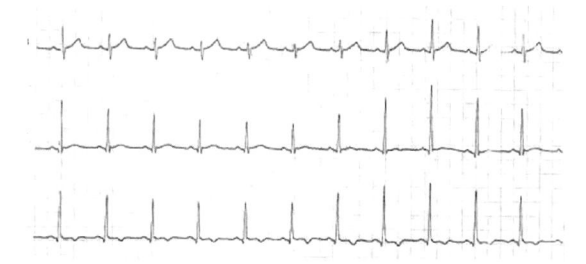

**Fig. 43-2.** Alternância elétrica.

## EXAMES COMPLEMENTARES

### Eletrocardiograma (ECG)

- Taquicardia sinusal, QRS difuso de baixa voltagem.
- Alternância elétrica (amplitude do QRS variável a cada batimento) (Fig. 43-2).
- Inversão de T, infradesnivelamento de PR ou supradesnivelamento difuso do ST.[2-4]

### Radiografia de Tórax

Habitualmente normal nos tamponamentos agudos, em razão da necessidade de 200 mL de líquido no alargamento do índice cardiotorácico. Em pacientes com derrames de instalação lenta, pode haver grande aumento de área cardíaca com morfologia globosa (Fig. 43-3).[5] A radiografia torácica encontra-se alterada na maioria dos pacientes, aparecendo o derrame pleural com frequência.

### Ecocardiograma

Fundamental para os médicos emergencistas e oncologistas na suspeita de tamponamento cardíaco. Os achados com frequência são mais precoces a manifestações clínicas, como a hipotensão arterial e pulso paradoxal (Fig. 43-4). Estes achados incluem:[2-4,6]

- Colapso diastólico do átrio direito.
- Colapso diastólico precoce do ventrículo direito.
- Interdependência ventricular.

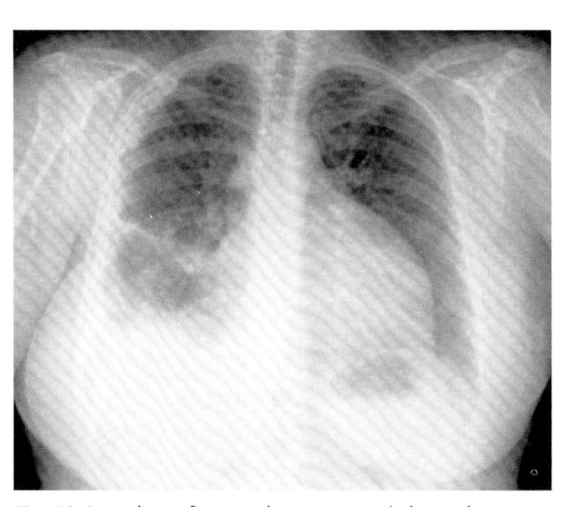

**Fig. 43-3.** Radiografia com derrame pericárdico volumoso.

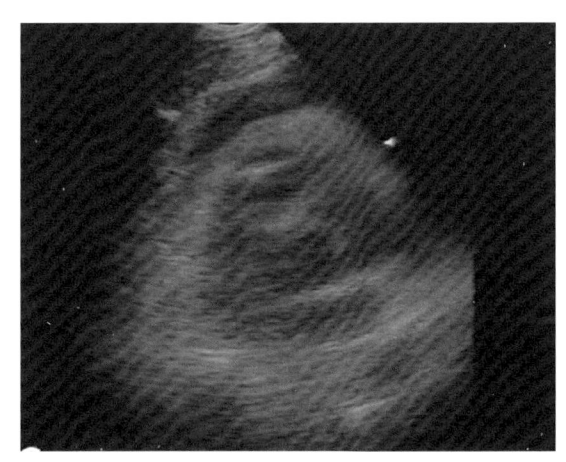

**Fig. 43-4.** Janela do eco com sinais de tamponamento cardíaco.

- Dilatação da veia cava inferior e ausência de colapso inspiratório (< 50%).
- Fluxo diastólico reverso em veias hepáticas.
- Redução do fluxo mitral (≥ 30%); e aumento do fluxo tricúspide à inspiração.

A ecocardiografia Doppler tem limitações em emergências oncológicas do pericárdio, porque órgãos adjacentes acometidos podem simular afecções pericárdicas, como extensos derrames pleurais, neoplasias mediastinais e intrapericárdicas.

## Tomografia e Ressonância Cardíaca

Em pacientes com janela ecocardiográfica desfavorável, podem ser úteis para detectar derrames loculados, espessamento e calcificação pericárdica, colapso de câmaras cardíacas e dilatação da veia cava inferior. Além disso, fornecem informações adicionais de estruturas mediastinais e pulmonares nas neoplasias.[5,6]

## TRATAMENTO

Consiste na pericardiocentese ou drenagem cirúrgica do líquido pericárdico. Em pacientes instáveis, enquanto se aguarda o procedimento, a infusão de volume IV pode otimizar a pré-carga, a pressão atrial direita e a pressão diastólica final do ventrículo direito, retardando o impacto do colapso da parede.[1,2,4] Os diuréticos e a ventilação não invasiva com pressão positiva devem ser evitados, pois reduzem a pré-carga e precipitam tamponamento.[3]

## Pericardiocentese Percutânea

Deve ser realizada com agulha e fio-guia, pelo acesso subxifoide. A agulha deve ser direcionada para o ombro esquerdo, mantendo ângulo de 30-45° com a pele. Esse posicionamento é extrapleural e evita lesões de coronárias, epicárdio e de artérias mamárias; esta punção deve ser feita, preferencialmente, com o auxílio da ecocardiografia Doppler ou radioscopia. Após posicionamento da agulha, introduz-se um fio-guia pelo qual um cateter de *pigtail* pode ser inserido para drenagem. Em derrames volumosos, recomenda-se a drenagem lenta para evitar a síndrome de descompressão aguda do ventrículo direito.

As complicações graves têm prevalência de 1,3 a 1,6% e incluem perfuração do miocárdio, perfuração das artérias coronárias, embolia de ar, pneumotórax e perfuração de vísceras abdominais e cavidade peritoneal.

## Drenagem Cirúrgica do Pericárdio

A drenagem cirúrgica pode ser por toracoscopia, janela subxifoide ou aberta. A escolha do melhor método depende do quadro clínico do paciente, da disponibilidade de recursos e de equipe treinada.[1,2,4]

No líquido pericárdico, podem ser avaliados celularidade, proteínas totais, glicose, LDH, ADA (adenosina desaminase), pesquisa de células neoplásicas, marcadores tumorais (CEA, AFP, CA19-9, CA-125), cultura para fungos, bactérias e microbactérias, além de reação em cadeia da polimerase e o bacilo da tuberculose.[2-4]

A taxa de mortalidade intra-hospitalar é inferior a 10%, dependendo da causa do derrame que gerou o tamponamento; no entanto, as taxas de mortalidade subsequentes podem atingir 75% no caso de derrames malignos, em comparação a apenas 3 a 5% de mortalidade anual associada a outras causas.

## REFERÊNCIAS BIBLIOGRÁFICAS

1. Troughton RW, Asher CR, Klein AL. Pericarditis. *Lancet* 2004;363(9410):717-27.
2. Khandaker MH, Espinosa RE, Nishimura RA, Sinak LJ, Hayes SN, Melduni RM, Oh JK. Pericardial disease: diagnosis and management. *Mayo Clinic Proceedings* 2010;85(6):572-593.
3. Maisch B *et al*. Guidelines on the diagnosis and management of pericardial diseases: The Task force on the diagnosis and management of pericardial diseases of the European Society of Cardiology. *Eur Heart J* 2004;25(7):587-610.
4. Melo DTP, Dias RR, Fernandes F. Urgencias em pericardiopatias. In: Guimaraes HP, Borges LAA; Assuncao, MSC; Reis HJL. *Manual de Medicina de Emergência*. 1. ed. São Paulo: Editora Atheneu; 2016. v. 1. 427-435
5. Imazio M, Spodick DH, Brucato A *et al*. Controversial issues in the management of pericardial diseases. *Circulation* 2010;121:916-928.
6. Montera MW, Mesquita ET, Colafranceschi AS *et al*. Sociedade Brasileira de Cardiologia. I Diretriz Brasileira de Miocardites e Pericardites. *Arq Bras Cardiol* 2013;100(4 supl. 1):1-36.

7. Spodick DH. Acute pericarditis: current concepts and practice. *JAMA* 2003;289(9):1150-1153.
8. Zayas R, Anguita M, Torres F *et al*. Incidence of specific etiology and role of methods for specific etiologic diagnosis of primary acute pericarditis. *Am J Cardiol* 1995;75(5):378-382.
9. Yared K, Baggish AL, Picard MH *et al*. Multimodality imaging of pericardial diseases. *JACC Cardiovasc Imaging* 2010;3(6):650-60.
10. Klein AL, Abbara S, Agler DA, Appleton CP *et al*. American Society of Echocardiography clinical recommendations for multimodality cardiovascular imaging of patients with pericardial disease: endorsed by the Society for Cardiovascular Magnetic Resonance and Society of Cardiovascular Computed Tomography. *J Am Soc Echocardiogr* 2013;26(9):965-1012

# Parte VIII  Emergências Respiratórias

# INSUFICIÊNCIA RESPIRATÓRIA AGUDA

Eliana Lourenço Borges

## DEFINIÇÃO

A insuficiência respiratória aguda (IRpA) é definida como a incapacidade do sistema respiratório em realizar a adequada troca gasosa, determinada pela absorção de oxigênio e pela eliminação do gás carbônico.[1] Desta forma, há alteração nos valores da pressão parcial de oxigênio ($PaO_2$) e da pressão parcial de gás carbônico ($PaCO_2$) no sangue, cujos valores de corte na gasometria arterial para determinar IRpA são: $PaO_2$ menores de 55 a 60 mmHg e $PaCO_2$ maiores de 50 mmHg.[1,2]

## CLASSIFICAÇÃO

Tendo como referência estas alterações da troca gasosa, pode-se classificar a insuficiência respiratória aguda nos seguintes tipos: IRpA Tipo I ou hipoxêmica, IRpA Tipo II ou hipercápnica e IRpA mista.[1,3]

- *IRpA Tipo I (hipoxêmica):* ocorre em decorrência de alterações na membrana alveolocapilar ou na relação determinada pelo gradiente ventilação-perfusão, ou seja, ocorre prejuízo à troca gasosa em nível pulmonar. Assim, são doenças responsáveis por este tipo de IRpA: pneumonia, síndrome da angústia do adulto, edema pulmonar, embolia pulmonar, doença pulmonar obstrutiva crônica (DPOC) entre outras.
- *IRpA Tipo 2 (hipercápnica):* nesta a capacidade de troca gasosa entre alvéolos e capilares está preservada, porém os alvéolos são hipoventilados, acarretando em retenção de gás carbônico. Portanto, há falência ventilatória por causas extrapulmonares decorrentes de alterações do sistema nervoso central (SNC), alterações neuromusculares periféricas, disfunção da caixa torácica e obstruções de vias aéreas.
- *IRpA mista:* podem ocorrer situações em que ambos, pulmões e causas extrapulmonares, estão associados, desenvolvendo IRpA (p. ex.: doença neurológica associada à pneumonia).

O Quadro 44-1 resume as principais causas dos tipos de IRpA.[4]

**Quadro 44-1.** Causas de IRpA

| IRpA TIPO II (hipoxêmica) | |
|---|---|
| Gerais | Síndrome do desconforto respiratório do adulto, pneumonia, atelectasias, edema pulmonar, embolia pulmonar, quase afogamento, DPOC exacerbado, asma grave, pneumotórax |
| **IRpA Tipo II (hipercápnica)** | |
| Neurológicas | Neoplasias, infartos, hemorragias, infecções do SNC, depressão por drogas, hipotireoidismo, alcalose metabólica, apneia central do sono, trauma raquimedular, mielite transversa, esclerose lateral amiotrófica, síndrome de Guillain-Barré etc. |
| Neuromusculares | Doenças causadas por toxinas (tétano, difteria, botulismo), miastenia *gravis*, síndromes paraneoplásicas, distúrbios eletrolíticos (diminuição de fósforo, cálcio, magnésio e potássio), distrofias musculares, polimiosites, miosites |
| Disfunção da parede torácica | Cifoescoliose, espondilite anquilosante, obesidade, tórax instável, toracoplastia etc. |
| Obstrução de vias aéreas superiores e inferiores | Epiglotite, edema de laringe, aspiração de corpo estranho, paralisia bilateral de pregas vocais, estenose de traqueia, traqueomalácia, tumores de vias aéreas superiores, apneia do sono obstrutiva, DPOC, asma, fibrose cística |

## QUADRO CLÍNICO

A apresentação clínica é variável, porém o principal sintoma é a dispneia, caracterizada por dificuldade ou desconforto respiratório. Todavia, pode-se observar taquipneia (FR > 20 incursões respiratórias/minuto) ou bradipneia (FR < 10 incursões/minuto) em algumas patologias. Outros sintomas comuns são mal-estar, confusão mental, ansiedade, dor torácica, sibilos, hemoptise entre outros. Possíveis sinais são: cianose, palidez cutânea, sudorese fria, respiração irregular, tiragens intercostais, agitação psicomotora, uso de musculatura acessória (por aumento do trabalho respiratório), respiração paradoxal, sonolência, coma, incoordenação etc. A respiração paradoxal é um achado de alarme que deve ser considerado nas unidades de emergência, caracteriza-se pela retração da parede abdominal na inspiração, denotando fadiga da musculatura diafragmática por esforço respiratório prolongado e risco iminente de parada respiratória. Podem ocorrer ainda manifestações cardiovasculares, como taquicardia ou bradicardia, aumento do débito cardíaco, vasodilatação arterial, depressão miocárdica, choque circulatório, arritmias e parada cardíaca.[5-9]

## DIAGNÓSTICO

Em razão da gravidade do quadro clínico da IRpA, torna-se imprescindível o adequado diagnóstico de sua causa. E para tanto é necessário colher dados da história clínica, realizar exame físico minucioso e exames complementares que possam ajudar na elucidação diagnóstica. A história clínica engloba anamnese, antecedentes pessoais, uso de medicações atual e anteriormente. O exame físico, sobretudo do tórax, deve atentar para possíveis sinais indicativos da causa (padrão respiratório, presença de indícios de fadiga respiratória, inspeção, percussão e ausculta pulmonar). Exames complementares são: gasometria arterial, radiografia de tórax (incidências posteroanteriores), eletrocardiograma e exames laboratoriais (hemograma, eletrólitos, entre outros). Exames adicionais podem ser solicitados, dependendo da gravidade e condições do paciente, como: tomografia de tórax, ecocardiograma, espirometria, broncoscopia, cintilografia pulmonar e culturas.[5]

De suma importância é a análise da gasometria arterial na IRpA, que deve ser colhida preferencialmente em ar ambiente. Caso isso não possa ser possível, deve-se anotar a fração inspirada de oxigênio ($FiO_2$) a que o paciente está submetido, útil na análise da $PaO_2$ corrigida para a $FiO_2$ ($PaO_2/FiO_2$).[10] Na IRpA tipo I ou hipoxêmica observam-se $PaO_2$ baixa e $PaCO_2$ normal ou elevada. Enquanto que na IRpA tipo II ou hipercápnica, a $PaO_2$ encontra-se baixa e $PaCO_2$ elevada. Porém, uma estimativa pode ser obtida pela oximetria de pulso, cujo resultado à saturação de oxigênio ($SaO_2$) é considerado normal em valores superiores a 90%. Portanto, $SaO_2$ menor que 90% é indicativa de possível IRpA. Vale ressaltar que a $SaO_2$ pode ser prejudicada em situações como má perfusão periférica, cor da pele, presença de esmalte nas unhas e no choque. Além de ser reduzida em casos de doenças pulmonares crônicas e deste modo não representar IRpA.[10]

## TRATAMENTO

Como se trata de condição de emergência, a IRpA deve ser prontamente manejada para que sejam evitadas situações de maior gravidade, como a parada cardiorrespiratória. Para tanto, faz-se necessário o tratamento adequado com condutas iniciais que visam à estabilização do paciente, bem como o tratamento concomitante da causa deste quadro ventilatório.

- *Manutenção das vias aéreas:* verificar se as vias aéreas estão pérvias e realizar medidas para eficaz desobstrução das mesmas, como a aspiração, posicionamento do paciente em decúbito lateral e elevação do mento. Em casos de rebaixamento do nível de consciência, fadiga muscular, utilização da musculatura acessória ou deterioração clínica pode-se proceder à intubação orotraqueal e ventilação mecânica invasiva. Em situações onde a obstrução ocorra acima das cordas vocais, serão necessários acessos alternativos, como a cricotireodotomia ou a traqueostomia.[11-13]
- *Oxigenoterapia:* indicada quando a $PaO_2$ for inferior a 60 mmHg e $SaO_2$ inferior a 90%. Pode ser via dispositivos de baixo fluxo (cânulas e cateteres nasais), dispositivos com reservatório (máscaras com bolsa) ou dispositivos de alto fluxo (máscaras de Venturi e nebulizadores). Neste ponto vale ressaltar a necessidade de calcular a relação $PaO_2/FiO_2$ ($PaO_2$ corrigida para a fração inspirada de $O_2$): $PaO_2/FiO_2$ superiores a 300 mmHg são consideradas normais, valores entre 200 e 300 mmHg indicam insuficiência respiratória (ou lesão pulmonar), e valores inferiores a 200 mmHg indicam insuficiência respiratória grave (ou lesão pulmonar grave). A meta desejada para a terapia com oxigênio é manter $PaO_2$ maiores a 60 mmHg com a menor $FiO_2$ possível, posto que uso excessivo de oxigênio por longos períodos de tempo pode ser igualmente danoso.[11-13]
- *Suporte ventilatório:* indicado para casos em que, apesar do adequado fornecimento de oxigênio suplementar, o paciente mantiver $PaO_2$ inferior a 60 mmHg e $PaCO_2$ maior que 55 mmHg (exceto em patologias crônicas que levam à retenção crônica de gás carbônico). Este suporte pode ser por via não invasiva (ventilação não invasiva – VNI) ou por via invasiva (ventilação mecânica invasiva – VMI). A VNI pode ser utilizada para pacientes com nível de consciência preservado. Já a VMI

será considerada, caso o paciente apresente deterioração clínica (como a não melhora com a VNI, choque, hipoxemia grave refratária), falência respiratória ou rebaixamento do sensório.[11-13]
- *Tratamento específico:* depois de adequada investigação e chegado à conclusão da etiologia da IRpA, pode-se efetuar o tratamento específico e direcionado. Por exemplo: antibióticos para pneumonia, broncodilatadores e corticoides sistêmicos para crises de asma ou DPOC exacerbado, trombolíticos ou anticoagulação para embolia pulmonar, entre outros. Os Quadros 44-2 e 44-3 apresentam algumas considerações diagnósticas e diagnósticos diferenciais.[12]

**Quadro 44-2.** Considerações Diagnósticas

| Causas da dispneia | História | Exame físico |
|---|---|---|
| **Obstrução de vias aéreas** | | |
| Corpo estranho | Início súbito durante alimentação, sensação de corpo estranho | Respiração ruidosa, incapacidade de produzir sons (falar ou tossir) |
| Infecção | Início gradual, dor à deglutição | Febre, dificuldade para abrir a boca |
| Anafilaxia | Início súbito após medicação, alimentos ou picada de inseto | Urticária, edema de língua e lábios, respiração ruidosa, broncospasmo, hipotensão arterial |
| **Causas respiratórias** | | |
| Asma | Início súbito, história de tratamento de asma | Tosse, sibilos, expiração prolongada |
| DPOC | Início gradual, história de tratamento de bronquite ou enfisema, tosse produtiva, tabagismo | Tórax em tonel, indicativos de enfisema, tosse, sibilos, expiração prolongada |
| Pneumonia | Início gradual, dor pleurítica, febre, tosse | Febre, taquicardia, taquipneia, estertores crepitantes, roncos |
| Pneumotórax | Início súbito, dor pleurítica | Redução do murmúrio vesicular em hemitórax, timpanismo à percussão |
| Embolia pulmonar | Início súbito, dor pleurítica, história de cirurgia recente ou imobilização, uso de anticoncepcionais orais | Tosse, hemoptoicos, dor torácica, síncope |
| **Causas cardíacas** | | |
| Gerais | Diagnóstico prévio de doença cardíaca, dor torácica anginosa prévia | Estertores crepitantes basais |

**Quadro 44-3.** Diagnóstico Diferencial da Etiologia dos Distúrbios Respiratórios

| Condição | História | Sintomas | Sinais | Rx de tórax | Laboratório |
|---|---|---|---|---|---|
| Tórax instável | Trauma | Dor à respiração | Respiração paradoxal | Fratura de arco costal | |
| Fraqueza muscular | Início gradual | Fraqueza de outros músculos | | Normal | |
| Pneumotórax | Início súbito, trauma | Tosse e dor pleurítica | MV diminuído, timpanismo | Colapso pulmonar | |
| Derrame pleural | Início gradual | Dor pleurítica e dispneia | MV diminuído Macicez | | |
| Atelectasia | Início variável | Dor pleurítica, dispneia e febre | MV diminuído Macicez | | |
| Edema pulmonar | Evolução em horas ou dias | Tosse, dispneia esforço, ortopneia | Estertores binasais, sibilos | Infiltrados bilaterais simétricos | |
| Pneumonia | Evolução em horas ou dias | Febre, tosse, expectoração, dor pleurítica | Estertores na área afetada, febre | Infiltrados alveolares | Leucocitose |
| Aspiração | Início súbito associado à redução sensória | Tosse | Roncos, vômitos | Normal ou infiltrado | |
| Obstrução das vias aéreas | Súbita | Respiração ruidosa, afonia | Estridor inspiratório | Rx de pescoço pode ser útil | |
| Asma | Crises prévias | Tosse | Tosse, dispneia, sibilos | Hiperinsuflação | |
| DPOC | Dispneia prévia | Tosse | Sibilos, hiperinsuflação | Hiperinsuflação | |
| Embolia pulmonar | Início súbito | Tosse, dor pleurítica, hemoptoicos | Taquicardia, *Cor Pulmonale* agudo | Normal, infiltrados, atelectasias | Dímero-D Troponina |
| Acidose metabólica | Início gradual | Taquipneia, desconforto respiratório | Hiperventilação | Normal | pH sérico e bicarbonato baixos |
| Psicogênica | Crises prévias comuns | Taquipneia, ansiedade | Algumas vezes abalos musculares | Normal | Alívio com sistema de reinalação |

## REFERÊNCIAS BIBLIOGRÁFICAS

1. Pádua AI, Alvares F, Martinez JAB. Insuficiência respiratória. *Medicina* (Ribeirão Preto Online) 2003;36(2/4):205-13.
2. Pinheiro BV, Pinheiro GSM, Mendes MM. Entendendo melhor a insuficiência respiratória aguda. *Pulmão* (RJ) 2015;24(3):3-8.
3. Barbas CSV. Lesão pulmonar aguda e síndrome do desconforto respiratório agudo: dificuldades diagnósticas. *J Bras Pneum* 2007;33(4):25-6.
4. Simon PM, Schwartzstein RM, Weiss JW, Fencl V. Distinguishable types of dyspnea in patients with shortness of Breath1-3. *Am Rev Respir Dis* 1990;142(5):1009-14.
5. Davidson AC, Banham S, Elliott M et al. BTS/ICS guideline for the ventilatory management of acute hypercapnic respiratory failure in adults. *Thorax* 2016;71(Suppl 2):ii1-ii35.
6. Parshall MB, Schwartzstein RM, Adams L et al. An official American Thoracic Society statement: update on the mechanisms, assessment, and management of dyspnea. *Am J Respir Crit Care Med* 2012;185(4):435-52.
7. Pratter MR, Abouzgheib W, Akers S et al. An algorithmic approach to chronic dyspnea. *Respir Med* 2011;105(7):1014-21.
8. Pratter MR, Curley FJ, Dubois J, Irwin RS. Cause and evaluation of chronic dyspnea in a pulmonary disease clinic. *Arch Intern Med* 1989;149(10):2277-82.

9. Ray P, Birolleau S, Lefort Y et al. Acute respiratory failure in the elderly: etiology, emergency diagnosis and prognosis. *Crit Care* 2006;10(3):R82.
10. Rodríguez-Roisin R, Roca J. Mechanisms of hypoxemia. *Intensive Care Med* 2005;31(8):1017-9.
11. Barbas CSV, Ísola AM, Farias AMDC et al. Recomendações brasileiras de ventilação mecânica 2013. Parte 2. *Rev Bras Ter Intensiva* 2014.
12. Bueno MAS, Pieri A, Sampaio RO et al. Condutas em emergências, Unidade de Primeiro Atendimento (UPA): Hospital Israelita Albert Einstein, 2009.
13. Rochwerg B, Brochard L, Elliott MW et al. Official ERS/ATS clinical practice guidelines: noninvasive ventilation for acute respiratory failure. *Eur Respir J* 2017;50(2):1602426.

# DERRAME PLEURAL NEOPLÁSICO

CAPÍTULO 45

Wilson Chubassi de Aveiro
Djalma Igor de Oliveira Gonçalves
Carlos Maciel da Silva

## CONCEITOS GERAIS

As efusões pleurais, comumente conhecidas como derrames pleurais, originam-se do acúmulo anormal de líquido na cavidade pleural – espaço virtual compreendido entre as pleuras parietal e visceral. Esse acúmulo é resultado de um desequilíbrio entre a produção/filtração e a absorção dos seus constituintes.[1] O líquido pleural fisiológico, facilitador do deslizamento entra as pleuras nos movimentos respiratórios, possui um volume médio de 15 a 20 mL, apesar de ser produzido a uma taxa entre 0,02 e 2 mL/kg/hora; contém aproximadamente 4.500 células/mm$^3$ (54% monócitos, 10% linfócitos, 4% granulócitos, 3% células mesoteliais), baixa concentração de proteínas (10 a 20 g/L, sendo 50-70% de albumina), glicose semelhante à do plasma sanguíneo e desidrogenase láctica de aproximadamente metade dos níveis plasmáticos.[2]

Mecanismos fisiopatológicos complexos estão envolvidos na gênese do derrame pleural, como: aumento da permeabilidade vascular (nos processos inflamatórios, infecciosos e neoplásicos), aumento da pressão hidrostática (insuficiência cardíaca congestiva), diminuição da pressão oncótica (hipoalbuminemias e síndromes nefróticas), aumento da pressão negativa intrapleural (atelectasias), diminuição da drenagem linfática (obstrução linfática por tumor ou fibrose induzida por radiação) ou passagem do líquido ascítico pelo diafragma (p. ex.: hidrotórax hepático).[3] Uma mesma patologia pode apresentar mais de um destes mecanismos fisiopatológicos, ou, ainda, um quadro de derrame pleural pode ser causado por mais de uma patologia simultaneamente, conhecida como Síndrome de Contarini*.[4-6] Em pacientes com câncer, por exemplo, vários mecanismos estão envolvidos na formação do derrame pleural.

Derrame pleural é um achado comum em pacientes oncológicos, e a maioria dos derrames é causada por doença em estágio avançado, sendo observado em mais da metade dos pacientes com doença metastática.[7] Embora no Brasil não existam dados estatísticos concretos, nesse tocante, estima-se uma semelhança com os dados estadunidenses, com uma incidência de aproximadamente 1,5 milhão de casos novos de derrame pleural anualmente, sendo 15 a 20% destes de provável origem neoplásica.[8,9] Porém, a estimativa numérica não se assemelha aos fatores etiológicos. Nos países subdesenvolvidos ou emergentes, sobretudo no Brasil, ainda existem altas taxas de incidências de doenças infectocontagiosas, especialmente a tuberculose pleural, enquanto nos EUA derrame pleural tuberculoso responde por menos de 0,1% dos casos.[10] Em uma série não publicada de 2.900 pacientes de um Hospital Universitário da Espanha submetidos à toracocentese diagnóstica, em um período de 17 anos, evidenciaram-se os seguintes fatores etiológicos: câncer (27%), insuficiência cardíaca (20%), pneumonia (18%), tuberculose (9%), doenças pericárdicas (3,5%), e cirrose hepática (3%).[11]

Derrame pleural de origem neoplásica é uma das maiores causas de derrame pleural exsudativo, e sua incidência tem aumentado juntamente com o aumento das prevalências oncológicas e com as maiores sobrevidas propiciadas por tratamentos oncológicos cada vez mais eficazes. Os altos níveis proteicos determinam a natureza exsudativa dos derrames neoplásicos em mais de 95% dos casos, embora, raramente, casos de linfangite carcinomatosa, por exemplo, possam apresentar características transudativas.[6]

---

*Fanchesco Contarini: 95° Doge de Veneza, morreu em 6 de dezembro de 1625 com um quadro de insuficiência respiratória associada à arritmia cardíaca e febre, que se arrastou por 5 meses. Diagnóstico retrospectivo, 3 séculos depois, descreveu derrame pleural bilateral, sendo, de um lado, um exsudato de origem parapneumônica, com achados de empiema ou abscesso pulmonar e, contralateral, um transudato de provável origem cardíaca, sugerida pela cardiomegalia encontrada.[5]

## QUADRO CLÍNICO

Na história natural dos derrames pleurais neoplásicos, a idade média de apresentação é de 65 anos, geralmente são derrames extensos e unilaterais, embora 10 a 13% possam ocorrem bilateralmente[7,12] – a insuficiência cardíaca é a causa mais comum de derrame pleural bilateral.[13] Na maioria dos casos, os derrames são sintomáticos, com 15 a 25% apresentando-se sem sintomas.[7] A dispneia é o sintoma mais comum, e a sua intensidade não se relaciona com a extensão do derrame.[14] Tosse, dor torácica, fadiga e perda de peso completam o quadro.[7] Alguns outros sinais e sintomas relacionados com a etiologia neoplásica também podem estar presentes, por exemplo: hemoptise nas neoplasias pulmonares, hemorragias digestivas nas neoplasias gastrointestinais entre outros.[15] A dispneia ocorre, sobretudo, pela estimulação de mecanorreceptores e outras interações mecânicas complexas responsáveis pela ventilação e controles volumétricos, seja por uma redução da complacência pulmonar, seja por alterações na dinâmica diafragmática.[16] Além disso, a dispneia existirá sempre que houver dor por causa da limitação imposta aos movimentos respiratórios. Portanto, em geral, a dispneia pode ser sensivelmente aliviada com terapêutica específica, podendo, inclusive, levar a agravamento do conjunto de sintomas, caso o tratamento seja retardado ou negligenciado.[17,18]

## AVALIAÇÃO DIAGNÓSTICA

A avaliação inicial requer, como todo processo patológico, de uma anamnese e exame físico detalhados, investigando antecedentes pessoais patológicos, como doenças cardíacas ou tabagismo, e ocupacionais, sobretudo pela exposição ao asbesto ou amianto, bem como uso de medicamentos.[11] A presença de achados no exame físico, como redução da expansibilidade torácica, som maciço à percussão, murmúrios vesiculares diminuídos ou abolidos, redução do frêmito toracovocal, direciona para a suspeita de derrame pleural maligno em pacientes oncológicos.[19]

O primeiro exame complementar diante da suspeita de derrame pleural é a radiografia de tórax que identificará, nas incidências posteroanteriores, derrames com volumes acima de 200 mL, inclusive com trabalhos sugerindo a identificação de volumes muito menores, entre 25 e 50 mL, correlacionando-os com o apagamento dos seios costofrênicos, com a altura do diafragma ou com a distância entre a bolha gástrica e a base pulmonar esquerda.[20,21] Incidências radiológicas em decúbito lateral, com o lado do tórax afetado para baixo, aumentam a sensibilidade para derrames de volume menores e para avaliação de derrames livres.[22]

A ultrassonografia torácica deve ser realizada sempre que a radiografia sugerir o diagnóstico de derrame pleural, pois este exame tem a capacidade de quantificar o volume, caracterizar complicações associadas ao derrame, revelando septações e loculações, espessamento e nodularidade pleural, além de identificar possíveis alterações diafragmáticas preditoras de melhora dos sintomas após toracocentese de alívio, como achatamento ou inversão de cúpula diafragmática.[23,24] Alguns achados na ultrassonografia torácica são sugestivos de malignidade (com especificidade de até 95% e sensibilidade de 42%), como: espessamento da pleura parietal de mais de 10 mm, achados de nodulações pleurais e espessura diafragmática superior a 47 mm.[24] Além dos achados descritos, a ultrassonografia auxilia nos procedimentos de intervenção pleural, reduzindo o risco de iatrogenias e aumento das taxas de sucesso dos procedimentos.[25-27]

A tomografia de tórax é extremamente útil na caracterização de derrames pleurais parapneumônicos, empiemas ou abscessos pulmonares, mas também auxilia na definição etiológica, diferenciando doenças benignas e malignas. Os critérios ultrassonográficos sugestivos de malignidade também se correlacionam com os achados tomográficos: 1) espessamento pleural maior que 10 mm, 2) nodulações pleurais; 3) envolvimento pleural difuso ou encarceramento pulmonar; e 4) envolvimento pleural mediastinal. As sensibilidades e especificidades foram, respectivamente, de 35/87, 37/97, 22/97 e 31%/85%.[28]

## DIAGNÓSTICO DIFERENCIAL

O passo inicial para a identificação etiológica do derrame pleural consiste na diferenciação entre transudatos e exsudatos, que norteará a investigação etiológica, inclusive direcionando a abordagem terapêutica. Na prática clínica, os critérios de Light definem essa diferenciação a partir do gradiente ou proporção das concentrações de proteínas e desidrogenase láctica (DHL) entre o líquido pleural e o sangue.[29] No derrame exsudativo, encontra-se um ou mais dos seguintes critérios: 1) proteína no líquido pleural/proteína sérica maior que 0,5; 2) desidrogenase láctica (DHL) no líquido pleural/DHL sérica maior que 0,6 ou 3) nível de DHL no líquido pleural maior que dois terços do limite superior normal para DHL sérica.[29] As amostras séricas não precisam ser colhidas ao mesmo tempo que as amostras pleurais. Testes com amostras colhidas dias antes ou após a toracocentese não alteraram os resultados dos achados.[30]

Os critérios de Light são altamente sensíveis (> 97%) na identificação de exsudatos, porém apresentam uma taxa de falso-positivo entre 15 a 20%, sobretudo nos pacientes em uso de diureticoterapia.[11,31,32] Exsudatos são encontrados em 18% dos pacientes com cirrose hepática e 29% dos pacientes com insuficiência cardíaca. Um refinamento no gradiente proteico, evidenciando uma proporção de albumina entre o líquido pleural, e o soro < 0,6, demonstra boa acurácia na identificação de derrames pleurais de etiologias hepática e cardíaca falso-positivos para exsudatos (78 e 77%, respectivamente).[33]

## DERRAME PLEURAL MALIGNO
### Abordagem Terapêutica

Nos pacientes assintomáticos e/ou sem história de recorrência do derrame pleural após a realização de uma toracocentese (para diagnóstico ou alívio dos sintomas), o tratamento conservador apenas com observação é recomendado.[7] No entanto, como descrito anteriormente, a maioria dos derrames apresentar-se-á sintomática ou recorrerá (mais de 90% dos casos).[7] A toracocentese é geralmente recomendada como tratamento inicial para pacientes sintomáticos com suspeita de derrame pleural neoplásico.[34] O procedimento, além de permitir o alívio rápido dos sintomas, possibilita a aquisição de líquido pleural para a confirmação diagnóstica e a exclusão de outras causas associadas.[35]

Anteriormente, as recomendações de tratamento para os derrames recorrentes direcionavam-se para a drenagem torácica, seguida de pleurodese química, como tratamento de primeira linha, reservando-se a utilização dos cateteres de inserção pleural apenas para pacientes com falha na pleurodese ou apresentando encarceramento pulmonar.[7] Atualmente, apesar das controvérsias, as recomendações tendem a adotar como tratamento de primeira linha os cateteres de inserção pleural, sobretudo como uma alternativa válida para a pleurodese com talco.[36] O TIME-2 (*Second Therapeutic Intervention in Malignant Effusion Trial*), ensaio clínico randomizado e controlado, não mostrou diferença na resolução dos sintomas, sobretudo da dispneia, na comparação das duas técnicas, pleurodese e cateteres de inserção pleural, embora o uso de cateteres tenha sido associado a menor tempo médio de internação (1 dia comparado a 4,5 dias).[37]

A avaliação da *performance status* e estimativa de tempo de sobrevida dos pacientes são fundamentais para a escolha do método de abordagem. Na avaliação de *performance*, pode-se utilizar tanto a escala Karnofsky quanto a escala ECOG (*Eastern Cooperative Oncologic Group*).[38] Nos pacientes com expectativa de sobrevida menor que 1 mês, a toracocentese de alívio pode ser a melhor opção terapêutica. Entretanto, quando a sobrevida for maior que 1 mês, outras abordagens devem ser consideradas, como pleurodese química ou uso de cateteres de inserção pleural, de forma individualizada, conforme a indicação e a preferência do paciente.[15]

### Toracocentese de Alívio ou Esvaziadora

A toracocentese de alívio é um procedimento simples, efetivo, seguro e de realização ambulatorial, embora seus benefícios sejam temporários. Ressaltando a individualização dos pacientes na abordagem, as principais indicações de toracocentese de alívio são: 1) pacientes com baixo *performance status* [ECOG 3 ou 4], 2) expectativa de vida mínima [menos de 1 mês], 3) neoplasias que apresentam boa resposta aos tratamentos sistêmicos (p. ex.: linfomas ou câncer de pulmão de pequenas células), ou 4) sintomas limitantes.[7] Pacientes com um derrame pleural subjacente a um adenocarcinoma pulmonar com mutações no EGFR, por exemplo, podem ter uma resposta favorável aos inibidores de tirosina-quinase.[39] O erlotinibe, em particular, tem excelente penetração pleural.[40] Nos pacientes com sobrevida maior que 1 mês, o procedimento deve ser evitado por conta do risco de formação de aderências interpleurais, que dificultariam possíveis toracoscopias futuras.[41]

Apesar de o procedimento ser bastante seguro, sobretudo quando realizado por profissionais habilitados e orientados por exames radiológicos, em especial guiado por ultrassom, o edema de reexpansão pode ocorrer em drenagens com fluxo alto em volumes maiores que 1,5 L.[42] A incidência desta complicação reduz-se abruptamente quando o procedimento é pausado ou interrompido no momento em que os pacientes relatam os primeiros sintomas (p. ex.: tosse ou dor torácica).[26]

### Pleurodese × Cateter de Inserção Pleural

A pleurodese é definida como uma fusão entre as pleuras parietal e visceral, consequentemente, com obliteração do espaço pleural. O procedimento é realizado com a instilação de agentes esclerosantes no espaço pleural, após esvaziamento completo do derrame existente. O agente esclerosante produz uma profunda resposta inflamatória entre as pleuras, levando à produção de fibrina, que resulta em extensa fibrose local e aderência entre as pleuras. Nesse contexto inflamatório, sintomas, como febre e dor torácica, podem ser comuns, relacionando-se, sobretudo, com a falha do tratamento.[7] Um ponto importante no sucesso do procedimento é a capacidade de reexpansão pulmonar. Diversos agentes esclerosantes foram testados e podem ser utilizados neste procedimento, desde produtos químicos (talco, bleomicina, tetraciclina, iodopovidona) até produtos biológicos (p. ex.: antígenos bacterianos).[43]

Os cateteres de inserção pleural são opções mais recentes para o tratamento do derrame pleural neoplásico. Neste procedimento, a melhora dos sintomas ocorre rapidamente, visto tratar-se de um mecanismo de drenagem. Entretanto, o procedimento não tem por objetivo a obliteração do espaço pleural, busca apenas a drenagem de derrame, pelo cateter implantado, pelo paciente ou seus cuidadores, no ambiente domiciliar, com o intuito de manter a expansão pulmonar ou apenas aliviar os sintomas. Mesmo a obliteração do espaço pleural não sendo o objetivo do tratamento, uma "pleurodese espontânea" pode ocorrer em até 46% dos pacientes, após o esvaziamento repetido por aproximadamente 52 dias, permitindo a eventual remoção do cateter.[44,45] Dentre os pacientes que evoluem com pleurodese espontânea, 5% apresentam recorrência do derrame, e 7% necessitam de reinserção do cateter.[44] Nos pacientes com encarceramento pulmonar ou falha no tratamento com pleurodese, os cateteres são procedimentos de escolha. A inserção do cateter pode ocorrer em um ambiente ambulatorial sob anestesia local.[46] As complicações relacionadas com o procedimento são raras, mas podem ocorrer complicações maiores (empiema em 3% dos casos e pneumotórax que necessite de drenagem em até 6%) e menores (celulite cutânea em 3,5% e mau funcionamento do cateter em até 9%).[44] Apesar de alguns pacientes apresentarem acúmulo repetido e precoce de líquido pleural após as drenagens, necessitando de procedimentos diários, a rotina comum de drenagem é em dias alternados, sendo retirados entre 500 mL a 1 L.[47]

## PROGNÓSTICO

A presença de derrame pleural neoplásico, geralmente, sugere doença oncológica avançada e correlaciona-se diretamente como um fator de mau prognóstico.[48] A sobrevida, nos pacientes que apresentam derrame pleural neoplásico, pode variar de 1 a 12 meses, dependendo do tipo histológico da neoplasia, do estadiamento oncológico, da *performance status* do paciente e da resposta clínica aos tratamentos oncológicos sistêmicos. A causa mais comum de derrame pleural neoplásico em homens é o câncer de pulmão e, em mulheres, o câncer de mama.[11] O câncer de pulmão apresenta a pior sobrevida relacionada com o derrame pleural (2,5 meses), enquanto os linfomas apresentam a maior sobrevida média (26 meses). Cânceres de mama e ovário possuem sobrevida média de 18 e 15 meses, respectivamente, quando cursam com derrame pleural neoplásico.[49]

A única escala validada que prediz prognóstico nos derrames pleurais neoplásicos é a escala Prognóstica LENT, que avalia e pontua quatro variáveis (desidrogenase **L**áctica, **E**COG, proporção entre **N**eutrófilos e linfócitos séricos e tipo de **T**umor), separando os pacientes, de acordo com a somatória das pontuações finais, em grupos de riscos baixo, moderado ou alto, com sobrevida mediana de 319, 130 e 44 dias, respectivamente. A taxa de sobrevida em 1, 3 e 6 meses, dos pacientes no grupo de risco moderado, foi de 81, 59 e 47%, respectivamente. A taxa de sobrevida, no grupo de alto risco foi de 65, 13 e 3%, respectivamente.[50]

Diante de todo o exposto, torna-se de fundamental importância uma avaliação criteriosa e precoce da sobrevida em pacientes com derrame pleural neoplásico, pois será norteadora na tomada de decisões, sobretudo nas intervenções oferecidas.

## REFERÊNCIAS BIBLIOGRÁFICAS

1. Zocchi L. Physiology and pathophysiology of pleural fluid turnover. *Eur Respir J* 2002;20:1545-58.
2. Agostoni E. Mechanics of the pleural space. In: Maklem I, Mead J (Eds.). Handbook of Physiology. *Am Physiol Soc* (Bethesda, Maryland) 1986:531-9. Porcel JM, Light RW. Diagnostic approach to pleural effusion in adults. *Am Fam Physician* 2006;73:1211-20.
3. Porcel JM, Civit MC, Bielsa S, Light RW. Contarini's syndrome: Bilateral pleural effusion, each side from different causes. *J Hosp Med* 2012;7(2):164-5.
4. Kutty CPK, Varkey B. "Contarini's condition:" Bilateral pleural effusions with markedly different characteristics. *Chest* 1978;74(6):679-80.
5. Ashchi M, Golish J, Eng P, O'Donovan P. Transudative malignant pleural effusions: prevalence and mechanisms. *South Med J* 1998;91(1):23-6.
6. Roberts ME, Neville E, Berrisford RG et al. Management of a malignant pleural effusion: British Thoracic Society Pleural Disease Guideline 2010. *Thorax* 2010;65(Suppl2):32-40.
7. Light RW. Pleural effusions. *Med Clin North Am* 2011;95(6):1055-70.
8. Bennett R, Maskell N. Management of malignant pleural effusions. *Curr Opin Pulm Med* 2005;11(4):296-300.
9. Light RW. Update on tuberculous pleural effusion. *Respirology* 2010;15(3):451-8.
10. Porcel JM, Light RW. Pleural effusions. *Dis Mon* 2013;59(2):29-57.
11. Porcel JM, Vives M. Etiology and pleural fluid characteristics of large and massive effusions. *Chest* 2003;124:978-83.
12. Porcel JM. Pleural effusions from congestive heart failure. *Semin Respir Crit Care Med* 2010;31:689-97.
13. Heffner JE, Klein JS. Recent advances in the diagnosis and management of malignant pleural effusions. *Mayo Clin Proc* 2008;83(2):235-50.
14. Asciak R, Rahman NM. Malignant pleural effusion. *Clinics in Chest Medicine* 2018;39(1):181-93.
15. Estenne M, Yernault JC, De Troyer A. Mechanism of relief of dyspnea after thoracocentesis in patients with large pleural effusions. *Am J Med* 1983;74(5):813-9.
16. Wang JS, Tseng CH. Changes in pulmonary mechanics and gas exchange after thoracentesis on patients with inversion of a hemidiaphragm secondary to large pleural effusion. *Chest* 1995;107(6):1610-4.
17. Light RW, Stansbury DW, Brown SE. The relationship between pleural pressures and changes in pulmonary function after therapeutic thoracentesis. *Am Rev Respir Dis* 1986;133(4):658-61.

18. McGrath EE, Anderson PB. Diagnosis of pleural effusion: a systematic approach. *Am J Crit Care* 2011;20(2):119-27.
19. Blackmore CC, Black WC, Dallas RV et al. Pleural fluid volume estimation: a chest radiograph prediction rule. *Acad Radiol* 1996;3(2):103-9.
20. Mammarappallil JG, Anderson SA, Danelson KA et al. Estimation of pleural fluid volumes on chest radiography using computed tomography volumetric analysis: an update of the visual prediction rule. *J Thorac Imaging* 2015;30(5):336-9.
21. Brixey AG, Luo Y, Skouras V et al. The efficacy of chest radiographs in detecting parapneumonic effusions. *Respirology* 2011;16:1000-4.
22. Havelock T, Teoh R, Laws D et al. Disease Guideline Group. Pleural procedures and thoracic ultrasound: British Thoracic Society pleural disease guideline. *Thorax* 2010;65(2):61-76.
23. Qureshi NR, Rahman NM, Gleeson FV. Thoracic ultrasound in the diagnosis of malignant pleural effusion. *Thorax* 2009;64:139-43.
24. Corcoran JP, Tazi-Mezalek R, Maldonado F et al. State of the art thoracic ultrasound: intervention and therapeutics. *Thorax* 2017;72:840-9.
25. Jones PW, Moyers JP, Rogers JT et al. Ultrasound-guided thoracentesis: is it a safer method? *Chest* 2003;123:418-23.
26. Lisi M, Cameli M, Mondillo S et al. Incremental value of pocket-sized imaging device for bedside diagnosis of unilateral pleural effusions and ultrasound-guided thoracentesis. *Interact Cardiovasc Thorac Surg* 2012;15:596-601.
27. Yilmaz U, Polat G, Sahin N et al. CT in differential diagnosis of benign and malignant pleural disease. *Monaldi Arch Chest Dis* 2005;63:17-22.
28. Light RW, Macgregor MI, Luchsinger PC, Ball WC Jr. Pleural effusions: The diagnostic separation of transudates and exudates. *Ann Inter Med* 1972;77(4):507-14.
29. Jenkinson F, Murphy MJ. Biochemical analysis of pleural and ascitic fluid: effect of sample timing on interpretation of results. *Ann Clin Biochem* 2007;44:471-3.
30. Porcel JM. Pearls and myths in pleural fluid analysis. *Respirology* 2011;16:44-52.
31. Romero-Candeira S, Fernández C, Martín C et al. Influence of diuretics on the concentration of proteins and other components of pleural transudates in patients with heart failure. *Am J Med* 2001;110(9):681-6.
32. Bielsa S, Porcel JM, Castellote J et al. Solving the Light's criteria misclassification rate of cardiac and hepatic transudates. *Respirology* 2012;17:721-6.
33. American Thoracic Society. Management of malignant pleural effusions. *Am J Respir Crit Care Med* 2000;162:1987-2001.
34. Cartaxo AM, Vargas FS, Salge JM et al. Improvements in the six-minute walk test and spirometry following thoracentesis for symptomatic pleural effusions. *Chest* 2011;139(6):1424-9.
35. Kheir F, Shawwa K, Alokla K et al. Tunneled pleural catheter for the treatment of malignant pleural effusion: a systematic review and meta-analysis. *Am J Ther* 2016;23(6):1300-6.
36. Davies HE, Mishra EK, Kahan BC et al. Effect of an indwelling pleural catheter vs chest tube and talc pleurodesis for relieving dyspnea in patients with malignant pleural effusion. The TIME2 randomized controlled trial. *JAMA* 2012;307(22):2383-9.
37. Oken MM, Creech RH, Tormey DC et al. Toxicity and response criteria of the Eastern Cooperative Oncology Group. *Am J Clin Oncol* 1982;5(6):649-55.
38. Guo H, Wan Y, Tian G et al. EGFR mutations predict a favorable outcome for malignant pleural effusion of lung adenocarcinoma with Tarceva therapy. *Oncol Rep* 2012;27:880-90.
39. Masago K, Togashi Y, Fukudo M et al. Plasma and pleural fluid pharmacokinetics of erlotinib and its active metabolite OSI-420 in patients with non-small-cell lung cancer with pleural effusion. *Clin Lung Cancer* 2011;12:307-12.
40. Thomas R, Francis R, Davies HE, Lee YCG. Interventional therapies for malignant pleural effusions: The present and the future. *Respirology* 2014;19(6):809-22.
41. Feller-Kopman D, Berkowitz D, Boiselle P, Ernst A. Large-volume thoracentesis and the risk of reexpansion pulmonary edema. *Ann Thorac Surg* 2007;84:1656-61.
42. Shaw P, Agarwal R. Pleurodesis for malignant pleural effusions. *Cochrane Database Syst Rev* 2004;CD002916.
43. Van Meter ME, McKee KY, Kohlwes RJ. Efficacy and safety of tunneled pleural catheters in adults with malignant pleural effusions: a systematic review. *J Gen Intern Med* 2011;26(1):70-6.
44. Chee A, Tremblay A. The use of tunneled pleural catheters in the treatment of pleural effusions. *Curr Opin Pulm Med* 2011;17(4):237-41.
45. Rahman NM, Ali NJ, Brown G et al. Local anaesthetic thoracoscopy: British Thoracic Society pleural disease guideline 2010. *Thorax* 2010 Aug;65 (Suppl 2:ii):54-60.
46. Sabur NF, Chee A, Stather DR et al. The impact of tunneled pleural catheters on the quality of life of patients with malignant pleural effusions. *Respiration* 2013;85(1):36-42.
47. Jeba J, Cherian RM, Thangakunam B et al. Prognostic factors of malignant pleural effusion among palliative care outpatients: A retrospective study. *Indian J Palliat Care* 2018;24:184-8.
48. Sears D, Hajdu SI. The cytologic diagnosis of malignant neoplasms in pleural and peritoneal effusions. *Acta Cytol* 1987;31(2):85-97.
49. Clive AO, Kahan BC, Hooper CE et al. Predicting survival in malignant pleural effusion: Development and validation of the LENT prognostic score. *Thorax* 2014;69:1098-104.

# OBSTRUÇÃO DE VIAS AÉREAS INFERIORES

Eliana Lourenço Borges

## DEFINIÇÃO

A obstrução de vias aéreas inferiores é definida como a dificuldade ao fluxo aéreo das vias aéreas mais distais da árvore brônquica e é determinada por duas principais doenças respiratórias: asma crônica e doença pulmonar obstrutiva crônica. Dado estarmos lidando com emergências médicas iremos discorrer sobre a exacerbação destas duas entidades patológicas, listando sobre seu diagnóstico e tratamento. Vale ressaltar que ambas são doenças inflamatórias crônicas cujos princípios etiológicos diferem, sobretudo, na capacidade de reversibilidade da limitação ao fluxo aéreo de cada uma dessas patologias.[1]

## ASMA CRÔNICA

A asma é uma doença inflamatória crônica das vias aéreas caracterizada por hiper-responsividade destas vias a uma série de estímulos inflamatórios, causando sibilos, dispneia, dor ou desconforto torácico e/ou tosse.[2] Torna-se imperioso o imediato manejo da crise de asma para adequado controle e desfecho favorável da situação. O adequado manejo da exacerbação dessa patologia envolve conhecer fatores diagnósticos, avaliação da gravidade e as modalidades de tratamento possíveis.

### Diagnóstico

O paciente apresenta algum grau de dispneia, tosse, sibilância e/ou desconforto respiratório. Geralmente de início abrupto, de causa identificável como algum estímulo desencadeador e que em geral responde prontamente ao tratamento empregado. Os fatores desencadeadores mais comuns para crise asmática grave são exposição a alérgenos e irritantes, uso de anti-inflamatórios não esteroides, uso de betabloqueadores, exercício físico, alterações emocionais e uso de drogas ilícitas (cocaína, *crack* e heroína).[3] Lembrar possíveis diagnósticos diferenciais como estenose de laringe, corpo estranho em vias aéreas, neoplasias em vias aéreas, estenose de traqueia, paralisia de cordas vocais, estenose brônquica, DPOC, pneumonia, insuficiência cardíaca esquerda, embolia pulmonar, reações alérgicas ou anafiláticas, envenenamento, refluxo gastroesofágico.[3,4]

### Avaliação de Gravidade

Observa-se maior gravidade à asma exacerbada em pacientes que apresentaram necessidade de intubação orotraqueal em crise anterior, acidose respiratória prévia, uso crônico de corticoide, bem como tratamento inadequado da asma previamente. Outro fator relevante é identificar no exame físico do paciente indícios de que a crise atual é grave, como: taquicardia (frequência cardíaca maior que 120 batimentos por minuto), incapacidade do paciente em assumir posição supina, taquipneia (frequência respiratória maior que 30 incursões respiratórias por minuto), incapacidade de falar ou fala entrecortada, uso da musculatura acessória, cianose, pulso paradoxal (queda da pressão sistólica de pelo menos 12 mmHg durante a inspiração) e alteração do sensório.[5,6] Medidas objetivas da limitação ao fluxo aéreo se fazem necessárias como medida do pico de fluxo expiratório (PFE) e do volume expiratório forçado no primeiro segundo ($VEF_1$) obtidos pela espirometria, caso o paciente tenha condições clínicas para sua realização. A saturação de oxigênio ($SaO_2$) e a gasometria arterial devem sem monitorados para auxiliar no diagnóstico da gravidade da crise de asma. Deste modo, $SaO_2$ inferior a 92% indica necessidade de coleta de gasometria arterial. Nesta, se $PaO_2$ for menor que 60 mmHg, $PaCO_2$ maior que 45 mmHg e pH menor que 7,35, há indícios de possível falência respiratória.[7]

### Tratamento
#### *Suplementação de Oxigênio*

A administração de oxigênio suplementar deve ser iniciada naqueles pacientes que se encontram hipoxêmicos, ou seja, cuja $SaO_2$ for menor que 90%. O oxigênio pode ser fornecido sob cânula nasal ou sob máscaras, na dosagem necessária para atingir níveis de $SaO_2$ acima de 92% em adultos (e superiores a 95% em mulheres grávidas).[3,8,9]

### Broncodilatadores Beta$_2$ Adrenérgicos

Drogas de primeira escolha para tratamento da crise de asma aguda exacerbada devem ser fornecidas prioritariamente por via inalatória, podendo ser utilizado aerossol dosimetrado (*spray*) ou nebulizadores a fluxo contínuo de oxigênio ou ar comprimido. As drogas mais utilizadas em nosso país são o Fenoterol e o Salbutamol, sendo que a dose utilizada é variável em diferentes serviços de saúde. Contudo, em adultos indicam-se três doses de 8 a 10 gotas ou 4 a 8 jatos dessas drogas a cada 20 minutos, seguidas de doses adicionais a cada 1 a 4 horas, conforme evolução clínica.[10,11]

### Anticolinérgicos

São drogas broncodilatadoras de potência inferior quando comparados aos broncodilatadores beta$_2$ adrenérgicos, mas quando associados a estes, há evidências de maior eficácia na reversão da broncoconstrição. A droga de escolha é o brometo de ipratrópio, também fornecidos sob *spray* ou solução para inalação. Sugerem-se três doses de 30 a 40 gotas para adultos ou 4 a 8 jatos também a cada 20 minutos, seguidas de doses subsequentes a cada 1 a 4 horas.[10,11]

### Corticosteroides

Apresentam ação relevante no controle da exacerbação da asma por sua ação anti-inflamatória frente à obstrução das vias aéreas inferiores, levando à redução da taxa de recidiva e dos índices de hospitalização. Deve ser usada na emergência preferencialmente por via endovenosa, sendo a droga de escolha variável, conforme os consensos nacionais e internacionais. As drogas mais usadas são metilprednisolona, hidrocortisona ou prednisona, respeitadas as respectivas doses equivalentes. Sugere-se metilprednisolona em dose inicial de 60 a 125 mg ou hidrocortisona 200 a 300 mg, ambas por via endovenosa. Doses subsequentes de manutenção (endovenosa ou oral) podem ser necessárias para controle da crise.[2,4,12,13]

### Sulfato de Magnésio

Pode ser utilizado como terapia adjuvante para a crise asmática grave, aparentemente reduzindo a necessidade de intubação e ventilação mecânica. Seu uso é controverso e deve ser utilizado após esgotadas todas as terapias de primeira escolha. A dose recomendada é de 2 gramas de sulfato de magnésio diluídas em 50 mililitros de solução fisiológica, administradas por via endovenosa em 20 minutos. Pode-se repetir esta dose após 20 minutos, se não houver sucesso.[14,15]

### Ventilação Mecânica Não Invasiva

Pode-se utilizar o suporte ventilatório não invasivo com pressão positiva nas vias aéreas na asma aguda grave com o objetivo de adiar a intubação orotraqueal, ao mesmo tempo em que se aguarda a ação das medicações já iniciadas. Sabe-se que com essa modalidade ocorre redução do trabalho respiratório, estimulação dos músculos expiratórios para ajudar na inspiração e redução da hiperinsuflação pulmonar. Contudo, seu uso deve ser descontinuado caso o quadro clínico se deteriore, ocorra manutenção de hipoxemia e rebaixamento do nível de consciência. Isto leva à necessidade imediata de se proceder à intubação orotraqueal e ventilação mecânica invasiva.[2,7,8,16]

### Intubação Orotraqueal e Ventilação Mecânica Invasiva

As indicações absolutas destas terapias na crise asmática aguda são paradas cardíaca, respiratória ou alteração do sensório. Entretanto, cabe ao médico emergencista que assiste ao paciente a decisão de evitar situações extremas como essas e proceder à intubação antes da deterioração do quadro respiratório e da exaustão.[2,7,8,16]

### Avaliação de Complicações

Caso o paciente não apresente melhora em 24 a 48 horas de tratamento adequado torna-se imperiosa a busca de possíveis fatores complicadores com infecção viral associada (vírus *influenza* ou vírus respiratório sincicial), infecções bacterianas (pneumonia, rinossinusites, bronquiectasias infectadas), refluxo gastroesofágico, disfunção cardíaca, embolia pulmonar entre outros.[1,3,11]

## DOENÇA PULMONAR OBSTRUTIVA CRÔNICA

Eventualmente o paciente portador de doença pulmonar obstrutiva crônica (DPOC) apresentará piora progressiva clínica e funcionalmente, com exacerbações frequentes e possível falência respiratória. Não raramente será necessária a atuação médica em serviços de emergência acerca desta entidade patológica e será fundamental saber identificar, tratar e senão prevenir as crises de exacerbação da DPOC.[17]

### Diagnóstico

A exacerbação da DPOC ocorre agudamente e se caracteriza por piora dos sintomas basais do paciente como alteração das características do escarro (maior purulência e maior volume), piora da dispneia, aparecimento ou agravamento da tosse e sibilos.[18,19] A principal causa da exacerbação é a infecção (viral ou bacteriana), mas pode ocorrer, também, em decorrência de fatores ambientais com poluição e mudanças da temperatura ambiente. Apresenta maior gravidade em caso de uso de musculatura acessória da respiração, cianose, edema de membros, respiração paradoxal, instabilidade hemodinâmica e rebaixamento do nível de consciência.[18] Além disso, é importante salientar possíveis fatores associados ou diferenciais, como interrupção do tratamento de manutenção, pneumonia, pneumotórax, insuficiência cardíaca congestiva, arritmias cardíacas, derrame pleural e embolia pulmonar. O primeiro atendimento médico envolve detalhada história clínica e exame físico, avaliar a saturação de oxigênio ($SaO_2$), realizar radiografia de tórax, coletar exames laboratoriais (hemograma, exames de bioquímica, gasometria arterial).[20,21] Indica-se internação hospitalar para pacientes com sintomas severos (dispneia, confusão mental, queda da $SaO_2$), indícios de falência respiratória iminente, aparecimento de sinais graves (cianose, edema), não resposta a tratamento inicial, presença de comorbidades e suporte doméstico precário.[20]

## Tratamento

O manejo da exacerbação da DPOC envolve identificar a sua gravidade, realizar exames diagnósticos adequados, avaliar suplementação de oxigênio, administrar medicações broncodilatadoras, avaliar uso de corticosteroides oral ou endovenoso, considerar antibióticos e suporte ventilatório.

### Suplementação de Oxigênio

Deve ser considerado para melhora dos níveis de hipoxemia, visando manter $SaO_2$ entre 88 a 92%. Para isto análise de gasometria arterial deve ser realizada para garantir níveis adequados de oxigênio, sem piora da retenção de gás carbônico ou piora de acidose. Sugere-se uso de cateter nasal, máscaras de Venturi e cânulas nasais de alto fluxo.[9,20]

### Broncodilatadores

Preconiza-se inicialmente o uso de beta$_2$ adrenérgicos associados ou não a agentes anticolinérgicos, podendo ser usada qualquer forma de administração (inalador pressurizado, aerossol ou nebulizador). A dose é semelhante à utilizada para crises de asma relatadas neste mesmo capítulo.[18,22-24]

### Corticosteroides

Cursos curtos de corticoide são recomendados pela literatura mundial, pois reduzem o tempo de recuperação, aumentam a função pulmonar, melhoram níveis de oxigenação, reduzem tempo de internação e reduzem a falência do tratamento. Devem ser preferencialmente usados na via oral, reservando-se a via endovenosa para a impossibilidade do seu uso oral ou conforme gravidade da exacerbação. Sugere-se Prednisona 40 mg via oral por 5 dias. Por via endovenosa sugere-se uso de metilprednisolona, 60 a 125 mg a cada 6 a 12 horas, não ultrapassando a dose de 240 mg diários (por elevado risco de efeitos colaterais).[20,21,24]

### Antibióticos

Seu uso é controverso, visto que a exacerbação da DPOC pode ser decorrente de infecções virais ou bacterianas. Há evidências de sua utilização quando há claros indícios de infecção bacteriana como aumento da purulência e do volume da expectoração, associado a aumento da dispneia. Sugere-se o uso de antibióticos por 5 a 7 dias. A escolha do antibiótico deve levar em consideração a flora local do serviço de saúde em que o paciente é tratado. As bactérias mais comuns na exacerbação aguda da DPOC são: *Haemophilus influenzae, Streptococcus pneumonia e Moraxella catarrhalis.* Há casos de resistência e elevada incidência de bactéria Gram-negativa, a *Pseudomonas aeruginosa*, o que requer mudança do antibiótico escolhido. Esquemas terapêuticos para tratamento hospitalar: 1) amoxicilina-clavulanato 1 g 8/8 h; 2) levofloxacina 500-750 mg 1×/dia (se houver fator de risco para infecção por *Pseudomonas aeruginosa*). Em pacientes intubados devem-se coletar secreção traqueal ou lavado broncoalveolar e enviar para realização de cultura.[20,21,23-25]

### Suporte Ventilatório

#### Ventilação Mecânica Não Invasiva (VNI)

É a modalidade de escolha inicial por melhorar a troca gasosa, reduzir o esforço respiratório, reduzir complicações e mortalidade. Salvo quando houver contraindicações, como parada cardiorrespiratória, instabilidade hemodinâmica, risco de vômito e broncoaspiração, agitação ou redução do nível de consciência, traumas ou alterações faciais impeditivas, pneumotórax não drenado ou intolerância do paciente à VNI. A escolha da interface a ser utilizada é primordial para a adequação e eficácia desta modalidade de suporte, posto que deve ser escolhida a máscara que melhor se adapte ao paciente. A duração deste suporte ventilatório depende do quadro clínico, porém, deve ser reavaliado após 1 hora de seu início.[18,20,21]

#### Ventilação Mecânica Invasiva

Deve ser utilizada quando houver contraindicação, intolerância ou falência à VNI. Bem como após parada cardiorrespiratória, agitação ou nível de consciência reduzido, vômitos persistentes ou aspiração maciça, incapacidade de mobilização de expectoração abundante, instabilidade hemodinâmica, arritmias cardíacas severas e hipoxemia severa. Com o advento da ventilação mecânica há indícios de melhora da hiperinsuflação dinâmica e aprisionamento aéreo, melhora da troca gasosa e repouso muscular (prioriza-se duração do repouso de pelo menos 24 horas para reversão da fadiga muscular).[18,20,21]

## Tratamentos Adjuvantes

São tratamentos utilizados na prática clínica que não apresentam comprovação de sua eficácia ou conferem poucos benefícios no tratamento da exacerbação da DPOC. Exemplos são os agentes mucolíticos, metilxantinas e fisioterapia respiratória. Vale ressaltar que, durante a exacerbação, a fisioterapia com a utilização de manobras mecânicas apresenta papel controverso, uma vez que pode estimular broncoconstrição. Contudo, a reabilitação pulmonar após controle da exacerbação é fundamental para sua prevenção.[20]

## REFERÊNCIAS BIBLIOGRÁFICAS

1. Rodrigo GJ, Rodrigo C, Hall JB. Acute asthma in adults: a review. *Chest* 2004;125(3):1081-102.
2. Bateman ED, Hurd S, Barnes P *et al.* Global strategy for asthma management and prevention: GINA executive summary (2018 update). *Eur Respir J* 2018;51:pii:0751387.
3. Machado CA, Aguiar FS, Lazzarini LCO, Chacur FH. Status Asmaticus–Lenda ou realidade? Como tratar melhor? *Pulmão* (RJ) 2015;24(3):9-14.
4. Dalcin PDTR, Menna Barreto SS, Medeiros AC *et al.* Asma aguda em adultos na sala de emergência: o manejo clínico na primeira hora. *J Pneumol Bras* 2000;26(6):297-306.
5. Sociedade Mineira de Pneumologia e Cirurgia Torácica. *Protocolo Clínico: Asma grave (adultos e crianças).* Revisão da Sociedade Mineira de Pneumologia e Cirurgia Torácica (SMPCT) 2018.
6. Fonseca JA, Botelho C. Asma grave: definição. *Rev Bras Alerg Imunopatol* 2006;29(2):70-6.
7. Dalcin PDTR, Perin C. Manejo da asma aguda em adultos na sala de emergência: evidências atuais. *Revista da Associação Médica Brasileira* (São Paulo) 2009;55(1):82-8.
8. McFadden Jr E. Acute severe asthma. *Am J Respir Crit Care Med* 2003;168(7):740-59.
9. O'driscoll B, Howard L, Davison A. BTS guideline for emergency oxygen use in adult patients. *Thorax* 2008;63(Suppl 6):vi1-vi68.
10. Kirkland SW, Vandenberghe C, Voaklander B *et al.* Combined inhaled beta-agonist and anticholinergic agents for emergency management in adults with asthma. *Cochrane Database Syst Rev* 2017;1:CD001284.
11. Stirbulov R, Bernd LAG, Sole D. IV Diretrizes Brasileiras Para o Manejo da Asma. *Rev Bras Alerg Imonupatol* 2006;29(5).
12. Sociedade Mineira de Pneumologia e Cirurgia Torácica. *Protocolo Clínico: Asma grave em adultos* 2015.
13. Stein LM, Cole RP. Early administration of corticosteroids in emergency room treatment of acute asthma. *Ann Intern Med* 1990;112(11):822-7.
14. Alter HJ, Koepsell TD, Hilty WM. Intravenous magnesium as an adjuvant in acute bronchospasm: a meta-analysis. *Ann Emerg Med* 2000;36(3):191-7.
15. Kew KM, Kirtchuk L, Michell CI. Intravenous magnesium sulfate for treating adults with acute asthma in the emergency department. *Cochrane Database Syst Rev* 2014;(5):CD010909.
16. James DR, Lyttle MD. British guideline on the management of asthma: SIGN Clinical Guideline 141, 2014. *Arch Dis Child Educ Pract Ed* 2016;101(6):319-22.
17. Hurst JR, Vestbo J, Anzueto A *et al.* Susceptibility to exacerbation in chronic obstructive pulmonary disease. *New England J Med* 2010;363(12):1128-38.
18. Graça NP. DPOC na terapia intensiva: o que há de novo? *Pulmão* (RJ) 2015;24(3):15-9.
19. Pauwels R. Global initiative for chronic obstructive lung diseases (GOLD): time to act. *Eur Respiratory Soc* 2001;18:901-2.
20. Rabe KF, Hurd S, Anzueto A *et al.* Global strategy for the diagnosis, management, and prevention of chronic obstructive pulmonary disease: GOLD executive summary. *Am J Respir Crit Care Med* 2019;176(6):532-55.
21. Wedzicha JA, Miravitlles M, Hurst JR *et al.* Management of COPD Exacerbations: A European Respiratory Society/American Thoracic Society Guideline. *Eur Resp J* 2017;49(3):1600791.
22. Cardoso AP, Aguiar FS, Araújo AM. O uso da combinação LABA/LAMA em pacientes com DPOC. *Pulmão* (RJ) 2017;26(1):19-22.
23. Sapey E, Stockley RA. COPD exacerbations·2: Aetiology. *Thorax* 2006;61(3):250-8.
24. Zoppi D, Araújo Filho AB. Doença Pulmonar Obstrutiva Crônica - Exacerbação Aguda na Sala de Urgência. *Revista Qualidade HC* (Ribeirão Preto, FMRP UP) 2018.
25. Sethi S, Murphy TF. Infection in the pathogenesis and course of chronic obstructive pulmonary disease. *N Engl J Med* 2008;359(22):2355-65.

# HEMOPTISE

Wilson Chubassi de Aveiro
Fernando Cesar Ferreira Calistro
José Elias Abrão Miziara

## INTRODUÇÃO

Hemoptise é a expectoração de sangue com origem pulmonar em quantidades diferentes, variando entre raias de sangue até sangramento maciço. A grande maioria dos casos de hemoptise é leve, e de origem benigna, ou seja, sangramento de pequeno volume em pacientes sem comorbidade pulmonar significativa. Em apenas 5% dos casos ocorre hemoptise maciça. Contudo, mesmo hemoptises não maciças precisam de avaliação relativamente rápida, já que os casos acima de 100 mL em 24 horas já cursam com risco de obstrução de vias aéreas.

A maioria dos autores define hemoptise maciça como sangramento com volume estimado entre 200 a 1.000 mL em 24 horas.[1-3] Porém, o espaço morto anatômico das grandes vias aéreas é de 100 a 200 mL, e a definição mais adequada é aquela em que o volume pode causar risco de vida em razão de obstrução da via aérea por sangue. Evidentemente, em pacientes com reserva pulmonar comprometida, volumes menores podem determinar risco iminente de vida. Na grande maioria dos casos, a gravidade do quadro e mesmo a morte são determinadas pela asfixia por inundação da via aérea e raramente por choque hemorrágico.

A mortalidade é de 58% quando o sangramento excede 1.000 mL/24 h. Nos pacientes com neoplasias malignas a mortalidade de 59% se eleva até 80%, se o sangramento exceder 1.000 mL/24 h.

No início do século passado, a hemoptise era patognomônica de tuberculose avançada. Atualmente o câncer de pulmão e as doenças infecciosas e inflamatórias crônicas pulmonares são as causas mais frequentes nos países desenvolvidos por causa do efetivo controle da tuberculose pulmonar.[4,5]

No campo da oncologia, a hemoptise ocorre em cerca de 7 a 10% de todos os casos de neoplasias primárias de pulmão, e o carcinoma broncogênico espinocelular é o maior causador de sangramento potencialmente fatal, embora as hemorragias não fatais ocorram em igual frequência nos outros diversos tipos histológicos.[6] Os tumores carcinoides de origem brônquica são lesões muito vascularizadas e produzem hemoptise com bastante frequência, sendo necessária, em alguns casos, abordagem cirúrgica de urgência para resolução do quadro.[3] Metástases pulmonares, neoplasias de laringe, traqueia, sequelas pós-radioterapia torácica e embolia pulmonar raramente são causas de hemoptise.

Pacientes com doenças neoplásicas hematológicas também podem ter sangramentos de origem pulmonar por diversas causas, como: trombocitopenia, alterações da coagulação, invasão vascular, tromboses, infecções, infarto hemorrágico secundário a infecções fúngicas invasivas e hemorragia alveolar idiopática.[6,3]

## FISIOPATOLOGIA

Para ser possível entender o mecanismo fisiopatológico da hemoptise é necessário recordarmos que a circulação sanguínea pulmonar é dupla.

As vias aéreas superiores, pleura, tecido linfoide pulmonar, os grandes ramos das veias pulmonares e os nervos da região hilar são irrigados pelas artérias brônquicas, que são ramos diretos da aorta e trabalham em regime de alta pressão (sistêmico), mas que recebem apenas uma pequena monta do débito cardíaco normal. Já o parênquima pulmonar funciona em regime de baixa pressão, recebendo, no entanto, praticamente todo o débito cardíaco.

Nas doenças pulmonares, não importa a causa, a circulação sistêmica aumenta para corrigir o equilíbrio locorregional de ventilação/perfusão. Daí a origem de a hemorragia ser a erosão ou a ruptura na circulação brônquica em 90% dos casos, seja por inflamação ou necrose, com maior propensão a sangramentos maciços decorrentes de sua pressão sistêmica. Nas hemoptises oriundas da circulação pulmonar (5%), o sangramento não é severo, uma vez que os espaços alveolares podem acomodar um grande volume de sangue.

## DIAGNÓSTICO

Uma das preocupações na avaliação inicial é determinar se o sangramento é, realmente, uma hemoptise, diferenciando de outros sangramentos (pseudo-hemoptise) como epistaxe e sangramento de origem no trato gastrointestinal. Pacientes com sangramento gastrointestinal normalmente apresentam melena, náusea e dor abdominal; a epistaxe pode ser descartada com o exame físico e a constatação da ausência de sangramento nasal; quando o sangramento é de vias aéreas ou de pulmão, costuma ter coloração avermelhada brilhante.

Com uma boa anamnese e exame físico é possível obterem-se pistas importantes para a identificação da causa e elucidação dos diagnósticos diferenciais. A quantificação do volume de sangramento pode ser difícil, mas uma estimativa deve ser realizada.

Os principais achados de anamnese estão listados no Quadro 47-1.

Na tentativa da elucidação diagnóstica, além da história clínica e exame físico, os exames iniciais são radiografia de tórax (posteroanterior e em perfil) e laboratoriais listados:

- *Hematócrito e hemoglobina:* avaliação do grau de possível anemia.
- *Leucometria:* elevada em infecções respiratórias e reação sistêmica de fase aguda.
- *Plaquetas:* avaliação de trombocitopenia.
- *Provas de coagulação (TP, TTPa):* uso de anticoagulantes ou coagulopatias.
- *Gasometria arterial:* avaliação de hipoxemia e hipercapnia.
- *Dímero-D:* resultado negativo praticamente afasta diagnóstico de tromboembolismo.
- *Escarro (Gram, cultura, pesquisa de BAAR e citológico):* avaliação de pneumonia, abscesso pulmonar, tuberculose e neoplasias.
- *VHS (velocidade de hemossedimentação):* inespecífico, aumento em infecções e transtornos autoimunes.

A tomografia computadorizada de tórax ou broncoscopia devem ser realizadas dependendo da suspeita clínica inicial ou em caso de dúvida diagnóstica. Em pacientes com radiografia de tórax normal e fatores de risco para neoplasia pulmonar, como idade maior de 40 anos, história de tabagismo e duração de hemoptise maior que uma semana, deve ser considerada a realização de broncoscopia, especialmente com aparelho flexível, pela mais ampla visualização dos brônquios periféricos, identificação do local de sangramento e da visualização direta de anormalidades endobrônquicas, a realização de coleta de material – biópsia, lavado e escovado brônquicos.

A tomografia computadorizada de tórax é indicada na suspeita de doenças parenquimatosas, e o seu uso complementar à broncoscopia pode aumentar a eficácia diagnóstica, pois permite a visualização de lesões que podem estar além do alcance do broncoscópio flexível.[7,8] É fundamental na identificação de bronquiectasias e muito importante na caracterização precisa do tipo de lesão pulmonar. A angiotomografia computadorizada de tórax é atualmente o exame mais utilizado para diagnóstico de tromboembolismo pulmonar.

Quadro 47-1. Pistas Diagnósticas de Hemoptise: Anamnese

| História clínica | Diagnósticos sugestivos |
| --- | --- |
| Uso de anticoagulantes | Efeito medicamentoso, distúrbio de coagulação |
| Associação à menstruação | Hemoptise catamenial |
| Dispneia e cansaço a esforços, dispneia paroxística noturna, ortopneia, escarro espumoso | Insuficiência cardíaca congestiva, disfunção ventricular esquerda, estenose de válvula mitral |
| Febre, tosse produtiva | Pneumonia, traqueobronquite aguda |
| História de câncer de mama, colón ou rim | Doença metastática endobrônquica |
| História de doença pulmonar crônica, infecção do trato respiratório inferior recorrente, tosse com abundante secreção, escarro purulento | Bronquiectasias, abscesso pulmonar |
| HIV, imunossupressão | Pneumonia, tuberculose, sarcoma de Kaposi, neoplasia |
| Dor torácica pleurítica | Pneumonia, tromboembolismo com infarto pulmonar |
| Tabagismo | Bronquites aguda e crônica, câncer de pulmão, pneumonia |
| Perda de peso | Tuberculose, câncer de pulmão, bronquiectasias, abscesso pulmonar, HIV |

HIV: vírus da imunodeficiência humana.
Adaptado de Bidwell & Pachner.[7]

O algoritmo na Figura 47-1 demonstra como devemos proceder na investigação diagnóstica da hemoptise.

## TRATAMENTO

### Hemoptise Não Maciça

Devem-se obter cessação do sangramento, prevenção da aspiração e tratamento da causa base. Inicialmente, devem-se avaliar a necessidade de reposição volêmica e medidas de suporte, como monitorização cardiorrespiratória, correção de hipóxia, estabilização da pressão arterial e transfusão sanguínea, se necessário. Pacientes de baixo risco podem ser tratados ambulatorialmente, com acompanhamento médico e uso de antibióticos orais, se indicado.[7,8] Após a estabilização do paciente, a conduta deve basear-se de acordo com a suspeição diagnóstica e tratamento específico da doença que ocasionou o sangramento.

### Hemoptise Maciça

Nessa situação, é imperativa a hospitalização, preferencialmente em unidade de tratamento intensivo. Deve-se estabelecer via aérea permeável, garantir adequada troca gasosa e estabilização cardiovascular, bem como controle do sangramento. Se a hemoptise se instalar rapidamente, deve-se controlar a hemorragia, mesmo antes do estabelecimento da causa.[9] Há muitas estratégias para controlar o sangramento. Essas abordagens podem ser classificadas como não cirúrgicas (transfusão sanguínea, broncoscopia e arteriografia) ou cirúrgicas. Há uma variedade de técnicas de broncoscopia que podem controlar a hemoptise. Elas incluem lavagem com solução salina gelada, medicação tópica

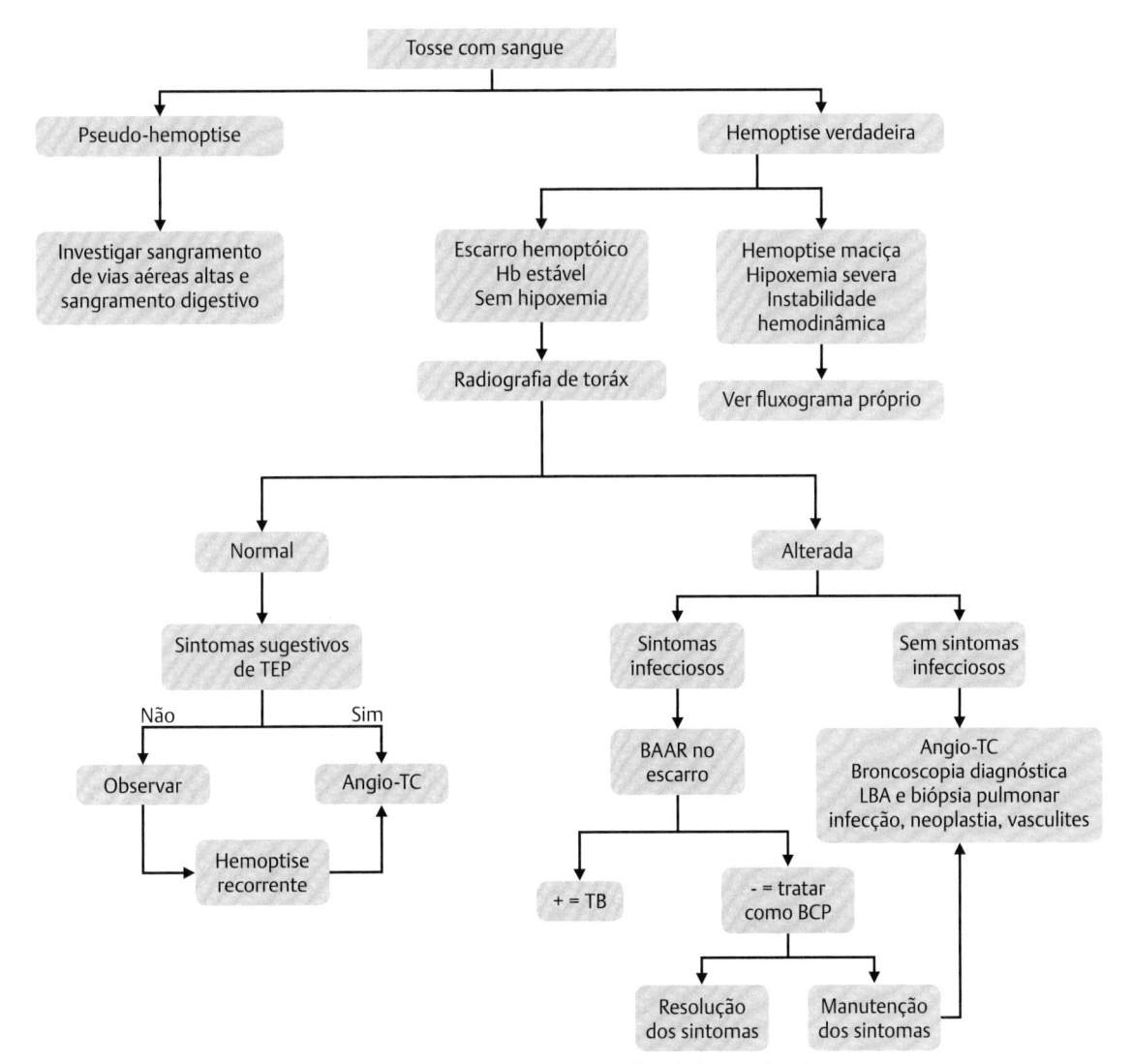

**Fig. 47-1.** Algoritmo de investigação diagnóstica na hemoptise. LBA: lavado broncoalveolar.

(epinefrina, vasopressina), tamponamento com balão, terapia a *laser* e eletrocautério. O uso do broncoscópio rígido permite controle superior da hemoptise em relação ao aparelho flexível, além de garantir ventilação adequada, como pode observar-se na Figura 47-2.

Quando nos deparamos com um quadro de hemoptise, estável hemodinamicamente, com causa oncológica, podemos realizar tratamento radioterápico, que pode ser realizada de forma isolada ou associada a terapias endobrônquicas.

A radioterapia externa promove um bom controle da hemoptise, mas em casos com a função pulmonar ruim ou que já foram submetidos a tratamento radioterápico, é preferível a braquiterapia. Esta consiste em altas doses, pela inserção de um cateter dentro do brônquio via fibrobroncoscopia.

O cateter fica em estreito contato com o tumor endoluminal, o que promove uma irradiação localizada com mínimos efeitos aos tecidos normais circunjacentes. É utilizado com caráter paliativo ou curativo, associada ou não à radioterapia externa ou a procedimentos endobrônquicos.

## REFERÊNCIAS BIBLIOGRÁFICAS

1. Ahmedzai S. Palliation of respiratory symptoms. In: Doyle D, Hanks GWC, MacDonald N (Eds.). *Oxford textbook of palliative medicine*. 2nd ed. Oxford: Oxford University Press, 1998. p. 584-616.
2. Escalante CP, Martin CG, Elting LS *et al*. Dyspnea in cancer patients: etiology, resource utilization, and survival – implications in a managed care world. *Cancer* 1996;78:1314-9.
3. Lipchik RJ. Hemoptysis. In: Berger AM, Portenoy RK, Weissman DE (Eds.). *Principles and practice of supportive oncology*. Philadelphia: Lippincott-Raven Publishers; 1998. p. 309-14.
4. Jougon J, Ballester M, Delcambre F *et al*. Massive hemoptysis: what place for medical and surgical treatment. *Eur J Cardiothorac Surg* 2002;22(3):345-51.
5. Hirshberg B, Biran I, Glazer M, Kramer MR. Hemoptysis: etiology, evaluation, and outcome in a tertiary referral hospital. *Chest* 1997;112(2):440-4.
6. Spain RC, Whittlesey D. Respiratory Emergencies in Patients with Cancer. *Semin Oncol* 1989;16:471-89.
7. Bidwell JL, Pachner RW. Hemoptysis: diagnosis and management. *Am Fam Physician* 2005; 72:125360.
8. Weinberger SE. Etiology and evaluation of hemoptysis in adults. *UptoDate* [Online]. (Acesso em fevereiro de 2012). Disponível em: https://www.uptodate.com/contents/etiology-and-evaluation-of-hemoptysis-in-adults.
9. Ingbar DH. Overview of massive hemoptysis. *UptoDate* [Online]. (Acesso em fevereiro de 2012). Disponível em: https://www.uptodate.com/contents/overview-of-massive-hemoptysis.

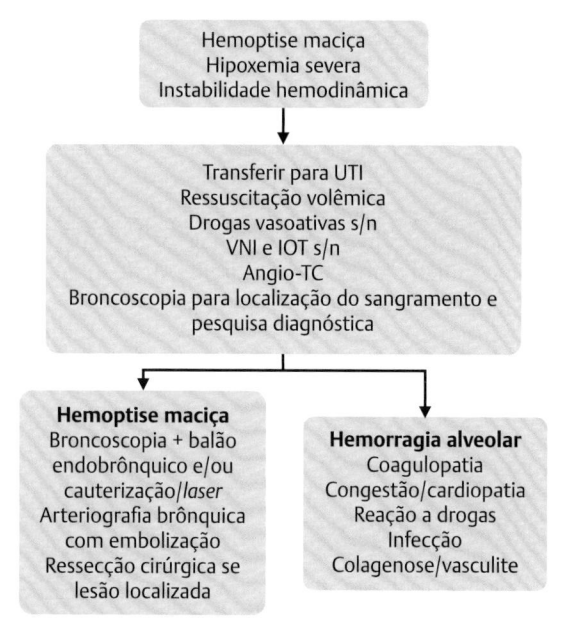

**Fig. 47-2.** Fluxograma de condução na hemoptise maciça.

# Parte IX  Emergências Abdominais

# ABDOME NÃO CIRÚRGICO

## 48.1 ▪ Proctite Secundária à Radioterapia

*Laura Ercolin ▪ Diego de Souza Lima Fonseca*

Proctite ou retite são termos que definem a inflamação da mucosa intestinal e do reto. Dentre as principais causas, temos as doenças inflamatórias intestinais e os processos infecciosos. Em pacientes oncológicos, a radioterapia pélvica também é fator de risco, sendo o principal diagnóstico diferencial, nesse cenário. Decorre do efeito direto da radiação ionizante sobre a mucosa do reto, principalmente no tratamento das neoplasias de próstata, colo uterino, canal anal e do próprio reto.

Assim como as outras toxicidades já descritas, a proctite pode ser classificada em aguda – até três meses do término – e crônica – acima de três meses, podendo se manifestar anos depois.

Dentre os fatores que aumentam o risco de desenvolver proctite estão a dose de radiação prescrita, o volume de reto que está no campo de tratamento, a concomitância com quimioterapia e as características relacionadas com o paciente: tabagismo, idade, comorbidades – principalmente doença inflamatória intestinal – e a radiossensibilidade individual.

### PROCTITE AGUDA
#### Quadro Clínico
Alterações do hábito intestinal são frequentes, sendo a diarreia a manifestação mais comum. A probabilidade aumenta conforme a dose acumulada de radiação aumenta. Pode estar acompanhada de desconforto ou dor abdominal, e frequentemente há tenesmo e urgência fecal. Uma pequena parcela dos pacientes relata constipação intestinal, principalmente se estão em uso de analgésicos opioides.

Sangramento via retal é incomum na fase aguda, mas quando ocorre pode estar relacionado com o próprio processo inflamatório, com lesão da mucosa, ou por exacerbação de fissuras anais ou hemorroidas presentes previamente.

#### Diagnóstico
Baseia-se na anamnese e no exame físico. Se houver suspeita de infecção, devem ser solicitados exames laboratoriais. Normalmente, não são necessários outros exames complementares, mas se for realizado uma retossigmoidoscopia, serão vistos hiperemia, processo inflamatório, edema e úlceras na mucosa.

#### Tratamento
O manejo inicial é alterar os hábitos alimentares, como reduzir o consumo de gorduras e fibras, e estimular dietas constipantes e hidratação via oral. Uma vez excluída etiologia infecciosa, o uso de antidiarreicos está indicado. O de uso habitual é a Loperamida, na dose de 2 mg, podendo chegar até 8 comprimidos ao dia. Outros sintomáticos, como analgésicos simples e escopolamina, ajudam a controlar os efeitos adversos. Medicações tópicas, como corticoides, aliviam o tenesmo e a urgência fecal. O manejo é discutido em outro capítulo.

### PROCTITE CRÔNICA
#### Quadro Clínico
Cronicamente, o sangramento via retal torna-se mais frequente. Na maioria das vezes são eventos isolados, mas podem ser recorrentes e causar anemia, com necessidade de transfusão. As alterações tardias encontradas na mucosa do reto irradiado, e que contribuem para a fisiopatologia do sangramento, incluem: atrofia, úlceras e telangiectasias. Além disso, diarreia, tenesmo, disfunção anorretal, corrimento mucoso, urgência e incontinência fecal também podem ocorrer.

Em casos mais graves, há isquemia, fibrose exacerbada, com evolução para estenose ou fístulas. O Quadro 48.1-1 mostra a classificação da retite aguda e crônica, de acordo com o grau de intensidade dos sintomas, de acordo com o RTOG.

**Quadro 48.1-1.** Classificação da retite aguda e crônica, de acordo com o grau de intensidade dos sintomas, de acordo com o RTOG

| Proctite | Grau 1 | Grau 2 | Grau 3 | Grau 4 |
|---|---|---|---|---|
| Aguda | Aumento da frequência ou alteração dos hábitos intestinais<br>Não requer analgésico | Diarreia que requer medicação (Loperamida)<br>Dor retal leve | Diarreia que requer suporte parenteral<br>Sangramento<br>Distensão abdominal | Obstrução da fístula<br>Perfuração<br>Sangramento grave |
| Crônica | Evacuações 5×/dia<br>**Sangramento** leve eventual | > 5 evacuações/dia<br>**Sangramento** intermitente | Obstrução ou **sangramento** que requer cirurgia | Fístula de necrose/perfuração |

## Diagnóstico

Além da anamnese e exame físico, os exames complementares têm importância fundamental no diagnóstico de retite actínica. Exames laboratoriais auxiliam no diagnóstico diferencial de etiologias infecciosas.

A investigação deve prosseguir com um exame endoscópico – proctoscopia, retossigmoidoscopia ou colonoscopia, com realização de biópsia. O diagnóstico definitivo se dá pela análise anatomopatológica.

## Tratamento

- *Clínico:* em casos leves. Anti-inflamatórios com ação em trato gastrointestinal – Mesalazina via oral 800 mg de 12 em 12 horas ou uso via retal 250 mg supositório. Os sintomas decorrentes da presença de úlceras são aliviados com o uso de Sucralfato 1 gr de 6 em 6 horas, via oral.
- *Endoscópico:* além de diagnóstico, o procedimento endoscópico pode ser terapêutico. Na vigência de sangramento retal refratário a medidas clínicas, pode-se lançar mão da coagulação com plasma de argônio. Esse procedimento apresenta resultados positivos a longo prazo, é capaz de tratar grandes áreas e pode ser repetido, se houver recidiva do sangramento.
- *Cirurgia:* reservada para os casos mais graves, na correção de fístulas e em casos de obstruções intestinais.

## LEITURAS SUGERIDAS

Garg AK, Mai WY, McGary JE *et al.* Radiation proctopathy in the treatment of prostate cancer. *Int J Radiat Oncol Biol Phys* 2006;66(5):1294-305.

Shadad AK, Sullivan FJ, Martin JD, Egan LJ. Gastrointestinal radiation injury: prevention and treatment. *World J Gastroenterol* 2013;19(2):199-208.

Kneebone A, Mameghan H, Bolin T *et al.* Effect of oral sucralfate on late rectal injury associated with radiotherapy for prostate cancer: A double-blind, randomized trial. *Int J Radiat Oncol Biol Phys* 2004;60(4):1088-97.

Nostrant TT. Clinical manifestations, diagnosis and treatment of radiation proctitis. *UpToDate* 2014 May. Available from: http://www.uptodate.com/contents/clinical-manifestations-diagnosis-and-treatment-of-radiation-proctitis.

Dent OF, Galt E, Chapuis PH *et al.* Quality of life in patients undergoing treatment for chronic radiation-induced rectal bleeding. *Br J Surg* 1998;85(9):1251-4.

Rubin P, Constine LS, Fajardo LF. RTOG Late Effects Working Group. Overview. Late Effects of Normal Tissues (LENT) scoring system. *Int J Radiat Oncol Biol Phys* 1995;31(5):1041-2.

Tagkalidis PP, Tjandra JJ. Chronic radiation proctitis. *ANZ J Surg* 2001;71(4):230-7.

Andreyev HJ, Davidson SE, Gillespie C *et al.* Practice guidance on the management of acute and chronic gastrointestinal problems arising as a result of treatment for cancer. *Gut* 2012;61(2):179-92.

Cotti G, Seid V, Araújo S *et al.* Conservative therapies for hemorrhagic radiation proctitis: a review. *Rev Hosp Clin Fac Med* (São Paulo) 2003;58(5):284-92.

Rustagi T, Mashimo H. Endoscopic management of chronic radiation proctitis. *World J Gastroenterol* 2011;17(41):4554-62.

## 48.2 ▪ Enterocolite Neutropênica

*José Carlos Ignacio Junior* ▪ *Larissa Beloti Salvador* ▪ *Paulo de Tarso Oliveira e Castro*

### INTRODUÇÃO, EPIDEMIOLOGIA E PATOGÊNESE

A enterocolite neutropênica (EN) é uma grave complicação em pacientes que desenvolvem neutropenia após o uso de quimioterapia antineoplásica. Recebe também outras denominações, como "tiflite", "colite neutropênica" ou "síndrome ileocecal".[1] A presença de febre, de neutropenia (definida pela contagem de neutrófilos < 500/mm³) e de sinais e sintomas abdominais são condições indispensáveis para o reconhecimento desse agravo.[2,3]

Embora seja observada mais frequentemente em pacientes hematológicos, tem sido descrita em pacientes com tumores sólidos submetidos a agentes citotóxicos, que podem levar à mucosite gastrointestinal, como os taxanos (paclitaxel, docetaxel), citarabina, 5-fluorouracil, ciclofosfamida, cisplatina e carboplatina.[2,4]

A imprecisão dos critérios diagnósticos torna difícil conhecer a incidência real da EN, com estudos retrospectivos variando de 0,8 a 26%.[5,6] Em dados de revisão da literatura, estima-se que a incidência, considerando pacientes adultos hospitalizados para tratamento oncológico, seja de aproximadamente 5,3%.[7]

A patogênese da EN não é completamente entendida, sendo provavelmente multifatorial. O desenvolvimento da tiflite resulta da lesão à mucosa intestinal associada à quimioterapia e à neutropenia, seguido pela invasão de microrganismos, levando à inflamação, ulceração e, em casos mais graves, à necrose transmural e perfuração.[3] O acometimento preferencial do ceco é atribuído a sua distensibilidade aumentada e reduzida vascularização (em comparação ao restante do cólon).[8] Os achados microscópicos incluem edema da mucosa e da submucosa, hemorragia e necrose, com reduzido exsudato inflamatório. A perfuração ocorre em 5 a 10 % dos casos.[2]

A infecção local na EN é geralmente polimicrobiana, com papel importante de bacilos Gram-negativos, cocos Gram-positivos, anaeróbios e *Candida* sp.[4] A bacteriemia ocorre em até 50% dos pacientes.[2]

### DIAGNÓSTICO

Os achados clínicos mais frequentes na EN são neutropenia grave (< 500/mm³), febre, distensão abdominal, hiperatividade dos ruídos hidroaéreos, dor e/ou defesa (geralmente no quadrante inferior direito), diarreia e sangramento digestivo baixo.[1,8] É importante considerar que pacientes muito imunossuprimidos ou recebendo corticoides em altas doses podem não apresentar febre.

A avaliação laboratorial inicial inclui os seguintes exames:

a) Hemograma completo, eletrólitos, ureia, creatinina, função hepática e gasometria arterial com lactato.
b) Pesquisa de toxinas e/ou PCR para *C. difficile* nas fezes.
c) Coletar 2 amostras (10 mL cada) de hemocultura de sítios diferentes.

Apesar da escassez de estudos mais robustos avaliando o manejo da EN, sugerimos seguir as mesmas recomendações para neutropenia febril nesses casos, com avaliação clínica minuciosa e coleta de exames em até 15 minutos após a triagem.[9,10]

Sobre a avaliação radiológica, destacam-se os seguintes aspectos:

A tomografia computadorizada (TC) de abdome é o método de escolha para o diagnóstico, em razão da maior especificidade.[1,11] Os achados mais frequentes são espessamento da parede colônica (≥ 5 mm), alterações inflamatórias e líquido pericecal, massa em quadrante inferior direito e perfuração.[11]

Apesar da menor acurácia, a ultrassonografia (US) abdominal é uma boa alternativa, tendo em vista sua facilidade de execução e não exposição ao contraste iodado e à radiação, podendo ser utilizada em pacientes pediátricos ou com impossibilidade de transporte.[1,12] Outro ponto positivo é a possibilidade de avaliação seriada para monitorar a resposta terapêutica.[12] Radiografias simples (RX) de abdome são pouco sensíveis na avaliação, geralmente só identificando complicações, como pneumoperitônio.[4] O uso de contraste intraluminal (enema com bário) em pacientes neutropênicos deve ser evitado.

Os principais diagnósticos diferenciais são colite pseudomembranosa (infecção por *Clostridium difficile*), apendicite, colite isquêmica, colecistite, colangite, doença enxerto *versus* hospedeiro (DECH) gastrointestinal, colite por citomegalovírus (CMV) e doença inflamatória intestinal.[3,13]

De forma resumida, o diagnóstico de EN é constituído dos seguintes **critérios maiores:**[7,8]

- Neutropenia.
- Espessamento do cólon ≥ 5 mm em qualquer segmento no eixo transversal – em pelo menos 3 mm de extensão longitudinal.
- Febre.

Os **critérios menores** são dor abdominal, distensão, ruídos hiperativos, diarreia e sangramento digestivo baixo.[7,8] É importante excluir outros diagnósticos, como colite pseudomembranosa e DECH.

## TRATAMENTO

De forma geral, o tratamento clínico (conservador) é imprescindível para o manejo da EN, com melhores desfechos na maior parte dos pacientes (Fig. 48.2-1).[1,2]

Assim, a abordagem cirúrgica fica restrita às seguintes situações:[14]

1. Perfuração colônica, evidenciada pela presença de ar na cavidade intraperitoneal.
2. Persistência de sangramento intestinal apesar da correção da coagulopatia e da neutropenia.
3. Surgimento de outras indicações de cirurgia, como a apendicite.
4. Piora clínica, mesmo após todas as medidas conservadoras.

Na sequência, destacamos as principais intervenções clínicas no manejo da EN:

- *Terapia antimicrobiana:* o esquema empírico deve ter necessariamente ação contra bacilos Gram-negativos (incluindo *E. coli*, *K. pneumoniae* e *P. aeruginosa*).[3] Recomenda-se também cobertura para anaeróbios. É fundamental que a primeira dose de antimicrobiano seja realizada ainda na primeira hora de atendimento (< 60 minutos), seguindo o mesmo racional de manejo da neutropenia febril.[9,10] Sugerimos as seguintes opções terapêuticas:
  1. Cefepime 2 g EV 8/8 h + Metronidazol 500 mg/kg/dose EV 8/8 h. **Dose pediátrica:** Cefepime 150 mg/kg/dia (8/8 h) + Metronidazol 7,5 mg/Kg/dose EV 8/8h.
  2. Piperacilina-tazobactam 4,5 g EV 6/6 h; em monoterapia por apresentar atividade anaerobicida. **Dose pediátrica:** 300 mg/kg/dia (6/6 h).

A monoterapia com carbapenêmicos (meropenem e imipenem) pode ser escolhida em algumas situações, considerando pacientes com uso recente de antibióticos de amplo espectro (principalmente cefalosporinas e quinolonas), colonização prévia por *Enterobacteriaceae* produtoras de betalactamase de espectro estendido (ESBL), além de dados da epidemiologia local e padrões de resistência bacteria-

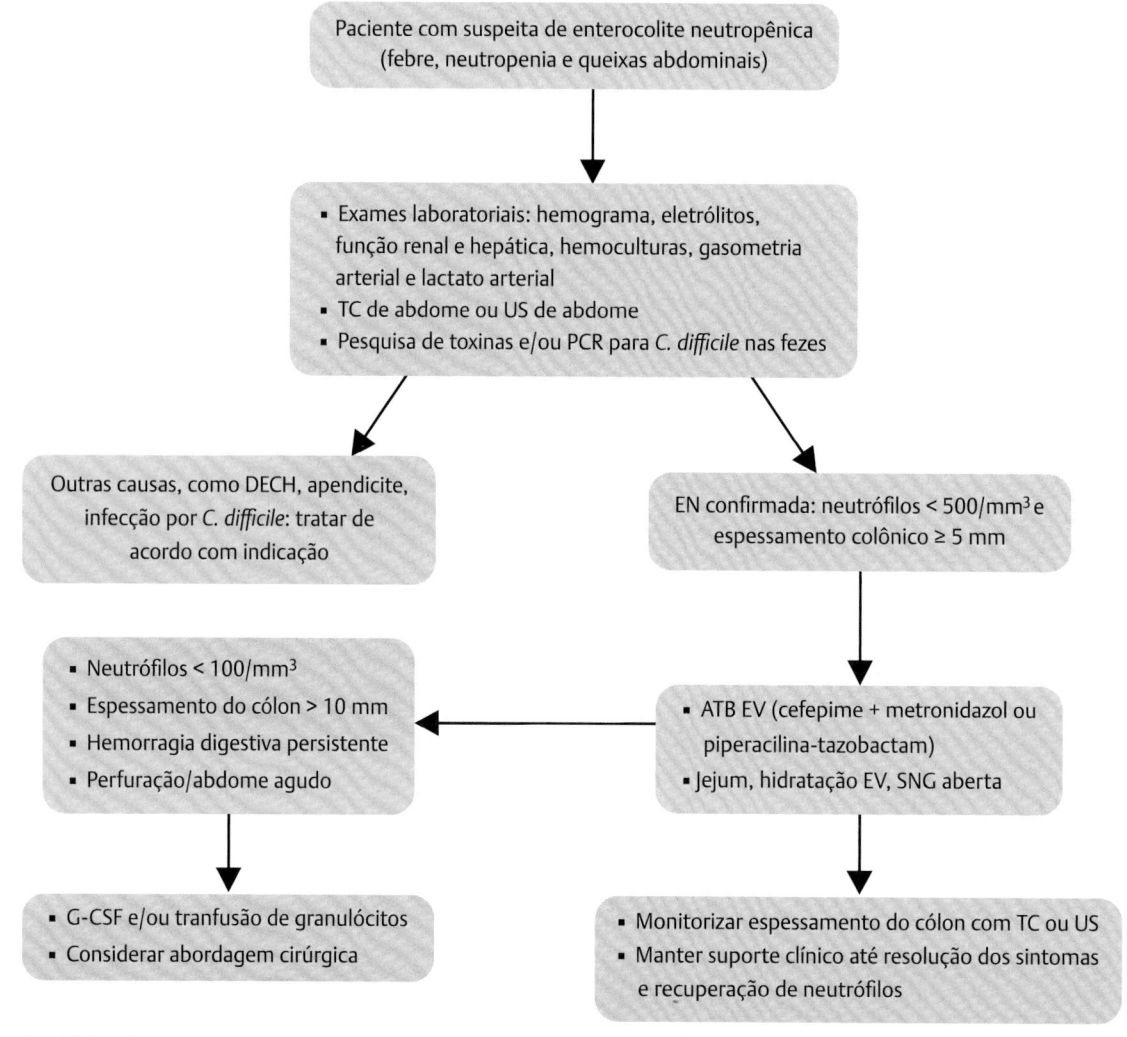

**Fig. 48.2-1.** Manejo clínico do paciente com enterocolite neutropênica. (Adaptada de Nesher & Rolston.)[2]

na. Apesar de não ser necessária na terapia inicial, considerar cobertura antifúngica (para *Candida* sp.) em pacientes sem melhora clínica significativa após 72 h de antibioticoterapia de amplo espectro.[3] Em pacientes sem uso prévio de antifúngico (profilático ou terapêutico), sugerimos fluconazol (dose de ataque 800 mg ou 12 mg/kg e manutenção 400 mg/dia ou 6 mg/kg); para pacientes que já receberam azólicos (fluconazol, voriconazol, posaconazol ou isavuconazol), deve-se optar por uma equinocandina (micafungina, caspofungina ou anidulafungina).

- *Medidas de suporte (necessárias na maior parte dos casos):* jejum, sonda nasogástrica aberta, suporte volêmico com cristaloides (EV) e nutrição parenteral.
- *Outras medidas auxiliares (considerar somente em casos selecionados):* transfusão de plaquetas, correção das coagulopatias, transfusão de granulócitos e uso de fatores estimuladores de colônias de granulócitos (G-CSF).

Embora seja difícil estabelecer com precisão a duração do tratamento, sugere-se que a antibioticoterapia e as medidas de suporte sejam mantidas até a resolução clínica e laboratorial do quadro, incluindo ausência de febre, recuperação da neutropenia e restabelecimento do trânsito intestinal.[3] Na maior parte dos casos que evoluem sem complicações (perfuração ou abscessos), o tratamento é mantido por cerca de 14 dias.

## PROGNÓSTICO

Apesar de ser classicamente um agravo de elevada mortalidade (até 50%), estudos mais recentes têm demonstrado melhores desfechos clínicos, provavelmente em decorrência do aperfeiçoamento dos métodos diagnósticos e da maior agilidade no tratamento.[1,4,8]

Pacientes que devem receber maior atenção geralmente apresentam os seguintes preditores de mau prognóstico: espessamento colônico > 10 mm, TCTH alogênico, uso de ventilação mecânica, infecção com documentação microbiológica (p. ex.: bacteriemia) e uso de terapia renal substitutiva.[3,12] Nesses casos, é fundamental a condução clínica em ambiente de terapia intensiva, com decisão compartilhada entre os especialistas (clínica médica/medicina intensiva, cirurgia do aparelho digestivo, infectologia, hematologia etc.).

## REFERÊNCIAS BIBLIOGRÁFICAS

1. Rodrigues FG, Dasilva G, Wexner SD. Neutropenic enterocolitis. *World J Gastroenterol* 2017;23(1):42-7.
2. Nesher L, Rolston KV. Neutropenic enterocolitis, a growing concern in the era of widespread use of aggressive chemotherapy. *Clin Infect Dis* 2013;56(5):711-7.
3. Portugal R, Nucci M. Typhlitis (neutropenic enterocolitis) in patients with acute leukemia: a review. *Expert Rev Hematol* 2017;10(2):169-74.
4. Cloutier RL. Neutropenic enterocolitis. *Hematol Oncol Clin North Am* 2010;24(3):577-84.
5. Salazar R, Sola C, Maroto P et al. Infectious complications in 126 patients treated with high-dose chemotherapy and autologous peripheral blood stem cell transplantation. *Bone Marrow Transplant* 1999;23(1):27-33.
6. Rolston KV, Bodey GP, Safdar A. Polymicrobial infection in patients with cancer: an underappreciated and underreported entity. *Clin Infect Dis* 2007;45(2):228-33.
7. Gorschluter M, Mey U, Strehl J et al. Neutropenic enterocolitis in adults: systematic analysis of evidence quality. *Eur J Haematol* 2005;75(1):1-13.
8. Sachak T, Arnold MA, Naini BV et al. Neutropenic Enterocolitis: New Insights Into a Deadly Entity. *Am J Surg Pathol* 2015;39(12):1635-42.
9. Freifeld AG, Bow EJ, Sepkowitz KA et al. Clinical practice guideline for the use of antimicrobial agents in neutropenic patients with cancer: 2010 update by the infectious diseases society of America. *Clin Infect Dis* 2011;52(4):e56-93.
10. Taplitz RA, Kennedy EB, Bow EJ et al. Outpatient Management of Fever and Neutropenia in Adults Treated for Malignancy: American Society of Clinical Oncology and Infectious Diseases Society of America Clinical Practice Guideline Update. *J Clin Oncol* 2018;36(14):1443-53.
11. Kirkpatrick ID, Greenberg HM. Gastrointestinal complications in the neutropenic patient: characterization and differentiation with abdominal CT. *Radiology* 2003;226(3):668-74.
12. Cartoni C, Dragoni F, Micozzi A et al. Neutropenic enterocolitis in patients with acute leukemia: prognostic significance of bowel wall thickening detected by ultrasonography. *J Clin Oncol* 2001;19(3):756-61.
13. Andreyev HJ, Davidson SE, Gillespie C et al. Practice guidance on the management of acute and chronic gastrointestinal problems arising as a result of treatment for cancer. *Gut* 2012;61(2):179-92.
14. Saillard C, Zafrani L, Darmon M et al. The prognostic impact of abdominal surgery in cancer patients with neutropenic enterocolitis: a systematic review and meta-analysis, on behalf the Groupe de Recherche en Réanimation Respiratoire du patient d'Onco-Hematologie (GRRR-OH). *Ann Intensive Care* 2018;8(1):47.

## 48.3 • Ascite Relacionada com a Malignidade

*Lúcio de Almeida Dornelles* • *Camila Osório Silveira*

Ascite maligna é definida como um acúmulo anormal de líquido na cavidade peritoneal em decorrência de neoplasia[1] e corresponde a cerca de 10% dos casos de ascite.[2] Cerca de 10-15% dos pacientes com câncer do sistema GI desenvolverão ascite em algum estágio de sua doença.[3]

Atualmente não há um *guideline* ou consenso sobre o manejo de ascites relacionadas com a malignidade. As condutas variam de acordo com o serviço e a experiência, e muitas são uma extrapolação do conhecimento que se tem sobre ascites por hepatopatias, embora a fisiopatologia envolvida seja diferente.[4]

### FISIOPATOLOGIA

Os capilares peritoneais filtram substâncias e células resultantes das trocas entre o plasma e a cavidade abdominal. Sob condições fisiológicas, há cerca de 100 mL de líquido livre preenchendo a cavidade peritoneal, que serve para lubrificar suas superfícies serosas.[5] A sua produção e drenagem são influenciadas pela pressão portal, pressão oncótica, equilíbrio sódio-água e pela permeabilidade vascular.

- A formação de ascite relacionada com doenças malignas é multifatorial.
- Neovascularização peritoneal e aumento da permeabilidade dos vasos tumorais.
- Invasão dos canais dos vasos linfáticos, interrompendo a drenagem do líquido peritoneal.
- Inflamação peritumoral, também aumentando a permeabilidade vascular.
- Aumento da concentração de proteína no líquido peritoneal.
- Ativação do sistema renina-angiotensina-aldosterona e retenção de sódio decorrente da depleção de volume sistêmico.[5]

Em uma pequena proporção de casos relacionados com a malignidade, como os pacientes com metástase hepática massiva e sem implantes peritoneais, a fisiopatologia pode ser semelhante à das doenças hepáticas cirróticas.[4]

### ETIOLOGIA

Ascite pode ocorrer em diversos tumores, tanto abdominais quanto extra-abdominais, como neoplasias de ovário (37%), pancreatobiliar (21%), gástrico (18%), esofágico (4%), mama (3%), colorretal (4%).[6] Cerca de 20% dos pacientes com ascite maligna têm câncer primário de localização indeterminada.[1]

### Principais Causas

- Carcinomatose peritoneal (53%): causa mais comum de ascite maligna. Ocorre, principalmente, pelo envolvimento metastático de adenocarcinomas primários de ovário, útero, pâncreas, estômago, cólon, pulmão e mama, linfoma.
- Metástases hepáticas maciças (13%): ascite por hipertensão portal.
- Síndrome de Budd-Chiari maligna (rara): êmbolo tumoral nas veias hepáticas.
- Ascite quilosa maligna (7%): relacionada com linfomas.
- Hepatocarcinoma associado à cirrose (13%).
- Associação dessas entidades (13%).[7]

O câncer de ovário é a causa mais comum de ascite maligna; entretanto, tem sobrevida maior que os outros tipos de câncer.[2]

### QUADRO CLÍNICO

Os pacientes se apresentam com dor abdominal, perda de peso, aumento do volume abdominal, náusea e sintomas gerais, como astenia e inapetência. Em casos de ascite volumosa, pode haver dispneia.

### ABORDAGEM DIAGNÓSTICA

Em pacientes com ascite e sem diagnóstico, não é possível distinguir a etiologia da ascite somente pela história e exame físico, sendo necessária a análise do líquido para ajudar a distinguir entre etiologia infecciosa, inflamatória ou maligna. Em até 54% dos casos de carcinomatose peritoneal, a ascite é o primeiro sinal de malignidade intra-abdominal.[8]

O diagnóstico pode ser feito pela paracentese, sendo exames de imagem e laparoscopia indicados em algumas circunstâncias.

### Paracentese Diagnóstica

Indicações para realização de paracentese diagnóstica em um paciente com ascite:

- Ascite de início recente.
- Deterioração clínica em pacientes com história de cirrose ou de neoplasia (febre, dor abdominal, palpação dolorosa, alteração do estado mental, íleo, hipotensão, insuficiência renal).
- Anormalidades laboratoriais que possam indicar algum quadro de infecção – leucocitose, acidose, piora da função renal.
- Encefalopatia hepática.

A análise do líquido ascítico de pacientes com suspeita de malignidade:[9]

- Aparência – límpido, turvo, quiloso, sanguinolento.

- Pode ser sanguinolenta em cerca de 50% dos casos de carcinoma hepatocelular, e pode estar presente em até 20% de todos os casos de ascite relacionada com a malignidade.[10]
- Líquido quiloso sugere linfoma.
■ Celularidade e diferencial.
- Na carcinomatose peritoneal, 97% dos casos terão celularidade positiva; entretanto nas outras causas a celularidade pode ser negativa. Com uma sensibilidade de 58-75%, é diagnóstico em até 50% das vezes.[6]
■ Gradiente albumina sérica-ascite (GASA).
- Pode ser elevado (> 1,1 g/dL) se houver hipertensão portal secundário a uma metástase hepática massiva.
- Pode ser diminuído (< 1,1 g/dL) na carcinomatose peritoneal.
■ Cultura.
■ Proteína.
- 2/3 das ascites malignas apresentam proteínas > 2,5 g/dL.[10]
■ Glicose.
- A concentração de glicose pode ser baixa, pois há consumo pelas células cancerígenas.
■ HDL.

Em pacientes do sexo masculino com citologia positiva, mas que não se encontra a fonte primária da neoplasia, realizar uma investigação pode ser fútil, pois saber a fonte primária não afetará o manejo e desfecho. Já em pacientes do sexo feminino, se a investigação convencional não encontrar a fonte primária do câncer, sugere-se realizar uma laparoscopia ou laparotomia, pois neoplasia de ovário é responsiva à quimioterapia e *debulking*, tendo uma sobrevida e prognóstico melhores.

## Exames de Imagem

Geralmente se inicia com ecografia abdominal. Exames como tomografia computadorizada e ressonância magnética, podem ser realizados de acordo com a apresentação clínica.

## TRATAMENTO

O tratamento da ascite depende de sua causa. Visto que a maior parte dos pacientes que desenvolvem ascite decorrente de uma neoplasia apresenta mau prognóstico, parece razoável que o manejo deve visar a um alívio sintomático sem que se precise de muitas intervenções, pensando-se em melhorar a qualidade de vida do paciente.

Pacientes com ascite decorrente de carcinomatose peritoneal não responde ao tratamento geralmente utilizado para pacientes com ascite por cirrose.[11]

### Paracentese

Medida mais adotada no manejo da ascite de grande volume, produzindo alívio temporário em até 90% dos pacientes. A frequência a ser realizada deve levar em conta a sintomatologia do paciente.

O volume drenado deve ser ajustado de acordo com as condições clínicas do paciente e a severidade dos sintomas. Volumes maiores de líquido podem ser retirados sem risco de alteração hemodinâmica, diferente dos casos de ascite por causa da hipertensão portal.

Sugere-se que o líquido seja drenado em um período em torno de 6 horas, mas na prática a maior parte do volume será drenada nas primeiras horas. O clampeamento do dreno para diminuir a velocidade da drenagem não é aconselhável.[4]

A reposição da albumina após drenagem de grande volume de ascite é controversa, não havendo evidência de seu benefício nos casos de ascite maligna. Assim como a hidratação que deve ser realizada apenas em casos selecionados, onde ocorra hipotensão.

### Diuréticos

Promovem diminuição do volume de ascite em cerca de 40% dos pacientes, sendo benéfico principalmente em pacientes que apresentem metástase hepática com hipertensão portal e baixos níveis de albuminatúria.

Espironolactona é a droga mais utilizada, com uma dose que pode variar entre 150-450 mg/dia. Furosemida pode ser associada ao uso de espironolactona, com uso de 40-100 mg/dia. Espera-se uma diminuição de cerca de 800 mL de líquido, levando a uma perda de peso de cerca de 1 kg/dia.[5]

Necessário averiguar a hidratação, função renal e eletrólitos com frequência na vigência desse tratamento.

### Cateteres Permanentes

Devem ser considerados em pacientes que requerem paracentese muito frequente (intervalos menores que 7 dias).[5]

### Quimioterapia Intracavitária

Na tentativa de se conseguir uma alta concentração do quimioterápico na cavidade peritoneal (até 30 vezes maior comparada, se administrado intravenoso), sem a toxicidade sistêmica. Sua eficácia depende da espessura do nódulo tumoral.

Pode-se obter uma reposta parcial em 30-60% dos casos, dependendo do agente quimioterápico e do tipo de tumor envolvido. Câncer de ovário parece ser o que melhor responde a esse tratamento.[5]

## REFERÊNCIAS BIBLIOGRÁFICAS

1. Becker G, Galandi D, Blum HE. Malignant ascites: Systematic review and guideline for treatment. *Eur J Cancer* 2006;42:589-97.
2. Ayantunde AA, Parsons SL. Pattern and prognostic factors in patients with malignant ascites: A retrospective study. *Ann Oncol* 2007;18(5):945-9.
3. Smith EM, Jayson GC. The current and future management of malignant ascites. *Clin Oncol* 2003;15(2):59-72.
4. Stephenson J, Gilbert J. The development of clinical guidelines on paracentesis for ascites related to malignancy. *Palliat Med* 2002;16:213-8.
5. Cavazzoni E, Bugiantella W, Graziosi L *et al.* Malignant ascites: Pathophysiology and treatment. *Int J Clin Oncol* 2013;18(1):1-9.
6. Potenberg J, Sproβmann-Günther G. Treatment of malignant ascites. *Eur J Oncol Pharm* 2014;8(1):27-30.
7. Runyon BA. Malignancy-related ascites. UpToDate, 2019. Available from: https://www.uptodate.com/contents/malignancy-related-ascites
8. Sangisetty SL, Miner TJ. Malignant ascites: A review of prognostic factors, pathophysiology and therapeutic measures. *World J Gastrointest Surg* 2012;4(4):87-95.
9. Runyon BA, Hoefs JC, Morgan TR. Ascitic Fluid Analysis in Malignancy-Related Ascites. *Hepatology* 1988;8(5):1104-9.
10. Papadakis MA, McPhee SJ (Eds.). *Current Medical Diagnosis & Treatment*, 56th ed. NY: McGraw-Hill Education; 2017.
11. Runyon BA. Care of patients with ascites. *N Engl J Med* 1994;330:337-42.

## 48.4 ▪ Falência Hepática Fulminante

*Sarah Maciel Silva* ▪ *Hélio Penna Guimarães*

### DEFINIÇÃO

A falência hepática fulminante (FHF), ou insuficiência hepática aguda (IHA), é definida pela existência de um distúrbio de coagulação por redução da síntese de proteínas (RNI ≥ 1,50), associado à encefalopatia hepática, no paciente com doença hepática nova (menos de 26-28 semanas de duração). Para descrever situações de descompensação hepática no paciente com hepatopatia crônica, o mais correto é a utilização do termo insuficiência hepática crônica agudizada (IHCA). Nesse caso, em qualquer tempo da evolução natural da doença, um fator desencadeante gera a descompensação aguda da doença hepática crônica, que se manifesta com icterícia e coagulopatia, associadas à disfunção de um ou mais órgãos ou sistemas.[1-3]

### ETIOLOGIA

A insuficiência hepática aguda apresenta etiologias diversas, podendo ser causada por infecções, processos autoimunes e metabólicos, linfomas e doenças infiltrativas, além de induzidas por toxinas e fármacos. No contexto oncológico, a IHA pode ser atribuível ao uso de medicações hepatotóxicas (antibióticos, quimioterápicos, AINEs etc.) ou às infiltrações tumorais no fígado, mais frequentemente relacionadas com o câncer de mama, câncer de pulmão de pequenas células, melanomas, mielomas ou linfomas.[3]

Entre os pacientes que apresentam insuficiência hepática crônica agudizada, a cirrose é a principal doença de base. A maioria dos casos de cirrose é causada por infecção pelo vírus da hepatite B ou C e também pelo alcoolismo. De alta importância no contexto oncológico, sabe-se que até um terço dos pacientes cirróticos desenvolverá o tipo mais comum de câncer de fígado primário: o carcinoma hepatocelular ou hepatocarcinoma, que corresponde a cerca de 90% dos casos de câncer hepático. Os principais fatores de descompensação do doente cirrótico para IHCA são: infecção, reativação da hepatite, uso de álcool, uso de drogas hepatotóxicas, sangramento gastrointestinal, cirurgias ou isquemia do fígado.[1,2,4]

### MANIFESTAÇÕES CLÍNICAS E DIAGNÓSTICO

Os sintomas iniciais da insuficiência hepática aguda podem ser inespecíficos e de apresentação muito variável em termos de gravidade. Devem sempre ser investigados em conjunto com a história clínica e prévia do paciente, questionando sobre o uso recente de medicações e também sobre a evolução e estadiamento de sua doença oncológica primária. Fadiga, letargia, náuseas, vômito, anorexia, dor em hipocôndrio direito, icterícia e distensão abdominal por ascite são sintomas comuns. Com a evolução do quadro, os sinais e sintomas mais leves de encefalopatia hepática, como confusão mental e alteração do ciclo sono-vigília, podem evoluir, por exemplo, para o coma. Entre as alterações laboratoriais mais importantes, encontram-se RNI ≥ 1,5 (critério obrigatório), elevação das aminotransferases e de bilirrubinas, além da redução da contagem de plaquetas para abaixo de 150.000. O diagnóstico de insuficiência hepática aguda é feito na coexistência de encefalopatia hepática e RNI ≥ 1,5.[1,2,5]

O diagnóstico de insuficiência hepática crônica agudizada é feito na presença de icterícia e coagulopatia em paciente com doença hepática crônica subjacente. No contexto oncológico, ressaltamos a cirrose e o hepatocarcinoma. A partir daí devemos determinar o fator desencadeante da descompensação, a gravidade do quadro, a importância da lesão hepática e o acometimento de outros órgãos ou sistemas.[1,2,6]

Os principais fatores desencadeantes da agudização da doença hepática crônica são a infecção, a reativação dos vírus HBV e HCV, o uso de álcool, medicações e outras drogas hepatotóxicas, os sangramentos do trato gastrointestinal, isquemia e outras complicações de procedimentos cirúrgicos no fígado. A gravidade do quadro pode ser mensurada pelas avaliações clínica e laboratorial da resposta de cada órgão ou sistema ao insulto precipitante.[1,6]

A resposta sistêmica altera as micro e macrocirculações, levando o paciente à falência hepática e de múltiplos órgãos. Em razão da redução da síntese de proteínas pró-coagulantes pelo fígado, ocorre também redução dos fatores anticoagulantes, como resposta ao primeiro distúrbio. Dessa forma, quadros hemorrágicos e de hipercoagulabilidade podem coexistir. Os rins são os mais afetados, geralmente por hipoperfusão (redução do volume circulante efetivo) ou síndrome hepatorrenal. A encefalopatia hepática, associada ou não a edema cerebral, é uma manifestação comum e pode ser fator precipitante ou resultado da IHCA. Além disso, o paciente apresenta predisposição a infecções respiratórias e, comumente, síndrome hepatopulmonar, como resultado de um quadro crônico. Como manifestação mais grave, associada à maior taxa de mortalidade, está o colapso cardiovascular, principalmente quando há lesão renal aguda.[1,6]

## TRATAMENTO

Os objetivos do tratamento da IHA e IHCA são evitar a piora da função hepática, reverter fatores precipitantes e fornecer suporte à falência de órgãos. Idealmente, todos esses pacientes devem ser tratados em centros de terapia intensiva, com serviço de hepatologia, monitorização contínua e propedêutica acessível. Recomenda-se a dosagem de bilirrubina e transaminases diariamente, glicemia, gasometria arterial, hemograma, eletrólitos e provas de coagulação com mais frequência.[3]

A monitorização hemodinâmica invasiva é indispensável, bem como reavaliação periódica da responsividade a volume e função ventricular, utilizando a ecocardiografia. O paciente com insuficiência hepática apresenta débito cardíaco aumentado, vasodilatação sistêmica e volemia efetiva reduzida. A escolha da solução para reposição volêmica continua sendo um assunto discutível, mas ainda se recomenda o uso de NaCL 0,9%. Sabe-se que a responsividade inadequada ao volume prediz alta mortalidade. Nos casos de edema pulmonar, o paciente pode precisar de ventilação mecânica, mas os parâmetros devem ser rigorosamente configurados, de forma que uma PEEP elevada pode piorar o edema cerebral. O paciente com doença hepática crônica em risco de descompensação por peritonite bacteriana espontânea pode receber albumina profilaticamente, reduzindo a ocorrência de falências hepática, renal e a mortalidade. Não existe indicação precisa para o uso da albumina no paciente em IHCA franca. O objetivo do suporte hemodinâmico é manter uma pressão arterial média (PAM) de 75 mmHg ou a pressão de perfusão cerebral (PPC) entre 50-60, sendo a noradrenalina o vasopressor de escolha, caso necessário. Para os pacientes hipotensos e acidóticos com IHA, deve-se prescrever correção com 75 mEq de bicarbonato de sódio, além de manter controle da glicemia.[3,7]

As infecções podem ser os fatores precipitantes da IHA e da IHCA e são as principais responsáveis por lesão renal aguda nesses pacientes. Antibióticos devem ser iniciados em até uma hora na vigência de infecção. Podem ser prescritos, também, como profiláticos, mas apenas em caso de piora da encefalopatia hepática ou de exacerbação da resposta inflamatória sistêmica. Pacientes com imunossupressão diagnosticada ou em uso de corticosteroides devem ser investigados para infecções fúngicas e por outros microrganismos oportunistas. Os que apresentam diarreia devem sempre ser testados para *Clostridium difficile*. Corticosteroides podem ajudar a reverter o choque e reduzir a necessidade de vasopressores, mas seu uso deve ser reservado aos pacientes sépticos com sinais de insuficiência suprarrenal. A terapia dialítica está indicada para controle da volemia e dos distúrbios hidreletrolíticos.[1,3,7]

Pacientes com IHCA apresentam coagulopatias e risco de hemorragias, mas exames, como RNI e TTPa, são preditores ruins do risco de sangramento. Tromboelastografia e tromboelastometria são os mais indicados. O plasma fresco congelado não deve ser usado como rotina para profilaxia ou correção de RNI e TTPa, sendo associado a efeitos adversos, como hipervolemia, reações transfusionais e aumento da pressão portal. Deve-se lembrar que pacientes com RNI alargado apresentam, concomitantemente, redução na síntese de fatores anticoagulantes e risco de desenvolver trombose venosa profunda, mas isso não indica, rotineiramente, o uso de anticoagulantes. O tipo de sangramento mais comum é o do trato gastrointestinal alto, e deve-se utilizar protetor de mucosa gástrica (omeprazol ou ranitidina). Acidose, uremia, hipocalemia, hipotermia e sepse pioram a coagulopatia e devem ser tratadas prontamente. Em caso de deficiência, a vitamina K deve ser reposta via intravenosa na dose de 2 mg/dia, por 3 a 5 dias. Pacientes com contagem de plaquetas < 100.000 e redução dos níveis de fibrinogênio devem receber suporte específico, caso necessitem de procedimentos invasivos.[1,3]

A ocorrência de encefalopatia hepática (EH) no paciente com IHCA impõe alta mortalidade, como fator independente, e seus fatores precipitantes (sepse, constipação, distúrbios hidreletrolíticos) devem ser tratados. Pacientes com EH grave ou com sangramento ativo do trato gastrointestinal alto devem ser intubados, evitando o uso de sedação contínua. Caso seja necessário, preferir benzodiazepínicos de meia-vida curta, barbitúricos e propofol. A restrição do aporte proteico diário do paciente é contraindicada, sob risco de aumento das taxas de catabolismo. Recomenda-se um aporte de 60 g de proteína ao dia. Pacientes com EH graus 1 e 2 podem ser nutridos via oral ou enteral, enquanto aqueles que apresentam EH graus 3 ou 4 devem receber dieta enteral via sonda nasogástrica, colocada apenas se o paciente estiver intubado. A prescrição de lactulona, apesar de frequente na prática médica, não mostra evidências robustas na redução de mortalidade e não deve ser feita rotineiramente.[1,3]

A ocorrência de edema cerebral clinicamente relevante na IHCA é menos comum, mas pode ser grave nos casos de IHA. Para prevenir a hipertensão intracraniana (HIC) na IHA, os pacientes de alto risco para edema cerebral (EH graus 3 e 4, IRA, amonemia > 150 micromol/L ou em uso de vasopressores) devem permanecer em ambiente tranquilo, com o mínimo de estímulos, com a cabeceira elevada, balanço hídrico rigoroso e devem receber NaCl 3% profilaticamente, a fim de manter a natremia entre 145-155 μmol/L. A monitorização direta da pressão intracraniana, por cateter, é indicada apenas em casos de EH graus 4 ou 3 em piora. Pacientes com HIC diagnosticada devem receber Manitol (0,5-1 g/L) e hiperventilação, apesar de essas medidas terem efeitos passageiros. Podem ser administrados até mais 2 *bolus* de manitol, com o objetivo de atingir osmolalidade sérica menor que 320 mOsm/L, pressão intracraniana (PIC) menor que 20-25 e pressão de perfusão cerebral (PPC = PAM–PIC).[1,3]

Crises convulsivas são relativamente comuns no paciente com IHA, mas podem ser de difícil diagnóstico no paciente intubado e sedado. Recomenda-se que a sedação, quando necessária, seja feita com agentes que também tenham efeito anticonvulsivante. As crises convulsivas devem ser sempre tratadas, utilizando, preferencialmente, fenitoína. No entanto, essa droga não deve ser utilizada como profilaxia. Em casos refratários, recomenda-se o uso de benzodiazepínicos de curta duração.[1,3]

O transplante hepático é o tratamento definitivo para pacientes com IHCA, desde que não haja contraindicações. Pacientes cirróticos com hepatocarcinoma devem ser estratificados de acordo com a escala de Child-Pugh, e cada critério deve ser avaliado isoladamente (Quadro 48.4-1). Cirróticos com Child-Pugh B ou C, sem possibilidade de ressecção, podem ser candidatos ao transplante hepático, desde que obedeçam aos critérios de Milão (lesão hepática única com até 5 cm ou até 3 lesões inferiores a 3 cm).[7]

Para pacientes com IHA, o transplante hepático é indicado apenas se o paciente não apresentar sinais de reversibilidade da insuficiência hepática. Além disso, são diversas as contraindicações ao procedimento, como neoplasias extra-hepáticas e doença cardiopulmonar avançada.[3,7]

**Quadro 48.4-1.** Classificação de Child-Pugh para estratificação de pacientes cirróticos

| Cálculo do *score* de Child-Pugh | | |
|---|---|---|
| **Encefalopatia** | Ausente | 1 ponto |
| | Graus 1 ou 2 | 2 pontos |
| | Graus 3 ou 4 | 3 pontos |
| **Ascite** | Ausente | 1 ponto |
| | Leve | 2 pontos |
| | Moderada/Volumosa | 3 pontos |
| **Bilirrubina** | < 2 mg/dL | 1 ponto |
| | 2-3 mg/dL | 2 pontos |
| | > 3 mg/dL | 3 pontos |
| **Albumina** | > 3,5 g/dL | 1 ponto |
| | 2,8-3,5 g/dL | 2 pontos |
| | < 2,8 g/dL | 3 pontos |
| **RNI** | < 1,7 | 1 ponto |
| | 1,7-2,3 | 2 pontos |
| | > 2,3 | 3 pontos |
| **Classificação** | 5 a 6 pontos | Child classe A |
| | 7 a 9 pontos | Child classe B |
| | 10 a 15 pontos | Child classe C |

## REFERÊNCIAS BIBLIOGRÁFICAS

1. Bernal W, Jalan R, Quaglia A *et al*. Acute-on-chronic liver failure. *Lancet* 2015;386(10003):1576-87.
2. Galle PR, Forner A, Llovet JM *et al*. EASL clinical practice guidelines: management of hepatocellular carcinoma. *J Hepatol* 2018;69(1):182-236.
3. Gustot T, Fernandez J, Garcia E *et al*. Clinical course of acute-on-chronic liver failure syndrome and effects on prognosis. *Hepatology* 2015;62(1):243-52.
4. European Association for the Study of the Liver. EASL Clinical Practical Guidelines on the management of acute (fulminant) liver failure. *J Hepatol* 2017;66(5):1047-81.
5. Lee WM. Acute liver failure. *N Engl J Med* 1993;329(25):1862-72.
6. Kim TY, Dong JK. Acute-on-chronic liver failure. *Clin Mol Hepatol* 2013;19(4):349.
7. Reddy SS, Civan JM. From Child-Pugh to Model for End-Stage Liver Disease. *Med Clin North Am* 2016;100(3):449-64.

## 48.5 • Sangramento Digestivo Alto

*Leonardo Nogueira Taveira* • *Kelly Menezio Giardina*

### INTRODUÇÃO

Hemorragia digestiva alta (HDA) permanece, atualmente, como uma condição clínica impactante para os serviços de saúde, sendo associada a taxas de mortalidade que variam de 3,5 a 10%,[1,2] resultando em 61 admissões hospitalares a cada 100.000 habitantes anualmente nos Estados Unidos.[3] Apesar de inúmeros estudos existentes na literatura avaliando as causas e o manejo da hemorragia digestiva alta na população em geral, com diretrizes bem definidas, há uma escassez de dados sobre essa condição especificamente em pacientes oncológicos.[4] Alguns autores sugerem que a causa do sangramento neste contexto seja semelhante à dos pacientes não oncológicos,[5-8] porém esse dado é contraditório, com outros estudos mostrando resultados divergentes.[4,9-11]

O objetivo desta seção será discutir a história natural e a melhor abordagem da HDA nos pacientes oncológicos, destacando-se as opções de tratamento endoscópico disponível na atualidade, e ressaltando a importância da abordagem de uma equipe multidisciplinar (envolvendo endoscopia, radiologia intervencionista, rádio-oncologia e cirurgia) para o manejo desses pacientes.

### CONCEITO, EPIDEMIOLOGIA E FISIOPATOLOGIA

Antigamente definia-se o sangramento digestivo alto como a perda de sangue que tinha sua origem proximal ao ligamento de Treitz.[12] A partir do ano 2001, com o advento de métodos endoscópicos que permitiram uma melhor avaliação do intestino delgado (inicialmente cápsula endoscópica e posteriormente enteroscopia de duplo balão), foi proposto que a HDA deve ser considerada como toda causa de sangramento que seja proximal à papila duodenal. A hemorragia do intestino delgado é definida como aquela de origem entre a papila duodenal e a válvula ileocecal. E por fim a hemorragia digestiva baixa como aquela de origem distal à válvula ileocecal.[13] Atualmente este é o conceito mais aceito.

Os tumores são responsáveis por cerca de 1 a 5% de todos os casos de sangramento digestivo alto.[9,10] Sheibani *et al.*[9] mostraram que dos 2.166 pacientes admitidos no centro médico da Universidade da Califórnia do Sul com quadro de HDA, entre os anos de 2005 a 2012, 106 apresentavam tumores como causa do sangramento. Nesse estudo retrospectivo, o tipo mais comum de neoplasia associada à causa do sangramento foi a gástrica (73%), seguido por tumores de esôfago (16%) e duodeno (11%).[9] Em relação à localização no estômago, Schatz *et al.*[14] observaram o corpo como a região mais comum e o tipo histológico de adenocarcinoma, seguido por linfoma. Outro dado relevante em relação à HDA em pacientes oncológicos é sua elevada taxa de mortalidade, principalmente relacionada com o fato de a maior parte dos pacientes, que tiveram a HDA como manifestação inicial da neoplasia, apresentar estágio avançado da doença de base. No estudo citado anteriormente, 75% dos pacientes oncológicos com apresentação clínica inicial na forma de HDA apresentavam doença metastática.[10] Schatz *et al.*[14] obtiveram uma taxa menor de pacientes com doença metastática (37%), observando-se uma taxa de mortalidade geral nos pacientes oncológicos com episódio de HDA em torno de 62%. Martins *et al.*[15] obtiveram uma taxa de mortalidade em torno de 44%.

Em relação à fisiopatologia do sangramento digestivo alto nos pacientes oncológicos, sabe-se que os mesmos são mais propensos a sangramentos decorrentes de alguns fatores predisponentes: plaquetopenia, coagulação intravascular disseminada (CIVD), trombose vascular e hepatopatia secundária a drogas quimioterápicas.[8,16] Geralmente o sangramento pode resultar de ulceração difusa da mucosa ou de erosões em vasos na superfície da lesão tumoral.[17] Os sintomas mais comuns são hematêmese e/ou melena. Porém em até 5 a 10% dos casos de HDA, principalmente naqueles sangramentos volumosos, a manifestação clínica inicial pode-se dar na forma de hematoquezia.[17] Maluf-Filho *et al.*[4] observaram os seguintes achados como manifestações clínicas mais prevalentes nos pacientes oncológicos: hematêmese (45%), melena (27%), queda de hemoglobina (15%) e hematoquezia (4%).

### PRINCIPAIS CAUSAS E DIAGNÓSTICOS DIFERENCIAIS

A HDA na população em geral tem como principais causas: úlceras gástricas, úlceras duodenais, gastrite/duodenite erosiva, esofagite erosiva e varizes esofagogástricas[18] (Quadro 48.5-1).

Diferentemente da população em geral, os pacientes oncológicos têm como principal causa de sangramento digestivo alto as próprias neoplasias malignas. Maluf-Filho *et al.*,[4] em um estudo retrospectivo realizado no Instituto de Câncer do Estado de São Paulo com 147 pacientes apresentando episódios confirmados de HDA, mostraram que os tumores eram a causa mais comum de sangramento (23% dos casos), seguido por varizes (19,7%), úlceras pépticas (16,3%) e erosões gastroduodenais (10,9%) (Quadro 48.5-2).

**Quadro 48.5-1.** Principais Causas de HDA na População em Geral[18]

Úlcera péptica (47,1%)

Gastrite erosiva (18,1%)

Esofagite erosiva (15,2%)

Angiectasias (6,2%)

Síndrome de Mallory-Weiss (6,9%)

Neoplasia (3,7%)

Varizes esofágicas (1,8%)

Dieulafoy (1,5%)

**Quadro 48.5-2.** Principais Causas de HDA em Pacientes Oncológicos[4]

Neoplasias (23%)

Varizes esofagogástricas (19,7%)

Úlceras pépticas (16,3%)

Erosões gastroduodenais (10,9%)

Considerando apenas os pacientes com neoplasias do trato gastrointestinal (TGI) alto, a principal causa de HDA foi tumor (84%), seguido de úlceras pépticas (6,3%), causas indefinidas (6,3%) e varizes (3,1%).[4] A grande maioria dos tumores que evoluem com sangramento é gástrica (73%), sendo que dentre estes o tipo histológico mais frequente é adenocarcinoma, seguido por linfoma.[9]

Existem outras possíveis causas de HDA nos pacientes oncológicos que não somente aquelas relacionadas com a própria neoplasia. Nos pacientes com náuseas e vômitos decorrentes de toxicidade por quimioterápicos ou por obstrução gástrica, a síndrome de Mallory-Weiss pode ser uma causa de sangramento. Plaquetopenia severa (< 50.000/mm$^3$) por supressão da medula óssea secundária à quimioterapia pode também aumentar o risco de sangramento espontâneo sob a forma de gastrite hemorrágica.[11] Portanto, é importante para equipe médica ter o conhecimento dos possíveis cenários e variabilidade diagnóstica de acordo com a suspeita clínica, a fim de proporcionar um correto diagnóstico e manejo inicial dos pacientes oncológicos com sangramento digestivo alto.

## ABORDAGEM TERAPÊUTICA
### Avaliação e Manejo Inicial

Avaliação inicial desses pacientes deve seguir os protocolos já bem estabelecidos para o manejo de HDA não varicosa na população em geral: observação dos sinais e sintomas, *status* hemodinâmicos (pressão arterial e frequência cardíaca), exames laboratoriais (incluindo hemograma e coagulograma). Adicionalmente a avaliação inicial, a ressuscitação volêmica com fluidos intravenosos e hemotransfusão podem ser necessárias em alguns pacientes. Além disso, plaquetopenia deve ser corrigida nos pacientes com contagem inferior a 40.000/mm$^3$ sempre que possível.[11]

Estudos têm demonstrado a importância do uso de alguns escores, como o *score* de Glasgow-Blatchford[19] (SGB) e o *score* de Rockall,[20] que utilizam variáveis clínicas e endoscópicas para estratificar e predizer o risco de necessidade de intervenção endoscópica nos pacientes com HDA.[11] Dentre esses *scores*, o SGB tem melhor *performance* que o de Rockall para discriminar pacientes de baixo risco que podem ser tratados ambulatorialmente, sem necessidade de endoscopia de urgência.[21] Kim *et al.*[22] compararam a utilização desses *scores* para prever necessidade de intervenção e desfechos clínicos em pacientes com HDA por causa de neoplasias gástricas inoperáveis. O *score* de Rockall foi útil para predizer necessidade de intervenções, incluindo terapia endoscópica, embolização arterial e cirurgia (área sob curva ROC, 0,77; p < 0,001). Já o SGB foi superior em predizer a necessidade de todas intervenções, incluindo hemotransfusão e outros procedimentos (área sob curva ROC, 0,81; p < 0,001). Esses resultados indicam que tais *scores* são úteis no manejo dos pacientes oncológicos com HDA de origem tumoral, embora estudos futuros sejam necessários para uma melhor recomendação.

Os *guidelines* atuais não recomendam o uso rotineiro pré-endoscopia de medicações procinéticas (Eritromicina ou Metoclorpramida), porém, esses agentes podem ser úteis em melhorar acurácia diagnóstica principalmente nos pacientes com suspeita de grande quantidade de sangue ou coágulos no estômago.[12] Já o uso de inibidores de bomba de prótons (IBP) pré-endoscopia é recomendado para todos pacientes com suspeita de HDA não varicosa, com inúmeros benefícios já comprovados.[23] Apesar dos benefícios do uso de agentes procinéticos e IBPs nos quadros de HDA por lesões benignas, seus efeitos ainda não foram bem estudados nas lesões malignas, não podendo então recomendar o uso rotineiro nesse cenário específico.[11]

### Abordagem Endoscópica

Após estabilização clínica inicial, a endoscopia digestiva alta deverá ser realizada nas primeiras 24 horas de apresentação clínica do quadro de HDA, para estabelecer o diagnóstico e tratamento adequados.[12] A classificação endoscópica de Forrest[24] tem sido comumente utilizada para predizer necessidade de tratamento endoscópico, risco de sangramento após hemostasia inicial e mortalidade nos quadros de HDA não varicosa.[25] Apesar da escassez de estudos utilizando tal classificação nos sangramentos de origem neoplásica, Sheibani et al.[9] mostraram que a distribuição da classificação de Forrest entre os pacientes com sangramento tumoral foi a seguinte: 29% com sangramento em babação (Forrest Ib), 6% com coágulos aderidos (Forrest IIb), 2% com vaso visível não sangrante (Forrest IIa) e 1% com sangramento em jato (Forrest Ia). Kim et al.[26] obtiveram as seguintes porcentagens entre os pacientes submetidos à terapia endoscópica para tratamento paliativo de sangramento secundário à neoplasia gástrica: 52% Forrest Ib, 20% Forrest IIa, 15% Forrest Ia e 12% Forrest IIb.

Para o tratamento do sangramento digestivo alto de origem tumoral, a terapia endoscópica é geralmente recomendada como primeira linha de tratamento.[23,27] Embora a maioria dos estudos tenha mostrado alta taxa de sucesso da hemostasia endoscópica, as taxas de ressangramento e mortalidade permanecem altas a despeito do tratamento endoscópico.[11] O Quadro 48.5-3 resume o resultado desses estudos.

A taxa de sucesso da hemostasia endoscópica em pacientes com sangramento por neoplasia gástrica variou de 67 a 100%, com exceção de um estudo que mostrou uma baixa taxa de 31%.[31] Esses resultados são semelhantes aos observados em pacientes com sangramento por úlcera péptica (hemostasia definitiva em torno de 75 a 89% dos pacientes).[32] No entanto, as taxas de ressangramento em pacientes submetidos ao tratamento endoscópico do sangramento por neoplasia gástrica são bem maiores (variando de 41 a 80%) do que os pacientes com úlcera péptica sangrante (variando de 8 a 24%).[12,33]

As modalidades de tratamento endoscópico que podem ser usadas para hemostasia incluem: métodos de injeção, mecânicos, térmicos ou uma combinação entre eles.[8,12,23] As principais opções para terapia injetora incluem: epinefrina diluída, etanol, etanolamina e polidocanol. Outras substâncias menos utilizadas na prática incluem: trombina, fibrina e cianoacrilato.[11] A hemostasia obtida por esses agentes é resultado de compressão mecânica por ação direta do volume injetado, lesão tecidual direta, vasoconstrição e/ou trombose.[12] De todos esses, a injeção de epinefrina é a mais utilizada, e grandes volumes (> 13 mL da solução 1:10.000) são particularmente efetivos para uma hemostasia inicial, porém com altas taxas de ressangramento.[34] As opções de métodos mecânicos incluem clipes metálicos, ligadura elástica e *endoloop*.[8,23] Dentre esses, os clipes são os mais utilizados e promovem hemostasia por compressão mecânica do vaso, com a vantagem de não causar dano tecidual adicional.[35,36] Apesar de ser um método eficaz e de fácil manejo, em alguns casos sua liberação pode ser dificultada pelas características da lesão neoplásica: irregularidade das bordas, fibrose e enrijecimento da mucosa adjacente.[11] Os métodos térmicos incluem: eletrocautério monopolar ou bipolar, *heater probe*, coagulação com plasma de argônio (APC), fotocoagulação a *laser* e ablação por radiofrequência.[8,11] Tais métodos promovem hemostasia por coagulação das proteínas teciduais, ativação da trombocoagulação e destruição tecidual. São tão eficazes como os clipes metálicos para obtenção de hemostasia, e em algumas situações em que a colocação dos clipes forem tecnicamente difíceis (como as citadas anteriormente), os métodos térmicos podem ser mais vantajosos.[37] Dentre as opções de métodos térmicos, o APC é o mais utilizado, de fácil manejo, seguro e de baixo custo, com a

**Quadro 48.5-3.** Resultados do Tratamento Endoscópico no Sangramento Digestivo Alto por Neoplasia Gástrica[11]

| Autor | Número de pacientes | Sucesso de hemostasia (%) | Ressangramento (%) | Prognóstico |
|---|---|---|---|---|
| Mathus-Vliegen et al. (1986)[28] | 5 | 100 | NA | Mediana de sobrevida: 4 semanas |
| Mathus-Vliegen et al. (1990)[29] | 14 | 81 | NA | NA |
| Loftus et al. (1994)[30] | 15 | 67 | 80 | Mediana de sobrevida: 39 dias |
| Savides et al. (1996)[10] | 7 | 100 | NA | Mortalidade em 30 dias: 43%<br>Mortalidade em 1 ano: 100% |
| Sheibani et al. (2013)[9] | 14 | 86 | 50 | NA |
| Koh et al. (2013)[31] | 45 | 31 | NA | Mortalidade em 30 dias: 0% para pacientes com sucesso na hemostasia; 26% na falha do tratamento endoscópico |
| Kim et al. (2013)[26] | 113 | 93 | 41 | Mediana de sobrevida: 3,2 meses<br>Mortalidade em 30 dias: 15,9% |

NA: não avaliado.

vantagem de ser aplicado sobre grandes superfícies. Os três fatores mais importantes que influenciam no seu impacto são: duração da aplicação, ajustes da potência e a distância do cateter.[15] Martins et al.[15] avaliaram a eficácia do APC no tratamento endoscópico dos tumores sangrantes do trato digestório alto, comparado a uma coorte histórica que não recebeu nenhum tratamento endoscópico. Utilizando o modo *forced*-APC (Erbe VIO 300D, Alemanha) com os seguintes parâmetros (lesões esofágicas e gástricas: potência: 60-70 W, fluxo: 1,5-2 L/min; lesões duodenais: potência 40-50 W, fluxo: 1,5 L/min), obteve-se uma taxa de hemostasia inicial de 73%, porém sem diferença estatisticamente significativa na taxa de ressangramento em 30 dias (APC: 33 *versus* 14% controle; p = 0,104) e mortalidade em 30 dias (APC: 20,8 *versus* 42,9% controle; p = 0,091) quando comparado ao grupo-controle.[15] Portanto, apesar da alta taxa de hemostasia inicial no sangramento tumoral com o uso do APC, seu efeito é temporário, sem impacto nas taxas de mortalidade e ressangramento.

Uma outra opção mais inovadora de tratamento endoscópico é o pó hemostático, sendo o produto Hemospray® (TC-325) o mais utilizado e já com registro aprovado na ANVISA, desde 2015. Trata-se de uma substância em pó, inerte, com propriedades biologicamente inorgânicas, que, quando colocada em contato com secreções úmidas do trato gastrointestinal, torna-se aderente, promovendo uma barreira mecânica para hemostasia.[38] Adicionalmente, tal produto pode estimular a agregação plaquetária e possivelmente ativar fatores de coagulação.[39] Após seu efeito hemostático, o pó desprende-se da mucosa intestinal sendo completamente eliminado do trato gastrointestinal dentro de 24 horas após sua aplicação.[40] É importante ressaltar que o pó adere somente em lesões com sangramento ativo, não sendo eficaz em promover adequada hemostasia nas lesões com estigmas de sangramento recente (por exemplo coto vascular visível).[16] Existem alguns desafios ao se tratar lesões tumorais sangrantes, não só relacionadas com o contexto clínico muitas vezes desfavorável do paciente oncológico (plaquetopenia, neutropenia, coagulação intravascular disseminada, neutropenia), mas também associadas à manipulação endoscópica de tumores friáveis e com sangramento difuso. O Hemospray® por ser um método de aplicação de não contato e não traumático, com a possibilidade de cobrir grandes superfícies irregulares de sangramento, tende a ser um dos métodos endoscópicos de escolha para o tratamento do sangramento tumoral ativo, com taxas de hemostasia inicial em torno de 100%, porém ainda com altas taxas de ressangramento tardio em torno de 25%.[16] Embora seja um método extremamente seguro, deve-se ter cautela no seu uso em casos de sangramento envolvendo a região da papila duodenal (risco de obstrução biliar transitória), e nos casos de hemorragia varicosa por causa do risco teórico de embolização do pó, embora ainda sem relatos na literatura.[16] Portanto o Hemospray® deve ser considerado uma terapia de resgate aos métodos endoscópicos tradicionais, e como promove uma hemostasia temporária, com alto índice de ressangramento tardio, outras terapias mais definitivas (como, por exemplo, radioterapia e cirurgia) devem ser avaliadas para os casos de sangramento tumoral.[16] O Quadro 48.5-4 resume as principais opções de tratamento endoscópico.

### Abordagem Multidisciplinar

A radioterapia (RT) exerce um papel primordial no manejo dos tumores do TGI, tanto com o objetivo de tratamento primário quanto paliativo. No entanto, os dados descritos na literatura sobre o uso da radioterapia para o tratamento do sangramento tumoral do TGI são escassos. No contexto de sangramento agudo, com instabilidade hemodinâmica, a RT não é útil, com maiores benefícios para os casos de perda crônica de sangue.[8] Em uma série de casos do M.D. Anderson Cancer Center, 14 de 20 pacientes tratados com RT paliativa tiveram controle do sangramento, com uma mediana de sobrevida de 5,2 meses.[41] O sangramento tumoral do adenocarcinoma gástrico pode ser controlado em torno de 1 semana após início da RT.[8] Kondoh et al.[42] avaliaram o resultado de 17 pacientes com neoplasia gástrica avançada submetidos à RT hemostática. Obteve uma taxa de hemostasia em torno de 73%, com uma mediana de intervalo de 2 dias após início da RT. Existem vários esquemas para o planejamento da

**Quadro 48.5-4.** Modalidades de Tratamento Endoscópico para Sangramento de Origem Tumoral[8]

| Injeção | Mecânico | Térmico |
| --- | --- | --- |
| Epinefrina diluída | Clipes | Eletrocautério: monopolar, bipolar |
| Etanol | *Endoloop* | *Heater probe* |
| Fibrina | Ligadura elástica | Coagulação com plasma de argônio |
| Cianoacrilato | Pó hemostático | Fotocoagulação a *laser* |
| | | Ablação por radiofrequência |

RT hemostática, com doses variando desde 8 Gy em fração única até 40 Gy em 16 frações, sendo que uma dose ideal ainda não foi estabelecida.[43,44]

Embora os dados na literatura sobre o uso da radiologia intervencionista para o tratamento de sangramento tumoral sejam escassos, a angiografia pode ser considerada uma segunda linha de tratamento quando houver falha do tratamento endoscópico.[8] Uma importante exceção a esse conceito são os casos de hemobilia, onde o sangramento de tumores hepáticos e da árvore biliar podem ser ameaçadores à vida. A endoscopia pode mostrar sangramento pelo orifício papilar, mas sem possibilidade terapêutica. O tratamento de escolha nesses casos é a angiografia hepática seletiva com embolização transarterial.[45] Em muitas instituições a realização da cintilografia de hemácias marcadas com tecnécio-99m é necessária antes da angiografia, pelo fato de ser um método mais sensível para a detecção do sangramento.[46] No entanto, a cintilografia não é precisa em determinar a localização exata do sangramento, e não oferece opções terapêuticas, como a angiografia.[8] A angiografia deve ser iniciada com a cateterização seletiva da artéria nutridora do principal sítio do sangramento.[47] Sempre que possível deve-se realizar uma embolização superseletiva, usando uma dentre as diversas opções de agentes embolizadores (p. ex.: micromolas).[48]

Cirurgia para tumores sangrantes do TGI geralmente é reservada a casos severos de sangramento refratário às medidas menos invasivas já citadas anteriormente. Pacientes que necessitam de cirurgia de urgência nesse contexto possuem um prognóstico ruim. Em uma série de 300 pacientes avaliados inicialmente para gastrectomia, um subgrupo de 116 foi submetido à gastrectomia para tratamento da manifestação inicial da neoplasia gástrica. Em relação a esse subgrupo, 43 (37%) tinham sangramento como sintoma inicial. O estádio da doença era significativamente mais avançado, e os pacientes foram submetidos à cirurgia com menor probabilidade de serem curativas no contexto de emergência quando comparado à cirurgia eletiva. A mortalidade cirúrgica geral nos casos agudos foi de 14%, comparado a 7% nos casos eletivos, com significância estatística.[49] Os tumores subepiteliais sangrantes do estômago podem ser ressecados laparoscopicamente em alguns casos. Em uma pequena série de 9 pacientes com GIST gástrico (tumor estromal do trato gastrointestinal) de apresentação aguda, 4 foram submetidos com sucesso à ressecção laparoscópica. Pacientes submetidos à ressecção laparoscópica tiveram menos dor no pós-operatório e menor tempo de internação hospitalar.[50]

## CONSIDERAÇÕES FINAIS

Sangramentos de origem tumoral não respondem tão bem ao tratamento endoscópico como muitas outras causas benignas de HDA. Apesar de novidades nas modalidades de manejo endoscópico (como, por exemplo, o pó hemostático), o ressangramento permanece frequente, e as taxas de mortalidade não se alteram. Nos casos de sangramento inacessíveis (hemobilia) ou refratários ao tratamento endoscópico, a angiografia idealmente com embolização superseletiva deve ser recomendada. A radioterapia para o tratamento da HDA de origem tumoral não tem efeito imediato, sendo eficazes nos casos de sangramento subagudos/crônicos, sem instabilidade hemodinâmica. Cirurgia para o tratamento dos tumores com sangramento agudo tem altas taxas de morbidade e mortalidade, e deve ser reservada como última opção. Portanto, os pacientes oncológicos com quadro de HDA de origem tumoral devem ser manejados por uma equipe multidisciplinar composta por gastroenterologistas, cirurgiões, radiologistas intervencionistas e rádio-oncologistas.

## REFERÊNCIAS BIBLIOGRÁFICAS

1. Targownik LE, Nabalamba A. Trends in management and outcomes of acute nonvariceal upper gastrointestinal bleeding: 1993-2003. *Clin Gastroenterol Hepatol* 2006;4(12):1459-66.
2. Guyatt GH, Oxman AD, Vist GE et al. GRADE: an emerging consensus on rating quality of evidence and strength of recommendations. *BMJ* 2008;336(7650):924-6.
3. Laine L, Yang H, Chang SC, Datto C. Trends for incidence of hospitalization and death due to GI complications in the United States from 2001 to 2009. *Am J Gastroenterol* 2012;107(8):1190-5; quiz 1196.
4. Maluf-Filho F, Martins BC, de Lima MS et al. Etiology, endoscopic management and mortality of upper gastrointestinal bleeding in patients with cancer. *United European Gastroenterol J* 2013;1(1):60-7.
5. Yarris JP, Warden CR. Gastrointestinal bleeding in the cancer patient. *Emerg Med Clin North Am* 2009;27(3):363-79.
6. Lightdale CJ, Kurtz RC, Sherlock P, Winawer SJ. Aggressive endoscopy in critically ill patients with upper gastrointestinal bleeding and cancer. *Gastrointest Endosc* 1974;20(4):152-3.
7. Imbesi JJ, Kurtz RC. A multidisciplinary approach to gastrointestinal bleeding in cancer patients. *J Support Oncol* 2005;3(2):101-10.
8. Heller SJ, Tokar JL, Nguyen MT et al. Management of bleeding GI tumors. *Gastrointest Endosc* 2010;72(4):817-24.
9. Sheibani S, Kim JJ, Chen B et al. Natural history of acute upper GI bleeding due to tumours: short-term success and long-term recurrence with or without endoscopic therapy. *Aliment Pharmacol Ther* 2013;38(2):144-50.
10. Savides TJ, Jensen DM, Cohen J et al. Severe upper gastrointestinal tumor bleeding: endoscopic findings, treatment, and outcome. *Endoscopy* 1996;28(2):244-8.

11. Kim YI, Choi IJ. Endoscopic management of tumor bleeding from inoperable gastric cancer. *Clin Endosc* 2015;48(2):121-7.
12. Hwang JH, Fisher DA, Ben-Menachem T et al. The role of endoscopy in the management of acute non-variceal upper GI bleeding. *Gastrointest Endosc* 2012;75(6):1132-8.
13. Gerson LB, Fidler JL, Cave DR, Leighton JA. ACG Clinical Guideline: Diagnosis and Management of Small Bowel Bleeding. *Am J Gastroenterol* 2015;110(9):1265-87; quiz 88.
14. Schatz RA, Rockey DC. Gastrointestinal Bleeding Due to Gastrointestinal Tract Malignancy: Natural History, Management, and Outcomes. *Dig Dis Sci* 2017;62(2):491-501.
15. Martins BC, Wodak S, Gusmon CC et al. Argon plasma coagulation for the endoscopic treatment of gastrointestinal tumor bleeding: A retrospective comparison with a non-treated historical cohort. *United European Gastroenterol J* 2016;4(1):49-54.
16. Chen YI, Barkun AN. Hemostatic Powders in Gastrointestinal Bleeding: A Systematic Review. *Gastrointest Endosc Clin N Am* 2015;25(3):535-52.
17. Rockey DC. Causes of upper gastrointestinal bleeding in adults. [Internet] *UpToDate* 2018. (Acesso em 24 out 2018). Disponível em: https://www.uptodate.com/contents/causes-of-upper-gastrointestinal-bleeding-in-adults.
18. Wuerth BA, Rockey DC. Changing Epidemiology of Upper Gastrointestinal Hemorrhage in the Last Decade: A Nationwide Analysis. *Dig Dis Sci* 2018;63(5):1286-93.
19. Blatchford O, Davidson LA, Murray WR et al. Acute upper gastrointestinal haemorrhage in west of Scotland: case ascertainment study. *BMJ* 1997;315(7107):510-4.
20. Rockall TA, Logan RF, Devlin HB, Northfield TC. Risk assessment after acute upper gastrointestinal haemorrhage. *Gut* 1996;38(3):316-21.
21. Stanley AJ, Ashley D, Dalton HR et al. Outpatient management of patients with low-risk upper-gastrointestinal haemorrhage: multicentre validation and prospective evaluation. *Lancet* 2009;373(9657):42-7.
22. Kim YI, Cho SJ, Lee JY et al. Sa1677 Risk Scoring Systems in Predicting Intervention and Clinical Outcomes of Bleeding in Patients With Unresectable Gastric Cancer. *Gastrointest Endosc* 2014;79(5):AB298.
23. Kim KB, Yoon SM, Youn SJ. Endoscopy for nonvariceal upper gastrointestinal bleeding. *Clin Endosc* 2014;47(4):315-9.
24. Forrest JA, Finlayson ND, Shearman DJ. Endoscopy in gastrointestinal bleeding. *Lancet* 1974;2(7877):394-7.
25. Enestvedt BK, Gralnek IM, Mattek N et al. An evaluation of endoscopic indications and findings related to nonvariceal upper-GI hemorrhage in a large multicenter consortium. *Gastrointest Endosc* 2008;67(3):422-9.
26. Kim YI, Choi IJ, Cho SJ et al. Outcome of endoscopic therapy for cancer bleeding in patients with unresectable gastric cancer. *J Gastroenterol Hepatol* 2013;28(9):1489-95.
27. Barkun AN, Bardou M, Kuipers EJ et al. International consensus recommendations on the management of patients with nonvariceal upper gastrointestinal bleeding. *Ann Intern Med* 2010;152(2):101-13.
28. Mathus-Vliegen EM, Tytgat GN. Laser photocoagulation in the palliative treatment of upper digestive tract tumors. *Cancer* 1986;57(2):396-9.
29. Mathus-Vliegen EM, Tytgat GN. Analysis of failures and complications of neodymium: YAG laser photocoagulation in gastrointestinal tract tumors. A retrospective survey of 18 years' experience. *Endoscopy* 1990;22(1):17-23.
30. Loftus Jr EV, Alexander GL, Ahlquist DA, Balm RK. Endoscopic treatment of major bleeding from advanced gastroduodenal malignant lesions. *Mayo Clin Proc* 1994 Aug;69(8):736-40.
31. Koh KH, Kim K, Kwon DH et al. The successful endoscopic hemostasis factors in bleeding from advanced gastric cancer. *Gastric Cancer* 2013;16(3):397-403.
32. Sung JJ, Tsoi KK, Lai LH et al. Endoscopic clipping versus injection and thermo-coagulation in the treatment of non-variceal upper gastrointestinal bleeding: a meta-analysis. *Gut* 2007;56(10):1364-73.
33. Elmunzer BJ, Young SD, Inadomi JM et al. Systematic review of the predictors of recurrent hemorrhage after endoscopic hemostatic therapy for bleeding peptic ulcers. *Am J Gastroenterol* 2008;103(10):2625-32; quiz 2633.
34. Lin HJ, Hsieh YH, Tseng GY et al. A prospective, randomized trial of large- versus small-volume endoscopic injection of epinephrine for peptic ulcer bleeding. *Gastrointest Endosc* 2002;55(6):615-9.
35. Lai YC, Yang SS, Wu CH, Chen TK. Endoscopic hemoclip treatment for bleeding peptic ulcer. *World J Gastroenterol* 2000;6(1):53-6.
36. Binmoeller KF, Thonke F, Soehendra N. Endoscopic hemoclip treatment for gastrointestinal bleeding. *Endoscopy* 1993;25(2):167-70.
37. Leung Ki EL, Lau JY. New endoscopic hemostasis methods. *Clin Endosc* 2012;45(3):224-9.
38. Barkun AN, Moosavi S, Martel M. Topical hemostatic agents: a systematic review with particular emphasis on endoscopic application in GI bleeding. *Gastrointest Endosc* 2013;77(5):692-700.
39. Carraway JW, Kent D, Young K et al. Comparison of a new mineral based hemostatic agent to a commercially available granular zeolite agent for hemostasis in a swine model of lethal extremity arterial hemorrhage. *Resuscitation* 2008;78(2):230-5.
40. Chen YI, Barkun A, Nolan S. Hemostatic powder TC-325 in the management of upper and lower gastrointestinal bleeding: a two-year experience at a single institution. *Endoscopy* 2015;47(2):167-71.
41. Kim MM, Rana V, Janjan NA et al. Clinical benefit of palliative radiation therapy in advanced gastric cancer. *Acta Oncol* 2008;47(3):421-7.
42. Kondoh C, Shitara K, Nomura M et al. Efficacy of palliative radiotherapy for gastric bleeding in patients with unresectable advanced gastric cancer: a retrospective cohort study. *BMC Palliative Care* 2015;14(1):37.

43. Tey J, Soon YY, Koh WY et al. Palliative radiotherapy for gastric cancer: a systematic review and meta-analysis. *Oncotarget* 2017;8(15):25797-805.
44. Tey J, Choo BA, Leong CN et al. Clinical outcome of palliative radiotherapy for locally advanced symptomatic gastric cancer in the modern era. *Medicine* (Baltimore) 2014;93(22):e118.
45. Xu ZB, Zhou XY, Peng ZY et al. Evaluation of selective hepatic angiography and embolization in patients with massive hemobilia. *Hepatobiliary Pancreat Dis Int* 2005;4(2):254-8.
46. Winzelberg GG, McKusick KA, Froelich JW et al. Detection of gastrointestinal bleeding with 99mTc-labeled red blood cells. *Semin Nucl Med* 1982;12(2):139-46.
47. Walker TG. Acute gastrointestinal hemorrhage. *Tech Vasc Interv Radiol* 2009;12(2):80-91.
48. Poultsides GA, Kim CJ, Orlando R 3rd et al. Angiographic embolization for gastroduodenal hemorrhage: safety, efficacy, and predictors of outcome. *Arch Surg* 2008;143(5):457-61.
49. Blackshaw GR, Stephens MR, Lewis WG et al. Prognostic significance of acute presentation with emergency complications of gastric cancer. *Gastric Cancer* 2004;7(2):91-6.
50. Alam I, Kheradmand F, Alam S et al. Laparoscopic management of acutely presenting gastrointestinal stromal tumors: a study of 9 cases and review of literature. *J Laparoendosc Adv Surg Tech A* 2007;17(5):626-33.

## 48.6 • Hemorragia Digestiva Baixa

*Denise Peixoto Guimarães*

### INTRODUÇÃO

A hemorragia digestiva baixa em pacientes oncológicos é comum e pode ser uma condição de difícil manejo por causa das condições clínicas do paciente. Em geral, a hemorragia digestiva baixa é autolimitada. Entretanto, em alguns casos, pode ser considerada uma emergência, com risco de vida, e assim requerer intervenção terapêutica imediata. A presença de neutropenia e plaquetopenia, presentes nos pacientes oncológicos, pode dificultar as abordagens diagnóstica e terapêutica. O reconhecimento precoce do local do sangramento pode levar a uma abordagem precoce com redução da morbidade e mortalidade causada pelo sangramento.

### DEFINIÇÃO

Historicamente, a hemorragia digestiva baixa tem sido definida como sangramento de origem distal ao ângulo de Treitz. Após o reconhecimento da hemorragia digestiva do intestino médio, a hemorragia digestiva baixa tem sido definida como aquela de origem distal à válvula ileocecal.[1] A hemorragia digestiva baixa pode ser aguda ou crônica. A hemorragia é aguda quando o início é recente, de menos de 3 dias, e geralmente resulta em instabilidade hemodinâmica, anemia, e/ou necessidade de hemotransfusão. A hemorragia digestiva crônica é o sangramento de longa duração, de vários dias ou mais, e geralmente ocorre de forma intermitente, como sangramento oculto, como melena, ou raias de sangramento vermelho vivo nas fezes.[1] Apesar de a maioria das causas de hemorragia digestiva baixa no paciente oncológico não estar relacionada com o câncer, o sangramento também pode originar-se do câncer primário ou metastático do trato digestório ou das complicações do tratamento oncológico. As principais causas de hemorragia digestiva baixa são o sangramento da doença diverticular, angiectasia, pós-polipectomia, câncer colorretal, colite isquêmica e a proctopatia actínica (Quadro 48.7-1).

### CAUSAS DA HEMORRAGIA DIGESTIVA BAIXA

#### Causas Não Associadas ao Câncer

*Diverticulose*

A diverticulose (como é denominada a presença de divertículos sem manifestação clínica)[2] é uma condição comum, com estudos recentes mostrando a diverticulose como condição não neoplásica mais comumente encontrada em colonoscopias de rastreamento.[3] O sangramento pelo divertículo é a causa mais comum de hemorragia digestiva baixa (HDB), ocorrendo entre 20 a 65% dos casos de HDB.[1,4] A diverticulose tem sido considerada uma doença da civilização ocidental. A sua prevalência é igual em homens e mulheres e aumenta com a idade, ocorrendo em menos de 10% na população com idade inferior a 40 anos e entre 50 a 70% na população com idade superior a 80 anos.[2,5] A incidência e a história natural da diverticulose[2] não são simples de serem determinadas, uma vez que a maioria dos pacientes (70-80%) com diverticulose permanece assintomática durante toda a vida.[6] Dentre as manifestações clínicas, a diverticulite é a complicação mais frequente, seguida da hemorragia, exceto nos na faixa etária superior a 80 anos, onde o sangramento pelo divertículo é a mais frequente. O sangramento ocorre em 3 a 5% dos pacientes com diverticulose, resolve-se espontaneamente na

Quadro 48.7-1 Principais Causas de Hemorragia Digestiva Baixa

| Principais causas de hemorragia digestiva baixa | Frequência dentre os casos de HDB[1,7,17,20] |
|---|---|
| **Não associadas ao câncer** | |
| Diverticulose | 20-65% |
| Angiectasia | 3-5% |
| Sangramento pós-polipectomia | 1-19% |
| Colite isquêmica | 2-8% |
| Hemorroidas | 2-10% |
| **Associadas ao câncer** | |
| Câncer primário ou metastático colorretal | 1-17% |
| Proctopatia actínica | 1-5% |

HDB: hemorragia digestiva baixa.

maioria dos casos (75% dos casos), mas recorre em 20 a 40% dos casos em 4 anos.[1,7] Nos casos onde a hemostasia é alcançada pelo tratamento endoscópico, a taxa de recorrência varia entre 0 a 38%.[1] O diagnóstico definitivo do sangramento pelo divertículo é feito nos pacientes que tem sangramento ativo ou estigmas endoscópicos de alto risco de ressangramento, como coágulo aderido ou vaso visível. A presença de sangramento ativo, ou coágulo aderido ou vaso visível no momento do diagnóstico aumenta o risco de recorrência.[7,8] Por esse motivo, pacientes que apresentam esses estigmas endoscópicos de alto risco são candidatos ao tratamento endoscópico.[7] O sangramento pelo divertículo é mais comumente diagnosticado pela colonoscopia no cólon esquerdo (50-60%) e pela angiografia no cólon direito (50-90%).[1] O sucesso da identificação do divertículo onde foi originado o sangramento varia de 6 a 42%.[9] Os fatores que podem influenciar nas taxas de sucesso de identificação do local de sangramento são a presença de fecalitos, o comprimento do cólon, a gravidade da diverticulose e o caráter intermitente do sangramento.[9] Para aumentar a chance de detecção dos estigmas de alto risco devem ser considerados: o preparo completo e adequado do cólon, o momento de realização da colonoscopia (< 24 h desde a apresentação do sangramento) e a utilização de um *cap* na extremidade do colonoscópio.[9]

### Angiectasia

Angiectasias são definidas como vasos anormais, dilatados e tortuosos, geralmente menores do que 10 mm, e presentes na mucosa e submucosa da parede intestinal.[10] As angiectasias são responsáveis por 3 a 15% dos pacientes com HDB.[1] O cólon é o local mais frequente das angiectasias. O ceco e o cólon ascendente aparecem como as localizações mais frequentes (54 a 81,9%) nas populações de países ocidentais, e o cólon descendente (41,7%) na população japonesa.[10] Sua incidência aumenta com a idade, com 2/3 das angiectasias presentes em pacientes com mais de 70 anos de idade.[11] A maioria dos casos é assintomática (até 90% dos casos). Quando sintomáticas, podem manifestar-se com anemia ferropriva, sangramento oculto, melena ou hematoquezia. Apesar de, em grande parte dos casos, o sangramento resolver espontaneamente, as angiectasias apresentam elevadas taxas de recorrência do sangramento.[1]

### Sangramento Pós-Polipectomia

O sangramento após a polipectomia é uma das complicações da colonoscopia e pode ocorrer imediatamente, dias a semanas após o procedimento de polipectomia.[12,13] É responsável por 2 a 8% dos casos de HDB.[1] A taxa de sangramento tardio após a polipectomia varia de 0,6 a 1,2%, e este risco aumenta de 2,6 a 9,7% após mucosectomia ou após polipectomias de pólipos maiores do que 2 cm[14]. Os fatores de risco para o sangramento pós-polipectomia incluem o tamanho do pólipo (> 2 cm), presença de pedículos largos, localização no cólon direito, aplicação de corrente de coagulação em baixa voltagem e reintrodução de terapia anticoagulante após a polipectomia.[13,15]

### Colite Isquêmica

A colite isquêmica é responsável por 1 a 19% dos casos de hemorragia digestiva baixa, acometendo predominantemente os pacientes idosos. Origina-se da redução súbita e temporária do fluxo mesentérico secundária à hipoperfusão, ao vasospasmo ou à oclusão da vascularização mesentérica.[1] Afeta predominantemente os segmentos do cólon entre a flexura esplênica e a junção retossigmoide.[16] O sangramento ocorre após a reperfusão da mucosa comprometida pela isquemia. As manifestações clínicas incluem um início súbito de dor abdominal seguida, em 24 horas, de HDB ou diarreia sanguinolenta. As alterações endoscópicas incluem hemorragia de submucosa e úlceras.[1]

### Hemorroidas

As hemorroidas são responsáveis por 2 a 10% dos casos de HDB.[17] Elas estão presentes em até 75% dos pacientes com HDB, mas a maioria é um achado incidental.[11] Caracteristicamente, os pacientes apresentam hematoquezia intermitente e escassa.

## Causas Associadas ao Câncer Primário ou Metastático Gastrointestinal ou ao Tratamento Oncológico

### Câncer Colorretal

Entre 1 e 17% dos casos de HDB são causadas pelo câncer colorretal, geralmente por causa da ulceração no câncer avançado. Cânceres no cólon direito tendem a ter sangramento oculto, enquanto os do cólon esquerdo manifestam-se com hematoquezia.[1] Raramente, o sangramento pelo câncer colorretal necessita de tratamento endoscópico.[4]

### Proctopatia Actínica

Proctopatia actínica é a complicação mais frequente dos pacientes submetidos à radioterapia para o câncer de próstata, reto, bexiga, colo de útero e testículos, ocorrendo em 5 a 30% dos casos.[18,19] A proctopatia actínica pode ser classificada como aguda, aquela que ocorre dentro dos 3 meses após o início do tratamento ou crônica, quando desenvolve após 3 meses.[19] A principal manifestação clínica da proctopatia crônica é o sangramento retal.[19] O sangramento retal, na maioria dos casos, é autolimitado e resolve espontaneamente. Entretanto, em alguns casos, pode evoluir com sangramento crônico, levando à anemia ferropriva a à necessidade de hemotransfusão.[18] Macroscopicamente, à colonoscopia, o reto exibe a mucosa pálida, angiectasias e úlceras, podendo levar a sangramento abundante em 6 a 8% dos casos.[7,18] É responsável por 1 a 5% dos casos de HDB.[20]

## SITUAÇÕES ESPECIAIS

### Neutropenia e Enterocolite Necrosante

A neutropenia pode ser um dos efeitos adversos do tratamento oncológico, definido com a contagem de neutrófilos inferior a 500/mm$^3$. A enterocolite necrosante é uma condição clínica que resulta da associação entre os efeitos citotóxicos na mucosa intestinal e a neutropenia severa, causando necrose predominantemente do ceco e ascendente.[20] Deve-se considerar a profilaxia antibiótica nos casos de contagem de neutrófilos abaixo de 1.000/mm$^3$ se a colonoscopia for necessária. Nos casos de perfuração, ou sangramento abundante, considerar o tratamento cirúrgico.

### Trombocitopenia

A trombocitopenia é um efeito adverso comum do tratamento dos pacientes oncológicos. Na vigência de hemorragia digestiva baixa, é recomendado que os níveis de plaquetas estejam superiores a 50.000 mm$^3$.[21]

## CONDUTA NA HEMORRAGIA DIGESTIVA BAIXA

Um algoritmo para a abordagem dos pacientes com HDB é proposto na Figura 48.6-1.

### Avaliação Inicial

Uma avaliação minuciosa inicial do paciente é fundamental para definição da gravidade e necessidade de intervenção urgente ou não nos casos de hemorragia digestiva baixa (HDB). A maioria dos pacientes com sangramento crônico, apresentando sangramento oculto ou hematoquezia, pode ser conduzida de forma ambulatorial. Por outro lado, pacientes com hematoquezia volumosa e/ou instabilidade hemodinâmica devem ser hospitalizados.

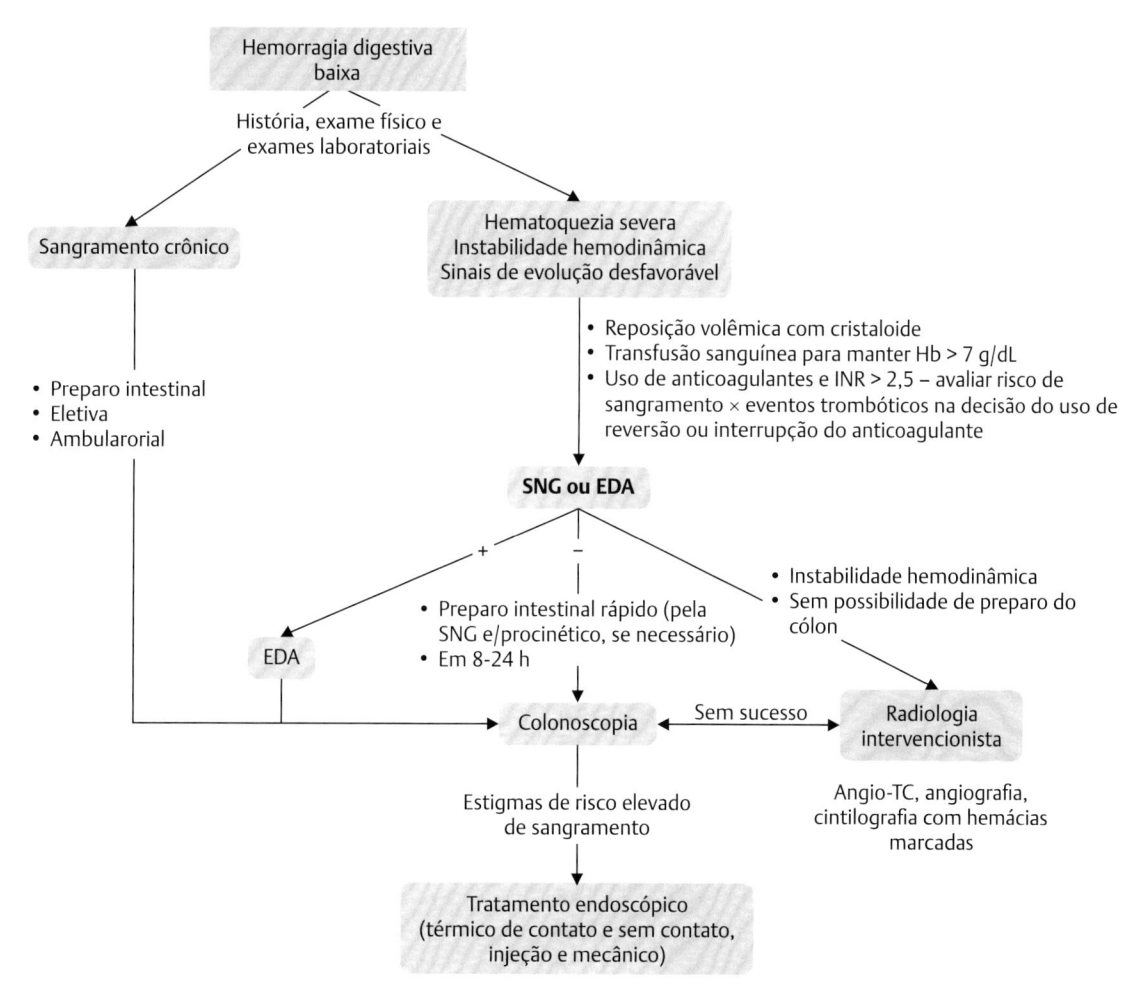

**Fig. 48.6-1.** Fluxograma de diagnóstico e tratamento.

A avaliação, com história da doença e sintomas, exame físico e avaliação laboratorial, deve ser realizada no momento de chegada do paciente, para definição da gravidade do sangramento, a causa e a localização do sangramento. A presença de hematoquezia severa com instabilidade hemodinâmica pode sugerir hemorragia digestiva alta e, por isso, deve ser considerada a colocação de uma sonda nasogástrica ou realização de endoscopia digestiva alta para descartar a presença de sangramento no estômago e origem do trato digestório alto.[8,22] A história direcionada deve incluir a avaliação das características e duração do sangramento, sintomas associados (como diarreia, alteração do hábito intestinal e emagrecimento), história pregressa de sangramento prévio, radiação pélvica e o uso de medicações que aumentam o risco de sangramento (agentes antiplaquetários, anti-inflamatórios não esteroides e anticoagulantes) e a presença de comorbidades (cardiopulmonar, renal ou hepática) que podem alterar o manejo destes pacientes.[8,22] O exame físico deve incluir avaliação dos sinais vitais, com mudança postural, toque retal, para avaliação diagnóstica de doenças orificiais e, também das características do sangramento. O exame laboratorial inicial deve incluir hemograma, avaliação da coagulação e eletrólitos.[8]

A maioria dos pacientes com HDB apresenta evolução favorável. A mortalidade associada à HDB varia de 5 a 25%, mas taxas de mortalidade acima de 5% são, geralmente, relatos de estudos antigos, em que uma grande porcentagem de pacientes era submetida à cirurgia.[23] Ainda, o risco de óbito associado à HDB é, significativamente, maior nos pacientes que apresentam HDB durante a internação por outras causas do que naqueles que internam por causa da HDB.[17]

Os fatores preditores de evolução desfavorável da HDB incluem sinais de instabilidade hemodinâmica, sangramento contínuo, presença de comorbidades, idade > 60 anos, história de diverticulose e/ou angiectasia, creatinina elevada e anemia.[24] Nos pacientes apresentando estes fatores, deve ser considerada a internação em unidade de terapia intensiva, assim como a colonoscopia de urgência após preparo rápido do cólon ou intervenção radiológica.[8]

A reposição volêmica é a conduta inicial nestes pacientes. De acordo com as recomendações do Colégio Americano de Gastroenterologia (ACG), os pacientes com sinais de instabilidade hemodinâmica devem receber reposição volêmica antes de serem submetidos à colonoscopia diagnóstica/terapêutica (recomendação forte, qualidade de evidência baixa), e também receber transfusão sanguínea para manter níveis de hemoglobina acima de 7 g/dL.[8] O limite de 9 g/dL é utilizado para pacientes com sangramento volumoso, comorbidades significativas (p. ex.: doença isquêmica cardiovascular) ou quando há uma demora na intervenção terapêutica (recomendação condicional, qualidade de evidência baixa).[8]

Na vigência do uso de anticoagulantes, uma abordagem multidisciplinar deve ser realizada para avaliar a possibilidade e necessidade de reversão da anticoagulação com agentes de reversão ou descontinuação da anticoagulação, considerando o risco de persistência do sangramento *versus* o risco de eventos trombóticos (recomendação forte, qualidade de evidência muito baixa).[8] A terapêutica endoscópica pode ser realizada se INR entre 1,5 e 2,5. Com valores acima de 2,5 a reversão da anticoagulação deve ser considerada.[25]

## Colonoscopia
### Diagnóstico e Momento de Realização

A colonoscopia é, geralmente, o procedimento inicial na hemorragia digestiva baixa (HDB), e constitui a principal ferramenta no diagnóstico e manejo da HDB, principalmente porque ela proporciona, ao mesmo tempo, a identificação e o tratamento da causa do sagramento.[8] O alcance diagnóstico da colonoscopia é maior do que dos exames radiológicos de imagem, principalmente porque, nos últimos, é necessário estar ocorrendo sangramento ativo para a eficácia diagnóstica. Entretanto, naqueles pacientes com comorbidades importantes ou instabilidade hemodinâmica, onde o preparo da colonoscopia não é possível, exames de imagem podem ser usados como alternativa à colonoscopia na abordagem inicial.[8]

Para a realização da colonoscopia, é fundamental que o cólon esteja preparado. Desse modo, uma vez estabilizado o paciente, deve-se iniciar um preparo via oral por 2 a 3 horas. Se o paciente não tolerar o preparo rápido, pode-se passar uma sonda nasogástrica para administração da solução do preparo e/ou administrar um procinético antes do início do preparo.[26] A colonoscopia não deve ser realizada sem o preparo adequado do cólon, pois reduz a chance de identificação do local do sangramento e aumenta o risco de perfuração do cólon.[8]

O momento de realização da colonoscopia após um episódio de HDB ainda é controverso. Historicamente, a colonoscopia na HDB vem sendo indicada de forma eletiva em razão do tempo necessário de preparo do cólon. Nas últimas décadas, no entanto, vários estudos vêm mostrando que a colonoscopia de urgência, ou seja aquela realizada nas primeiras 12-24 horas pode ser segura, factível e facilitar a identificação do local de sangramento.[26-28] É recomendado, assim, a realização da colonoscopia dentro de 8 a 24 horas da admissão nos pacientes com hematoquezia severa, sinais de alto risco de evolução desfavorável e com sinais e sintomas de sangramento persistente.[1,8]

Durante a colonoscopia, se for identificado o local do sangramento, com estigmas de alto risco, tratamento direcionado ao estigma endoscópico identificado está indicado. E, no caso de recorrência do sangramento, a repetição da colonoscopia com tratamento está indicada.[8]

## Tratamento Endoscópico

Existem diferentes modalidades de tratamento endoscópico, incluindo os térmicos (p. ex.: coagulação com cateter bipolar e coagulação com plasma de argônio), os mecânicos (p. ex.: clipes), e de injeção (p. ex.: solução de adrenalina). As taxas de complicações associadas ao tratamento endoscópico são raras, variando de 0,3 a 1,3%.[4] O tratamento endoscópico varia de acordo com cada uma das causas do sangramento.

### Diverticulose

O tratamento endoscópico do sangramento pelo divertículo inclui o tratamento térmico, aplicação de clipes em conjunto ou não com a injeção de solução de adrenalina, e a ligadura elástica. Na presença de vaso visível, o tratamento pode incluir a injeção de solução de adrenalina (1:20.000), 1 a 2 mL em cada quadrante seguida da coagulação térmica bipolar (10-15 W). Na presença de coágulo aderido, a retirada do coágulo após a injeção de adrenalina, seguida da coagulação com cateter bipolar, está indicada.[26] Strate et al. demonstraram que, naqueles casos onde foi possível a hemostasia endoscópica, a taxa de recorrência precoce (< 30 dias) foi de 8%, e de tardia, de 12%, e o tratamento combinado não foi superior à monoterapia em evitar a recorrência.[4] O tratamento endoscópico com aplicação de clipes tem-se mostrado uma modalidade terapêutica mais atraente do que a terapia térmica, pelo menor risco de lesão transmural e risco de perfuração no local do tratamento.[8] A hemostasia com aplicação de clipes pode ser alcançada pelo tratamento direcionado ao estigma endoscópico ou pelo fechamento do divertículo. A colocação de clipes pode ser precedida da injeção de solução de adrenalina, pois esta causa uma redução do sangramento e assim uma melhor visualização nos casos de sangramento ativo, e leva à eversão do divertículo, facilitando assim a aplicação do clipe, no caso do vaso visível. As taxas de ressangramento precoces e tardias, relatadas na literatura, após a colocação de clipe são de 0 a 34% e de 17 a 24%, respectivamente.[7,25] A modalidade endoscópica mais recentemente descrita no tratamento do sangramento por divertículo é o uso de ligadura elástica, com uma taxa de sucesso de 96%.[29,30] Como existe um risco de ressangramento após o tratamento endoscópico, é recomendado realizar a tatuagem com tinta nanquim ou a colocação de clipe no local do divertículo sangrante para a sua localização no momento de repetição da colonoscopia.[30]

### Angiectasia

Nas angiectasias diagnosticadas incidentalmente, sem qualquer manifestação clínica, o tratamento é conservador. O tratamento está indicado nos casos onde não há outra causa do sangramento identificada, ou nos casos com sangramento recorrente, ou sangramento ativo ao diagnóstico endoscópico. Métodos endoscópicos térmicos de contato (eletrocoagulação com cateter bipolar ou *Heater Probe*) ou sem contato (coagulação com plasma de argônio) são efetivos no tratamento da angiectasia.[7,8] Dentre estes, a coagulação com plasma de argônio aparece como a modalidade atualmente mais difundida. Coagulação com plasma de argônio tem mostrado ser eficaz, seguro, capaz de aumentar os níveis de hemoglobina e reduzir as necessidades de hemotransfusão.[31] No tratamento da angiectasia, os parâmetros geralmente utilizados são a potência de 20-60 W com 1-2,5 L/min de fluxo do gás argônio.[8,31] Nas angiectasias maiores do que 10 mm, localizadas no cólon direito, onde a parede do cólon é mais fina, deve-se injetar solução salina na submucosa antes do tratamento térmico, assim evitando a lesão das camadas profundas e o risco de perfuração do cólon.[8,10] Ambos os métodos, de contato e sem contato, são eficazes no tratamento do sangramento por angiectasia do cólon, mas pelo menor risco de complicações, principalmente no cólon direito, o método de não contato (coagulação com plasma de argônio) tem sido o atualmente preferido. O uso de clipes associado à coagulação com plasma de argônio também tem sido descrito.

### Sangramento Pós-Polipectomia

O tratamento que está bem estabelecido para o sangramento tardio ou imediato após a polipectomia é o tratamento mecânico com a aplicação de clipes associado ou não à injeção de solução de adrenalina.[7] O uso de um pó hemostático (p. ex.: agente hemostático TC-325, Hemospray®) também tem sido estudado na hemostasia do sangramento pós-polipectomia nos casos onde a hemostasia com clipe e injeção não foi alcançada.[32]

### Câncer Colorretal

Nos casos onde o tratamento é requerido, diversas modalidades de tratamento têm sido empregadas. Dentre os tratamentos endoscópicos, a coagulação com plasma de argônio, com parâmetros relativamente elevados (70 W, 2 L/min), tem-se mostrado eficaz na hemostasia do sangramento de tumores do reto e sigmoide, com resposta em 57 a 100% dos casos tratados, embora os estudos sejam poucos e incluam um número pequeno de casos. O tratamento endoscópico com a colocação de clipes também tem sido estudado, mostrando bons resultados, embora não existam estudos clínicos randomizados e incluindo uma grande casuística.[33] A radioterapia tem mostrado controlar os sintomas de sangramento no câncer de reto, e a braquiterapia teve sucesso no controle de sangramento em 57% de uma pequena série de casos de câncer de reto avançado.[33]

### Proctopatia Actínica

O tratamento da proctopatia actínica inclui o tratamento medicamentoso (p. ex.: enemas de corticoides e de sucralfato, anti-inflamatórios orais), aplicação local de formalina, o tratamento endoscópico e, nos casos refratários, o tratamento cirúrgico, sendo este último uma opção decorrente da elevada morbimortalidade associada.[34] O tratamento endoscópico tem a função de controlar o sangramento e reduzir a necessidade de hemotransfusão e inclui a coagulação com plasma de argônio, coagulação com o cateter bipolar, o *heater probe* e, mais recentemente, a radiofrequência.[19] Apesar de não haver estudos comprovando a superioridade de um tratamento endoscópico sobre o outro, a coagulação com plasma de argônio é descrita como mais segura, por causa de sua penetração mais superficial nas camadas da parede do reto, comparado aos demais métodos. E, se comparado às demais modalidades, a coagulação com plasma de argônio ainda vem aparecendo como primeira escolha, considerando a aplicação de formalina, pelas complicações, e a radiofrequência, que ainda apresenta poucos estudos avaliando a eficácia.[35] Os parâmetros recomendados para a coagulação com plasma de argônio, são 40-50 W de potência e fluxo de 1 a 1,5 L/min do gás argônio.[7] Recentemente, foi demonstrado que fluxos baixos de argônio, de 1,2 L/min, associado à potência de 40 W, estão associados à menor gravidade das úlceras pós-argônio quando comparados aos parâmetros de 2-2,5 L/min de fluxo do gás e potência de 40-50 W.[36] Outra complicação do tratamento com coagulação com plasma de argônio é a explosão do cólon. Felizmente, essa complicação é rara, e pode ser evitada pelo preparo adequado de todo o cólon antes do tratamento endoscópico.[37]

### Modalidades Não Endoscópicas no Diagnóstico e Tratamento

Outras modalidades de diagnóstico e tratamento da HDB são a cintilografia com hemácias marcadas e a angiografia. Essas modalidades são geralmente indicadas para os pacientes com sangramento severo onde não foi possível a estabilização hemodinâmica e/ou o preparo do cólon.

A cintilografia com hemácias marcadas é um exame bastante sensível, capaz de detectar sangramento com fluxo de pelo menos 0,1 mL/min. Entretanto, a cintilografia apenas identifica a região e não a localização exata do sangramento.[38]

Angiografia, aparece como outra alternativa a colonoscopia, é capaz de detectar sangramento com fluxo de pelo menos 0,5 mL/min e permite a intervenção terapêutica como embolização por cateter ou injeção de substâncias vasoativas. A principal limitação da angiografia são as complicações que podem ocorrer em até 26% dos casos, incluindo a isquemia causada no local e a nefropatia por contraste.[25] A embolização com micromolas, partículas de PVA (polivinil alcoólica) e gelatina hidrossolúvel (Gelfoam, Pfizer), tem aumentado o sucesso desta técnica na HDB. O sucesso na hemostasia é maior no sangramento pelos divertículos do que em outras causas. Uma metanálise demonstrou que a embolização pela angiografia teve um sucesso na hemostasia de 85% dos pacientes com sangramento diverticular comparado a apenas 50% em outras causas de sangramento.[39] Entretanto, tem sido relatada uma taxa de ressangramento após a embolização de 22%.[4]

Tomografia computadorizada (TC) aparece como a modalidade radiológica mais recente e promissora no diagnóstico da HDB. A TC tem o potencial de diagnóstico do sangramento e de doenças do trato digestório.[38] Duas modalidades de TC têm sido usadas na abordagem diagnóstica da HDB: Angio-TC e enterografia por TC. A enterografia por TC tem a desvantagem sobre a Angio-TC pela necessidade de estabilização hemodinâmica prévia do paciente. A Angio-TC tem ganhado popularidade na abordagem inicial dos pacientes instáveis hemodinamicamente.[38] Fluxos de sangramento de 0,3 a 0,5 mL/min podem ser detectados em modelos suínos.[40] O sucesso de diagnóstico com a Angio-TC do sangramento varia de 25 a 95%.[4] A principal desvantagem é a mesma da cintilografia, ou seja, a incapacidade de tratamento no mesmo procedimento. Outra desvantagem inclui a nefrotoxicidade, como ocorre na angiografia.[4] Apesar de Zink *et al.* terem mostrado que a cintilografia com hemácias marcadas identificou o sangramento ativo em 46% dos casos comparado a 25% pela Angio-TC,[41] a Angio-TC localiza mais precisamente o sangramento, é mais disponível e, assim, vem substituindo a cintilografia com hemácias marcadas, em muitos centros, como a primeira abordagem dos pacientes instáveis com HDB.

## CONCLUSÃO

As causas mais frequentes de hemorragia digestiva baixa são diverticulose e angiectasia, sendo a proctopatia actínica e o câncer colorretal as principais causas associadas ao câncer. Vale ressaltar que os pacientes oncológicos podem apresentar situações especiais, como a neutropenia e plaquetopenia, que devem ser consideradas no manejo destes pacientes. A conduta inicial destes pacientes é a estabilização hemodinâmica e avaliação diagnóstica. A colonoscopia aparece como principal método no diagnóstico e tratamento, uma vez alcançados a estabilização hemodinâmica e o preparo adequado do cólon. Nos casos mais graves de sangramento, a colonoscopia deve ser realizada nas primeiras 24 horas da apresentação clínica. A Angio-TC, angiografia e a cintilografia com hemácias marcadas aparecem como alternativas à colonoscopia, nos casos onde a última não seja possível. A anticoagulação, se presente, deve ser abordada em uma conduta multidisciplinar, avaliando o risco da persistência do sangramento *versus* o risco do efeito trombótico no caso de reversão da anticoagulação.

## REFERÊNCIAS BIBLIOGRÁFICAS

1. Committee ASOP, Pasha SF, Shergill A et al. The role of endoscopy in the patient with lower GI bleeding. *Gastrointest Endosc* 2014;79(6):875-85.
2. Strate LL, Modi R, Cohen E, Spiegel BM. Diverticular disease as a chronic illness: evolving epidemiologic and clinical insights. *Am J Gastroenterol* 2012;107(10):1486-93.
3. Bevan R, Lee TJ, Nickerson C et al. Non-neoplastic findings at colonoscopy after positive faecal occult blood testing: data from the English Bowel Cancer Screening Programme. *J Med Screen* 2014;21(2):89-94.
4. Strate LL, Naumann CR. The role of colonoscopy and radiological procedures in the management of acute lower intestinal bleeding. *Clin Gastroenterol Hepatol* 2010;8(4):333-43; quiz e44.
5. Jacobs DO. Clinical practice. Diverticulitis. *N Engl J Med* 2007;357(20):2057-66.
6. Scarpignato C, Barbara G, Lanas A, Strate LL. Management of colonic diverticular disease in the third millennium: Highlights from a symposium held during the United European Gastroenterology Week 2017. *Therap Adv Gastroenterol* 2018;11:1756284818771305.
7. Gupta S, Greenwald DA. Prevention of Recurrent Lower Gastrointestinal Hemorrhage. *Gastrointest Endosc Clin N Am* 2018;28(3):409-24.
8. Strate LL, Gralnek IM. ACG Clinical Guideline: Management of Patients With Acute Lower Gastrointestinal Bleeding. *Am J Gastroenterol* 2016;111(5):755.
9. Yamada A, Niikura R, Yoshida S et al. Endoscopic management of colonic diverticular bleeding. *Dig Endosc* 2015;27(7):720-5.
10. Sami SS, Al-Araji SA, Ragunath K. Review article: gastrointestinal angiodysplasia - pathogenesis, diagnosis and management. *Aliment Pharmacol Ther* 2014;39(1):15-34.
11. Bounds BC, Kelsey PB. Lower gastrointestinal bleeding. *Gastrointest Endosc Clin N Am* 2007;17(2):273-88, vi.
12. Feagins LA. Colonoscopy, Polypectomy, and the Risk of Bleeding. *Med Clin North Am* 2019;103(1):125-35.
13. Committee ASOP, Fisher DA, Maple JT et al. Complications of colonoscopy. *Gastrointest Endosc* 2011;74(4):745-52.
14. Albeniz E, Fraile M, Ibanez B et al. A Scoring System to Determine Risk of Delayed Bleeding After Endoscopic Mucosal Resection of Large Colorectal Lesions. *Clin Gastroenterol Hepatol* 2016;14(8):1140-7.
15. Ponugoti PL, Rex DK. Clip retention rates and rates of residual polyp at the base of retained clips on colorectal EMR sites. *Gastrointest Endosc* 2017;85(3):530-4.
16. Brandt LJ, Feuerstadt P, Blaszka MC. Anatomic patterns, patient characteristics, and clinical outcomes in ischemic colitis: a study of 313 cases supported by histology. *Am J Gastroenterol* 2010;105(10):2245-52; quiz 53.
17. Longstreth GF. Epidemiology and outcome of patients hospitalized with acute lower gastrointestinal hemorrhage: a population-based study. *Am J Gastroenterol* 1997;92(3):419-24.
18. Tagkalidis PP, Tjandra JJ. Chronic radiation proctitis. *ANZ J Surg* 2001;71(4):230-7.
19. Weiner JP, Wong AT, Schwartz D et al. Endoscopic and non-endoscopic approaches for the management of radiation-induced rectal bleeding. *World J Gastroenterol* 2016;22(31):6972-86.
20. Yarris JP, Warden CR. Gastrointestinal bleeding in the cancer patient. *Emerg Med Clin North Am* 2009;27(3):363-79.
21. Maltz GS, Siegel JE, Carson JL. Hematologic management of gastrointestinal bleeding. *Gastroenterol Clin North Am* 2000;29(1):169-87, vii.
22. Whitehurst BD. Lower Gastrointestinal Bleeding. *Surg Clin North Am* 2018;98(5):1059-72.
23. Strate LL. Lower GI bleeding: epidemiology and diagnosis. *Gastroenterol Clin North Am* 2005;34(4):643-64.
24. Strate LL, Saltzman JR, Ookubo R et al. Validation of a clinical prediction rule for severe acute lower intestinal bleeding. *Am J Gastroenterol* 2005;100(8):1821-7.
25. Strate LL, Gralnek IM. ACG Clinical Guideline: Management of Patients With Acute Lower Gastrointestinal Bleeding. *Am J Gastroenterol.* 2016;111(4):459-74.
26. Jensen DM, Machicado GA, Jutabha R, Kovacs TO. Urgent colonoscopy for the diagnosis and treatment of severe diverticular hemorrhage. *N Engl J Med* 2000;342(2):78-82.
27. Green BT, Rockey DC, Portwood G et al. Urgent colonoscopy for evaluation and management of acute lower gastrointestinal hemorrhage: a randomized controlled trial. *Am J Gastroenterol* 2005;100(11):2395-402.
28. Laine L, Shah A. Randomized trial of urgent vs. elective colonoscopy in patients hospitalized with lower GI bleeding. *Am J Gastroenterol* 2010;105(12):2636-41; quiz 2642.
29. Ishii N, Setoyama T, Deshpande GA et al. Endoscopic band ligation for colonic diverticular hemorrhage. *Gastrointest Endosc* 2012;75(2):382-7.
30. Shibata S, Shigeno T, Fujimori K et al. Colonic diverticular hemorrhage: the hood method for detecting responsible diverticula and endoscopic band ligation for hemostasis. *Endoscopy* 2014;46(1):66-9.

31. Kwan V, Bourke MJ, Williams SJ *et al*. Argon plasma coagulation in the management of symptomatic gastrointestinal vascular lesions: experience in 100 consecutive patients with long-term follow-up. *Am J Gastroenterol* 2006;101(1):58-63.
32. Holster IL, Brullet E, Kuipers EJ *et al*. Hemospray treatment is effective for lower gastrointestinal bleeding. *Endoscopy* 2014;46(1):75-8.
33. Heller SJ, Tokar JL, Nguyen MT *et al*. Management of bleeding GI tumors. *Gastrointest Endosc* 2010;72(4):817-24.
34. Sarin A, Safar B. Management of radiation proctitis. *Gastroenterol Clin North Am* 2013;42(4):913-25.
35. Patel P, Subhas G, Gupta A *et al*. Oral vitamin A enhances the effectiveness of formalin 8% in treating chronic hemorrhagic radiation proctopathy. *Dis Colon Rectum* 2009;52(9):1605-9.
36. Cunha TR, Colaiacovo W, Oliveira CZ *et al*. Comparison between two different parameters of argon plasma coagulation in the treatment of chronic radiation proctopathy. *Int J Colorectal Dis* 2016;31(9):1657-8.
37. Postgate A, Saunders B, Tjandra J, Vargo J. Argon plasma coagulation in chronic radiation proctitis. *Endoscopy* 2007;39(4):361-5.
38. Wells ML, Hansel SL, Bruining DH *et al*. CT for Evaluation of Acute Gastrointestinal Bleeding. *Radiographics* 2018;38(4):1089-107.
39. Khanna A, Ognibene SJ, Koniaris LG. Embolization as first-line therapy for diverticulosis-related massive lower gastrointestinal bleeding: evidence from a meta-analysis. *J Gastrointest Surg* 2005;9(3):343-52.
40. Kuhle WG, Sheiman RG. Detection of active colonic hemorrhage with use of helical CT: findings in a swine model. *Radiology* 2003;228(3):743-52.
41. Zink SI, Ohki SK, Stein B *et al*. Noninvasive evaluation of active lower gastrointestinal bleeding: comparison between contrast-enhanced MDCT and 99mTc-labeled RBC scintigraphy. *AJR Am J Roentgenol* 2008;191(4):1107-14.

## 48.7 • Colangite Aguda

*Gilberto Fava • Leonardo Nogueira Taveira • José Carlos Ignacio Junior*

### INTRODUÇÃO E HISTÓRICO

No final do século XIX, 1877, Jean Martin Charcot,[1] no seu livro sobre doenças do fígado, vias biliares e rins "*Leçons sur les maladies du foie, dês voies biliares et dês reins, Faculté de Medicine de Paris*", primeiramente descreveu esta grave enfermidade, que denominou "*fievre intermittente hepatique*", que geralmente levava seus portadores à morte e seus sintomas – sinais característicos: febre com calafrios, dor no hipocôndrio direito e icterícia, que se tornariam a clássica tríade de Charcot, que historicamente ficou atrelada ao diagnóstico de colangite.

A colangite aguda, também conhecida como colangite ascendente, desenvolve-se a partir da estase de bile, secundária à estenose total ou parcial da via biliar, associada à infecção geralmente bacteriana.[2,3]

Há várias décadas, sabe-se que as colangites agudas podem ser leves, moderadas ou graves e que a tríade de Charcot pode ou não estar presente inteiramente, assim como outras patologias podem manifestá-la. Portanto, pacientes com suspeita de colangite, principalmente idosos ou com imunidade alterada, devem ser cuidadosamente avaliados, a fim de que a doença seja precocemente diagnosticada e controlada. O emprego de antibióticos apropriados e a drenagem da via biliar são fundamentais. Desta maneira pode-se evitar sua evolução para as formas graves, em que, muitas vezes, à famosa tríade se acrescentam mais dois sinais-sintomas, que são a hipotensão-choque e a letargia-confusão mental, consagrada como a pêntade de Reinolds, descrita em 1959. Neste artigo, Reinolds e Dargan[4] enfatizam que nos "doentes moribundos" com colangite grave, a drenagem biliar cirúrgica deve ser emergencial.

Desde os anos 70-80 do século passado, o emprego da endoscopia terapêutica na drenagem biliar,[5-8] assim como a drenagem transparieto-hepática,[9,10] procedimentos minimamente invasivos têm contribuído para diminuir a morbimortalidade na colangite aguda.

Existem outras variedades de colangite, entre elas a colangite biliar primária, colangite esclerosante primária, a colangite autoimune relacionada com IgG4, colangite relacionada com AIDS e colangite piogênica recorrente. Nesta seção, vamos nos ater à colangite aguda ou ascendente (CAA).[11]

### FISIOPATOLOGIA

A bile normalmente é estéril, à custa de fatores anatômicos e fisiológicos da árvore biliar.[12,13]

A teoria mais aceita para a colangite é a da migração ascendente dos microrganismos (duodeno-colédoco), porém a translocação de bactérias intestinais para o sistema portal e a via hematogênica também são citadas.[10,14]

Entre os fatores protetores contra o crescimento bacteriano nas vias biliares e eventual propagação para a corrente sanguínea, temos o fluxo biliar, que promove "*wash-out*" – lavagem periódica dos microrganismos, o efeito bacteriostático atribuído aos sais biliares, a produção pelo epitélio biliar de IgA e de muco, que agiria como fator antiaderente, além do papel fagocítico das células de Kupffer e das estreitas junções entre os hepatócitos, que previnem as translocações bacterianas entre o sistema ductal e os sinusoides hepáticos. Estas propriedades da bile limitam o crescimento bacteriano no duodeno. O esfíncter de Oddi também ajuda a impedir a migração ascendente dos microrganismos.[12]

Quando ocorre a obstrução biliar, estes fatores protetores se alteram: o fluxo biliar diminui, a pressão intraductal aumenta, principalmente quando acima de 20 cm de água,[15] as funções celulares ficam prejudicadas e as junções entre os hepatócitos alargadas, favorecendo o crescimento dos microrganismos e possível translocação bacteriana e de toxinas entre os sistemas ductal e portal.

A presença dos cálculos nas vias biliares propicia a aderência bacteriana e a estase biliar, a sua proliferação.[16-18]

Embora a colangite seja pouco frequente em estenoses malignas,[19] a possibilidade de oclusão intermitente da via biliar nos tumores de papila duodenal pode favorecer sua ocorrência.[20]

A oclusão das próteses biliares, empregadas em procedimentos endoscópicos, particularmente no tratamento das estenoses malignas, constitui causa frequente de colangite. No caso das plásticas, está relacionada com a formação de biofilme bacteriano e barro biliar. Nas metálicas, por crescimento tumoral ou hiperplasia no seu interior e nas extremidades ("*ingrowth*" e "*overgrowth*"). A obstrução por restos alimentares, coágulos, bile espessa, assim como por migrações das próteses também pode ocorrer.[2,21]

A migração ascendente de vermes (p. ex.: *Ascaris*) também pode determinar oclusão da via biliar e quadro de colangite.[22,23]

A obstrução da via biliar pode causar distúrbio da coagulação, uma vez que a absorção de gorduras fica prejudicada, por causa da redução da chegada de sais biliares ao intestino para emulsificá-las. Consequentemente, ocorre redução da absorção de vitaminas lipossolúveis, entre elas a vitamina K, necessária à produção de vários fatores de coagulação sanguínea.

## EPIDEMIOLOGIA

A colelitíase varia em diferentes etnias. Nos EUA, os cálculos da vesícula biliar podem acometer 10 a 15% da população branca, enquanto nos nativos chega a 50-60%.[24] Entre os pacientes admitidos para tratamento da colelitíase, 6 a 9 % apresentam colangite.[25]

Os pacientes submetidos a cirurgias que envolvem as vias biliares podem desenvolver estenoses de anastomoses ou mesmo lesões iatrogênicas,[26] que favorecem a estase biliar e consequentemente as colangites.

Pacientes com câncer, principalmente pancreatobiliar e metástases linfonodais nesta região, podem desenvolver obstrução biliar, com necessidade de inserção de próteses,[27] que estão sujeitas a complicações, que podem determinar quadros recorrentes de colangite na evolução da doença.[28]

No Oriente, as infestações endêmicas, entre outras, de *Ascaris lumbricoides* e *Clonorchis sinensis*, estão relacionadas com quadros de colangite.[23,29]

## ETIOLOGIA

A causa mais frequente de obstrução de via biliar é a coledocolitíase (80-90%) seguida das estenoses benignas e malignas.[30,31]

Nos hospitais de câncer, as grandes vilãs são as oclusões das próteses biliares plásticas e metálicas.[21,28]

Veja no Quadro 48.7-1 as causas de obstrução das vias biliares – colangite.[2,32]

## MICROBIOLOGIA

As bactérias Gram-negativas de origem colônica são os microrganismos mais frequentemente isolados, dentre eles *Escherichia coli*, seguida de *Klebsiella* sp., *Pseudomonas* sp. e *Enterobacter* sp. Os Gram-positivos mais comuns são os *Enterococcus* sp. e *Streptococcus* sp.[33,34]

Anaeróbios, como *Bacteroids fragilis* e *Clostridium perfringens*, também podem estar presentes e provavelmente são subdetectados pelos métodos habituais de cultura. Eles parecem estar mais presentes em casos de infecções repetidas, após cirurgias das vias biliares e em pacientes idosos e diabéticos.[33]

A microbiota causadora da colangite muitas vezes é mista (30 a 90% dos casos).[22]

A presença de próteses nas vias biliares – e suas necessárias trocas ou desobstruções na evolução da neoplasia maligna – favorece o crescimento bacteriano, a ocorrência de flora mista e de microrganismos resistentes.[35]

Em outras situações clínicas, como, por exemplo, câncer avançado, imunodepressão, colangites recorrentes e AIDS,[36] outros microrganismos podem ser isolados, como fungos, vírus e protozoários.

## MANIFESTAÇÕES CLÍNICAS, EXAMES LABORATORIAIS E RADIOLÓGICOS

As manifestações clínicas da colangite variam. A clássica tríade de Charcot (febre, icterícia e dor no hipocôndrio direito) é sugestiva, mas não diagnóstica, manifesta-se em 26 a 72% dos pacientes, tem sensibilidade baixa (26%) e especificidade alta (96%).[37]

Nos quadros graves, o aumento da pressão intraductal e a redução dos fatores protetores facilitam os microrganismos e toxinas a alcançarem o sistema venoso portal e a corrente sanguínea sistêmica, favorecendo a sepse e a falência de múltiplos órgãos. Portanto, quando o paciente apresenta também hipotensão – choque, confusão mental (pêntade de Reinolds), associados às outras manifestações, como a insuficiência renal, a evolução pode ser dramática. Outros fatores[38] podem agravar ainda mais o quadro, como abscessos hepáticos, estenoses malignas proximais, cirrose hepática, idade avançada, imunodepressão, colecistite aguda e pancreatite aguda.

É relatado que, em pacientes idosos,[39] diabéticos e em uso de corticoides, a hipotensão e a confusão mental, podem ser as únicas manifestações clínicas.[40]

A gravidade da colangite também depende do estado geral do paciente, estados nutricional e imunológico, comorbidades, estádio clínico do câncer, tratamento oncológico em curso, além da virulência do microrganismo,[41] que pode se alterar nos pacientes internados, bem como nos portadores de próteses e naqueles submetidos a várias CPREs.

Além da história clínica e exame físico, a propedêutica completa deve incluir exames laboratoriais e de imagem (Tokyo *Guidelines*, 2018).[42]

Entre os exames laboratoriais, devemos solicitar hemograma completo, dosagem de proteína C reativa, VHS, testes de funções hepática e renal, exames de coagulação do sangue, gasometria, dosagem de lactato, dosagem de proteínas totais e frações e de eletrólitos.[43]

A hemocultura (positiva entre 15 e 71%) e a cultura da bile (positiva em cerca de 28 a 93%) devem ser colhidas e são importantes para guiar a antibioticoterapia.[44]

A procalcitonina e a interleucina 7 têm sido recentemente sugeridas. Níveis de procalcitonina acima de 0,5 e de interleucina 7 abaixo de 6 estão relacionados com pior prognóstico.[45]

Os exames de imagem incluem ultrassonografia abdominal, tomografia computadorizada helicoidal *multislice*, ressonância magnética do abdome, colangiorressonância magnética e ecoendoscopia.[22]

**Quadro 48.7-1.** Causas de Obstrução das Vias Biliares – Colangite

| | | | |
|---|---|---|---|
| **Cálculos biliares** | **Coledocolitíase** | Primária, secundária ou residual | |
| | Síndrome de Mirizzi | Compressão ou fístula por cálculo do ducto cístico ou da vesícula biliar com o hepatocolédoco | |
| | Doença de Caroli | Dilatações císticas da via biliar (Todani tipo V), com cálculos intraductais | |
| | Colangite piogênica | Mais frequente no Oriente, decorrente de parasitoses | |
| **Estenoses malignas** | Câncer periampular | Pâncreas, papila, de vias biliares, vesícula duodeno e metástases | |
| | Câncer hilar | Vias biliares, vesícula biliar, metástases | |
| | Compressão extrínseca (linfonodos, metástases) | Tumores acima<br>Estômago<br>Cólon<br>Mama<br>Rim<br>Melanoma<br>Ovário<br>Linfoma entre outros | |
| **Estenoses pós-cirúrgicas** | **Anastomoses bilio-digestivas** | Pós-ressecção pancreatoduodenal – hepática<br>Pós-derivações biliodigestivas<br>Pós-transplante hepático | |
| | Lesões de vias biliares pós-colecistectomias | | |
| | *Sump* síndrome | Obstrução do colédoco distal pós-derivação colédoco-duodenal laterolateral | |
| **Pós-CPRE** | **Portadores de próteses** | Oclusão | Biofilme, bactérias, barro biliar/resto alimentar |
| | | | Crescimento tumoral no interior, nos limites da prótese ou compressões extrínsecas, por ex.: linfonodos |
| | | Drenagem incompleta (obstrução hilar) | |
| | | Migração da prótese | |
| | | Alteração da flora bacteriana | Colangites recorrentes |
| | | | Pacientes hospitalizados |
| | Microrganismos resistentes | Duodenoscópio contaminado | |
| **Outras** | Pancreatites | Aguda – Crônica | |
| | Colangite esclerosante primária | | |
| | Parasitas | *Ascaris lumbricoides*<br>*Clonorchis sinensis*<br>*Fasciola hepática*<br>*Taenia saginata*<br>*Echinococus granulosus*<br>*Schistosoma mansoni* | |
| | AIDS | | |
| | Cistos de colédoco | Veja classificação de Todani | |
| | Síndrome de Lemmel | Compressão da via biliar por divertículo duodenal | |

CPRE: colangiopancreatografia retrógrada endoscópica.

A escolha e a ordem de realização destes exames dependem da estabilidade clínica (gravidade da colangite) e da possível causa da obstrução.

Para coledocolitíase os melhores exames[46] são a colangiorressonância e a ecoendoscopia. A ultrassonografia abdominal, como exame inicial, é útil no diagnóstico da dilatação das vias biliares e para afastar colecistite aguda. A tomografia computadorizada também avalia bem a dilatação das vias biliares, mas tem limitação no diagnóstico de colelitíase e coledocolitíase.

Nos casos de tumores, a tomografia computadorizada e ressonância magnética esclarecem suas características, assim como o nível de obstrução.

Nos pacientes portadores de próteses, com novos quadros de obstrução, associados ou não à colangite, é importante repetir os exames de imagem, para avaliar a presença de abscessos hepáticos, colecistite aguda, eventual migração, reestadiamento local (crescimento tumoral ou linfonodal) para auxílio na definição do novo tipo de prótese a ser empregada (maior extensão e/ou maior diâmetro).

O diagnóstico diferencial mais importante é a colecistite aguda, que pode estar associada à colangite (Quadro 48.7-2).[2,40]

## DIAGNÓSTICO

O diagnóstico da colangite aguda deve-se basear em dados clínicos, laboratoriais e de imagem, conceito aprimorado nos consensos de Tokyo, de 2007, 2013 (sensibilidade de 91,8 % e especificidade de 77,7%) e o último de 2018, com o objetivo de aumento da sensibilidade, sem queda importante da especificidade, visando à maior acurácia.[42]

No Quadro 48.7-3, estão os *guidelines* dos critérios propostos no consenso de Tokyo de 2017 (publicado em 2018).[42]

Estes mesmos consensos adotaram critérios para classificação do grau de gravidade das colangites,[42] em leve (Grau I), moderada (Grau II) e grave (Grau III). (Quadro 48.7-4).

## TRATAMENTO

A colangite aguda é uma entidade clínica preocupante, que pode evoluir algumas vezes rapidamente para o acometimento sistêmico, choque séptico e ameaçar a vida. Portanto, mesmo dentro do hospital, caso seja esta a hipótese diagnóstica, devemos iniciar precocemente o tratamento, que visa, principalmente, ao tratamento da infecção e à desobstrução da via biliar.

Iniciamos com reposição volêmica, correção de distúrbios eletrolíticos, antibioticoterapia, correção de distúrbios da coagulação (uso de vitamina K e, eventualmente, plasma fresco);[2] medidas estas fundamentadas em história clínica, antecedentes, exame físico e exames subsidiários.[43]

Menos frequentemente, o paciente já se apresenta com distúrbios de consciência e disfunções orgânicas;[4] nestas situações, medidas de suporte cardiorrespiratório e volêmico se impõem, preferencialmente em regime de terapia intensiva, e a drenagem da via biliar é priorizada.

As informações dos familiares são bem-vindas e valiosas.

Na condução do caso, é sempre benéfica a discussão multidisciplinar, portanto, a opinião de outros colegas da cirurgia, oncologia, endoscopia, radiologia, UTI, CCIH entre outros pode proporcionar a escolha da melhor conduta para cada paciente.

Orienta-se o início precoce da antibioticoterapia (em até 4 horas) para a maioria dos casos. Entretanto, nos casos graves, deve-se iniciar o tratamento ainda na primeira hora (< 60 minutos) após a triagem, seguindo-se o mesmo racional de atendimento à sepse.[44,47]

Para a escolha do esquema antimicrobiano empírico, os principais fatores avaliados são[48] gravidade do caso (*score* de Tokyo), procedência do paciente (comunitária ou hospitalar), história de CPRE anterior, presença de prótese biliar, antibioticoterapia recente, cirurgia prévia, estados imunológico e nutricional, estádio clínico do câncer, diabetes, disfunções orgânicas (p. ex.: hepática e renal) e alergias relatadas.

Sempre que possível, a escolha do esquema antimicrobiano apropriado deve ser discutida com as equipes de infectologia e de microbiologia clínica, considerando o perfil local de resistência aos antibióticos. Os principais dados avaliados são a prevalência de enterobactérias produtoras de betalactamases de espectro estendido (ESBL), Gram-negativos resistentes aos carbapenêmicos (principalmente *Enterobacteriaceae* – CRE) e de enterococos resistentes à vancomicina (VRE).[44]

A cobertura terapêutica empírica inicial visa, principalmente, a enterobactérias Gram-negativas, em razão de sua maior frequência e notória virulência, embora esquemas com atividade contra Gram-positivos e germes anaeróbios são desejáveis em grande parte dos casos, sobretudo nos mais graves.[44] Ver o Quadro 48.7-5, referente às orientações dos *guidelines* modificados de Tokyo 2013 e 2018 para a escolha do esquema terapêutico empírico.

**Quadro 48.7-2.** Diagnóstico Diferencial

| | |
|---|---|
| Colecistite aguda | Fístula biliar |
| Cirrose hepática | Pancreatite |
| Hepatite aguda | Pneumonia na base direita |
| Abscesso hepático | Pielonefrite direita |
| Choque séptico | Diverticulite no cólon direito |

**Quadro 48.7-3.** Tokyo *Guidelines* 18/13 – Critérios Diagnósticos para Colangite Aguda

**A- Inflamação sistêmica**

A-1. Febre e/ou calafrios

A-2. Dados laboratoriais: evidência de resposta inflamatória

**B- Colestase**

B-1. Icterícia

B-2. Dados laboratoriais: testes de função hepática anormais

**C- Imagem**

C-1. Dilatação de vias biliares

C-2. Evidência da etiologia na imagem (estenose, cálculo, prótese etc.)

**Diagnóstico suspeito:** 1 item de A + 1 item de B ou C

**Diagnóstico definitivo:** 1 item de A, 1 item de B e 1 item de C

**Notas:**
A-2.: Contagem anormal de leucócitos, aumento dos níveis de proteína C reativa, outras alterações indicando inflamação
B-2.: Aumento do nível sérico de TGO, TGP, Gama GT e fosfatase alcalina
Outros fatores que podem auxiliar no diagnóstico de colangite aguda incluem dor abdominal (no quadrante superior direito ou andar superior do abdome) e história de doença biliar, como cálculos, procedimentos biliares prévios e colocação de prótese biliar
Na hepatite aguda, marcada resposta inflamatória sistêmica é observada infrequentemente. Testes virológicos e sorológicos são necessários, quando o diagnóstico diferencial é difícil

**Parâmetros:**

| | | |
|---|---|---|
| A-1. Febre | | T > 38° |
| A-2. Evidência de resposta inflamatória | Contagem de leucócitos (× 1.000/μL) | < 4 ou > 10 |
| | Proteína C reativa (mg/dL) | ≥ 1 |
| B-1. Icterícia | | BT ≥ 2 (mg/dL) |
| B-2. Testes de função hepática anormais | F. alc. | > 1,5 × LSN |
| | Gama GT | > 1,5 × LSN |
| | AST | > 1,5 × LSN |
| | ALT | > 1,5 × LSN |

F. alc: fosfatase alcalina; Gama GT: gama glutamiltransferase; ALT: alanina aminotransferase; AST: aspartato aminotransferase; T: temperatura corporal; BT: bilirrubinas totais; LSN: limite superior da normalidade.

**Quadro 48.7-4.** Critérios para Avaliação de Gravidade de Colangite Aguda

| Grau III – Colangite aguda grave<br>Colangite aguda Grau III é associada a início de disfunção de pelo menos um dos seguintes órgãos ou sistemas | |
|---|---|
| 1. Disfunção cardiovascular | Hipotensão com necessidade do uso de dopamina ≥ 5 µg/kg/min ou qualquer dose de noradrenalina |
| 2. Disfunção neurológica | Distúrbio de consciência |
| 3. Disfunção respiratória | Relação $PaO_2/FiO_2 < 300$ |
| 4. Disfunção renal | Oligúria, creatinina sérica > 2,0 mg |
| 5. Disfunção hepática | TP-INR > 1,5 |
| 6. Disfunção hematológica | Contagem de plaquetas < 100.000/mm³ |
| **Grau II – Colangite aguda moderada**<br>**Colangite aguda Grau II é associada a início de pelo menos duas das seguintes condições** | |
| 1. Contagem anormal de leucócitos | > 12.000/mm³ ou < 4.000/mm³ |
| 2. Febre alta | ≥ 39° C |
| 3. Idade | ≥ 75 anos |
| 4. Hiperbilirrubinemia | Bilirrubina total – BT ≥ 5 mg/dL |
| 5. Hipoalbuminemia | < Valor inferior da normalidade × 0,7 |
| **Grau I – Colangite aguda leve**<br>**Colangite aguda Grau I não preenche os critérios dos graus III ou II ao diagnóstico inicial** | |

Notas: Diagnóstico Precoce, drenagem biliar precoce e/ou tratamento da etiologia e administração de antimicrobianos são os pilares do tratamento da colangite aguda. Assim, é recomendado que pacientes com colangite aguda, que não respondam ao tratamento clínico inicial (medidas de suporte e antimicrobianos), devem ser submetidos à drenagem biliar precoce ou tratamento da etiologia.

**Quadro 48.7-5.** Recomendações de Antibioticoterapia para Infecções Biliares Agudas

| | Infecções biliares adquiridas na comunidade | | | Infecções biliares hospitalares[a,b] |
|---|---|---|---|---|
| | **Gravidade** | | | |
| | Grau I | Grau II | Grau III[a,b] | |
| **Agentes antimicrobianos** | | | | |
| Terapêutica com base em penicilina | Ampicilina/sulbactam[c] | Piperacilina/tazobactam | Piperacilina/tazobactam | Piperacilina/tazobactam |
| Terapêutica com base em cefalosporina | Ceftriaxona ou cefuroxima ± metronidazol[d] | Ceftriaxona ou cefepima ou ceftazidima ± metronidazol[d] | Cefepima ou ceftazidima ± metronidazol[d] | Cefepima ou ceftazidima ± metronidazol[d] |
| Terapêutica com base em carbapenem | Ertapenem | Ertapenem | Meropenem, imipenem ou ertapenem | Meropenem, imipenem ou ertapenem |
| Terapêutica com base em monobactam | - | - | Aztreonam ± metronidazol[d] | Aztreonam ± metronidazol[d] |
| Terapêutica com base em quinolonas[e] | Ciprofloxacino, levofloxacino, ± metronidazol[d] moxifloxacino | Ciprofloxacino, levofloxacino, ± metronidazol[d] moxifloxacino | - | - |

Modificado e citado do Tokyo Guidelines 2013 (TG 13) e 2018 (TG 18).
[a]Vancomicina é recomendada para cobrir *Enterococcus* sp. Para colangite aguda comunitária grau III e para infecções biliares agudas hospitalares.
[b]Daptomicina ou linezolida são recomendados se houver colonização conhecida do paciente por *Enterococcus* resistente à vancomicina (VRE), se tratamento prévio incluiu vancomicina ou se esse microrganismo é comum na comunidade.
[c]Ampicilina/sulbactam tem pouca atividade contra Escherichia coli e foi retirada dos guidelines da América do Norte. Os padrões locais de suscetibilidade antimicrobiana (antibiograma) devem ser considerados para sua utilização.
[d]Terapia antianaeróbios, incluindo o uso de metronidazol ou de clindamicina, é justificada se houver anastomose biliodigestiva. Carbapenems, piperacilina/tazobactam, ampicilina/sulbactam e moxifloxacino têm atividade anaeróbica suficiente nestas situações.
[e]Quinolonas são recomendadas se as culturas evidenciarem suscetibilidade ou se o paciente tiver alergia aos betalactâmicos. Muitos Gram-negativos produtores de beta-lactamases de espectro estendido (ESBL) são resistentes a quinolonas; nesses casos, quando há alto risco de ESBL, considerar o emprego aminoglicosídeos (amicacina ou gentamicina) na terapêutica inicial, até que as culturas estejam disponíveis para ajuste do esquema antimicrobiano.

Conforme os resultados de hemocultura e cultura de bile, a antibioticoterapia pode ser ajustada, a depender dos microrganismos isolados em cada uma delas e da evolução do paciente, uma vez que nem todo microrganismo isolado na cultura da bile é necessariamente responsável pelo quadro clínico (p. ex.: contaminação oral, do endoscópio, do duodeno).[35,44]

Quanto à duração do tratamento, ver o Quadro 48.7-6 (Tokyo, 2018).[44]

A obstrução propicia ambiente favorável à multiplicação bacteriana e o regime de hipertensão, além de favorecer a translocação bacteriana para o sistema circulatório, prejudica a secreção local dos antibióticos, portanto, é prioritária a desobstrução da via biliar.

É fundamental explicar aos familiares e, na medida do possível, também ao paciente, as opções terapêuticas de drenagem da via biliar, seus objetivos e seus riscos.

O acesso endoscópico retrógrado (CPRE) é o método mais empregado para drenagem biliar e reconhecido como de primeira escolha[8,49] nas colangites. Normalmente, os pacientes, sob cuidado dos anestesistas, são submetidos à sedação ou anestesia, intubados ou não, sendo o procedimento realizado sob radioscopia. A pancreatite, sangramento, perfuração, colangite e colecistite aguda são suas complicações mais comuns.

Uma vez cateterizada a via biliar, procuramos aspirar boa quantidade de bile, com os propósitos de coleta de material para cultura e descompressão inicial, pois, caso necessária a colangiografia para determinar o nível de estenose, mesmo com pouca injeção de contraste, esta teria menos chance de causar bacteriemia.

Nos casos de obstruções malignas, a escolha da via de acesso para drenagem e do tipo de prótese, plástica ou metálica, vai depender de alguns aspectos, como gravidade da colangite, nível da obstrução (hilar ou periférica), definição ou não do estadiamento, prognóstico oncológico, data da cirurgia, quimioterapia neoadjuvante, levando em conta seus tempos de patência, riscos de novos episódios de colangite e também os custos das próteses. Ver o Quadro 48.7-7.

O dreno nasobiliar não tem sido muito empregado no nosso meio. Causa incômodo para o paciente e há risco de deslocamento.[40,49]

Nos pacientes com doença avançada e má qualidade de vida, a discussão multidisciplinar e com a família é importante na decisão de realizar ou não a drenagem.

Coledocolitíase é a causa mais frequente de obstrução de via biliar, o que também pode acontecer em portadores de câncer. Nos pacientes com colangite grau III, cálculos grandes, inúmeros cálculos, distúrbios da coagulação ou outras comorbidades graves, a drenagem da via biliar por CPRE deve-se restringir à inserção de próteses, uma vez que a papilotomia aumenta o risco de sangramento.[49] Outra opção é a drenagem transparieto-hepática. O tratamento dos cálculos coledocianos fica para um

**Quadro 48.7-6.** Duração Recomendada de Antibioticoterapia (Tokyo, 2018)

| | Colangite comunitária | Infecções biliares hospitalares |
|---|---|---|
| **Gravidade e diagnóstico** | Graus I, II e III | Graus I, II e III |
| **Duração da terapia** | Uma vez controlada a fonte da infecção, duração de 4 a 7 dias é recomendada. Se houver bacteriemia com cocos Gram-positivos, como *Enterococcus* sp., *Streptococcus* sp., duração de, no mínimo, 2 semanas é recomendada | Se houver bacteriemia com cocos Gram-positivos, como *Enterococcus* sp., *Streptococcus* sp., duração de, no mínimo, 2 semanas é recomendada |
| **Condições específicas para terapia estendida** | Se houver cálculos residuais ou obstrução da via biliar ainda presente, o tratamento deve ser continuado até estes problemas anatômicos serem solucionados. Caso haja abscesso hepático, o tratamento deve continuar até que o acompanhamento clínico, bioquímico radiológico demonstrem resolução completa do abscesso | |

**Quadro 48.7-7.** Lembretes – Obstruções Malignas

1. Explicar para familiares e paciente, se possível: opções terapêuticas, objetivos e complicações

2. Próteses plásticas: patência cerca de 3 meses – trocá-las nesta época (atenção para sinais e sintomas de obstrução precoce)

3. Próteses metálicas: patência de cerca de 8 a 9 meses – atenção para sinais e sintomas de obstrução precoce

4. Oclusão de prótese com colangite: realizar novos exames de imagem, antes ou depois da desobstrução, conforme o grau da colangite, para avaliar progressão do tumor, migração, doenças associadas (abscesso hepático, colecistite aguda...)

5. Oclusão de prótese com colangite: discutir com CCIH e avaliar *guidelines* de antibioticoterapia Tokyo, 2018

segundo tempo. Nos portadores de colangites graus I e II, a drenagem e retirada dos cálculos podem ser realizadas no mesmo ato, com o emprego da esfincterotomia, associada ou não à dilatação e com ou sem a inserção de próteses.[49] Após o controle da colangite, o tratamento da colelitíase pode ser postergado por alguns dias ou semanas, caso não esteja associada à colecistite aguda grave.[3,50]

Outra técnica frequentemente utilizada é a drenagem transparieto-hepática (TPH) pela radiologia intervencionista, que também proporciona resultados muito bons, porém, com complicações diferentes[51] (dor no local da punção, coleperitônio, hemorragia intraperitoneal, hemobilia, colangite, entre outras). É especialmente útil nas obstruções hilares, principalmente Bismuth 2, 3 e 4, nas obstruções duodenais e nas alterações anatômicas pós-cirúrgicas.

Nos pacientes com anatomia alterada, por exemplo, cirurgias com reconstrução em Y de Roux, cirurgias bariátricas etc., a enteroscopia para acesso da via biliar é uma alternativa terapêutica, porém, com taxas de sucesso menores, variando entre 40 e 95% dos casos.[49]

Nos últimos anos, a ecoendoscopia[52] constitui nova e importante arma para várias situações clínicas e representa promissora alternativa à drenagem percutânea pela radiologia intervencionista e à drenagem por enteroscopia.

A cirurgia aberta ou laparoscópica na colangite é menos empregada nos dias atuais, uma vez que seus índices de morbimortalidade são maiores. Caso realizada, procedimentos simples são sugeridos, como, por exemplo, a inserção do dreno de Kehr (tubo em T).[53]

Em doentes graves, é importante lembrar que a drenagem biliar externa pela radiologia intervencionista, com anestesia local, guiada por ultrassonografia constitui um recurso valioso para tirá-los da urgência. Nestas situações, muitas vezes em regime de terapia intensiva, também podem ser tentadas a drenagem endoscópica sem radioscopia e mesmo guiada por ecoendoscopia.[21] Os exames radiológicos diagnósticos mais apurados, caso ainda não realizados, o serão posteriormente.

Logicamente a escolha do método de drenagem varia e depende dos profissionais habilitados e recursos de cada instituição.

Em relação ao momento de desobstrução da via biliar,[49] nos casos graves (grau III) deve ser realizada assim que possível, logo após as medidas iniciais de suporte e início da antibioticoterapia.

Nos casos de colangites moderadas e naqueles que não apresentaram melhora com antibioticoterapia, a drenagem deve ser realizada em 12 a 24 horas.

Nos pacientes com colangite leve, a drenagem é aceita no período de 24 a 48 horas (Fig. 48.7-1).

Nos portadores de prótese, considerar sua troca ou desobstrução.

A drenagem guiada por ecoendoscopia, em algumas situações clínicas, pode ser alternativa terapêutica.

## PROGNÓSTICO E COMENTÁRIOS

A colangite aguda é uma doença que ameaça a vida. O diagnóstico e tratamento precoces são fundamentais para melhorar seu prognóstico e evitar seu agravamento.[54]

Quando inicialmente descrita por Charcot, geralmente era fatal. Nos anos 1970 e 1980, era das drenagens cirúrgicas,[55] sua letalidade caiu para cerca de 50% e, a partir do desenvolvimento das técnicas endoscópicas e radiológicas de drenagem, reduziu para aproximadamente 10%.[56]

Nos dias atuais, se por um lado obtivemos avanços no entendimento de sua fisiopatologia, nos exames diagnósticos, na antibioticoterapia, nas técnicas de drenagem minimamente invasivas, em próteses com maior tempo de patência[57] e nas medidas de suporte clínico, por outro lado, a complexidade dos pacientes é maior, uma vez que se apresentam em idades mais avançadas, com comorbidades, muitos com alterações anatômicas por cirurgias pregressas ou já submetidos a abordagens endoscópicas prévias e em uso de várias medicações, entre outros anticoagulantes e antiagregantes plaquetários.[21]

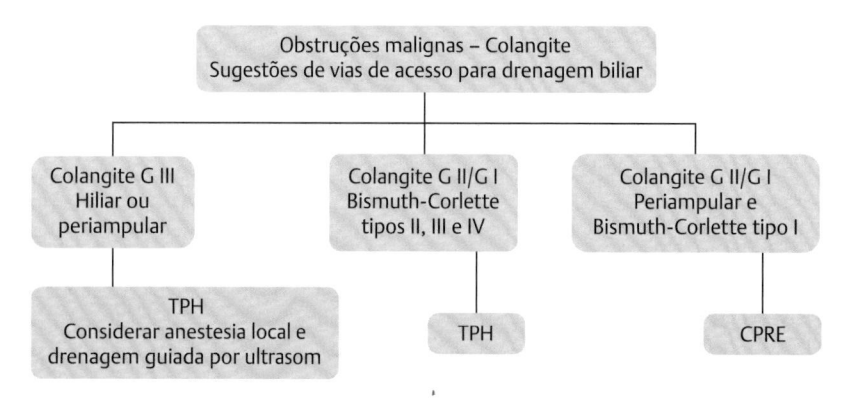

**Fig. 48.7-1.** Nos portadores de prótese, considerar sua troca ou desobstrução. TPH: drenagem percutânea transparieto-hepática; CPRE: drenagem biliar por colangiopancreatografia endoscópica retrógrada.

Estudo publicado, em 2017, com base em dados de mais de seis mil pacientes, utilizando os critérios de Tokyo de 2013, relata que 26% dos pacientes apresentavam colangite grave (Grau III), com taxas de mortalidade de 8,4%, ou seja, números ainda preocupantes.[58]

Os pacientes com câncer encontram-se fragilizados em vários aspectos, nos portadores de próteses biliares, devemos tomar medidas preventivas e estar atentos a sinais precoces de obstrução, a fim de evitar as complicações.

Os consensos de Tokyo e seus respectivos *guidelines*, os últimos publicados em 2018,[42-44,49,59] ao clarearem os critérios diagnósticos, o grau de gravidade das colangites e condução terapêutica, constituem arma importante para obtenção de melhores resultados.

## REFERÊNCIAS BIBLIOGRÁFICAS

1. Charcot JM. *Leçons sur les maladies du foie, des voies biliaires et des reins: faites a la faculté de médecine de paris*: Aux bureaux du Progrès médical. In: Delahaye A, Lecrosnier E. 1882.
2. Ahmed M. Acute cholangitis - an update. *World J Gastrointest Pathophysiol* 2018;9(1):1-7.
3. Rasslan S. Terapêutica Antimicrobiana nas Colecistites e Colangites Agudas. In: Santana S (Ed.). *Infecção & Cirurgia*. São Paulo: Atheneu Editorial; 2007. p. 377-391.
4. Reynolds BM, Dargan EL. Acute obstructive cholangitis; a distinct clinical syndrome. *Ann Surg* 1959;150(2):299-303.
5. Lai ECS, Mok FPT, Tan ESY et al. Endoscopic Biliary Drainage for Severe Acute Cholangitis. *N Engl J Med* 1992;326(24):1582-6.
6. Leese T, Neoptolemos JP, Baker AR, Carr-Locke DL. Management of acute cholangitis and the impact of endoscopic sphincterotomy. *Br J Surg* 1986;73(12):988-92.
7. Soehendra N, Reynders-Frederix V. Palliative bile duct drainage - a new endoscopic method of introducing a transpapillary drain. *Endoscopy* 1980;12(1):8-11.
8. Nagai N, Toli F, Oi I et al. Continuous endoscopic pancreatocholedochal catheterization. *Gastrointest Endosc* 1976;23(2):78-81.
9. Joseph PK, Bizer LS, Sprayregen SS, Gliedman ML. Percutaneous transhepatic biliary drainage. Results and complications in 81 patients. *JAMA* 1986;255(20):2763-7.
10. Takada T, Hanyu F, Kobayashi S, Uchida Y. Percutaneous transhepatic cholangial drainage: direct approach under fluoroscopic control. *J Surg Oncol* 1976;8(1):83-97.
11. Lee SP, Roberts JR, Kuver R. *The changing faces of cholangitis*. F1000Res. 2016;5.
12. Sung JY, Costerton JW, Shaffer EA. Defense system in the biliary tract against bacterial infection. *Dig Dis Sci* 1992;37(5):689-96.
13. Scott AJ. Bacteria and disease of the biliary tract. *Gut* 1971;12(6):487-92.
14. Sung JY, Shaffer EA, Olson ME et al. Bacterial invasion of the biliary system by way of the portal-venous system. *Hepatology* 1991;14(2):313-7.
15. Huang T, Bass JA, Williams RD. The significance of biliary pressure in cholangitis. *Arch Surg* 1969;98(5):629-32.
16. Csendes A, Becerra M, Burdiles P et al. Bacteriological studies of bile from the gallbladder in patients with carcinoma of the gallbladder, cholelithiasis, common bile duct stones and no gallstones disease. *Eur J Surg* 1994;160(6-7):363-7.
17. Scott AJ, Khan GA. Origin of bacteria in bileduct bile. *Lancet* 1967;2(7520):790-2.
18. Flemma RJ, Flint LM, Osterhout S, Shingleton WW. Bacteriologic studies of biliary tract infection. *Ann Surg* 1967;166(4):563-72.
19. Weissglas IS, Brown RA. Acute suppurative cholangitis secondary to malignant obstruction. *Can J Surg* 1981;24(5):468-70.
20. Neoptolemos JP, Talbot IC, Carr-Locke DL et al. Treatment and outcome in 52 consecutive cases of ampullary carcinoma. *Br J Surg* 1987;74(10):957-61.
21. Xu MM, Carr-Locke DL. Early ERCP for severe cholangitis? Of course! *Gastrointest Endosc* 2018;87(1):193-5.
22. Kochar R, Banerjee S. Infections of the biliary tract. *Gastrointest Endosc Clin N Am* 2013;23(2):199-218.
23. Sandouk F, Haffar S, Zada MM et al. Pancreatic-biliary ascariasis: experience of 300 cases. *Am J Gastroenterol* 1997;92(12):2264-7.
24. Shaffer EA. Gallstone disease: Epidemiology of gallbladder stone disease. *Best Pract Res Clin Gastroenterol* 2006;20(6):981-96.
25. What if it's acute cholangitis? *Drug Ther Bull* 2005;43(8):62-4.
26. Lillemoe KD. Benign post-operative bile duct strictures. *Baillieres Clin Gastroenterol* 1997;11(4):749-79.
27. Cammann S, Timrott K, Vonberg RP et al. Cholangitis in the postoperative course after biliodigestive anastomosis. *Langenbecks Arch Surg* 2016;401(5):715-24.
28. Royo-Cebrecos C, Gudiol C, Garcia J et al. Characteristics, aetiology, antimicrobial resistance and outcomes of bacteraemic cholangitis in patients with solid tumours: A prospective cohort study. *J Infect* 2017;74(2):172-8.
29. Lim JH. Liver flukes: the malady neglected. *Korean J Radiol* 2011;12(3):269-79.
30. Kimura Y, Takada T, Kawarada Y et al. Definitions, pathophysiology, and epidemiology of acute cholangitis and cholecystitis: Tokyo Guidelines. *J Hepatobiliary Pancreat Surg* 2007;14(1):15-26.
31. Hanau LH, Steigbigel NH. Cholangitis: pathogenesis, diagnosis, and treatment. *Curr Clin Top Infect Dis* 1995;15:153-78.
32. Kimura Y, Takada T, Strasberg SM et al. TG13 current terminology, etiology, and epidemiology of acute cholangitis and cholecystitis. *J Hepatobiliary Pancreat Sci* 2013;20(1):8-23.
33. Kinney TP. Management of ascending cholangitis. *Gastrointest Endosc Clin N Am* 2007;17(2):289-306, vi.
34. van den Hazel SJ, Speelman P, Tytgat GN et al. Role of antibiotics in the treatment and prevention

of acute and recurrent cholangitis. *Clin Infect Dis* 1994;19(2):279-86.
35. Reuken PA, Torres D, Baier M et al. Risk Factors for Multi-Drug Resistant Pathogens and Failure of Empiric First-Line Therapy in Acute Cholangitis. *PLoS One* 2017;12(1):e0169900.
36. Yusuf TE, Baron TH. AIDS Cholangiopathy. *Curr Treat Options Gastroenterol* 2004;7(2):111-7.
37. Kiriyama S, Takada T, Strasberg SM et al. TG13 guidelines for diagnosis and severity grading of acute cholangitis (with videos). *J Hepatobiliary Pancreat Sci* 2013;20(1):24-34.
38. Gigot JF, Leese T, Dereme T et al. Acute cholangitis. Multivariate analysis of risk factors. *Ann Surg* 1989;209(4):435-8.
39. Banerjee B. Extrahepatic biliary tract obstruction. Modern methods of management. *Postgrad Med* 1993;93(4):113-7, 20.
40. Afdhal NH. Acute cholangitis: Clinical manifestations, diagnosis, and management. [Internet] Massachusetts: UpToDate; 2018. Acessado em 04 jan 2019. Disponível em: https://www.uptodate.com/contents/acute-cholangitis-clinical-manifestations-diagnosis-and-management
41. Boey JH, Way LW. Acute cholangitis. *Ann Surg* 1980;191(3):264-70.
42. Kiriyama S, Kozaka K, Takada T et al. Tokyo Guidelines 2018: diagnostic criteria and severity grading of acute cholangitis (with videos). *J Hepatobiliary Pancreat Sci* 2018;25(1):17-30.
43. Miura F, Okamoto K, Takada T et al. Tokyo Guidelines 2018: initial management of acute biliary infection and flowchart for acute cholangitis. *J Hepatobiliary Pancreat Sci* 2018;25(1):31-40.
44. Gomi H, Solomkin JS, Schlossberg D et al. Tokyo Guidelines 2018: antimicrobial therapy for acute cholangitis and cholecystitis. *J Hepatobiliary Pancreat Sci* 2018;25(1):3-16.
45. Suwa Y, Matsuyama R, Goto K et al. IL-7 and procalcitonin are useful biomarkers in the comprehensive evaluation of the severity of acute cholangitis. *J Hepatobiliary Pancreat Sci* 2017;24(2):81-8.
46. Ledro-Cano D. Suspected choledocholithiasis: endoscopic ultrasound or magnetic resonance cholangio-pancreatography? A systematic review. *Eur J Gastroenterol Hepatol* 2007;19(11):1007-11.
47. Rhodes A, Evans LE, Alhazzani W et al. Surviving Sepsis Campaign: International Guidelines for Management of Sepsis and Septic Shock: 2016. *Intensive Care Med* 2017;43(3):304-77.
48. Mosler P. Diagnosis and management of acute cholangitis. *Curr Gastroenterol Rep* 2011;13(2):166-72.
49. Mukai S, Itoi T, Baron TH et al. Indications and techniques of biliary drainage for acute cholangitis in updated Tokyo Guidelines 2018. *J Hepatobiliary Pancreat Sci* 2017;24(10):537-49.
50. Rasslan S, Pacheco Jr AM, Fava J. Colecistite aguda. Complicações: tratamento clínico versus tratamento cirúrgico. In: Belmude JRM (Ed.). *Afecções cirúrgicas de urgência*. São Paulo: Robe Editorial; 1995. p. 57-68.
51. Venkatanarasimha N, Damodharan K, Gogna A et al. Diagnosis and Management of Complications from Percutaneous Biliary Tract Interventions. *Radiographics* 2017;37(2):665-80.
52. Khashab MA, Valeshabad AK, Afghani E et al. A comparative evaluation of EUS-guided biliary drainage and percutaneous drainage in patients with distal malignant biliary obstruction and failed ERCP. *Dig Dis Sci* 2015;60(2):557-65.
53. Saltzstein EC, Peacock JB, Mercer LC. Early operation for acute biliary tract stone disease. *Surgery* 1983;94(4):704-8.
54. Khashab MA, Tariq A, Tariq U et al. Delayed and unsuccessful endoscopic retrograde cholangiopancreatography are associated with worse outcomes in patients with acute cholangitis. *Clin Gastroenterol Hepatol* 2012;10(10):1157-61.
55. Andrew DJ, Johnson SE. Acute suppurative cholangitis, a medical and surgical emergency. A review of ten years experience emphasizing early recognition. *Am J Gastroenterol* 1970;54(2):141-54.
56. Zhang WZ, Chen YS, Wang JW, Chen XR. Early diagnosis and treatment of severe acute cholangitis. *World J Gastroenterol* 2002;8(1):150-2.
57. Yang F, Ren Z, Chai Q et al. A novel biliary stent coated with silver nanoparticles prolongs the unobstructed period and survival via anti-bacterial activity. *Sci Rep* 2016;6:21714.
58. Gomi H, Takada T, Hwang TL et al. Updated comprehensive epidemiology, microbiology, and outcomes among patients with acute cholangitis. *J Hepatobiliary Pancreat Sci* 2017;24(6):310-8.
59. Mayumi T, Okamoto K, Takada T et al. Tokyo Guidelines 2018: management bundles for acute cholangitis and cholecystitis. *J Hepatobiliary Pancreat Sci* 2018;25(1):96-100.

# ABDOME AGUDO CIRÚRGICO

CAPÍTULO 49

## 49.1 ▪ Obstrução Digestiva Alta

*Marco Aurélio de Sanctis* ▪ *Raphael Leonardo Cunha de Araujo* ▪ *Tomas Ramos Velloso Coelho*
*Leonardo Augusto Candido Seyboth* ▪ *Durval Renato Wohnrath*

A obstrução digestiva alta (ODA) é uma complicação desafiadora e relativamente frequente em pacientes com câncer avançado. São diversos os mecanismos envolvidos na fisiopatologia desta síndrome. O manejo da ODA requer uma abordagem específica, com base na localização, estado nutricional e *performance* do paciente, estadiamento e prognóstico da doença. A cirurgia deve sempre ser considerada para os pacientes nos estágios iniciais da doença com um estado geral preservado e um único nível de oclusão. Abordagens menos invasivas devem ser consideradas quando a cirurgia é contraindicada em obstruções em nível único ou quando existe mais de um ponto obstrutivo. As regiões mais acometidas por obstrução oncológica no aparelho digestivo alto são obstruções esofágicas, na transição esofagogástrica, do antro gástrico e jejunoileais.

## OBSTRUÇÃO ESOFÁGICA MALIGNA

Para o Brasil, estimam-se 8.240 casos novos de câncer de esôfago em homens e 2.550 em mulheres para cada ano do biênio 2018-2019. Esses valores correspondem a um risco estimado de 7,99 casos novos a cada 100 mil homens e 2,38 para cada 100 mil mulheres, ocupando a sexta e a 15ª posições, respectivamente (excetuando os casos de câncer de pele não melanoma).[1] A maioria dos casos de câncer de esôfago é do tipo histológico epidermoide ou adenocarcinoma. Nos países desenvolvidos, como nos EUA, a incidência do tipo epidermoide tem diminuído, e os do tipo adenocarcinoma têm aumentado, mas a uma velocidade menor nos últimos anos.[2] No Brasil, ainda predomina o subtipo epidermoide.

### Fisiopatologia

A maioria dos cânceres epidermoides do esôfago se localiza na porção média do órgão (torácica). As lesões mais avançadas se caracterizam por massas infiltrativas e ulceradas, podendo ser circunferenciais. Invadem precocemente a submucosa do órgão e se estendem pela parede esofágica, em geral cefalicamente e estão, com frequência, associadas ao consumo de álcool e ao tabagismo.[3]

A maioria dos casos de adenocarcinoma está associada a casos de esôfago de Barrett.[4] Adenocarcinomas surgindo em área de esôfago de Barrett podem-se apresentar como úlceras, nódulos ou alterações no padrão da mucosa, ou até sem alteração endoscópica visível.[5]

### Manifestações Clínicas

O principal sintoma do câncer de esôfago ou cárdia é a disfagia, que tem a característica de ser rapidamente progressiva, inicialmente para sólidos e posteriormente para líquidos. Normalmente a disfagia ocorre quando o diâmetro do lúmen tem menos de 13 mm (aproximadamente 2/3 da circunferência), o que indica doença avançada. Além disso, os pacientes podem se apresentar com outros sintomas associados como dor no peito, odinofagia, anemia, astenia, anorexia e perda significativa de peso. Independente do subtipo histológico, de 50 a 80% dos pacientes se apresentarão como doença incurável, localmente avançada irressecável ou metastática.[6] Nesses pacientes, o maior objetivo do tratamento é a paliação dos sintomas. Outro sintoma que se observa na doença avançada é a regurgitação de saliva e alimento não digerido, levando alguns pacientes a se apresentarem com quadro de tosse intratável e pneumonia recorrente. Já a fistula aerodigestiva é uma complicação tardia da doença e ocorre por invasão tumoral direta da árvore traqueobrônquica. A expectativa de vida é de menos de quatro semanas para essa condição.

### Diagnóstico
#### Endoscopia Digestiva Alta (EDA)
Devido sua acessibilidade e relativo baixo custo continua sendo o principal exame para diagnóstico e

terapêutica na obstrução esofágica. Além disso, é possível a paliação por diversos métodos endoscópicos, assunto que será discutido mais à frente. As lesões avançadas costumam se apresentar com estenoses, massas ulceradas, tumorações circunferenciais ou grandes ulcerações.

### Ultrassonografia Endoscópica (EUS)
As taxas de sensibilidade e especificidade da EUS para avaliação do estágio T nos tumores esofágicos variam entre 81-92 e 94-97%, respectivamente.[7] Uma limitação importante da EUS são os tumores estenosantes, que ocorrem em até 30% dos casos, em que o aparelho não consegue transpor a lesão. A EUS ainda permite a avaliação linfonodal, por ter a capacidade de biópsia por agulha de linfonodos suspeitos.

### Broncoscopia
Tem sido indicada no estadiamento de pacientes com tumores potencialmente ressecáveis localmente avançados do esôfago torácico acima e ao nível da carina, já que este pode modificar a conduta em até 10% dos pacientes.[8,9]

### Tomografia Computadorizada
Utilizando tanto contraste oral quanto o venoso, é o primeiro passo no estadiamento da doença. Na avaliação tumoral, o espessamento da parede esofágica é o achado característico da neoplasia. A extensão do espessamento determina também a localização tumoral, auxilia na identificação dos tumores T4 (com extensão além do órgão) e o comprometimento linfonodal, além, é claro, de poder identificar doença metastática.[10]

## Manejo Terapêutico
Um paciente que se apresenta com obstrução digestiva alta por neoplasia de esôfago deve, sempre que possível, ser avaliado por uma equipe multidisciplinar após o adequado estadiamento, visto que o tratamento definitivo não será cirúrgico inicialmente e deverá ser baseado no estádio da doença e no *performance status* do doente. Desta forma, os sintomas iniciais deverão ser manejados até que o melhor tratamento para esta enfermidade possa ser planejado. A restauração de um lúmen adequado aliviará os sintomas de estenose esofágica sendo assim o objetivo da terapia inicial devera ser o estabelecimento da patência luminal do órgão. A estenose esofágica maligna com segurança pode ser dilatada pela via oral mesmo em pacientes submetidos à radioterapia ou com fístula esofagopulmonar. Nos pacientes que não respondem à dilatação do esôfago, uma prótese esofágica oral pode ser colocada sob sedação após dilatação adequada do esôfago. A prótese é preparada para cada paciente com base no comprimento da estenose esofágica. O paciente não tem sensação de corpo estranho e é capaz de ingerir uma dieta leve. Este método também pode ser usado para ocluir fístulas esofagopulmonares causadas por malignidade. O suporte nutricional por sonda nasoentérica ou de jejunostomia deve ser usado quando necessário para restaurar o equilíbrio de nutricional e a competência imune.

Sabendo que a abordagem curativa para o câncer esofágico se baseia em uma terapia multimodal com radioquimioterapia seguida por cirurgia, abordaremos a seguir as principais formas de manejo paliativo das obstruções esofágicas.[81]

### Radioquimioterapia Concomitante
A radioquimioterapia combinada oferece uma paliação a longo prazo da disfagia na maioria dos pacientes com doença irressecável.[12,13] Apesar de a radioterapia isolada também poder ser efetiva na paliação da disfagia, esta, de forma isolada, não é capaz de oferecer resultados duradouros. Neste caso, nos pacientes que toleram o tratamento combinado, este é o tratamento de escolha.[14-16]

### Paliação Cirúrgica
A ressecção paliativa não é recomendada nos casos de doença localmente avançada e doença metastática decorrente de um prognóstico ruim (expectativa de vida menor que seis meses). A ressecção paliativa nos pacientes não metastáticos também não é mais considerada como uma boa opção para os casos de doença localmente avançada, já que há uma grande gama de procedimentos endoscópicos capazes de melhorar a disfagia com morbimortalidade consideravelmente mais baixos. O *bypass* cirúrgico fornece benefício limitado e está associado à morbidade alta em pacientes com doença irressecável. As taxas de complicação variam de 50 a 60%, e a mortalidade de 5 a 10%.[17,18] Nos pacientes com doença irressecável, a indicação é de tratamento endoscópico, colocação de *stent* esofágico, braquiterapia e outras terapias locais como veremos a seguir.

### Paliação Endoscópica
Pacientes sintomáticos que não são candidatos à radioquimioterapia, pacientes não candidatos cirúrgicos ou pacientes que recorrem ou persistem com disfagia após o tratamento podem-se beneficiar de tratamentos endoscópicos, sendo a prótese esofágica a mais comumente utilizada e recomendada.[19]

### Stent *Esofágico*
Próteses metálicas autoexpansíveis são comumente utilizadas como medida paliativa não cirúrgica para os tumores esofágicos obstrutivos.[20] Existem três variedades: totalmente recobertos, parcialmente recobertos e não recobertos. A vantagem das próteses

recobertas é que elas são mais resistentes ao crescimento tumoral, porém tem a desvantagem de maior risco de migração. Além disso, algumas próteses possuem válvula antirrefluxo, útil nas próteses colocadas na junção esofagogástrica.[21]

Mais de 95% dos pacientes submetidos à colocação de próteses de esôfago, por conta de obstrução esofágica maligna, obtêm melhora sintomática ao ponto de tolerarem pelo menos líquidos.[22,23] Nos pacientes com fístula traqueoesofágica, a colocação do *stent* possibilitou o fechamento da mesma em 70 a 100% dos casos.[24-26]

### Dilatação Esofágica

A dilatação esofágica pode trazer alívio temporário da disfagia. No entanto, é necessário dilatação frequente, a cada três ou quatro semanas. A dilatação está associada a pequeno risco de perfuração, principalmente se for realizada durante a radioterapia.[27,28]

### Terapia a Laser

A terapia a *laser* foi tradicionalmente a forma de paliação para o câncer de esôfago, porém estudos mostraram que a terapia fotodinâmica é superior, sendo a terapia a *laser* menos utilizada atualmente.[29,30]

### Injeção de Álcool Absoluto

A injeção de álcool absoluto é um método de ablação química do tumor. As vantagens desse método são seu baixo custo e disponibilidade dos materiais para sua realização, já que é semelhante à injeção utilizada nas varizes esofágicas. A desvantagem, além da pouca experiência com o método, é o risco de complicações, como a dor torácica, mediastinite, fístula traqueoesofágica e perfuração.[31,32]

### Terapia Fotodinâmica

A terapia fotodinâmica é uma técnica ablativa que consiste na utilização de um agente fotossensibilizante em combinação com um *laser* endoscópico de baixa potência. Há somente um agente fotossensibilizante disponível nos EUA, e em combinação com a terapia fotodinâmica age por efeito direto no tumor pela produção de radicais livres de oxigênio, o que danifica a microvasculatura e promove a isquemia tumoral.[33]

### Coagulação com Plasma de Argônio

Em um estudo comparativo utilizando o plasma de argônio, com 51 pacientes, este apresentou uma resposta geral em 85% e uma melhora da disfagia em 94% dos pacientes.[34] A complicação mais comum foi o sangramento.

## OBSTRUÇÃO MALIGNA GASTRODUODENAL

A obstrução gastroduodenal vem apresentando mudanças em sua incidência no decorrer das décadas. Até a década de 1970 as neoplasias malignas correspondiam 10 a 39% das obstruções gástricas, enquanto atualmente esse valor cresceu para 50 a 80%[35-37] e isso se deve, provavelmente, à descoberta dos inibidores de bomba de prótons (IBP) e do tratamento para o *Helicobacter pylori*.

Se for analisar de forma absoluta, o número total de casos provavelmente está em uma decrescente, justamente pelo IBP e a descoberta do *H. pylori*, onde diminui tanto as obstruções pépticas por estenose do piloro e bulbo duodenal decorrente de úlceras no local, quanto as causas malignas pela erradicação da bactéria.

Obstrução maligna por causa de adenocarcinoma de pâncreas é importante causa de obstrução decorrente da extensão local ao estômago e/ou duodeno. Dos casos de câncer de pâncreas 15 a 25% dos casos irão desenvolver um quadro obstrutivo.[38] Esses pacientes também apresentam com frequência obstrução das vias biliares pelo mesmo motivo.[39,40]

O adenocarcinoma gástrico distal também é uma causa relativamente comum de obstrução, estando relacionado com 35% dos casos.[41]

Outras causas malignas menos frequentes são:

- Linfoma gástrico.
- Grandes neoplasias de duodeno proximal e ampola.
- Carcinoma de vesícula localmente avançada e colangiocarcinoma.[42]
- Neoplasia metastática com compressão extrínseca duodenal.
- Tumor neuro endócrino do estômago.[43]

Há ainda como diagnóstico diferencial as afecções benignas, como: úlcera péptica, doença de Crohn, pancreatite, úlcera gástrica, pólipo gástrico volumoso, bezoar, volvo gástrico entre outras.[44-48]

### Manifestações Clínicas

As principais são:

- Náusea e/ou vômitos.
- Dor epigástrica.
- Saciedade precoce.
- Distensão abdominal.
- Perda de peso.

As neoplasias malignas aparentam ter um curso de sintomas mais rápido que as afecções benignas.[37] A perda de peso se faz presente em quase todos os quadros em que há obstrução severa ou completa da passagem do alimento, sendo, portanto, causa comum independente da etiologia.

### Exame Físico

Geralmente esse tipo de paciente apresenta um perfil emagrecido. Pode eventualmente ocorrer a presença de alterações sugestivas de obstrução gástrica, como abaulamento em região epigástrica decorrente de distensão gástrica e/ou massa no local, ausculta alterada em epigástrio, quando o paciente é mobilizado como se tivesse água dentro de um reservatório ("*succussion splash*"). Outros achados como linfonodomegalia supraclavicular esquerda e axilar (linfonodo de Virchow e Irish respectivamente) podem indicar doença metastática linfonodal e nódulo umbilical (nódulo da Irmã MariaJose) e nodulações solidas na parede anterior do reto detectada ao toque retal (prateleira de Blumer) que podem representar disseminação peritoneal.

## Achados Laboratoriais
Não há achados laboratoriais que sejam específicos da obstrução gástrica. O quadro excessivo de vômitos pode levar a distúrbio hidreletrolítico, como hipocloremia, resultando em uma acidose hipoclorêmica em quadros mais severos. E ainda a perda ponderal significativa altera a albumina sérica, transferrina e outros subprodutos da proteína corpórea que acabam levando a um quadro de desnutrição proteica.

## Diagnóstico
A suspeita pode ser levantada de diversas maneiras (tomografia, ultrassonografia, anamnese), porém o que melhor comprova a existência da patologia e de qual tipo se trata é a endoscopia digestiva alta associada à biópsia. Em caso que não se confirma em um primeiro momento a biópsia com a suspeita clínica, aconselha-se repetir a amostra patológica.

## Métodos de Imagem
Radiografia simples de abdome pode evidenciar um acúmulo de ar em andar superior do abdome (bolha gástrica) em um estômago dilatado. Ainda é possível visualizar um cálculo impactado ou calcificações pancreáticas no caso de pancreatite crônica.[39] A Síndrome de Bouveret – causa rara de obstrução gástrica decorrente de grande cálculo biliar impactado em estômago distal ou duodeno após migrar por uma fístula biliar – pode, em 25% dos casos, apresentar calcificações nessa topografia.[38] Contraste baritado pode definir se a obstrução é parcial ou total em decorrência da progressão ou não do contraste e ainda levantar suspeitas sobre úlcera péptica, bezoar, volvo gástrico, apesar de esse método ser pouco específico.[40,49,50] A descompressão gástrica sempre deve ocorrer para evitar risco de broncoaspiração.

Tomografia computadorizada pode mostrar um estômago aumentado de volume e indicar possível causa para o acometimento,[40,49,50] mas com uma especificidade e uma sensibilidade inferior à endoscopia. A endoscopia digestiva alta possui alta sensibilidade e especificidade quando associada à biópsia, entretanto, para lesões extraluminais que não acometem a mucosa, o seriamento possui resultados pobres no diagnóstico.[35,36,40]

Pacientes com mais de 50 anos com história familiar de câncer de estômago ou com história de doença de Crohn, e ainda em que se foi descartada úlcera péptica, possuem risco aumentado de neoplasia maligna de estômago, necessitando atenção redobrada nesses casos.[41]

## Tratamento
Obstrução maligna pode ser tratada de três maneiras: a ressecção do tumor, derivação por gastroenteroanastomose em tumorações irressecáveis ou uso de prótese colocada por via endoscópica.

A colocação de prótese possui alta eficácia em curto prazo na utilização de obstruções gastroduodenais.[51] Porém, há poucos estudos comparando a eficácia de próteses à gastroenteroanastomose. Um estudo multicêntrico randomizado holandês demonstrou eficácia em curto prazo superior com colocação de *stent*, porém, a longo prazo observaram-se melhores resultados com a gastroenteroanastomose. Apesar de o custo ser aparentemente mais baixo na colocação da prótese, a gastroenteroanastomose apresentou menor índice de complicações maiores, recorrência de sintomas e necessidade de reintervenção.[52]

O uso de gastroenteroanastomose guiada por ultrassonografia endoscópica também foi avaliado com eficácia aparentemente similar ao método convencional,[53,54] porém há pouco estudos que corroborem com esta alternativa, não sendo, ainda, portanto, uma alternativa aos métodos tradicionais.

Estudos retrospectivos demonstraram aumento de sintomas persistentes de náusea e tempo prolongado de internação hospitalar em quem foi submetido à gastroenteroanastomose, porém com taxa menor de reintervenção e custos.[55,56] Uma revisão sistemática de antes de 2008 comparando prótese à gastroenteroanastomose sugeriu não haver diferença na mortalidade em 30 dias, taxa de complicações ou sobrevida, porém aumentou a tolerância da dieta oral, menor necessidade de tempo para introdução de dieta oral e tempo menor de hospitalização em quem fez uso de prótese endoscópica.[57] Esses estudos foram limitados a 30 dias, entretanto, um estudo a longo prazo não foi realizado.

## OBSTRUÇÃO MALIGNA JEJUNOILEAL
A obstrução intestinal ocorre quando há interrupção parcial ou total do fluxo do conteúdo intraluminal. Ela pode ser aguda ou crônica, parcial ou total, e as causas podem ser extrínsecas (quando a obstrução é causada por fator externo ao intestino com compressão do mesmo) ou intrínsecas (quando provenientes da própria alça intestinal). Um tipo específico de obstrução é em alça fechada, em que há tanto

uma obstrução proximal quanto distal, como geralmente ocorre com tumores obstrutivos de cólon ou reto em que a válvula ileocecal permanece patente. Isto ocasiona a ruptura do cólon tipicamente no ceco por ser a região do cólon de maior diâmetro.

A obstrução leva à distensão intestinal proximal ao nível do bloqueio. Com a progressão da dilatação a parede intestinal se edemacia, perdendo sua função absortiva, com subsequente sequestro de fluidos no espaço intraluminal. Os vômitos decorrentes da obstrução contribuem para a desidratação e perda de eletrólitos, como o Na, K, H+ e Cl, alcalose metabólica e hipovolemia.

Se a distensão persistir por um longo período, os vasos intramurais do intestino delgado ficam comprometidos, prejudicando a irrigação local, que pode levar à necrose e perfuração do segmento isquemiado. Correlatamente, se houver comprometimento do meso do intestino delgado por torção, também podem ocorrer necrose e perfuração da alça intestinal.[58]

## Epidemiologia

A obstrução maligna é comum em neoplasias abdominopélvicas, sendo mais prevalente em tumores ovarianos (5,5-42%), colorretais (4,4-24%) e gástricos.[59] Tumores extra-abdominais com disseminação hematogênica, como mama, pulmão e melanoma, podem raramente causar obstrução. Ela é mais frequente em pacientes com tumores em estágios avançados e se correlaciona com pior prognóstico e baixa sobrevida.

As causas de obstrução intestinal maligna podem ser intrínsecas por tumor intraluminal primário ou recorrência tumoral. O tipo histológico mais comum de tumor primário do intestino delgado é o tumor neuroendócrino (antigo tumor carcinoide), responsável por 37,4% dos casos, seguido pelo adenocarcinoma (36,9%), tumores do estroma gastrointestinal (GIST) e linfomas (17 e 8%, respectivamente).[60] As principais causas extrínsecas são a carcinomatose peritoneal e massas tumorais.[61]

Nos pacientes que já foram submetidos a procedimentos cirúrgicos intra-abdominais, um importante diagnóstico diferencial são as aderências, principal causa de obstrução intestinal em pacientes oncológicos, sendo às vezes difícil a diferenciação entre as etiologias, sendo a carcinomatose peritoneal o principal diagnóstico diferencial.[62]

## Sinais e Sintomas

Nos casos de obstruções mais proximais, há início abrupto de dor abdominal em cólica, e náuseas e vômitos em grande quantidade, com alívio da dor após os episódios de êmese. Nesses casos, a distensão abdominal pode estar ausente. Os vômitos repetidos podem levar à alcalose metabólica e hipocalemia.

Nos casos de obstruções mais distais, os sintomas se iniciam de forma insidiosa e progressiva, com dor abdominal, distensão abdominal (normalmente mais pronunciada) e obstipação/constipação.

A progressão da dor abdominal difusa para mais localizada pode indicar processo de necrose/isquemia e o surgimento rápido de dor abdominal severa, e sinais clínicos de peritonite podem indicar perfuração da alça intestinal.[63]

## Exame Físico

Uma marca da obstrução intestinal é a desidratação, que pode ser identificada por taquicardia, hipotensão ortostática e diminuição do débito urinário e, se severa, mucosas ressecadas. Febre pode estar associada à infecção (p. ex.: a presença de abscesso) ou complicações da obstrução (isquemia/necrose). Hematoquezia pode sinalizar a presença de tumor intraluminal, isquemia ou intussuscepção.

A distensão abdominal é o achado mais comum no exame físico, ocorrendo em 56 a 65% dos casos. É importante lembrar que, nos casos de obstrução em alça fechada, não se observa distensão abdominal importante. A distensão abdominal normalmente produz um som timpânico durante a percussão. A presença de descompressão brusca dolorosa e outros sinais de peritonite devem levar a pensar em complicações relacionadas com obstrução, como perfuração da alça e extravasamento de conteúdo entérico.

A obstrução intestinal aguda está associada à peristalse aumentada. Quanto maior for o tempo de evolução da obstrução, menos peristalse se apresenta, até que não se auscultam mais movimentos peristálticos.

## Exames Laboratoriais

Embora os exames laboratoriais não apresentem nenhuma característica particular, eles são importantes para avaliar o grau de desidratação/hipovolemia e alterações eletrolíticas (hiponatremia, hipocalemia). A presença de leucocitose importante deve levantar a hipótese de obstrução intestinal complicada, e a presença de anemia pode estar relacionada com a presença de tumor no trato gastrointestinal.

Nos pacientes que apresentam sinais sistêmicos, como taquicardia, febre, hipotensão ou alteração do nível de consciência, é necessário solicitar gasometria arterial, lactato sérico e hemocultura. A alteração acidobásica mais comum é a alcalose metabólica, decorrente da êmese repetida. A presença de acidose metabólica com lactato sérico elevado deve levantar a hipótese de obstrução intestinal complicada.[64]

Nos pacientes em que há uma correlação do marcador tumoral com carga de doença (como o CEA, CA-125 e o CA-19-9), a solicitação deles pode ajudar na avaliação da carga tumoral. Sua utilização para o diagnóstico etiológico da causa de obstrução intestinal ainda não está estabelecida.

### Exames de Imagem

Para os pacientes com obstrução intestinal maligna, é de suma importância os exames de imagem para poder avaliar a extensão e carga tumoral, na tentativa de estabelecer quais pacientes são candidatos a terapias mais agressivas (cirúrgicas) ou paliativas (clínicas).

#### *Radiografia Abdominal*

A radiografia de abdome é o exame inicial mais utilizado por conta de sua ampla disponibilidade e baixo custo. A rotina de abdome agudo, com radiografia do abdome em posição supina e em decúbito dorsal associado à radiografia de tórax posteroanterior, tem alta sensibilidade para detectar a presença de obstrução intestinal de alto grau, pela presença de distensão intestinal e pelo menos dois níveis hidroaéreos, além da possibilidade de identificar pneumoperitônio.[65] As obstruções intestinais de baixo grau são mais bem vistas na tomografia computadorizada.

#### *Tomografia Computadorizada Abdominopélvica*

A tomografia computadorizada é comumente usada para o diagnóstico de obstrução intestinal. Por fornecer mais informações em comparação à radiografia abdominal, ela pode levar a mudanças significativas na conduta terapêutica. A tomografia computadorizada permite o diagnóstico da obstrução, avaliação do grau de obstrução, presença de isquemia ou perfuração e presença de lesões metastáticas locais e a distância. Por conta disso, pela tomografia podemos definir quais pacientes se beneficiarão de cirurgia e quais se beneficiarão de manejo conservador.[64,66]

Recomenda-se o uso tanto do contraste oral quanto do contraste venoso. A passagem ou não do contraste oral pela alça intestinal é útil na diferenciação da obstrução parcial da total.

Os tumores primários do intestino delgado são raros. Quando pequenos, é difícil sua diferenciação do conteúdo normal intestinal (*i.e.*, conteúdo fecal). Quando estes se apresentam com obstrução, normalmente já se encontram em estágios mais avançados. São caracterizados por um espessamento irregular e assimétrico da parede da alça.

O envolvimento metastático do intestino delgado é mais comum nos casos de carcinomatose peritoneal. Esta pode permanecer não detectável pela tomografia computadorizada nos casos em que consiste em micronódulos difusos recobrindo o peritônio, algumas vezes sendo identificado somente durante o ato operatório.[67,68]

## MANEJO TERAPÊUTICO

O manejo dos pacientes oncológicos com obstrução intestinal deve ser individualizado, tendo em vista suas condições clínicas, estágio da doença e expectativa estimada de vida, resposta prévia ao tratamento oncológico, *performance status*, comorbidades e objetivos do tratamento, além do desejo do paciente.

O manejo pode ser tanto clínico quanto cirúrgico. Uma grande parte dos casos é considerada inoperável, e em geral, a sobrevida é limitada. Em um grande estudo de coorte com 490 pacientes com obstrução intestinal, 49% foram tratados clinicamente, 32% cirurgicamente e 17% com procedimentos radiológicos ou endoscópicos. Sobrevida média global foi de 125 dias (variando de 42 a 399 dias), com 42% dos pacientes evoluindo a óbito dentro dos primeiros 90 dias após a consulta.[61,69]

### *Manejo Inicial*

Nos pacientes que se apresentam com sinais de peritonite, rápida piora clínica (febre, taquicardia, leucocitose, acidose metabólica) e/ou sinais de isquemia nos exames de imagem, o tratamento cirúrgico deve ser oferecido, tendo em vista também os objetivos com o tratamento e as preferências do paciente.

Nos outros casos, o manejo inicial é jejum, sonda nasogástrica para descompressão gastrointestinal, reposição de fluidos e correção dos distúrbios eletrolíticos. O manejo clínico é bem-sucedido no alívio da obstrução intestinal em alguns pacientes. Pacientes que não obtêm melhora dos sintomas em 48-72 horas de tratamento clínico devem ser avaliados quanto à possibilidade de tratamento cirúrgico definitivo, se forem candidatos a tal procedimento.

### *Manejo Cirúrgico*

Na literatura, entre 6 a 50% dos casos são considerados irressecáveis.[70,71] As seguintes características radiológicas têm sido associadas a prognóstico cirúrgico ruim:

1. Exames de imagem evidenciando tumor residual ou recorrência tumoral estão associados à impossibilidade de dieta via oral (*odds ratio* 0,45, 95% CI 0,29-0,72) e óbito dentro do período de 90 dias (HR 1,73, 95% CI 1,31-2,27);
2. Exames de imagem com evidências de carcinomatose peritoneal estão associados à impossibilidade de dieta via oral na alta hospitalar (*odds ratio* 0,38, 95% CI 0,24-0,59) e óbito dentro do período de 90 dias (HR 1,98, 95% CI 1,44-2,71);
3. Exames de imagem evidenciando múltiplos pontos de obstrução, em vez de um ponto único,

estão associados à pior sobrevida (HR 1,4, 95% CI 1,1-1,8);

Outros fatores relacionados com o prognóstico ruim são ascite, hipoalbuminemia (< 3,5 g/dL), idade avançada (≥ 65 anos) e baixo *performance status*.[72] A decisão cirúrgica deve ser individualizada, tendo em mente o prognóstico oncológico. Alguns nomogramas foram criados no intuito de se estabelecer quais pacientes se beneficiariam de tratamento cirúrgico.[73]

## TÉCNICAS CIRÚRGICAS

- *Ressecção/enterectomia:* a ressecção cirúrgica completa, com margens livres, é a terapia desejável. O *debulking* tumoral não confere nenhum benefício em relação à sobrevida, com exceção dos tumores ovarianos; entretanto, na recorrência desta neoplasia, o benefício da cirurgia é questionável, com altos índices de morbimortalidade.
- *Bypass*: nos casos de tumor irressecável, é possível realizar uma anastomose laterolateral entre dois segmentos intestinais, proximal e distal ao tumor, permitindo o retorno à dieta oral.
- *Ileostomia:* no caso de tumor irressecável, pode ser confeccionada uma ileostomia do segmento intestinal livre de doença mais distal para melhora da obstrução. Devem-se manter pelo menos 100 cm de intestino delgado, com o risco de ileostomia mais proximal cursar com perda hidreletrolítica importante.

## PACIENTES NÃO CANDIDATOS AO MANEJO CIRÚRGICO

### Descompressão Entérica

#### *Sonda Nasogástrica*
Deve ser utilizada para descomprimir temporariamente o abdome, permitindo a saída de grande quantidade de líquido, diminuindo, assim, os vômitos, a distensão e a dor abdominal. A sonda não é considerada uma solução a longo prazo, visto que sua permanência causa desconforto ao paciente e está associada a complicações infecciosas, como pneumonia e otite.

#### *Gastrostomia Percutânea Descompressiva*
Uma gastrostomia percutânea endoscópica pode ser realizada como método paliativo para diminuição dos vômitos e das náuseas. No entanto, ela pode trazer somente alívio incompleto, e a presença da gastrostomia pode ser desconfortável para o paciente. O tratamento farmacológico é preferido nesses casos, pelo menos inicialmente.[74,75]

### Tratamento Farmacológico
Todos os pacientes com obstrução intestinal maligna que não são candidatos cirúrgicos devem ser manejados com terapia farmacológica com drogas antissecretoras. Para a maioria dos pacientes, a indicação é de octreotide em vez de agentes anticolinérgicos. Para melhora das náuseas e vômitos, o haloperidol intravenoso é uma boa opção. Os agentes procinéticos devem ser evitados, se houver obstrução mecânica completa. Os glicocorticoides ficam reservados para os casos em que não há resposta com o uso de medicações antissecretoras associadas a antieméticos.[69,76-79]

### Papel da Nutrição Parenteral
Nos pacientes terminais, há pouca ou quase nenhuma evidência dando suporte à nutrição parenteral. Uma análise de sobrevida, custo-efetividade e qualidade de vida nos pacientes com nutrição parenteral em domicílio apresentou altos custos e baixa qualidade de vida.[80]

No contexto de nutrição parenteral perioperatória em paciente com obstrução intestinal maligna e desnutrição, em curto espaço de tempo, pode ser uma opção válida, se a cirurgia e subsequente quimioterapia puderem oferecer pelo menos uma sobrevida média maior que 3 (três) meses.

## REFERÊNCIAS BIBLIOGRÁFICAS

1. Brasil. Ministério da Saúde, Instituto Nacional de Câncer José Alencar Gomes da Silva (INCA). Estimativa 2018: Incidência de Câncer no Brasil. Rio de Janeiro: INCA, 2017.
2. Pohl H, Sirovich B, Welch HG. Esophageal adenocarcinoma incidence: are we reaching the peak? *Cancer Epidemiol Biomarkers Prev* 2010;19:1468-70.
3. Meltzer SJ. The molecular biology of esophageal carcinoma. *Recent Results Cancer Res* 1996;142:1-8.
4. Cameron AJ, Lomboy CT, Pera M, Carpenter HA. Adenocarcinoma of the esophagogastric junction and Barrett's esophagus. *Gastroenterology* 1995;109:1541-6.
5. Paraf F, Fléjou JF, Pignon JP *et al*. Surgical pathology of adenocarcinoma arising in Barrett's esophagus. Analysis of 67 cases. *Am J Surg Pathol* 1995;19:183-91.
6. Dandara C, Robertson B, Dzobo K *et al*. Patient and tumour characteristics as prognostic markers for oesophageal cancer: a retrospective analysis of a cohort of patients at Groote Schuur Hospital. *Eur J Cardiothorac Surg* 2016;49:629-34.
7. Puli SR, Reddy JB, Bechtold ML *et al*. Staging accuracy of esophageal cancer by endoscopic ultrasound: a meta-analysis and systematic review. *World J Gastroenterol* 2008;14:1479-90.
8. National Comprehensive Cancer Network. NCCN Clinical practice guidelines in oncology. [Online] (Accesso em 24 março 2019). Disponível em: https://www.nccn.org/professionals/physician_gls/pdf/aml.pdf.
9. Riedel M, Hauck RW, Stein HJ *et al*. Preoperative bronchoscopic assessment of airway invasion

by esophageal cancer: a prospective study. *Chest* 1998;113:687-95.
10. Tirumani H, Rosenthal MH, Tirumani SH et al. Esophageal Carcinoma: Current Concepts in the Role of Imaging in Staging and Management. *Can Assoc Radiol J* 2015 May;66(2):130-9.
11. Coia LR, Myerson RJ, Tepper JE. Late effects of radiation therapy on the gastrointestinal tract. *Int J Radiat Oncol Biol Phys* 1995; 31:1213-36.
12. Coia LR, Soffen EM, Schultheiss TE et al. Swallowing function in patients with esophageal cancer treated with concurrent radiation and chemotherapy. *Cancer* 1993;71:281-6.
13. Ikeda E, Kojima T, Kaneko K et al. Efficacy of concurrent chemoradiotherapy as a palliative treatment in stage IVB esophageal cancer patients with dysphagia. *Jpn J Clin Oncol* 2011;41:964-74.
14. al-Sarraf M, Martz K, Herskovic A et al. Progress report of combined chemoradiotherapy versus radiotherapy alone in patients with esophageal cancer: an intergroup study. *J Clin Oncol* 1997;15:277-84.
15. Penniment MG, Harvey JA, Wong R et al. A randomized phase III study in advanced esophageal cancer (OC) to compare the quality of life (QoL) and palliation of dysphagia in patients treated with radiotherapy (RT) or chemoradiotherapy (CRT) TROG 03.01 NCIC CTG ES.2 (abstact). *J Clin Oncol* 2014;32:(suppl; abstr 4009).
16. van Hagen P, Hulshof MC, van Lanschot JJ et al. Preoperative chemoradiotherapy for esophageal or junctional cancer. *N Engl J Med* 2012;366:2074-84.
17. Mannell A, Becker PJ, Nissenbaum M. Bypass surgery for unresectable oesophageal cancer: early and late results in 124 cases. *Br J Surg* 1988;75:283-6.
18. Orringer MB. Substernal gastric bypass of the excluded esophagus--results of an ill-advised operation. *Surgery* 1984;96:467-70.
19. ASGE Standards of Practice Committee, Evans JA, Early DS et al. The role of endoscopy in the assessment and treatment of esophageal cancer. *Gastrointest Endosc* 2013;77:328-34.
20. Kochar R, Shah N. Enteral stents: from esophagus to colon. *Gastrointest Endosc* 2013;78:913-8.
21. Sharma P, Kozarek R. Practice Parameters Committee of American College of Gastroenterology. Role of esophageal stents in benign and malignant diseases. *Am J Gastroenterol* 2010;105:258-73.
22. Acunaş B, Rozanes I, Akpinar S et al. Palliation of malignant esophageal strictures with self-expanding nitinol stents: drawbacks and complications. *Radiology* 1996;199:648-52.
23. Siersema PD, Hop WC, van Blankenstein M et al. A comparison of 3 types of covered metal stents for the palliation of patients with dysphagia caused by esophagogastric carcinoma: a prospective, randomized study. *Gastrointest Endosc* 2001;54:145-53.
24. Saxon RR, Morrison KE, Lakin PC et al. Malignant esophageal obstruction and esophagorespiratory fistula: palliation with a polyethylene-covered Z-stent. *Radiology* 1997;202:349-54.
25. Raijman I, Siddique I, Ajani J, Lynch P. Palliation of malignant dysphagia and fistulae with coated expandable metal stents: experience with 101 patients. *Gastrointest Endosc* 1998;48:172-9.
26. Morgan RA, Ellul JP, Denton ER et al. Malignant esophageal fistulas and perforations: management with plastic-covered metallic Endoprosthesis. *Radiology* 1997;204:527-32.
27. Boyce HW Jr. Palliation of Dysphagia of Esophageal Cancer by Endoscopic Lumen Restoration Techniques. *Cancer Control* 1999;6:73-83.
28. Heit HA, Johnson LF, Siegel SR, Boyce HW Jr. Palliative dilation for dysphagia in esophageal carcinoma. *Ann Intern Med* 1978;89:629-31.
29. Haddad NG, Fleischer DE. Endoscopic laser therapy for esophageal cancer. *Gastrointest Endosc Clin N Am* 1994;4:863-74.
30. Dallal HJ, Smith GD, Grieve DC et al. A randomized trial of thermal ablative therapy versus expandable metal stents in the palliative treatment of patients with esophageal carcinoma. *Gastrointest Endosc* 2001;54:549-57.
31. Chung SC, Leong HT, Choi CY et al. Palliation of malignant oesophageal obstruction by endoscopic alcohol injection. *Endoscopy* 1994;26:275-7.
32. Ramakrishnaiah VP, Ramkumar J, Pai D. Intratumoural injection of absolute alcohol in carcinoma of gastroesophageal junction for palliation of dysphagia. *Ecancermedicalscience* 2014;8:395.
33. Marcon NE. Photodynamic therapy and cancer of the esophagus. *Semin Oncol* 1994;21(Suppl 15):20-3.
34. Eickhoff A, Jakobs R, Schilling D et al. Prospective nonrandomized comparison of two modes of argon beamer (APC) tumor desobstruction: effectiveness of the new pulsed APC versus forced APC. *Endoscopy* 2007;39:637-42.
35. Shone DN, Nikoomanesh P, Smith-Meek MM, Bender JS. Malignancy is the most common cause of gastric outlet obstruction in the era of H2 blockers. *Am J Gastroenterol* 1995;90:1769-70.
36. Johnson CD, Ellis H. Gastric outlet obstruction now predicts malignancy. *Br J Surg* 1990;77:1023-4.
37. Chowdhury A, Dhali GK, Banerjee PK. Etiology of gastric outlet obstruction. *Am J Gastroenterol* 1996;91:1679.
38. Tendler DA. Malignant gastric outlet obstruction: bridging another divide. *Am J Gastroenterol* 2002;97:4-6.
39. Adler DG, Baron TH. Endoscopic palliation of malignant gastric outlet obstruction using self-expanding metal stents: experience in 36 patients. *Am J Gastroenterol* 2002;97:72-8.
40. Emerson L, Layfield LJ, Rohr LR, Dayton MT. Adenocarcinoma arising in association with gastric heterotopic pancreas: A case report and review of the literature. *J Surg Oncol* 2004;87:53-7.
41. Samad A, Khanzada TW, Shoukat I. Gastric Outlet Obstruction: Change in Etiology. *Pakistan J Sur* 2007; 23:29.
42. Singh B, Kapoor VK, Sikora SS et al. Malignant gastroparesis and outlet obstruction in carcinoma gall bladder. *Trop Gastroenterol* 1998;19:37-9.
43. Green ST, Drury JK, McCallion J, Erwin L. Carcinoid tumour presenting as recurrent gastric outlet obstruction: a case of long-term survival. *Scott Med J* 1987;32:54-5.

44. Stampfl DA, Grimm IS, Barbot DJ et al. Sarcoidosis causing duodenal obstruction. Case report and review of gastrointestinal manifestations. *Dig Dis Sci* 1990;35:526-32.
45. Adebamowo CA, Oduntan O. Duodenal web causing gastric outlet obstruction in an adult. *West Afr J Med* 1999;18:73-4.
46. Johnson FE, Humbert JR, Kuzela DC et al. Gastric outlet obstruction due to X-linked chronic granulomatous disease. *Surgery* 1975;78:217-23.
47. Mulholland MW, Delaney JP, Simmons RL. Gastrointestinal complications of chronic granulomatous disease: surgical implications. *Surgery* 1983;94:569-75.
48. Huang A, Abbasakoor F, Vaizey CJ. Gastrointestinal manifestations of chronic granulomatous disease. *Colorectal Dis* 2006;8:637.
49. Halpert RD. *Gastrointestinal Imaging: The Requisites*, 3rd ed. Mosby, 2006.
50. Awan A, Johnston DE, Jamal MM. Gastric outlet obstruction with benign endoscopic biopsy should be further explored for malignancy. *Gastrointest Endosc* 1998;48:497-500.
51. Dubois A, Price SF, Castell DO. Gastric retention in peptic ulcer disease. A reappraisal. *Am J Dig Dis* 1978;23:993-7.
52. Jeurnink SM, Polinder S, Steyerberg EW et al. Cost comparison of gastrojejunostomy versus duodenal stent placement for malignant gastric outlet obstruction. *J Gastroenterol* 2010;45:537-43.
53. Perez-Miranda M, Tyberg A, Poletto D et al. EUS-guided Gastrojejunostomy Versus Laparoscopic Gastrojejunostomy: An International Collaborative Study. *J Clin Gastroenterol* 2017;51:896-9.
54. Khashab MA, Bukhari M, Baron TH et al. International multicenter comparative trial of endoscopic ultrasonography-guided gastroenterostomy versus surgical gastrojejunostomy for the treatment of malignant gastric outlet obstruction. *Endosc Int Open* 2017;5:E275-E281.
55. Rudolph HU, Post S, Schlüter M et al. Malignant gastroduodenal obstruction: retrospective comparison of endoscopic and surgical palliative therapy. *Scand J Gastroenterol* 2011;46:583-90.
56. Khashab M, Alawad AS, Shin EJ et al. Enteral stenting versus gastrojejunostomy for palliation of malignant gastric outlet obstruction. *Surg Endosc* 2013;27:2068-75.
57. Ly J, O'Grady G, Mittal A et al. A systematic review of methods to palliate malignant gastric outlet obstruction. *Surg Endosc* 2010;24:290-7.
58. Mercadante S. Intestinal dysfunction and obstruction. In: Walsh D. *Palliative Medicine*. Philadelphia: Saunders Elsevier, 2009. p. 1267.
59. Ripamonti C, Easson A, Gerdes H. Bowel obstruction. In: Hanks GW, Fallon MT, Kaasa S et al. (Ed.). *Oxford Textbook of Palliative Medicine*, 5th ed. Oxford: Oxford University Press, 2015, p. 919-29.
60. Bilimoria KY, Bentrem DJ, Wayne JD et al. Small bowel cancer in the United States: changes in epidemiology, treatment, and survival over the last 20 years. *Ann Surg* 2009;249:63-71.
61. Pujara D, Chiang YJ, Cormier JN et al. Selective Approach for Patients with Advanced Malignancy and Gastrointestinal Obstruction. *J Am Coll Surg* 2017;225:53-9.
62. Prost À la Denise J, Douard R, Malamut G et al. Small bowel obstruction in patients with a prior history of cancer: predictive findings of malignant origins. *World J Surg* 2014;38:363-9.
63. Markogiannakis H, Messaris E, Dardamanis D et al. Acute mechanical bowel obstruction: clinical presentation, etiology, management and outcome. *World J Gastroenterol* 2007;13:432-7.
64. Maung AA, Johnson DC, Piper GL et al. Evaluation and management of small-bowel obstruction: an Eastern Association for the Surgery of Trauma practice management guideline. *J Trauma Acute Care Surg* 2012;73:S362-9.
65. Thompson WM, Kilani RK, Smith BB et al. Accuracy of abdominal radiography in acute small-bowel obstruction: does reviewer experience matter? *AJR Am J Roentgenol* 2007;188:W233-8.
66. Qalbani A, Paushter D, Dachman AH. Multidetector row CT of small bowel obstruction. *Radiol Clin North Am* 2007;45:499-512,vii.
67. Diop AD, Fontarensky M, Montoriol PF, Da Ines D. CT imaging of peritoneal carcinomatosis and its mimics. *Diagn Interv Imaging* 2014;95(9):861-72.
68. Idelevich E, Kashtan H, Mavor E, Brenner B. Small bowel obstruction caused by secondary tumors. *Surg Oncol* 2006;15:29-32.
69. Ferguson HJ, Ferguson CI, Speakman J, Ismail T. Management of intestinal obstruction in advanced malignancy. *Ann Med Surg* (Lond) 2015;4:264-70.
70. Badgwell BD, Contreras C, Askew R et al. Radiographic and clinical factors associated with improved outcomes in advanced cancer patients with bowel obstruction. *J Palliat Med* 2011;14:990-6.
71. Badgwell BD, Smith K, Liu P et al. Indicators of surgery and survival in oncology inpatients requiring surgical evaluation for palliation. *Support Care Cancer* 2009;17:727-34.
72. Medina-Franco H, García-Alvarez MN, Ortiz-López LJ, Cuairán JZ. Predictors of adverse surgical outcome in the management of malignant bowel obstruction. *Rev Invest Clin* 2008;60:212-6.
73. Henry JC, Pouly S, Sullivan R et al. A scoring system for the prognosis and treatment of malignant bowel obstruction. *Surgery* 2012;152:747-56.
74. Brooksbank MA, Game PA, Ashby MA. Palliative venting gastrostomy in malignant intestinal obstruction. *Palliat Med* 2002;16:520-6.
75. Zucchi E, Fornasarig M, Martella L et al. Decompressive percutaneous endoscopic gastrostomy in advanced cancer patients with small-bowel obstruction is feasible and effective: a large prospective study. *Support Care Cancer* 2016;24:2877-82.
76. Davis MP, Hallerberg G, Palliative Medicine Study Group of the Multinational Association of Supportive Care in Cancer. A systematic review of the treatment of nausea and/or vomiting in cancer unrelated to chemotherapy or radiation. *J Pain Symptom Manage* 2010;39:756-67.
77. Ripamonti C, Mercadante S, Groff L et al. Role of octreotide, scopolamine butylbromide, and hydration in symptom control of patients with

inoperable bowel obstruction and nasogastric tubes: a prospective randomized trial. *J Pain Symptom Manage* 2000;19:23-34.
78. Ripamonti C, Twycross R, Baines M *et al*. Clinical-practice recommendations for the management of bowel obstruction in patients with end-stage cancer. *Support Care Cancer* 2001;9:223-33.
79. Roila F, Molassiotis A, Herrstedt J *et al*. 2016 MASCC and ESMO guideline update for the prevention of chemotherapy- and radiotherapy-induced nausea and vomiting and of nausea and vomiting in advanced cancer patients. *Ann Oncol* 2016;27:v119-v133.
80. Naghibi M, Smith TR, Elia M. A systematic review with meta-analysis of survival, quality of life and cost-effectiveness of home parenteral nutrition in patients with inoperable malignant bowel obstruction. *Clin Nutr* 2015;34:825-37.
81. Boyce JH. Medical management of esophageal obstruction and esophageal-pulmonary fistula. *Cancer* 1982 Dec;50(11 Suppl):2597-600

## 49.2 • Obstrução Intestinal Baixa no Paciente Oncológico

*Felipe Daldegan Diniz • Marcos Vinicius Araujo Denadai*

### DEFINIÇÃO

Por definição é quando o fluxo normal do intestino é interrompido. Embora a obstrução do intestino delgado seja mais comum, a obstrução do intestino grosso ocorre em aproximadamente 25% de todas as obstruções intestinais.[1] A obstrução pode ser funcional (por conta da fisiologia anormal do intestino) ou em razão de uma obstrução mecânica, que pode ser parcial ou completa. Os sintomas relacionados com a obstrução colorretal (intestino grosso ou reto) podem-se apresentar agudamente com dor abdominal e obstipação, ou mais cronicamente, como uma mudança progressiva nos hábitos intestinais, assim como nos cânceres colorretais sendo o foco desse capítulo.

### ETIOLOGIA

A obstrução do intestino grosso é o sintoma inicial do câncer de cólon em até 30% dos casos, particularmente para tumores do cólon mais distais e do reto, que tendem a obstruir mais precocemente por causa do menor lúmen.[2,3] A causa mais comum de obstrução colorretal que leva à cirurgia de emergência (70%) é câncer de retossigmoide, câncer de reto ou câncer anal; aproximadamente 10% dos pacientes com obstrução colônica apresentam câncer retal; outros 5% têm câncer de canal anal.[4-7] A idade média dos pacientes com obstrução decorrente do câncer colorretal é de 73 anos.

A causa benigna mais comum de obstrução colorretal é o volvo (5 a 15%).[8,9] Outras causas incluem aderências pós-operatórias, estenoses decorrentes de crises repetitivas de doença diverticular (1,7 a 10%) e hérnia com encarceramento do cólon (2,5%). Etiologias benignas mais raras incluem doença inflamatória intestinal, colite isquêmica, aderências, bezoares, intussuscepção e fibrose retroperitoneal. Além disso, relatos de casos descreveram sintomas de obstrução colônica causada por retenção urinária, íleo biliar, endometriose e tuberculose por micobactéria.[2,3,10-20]

### FISIOPATOLOGIA

A obstrução acontece quando fluxo normal do intestino é interrompido. A obstrução pode ser funcional (por causa da fisiologia intestinal anormal) ou decorrente de uma obstrução mecânica (extrínseca ou intrínseca) e pode ser parcial ou completa. Em média, os sintomas agudos apresentam-se após uma média de cinco dias.[21] Esse atraso pode estar relacionado com a distensão progressiva do cólon, possivelmente mais bem tolerada que a dor abdominal e os vômitos associados à obstrução do intestino delgado.

Aproximadamente 70% das obstruções do intestino grosso ocorrem no cólon transverso ou distal a ele. A distribuição é: 6% no ceco, 5% no colo ascendente, 3% na flexura hepática, 9% no cólon transverso, 14% na flexura esplênica, 16% no cólon descendente; 38% no sigmoide e 9% no reto.[21,2] Tumores na flexura hepática são os menos comuns, já tumores da flexura esplênica são mais propensos à obstrução.

### CAUSAS

- Obstrução causada por câncer colorretal chega a 30%; no entanto, neoplasias não colônicas, como câncer de pâncreas, câncer de ovário e linfoma, causam aproximadamente 10% das obstruções colorretais.[2,22-24]
- Cirurgias abdominais prévias podem causar aderências intestinais, embora a obstrução do intestino delgado seja mais comum, pode ocorrer obstrução do intestino grosso por aderências.
- Cirurgia colorretal prévia também pode causar estenose intestinal. A incidência de estenose da anastomose colorretal foi relatada em 3 a 30% dos casos.[25,26] Geralmente é assintomática, e pode ser descoberta durante a colonoscopia de rotina, mas também pode causar sintomas obstrutivos.[27] O fator de risco mais importante para estenose da anastomose é a deiscência associada à sepse e fibrose, por isso as anastomoses mais distais (risco aumentado de deiscência) tenham maior incidência de estenose no pós-operatório.[26]
- Episódios repetidos de inflamação intestinal também podem causar estenose, como, por exemplo: diverticulite (1,7 a 10%), sequelas de colite isquêmica e doença inflamatória intestinal.
- Embora o intestino delgado esteja mais comumente envolvido em hérnias da parede abdominal, o encarceramento do cólon acontece em aproximadamente 2,5%.[28]
- Variações anatômicas ou fisiológicas do cólon podem contribuir para o desenvolvimento de volvo (ceco ou sigmoide), responsável por 5 a 15% das obstruções.
- Fecalomas associados à constipação crônica, também podem obstruir o cólon.
- Uma variedade de condições benignas pode levar à estenose retal, incluindo doença inflamatória intestinal, tuberculose, uso de supositórios, radioterapia e fibrose por endometriose.

## SINTOMAS
### Obstrução Aguda
Os sintomas mais comuns são distensão abdominal, dor e obstipação. Náuseas e/ou vômitos podem acompanhar esses sintomas, mas é mais comum na obstrução do cólon direito, que pode mimetizar a obstrução do intestino delgado. A dor abdominal é descrita como infraumbilical, em cólica e com paroxismos de dor, ocorrendo a cada 20 a 30 minutos. Em uma revisão de pacientes com volvo de intestino grosso, os sintomas mais frequentes de obstrução foram: dor abdominal (58%) e obstipação (55%).[9] A maioria dos pacientes com volvo de sigmoide apresentava distensão (79%), e pacientes com volvo de ceco apresentavam dor abdominal (89%).[29]

### Obstrução Crônica
É uma obstrução colorretal progressiva que, geralmente, se apresenta como uma mudança progressiva nos hábitos intestinais, de semanas a meses. Uma mudança nos hábitos intestinais associada à perda de peso não intencional no mesmo período é sugestiva de malignidade.

## DIAGNÓSTICO
O diagnóstico de obstrução colorretal pode ser suspeitado com base nos sintomas típicos de dor abdominal, distensão e obstipação e no exame físico (exame abdominal e toque retal); entretanto, um diagnóstico definitivo geralmente requer estudos de imagem para distinguir a etiologia. Para aqueles com malignidade, a imagem também identifica doenças regional e metastática associadas.

A radiografia simples e a tomografia computadorizada (TC) do abdome são os estudos de imagem mais práticos e úteis. No entanto, as radiografias simples de abdome são inespecíficas.[30] Para pacientes estáveis hemodinamicamente, sem sintomas ou sinais radiográficos, indicando a necessidade de intervenção imediata, a TC de abdome total é altamente sensível e específica para detectar obstrução colorretal (> 90%).[31,32] Ela distingue com precisão entre a obstrução colônica verdadeira e a pseudo-obstrução e pode diagnosticar com precisão outras causas de obstrução.[12,30,32-34] Também é a modalidade de imagem mais comum e mais precisa para confirmar o diagnóstico de volvo de sigmoide.

Sinais de obstrução colorretal na TC abdominal incluem:

- Ponto de transição do cólon dilatado, proximal (> 8 cm) e cólon distal colapsado.[35]
- Lesões no cólon ou massa retal aparecem como sinal da "maçã mordida", um achado radiográfico de neoplasia descrita em associação a enema baritado, mas também tem sido descrita com TC abdominal.
- A TC também é útil na distinção entre volvo de sigmoide e ceco, o que é importante, uma vez que o tratamento inicial pode diferir por causa das diferentes taxas de sucesso endoscópico.[36]

## DIAGNÓSTICO DIFERENCIAL
As doenças benignas que simulam a obstrução do intestino grosso incluem megacólon tóxico, íleo paralítico e síndrome de Ogilvie.[12] A TC abdominal distingue com precisão a obstrução colônica verdadeira da pseudo-obstrução.

- *Obstrução do intestino delgado:* comparada à obstrução do intestino delgado, a dor associada à obstrução colorretal ocorre em um intervalo de tempo maior e ocorre mais abaixo no abdome entre o umbigo e o púbis. Dor abdominal baixa e distensão abdominal são características da obstrução colorretal mecânica. Uma história de cirurgia abdominal prévia sugere obstrução do intestino delgado, a menos que o paciente tenha sido submetido a uma ressecção prévia do cólon. Da mesma forma, a presença de hérnia ou história de correção de hérnia sugere obstrução do intestino delgado.
- *Megacólon tóxico:* em pacientes com megacólon tóxico, o cólon inteiro é geralmente distendido. Esta entidade é comumente associada ao *Clostridium difficile*; assim, o paciente geralmente tem uma história de uso de antibióticos. Além disso, esses pacientes muitas vezes estão bastante debilitados e podem apresentar sinais sistêmicos (isto é, sepse) na ausência de perfuração do cólon.
- *Síndrome de Ogilvie:* essa síndrome também pode apresentar dor e distensão do baixo ventre, mas a imagem não identifica um ponto de transição claro ou uma etiologia mecânica.
- *Íleo paralítico:* geralmente observamos uma distensão intestinal generalizada, que também incluirá o intestino delgado. A imagem não demonstrará nenhum ponto de transição claro ou etiologia mecânica.

## ABORDAGEM TERAPÊUTICA
O tratamento inicial do paciente com obstrução colorretal consiste em cuidados que incluem descompressão gastrointestinal para pacientes com náuseas ou vômitos e fluidoterapia intravenosa com correção de anormalidades eletrolíticas. O tratamento subsequente depende da etiologia e localização da obstrução. As abordagens serão discutidas.

### Volvo de Sigmoide
A sigmoidoscopia flexível é geralmente sugerida para descomprimir inicialmente o cólon e pode ser o único tratamento em pacientes de alto risco. No entanto, para pacientes capazes de tolerar uma operação, a ressecção eletiva durante a mesma internação

hospitalar é recomendada, por causa da alta taxa de recorrência (até 50%) com a descompressão endoscópica isolada[37] (Fig. 49.2-1).

### Stent Intestinal

As principais indicações para o implante de *stent* colônico são como uma ponte para a cirurgia em pacientes com obstrução mecânica aguda, fornecendo descompressão pré-operatória, ou como paliação naqueles com doença avançada.[38,39]

- *Ponte para cirurgia:* fornece uma janela de tempo antes da cirurgia para corrigir a depleção de fluidos e de eletrólitos, permite o preparo intestinal, podendo realizar uma cirurgia eletiva, com possibilidade de ressecção e a anastomose primária e até um procedimento cirúrgico menos invasivo (p. ex.: laparoscópico).[40] Esse tempo também permite fazer o estadiamento oncológico completo. Como, por exemplo, a colonoscopia, que pode ser realizada nesse meio tempo para descartar lesões sincrônicas.
- *Paliação:* até 50% dos pacientes que apresentam obstrução do intestino grosso por causa da malignidade não são candidatos à ressecção curativa.[4,41-44] Para pacientes que não podem ou não querem se submeter à ressecção paliativa, o implante de *stent* é uma alternativa e tem sucesso em mais de 90% a curto prazo.[45-52]

### Cirurgia

A obstrução colorretal é uma urgência cirúrgica, responsável por até 4% das internações com finalidade cirúrgica. Os procedimentos específicos usados para a obstrução colorretal incluem ostomias, colectomias com anastomose primária com ou sem, ostomias e o procedimento de Hartmann. A decisão mais difícil para o cirurgião é se deve realizar anastomose primária ou não. Essa decisão depende da localização da lesão, da condição do cólon proximal, das comorbidades do paciente, da expectativa de vida, dos objetivos do atendimento e da presença de perfuração proximal.[53]

### Neoplasia Obstrutiva no Cólon Direito

Há um consenso geral de que o tratamento mais apropriado é a ressecção com anastomose primária.[16] Embora essa abordagem deva ser o tratamento preferido, na prática, essa opção é geralmente escolhida para pacientes com maior expectativa de vida, pacientes mais jovens e sem comorbidades graves, diminuindo assim o risco de deiscência da anastomose. Para pacientes idosos, metastáticos e/ou com graves comorbidades optamos pela ressecção e ostomia em dupla boca íleo-cólon transverso ou ileostomia terminal (Fig. 49.2-2).

### Neoplasia Obstrutiva do Cólon Esquerdo ou Retossigmoide

Geralmente, a ressecção e a anastomose primária também são preferidas no cólon esquerdo e em lesões de reto alto/sigmoide em relação à cirurgia de Hartmann.[54] No entanto, para lesões obstrutivas, pacientes idosos e com graves comorbidades, cirurgia de Hartmann é uma boa escolha. Já pacientes com cólon proximal com sinais de isquemia e/ou perfuração, uma colectomia subtotal, em vez de uma colectomia esquerda ou retossigmoidectomia, deve ser realizada.[55] Em pacientes jovens e sem graves comorbidades, uma anastomose íleo-reto alto primária é apropriada, mas dependendo das circunstâncias clínicas (pacientes de alto risco), uma ileostomia terminal também pode ser escolhida.[56] A anastomose ileorretal é geralmente desencorajada em pacientes com incontinência fecal preexistente ou comprometimento da função do assoalho pélvico. As vantagens da colectomia subtotal incluem a eliminação de tumores proximais e a remoção do cólon proximal isquêmico ou perfurado (tradicionalmente uma contraindicação para uma anastomose). As desvantagens da ileostomia terminal são: provavelmente será uma ostomia definitiva e os efeitos colaterais da diarreia (especialmente em pacientes idosos)[16,57] (Fig. 49.2-3).

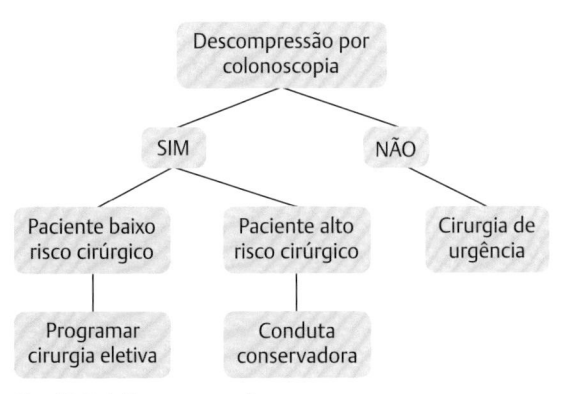

**Fig. 49.2-1.** Descompressão.

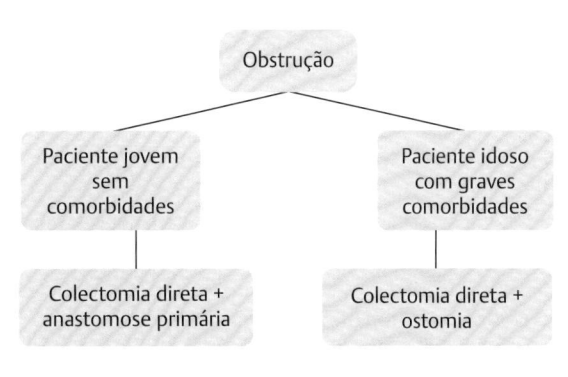

**Fig. 49.2-2.** Obstrução por câncer de cólon direito.

```
                              Obstrução
                    ┌────────────┴────────────┐
         Paciente jovem sem          Paciente idoso e/ou
            comorbidades              graves comorbidades
          ┌──────┴──────┐              ┌──────┴──────┐
    Cólon proximal  Perfuração e/ou  Cólon proximal  Perfuração e/ou
     bom aspecto   isquemia do cólon  bom aspecto   isquemia do cólon
                       proximal                         proximal
          │              │                │                │
    Colectomia esquerda/ Colectomia subtotal          Colectomia subtotal
    retossigmoidectomia+   + ileorreto    Hartmann    + ileostomia terminal
    anastomose primária    anastomose
```

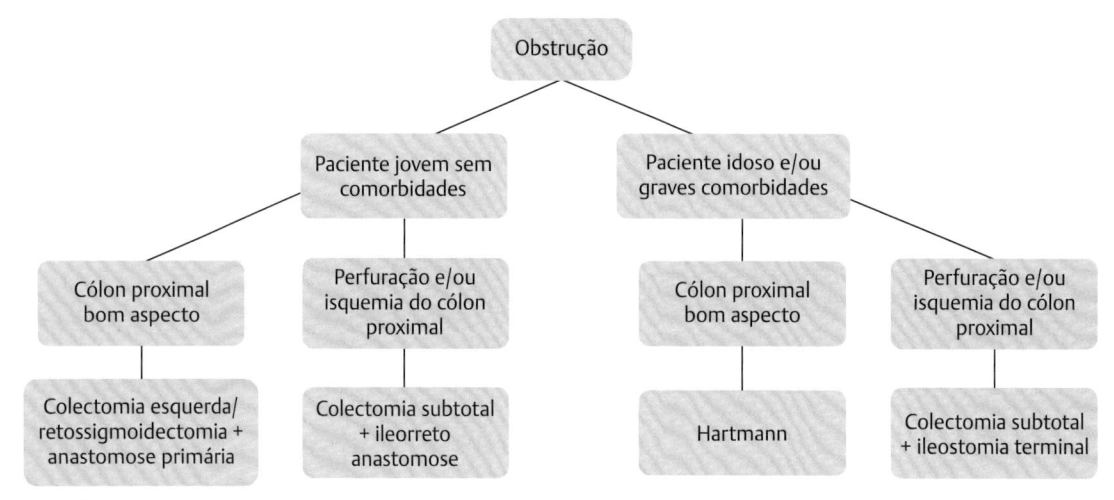

**Fig. 49.2-3.** Obstrução por câncer de cólon esquerdo ou de retossigmoide não metastático.

## Neoplasia Obstrutiva do Reto (Médio e Distal)

A abordagem ideal para tratar o câncer retal depende de vários fatores, dos quais a localização no reto e a extensão da doença local são os mais importantes. Para pacientes que apresentam adenocarcinomas retais localmente avançados T3 e T4 e sem metástases, a quimiorradioterapia é preferível à cirurgia inicial, desse modo, pacientes obstruídos devem primeiramente ser retirados da urgência, realizando colostomia derivativa e após encaminhados à quimiorradioterapia. Pacientes com tumores iniciais geralmente não obstruem, no entanto, caso aconteça, a cirurgia para ressecção do tumor é a abordagem padrão. Já nos pacientes com doença metastática que evoluem com obstrução intestinal, um procedimento paliativo é indicado (colostomia ou *stent*) (Fig. 49.2-4).

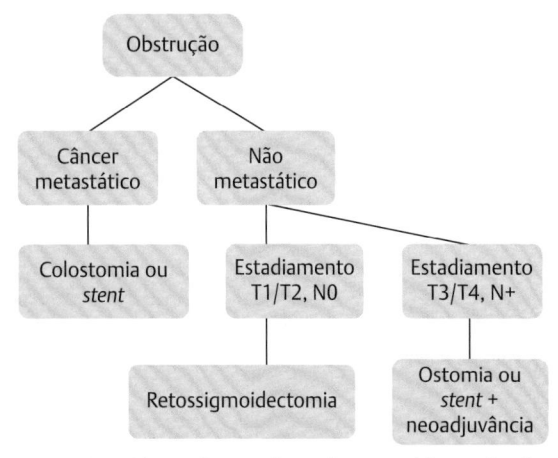

```
                Obstrução
            ┌──────┴──────┐
         Câncer         Não
       metastático   metastático
            │         ┌────┴────┐
       Colostomia  Estadiamento Estadiamento
        ou stent     T1/T2, N0    T3/T4, N+
                         │            │
                  Retossigmoidectomia  Ostomia ou
                                       stent +
                                     neoadjuvância
```

**Fig. 49.2-4.** Obstrução por câncer de reto médio ou distal.

## REFERÊNCIAS BIBLIOGRÁFICAS

1. Markogiannakis H, Messaris E, Dardamanis D et al. Acute mechanical bowel obstruction: clinical presentation, etiology, management and outcome. *World J Gastroenterol* 2007;13:432-7.
2. Buechter KJ, Boustany C, Caillouette R, Cohn I Jr. Surgical management of the acutely obstructed colon. A review of 127 cases. *Am J Surg* 1988;156:163-8.
3. Biondo S, Parés D, Frago R et al. Large bowel obstruction: predictive factors for postoperative mortality. *Dis Colon Rectum* 2004; 47:1889-97.
4. Deans GT, Krukowski ZH, Irwin ST. Malignant obstruction of the left colon. *Br J Surg* 1994;81:1270-6.
5. Law WL, Chan WF, Lee YM, Chu KW. Non-curative surgery for colorectal cancer: critical appraisal of outcomes. *Int J Colorectal Dis* 2004; 19:197-202.
6. Kahi CJ, Rex DK. Bowel obstruction and pseudo-obstruction. *Gastroenterol Clin North Am* 2003;32:1229-47.
7. Kasten KR, Midura EF, Davis BR et al. Blowhole colostomy for the urgent management of distal large bowel obstruction. *J Surg Res* 2014;188:53-7.
8. Halabi WJ, Jafari MD, Kang CY et al. Colonic volvulus in the United States: trends, outcomes, and predictors of mortality. *Ann Surg* 2014;259:293-301.
9. Sule AZ, Ajibade A. Adult large bowel obstruction: a review of clinical experience. *Ann Afr Med* 2011;10:45-50.
10. Pramateftakis MG, Psomas S, Kanellos D et al. Large bowel obstruction due to endometriosis. *Tech Coloproctol* 2010;14(Suppl 1):S87-9.
11. Osman N, Subar D, Loh MY, Goscimski A. Gallstone ileus of the sigmoid colon: an unusual cause of large-bowel obstruction. *HPB Surg* 2010;2010:153740.
12. Hayakawa K, Tanikake M, Yoshida S et al. Radiological diagnosis of large-bowel obstruction: non neoplastic etiology. *Jpn J Radiol* 2012;30:541-52.

13. Brandt AS, Kamper L, Kukuk S et al. Associated findings and complications of retroperitoneal fibrosis in 204 patients: results of a urological registry. *J Urol* 2011;185:526-31.
14. Clough AD, Smith GS, Leibman S. Laparoscopic reduction of an internal hernia of transverse colon through the foramen of Winslow. *Surg Laparosc Endosc Percutan Tech* 2011;21:e190-1.
15. Gupta RK, Agrawal CS, Yadav RP et al. Rectosigmoid endometriosis causing an acute large bowel obstruction: a report of a case and a review of the literature. *JNMA J Nepal Med Assoc* 2011;51:83-6.
16. Cuffy M, Abir F, Audisio RA, Longo WE. Colorectal cancer presenting as surgical emergencies. *Surg Oncol* 2004;13:149-57.
17. Jadvar H, Mindelzun RE, Olcott EW, Levitt DB. Still the great mimicker: abdominal tuberculosis. *AJR Am J Roentgenol* 1997;168:1455-60.
18. Zingales F, Pizzolato E, Menegazzo M et al. Author information. Gallstone ileus of the sigmoid colon: a rare complication of cholelithiasis. *Updates Surg* 2011;63:219-21.
19. McArdle A, Larkin JO, Awan FN et al. Large-bowel obstruction secondary to urinary retention. *Colorectal Dis* 2011;13:e160-1.
20. Opreanu RC, Sobinsky J, Basson MD. Appendicitis and benign appendiceal mucocele presenting as large bowel obstruction. *J Gastrointest Surg* 2013;17:609-10.
21. Aslar AK, Ozdemir S, Mahmoudi H, Kuzu MA. Analysis of 230 cases of emergent surgery for obstructing colon cancer--lessons learned. *J Gastrointest Surg* 2011;15:110-9.
22. Izuishi K, Sano T, Okamoto Y et al. Large-bowel obstruction caused by pancreatic tail cancer. *Endoscopy* 2012; 44 Suppl 2 UCTN:E368-9.
23. Griffin R, Villas B, Davis C, Awad ZT. Carcinoma of the tail of the pancreas presenting as acute abdomen. *JOP* 2012;13:58-60.
24. Ullery BW, Wachtel H, Raper SE. Sister Mary Joseph's nodule presenting as large bowel obstruction: a case report and brief review of the literature. *J Gastrointest Surg* 2013;17:1832-5.
25. Garcea G, Sutton CD, Lloyd TD et al. Management of benign rectal strictures: a review of present therapeutic procedures. *Dis Colon Rectum* 2003;46:1451-60.
26. Schlegel RD, Dehni N, Parc R et al. Results of reoperations in colorectal anastomotic strictures. *Dis Colon Rectum* 2001;44:1464-8.
27. Yamamoto T, Hayashi N, Hayakawa K et al. Radiologic spectrum of rectal stenosis. *Eur Radiol* 2000;10:1268-76.
28. Ponka JL, Brush BE. Sliding inguinal hernia in patients over 70 years of age. *J Am Geriatr Soc* 1978;26:68-73.
29. Lau KC, Miller BJ, Schache DJ, Cohen JR. A study of large-bowel volvulus in urban Australia. *Can J Surg* 2006;49:203-7.
30. Finan PJ, Campbell S, Verma R et al. The management of malignant large bowel obstruction: ACPGBI position statement. *Colorectal Dis* 2007;9 Suppl 4:1.
31. Gerhardt RT, Nelson BK, Keenan S et al. Derivation of a clinical guideline for the assessment of nonspecific abdominal pain: the Guideline for Abdominal Pain in the ED Setting (GAPEDS) Phase 1 Study. *Am J Emerg Med* 2005;23:709-17.
32. Frager D, Rovno HD, Baer JW et al. Prospective evaluation of colonic obstruction with computed tomography. *Abdom Imaging* 1998;23:141-6.
33. Atamanalp SS. Sigmoid volvulus: diagnosis in 938 patients over 45.5 years. *Tech Coloproctol* 2013;17:419-24.
34. Megibow AJ. Bowel obstruction. Evaluation with CT. *Radiol Clin North Am* 1994;32:861-70.
35. Taourel P, Kessler N, Lesnik A et al. Helical CT of large bowel obstruction. *Abdom Imaging* 2003;28:267-75.
36. Macari M, Spieler B, Babb J, Pachter HL. Can the location of the CT whirl sign assist in differentiating sigmoid from caecal volvulus? *Clin Radiol* 2011;66:112-7.
37. Swenson BR, Kwaan MR, Burkart NE et al. Colonic volvulus: presentation and management in metropolitan Minnesota, United States. *Dis Colon Rectum* 2012;55:444-9.
38. Tejero E, Mainar A, Fernández L et al. New procedure for the treatment of colorectal neoplastic obstructions. *Dis Colon Rectum* 1994;37:1158-9.
39. Dohmoto M. New method-endoscopic implantation of rectal stent in palliative treatment of malignant stenosis. *Endoscopia Digestiva* 1991;3:1507-12.
40. Cheung HY, Chung CC, Tsang WW et al. Endolaparoscopic approach vs. conventional open surgery in the treatment of obstructing left-sided colon cancer: a randomized controlled trial. *Arch Surg* 2009;144:1127-32.
41. Jiménez-Pérez J, Casellas J, García-Cano J et al. Colonic stenting as a bridge to surgery in malignant large-bowel obstruction: a report from two large multinational registries. *Am J Gastroenterol* 2011;106:2174-80.
42. Gevers AM, Macken E, Hiele M, Rutgeerts P. Endoscopic laser therapy for palliation of patients with distal colorectal carcinoma: analysis of factors influencing long-term outcome. *Gastrointest Endosc* 2000;51:580-5.
43. Horiuchi A, Nakayama Y, Kajiyama M et al. Endoscopic decompression of benign large bowel obstruction using a transanal drainage tube. *Colorectal Dis* 2012;14:623-7.
44. Meijer S, Rahusen FD, van der Plas LG. Palliative cryosurgery for rectal carcinoma. *Int J Colorectal Dis* 1999;14:177-80.
45. Carne PW, Frye JN, Robertson GM, Frizelle FA. Stents or open operation for palliation of colorectal cancer: a retrospective, cohort study of perioperative outcome and long-term survival. *Dis Colon Rectum* 2004;47:1455-61.
46. Repici A, Reggio D, De Angelis C et al. Covered metal stents for management of inoperable malignant colorectal strictures. *Gastrointest Endosc* 2000;52:735-40.
47. Fiori E, Lamazza A, Schillaci A et al. Palliative management for patients with subacute obstruction and stage IV unresectable rectosigmoid cancer: colostomy versus endoscopic stenting: final results of a prospective randomized trial. *Am J Surg* 2012;204:321-6.
48. Law WL, Choi HK, Chu KW. Comparison of stenting with emergency surgery as palliative treatment for

obstructing primary left-sided colorectal cancer. *Br J Surg* 2003;90:1429-33.
49. Khot UP, Lang AW, Murali K, Parker MC. Systematic review of the efficacy and safety of colorectal stents. *Br J Surg* 2002;89:1096-92.
50. Xinopoulos D, Dimitroulopoulos D, Theodosopoulos T *et al.* Stenting or stoma creation for patients with inoperable malignant colonic obstructions? Results of a study and cost-effectiveness analysis. *Surg Endosc* 2004;18:421-6.
51. Harris GJ, Senagore AJ, Lavery IC, Fazio VW. The management of neoplastic colorectal obstruction with colonic endoluminal stenting devices. *Am J Surg* 2001;181:499-506.
52. Young CJ, De-Loyde KJ, Young JM *et al.* Improving Quality of Life for People with Incurable Large-Bowel Obstruction: Randomized Control Trial of Colonic Stent Insertion. *Dis Colon Rectum* 2015;58:838-49.
53. Biondo S, Parés D, Kreisler E *et al.* Anastomotic dehiscence after resection and primary anastomosis in left-sided colonic emergencies. *Dis Colon Rectum* 2005;48:2272-80.
54. De Salvo GL, Gava C, Pucciarelli S, Lise M. Curative surgery for obstruction from primary left colorectal carcinoma: primary or staged resection? *Cochrane Database Syst Rev* 2004:CD002101.
55. Hennekinne-Mucci S, Tuech JJ, Bréhant O *et al.* Emergency subtotal/total colectomy in the management of obstructed left colon carcinoma. *Int J Colorectal Dis* 2006;21:538-41.
56. Deutsch AA, Zelikovski A, Sternberg A, Reiss R. One-stage subtotal colectomy with anastomosis for obstructing carcinoma of the left colon. *Dis Colon Rectum* 1983;26:227-30.
57. Reemst PH, Kuijpers HC, Wobbes T. Management of left-sided colonic obstruction by subtotal colectomy and ileocolic anastomosis. *Eur J Surg* 1998;164:537-40, discussion 541-2.

## 49.3 ▪ Abdome Agudo Perfurativo em Oncologia

*Vitor Horta de Lima Filho* ▪ *Carlos Augusto Rodrigues Veo* ▪ *Maximiliano Cadamuro Neto*

O abdome agudo pode representar um amplo espectro de condições, desde uma doença benigna e autolimitada até uma emergência cirúrgica.[1] O abdome agudo perfurativo (AAP) é uma das cinco causas de abdome agudo não traumático, estando em 3º lugar em incidência, atrás do inflamatório e do obstrutivo. O AAP é uma síndrome caracterizada pela perfuração de uma víscera oca do trato gastrointestinal, tendo como principal sintoma a dor torácica nos casos de perfuração esofágica, dor abdominal intensa, aguda e difusa nos casos de perfuração de órgãos do trato digestório abdominal, ambos com alta morbimortalidade por causa do risco de mediastinite, peritonite química e sepse abdominal por contaminação gastroentérica ou fecaloide, a depender do local da perfuração.

A principal causa de AAP são as úlceras pépticas, seguidas por doenças neoplásicas. Neste capítulo daremos ênfase apenas às causas neoplásicas.

## ESÔFAGO

As perfurações esofágicas espontâneas relacionadas com as neoplasias são raras, representando apenas 1% de todas as causas de perfuração esofágica.[2] O tratamento da perfuração esofágica espontânea em casos benignos é eminentemente cirúrgico, já no paciente oncológico não necessariamente se indica uma cirurgia, lembrando que a perfuração configura um estádio T4, ou seja, um tumor localmente avançado, sendo necessária uma avaliação prognóstica do paciente para talvez indicar um tratamento paliativo não cirúrgico.

Os efeitos da radioterapia para tratamento neoadjuvante ou definitivo do próprio câncer de esôfago ou para terapias de outras neoplasias torácicas (pulmão, mediastino) raramente podem ocasionar perfuração do esôfago (PE), mas quando isto acontece é tardiamente ao tratamento, e a letalidade é alta.[3]

Outra causa de PE no paciente oncológico é a manipulação endoscópica, seja ela diagnóstica, mais comuns em tumores avançados e estenosantes ou terapêutica, como nas ressecções de neoplasia precoce e nas dilatações de estenose pós-radioterapia.

Os principais sintomas são dor torácica, dor epigástrica, disfagia, sintomas de uma síndrome infecciosa e até mesmo quadro de sepse pela contaminação do mediastino. Se a perfuração for no esôfago abdominal pode evoluir para um quadro de peritonite.

O diagnóstico precoce é essencial, diminuindo assim a mortalidade que pode variar de 10 a 40%.[4] A radiografia simples ou esofagograma com contraste não baritado são capazes de detectar a perfuração, seja evidenciando um enfisema subcutâneo, pneumomediastino nas perfurações de esôfago torácico ou pneumoperitônio nas perfurações do esôfago abdominal, ou no extravasamento do contraste, que pode fornecer a localização e o tamanho da ruptura esofágica. A tomografia de tórax e abdome superior também tem seu papel no diagnóstico das perfurações, além de mostrar as possíveis coleções, podendo guiar as drenagens percutâneas.[5]

O tratamento da PE vai depender do local da perfuração no esôfago, do tempo de perfuração, do tamanho da perfuração, da condição clínica do paciente e da condição oncológica do paciente.

O suporte clínico consiste na admissão em UTI para os pacientes instáveis, jejum total por via oral, via nutricional alternativa venosa ou enteral por jejunostomia, antibióticos de amplo espectro com cobertura para agentes aeróbicos e anaeróbicos, considerando também antifúngicos, e se houver coleções está indicada alguma via de drenagem dessas coleções, seja por radiointervenção, ou por cirurgia.[5]

Os tratamentos endoscópicos são uma opção menos invasiva com a colocação de *stent* metálico autoexpansível na tentativa de corrigir a região lesionada, mostrando-se eficaz, em até 88% de sucesso em uma série de casos por perfurações benignas, podendo ser uma opção nas pequenas perfurações malignas.[6]

A abordagem cirúrgica pode ser desde um reparo local com sutura primária até esofagectomias. Suturas locais com retalhos do músculo intercostal ou *patch* de omento são descritos como uma tática cirúrgica alternativa. A esofagectomia fica restrita aos casos onde as condições clínicas do paciente suportam a cirurgia, podendo ser feita a reconstrução primária com tubo gástrico ou em 2 tempos nos casos onde haja contaminação importante das cavidades mediastinal e pleural, deixando o paciente em esofagostomia cervical, em nutrição enteral por jejunostomia e programada a reconstrução com tubo gástrico para um segundo tempo.[7]

## ESTÔMAGO E INTESTINO DELGADO
### Estômago

Os tumores malignos do estômago são predominantemente os adenocarcinomas, respondendo por 90 a 95% dos casos, outros menos frequentes são os linfomas, especialmente os não Hodgkin, os sarcomas, leiomiossarcomas e os tumores neuroendócrinos.

Nos estágios iniciais o câncer gástrico pode ser assintomático ou provocar sintomas e sinais inespecíficos, como disfagia, dor epigástrica, saciedade precoce e vômitos. Anemia e sangramentos geralmente ocorrem na doença mais avançada.

Embora seja um evento raro, a perfuração do estômago pode ocorrer por causa da evolução do próprio tumor crescendo pela parede gástrica, como efeito indesejado do tratamento oncológico, ou por outras causas associadas como uma úlcera perfurada. Esse quadro de abdome agudo perfurativo é uma emergência oncológica e necessita de um diagnóstico rápido e tratamento precoce na tentativa de diminuir a alta mortalidade associada a esse dramático evento.[8]

### Linfoma

O trato gastrointestinal é a apresentação extranodal mais comum do linfoma maligno e é responsável por 7 a 20% de todos os linfomas malignos e 1% dos tumores gástricos primários. O estômago é o local mais frequente de apresentação no trato gastrointestinal,[8] e o tipo histológico mais comum é o linfoma difuso de grandes células B.[9]

Toyota et al. relataram que 37% das perfurações gástricas estavam relacionadas a um tumor maligno,[10] e Fukuda et al. observaram que menos de 5% dos linfomas gástricos malignos perfuravam.[11] Sabe-se que as perfurações geralmente ocorrem durante a quimioterapia, sendo raras em pacientes que não estão recebendo esse tratamento.[12]

Tanaka et al. observaram que o diagnóstico da causa da perfuração antes do tratamento cirúrgico de emergência é raro e ocorreu em apenas 25% dos casos por eles tratados.[13]

Nos países ocidentais a maior incidência de perfuração espontânea ocorre por volta da sexta década de vida, enquanto que, no Japão, a incidência ocorre em pacientes mais jovens, com média de 56 anos. Observou-se também que a sobrevida diminuiu em 2 anos nos pacientes que apresentaram perfuração quando comparados aos que não a tiveram.[14]

### GIST

Os tumores do estroma gastrointestinal (GIST) são neoplasias mesenquimais do trato gastrointestinal que podem surgir de qualquer região, do esôfago ao reto. Os GISTs são responsáveis por menos de 1% de todos os tumores gastrointestinais, no entanto, são as neoplasias mesenquimais mais comuns do trato gastrointestinal.

Estima-se que a frequência desses tumores seja de 10-20/1.000.000 habitantes, e a possibilidade de presença de malignidade seja entre 20 e 30%.[11] O GIST pode surgir em qualquer idade, com um pico em torno de 60 anos, sendo raros antes dos 40 anos e muito raros em crianças, ocorrendo com frequência semelhante em homens e mulheres.[15,16]

De origem intramural, eles apresentam crescimento exofítico ou endofítico e podem apresentar uma ulceração da mucosa sobrejacente. Seu tamanho pode ser extremamente variável, desde pequenos casos incidentais até grandes massas e acredita-se que esses tumores provenham das células intersticiais de Cajal.[16] A proteína CD117 é o mais específico e importante marcador imuno-histoquímico para o GIST.[12]

As apresentações clínicas dos GIST são altamente variáveis e dependem do seu local de ocorrência e tamanho. Os tumores pequenos são geralmente achados incidentais na cirurgia, endoscopia ou exames de imagem por outras razões, e poucos GIST se manifestam como abdome agudo na forma de hemorragia gastrointestinal, obstrução intestinal ou perfuração tumoral. Embora o abdome agudo decorrente da perfuração de GIST na cavidade peritoneal seja raro, a ruptura do tumor causando sangramento intra-abdominal e peritonite maciça foi relatada na literatura.[16]

A perfuração é geralmente atribuída à substituição da parede intestinal pelas células tumorais e embolização tumoral, levando à isquemia, necrose e aumento da pressão intraluminal, e também reduz a sobrevida em cinco anos de 46 para 24%, provavelmente por causa da disseminação peritoneal.[16,17]

### Tumor Neuroendócrino

Os tumores neuroendócrinos (NET) são neoplasias raras que surgem do sistema neuroendócrino periférico disperso em vários órgãos. Seu aumento na incidência reflete o amplo uso da endoscopia e o aumento da conscientização entre médicos e patologistas da ocorrência desse tumor.

A incidência de G-NET (tumores neuroendócrinos gástricos), registrados no período de 2000 a 2006, na Inglaterra, foi de 0,16 e 0,15 por 100.000, em homens e mulheres, respectivamente. Este representa um aumento de 23 vezes nos homens e 47 vezes nas mulheres em comparação aos dados de 1995. Há um aumento similar na incidência de G-NET nos Estados Unidos, de 0,03 (1973-1977) para 0,33 (2003-2007) por 100.000. Dados japoneses também demonstram um aumento na incidência de (estômago e duodeno) NET de 1,05 (2005) para 1,67 (2010) por 100.000.[18]

Os tumores neuroendócrinos gastrointestinais (GI-NET) mais comuns são os tumores neuroendócrinos gástricos (G-NET) classificados em tipos I, II e III, e os tumores neuroendócrinos duodenais (D-NET) que são classificadas como NET G1 (50-75%), NET G2 (25-50%) e NEC (carcinoma neuroendócrino) (≤ 3%) e são divididos em 5 subtipos, incluindo gastrinomas duodenais (50-60% dos D-NET), tumores produtores de somatostatina (15%), tumores não funcionais, contendo serotonina (19-27%), neuroendócrino pouco diferenciado, carcinomas (< 3%) e paragangliomas gangliocíticos (< 2%).[18]

## Intestino Delgado

As neoplasias primárias de intestino delgado são raras, sendo menos de 5% de todas as neoplasias gastrointestinais. Em sua maioria são assintomáticas e quando apresentam algum sintoma, geralmente são tumores localmente avançados que levam às complicações locais, como obstrução, hemorragia e perfuração. Os tipos histológicos primários mais comuns são o adenocarcinoma, tumores neuroendócrinos, GIST e linfomas, representando 95% das neoplasias do intestino delgado, sendo a localização mais frequente a porção distal do intestino delgado. Entre os linfomas, o do tipo não Hodgkin é o mais comum.[19-21]

A perfuração espontânea do intestino delgado relacionada com neoplasias é rara. Em relação ao GIST a perfuração do delgado parece ser mais comum do que em outros órgãos.[15]

D-NET (tumores neuroendócrinos duodenais) são tumores raros com uma incidência global de 0,19/100.000 nos Estados Unidos. Estudos recentes sugerem um aumento na incidência de D-NET. Estes tumores compreendem 1 a 3% dos tumores primários do duodeno, 11% dos NET do intestino delgado e 5 a 8% de todos os GI-NET (tumores neuroendócrinos gastrointestinais). Sua prevalência geral é supostamente menor na Inglaterra (0,04/100.000) e maior no Japão (0,17/100.000) e os D-NET são ligeiramente mais comuns em homens do que em mulheres.[18]

Existem relatos na literatura de perfuração de intestino delgado por metástase de melanoma, que são intraluminais. A sobrevida de paciente com metástase gastrointestinal por melanoma é em média de 7 meses, e o tratamento consiste na retirada do segmento do delgado acometido com a linfadenectomia do mesocólon regional.[22,23] Metástases de neoplasia pulmonar para o trato gastrointestinal são raras, mas, quando ocorre, o principal sítio é intestino delgado, podendo levar à obstrução e perfuração, necessitando de intervenção cirúrgica.[24,25]

A incidência de complicações gastrointestinais por radioterapia pélvica pode variar de 1,2 a 37%, sendo o intestino delgado o órgão mais acometido. Complicações, como a perfuração, costumam ser tardias, ou seja, após seis meses do término da radioterapia e são dose-dependentes.[26,27]

Outra causa de perfuração do intestino delgado é a induzida pelo bevacizumabe. Embora o risco de perfuração seja de apenas 0,9%, quando ocorre, a mortalidade é alta, cerca de 20%. Costuma ocorrer após seis meses de uso do imunoterápico, e o intestino delgado é o segundo local mais comum para perfurar, atrás somente do cólon. O risco de perfuração aumenta quando a radioterapia está associada ao tratamento.[28,29]

## Diagnóstico

Recentes avanços em oncologia aumentaram muito as expectativas de vida de pacientes diagnosticados com malignidade. No entanto, à medida que esta população imunocomprometida cresce, as complicações dessas terapias se tornaram uma importante fonte de morbidade e mortalidade. A evidência clínica e laboratorial clássica de doença intra-abdominal pode estar ausente no paciente imunocomprometido, retardando o diagnóstico e consequentemente o tratamento, com aumento no risco de morte desses pacientes. Consequentemente, o radiologista é cada vez mais chamado para diagnosticar complicações intra-abdominais agudas associadas à imunodeficiência.[16]

Sinais clínicos gerais compatíveis com abdome agudo perfurativo estão geralmente presentes em intensidades variadas a depender do tempo de perfuração e se essa perfuração estiver tamponada ou não. Os sinais compreendem dor abdominal difusa e intensa com início abrupto, vômitos, distensão abdominal e febre. Os testes laboratoriais podem mostrar elevação da contagem de leucócitos, elevação da proteína C reativa (PCR) e do lactato arterial.[17]

As radiografias de tórax e abdome em 3 posições podem mostrar pneumoperitônio nos casos com evolução mais longa e nas grandes perfurações, entretanto, devemos lembrar que em alguns casos esse exame pode parecer normal.[17]

A ultrassonografia (USG), em mãos experientes, pode ser muito eficiente em mostrar o pneumoperitônio. O custo mais baixo e, principalmente, a falta de exposição à radiação conferem vantagens à USG em comparação à tomografia computadorizada. Uma sensibilidade de 92%, uma especificidade de 53% e uma acurácia de 88% foram relatadas para a detecção de perfuração com a USG. É importante lembrar, entretanto, que estabelecer a causa e a localização da perfuração é difícil com a ultrassonografia.[28]

A tomografia computadorizada (TC) do abdome é geralmente a modalidade de escolha mais comum para avaliação do abdome agudo, principalmente nos pacientes oncológicos, que, além de poderem apresentar as condições agudas comumente encontradas na população em geral, têm um risco aumentado de desenvolver alterações agudas decorrentes dos efeitos locais do tumor primário, das metástases, ou como sequela dos tratamentos. Os achados frequentes na TC nos casos de perfuração são: pneumoperitônio, abscesso ou coleção focal de líquido extramural e/ou ar próximo ao local da perfuração, flegmão ou processo inflamatório nos tecidos adjacentes ao local da perfuração e segmento anormal de intestino com espessamento da parede ou pneumatose e extravasamento do material de contraste no local da perfuração.[30]

## Tratamento

O tratamento do abdome agudo perfurativo, independente da causa, requer uma laparotomia de emergência, assim que o diagnóstico é confirmado ou altamente suspeitado. A abordagem laparoscópica é reservada aos raros casos em que o paciente apresenta-se hemodinamicamente estável, sem distensão abdominal importante, e o diagnóstico foi realizado numa fase extremamente precoce da perfuração. O objetivo do tratamento é a ressecção do local da perfuração, incluindo a tumoração quando essa for a causa. Podem ser necessárias ressecções com sutura primária do local perfurado, gastrectomias parciais ou totais, enterectomias com anastomoses, ou ainda derivações externas (estomias). Lavagem exaustiva da cavidade abdominal com soro fisiológico, colocação de drenos na cavidade abdominal, uso de antibióticos e, em casos muito graves, com intensa contaminação da cavidade, pode ser necessário deixar o paciente em peritoneostomia para reabordagens programadas. O controle hemodinâmico com reposição de volume e uso de drogas vasoativas são geralmente necessários, além de um pós-operatório em UTI.

A ressecção dos tumores deve ser realizada respeitando-se os princípios oncológicos sempre que as condições do paciente permitirem, principalmente a realização da ressecção dos tumores com margens livres.[16] A ressecção cirúrgica completa melhora a sobrevida, e, assim, a ressecção parcial só deve ser realizada com intenção paliativa para o controle de sintomas ou complicações, como compressão de outros órgãos, hemorragia ou dor.[17]

## Diagnóstico Diferencial

O diagnóstico diferencial das perfurações gastrointestinais deve ser feito com outras causas não oncológicas, como as úlceras gástricas e duodenais, apendicites complicadas, ingestão de corpo estranho, ativação da tuberculose intestinal em pacientes usando terapia imunossupressora pós-transplante, a ulceração profunda causada pela infecção por citomegalovírus (CMV) e a perfuração do cólon no paciente imunocomprometido que pode ocorrer por causa da tiflite, colite por CMV, candidíase, colite isquêmica e diverticulite.[31]

## CÓLON E RETO

Segundo o Instituto Nacional do Câncer (INCA), o câncer colorretal (CCR) é o terceiro em incidência entres os homens e o segundo entre as mulheres no Brasil. A perfuração do CCR não é uma complicação comum, variando de 2,6 a 9%, mas, quando ocorre, está relacionada com uma alta morbimortalidade que pode variar de 5 a 40%.[32] As causas mais frequentes de perfuração do cólon são: doença diverticular, apendicite aguda, obstrução maligna e o câncer de cólon.

A perfuração por obstrução maligna do cólon deve-se ao fato de ocorrer em alça fechada, que é quando se tem uma válvula ileocecal competente, e o local mais comumente perfurado nesses casos é o colon direito, mais precisamente o ceco, pois a parede do cólon direito é mais fina que a do cólon esquerdo. Quando a pressão colônica aumenta devido à obstrução ocorre uma maior distensão do cólon direito, com risco iminente de perfuração sempre que o ceco se apresentar com o diâmetro em torno de 12 cm.

Já a perfuração causada diretamente pelo câncer colorretal se dá no local do tumor, pelo crescimento transmural do mesmo, evoluindo com necrose tumoral e, consequentemente, perfuração colônica.

Cerca de 70% das perfurações ocorrem no local do tumor, contra os 30% restantes que perfuram proximal ao tumor. Isto tem correspondência com o prognóstico, pois a perfuração colônica proximal causada pela obstrução em alça fechada, por exemplo, tem um pior prognóstico do que aquela que perfura no sítio tumoral, pois no primeiro a contaminação fecaloide é difusa, podendo levar a um choque séptico mais rapidamente que no segundo, onde a contaminação tende a ser localizada.[32,33]

Os sintomas vão depender do local e do tempo da perfuração, podendo apresentar-se como dor abdominal localizada ou até quadros de choque séptico com dor abdominal difusa.

O diagnóstico pode ser feito com os raios X para rotina de abdome agudo, sendo evidenciada a presença de pneumoperitônio. Em pacientes estáveis deve-se lançar mão de exames tomográficos que, além de poder definir o ponto de perfuração pode direcionar a tática cirúrgica, além de auxiliar no estadiamento do paciente.

No tocante ao tratamento estamos diante de um paciente com dois problemas graves: uma neoplasia colorretal avançada e uma peritonite fecal. Diante disso o foco é direcionado para o dois problemas, tratar a infecção e ressecar o tumor. Nos casos de peritonite com choque séptico a prioridade é tratar a sepse, nem que para isso se deva postergar a ressecção do tumor.

Ainda que o controle da infecção seja a prioridade a ressecção do tumor deve ser realizada sempre que possível, de forma oncológica, ou seja, uma cirurgia R0 (ressecção macroscópica completa, sem doença residual) contanto que haja condições clínicas para tal. Um estudo mostrou que quando se exclui a mortalidade perioperatória, a sobrevida global entres os pacientes com peritonite focal ou difusa e os pacientes sem perfuração é semelhante.[32,36]

Quando a perfuração se dá no cólon direito por tumor do próprio cólon direito, a colectomia direita seria o tratamento de escolha, sem anastomose primária. A anastomose nesses casos é considerada de risco para fístulas por causa do quadro clínico do paciente, e deve ser desencorajada. Em nosso serviço optamos sempre que possível por uma estomia em dupla boca (Mikulicz) para facilitar uma possível reconstrução do trânsito intestinal.

Nos casos de perfuração do cólon direito por obstrução tumoral a distância a colectomia direita está indicada junto com ressecção oncológica do tumor que geralmente se encontra no cólon sigmoide, caso haja condições clínicas para realização de uma cirurgia desse porte, que seria uma colectomia subtotal com ileostomia terminal. Caso a perfuração seja do cólon esquerdo ou retossigmoide uma ressecção à Hartmann está bem indicada, ainda que as taxas de reconstrução do trânsito sejam baixas.

## REFERÊNCIAS BIBLIOGRÁFICAS

1. Mazzei MA, Guerrini S, Cioffi Squitieri N et al. The role of US examination in the management of acute abdomen. Crit Ultrasound J 2013;5(Suppl 1):S6.
2. Brinster CJ, Singhal S, Lee L et al. Evolving options in the management of esophageal perforation. Ann Thorac Surg 2004;77(4):1475-83.
3. Adebahr S, Schimek-Jasch T, Nestle U, Brunner TB. Oesophagus side effects related to the treatment of oesophageal cancer or radiotherapy of other thoracic malignancies. Best Pract Res Clin Gastroenterol 2016;30(4):565-80.
4. Biancari F, D'Andrea V, Paone R et al. Current treatment and outcome of esophageal perforations in adults: systematic review and meta-analysis of 75 studies. World J Surg 2013;37(5):1051-9.
5. Kassem MM, Wallen JM. Esophageal Perforation, Rupture, and Tears. Treasure Island, FL: StatPearls, 2018.
6. Ali JT, Rice RD, David EA et al. Perforated esophageal intervention focus (PERF) study: a multi-center examination of contemporary treatment. Dis Esophagus 2017;30(11):1-8.
7. Yoshimura S, Mori K, Kawasaki K et al. A surgical case of radiotherapy induced esophageal perforation accompanying pyogenic spondylodiscitis: a case report. Surg Case Rep 2017;3(1):98.
8. Cecil RL, Goldman L, Ausiello DA. Cecil medicine. 23rd ed. Philadelphia: Saunders Elsevier; 2008. xxxiii, 3078 p.
9. Shimada S, Gen T, Okamoto H. Malignant gastric lymphoma with spontaneous perforation. BMJ Case Rep 2013.
10. Toyota T, Nichi M. Gastric perforation (in Japanese). Shyujyutsu (Surgery) 1989;43:623-30.
11. Fukuda N, Watanabe J, Yamakawa T et al. A case of perforation of huge malignant gastric lymphoma. Jpn Clin Surg 1998;59:698-701.
12. Shimada S, Gen T, Okamoto H. Malignant gastric lymphoma with spontaneous perforation. BMJ Case Reports 2013.
13. Kanzaki M, Yokoyama T, Saito Y et al. A case of perforated gastric malignant lymphoma (in Japanese). J Tokyo Womens Med Coll 1985;55:1069-73.
14. Tanaka T, Iwasa M, Haneda H. A case of malignant gastric lymphoma with spontaneous perforation (in Japanese). Nippon Shoukaki Geka (Jpn Gastroenterol Surg) 2007;40:26-9.
15. Alessiani M, Gianola M, Rossi S et al. Peritonitis secondary to spontaneous perforation of a primary gastrointestinal stromal tumour of the small intestine: A case report and a literature review. Int J Surg Case Rep 2015;6:58-62.
16. Sorour MA, Kassem MI, Ghazal AE-HA et al. Gastrointestinal stromal tumors (GIST) related emergencies. Inter J Surgery 2014;12(4):269-80.
17. Efremidou EI, Liratzopoulos N, Papageorgiou MS, Romanidis K. Perforated GIST of the Small Intestine as a Rare Cause of Acute Abdomen: Surgical Treatment and Adjuvant Therapy. Case Report. J Gastrointestin Liver Dis 2006;15(3):297-9.
18. Sato Y, Hashimoto S, Mizuno K et al. Management of gastric and duodenal neuroendocrine tumors. World J Gastroenterol 2016;14;22(30):6817-28.
19. Meyers PA, Potter VP, Wollner N, Exelby P. Bowel perforation during initial treatment for childhood non-Hodgkin's lymphoma. Cancer 1985;56(2):259-61.
20. Hatzaras I, Palesty JA, Abir F et al. Small-bowel tumors: epidemiologic and clinical characteristics of 1260 cases from the Connecticut tumor registry. Arch Surg 2007;142(3):229-35.
21. Negoi I, Paun S, Hostiuc S et al. Most small bowel cancers are revealed by a complication. Einstein (Sao Paulo) 2015;13(4):500-5.
22. den Uil SH, Thomassen I, Vermeulen EG et al. Small bowel perforation caused by advanced melanoma. Tumori 2014;100(4):140e-3e.
23. Guercio G, Tutino R, Falco N et al. Solitary metastasis from melanoma causing bowel perforation. Ann Ital Chir 2015;86(ePub).
24. Nagashima Y, Okamoto H, Narita Y et al. [Perforation of the small intestine caused by metastasis from primary lung cancer: report of two cases and the discussion of 48 cases published in the Japanese literature]. Nihon Kokyuki Gakkai Zasshi 2007;45(5):430-5.
25. Garavello A, Fransvea P, Rossi S et al. Bowel perforation secondary to metastatic lung cancer: Report of two cases with literature review. Int J Surg Case Rep 2018;51:331-4.
26. Hatcher PA, Thomson HJ, Ludgate SN et al. Surgical aspects of intestinal injury due to pelvic radiotherapy. Ann Surg 1985;201(4):470-5.
27. Turina M, Mulhall AM, Mahid SS et al. Frequency and surgical management of chronic complications related to pelvic radiation. Arch Surg 2008;143(1):46-52; discussion.
28. Hurwitz H, Fehrenbacher L, Novotny W et al. Bevacizumab plus irinotecan, fluorouracil, and leucovorin for metastatic colorectal cancer. N Engl J Med 2004;350(23):2335-42.
29. Sugrue M, Kozloff M, Hainsworth J et al. Risk factors for gastrointestinal perforations in patients with metastatic colorectal cancer receiving bevacizumab plus chemotherapy. J Clin Oncol 2006;24:(18_suppl):3535-3535.

30. Mazzei MA, Guerrini S, Squitieri NC et al. The role of US examination in the management of acute abdomen. *Crit Ultrasound J* 2013;5(Suppl 1):S6.
31. Spencer SP, Power N. The acute abdomen in the immune compromised host. *Cancer Imaging* 2008;22;8:93-101.
32. Anwar MA, D'Souza F, Coulter R et al. Outcome of acutely perforated colorectal cancers: experience of a single district general hospital. *Surg Oncol* 2006;15(2):91-6.
33. Zielinski MD, Merchea A, Heller SF, You YN. Emergency management of perforated colon cancers: how aggressive should we be? *J Gastrointest Surg* 2011;15(12):2232-8.
34. Lay PL, Huang HH, Chang WK et al. Outcome of nonsurgical intervention in patients with perforated peptic ulcers. *Am J Emerg Med* 2016;34(8):1556-60.
35. National Comprehensive Cancer Network. Clinical Practice Guideline on Colon Cancer NCCN Disponível em: https://www.nccn.org/professionals/physician_gls/pdf/colon.pdf.
36. Biondo S, Kreisler E, Millan M et al. Differences in patient postoperative and long-term outcomes between obstructive and perforated colonic cancer. *Am J Surg* 2008;195(4):427-32.

## 49.4 ▪ Hemorragia Intra-Abdominal em Oncologia

*Diego Burgardt* ▪ *Fernando Ernesto Cruz Felippe*

### DEFINIÇÃO E EPIDEMIOLOGIA

Caracteriza-se pela presença de sangue na cavidade peritoneal, sem antecedente prévio de evento traumático.[1,2]

Geralmente proveniente de ruptura espontânea de órgão abdominal decorrente de condição patológica prévia (neoplásica ou não neoplásica), podendo, também, ser decorrente de discrasia sanguínea ou procedimento diagnóstico.

Situação clínica catastrófica, principalmente quando relacionado com as causas oncológicas, mas que raramente são vivenciadas na prática clínica do tratamento do câncer.[1]

### CAUSAS E DIAGNÓSTICOS DIFERENCIAIS

As causas de hemorragia intra-abdominal espontânea são variadas e podem ser classificadas em:

- Ginecológicas.
- Hepáticas.
- Esplênicas.
- Vasculares.
- Digestivas.
- Coagulopatias.
- Iatrogênicas.

Em oncologia, normalmente relacionada com a ruptura espontânea tumoral por crescimento exagerado e rápido em órgão sólido (fígado e baço), iatrogênica, principalmente após procedimento diagnóstico (biópsia intervencionista) ou decorrente de coagulopatia, por síndrome paraneoplásica ou induzida por tratamento quimioterápico.[1-3]

Dentre as causas ginecológicas, a mais comum é a ruptura do cisto ovariano, achado em exame de imagem decorrente de queixa de dor pélvica. Felizmente a hemorragia severa nesse tipo de ruptura é rara, sendo normalmente de baixa mortalidade.[1]

Entretanto, ainda nas causas ginecológicas, uma situação grave pode ocorrer na hemorragia abdominal espontânea decorrente de gravidez ectópica, sendo de difícil diagnóstico, onde o hemoperitônio pode ser o único achado.

O sangramento intra-abdominal espontâneo decorrente de ruptura hepática ou de neoplasia hepática é a causa mais reportada, após as causas ginecológicas.

Essas podem ser divididas em benignas e malignas.

Dentre as causas hepáticas benignas, os adenomas são mais comuns, e raramente ocorrem em hemangiomas gigantes ou hiperplasia nodular focal. Apresentando um aumento do risco de ruptura quando relacionados com o uso de anticoncepcional, anabolizantes (principalmente em homens) ou na condição de gravidez.

As causas hepáticas malignas geralmente estão relacionadas com a neoplasia primária hepática (hepatocarcinoma), mas podendo, também, ocorrer nas metástases hepáticas. Trazem alto risco de morte ao paciente. O hepatocarcinoma, geralmente relacionado com a cirrose, apresenta um risco de 4 a 12% de sangramento.[1]

O baço pode apresentar hemorragia espontânea, apesar de ser este evento menos comum neste órgão. Diferentemente do fígado, os casos relacionados com a ruptura esplênica são geralmente associados a quadros infecciosos no órgão (principalmente citomegalovírus, malária e Epstein-Barr) ou à situação de esplenomegalia maciça decorrente de doenças hematológicas.

Causas tumorais esplênicas são raras, mas podem ocorrer, sendo descritas em: hamartomas, leucemias, linfomas e angiossarcomas.

De forma mais rara, são descritos eventos vasculares, digestivos, iatrogênicos e por coagulopatias, relacionados no Quadro 49.4-1.

Alguns casos de hemorragia abdominal espontânea em oncologia são assintomáticos, sendo descobertos em exames de imagens, investigando muitas vezes outras causas.

Nos casos sintomáticos, é fundamental a exclusão de outras causas de dor abdominal, acompanhado muitas vezes de distensão abdominal e instabilidade hemodinâmica.

Entre estas causas, encontram-se o abdome agudo obstrutivo, perfurativo e o inflamatório, principalmente quando acompanhados de instabilidade hemodinâmica. Podemos citar a pancreatite grave, úlcera péptica perfurada, apendicite perfurada, entre outras.

### ABORDAGEM DIAGNÓSTICA

Em razão da raridade da situação, a falta de sinais patognomônicos clínicos é de difícil diagnóstico pela história e exame físico.

Geralmente a apresentação inicial nos casos sintomáticos ocorre com dor abdominal súbita, acompanhada de náuseas/vômitos.

Em mulheres em idade fértil, deve-se lembrar das causas ginecológicas e principalmente descartar a gravidez ectópica, que se apresenta com elevação de beta-HCG com cavidade uterina vazia e sangue em cavidade pélvica.

A história conhecida de tumoração hepática/esplênica ou pélvica deve ser questionado.

**Quadro 49-1.** Causas e Diagnósticos Diferenciais

| Causas | Benignas | Malignas |
|---|---|---|
| Ginecológicas | ■ Cisto ovariano<br>■ Gravidez ectópica<br>■ Torção de cisto de corpo lúteo hemorrágico<br>■ Endometriose<br>■ Síndrome HELLP | ■ Tumores ovarianos volumosos<br>■ Leiomiossarcoma |
| Hepáticas | ■ Adenomas<br>■ Hemangioma gigante<br>■ Hiperplasia nodular focal | ■ Hepatocarcinoma<br>■ Metástase hepática |
| Esplênicas | ■ Infecção (citomegalovírus, malária, Epstein-Barr)<br>■ Cistos esplênicos<br>■ Doenças metabólicas | ■ Hamartomas<br>■ Linfomas<br>■ Leucemia<br>■ Angiossarcoma |
| Vasculares | ■ Aneurisma<br>■ Pseudoaneurisma<br>■ Vasculites | ■ Leiomiossarcoma de grandes vasos<br>■ Angiossarcoma<br>■ Envolvimento tumoral de grandes vasos |
| Digestivas | ■ Úlcera péptica perfurada | ■ Adenocarcinoma<br>■ GIST volumoso |
| Coagulopatias | ■ Doenças hematológicas primárias<br>■ Doença renal crônica em hemodiálise | ■ Síndrome paraneoplásica |
| Iatrogênicas | ■ Procedimento intervencionista<br>■ Anticoagulação medicamentosa | ■ Quimioterapia |

Com o passar do tempo e a manutenção do sangramento, podem ocorrer sinais sistêmicos. No exame físico: taquicardia, sudorese e hipotensão com alteração de perfusão tecidual.

No exame abdominal, podem ser encontrados distensão abdominal e sinais de irritação peritoneal.

Exames laboratoriais devem ser solicitados, com o intuito de identificar possíveis distúrbios de coagulação e avaliar nível de hemoglobina, assim como necessidade de transfusão.

Exames de imagem auxiliam no diagnóstico, e muitas vezes são o primeiro exame a levantar a suspeita de sangramento abdominal espontâneo.

Respeitando, evidentemente, o grau de gravidade do paciente, entre eles os principais são a tomografia computadorizada/ressonância em pacientes com estabilidade preservada, e a ultrassonografia abdominal em paciente instáveis.

A ultrassonografia com contraste pode ser realizada, evidenciando eventual foco do sangramento.[4]

## ABORDAGEM TERAPÊUTICA

O tratamento da hemorragia intra-abdominal será com base na causa da hemorragia, na existência de distúrbios de coagulação e na estabilidade clínica; nas causas neoplásicas, o prognóstico oncológico de sobrevida global é de câncer específico.

Assim, na suspeita clínica ou após a confirmação de sangramento intra-abdominal por exames de imagem, deve-se buscar estabilidade hemodinâmica por meio de expansão volêmica e, se necessário, transfusão e correção de eventual distúrbio de coagulação (com base nos exames laboratoriais).

Sangramento por causas benignas, em geral, exigirão abordagem cirúrgica específica, como no caso de cistos ovarianos e gravidez ectópica, ou, em algumas situações, procedimentos intervencionistas endovasculares (colocação de próteses e *stents*).

Entretanto, nas causas neoplásicas, devemos levar em consideração o estadiamento oncológico, as possibilidades de tratamento futuro modificador de doença neoplásica e a sobrevida estimada do paciente.

Assim, a avaliação e a tomada de decisão no sangramento intra-abdominal em paciente oncológico, antes de tudo, devem ser individualizadas. Inclusive, por se tratar de uma situação relativamente rara na prática clínica diária.

## FLUXOGRAMA NO PACIENTE ONCOLÓGICO

No intuito de auxiliar a avaliação e a tomada de decisão, segue o fluxograma na Figura 49.4-1, lembrando que não se trata de um protocolo, visto que a tomada de conduta deve ser individualizada no paciente oncológico.

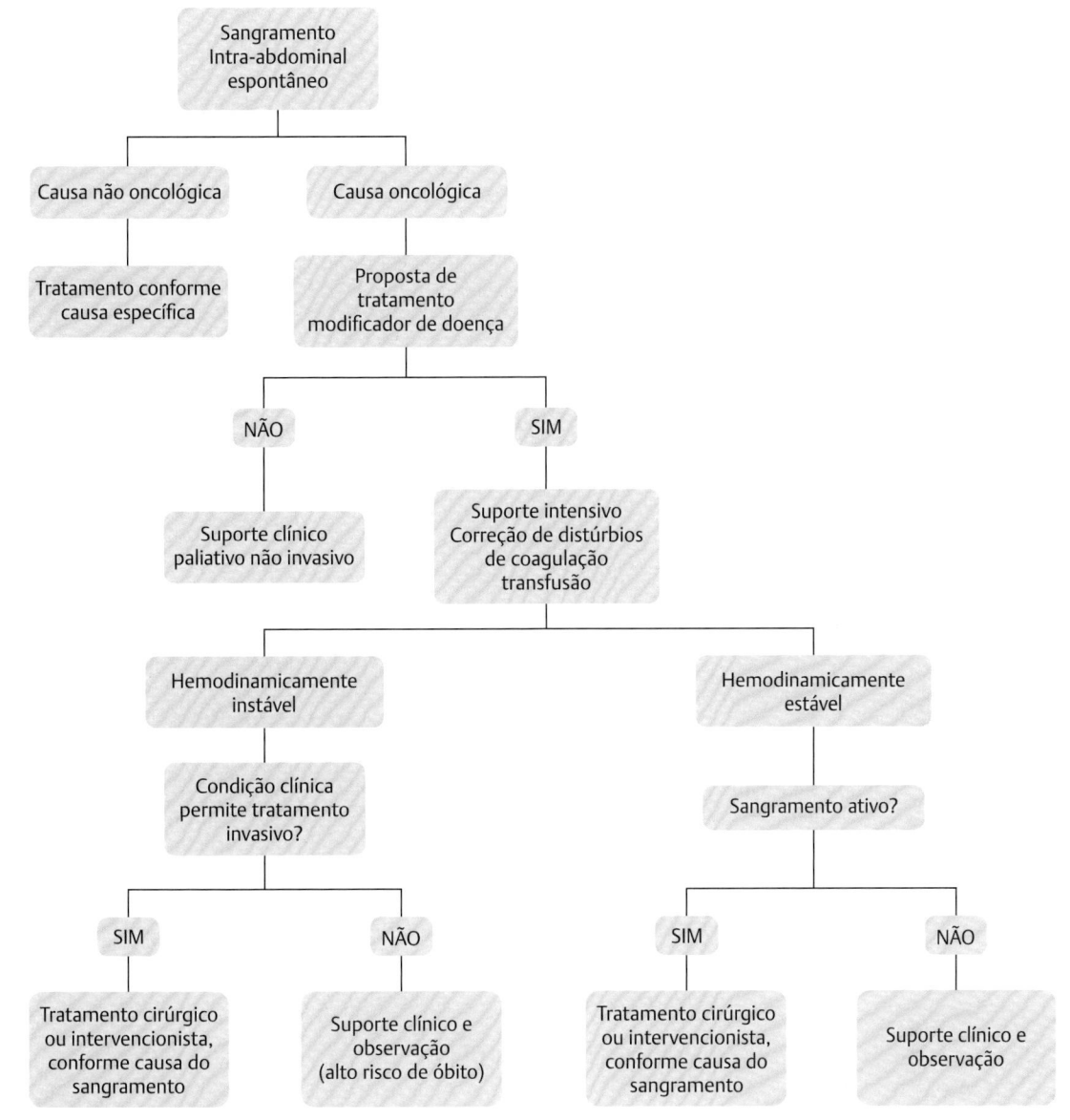

**Fig. 49.4-1.** Paciente oncológico.

## REFERÊNCIAS BIBLIOGRÁFICAS

1. Lucey BC, Varghese JC, Anderson SW, Soto JA. Spontaneus hemoperitoneum: a bloody mess. *Emerg Radiol* 2007;14:65-75.
2. Saez Barranquero F, Descalzo Pulido MJ, Herrera Imbroda B *et al*. Spontaneus hemoperitoneum secundary to retroperitoneal tumor rupture. *Arch Esp Urol* 2014;67(2):210-3.
3. Morre K, Imbeault A, Roy G, Bolduc S. Massive hemorrhage from spontaneus rupture of a retroperitoneal lynph node in patient with metastatic mix germ cell tumor. *Urology* 2010;76(1):159-61.
4. Watanabe Y, Matsumoto N, Ogawa M *et al*. Sarcomatoid hepatocellular carcinoma with spontaneus intraperitoneal bleeding. *Intern Med* 2015;54:1613-7.

## 49.5 • Urgências Abdominais no Linfoma

*Raphael Leonardo Cunha de Araujo* • *Marco Aurélio de Sanctis*

### DEFINIÇÃO

Os linfomas são doenças hematológicas causadas por linfócitos neoplásicos que se albergam em linfonodos levando a um quadro de linfonodomegalia. Podem também afetar o sistema sanguíneo (conhecido como "fase leucêmica") ou infiltrar órgãos fora do sistema linfoide.[1]

São divididos classicamente em 2 tipos com base na presença das células de Reed-sternberg (RS): linfoma de Hodgkin (LH) (apenas 10% de todos os linfomas e apresenta as células de RS) e o não Hodgkin (LNH), que representa a maior parte dos casos.[2]

Apesar de pouco frequentes os linfomas podem ser diagnosticados após uma abordagem cirúrgica de urgência por causa de um quadro de abdome agudo (obstrutivo, perfurativo, hemorrágico etc.). O presente capítulo visa a discorrer sobre as principais apresentações de urgência abdominal cirúrgica no paciente com linfoma.

### EPIDEMIOLOGIA

O linfoma de Hodgkin é uma doença classicamente do adulto jovem, dos 15 aos 40 anos, atingindo um pico de incidência dos 25 aos 30 anos, no entanto, pode acometer um indivíduo em qualquer idade, independente do sexo. No Brasil representa quase 20% dos linfomas, e a estimativa de novos casos para 2018 é de 2.530 brasileiros acometidos por esta enfermidade, sendo 1.480 homens e 1.050 mulheres. A incidência de novos casos tem permanecido estável nos últimos 50 anos, porém, a mortalidade reduziu em mais de 60% desde o início da década de 1970 por causa do avanço do arsenal terapêutico.[3]

Já o linfoma não Hodgkin tem seu pico de incidência na infância e é representado por mais de 20 tipos diferentes. Nos últimos 25 anos o número de casos entre pessoas acima de 60 anos dobrou, motivo pelo qual ainda permanece desconhecido. São estimados para o ano de 2018 no Brasil que 10.180 pessoas adquiram a doença. Segundo a estimativa de 2013, houve um total de 4.154 mortes por esta doença naquele ano.[4]

Não existe, até a presente data, uma estimativa do número de casos de linfoma que se apresentaram como abdome agudo com necessidade de intervenção cirúrgica de urgência.

### FISIOPATOLOGIA

A Organização Mundial da Saúde, no ano de 2008, publicou um manual para nova classificação das doenças hematológicas, abandonando a diferenciação entre linfomas de Hodgkin e não Hodgkin dando preferência em organizar os mais de 80 subtipos em 4 grupos.[5] O Quadro 49.5-1 mostra os principais LNH associados ao acometimento do trato gastrointestinal.

Eles são agrupados pelo seu grau: baixo grau (indolente), tendem a crescer muito lentamente e compatível com uma longa sobrevivência, enquanto alto grau (agressivo), tendem a crescer mais rapidamente e podem ser rapidamente fatais sem tratamento adequado; pelo tipo de célula afetada (célula B ou célula T) com a maioria dos pacientes com linfoma de células B; células grandes ou pequenas; agrupados (tipo folicular) ou espalhado (tipo difuso); pelas proteínas (marcadores) na superfície de células do linfoma (imuno-histoquímica) e alterações genéticas nas células de linfoma (citogenética).

Em 10-70%, dependendo do tipo, os linfomas de baixo grau podem-se transformar em outro tipo linfoma ao longo do tempo. Quando um linfoma de baixo grau e um de alto grau coexistem no mesmo linfonodo, supõe-se que estejam neste processo e devem ser tratados como de alto grau.

**Quadro 49.5-1.** Linfomas Não Hodgkin Primários do Trato Gastrointestinal

| Neoplasia de células B maduras | Neoplasia de células T |
|---|---|
| Linfoma extranodal da zona marginal de tecido linfoide associado à mucosa **(MALT)**<br>• Baixo grau<br>• Alto grau associado ou não a componente de baixo grau<br>• Doença imunoproliferativa do intestino delgado | Linfoma de células T associado à enteropatia |
| Linfoma de células do manto | Outros tipos não associados à enteropatia |
| Linfoma de Burkitt e Burkitt *like* | Tipos raros (incluindo condições que podem simular linfoma) |
| Linfoma difuso de células B grandes | - |
| Outros tipos de linfoma de alto e baixo graus | - |

Infelizmente, um LNH transformado é geralmente mais difícil de controlar do que quando era de baixo grau, e o tratamento é, portanto, mais intenso.[6]

## APRESENTAÇÃO CLÍNICA

Os principais sintomas associados ao linfoma são aqueles classicamente conhecidos como sintomas B e correspondem à sudorese noturna, perda de peso acima de 10% do peso habitual e/ou febre.[1] No entanto, dependendo da localização da doença, pode haver sintomas considerados atípicos, que vão desde alterações cutâneas até complicações cirúrgicas gastrointestinais.[7]

## DIAGNÓSTICO E ESTADIAMENTO

O diagnóstico é feito pela combinação do quadro clínico, sorologias, radiografia de tórax, tomografia das áreas afetadas e biópsia. Já o estadiamento é habitualmente realizado com auxílio de exames laboratoriais, tomografia computadorizada, ressonância magnética ou tomografia com emissão de pósitrons (PET/TC).[7] O sistema utilizado para o estadiamento é o de Ann Arbor, sendo o mesmo para o LH e o LNH (Fig. 49.5-1).

## ABORDAGEM DE URGÊNCIA NO PACIENTE COM LINFOMA

Até o presente momento não existe uma padronização na abordagem do paciente com linfoma, visto que muitos casos são diagnosticados apenas após a cirurgia de urgência. Há falta de informação sobre o impacto de uma intervenção de emergência na apresentação inicial e sobre o prognóstico global.

Em uma revisão sistemática, uma cirurgia de emergência foi necessária na apresentação inicial da doença entre 11 e 64% dos casos de LNH intestinal.

Perfuração ocorreu em 1-25% dos casos e também ocorreu durante quimioterapia para LNH. Sangramento intestinal ocorreu em 2-22% dos casos. Obstrução ocorreu mais comumente no intestino delgado (5-39%) do que no LNH de intestino grosso, e intussuscepção ocorreu em até 46%.[8] Linfoma de Burkitt ileocecal, que geralmente é do tipo esporádico, pode mascarar como apendicite. Desta forma, o exame anatomopatológico de rotina nas apendicectomias, especialmente em áreas de alto risco,[9] deve ser sempre realizado.[5,10] Prognóstico geralmente é pobre, especialmente para linfomas de células T e associados à AIDS, linfoma.[11]

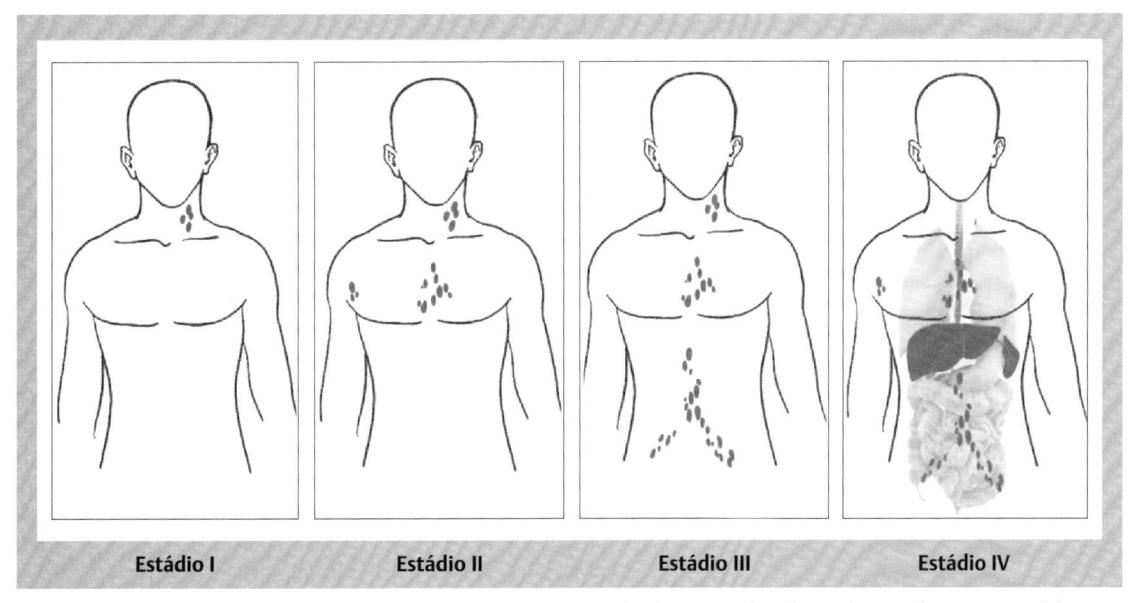

**Fig. 49.5-1.** Sistema de estadiamento Ann Arbor (o estágio principal é determinado pela localização do tumor). *Estádio I:* envolvimento de apenas uma cadeia linfonodal ou um órgão extralinfático. *Estádio II:* envolvimento de duas ou mais cadeias linfonodais, ou órgão extranodais, porém, em um lado do diafragma (acima *ou* abaixo). *Estádio III*: envolvimento de cadeias linfonodais em ambos os lados do diafragma (acima *e* abaixo), que pode ser acompanhado de envolvimento esplênico ou envolvimento de um órgão extranodal. *Estádio IV:* ocorre envolvimento fora das cadeias linfonodais com doença difusa ou disseminada na medula óssea, no fígado e em outros locais extranodais. A frente do algarismo do estágio pode ser seguida pelas seguintes letras: *A: ausência dos sintomas B; B: presença dos sintomas B (febre inexplicável acima de 38°C, sudorese noturna ou perda de > 10% do peso em 6 meses); S: acometimento esplênico; E: doença extranodal ou acometimento de órgão adjacente às cadeias linfonodais comprometidas; X: o maior acúmulo de doença apresenta > 10 cm ("Bulky") ou mediastino com acometimento > 1/3 do tórax pela radiografia de tórax.*

## ABDOME AGUDO NO LINFOMA GÁSTRICO

Apesar de o trato gastrointestinal ser o sítio extranodal mais comum do LNH, o linfoma MALT (tecido linfoide associado à mucosa) gástrico e o linfoma difuso de células B são condições raras.[12] Representa aproximadamente 7% de todos os tumores malignos do estômago e 2% dos linfomas.[13] Acomete preferencialmente homens acima dos 50 anos de idade, sendo o tumor de baixo grau encontrado em 70-85% dos casos.[14]

Pode apresentar uma sintomatologia frustra e inespecífica, cursando, em alguns casos, sem sintomas. Por causa do quadro dispéptico, com epigastralgia, náuseas, vômitos e plenitude pós-prandial, pode ser confundido com adenocarcinoma gástrico. Tumores avançados podem evoluir com perda de peso, fadiga, anorexia, hemorragia digestiva e, em 10-20%, o tumor pode ser palpável ao exame físico.[12-14]

As principais indicações de cirurgia de urgência para um linfoma gástrico são perfuração gástrica com incidência de 4-10%, obstrução pilórica e hemorragia digestiva alta, com prevalência de 19%, sendo esta última a mais comum. Dentre as complicações a perfuração gástrica espontânea apresenta uma alta mortalidade.[15]

## OBSTRUÇÃO INTESTINAL

A intussuscepção é comumente observada em crianças, mas é rara em adultos e representa apenas 5% de todas as intussuscepções, causando 1% das obstruções intestinais. Mais de 50% destas intussuscepções em adultos são decorrentes de neoplasias intestinais, incluindo linfoma maligno, por exemplo, linfoma de Burkitt. Esses linfomas são mais comuns em pacientes positivos para o vírus da imunodeficiência humana (HIV) do que na população em geral.

## LINFOMA SE APRESENTANDO COMO APENDICITE AGUDA

Neoplasias primárias do apêndice são pouco frequentes, encontradas em até 1% das apendicectomias. Desta forma, os linfomas de apêndice são ainda mais raros, representando aproximadamente 0,015% de todos os casos de linfoma gastrointestinal.

O linfoma extranodal de apêndice mais comum é o linfoma difuso de grandes células B (DLBL), seguido por linfoma de Burkitt. Estudos sugerem maior predominância no sexo masculino (81,9%) e raça branca (81%).[16] A apresentação clínica é similar ao da apendicite por causas infecciosa/inflamatória, sendo a conduta cirúrgica com base na história e no quadro clínico agudo.

Uma série de casos publicada recentemente de 116 pacientes com linfomas apendiculares teve 69 (59,5%) pacientes submetidos a uma apendicectomia e/ou colectomia parcial e 17 (14,7%) pacientes submetidos à hemicolectomia direita ou ressecção maior. O estudo não evidenciou diferença na sobrevida entre esses pacientes.[16]

A complementação do tratamento, portanto, deve ser com poliquimioterapia, sendo a melhor opção para os linfomas de apêndice quando se apresentarem como abdome agudo.[17]

## RUPTURA ESPLÊNICA ESPONTÂNEA

A ruptura esplênica espontânea é uma intercorrência abdominal grave, podendo o paciente cursar com instabilidade hemodinâmica requerendo diagnóstico urgente e cirurgia de emergência. A maioria dos casos de ruptura esplênica é de baço doente e é chamada de ruptura esplênica patológica.[18]

Algumas doenças hematológicas podem apresentar, em sua evolução, ruptura espontânea do baço; em uma revisão da literatura, Giagounidis *et al.* encontraram 136 casos relatados entre 1861 e 1999. O linfoma não Hodgkin foi o mais frequente (34%) seguido da leucemia mieloide aguda (34%), leucemia mieloide crônica (18%) e leucemia aguda linfoblástica.

Existem três fatores patogenéticos principais que podem explicar a ruptura: Primeiro, e mais importante, a congestão do parênquima esplênico por blastos; segundo, transtornos de coagulação que levam a infecções parenquimatosas do baço e hemorragia subcapsular, e, terceiro, infarto esplênico.[19]

A utilização de exames de imagem, como a ultrassonografia ou a tomografia computadorizada, pode ajudar no diagnóstico, assim como a punção e aspiração peritoneal de sangue vivo. Em alguns casos, o diagnóstico por tomografia de ruptura esplênica patológica pode ser difícil porque a área de infarto do baço pode obscurecer as lesões esplênicas.

A esplenectomia de emergência representa o único tratamento viável para ruptura esplênica, porém, esta cirurgia está associada à alta taxa de mortalidade e morbidade, em razão do risco aumentado de hemorragia e infecção.[20]

## CONSIDERAÇÕES FINAIS

Visto ser o linfoma uma doença de pouca prevalência na população em geral, sendo eventos abdominais agudos que necessitam de abordagem cirúrgica pouco frequente, e, como vimos anteriormente, na maioria dos casos o linfoma é diagnosticado após a abordagem cirúrgica, acreditamos que a abordagem deste paciente deve ser igual a qualquer indivíduo que se apresente na unidade de emergência. No entanto, no caso de pacientes em que já se conheça o histórico médico de doença hematológica prévia, uma abordagem mais pormenorizada, com exames laboratoriais e de estadiamento, escala prognóstica (Quadro 49.5-2) e estabelecimento de conduta

**Quadro 49.5-2.** Índice Prognóstico Internacional da NCCN (National Comprehensive Cancer Network), para Pacientes com Linfoma de Alto Grau

| | Score |
|---|---|
| **Idade (anos)** | |
| > 40 a ≥ 60 | 1 |
| > 60 a ≥ 75 | 2 |
| > 75 | 3 |
| **LDH** | |
| > 1 a ≥ 3 | 1 |
| > 3 | 2 |
| **Estádios Ann Arbor III-IV** | 1 |
| **Doença extranodal*** | 1 |
| **Performance status ≥ 2** | 1 |

*Doença na medula óssea, no SNC, no fígado, no trato gastrointestinal ou no pulmão.

junto com o hematologista e família, deve ser fortemente encorajada quando a condição clínica do paciente permitir.

A cada fator de mau prognóstico ganha uma pontuação. Pacientes sem fatores de mau prognóstico recebem a pontuação 0, enquanto aqueles com todos os fatores de mau prognóstico chegam a pontuação máxima de 8. Esse índice divide os pacientes com linfomas em 4 grupos de risco:

- Baixo (0 ou 1 fator de mau prognóstico).
- Intermediário baixo (2 a 3 fatores de mau prognóstico).
- Intermediário alto (4 a 5 fatores de mau prognóstico).
- Alto (igual ou superior a 6 fatores de mau prognóstico).

As taxas de sobrevida em 5 anos da NCCN-IPI variaram de 96% no baixo risco, 77% no risco intermediário baixo, 56% no intermediário alto, até 38% no alto risco.

## REFERÊNCIAS BIBLIOGRÁFICAS

1. Hoffbrand AV, Moss PAH. *Fundamentos em hematologia.* 7.ed. Porto Alegre: Artmed, 2018.
2. Armitage JO, Gascoyne RD, Lunning MA, Cavalli F. Non-Hodgkin Lymphoma. *Lancet* 2017;15;390(10091):298-310.
3. Ministério da Saúde. Instituto Nacional de Câncer (INCA). [Online]. Disponível em: https://www.inca.gov.br/tipos-de-cancer/linfoma-de-hodgkin.
4. Ministério da Saúde. Instituto Nacional de Câncer (INCA). Linfoma não Hodgkin. [Online]. Disponível em: https://www.inca.gov.br/tipos-de-cancer/linfoma-nao-hodgkin.
5. Swerdlow SH, Campo E, Harris NL et al. *WHO Classification of tumours of haematopoietic and lymphoid tissues.* 4th ed. Lyon: IARC Press; 2008.
6. Freedman AS, Nadler LM. Non-Hodgkin's lymphomas. In: Kufe DW, Pollock RE, Weichselbaum RR et al. (Eds.). *Holland-Frei cancer medicine.* 5th ed. Hamilton: BC Decker; 2000. Chapter 130.
7. Armitage JO, Weisenburger DD. New approach to classifying non-Hodgkin's lymphomas: clinical features of the major histologic subtypes. Non-Hodgkin's Lymphoma Classification Project. *J Clin Oncol* 1998;16:2780-95.
8. Abbot S, Nikoloasis E, Badger I. Intestinal lymphoma--a review of the management of emergency presentations to the general surgeon. *Clin Gastroenterol* 2012;46:509-14.
9. Weledji EP, Ngowe MN, Abba JS. Burkitt's lymphoma masquerading as appendicitis--two case reports and review of the literature. *World J Surg Oncol* 2014;12:187.
10. Barnes JA, Lacasce AS, Feng Y et al. Evaluation of the addition of rituximab to CODOX-M/IVAC for Burkitt's lymphoma: a retrospective analysis. *Ann Oncol* 2011;22:1859-64.
11. Kaplan LD. AIDS-associated lymphomas. *Infect Dis Clin North Am* 1988;2:525-32.
12. Ruskoné-Fourmestraux A, Fischbach W, Aleman BMP et al. EGILS consensus report. Gastric extranodal marginal zone B-cell lymphoma of MALT. *Gut* 2011;60:747-58.
13. Isaacson P, Wright DH. Malignant lymphoma of mucosa- associated lymphoid tissue. A distinctive type of B-cell lymphoma. *Cancer* 1983;52:1410-6.
14. Pinotti G, Zucca E, Roggero E et al. Clinical features, treatment and outcome in a series of 93 patients with low-grade gastric MALT lymphoma. *Leuk Lymphoma* 1997;26:527-37.
15. Kitsukawa AI. A case of a gigant gastric malignant lymphoma with spontaneous perforation. *Cancer Chemother* 2011;38:666.
16. Ayub A, Santana-Rodríguez N, Raad W, Bhora FY. Primary appendiceal lymphoma: clinical characteristics and out- comes of 116 patients. *J Surg Res* 2017;207:174-80.
17. de Morais SD Jr, Mikhael BM, Németh SIA et al. Burkitt's lymphoma presenting as acute appendicitis: a case report. *J Surg Case Rep* 2018;2018(6):rjy131.
18. Galhotra R, Kaur S, Gupta K, Kalia V. Case report - Spontaneus splenic rupture - a rare complication of haematological malignancies. *Indian J Surg Oncol* 2011;2(1):27-30.
19. Giagounidis AAN, Burk M, Meckenstock G et al. Pathologic rupture of the spleen in hematologic malignancies: two additional cases. *Ann Hematol* 1996;73:297-302.
20. Biswas S, Keddington J, McClanathan J. Large B-Cell lymphoma presenting as acute abdominal pain and spontaneous splenic rupture; A case report and review of relevant literature. *World J Emerg Surg* 2006;1:35.
21. Zhou Z, Sehn LH, Rademaker AW, Gordon LI, LaCasce AS, Crosby-Thompson A, Vanderplas A, Zelenetz AD, Abel GA, Rodriguez MA, Nademanee A. An enhanced International Prognostic Index (NCCN-IPI) for patients with diffuse large B-cell lymphoma treated in the rituximab era. Blood 2014 Feb 6;123(6):837-42.

## 49.6 • Dor Abdominal no Paciente Imunocomprometido

*Luis Gustavo Capochin Romagnolo • Rodrigo Castanho de Campos Leite*

### INTRODUÇÃO

Um dos sintomas mais comuns em um serviço de urgência e emergência é a dor abdominal, chegando a 10% dos atendimentos. Por causa da grande variedade de patologias que cursam com esse sintoma, o diagnóstico nem sempre é fácil. Podendo ser um quadro inespecífico e ambulatorial, até cursar com um desfecho catastrófico.[1]

Saber diferenciar os quadros urgentes, que requerem conduta dentro de 24 horas, daqueles não urgentes é de extrema importância para a qualidade no atendimento. Por isso, a associação de uma história clínica minuciosa, exame físico bem feito e a objetividade na utilização de exames complementares, quando necessário, são os pilares para o diagnóstico e manejo destes pacientes.

A dor abdominal nos pacientes com câncer pode chegar a 40% dos pacientes em um setor de emergência.[2,3]

Quando nos deparamos com um paciente oncológico no setor de urgência e emergência, devemos nos questionar sobre sua sintomatologia em quatro (4) aspectos: o sintoma é agudo ou crônico? Pode estar relacionado com a presença tumoral ou progressão de doença? Pode estar relacionado com o tratamento (cirúrgico prévio, quimioterápico ou radioterápico)? O paciente pode estar imunodeprimido?

Fazendo estes questionamentos, conseguimos dividir estes pacientes em dois grupos: paciente oncológico com patologia não relacionada e paciente oncológico com patologia relacionada.

Isto significa que, no primeiro grupo, incluímos aqueles pacientes que trataram seu câncer e estão em acompanhamento e iremos conduzir o caso como fazemos em um pronto-socorro geral, mas sempre lembrar da possibilidade de recidiva ou recorrência da doença. No segundo grupo, temos que pensar como em possíveis diagnósticos diferenciais e complicações específicas.[2,4]

Pacientes hematológicos ou em quimioterapia apresentam complicações gastrointestinais em torno de 30% e podem necessitar de tratamento cirúrgico.[5] Para Ilgen and Marr,[4] todo paciente oncológico que aparece no setor de emergência deve ser considerado imunossuprimido.

Assim sendo, nesta seção específica, vamos tratar os pacientes imunocomprometidos com dor abdominal nos serviços de urgência e emergência.

### NEUTROPENIA

A neutropenia pode ser definida como contagem absoluta de neutrófilos abaixo de 1.500/microL. De maneira simplificada podemos explicá-la como a diminuição da produção de granulócitos ou o aumento da sua destruição.[6]

O uso de quimioterapia é um dos pilares no tratamento das neoplasias malignas, e seus benefícios no tratamento do câncer vêm crescendo.[7,8] As combinações de quimioterápicos podem levar à neutropenia, assim como à ablação de medula nas neoplasias hematológicas.[9]

Com o aumento da sobrevida dos pacientes oncológicos, por causa do uso de quimioterapias e do avanço destas drogas e associações, apareceram as complicações relacionadas com o tratamento e a doença. A neutropenia ocupa um lugar de destaque entre elas, e a incidência de complicações abdominais nestes pacientes tem aumentado.[9]

O mecanismo de neutropenia induzida por medicações é com base na destruição imunomediada dos neutrófilos circulantes pela própria droga ou pelos anticorpos induzidos por esta e pelo efeito tóxico direto ou indireto na medula precursora de granulócitos.[6,7]

Os pacientes neutropênicos, geralmente, apresentam complicações infecciosas de maneira atípica, por isso, todo cuidado é necessário, assim como reavaliações são necessárias. Devemos levar em consideração o efeito Nadir, que é o tempo de menor contagem de neutrófilos no sangue após a quimioterapia. Este encontra-se entre o 7º e 14º dias, porém alguns pacientes podem antecipar ou prolongar esse período.

Sempre que um paciente em vigência de quimioterapia se apresentar sintomático para dor abdominal nesse período é prudente pedir um hemograma para avaliar sua contagem de neutrófilos. Reforçando que os pacientes hematológicos também podem fazer parte deste grupo, mesmo não estando em vigência de quimioterapia.

A natureza não específica no quadro clínico destes pacientes e os pobres achados no exame físico, relacionados com a fraca resposta inflamatória, tornam o diagnóstico um desafio. Sintomas como taquicardia, hipotensão, confusão, peritonite, leucocitose e aumento de PCR podem aparecer apenas quando o quadro já está grave.[10,11] O diagnóstico deve ser rápido, preciso, e a conduta imediata, com intuito de diminuir a instalação ou agravamento de uma condição que, muitas vezes, pode ser catastrófica.

De um modo geral, podemos dividir a neutropenia em leve, moderada e severa, com base na contagem de neutrófilos. A contagem de neutrófilos é, respectivamente, em 1.000-1.500/microL; 500-1.000/microL e < 500/microL.

A neutropenia não é a condição única de imunossupressão, havendo outras causas para isso. Spencer, Power[12] dividiram os pacientes imunossuprimidos em dois grupos. No grupo tipo I enquadram-se os pacientes com imunossupressão de leve à moderada (idosos, desnutridos, diabéticos, transplantados estáveis e oncológicos controlados). No grupo tipo 2, a imunossupressão é severa (transplantados, AIDS, corticoterapia imunossupressora, hematológicos e oncológicos em quimioterapia). O que difere a conduta entre estes dois grupos está no raciocínio clínico que devemos utilizar. No primeiro grupo, o perfil apresentado pode ser comparado à população em geral, com sinais e sintomas semelhantes e alterações laboratoriais correspondentes, já que estes podem ser capazes de manifestar uma resposta metabólica à patologia apresentada. No segundo grupo isto não ocorre, muitas vezes os próprios sinais de sepse podem estar ausentes. Qualquer achado abdominal nos pacientes do grupo 2 deve ser investigado e tratado agressivamente com exames laboratoriais, exames de imagem e antibioticoterapia precoce.[13]

Outro desafio a enfrentar é a indicação cirúrgica ou não nesses pacientes.

## PRINCIPAIS CAUSAS E DIAGNÓSTICOS DIFERENCIAIS

O diagnóstico diferencial de dor abdominal no grupo dos pacientes oncológicos são as perfurações pelas erosões gastrointestinais ocasionadas pelo câncer, lesões metastáticas e as infecções atípicas predispostas pela imunossupressão.[2]

Os sintomas inespecíficos de náuseas, vômitos, desidratação, diarreia podem estar relacionados com o tumor, com os efeitos da quimioterapia e radioterapia. Podendo levar à perfuração intestinal, sangramentos, enterites, fístulas e obstruções.[2,14]

## ENTEROCOLITE NEUTROPÊNICA

A causa mais comum de abdome agudo nos pacientes oncológicos neutropênicos é a enterocolite neutropênica (EN) ou tiflite,[4,10,13,15-17] com uma incidência de 5,6% evidenciada em uma revisão sistemática publicada em 2005.[18]

A EN é uma inflamação necrosante, principalmente, do ceco e do intestino delgado, geralmente secundária à neutropenia induzida por quimioterapia ou pelo transplante de medula óssea.[2,19]

A provável explicação para a fisiopatologia da EN deve-se à agressão direta da quimioterapia, o que levaria à perda da integridade da mucosa intestinal, com consequente prejuízo na defesa do hospedeiro.[4,20]

Inicialmente foi uma patologia descrita secundária aos taxanos, mas outros quimioterápicos foram adicionados à lista: citarabina, gencitabina, vincristina, doxorrubicina, ciclofosfamida, 5-fluoracil e daunorrubicina.[21]

A sintomatologia baseia-se em náuseas, vômitos, dor abdominal na fossa ilíaca direita, diarreia, algumas vezes fazendo diagnóstico diferencial com um quadro de apendicite. Sinais de sepse e hipotensão podem estar presentes. Como podemos perceber, a sintomatologia inespecífica pode apresentar vários diagnósticos diferenciais, inclusive confundindo com os próprios efeitos colaterais de uma quimioterapia. Geralmente seus sintomas aparecem entre 10º e 14º dias do início da quimioterapia.[12] Uma investigação diagnóstica agressiva é sempre indicada.[10]

O exame laboratorial mostra neutropenia, mas outras alterações não são específicas, e a cultura de fezes pode direcionar a antibioticoterapia.[21] A tomografia de abdome tem seu espaço no diagnóstico, sendo o exame de escolha. As imagens relacionadas na tomografia são espessamento na parede do cólon, especialmente no ceco e íleo terminal, maior que 4 mm, e quando maior que 10 mm indica um pior prognóstico.[2,12,18] Outros achados tomográficos podem estar presentes, como distensão de alças, nodulações na parede intestinal, pneumatose intestinal,[22] ascite, realce de mucosa.[12] A colonoscopia não é muito indicada na suspeita de EN pelos riscos de perfuração e pelo fato de os pacientes estarem neutropênicos.[18,23,24]

Os diagnósticos diferenciais incluem: colite pseudomembranosa, doença inflamatória intestinal, apendicite, colite isquêmica e outras colites infecciosas.[18]

A identificação de um paciente com EN, em sepse ou não, direciona o tratamento para uma reposição volêmica e antibioticoterapia de amplo espectro, cobrindo bacilos Gram-negativos, *Enterococcus sp.* e anaeróbios, repouso alimentar e nutrição parenteral, conforme a necessidade,[2,19,21] enquanto se espera a recuperação da contagem de neutrófilos.[10,13] O uso de fatores estimulantes de granulócitos pode ser usado nos casos graves.[18,21]

A introdução de antifúngicos deve ser lembrada nos casos de 72-86 horas sem resposta após a instituição do tratamento inicial.[21,25,26]

A morbidade e a mortalidade são altas, chegando a 50% ou mais.[2,4,27]

Há aqueles que advogam uma conduta cirúrgica mais agressiva.[13,15] Porém, o tratamento cirúrgico é reservado para os casos de perfuração, isquemia intestinal, sangramento[2,21,28] ou piora clínica importante, apesar do tratamento instituído.[10,13] A drenagem sem ressecção do segmento acometido parece ser insuficiente.[15,21,29]

## COLITE PSEUDOMEMBRANOSA

A colite pseudomembranosa (CPM) é uma manifestação associada, principalmente, à infecção pelo

*Clostridium difficile* (CD), mas pode estar associada a outras condições.[30,31]

A fisiopatologia parece estar relacionada com o desequilíbrio da flora bacteriana do cólon, predisposta pelo uso de antibiótico, mas também podendo ser desencadeada por quimioterapia ou terapias imunossupressoras.[30,32,33] O 5-fluorouracil com cisplatina foi associado à CPM.[31,34-36]

A toxina A parece ser o grande agente causador da infecção pelo CD.[30]

O quadro clínico pode-se apresentar desde assintomático até um quadro de colite fulminante ou megacólon tóxico.[30,32,37,38]

Sintomas podem ser inespecíficos, como dor abdominal, febre, diarreia até quadros de sepse grave, íleo metabólico grave, megacólon tóxico evoluindo com perfuração intestinal.[30,39]

O diagnóstico pode ser realizado pela suspeita clínica, pesquisa da toxina, características do cólon na colonoscopia e tomografia computadorizada de abdome. Os sintomas associados aos fatores de risco levam à suspeita da doença. Ensaio de cultura para a detecção da toxina do CD é o padrão ouro, porém, é caro, demora 24-48 horas para o resultado, e não é todo laboratório que faz essa pesquisa.[31] A retossigmoidoscopia ou colonoscopia evidencia nodulações ou placas amareladas elevadas que dão o aspecto de pseudomembrana na mucosa superficial do cólon.[30,40,41] A tomografia computadorizada de abdome pode mostrar um espessamento ou nodulações da parede do cólon, o grau dessas alterações é relativamente mais marcante na CPM.[22] Ascite, dilatação de alças, sinal do acordeom, e, até mesmo, um exame normal pode ser evidenciado.[12]

O tratamento baseia-se na otimização clínica do paciente com hidratação e sintomáticos, associado à antibioticoterapia via oral com metronidazol ou vancomicina intravenosa. Caso haja piora clínica do paciente, com evolução para um íleo severo e megacólon tóxico, a antibioticoterapia deve ser passada para intravenosa, já que a via oral fica prejudicada nesses casos. A colonoscopia descompressiva pode ser indicada. A indicação cirúrgica é rara e fica reservada para os casos de falência de órgãos, peritonites/perfuração e colite progressiva. A colectomia parcial é a abordagem de escolha.[31]

## COLECISTITE AGUDA

A colecistite é uma condição incomum em pacientes imunodeprimidos, mas muitos casos mostram sua relevância em neutropenia, sendo que 67% dos casos em estudo de *cohort* desenvolveram colecistite alitiásica, apesar de a colelitíase ser um fator de risco.[42] A imunossupressão, desnutrição e a quimioterapia são fatores de risco para colecistite alitiásica. A ultrassonografia é uma indicação valiosa para os pacientes com suspeita de colecistite e neutropenia[42,43] e deve ser solicitada a pacientes com dor e sensibilidade à palpação em hipocôndrio direito, náuseas e vômitos e sensação de plenitude, febre. A tomografia de abdome pode ser indicada nos casos de colecistite enfisematosa, hemorrágica ou com perfuração.[44] O tratamento desta condição deve levar em consideração a condição clínica do paciente, a neutropenia, quando foi a última quimioterapia, comorbidades e prognóstico oncológico do paciente, já que uma conduta conservadora inicialmente pode ser interessante e, muitas vezes, necessária. Antibioticoterapia e observar a evolução clínica do paciente ou uma abordagem menos agressiva, inicialmente, como uma colecistostomia, é indicada. Uma posterior colecistectomia videolaparoscópica após recuperação da contagem de neutrófilos pode ser realizada, com menores índices de complicação.[42,43,45] Indicações precisas de laparotomia são colecistite gangrenosa, empiema, perfuração e peritonite. Mas nos casos mais leves, o momento da indicação cirúrgica ainda não tem consenso.[42]

A mortalidade cirúrgica em pacientes neutropênicos é em torno de 41-57%. Estudos mostram o benefício do atraso da indicação cirúrgica até a recuperação da neutropenia com benefício nas taxas de sobrevida.[46]

## APENDICITE AGUDA

A apendicite aguda é um quadro raro em pacientes imunocomprometidos,[47] e por causa de sua resposta imunológica deficiente o diagnóstico é difícil. Os sintomas clássicos em uma paciente imunocompetente podem estar ausentes.[48] A suspeita clínica com quadro de dor abdominal em região epigástrica com posterior localização em fossa ilíaca direita, hiporexia, febre, o exame físico e o diagnóstico diferencial com a EN direciona para a complementação com a tomografia computadorizada de abdome.[47] Feito o diagnóstico de apendicite aguda nesses pacientes, gera a dúvida do tratamento. Os relatos e séries de casos tendem a direcionar um tratamento cirúrgico independente da condição clínica do paciente e da contagem de neutrófilos.[5,47,48] Apesar de a cirurgia apresentar uma alta mortalidade nos pacientes neutropênicos, parece ter melhor resultado que o tratamento clínico.[5] A via laparoscópica pode ser uma preferência, por uma menor taxa de complicação pós-operatória que a via aberta.[48]

## DIVERTICULITE

A diverticulite é outra rara condição de dor abdominal em paciente neutropênico e entra como diagnóstico diferencial. Essa condição pode ocorrer decorrente de obstrução do colo do divertículo ou por uma mucosa incapaz de impedir a invasão bacteriana.[45] A presença de neutropenia associada a sintomas de dor abdominal e alteração do hábito intestinal, história prévia de doença diverticular ou episódio de diverticulite auxiliam na investigação diagnóstica. A tomografia de abdome está indicada. O diagnóstico poderá ser realizado com a associação da história clínica com os achados tomográficos. O tratamento será conservador, com drenagem percutânea guiada por imagem ou cirurgia, dependendo se a diverticulite for complicada ou não. Sendo a cirurgia reservada aos casos de perfuração, peritonite fecal ou purulenta.

## CONCLUSÃO

A dor abdominal em um paciente neutropênico ou imunodeprimido é uma condição que pode apresentar uma alta mortalidade. O diagnóstico pode ser de condições comuns (colecistite, apendicite, diverticulite...) até condições especiais de um paciente imunodeprimido (enterocolite neutropênica, colite pseudomembranosa, outras colites infecciosas). A investigação com exames laboratoriais, endoscópicos e de imagem pode auxiliar no diagnóstico e deve ser usada precocemente, já que o atraso no diagnóstico pode aumentar a mortalidade. Nos casos das enterocolites, colecistites e diverticulite, o tratamento clínico é o de escolha inicialmente com reposição volêmica, antibioticoterapia, adicionar antifúngico nos casos sem melhora. A indicação de um tratamento cirúrgico ou não é delicada, já que a mortalidade é maior nestes casos. O atraso na cirurgia para permitir melhora na contagem de neutrófilos, se possível, é justificado e está associado à melhora na sobrevida.[46] A apendicite aguda parece ter uma indicação cirúrgica independente da contagem de neutrófilos, e a via laparoscópica é mais indicada. Casos de perfuração, sangramento e piora clínica dos casos específicos, apesar das medidas iniciais, indicam tratamento cirúrgico.

## FLUXOGRAMA

(Fig. 49.6-1)

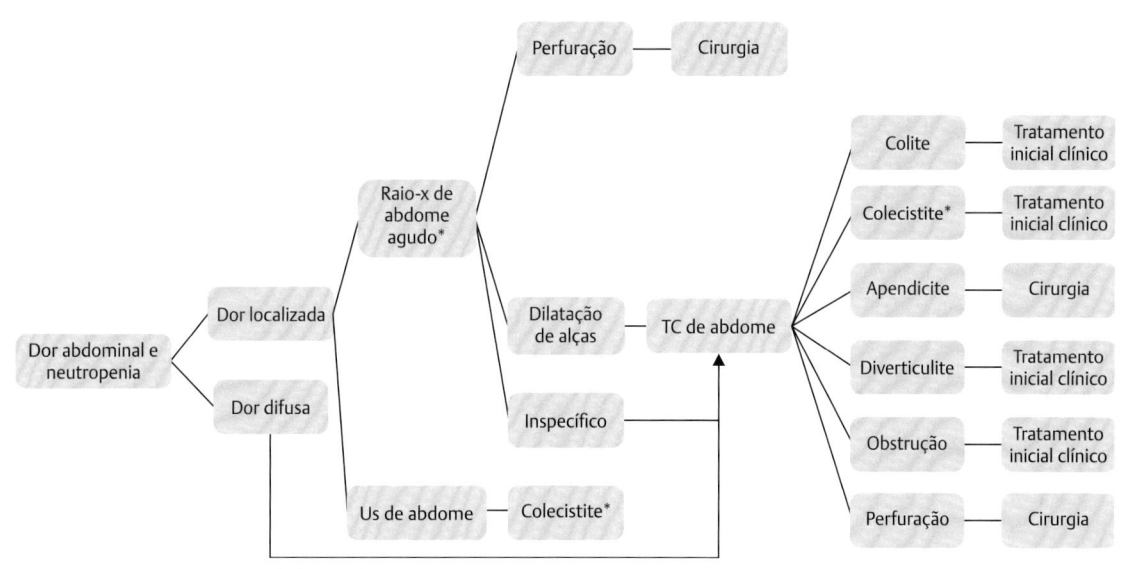

**Fig. 49.6-1.** Tratamento inicial clínico. *Continuar conduta; US: ultrassonografia; TC: tomografia computadorizada.

# REFERÊNCIAS BIBLIOGRÁFICAS

1. Gans SL, Pols MA, Stoker J, Boermeester MA. Guideline for the diagnostic pathway in patients with acute abdominal pain. *Dig Surg* 2015;32(1):23-31.
2. Chen EH, Mills AM. Abdominal pain in special populations. *Emerg Med Clin North Am* 2011;29(2):449-58.
3. Swenson KK, Rose MA, Ritz L et al. Recognition and evaluation of oncology-related symptoms in the emergency department. *Ann Emerg Med* 1995;26(1):12-7.
4. Ilgen JS, Marr AL. Cancer emergencies: the acute abdomen. *Emerg Med Clin North Am* 2009;27(3):381-99.
5. Chirletti P, Barillari P, Sammartino P et al. The surgical choice in neutropenic patients with hematological disorders and acute abdominal complications. *Leuk Lymphoma* 1993;9(3):237-41.
6. Coates TD. Drug-induced neutropenia and agranulocytosis. *UpToDate* 2014. [Online]. Disponível em: https://www.uptodate.com/contents/drug-induced-neutropenia-and-agranulocytosis
7. Bow EJ. Infection in neutropenic patients with cancer. *Crit Care Clin* 2013;29(3):411-41.
8. Brenner H. Long-term survival rates of cancer patients achieved by the end of the 20th century: a period analysis. *Lancet* 2002;360(9340):1131-5.
9. Wade DS, Douglass H, Nava HR, Piedmonte M. Abdominal pain in neutropenic patients. *Arch Surg* 1990;125(9):1119-27.
10. Nylander WA Jr. The acute abdomen in the immunocompromised host. *Surg Clin North Am* 1988;68(2):457-70.
11. Liu DSH, Mignanelli E. Acute surgical abdomen in an immunocompromised patient. *ANZ J Surg* 2012;82(9):660-1.
12. Spencer SP, Power N, Reznek RH. Multidetector computed tomography of the acute abdomen in the immunocompromised host: a pictorial review. *Curr Probl Diagn Radiol* 2009;38(4):145-55.
13. Scott-Conner C, Fabrega AJ. Gastrointestinal problems in the immunocompromised host. *Surg Endosc* 1996;10(10):959-64.
14. Yeoh E. Radiotherapy: long-term effects on gastrointestinal function. *Curr Opin Support Palliat Care* 2008;2(1):40-4.
15. Alt B, Glass NR, Sollinger H. Neutropenic enterocolitis in adults: review of the literature and assessment of surgical intervention. *Am J Surg* 1985;149(3):405-8.
16. Glenn J, Funkhouser WK, Schneider PS. Acute illnesses necessitating urgent abdominal surgery in neutropenic cancer patients: description of 14 cases and review of the literature. *Surgery* 1989;105(6):778-89.
17. Starnes Jr HF, Moore Jr FD, Mentzer S et al. Abdominal pain in neutropenic cancer patients. *Cancer* 1986;57(3):616-21.
18. Gorschlüter M, Mey U, Strehl J et al. Neutropenic enterocolitis in adults: systematic analysis of evidence quality. *Eur J Haematol* 2005;75(1):1-13.
19. Rolston KJCAHO. Neutropenic enterocolitis associated with docetaxel therapy in a patient with breast cancer. *Eur J Haematol* 2009;7(8):527-8.
20. Urbach DR, Rotstein OD. Typhlitis. *Can J Surg* 1999;42(6):415-9.
21. Rodrigues FG, Dasilva G, Wexner SD. Neutropenic enterocolitis. *World J Gastroenterol* 2017;23(1):42-7.
22. Kirkpatrick ID, Greenberg HM. Gastrointestinal complications in the neutropenic patient: characterization and differentiation with abdominal CT. *Radiology* 2003;226(3):668-74.
23. Davila ML. Neutropenic enterocolitis. *Curr Treat Options Gastroenterol* 2006;9(3):249-55.
24. Mullassery D, Bader A, Battersby AJ et al. Diagnosis, incidence, and outcomes of suspected typhlitis in oncology patients—experience in a tertiary pediatric surgical center in the United Kingdom. *J Pediatr Surg* 2009;44(2):381-5.
25. Nesher L, Rolston KV. Neutropenic enterocolitis, a growing concern in the era of widespread use of aggressive chemotherapy. *Clin Infect Dis* 2012;56(5):711-7.
26. Freifeld AG, Bow EJ, Sepkowitz KA et al. Clinical practice guideline for the use of antimicrobial agents in neutropenic patients with cancer: 2010 update by the Infectious Diseases Society of America. *Clin Infect Dis* 2011;52(4):e56-e93.
27. Gomez L, Martino R, Rolston KV. Neutropenic enterocolitis: spectrum of the disease and comparison of definite and possible cases. *Clin Infect Dis* 1998;27(4):695-9.
28. Blijlevens NM. Neutropenic enterocolitis: challenges in diagnosis and treatment. *Clin Adv Hematol Oncol* 2009;7:528-30.
29. Moir CR, Scudamore CH, Benny WB. Typhlitis: selective surgical management. *Am J Surg* 1986;151(5):563-6.
30. Farooq PD, Urrunaga NH, Tang DM, von Rosenvinge EC. Pseudomembranous colitis. *Dis Mon* 2015;61(5):181-206.
31. Surawicz C, McFarland LV. Pseudomembranous colitis: causes and cures. *Digestion* 1999;60(2):91-100.
32. Mylonakis E, Ryan ET, Calderwood SB. Clostridium difficile–associated diarrhea: a review. *Arch Intern Med* 2001;161(4):525-33.
33. Hookman P, Barkin JS. Clostridium difficile associated infection, diarrhea and colitis. *World J Gastroenterol* 2009;15(13):1554-80.
34. Takao T, Nishida M, Maeda Y et al. [The study of continuous infusion chemotherapy with low-dose cisplatin and 5-fluorouracil for patients with primary liver cancer]. *Gan To Kagaku Ryoho* 1997;24(12):1724-7.
35. Trevisani F, Simoncini M, Alampi G, Bernardi M. Colitis associated to chemotherapy with 5-fluorouracil. *Hepatogastroenterology* 1997;44(15):710-2.
36. Yokoyama T, Kondo H, Yokota T et al. Colonoscopy for frank bloody stools associated with cancer chemotherapy. *Jpn J Clin Oncol* 1997;27(2):111-4.
37. Cleary RK. Clostridium difficile-associated diarrhea and colitis. *Dis Colon Rectum* 1998;41(11):1435-49.
38. Bartlett JG. Clostridium difficile: progress and challenges. *Ann N Y Acad Sci* 2010;1213(1):62-9.
39. McFarland LV, Surawicz CM. Clostridium Difficile Associated Disease: Diagnosis and Treatment. In: McDonald JW, Burroughs AK, Feagan BG, Fennerty

MB (Eds.). *Evidence-Based Gastroenterology and Hepatology*, 3rd ed. Wiley-Blackwell, 2010. p. 335-54.
40. Kawamoto S, Horton KM, Fishman EK. Pseudomembranous colitis: spectrum of imaging findings with clinical and pathologic correlation. *Radiographics* 1999;19(4):887-97.
41. Fekety R. Guidelines for the diagnosis and management of Clostridium difficile-associated diarrhea and colitis. *Am J Gastroenterol* 1997;92(5):739-50.
42. Gorschlüter M, Mey U, Strehl J *et al.* Cholecystitis in neutropenic patients: retrospective study and systematic review. *Leuk Res* 2006;30(5):521-8.
43. Gorschlüter M, Glasmacher A, Hahn C *et al.* Severe abdominal infections in neutropenic patients. *Cancer Invest* 2001;19(7):669-77.
44. Bennett GL, Balthazar EJ. Ultrasound and CT evaluation of emergent gallbladder pathology. *Radiol Clin North Am* 2003;41(6):1203-16.
45. Vellanki M, Sethi S, Nanjappa S, Greene JN. Diverticulitis in the Neutropenic Patient. *Infect Dis Clin Pract* 2018;26(1):50-2.
46. Badgwell BD, Cormier JN, Wray CJ *et al.* Challenges in surgical management of abdominal pain in the neutropenic cancer patient. *Ann Surg* 2008;248(1):104-9.
47. Forghieri F, Luppi M, Narni F *et al.* Acute appendicitis in adult neutropenic patients with hematologic malignancies. *Bone Marrow Transplant* 2008;42(10):701-3.
48. Ustun C. Techniques AS. Laparoscopic appendectomy in a patient with acute myelogenous leukemia with neutropenia. J Laparoendosc *Adv Surg Tech A* 2007;17(2):213-5.

# Parte X  Emergências Urológicas

# OBSTRUÇÃO DO TRATO URINÁRIO SUPERIOR

Marcelo Cartapatti da Silva
Eliney Ferreira Faria

## DEFINIÇÕES E EPIDEMIOLOGIA

A obstrução do trato urinário superior (TUS) é uma entidade clínica heterogênea cuja escolha do tratamento ideal muitas vezes torna-se um desafio médico. Trata-se de um problema clínico que afeta tanto adultos quanto crianças e pode culminar com dano renal permanente, quando não tratado de modo adequado.[1-5]

Estima-se que aproximadamente 10% dos casos de falência renal sejam provocados por causas obstrutivas. O grau de lesão renal, bem como a intensidade e variedade de sintomas associados, vai depender da gravidade da obstrução (parcial ou total; uni ou bilateral), da cronicidade do quadro (agudo vs. crônico) e da função basal do órgão. E também depende de fatores associados, como exemplo a infecção urinária, que podem agravar o quadro.[1]

A obstrução pode ocorrer de forma intrínseca ou por compressão extrínseca, decorrente tanto de patologias benignas, quanto malignas.[2,3,6] Neste capítulo, abordaremos apenas as causas de origem oncológica.

A real incidência da obstrução maligna do TUS é desconhecida e geralmente está associada a mau prognóstico da doença. A literatura cita taxas de sobrevida geral que variam de 2 a 15,3 meses.[7,8] Estima-se que até 10% dos pacientes portadores de câncer de próstata irão desenvolver sintomas decorrentes de obstrução secundária à doença localmente avançada. Este número pode aumentar ainda mais se considerarmos outras etiologias oncológicas não urológicas, podendo atingir até 38% nos casos de câncer colorretal localmente avançado.[6]

A obstrução maligna do TUS é uma condição clínica potencialmente fatal e que muitas vezes é subvalorizada. Embora esteja frequentemente associada a mau prognóstico, quando tratada adequadamente pode proporcionar ganho de sobrevida e grande melhora dos sintomas e da qualidade de vida do paciente.[6,7] No entanto, a decisão sobre a real necessidade de tratamento e do melhor momento de fazê-lo passa por questões complexas que envolvem muito além do simples diagnóstico da obstrução.

## PRINCIPAIS CAUSAS E DIAGNÓSTICOS DIFERENCIAIS

Como já mencionado anteriormente, a obstrução oncológica do TUS pode ocorrer de forma intrínseca ou por compressão extrínseca.[2] Pode acontecer em qualquer nível da via urinária, desde a pelve renal até a implantação do ureter no trígono vesical, na junção ureterovesical. O mecanismo fisiopatológico normalmente é mecânico, isto é, a passagem da urina fica impossibilitada pela presença do tumor. No entanto, tratamentos de neoplasias pélvicas ou retroperitoneais com radioterapia e eventualmente quimioterapia (por exemplo nas neoplasias testiculares) podem provocar processo inflamatório ureteral que posteriormente resultará em fibrose, podendo também levar à obstrução.[1]

Com relação às etiologias malignas, a obstrução pode ocorrer tanto por invasão direta por tumores urológicos, como nos casos de câncer de próstata e bexiga avançados, tanto por compressão extrínseca por adenopatias pélvicas e retroperitoneais, metástases ou invasão por outra neoplasia primária, geralmente de etiologia ginecológica ou colorretal (Quadro 50-1).[9,10]

## QUADRO CLÍNICO E ABORDAGEM DIAGNÓSTICA

A apresentação clínica da obstrução do TUS pode ser variável, dependendo do nível, grau e cronicidade do quadro.[1] Em grande parte dos casos oncológicos, trata-se de um processo lento e progressivo, muitas vezes assintomáticos. Os sintomas, quando presentes, são vagos e inespecíficos, como desconforto em flanco, letargia, mal-estar. Em outras situações pode manifestar-se como quadro agudo de obstrução, ocasionando dor severa em cólica nos flancos (podendo irradiar-se para região de fossas ilíacas, testículos e grandes lábios), náusea e vômitos.[11,12]

**Quadro 50-1.** Principais Causas de Obstrução Maligna do Trato Urinário Superior[1,6,11]

**Causas oncológicas de obstrução do trato urinário alto**

- Tumores do trato urinário
  - Bexiga
  - Próstata
  - Carcinoma urotelial de via coletora (pelve e ureter)

- Tumores do trato ginecológico
  - Colo uterino – mais comum
  - Endométrio
  - Ovário

- Tumores do trato gastrointestinal
  - Colorretal
  - Estômago

- Tumores retroperitoneais
  - Sarcomas

- Linfadenopatias secundárias
  - Retroperitoneais – tumor testículo
  - Pélvicas – próstata, bexiga

- Fibrose retroperitoneal
  - Quimioterapia
  - Radioterapia

Anúria pode ocorrer em casos de obstrução bilateral ou também de rim único funcional.[1]

Uropatias obstrutivas progressivas, de forma geral, costumam evoluir com alterações laboratoriais como uremia, desequilíbrio hidreletrolítico e infecções do trato urinário persistentes.[3,11] Além destes achados, essa condição clínica frequentemente resulta em hidronefrose, embora este não seja um sinal patognomônico de obstrução.[1] O diagnóstico preciso, portanto, requer avaliação clínica minuciosa somada ao conjunto de exames laboratoriais e radiológicos indispensáveis, citados a seguir:[1]

- *Rotina de urina:* avaliação da osmolaridade, presença de infecção e alterações que sugiram doença renal crônica (p. ex.: proteinúria).
- *Culturas de sangue e urina:* utilizados na suspeita de infecção.
- *Função renal:* creatinina e ureia são os exames iniciais de avaliação. A taxa de filtração glomerular (TFG) pode ser calculada nos casos em que haja necessidade de avaliação mais precisa do quadro, por exemplo, antes de se iniciar tratamento medicamentoso.
- *Eletrólitos:* avaliação de sódio e potássio séricos é fundamental, uma vez que a obstrução do TUS possa cursar com distúrbios hidreletrolíticos potencialmente graves decorrentes da insuficiência renal, como, por exemplo, hipercalemia.
- *Ultrassonografia de vias urinárias:* baixo custo, alta disponibilidade e ausência de radiação mantêm a ultrassonografia, ainda hoje, o exame de primeira linha de avaliação na suspeita de obstrução do TUS. A ultrassonografia nos fornece parâmetros anatômicos renais, como tamanho do órgão e do parênquima, diferenciação corticomedular e grau de dilatação pielocalicial. Vale lembrar, no entanto, que a presença de hidronefrose não confirma obstrução, apenas retrata uma condição anatômica.
- *Tomografia Computadorizada:* trata-se do exame padrão ouro para demonstrar dilatação das vias urinárias, sendo mais sensível e específico que a ultrassonografia. Por causa do seu custo mais elevado e da exposição à irradiação, frequentemente é utilizada em situações em que a ultrassonografia não foi suficientemente precisa. Pode ser realizada sem contraste e em grande parte das vezes será suficiente. No entanto, imagens obtidas após injeção de contraste ionizado em fases arterial e excretora – a Uro-TC – trazem informações mais completas principalmente com relação à possibilidade de obstrução (avaliada na fase excretora). O uso do contraste ionizado deve ser avaliado criteriosamente pelo seu real impacto na função renal do paciente.
- *Pielografia retrógrada/anterógrada:* são técnicas invasivas que requerem aplicação de anestesia, portanto, devem ser utilizadas com cautela. O exame retrógrado mais utilizado é realizado pela cistoscopia e geralmente mostra com grande precisão o ponto de obstrução. Pode ser útil para planejamento cirúrgico. Já o exame anterógrado é realizado por punção direta dos cálices renais e normalmente é utilizado em casos de exceção, quando os exames menos invasivos falham em diagnosticar a obstrução.
- *Ressonância magnética:* este exame tem sensibilidade e especificidade semelhantes à tomografia computadorizada, no entanto, em razão de seu custo elevado, não é considerado exame de primeira linha.
- *Cintilografia renal:* a medicina nuclear tem papel importante na avaliação do paciente com suspeita de obstrução das vias urinárias. Trata-se da única modalidade que dispõe de imagens não invasivas da função renal dinâmica. Por meio da infusão de radiofármacos, é possível avaliar de forma dinâmica a eliminação da substância pelas unidades renais e com isso confirmar ou não a obstrução. O radiofármaco mais indicado é o Mercaptoacetil triglicina marcado com tecnécio 99 (Tc-MAG3) mas este não se encontra disponível no Brasil. Utilizamos o DTPA (do inglês Ácido Dietileno Triaminopentacético) que, embora tenha excreção exclusivamente glomerular, fato que pode afetar sua avaliação na presença de insuficiência renal, ainda nos traz informações importantes sobre a capacidade de eliminação renal. O uso de diuréticos, como a furosemida, aumenta ainda mais a sensibilidade do exame.

## ABORDAGEM TERAPÊUTICA

Embora a abordagem imediata nos casos agudos pareça intuitiva para muitos, o manejo dos casos de obstrução insidiosa apresenta-se de forma muito mais desafiadora, uma vez que devem ser levados em consideração aspectos clínicos e éticos relacionados com o prognóstico da doença, com as complicações relacionadas com o procedimento, com a qualidade de vida e com o próprio desejo do paciente.[7,13]

O objetivo terapêutico da abordagem visa a drenar o trato urinário alto afim de proporcionar alívio dos sintomas e manutenção da função renal, permitindo início de terapia sistêmica e minimizando o impacto negativo na qualidade de vida do paciente.[2]

As derivações urinárias como forma de tratamento das obstruções do TUS passaram por grandes transformações nas últimas décadas. Desde a primeira nefrostomia por punção percutânea descrita, em 1955, por Goodwin et al.,[14] passando pela introdução dos cateteres ureterais de inserção endoscópica retrógrada – o "popular" duplo J, descritos pela primeira vez por Zimskind et al., em 1967,[15] o tratamento minimamente invasivo das obstruções ureterais sofreu uma grande revolução e mostrou-se amplamente eficaz, com a vantagem de reduzir significativamente as taxas de morbidade e complicações associadas quando comparadas ao procedimento cirúrgico convencional ("nefrostomia cirúrgica"). Desde então, ambas as técnicas evoluíram e tornaram-se parte da rotina diária de todo urologista e são hoje as opções de primeira linha no tratamento desses pacientes.

Diante de um paciente com obstrução maligna do TUS, duas questões fundamentais surgem: qual a melhor forma de derivação? E ainda mais importante, qual o melhor momento de realizá-la? Já que, como descrito anteriormente, muitos destes pacientes encontram-se em estado terminal da doença.

### Nefrostomia ou Duplo J?

Embora exista extenso debate acerca dos riscos e benefícios de ambas as técnicas de derivação – implante endoscópico de duplo J vs. nefrostomia percutânea – e ainda não há consenso sobre qual a melhor opção.[2,6,16] A nefrostomia percutânea pode ser realizada com anestesia local na sala de radiologia e parece ser uma boa opção para realmente garantir a drenagem da via urinária, já que estudos mostraram taxas de falha do duplo J (isto é, nova obstrução na presença do cateter) que variam de 16 a 58% em 1 ano. Além disso, o procedimento de implante de duplo J, apesar de parecer mais simples, requer uso de anestesia e monitorização em sala cirúrgica, fatos que podem influenciar na decisão de escolha por este procedimento em casos de pacientes com condição clínica ruim.[10]

Yu et al., em estudo com 71 pacientes com obstrução maligna do TUS submetidos a implante de duplo J, concluíram que, entre outros fatores laboratoriais, a obstrução ureteral nos terços médio e inferior apresentou maior taxa de falha.[17] Wang et al. avaliaram 164 pacientes submetidos a implante de duplo J por causa da obstrução ureteral maligna e encontraram altas taxas de falha de tentativa de implante de duplo J em pacientes com alto grau de hidronefrose, invasão do trígono vesical e pior performance status.[18] Ambos autores sugerem a abordagem inicial por nefrostomia percutânea diante da presença desses fatores.

A determinação da etiologia da obstrução também se mostrou fundamental para planejamento terapêutico e escolha da melhor técnica de derivação, uma vez que tumores uroteliais envolvendo trígono vesical, próstata e colo uterino apresentaram taxas de sucesso de derivação endoscópica retrógrada inferiores.[2]

Há quem advogue a favor do duplo J como primeira opção pelo simples fato de tratar-se de derivação interna, ou seja, o paciente não "carrega" um tubo ou um coletor de urina como no caso da nefrostomia. Estudos mostraram relatos de piora da qualidade de vida em razão dos sintomas relacionados com os procedimentos, como hematúria, dor, sintomas irritativos (disúria, polaciúria), infecções recorrentes e reinternações para manejo do cateter – este último mais relacionado com a nefrostomia. No entanto, não houve diferença significativa entre as duas opções e a escolha da melhor técnica deve levar em conta, além dos fatores clínicos já citados, a vontade do paciente após explicação dos riscos e benefícios de cada uma.[1,19,20]

### Fatores Prognósticos: Quando Derivar?

Critérios variados têm sido estudados com intuito de encontrar fatores relacionados com prognóstico e sobrevida após realizada a derivação urinária nesses pacientes. A etiologia da obstrução é sabidamente importante para estimar prognóstico. Malignidades não urológicas, como neoplasias do trato gastrointestinal (principalmente estômago e pâncreas), apresentam prognóstico e sobrevida global piores comparados aos tumores urológicos e ginecológicos.[2,8,21]

Embora a intenção da derivação seja prolongar a vida, nem sempre este objetivo é alcançado, uma vez que obstrução ureteral secundária à malignidade costuma ser sinal de doença avançada e a expectativa de vida desses pacientes frequentemente não passa de meses, mesmo após o alívio da obstrução.[2,7] Ishioka et al. estudaram 140 pacientes com obstrução urinária secundária a malignidades avançadas e identificaram fatores preditores de pior prognóstico associados à sobrevida mais curta em pacientes submetidos à derivação paliativa por nefrostomia: albumina sérica ≤ 3 g/dL antes da derivação, grau de hidronefrose (grau I ou II) e presença de 3 ou mais eventos relacionados com a doença disseminada (metástases hepática ou óssea, ascite, derrame pleural). Pacientes com 2 ou 3 destes fatores tiveram 2% de sobrevida aos 6 meses, enquanto pacientes sem nenhum critério tiveram 69% de sobrevida no mesmo período.[12] Cordeiro et al., em estudo prospectivo com 208 pacientes com obstrução maligna do TUS submetidos à derivação urinária por ambas as técnicas aqui descritas, identificaram o número de eventos relacionados com a disseminação da malignidade ≥ 4 (p. ex.: metástases óssea, hepática, ou retroperitoneal; ascite, derrame pleural, linfonodomegalia não regional, dor intratável, etc.) e índice de ECOG (*Eastern Cooperative Oncology Group* – ECOG) ≥ 2 como fatores significativamente associados a pior prognóstico após o procedimento, com sobrevida média de 7,1% em 1 ano no pior grupo.[22] Izumi *et al.* avaliaram um grupo de 186 pacientes com neoplasias ginecológica e colorretal e sobrevida média de 228 dias. Os quatro fatores prognósticos encontrados – creatinina prévia à derivação > 1,2 ng/mL, possibilidade de início de tratamento da neoplasia, localização do sítio primário da doença e presença de obstrução ureteral bilateral – permitiram classificar em grupos de bom, intermediário e mau prognóstico com sobrevida média de 403, 252 e 51 dias respectivamente.[8]

No Quadro 50-2 listamos uma série de publicações na tentativa de compilarmos um conjunto de fatores preditivos de pior prognóstico.

**Quadro 50-2.** Artigos que Relatam Características Clínicas e Fatores de Pior Prognóstico em Derivação Urinária de Pacientes com Obstrução do Trato Urinário Superior de Causas Oncológicas

| Dados dos estudos e fatores relacionados com pior prognóstico* | Ishioka[12] N = 140 | Alawneh[21] N = 211 | Izumi[8] N = 186 | Cordeiro[22] N = 208 | Azuma[23] N = 214 |
|---|---|---|---|---|---|
| Retrospectivo (R)/ prospectivo (P) | P | R | R | P | R |
| Derivação: duplo J (JJ)/ nefrostomia (NP) | NP | NP | JJ | JJ/NP | JJ/NP |
| Tipo de malignidade | Neoplasias diversas | TGI*** | Neoplasias diversas | Neoplasias diversas | Neoplasias diversas |
| Hidronefrose unil, bilat ou indiferente Grau (I-IV) | I - II *vs.* III - IV | I - II *vs.* III - IV | Não relatada | I - II *vs.* III - IV | I - II *vs.* III - IV |
| Creatinina pré-derivação (mg/dL) | 4,33 (0,54-18,57) | 2 (0,4-23,6) | 38% > 1,2 46% < 1,2 15% desconhecida | 3,81 (0,37-24,1) | 36% < 2 62% ≥ 2 |
| Creatinina pós-derivação (mg/dL) | 1,1 (0,4-5,5) | | | | |
| Creatinina (mg/dL) como fator prognóstico | Sem relação prognóstica | Sem relação prognóstica | ≥ 1,2 | Sem relação prognóstica | ≥ 2 |
| Número de fatores relacionados com malignidade** | ≥ 3 fatores | Derrame pleural | Sem diferença prognóstica | ≥ 4 fatores | ≥ 3 fatores |
| Albumina (g/dL) | ≤ 3 | ≤ 3,5 | - | - | ≤ 3 |
| ECOG (*Performance Status*) | | | | PS ≥ 2 | |
| Proteína C reativa (mg/dL) | | | | | ≥ 0,5 |
| Sódio sérico (mEq/L) | | | | | ≥ 135 |
| Sobrevida média (meses) | 3,2 | 5,1 | 7,6 | 4,8 | 6,4 |

\* p < 0,05, análise multivariada.
\*\* Metástases óssea, hepática, retroperitoneal; ascite, derrame pleural, linfonodomegalia não regional, dor intratável.
\*\*\* Trato gastroinstestinal.
Obs.: Células da tabela em branco são dados que não foram relatados/avaliados nos artigos.

## REFERÊNCIAS BIBLIOGRÁFICAS

1. Meldrum KK. Pathophysiology of urinary tract obstruction. In: Wein AJ, Kavoussi LR, Partin AW, Peters CA (Eds.). *Campbell-Walsh Urology*, 11th ed. Philadelphia, PA: Elsevier, 2016. p. 1104-47.
2. Hsu L, Li H, Pucheril D *et al.* Use of percutaneous nephrostomy and ureteral stenting in management of ureteral obstruction. *World J Nephrol* 2016;5(2):172-81.
3. Song SH, Pak S, Jeong IG *et al.* Outcomes of stent-change therapy for bilateral malignancy-related ureteral obstruction. *Int Urol Nephrol* 2015;47(1):19-24.
4. Chitale SV, Scott-Barrett S, Ho ET, Burgess NA. The management of ureteric obstruction secondary to malignant pelvic disease. *Clin Radiol* 2002;57(12):1118-21.
5. Chung SY, Stein RJ, Landsittel D *et al.* 15-year experience with the management of extrinsic ureteral obstruction with indwelling ureteral stents. *J Urol* 2004;172(2):592-5.
6. Sountoulides P, Mykoniatis I, Dimasis N. Palliative management of malignant upper urinary tract obstruction. *Hippokratia* 2014;18(4):292-7.
7. Fiuk J, Bao Y, Calleary JG *et al.* The use of internal stents in chronic ureteral obstruction. *J Urol* 2015;193(4):1092-100.
8. Izumi K, Mizokami A, Maeda Y *et al.* Current outcome of patients with ureteral stents for the management of malignant ureteral obstruction. *J Urol* 2011;185(2):556-61.
9. Ganatra AM, Loughlin KR. The management of malignant ureteral obstruction treated with ureteral stents. *J Urol* 2005;174(6):2125-8.
10. Allen DJ, Longhorn SE, Philp T *et al.* Percutaneous urinary drainage and ureteric stenting in malignant disease. *Clin Oncol (R Coll Radiol)* 2010;22(9):733-9.
11. Kouba E, Wallen EM, Pruthi RS. Management of ureteral obstruction due to advanced malignancy: optimizing therapeutic and palliative outcomes. *J Urol* 2008;180(2):444-50.
12. Ishioka J, Kageyama Y, Inoue M *et al.* Prognostic model for predicting survival after palliative urinary diversion for ureteral obstruction: analysis of 140 cases. *J Urol* 2008;180(2):618-21; discussion 21.
13. Liatsikos EN, Karnabatidis D, Katsanos K *et al.* Ureteral metal stents: 10-year experience with malignant ureteral obstruction treatment. *J Urol* 2009;182(6):2613-7.
14. Goodwin WE, Casey WC, Woolf W. Percutaneous trocar (needle) nephrostomy in hydronephrosis. *J Am Med Assoc* 1955;157(11):891-4.
15. Zimskind PD, Fetter TR, Wilkerson JL. Clinical use of long-term indwelling silicone rubber ureteral splints inserted cystoscopically. *J Urol* 1967;97(5):840-4.
16. Chang LR, Lin YH, Chang HC *et al.* Psychopathology, rehospitalization and quality of life among patients with schizophrenia under home care case management in Taiwan. *J Formos Med Assoc* 2013;112(4):208-15.
17. Yu SH, Ryu JG, Jeong SH *et al.* Predicting factors for stent failure-free survival in patients with a malignant ureteral obstruction managed with ureteral stents. *Korean J Urol* 2013;54(5):316-21.
18. Wang JY, Zhang HL, Zhu Y *et al.* Predicting the failure of retrograde ureteral stent insertion for managing malignant ureteral obstruction in outpatients. *Oncol Lett* 2016;11(1):879-83.
19. Kumar A, Mynderse L, Patel K *et al.* Ureteral obstruction in cancer patients: a qualitative study. *Psycho Oncology* 2016;25(5):605-9.
20. Monsky WL, Molloy C, Jin B *et al.* Quality-of-life assessment after palliative interventions to manage malignant ureteral obstruction. *Cardiovasc Intervent Radiol* 2013;36(5):1355-63.
21. Alawneh A, Tuqan W, Innabi A *et al.* Clinical Factors Associated with a Short Survival Time After Percutaneous Nephrostomy for Ureteric Obstruction in Cancer Patients: An Updated Model. *J Pain Symptom Manage* 2016;51(2):255-61.
22. Cordeiro MD, Coelho RF, Chade DC *et al.* A prognostic model for survival after palliative urinary diversion for malignant ureteric obstruction: a prospective study of 208 patients. *BJU Int* 2016;117(2):266-71.
23. Azuma T, Nagase Y, Oshi M. Prognostic marker for patients with malignant ureter obstruction. *Clin Genitourin Cancer* 2013;11(3):353-6.

# OBSTRUÇÃO DO TRATO URINÁRIO INFERIOR

CAPÍTULO 51

João Paulo Pretti Fantin
Roberto Dias Machado

## INTRODUÇÃO

O trato urinário inferior engloba a bexiga e uretra. Nos homens, também devemos lembrar da próstata pois, mesmo não sendo um órgão ligado à função urinária, está intimamente ligado a sintomas urinários e causas de disfunções do trato urinário. Dessa forma, a sua obstrução na abordagem emergencial se refere a um quadro de retenção urinária aguda, que é definida como a incapacidade súbita do esvaziamento vesical voluntário e satisfatório. Uma definição mais fisiológica seria a incapacidade do músculo detrusor de produzir uma pressão intravesical que supera a pressão de fechamento uretral e a sustenta para esvaziar a bexiga. Em alguns casos o paciente refere apresentar diurese, porém o volume urinado é muito pequeno, retendo grande quantidade de urina na bexiga. Outros casos podem aparecer com queixas de incontinência urinária, que seria a denominada incontinência por transbordamento ou paradoxal à obstrução. O grande problema da retenção urinária sustentada e não tratada é que pode levar a infecções urinárias, hidronefrose ou insuficiência renal aguda.

## PREVALÊNCIA

De um modo geral, a prevalência desse tipo de obstrução se dá consideravelmente em patologias benignas. A retenção urinária aguda em homens com próstatas aumentadas, fenômeno ligado à idade, supera em três vezes o risco de homens sem esse aumento. Mais de 10% dos homens na sétima e mais de 30% na oitava década de vida experimentarão esse quadro obstrutivo agudo dentro de 5 anos. Em mulheres, ocasionalmente a dificuldade urinária aparece necessitando de cateterismo intermitente temporário após cirurgias relacionadas com a incontinência.

Quando pacientes passam por procedimentos cirúrgicos, a retenção urinária aguda está presente em 15% dos procedimentos perineais para doenças anorretais. A cirurgia da coluna vertebral está relacionada com a disfunção do trato urinário inferior em 38 a 60% dos pacientes. A disfunção urinária é relatada em 8 a 54% dos pacientes submetidos à cirurgia convencional de reto. Na excisão total do mesorreto, essa taxa cai para aproximadamente 5%. Apesar dos avanços no tratamento das neoplasias urogenitais, das técnicas cirúrgicas, radioterapia e quimioterapia, ainda observamos a progressão frequente para complicações urinárias obstrutivas por causa da expansão local ou de metástases pélvicas, sendo que o câncer de colo uterino permanece como um dos principais tumores pélvicos que evolui com obstrução urinária.

Quando falamos em pacientes oncológicos, o uso de opioides faz parte da rotina da maioria desses pacientes, principalmente com a progressão da doença, e o seu uso aumenta o risco de retenção urinária, tendo sua explicação fisiopatológica ligada a vários mecanismos, dentre eles a diminuição da sensação de plenitude vesical, inibindo parcialmente a inervação parassimpática da bexiga, aumentando o tônus esfincteriano vesical via hiperestimulação simpática, conferindo maior resistência ao fluxo urinário, e pela constipação induzida por opioides.

## ETIOLOGIA

A dificuldade de esvaziamento vesical, que leva o paciente à unidade de emergência, sendo denominada como a retenção urinária aguda, na maioria das vezes é realmente causada pela obstrução do trato urinário inferior, ou seja uma obstrução mecânica, que no contexto oncológico seria mais comumente por crescimento de tumores urológicos, sendo que os tumores de próstata levam a sintomas obstrutivos somente em casos mais avançados, já os tumores vesicais podem causar obstruções inferiores pela própria extensão da massa tumoral para o colo vesical ou a obstrução por coágulos por casos de hematúrias volumosas. Os tumores de uretra e pênis, que são raros, podem obstruir a luz uretral por contiguidade tumoral. As lesões ginecológicas (vulva, vagina, útero, endométrio) também podem ser causa de obstrução do trato urinário inferior, esses mais especificamente em decorrência de sua extensão para colo vesical e uretra. Além disso, esses tumores tratados por radioterapia podem ter como sequela a cistite actínica hemorrágica, podendo causar, também, obstrução por coágulos.

Uma causa mais rara no contexto oncológico, mas que deve ser lembrada, é a dificuldade de esvaziamento da bexiga pela hipocontratilidade do músculo detrusor, que pode ser desencadeada por qualquer lesão que acometa o sistema nervoso central (SNC), mais comumente a coluna lombossacra. Tumores que acometem o SNC desde causas primárias até metástases ou progressão e/ou compressão medular podem desencadear tais disfunções miccionais neurogênicas. Além disso, a manipulação cirúrgica na região pélvica, próximo à região dos nervos pélvicos e terapias com radioterapia, também pode desencadear tal quadro.

## ACHADOS CLÍNICOS

Quando um paciente com quadro agudo de obstrução do trato urinário inferior procura a unidade de emergência, geralmente, está tomado por uma dor importante e, às vezes, insuportável, e a história clínica detalhada deve ser adiada após o procedimento de desobstrução. Neste momento, o mais importante é a liberação do fluxo de urina, e não a aplicação de analgésicos. No entanto, não deve o profissional de saúde exacerbar-se com o desconforto do paciente para evitar condições como trauma de uretra ou futura estenose causada por cateterismo sem o zelo necessário.

No caso de instalação insidiosa da obstrução a dor geralmente é menos intensa, porém com globo vesical e volume drenado muito maior, muitos casos ultrapassando 1.000 mL.

Após o procedimento de emergência, a história pregressa pode revelar a condição clínica que o levou ao quadro, avaliando a doença maligna de base, e possíveis quadros de progressão e metástases, mas também condições benignas relacionadas, doenças neurológicas, procedimentos cirúrgicos recentes, uso de medicamentos, anestésicos, ou quadros retencionistas anteriores.

Além disso, uma história específica e direcionada para o trato urinário deve ser coletada sobre os sintomas recentes, como aumento da frequência urinária, disúria, diminuição da força e do calibre do jato urinário. A hematúria pode ser a manifestação da presença de coágulos no interior da bexiga.

## EXAME FÍSICO

A inspeção pode revelar presença de massa em abdome inferior, denotando o globo vesical, cuja percussão produz um som maciço e sem timpanismo. Se a bexiga, no adulto, for palpável ou percutível, isto indica a presença de, ao menos, 400 mL de volume em seu interior. O meato uretral, tanto em homens quanto em mulheres, deve ser cuidadosamente avaliado.

Em homens, principalmente mais velhos, o toque retal deve sempre ser realizado para diagnosticar possível lesão tumoral do reto ou, próstata aumentada ou endurecida, que pode estar relacionado com o quadro retencionista, mesmo não sendo condição oncológica. Em mulheres, um exame bimanual é importante para detectar massa uterina, cervical ou outra massa ginecológica.

## EXAMES DE IMAGEM

Caso a história clínica e exame físico forem inconclusivos, ultrassonografia da pelve é o método de imagem mais fácil e prático a ser realizado para verificar a presença da distensão da bexiga. Em pacientes que relatam apresentar diurese espontânea, com suspeição para transbordamento, a avaliação do possível volume residual também auxilia no diagnóstico.

Além disso a ultrassonografia também pode identificar a presença de cálculos, coágulos, massas vesicais, próstatas aumentadas, massas ginecológicas, podendo também revelar complicações da retenção urinária, como a hidronefrose, que, nesses casos, geralmente é bilateral.

## EXAMES LABORATORIAIS

Para o diagnóstico do quadro obstrutivo agudo não há necessidade de exames laboratoriais. No entanto, estes devem ser solicitados logo após a retirada do paciente do quadro emergencial com a drenagem urinária para o manejo desses pacientes com urina tipo I que pode identificar quadro possivelmente infeccioso, juntamente com o hemograma. A ureia e a creatinina devem ser solicitadas para avaliar a repercussão do quadro obstrutivo na função renal, principalmente em quadros com aparente evolução mais insidiosa que tendem a provocar lesões mais graves com tendência à cronificação do trato urinário superior.

## TRATAMENTO EMERGENCIAL

O objetivo é estabelecer a drenagem urinária e assim amenizar o desconforto do paciente. A técnica inicial, que deve ser a primeira escolha, é o cateterismo uretral por ser um procedimento mais simples, rápido e menos mórbido. Muitos casos em que a sondagem inicial não é bem-sucedida devemos lançar mão de outros procedimentos, como a sondagem vesical guiada e, em último caso, a cistostomia suprapúbica de urgência.

### Mulheres

No caso das mulheres, raramente o manuseio da uretra feminina é um problema significativo, que tem aproximadamente 4 cm de comprimento e está localizada na linha média. Em alguns casos, o meato pode estar hipospádico, não sendo facilmente visualizado. Em outras situações de lesões vulvares ou massas que fistulizam para a vagina, além de tumores com prolapso uterino irredutível, sinéquias vaginais por cirurgias anteriores ou radioterapia, o meato também pode ser de difícil visualização. Nesses casos, deve-se colocar a ponta do dedo da mão não dominante deslizando pela parede vaginal anterior até sentir um pequeno desnível ou orifício, a partir disso desliza-se um cateter, preferencialmente de ponta *coude* (porém, pouco disponível) de 14 ou 16 Fr ao longo do dedo, assim devendo canular o meato. Alguns casos de massas uterinas com prolapso, irredutíveis, essa manobra não é possível, devendo lançar mão diretamente da cistostomia suprapúbica.

## Homens

Em homens, a cateterização uretral deve ser realizada com muito cuidado pois pode ser problemática. A lubrificação generosa é mandatória para o sucesso do procedimento. Rotineiramente, o uso de 10 a 20 mL de lidocaína gel a 2% é o mais popular lubrificante uretral e, mesmo sendo necessário 15 a 20 minutos para o efeito anestésico, os procedimentos de rotina acabam por não serem dolorosos a ponto da necessidade de espera do seu efeito total.

A sondagem uretral inicialmente deve ser realizada utilizando cateter Foley 16 ou 18 Fr. Cateteres menores podem ser necessários para uretras estreitas ou com estenoses, no entanto, o seu calibre menor proporciona menor rigidez para ultrapassar áreas com resistência e fibroses cicatriciais.

Ao manusear o pênis para inserção do instrumental, este deve ser segurado pelo seu sulco bálano-prepucial e esticado suavemente para cima, perpendicularmente ao corpo, e o cateter inserido lentamente. Ao atingir a uretra bulbar, que geralmente é sinalizada por um pouco de resistência, o pênis deve ser dobrado em direção ao escroto para alavancar a ponta do cateter pela uretra membranosa. Essa região pode ocasionar alguma dificuldade na sondagem, e caso não seja bem-sucedida o cateter de ponta *coude* que tem a curvatura apontando anteriormente pode facilitar a passagem pela uretra bulbomembranosa, porém, é pouco utilizado em nosso país.

O balonete deve ser insuflado com água destilada, com volume geralmente especificado na própria sonda, sendo geralmente entre 10 e 20 mL. Não se deve utilizar outro líquido para preenchimento, como o soro fisiológico, sob o risco de formação de cristais em seu interior, provocando impedimento na retirada da sonda. Lembrar sempre que o balonete não deve ser insuflado antes de retorno de urina pela sonda, principalmente em pacientes desacordados ou sedados, que não poderão externar os sintomas do balonete de sonda insuflado na uretra, causando desconforto intenso.

Caso os procedimentos anteriores não tenham êxito, outras técnicas podem ser utilizadas, porém são procedimentos com maiores riscos de sequelas, como perfuração da uretra, falsos trajetos, perfuração transuretral do reto, devendo ser realizados por profissionais com treinamento específico para tal.

A realização do cateterismo uretral pela colocação de um fio-guia visa obter o trajeto correto principalmente em traumatismos de tentativas anteriores sem sucesso com formação de um falso trajeto. Após o alinhamento da uretra um cateter denominado *Councill*, que é idêntico à sonda Foley, exceto por causa de um mínimo orifício em sua ponta, pode ser passado.

No caso de o trajeto uretral ser obtido com a passagem de um fio-guia, e o cateter não progredir, provavelmente, uma fibrose ou estenose uretral pode ser encontrada em razão, geralmente, de lesões uretrais anteriores. Nesta situação podem-se utilizar dilatadores uretrais ou de van Buren. Lembrando que sempre a ponta da sonda ou dilatador deve estar direcionada para a parede anterior da uretra para evitar perfuração posterior que pode atingir o reto.

Em último caso, principalmente, quando nem a passagem de um fio-guia é possível, a lesão tumoral impossibilita o acesso à uretra para a drenagem, e a condição do paciente necessitar de drenagem urinária imediata, devemos utilizar a cistostomia suprapúbica, que pode ser realizada pela técnica de punção, nos casos de pacientes sem cirurgia abdominal ou pélvica anterior, que esteja com bexiga repleta em globo vesical, e que não esteja em anticoagulação. Caso o paciente não seja elegível para a técnica por punção, deve-se realizar em sala cirúrgica a cistostomia aberta.

## MANEJO PÓS-DRENAGEM URINÁRIA

- Caso, durante o período de retenção, a bexiga apresente distensão maciça, pode ocorrer hemorragia após a descompressão. Em alguns casos, persistindo a hematúria, pode ser necessária a irrigação vesical para evitar a formação de coágulos.
- O uso de antibióticos deve ser reservado para quadro de urina com padrão infeccioso ao exame de urinálise e urocultura, particularmente se o cateterismo for de forma traumática.
- A diurese pós-obstrutiva do paciente deve ser observada caso este esteja azotêmico, sendo que a forma mais comum de diurese ocorre em decorrência da carga de ureia acumulada durante o período de retenção urinária. Após o alívio da obstrução, a liberação de excesso de ureia e água é tipicamente autolimitada dentro de 24 a 48 horas, até que a normovolemia seja atingida.

- Existe uma forma de diurese maciça pós-obstrução, potencialmente fatal, porém incomum, que causa perda de sal, que pode persistir mesmo após a melhor da volemia. Caso o paciente apresentar diurese acima de 200 mL/hora, os eletrólitos séricos, assim como a reposição de fluidos, devem ser cuidadosamente monitorados.
- Após a drenagem urinária imediata se faz necessário investigar possíveis causas de obstrução urinária caso essas não sejam evidentemente visíveis e sabidas. No caso de lesões tumorais que causam obstrução uretral ou vesical, assim que forem removidas, a micção espontânea será possível. Caso eliminada a causa obstrutiva física, e mesmo assim o paciente não apresentar diurese espontânea ou o resíduo pós-miccional estiver acentuado, acima de 150 mL, deverão ser investigadas causas de possível hipocontratilidade detrusora com o estudo urodinâmico.
- Caso não seja possível a eliminação do fator obstrutivo, em casos de tumores avançados, poderemos utilizar permanentemente cateter uretral ou suprapúbico, ou, quando possível, o cateterismo vesical limpo intermitente.

## RESUMINDO

- A obstrução urinária aguda é uma verdadeira emergência urológica, independentemente de sua etiologia.
- A drenagem da bexiga é necessária para aliviar a dor e evitar complicações, como infecção, uremia e dano renal irreversível.
- O diagnóstico é tipicamente clínico, e o tratamento de primeira escolha é a cateterização uretral.
- A colocação de cateter uretral em homens pode ser complicada, e em mulheres com massas pélvicas volumosas, sendo necessária a cistostomia suprapúbica.
- Sequelas imediatas de pós-drenagem incluem diurese pós-obstrutiva e hematúria.

## LEITURAS SUGERIDAS

Axelsen SM, Petersen LK. Urogynaecological dysfunction after radical hysterectomy. *Eur J Surg Oncol* 2006;32(4):445-9.

Dogan E, Izmirli M, Ceylan K *et al.* Incidence of renal insufficiency in cancer patients. *Adv Ther* 2005;22(4):357-62.

Fitzpatrick JM, Kirby RS. Management of acute urinary retention. *BJU Int* 2006;97(Suppl 2):16-20;discussion 21-2.

Havenga K, Enker W, McDermott *et al.* Male and female sexual and urinary function after total mesorectal excision with autonomic nerve preservation for carcinoma of the rectum. *J Am Coll Surg* 1996;182:495-502.

Jolley S. Intermittent catheterization for post-operative urine retention. *Nurs Times* 1997;93(33):46-7.

Launay-Vacher V, Izzedine H, Rey JB *et al.* Incidence of renal insufficiency in cancer patients and evaluation of information available on the use anticancer drugs in renally impaired patients. *Med Sci Monit* 2004;10(5):209-12.

Nesbakken A, Nygaard K, Bull-Njaa T *et al.* Bladder and sexual dysfunction after mesorectal excision for rectal cancer. *Br J Surg* 2000, 87:206-10.

O'Riordan JA, Hopkins PM, Ravenscroft A, Stevens JD. Patient-controlled analgesia and urinary retention following lower limb joint replacement: prospective audit and logistic regression analysis. *Eur J Anaesthesiol* 2000;17:431-5.

Ortiz V, Kiehl R. Obstrução do trato urinário causas e condutas. In: Schor N, Srougi M. *Nefrologia urologia clínica*. São Paulo: Sarvier; 1998. p. 198-204.

Pelletier J, Cyr SJ, Julien AS *et al.* Contemporary outcomes of palliative transurethral resection of the prostate in patients with locally advanced prostate cancer. *Urol Oncol* 2018;36(8):363.e7-363.e11.

Rocha LCA. Retenção urinária aguda. *Rev Assoc Med Bras* 1990;36(1):26-8.

Romero FR, Broglio M, Pires SR *et al.* Indications for percutaneous nephrostomy in patients with obstructive uropathy due to malignant urogenital neoplasias. *Int Braz J Urol* 2005;31(2):117-24.

Salehi M, Falahatkar S, Neiroomand H *et al.* Fibroepithelial congenital polyp for prostatic urethra in an adult man. *Urol J* 2009;6:301-2.

Schwab JH, Healey JH, Rose P *et al.* The surgical management of sacral chordomas. *Spine* (Phila Pa 1976) 2009;34:2700-4.

Seifter JL, Brenner BM. Obstrução do trato urinário. In: Fauci AS, Braunwald E, Kasper DL *et al. Harrison medicina interna*, 17.ed. Rio de Janeiro: McGraw-Hill; 2008. p. 1827-30.

Smith NKG, Morrant JD. Post-operative urinary retention in women: management by intermittent catheterization. *Age Ageing* 1990;19(5):337-40.

Toyonaga T, Matsushima M, Sogawa N *et al.* Postoperative urinary retention after surgery for benign anorectal disease. Potential risk factors and strategy for prevention. *Int J Colorectal Dis* 2006;21(7):676-82.

Verhamme KM, Sturkenboom MC, Stricker BH, Bosch R. Drug-induced urinary retention: incidence, management and prevention. *Drug Saf* 2008;31(5):373-88.

Vilke GM, Ufberg JW, Harrigan RA, Chan TC. Evaluation and treatment of acute urinary retention. *J Emerg Med* 2008;35:193-8.

# CISTITE HEMORRÁGICA INDUZIDA POR QUIMIOTERÁPICOS E RADIOTERAPIA

Cinthia Alcántara-Quispe
Alexandre Cesar Santos
Wesley Justino Magnabosco

## INTRODUÇÃO

A cistite hemorrágica (CH) é uma doença rara, porém, grave e representa uma condição desafiadora para o tratamento.

Definida como a presença de hematúria persistente na ausência de tumor ativo ou outras condições, como sangramento vaginal, diátese hemorrágica geral, infecções bacterianas ou fúngicas do trato urinário.[1]

A CH pode ser aguda ou crônica, e ser causada por agentes quimioterápicos, radioterapia (RT) ou exposição a produtos químicos, por exemplo, corantes ou inseticidas.[2] Na área de transplante, a CH está tipicamente associada ao transplante de células hematopoiéticas e, raramente, em receptores de órgãos sólidos.[3]

Acredita-se que um defeito na camada de glicosaminoglicano (GAG) possa ser o primeiro passo no seu desenvolvimento. Essa camada que reveste o epitélio vesical é uma barreira fisiológica contra agentes químicos e microrganismos. Uma vez lesionada ou defeituosa, a camada de GAG perde suas propriedades de barreira, tornando-se permeável e permitindo que o ciclo inflamatório e de hipersensibilização continuem.[4]

Por ser uma condição que geralmente responde inadequadamente às terapias sintomáticas usuais, a CH está associada à morbidade significativa, hospitalização prolongada e mortalidade ocasional.[5]

A CH tem um espectro de manifestações clínicas que variam desde hematúria microscópica assintomática à hematúria macroscópica profusa com coágulos, bexigoma, insuficiência renal ou mesmo instabilidade hemodinâmica e, pode ser classificada como leve, moderada ou grave de acordo com o grau de dor e quantidade de hematúria. Em casos raros, pode ser grave e ameaçar a vida, exigindo cistectomia de salvamento.[1]

## CISTITE HEMORRÁGICA INDUZIDA POR QUIMIOTERÁPICOS

A incidência relatada de CH induzida por quimioterapia varia de menos de 10 a 35%.[6,7] Pode ser induzida por uma ampla variedade de drogas quimioterápicas (Quadro 52-1), mas mais significativamente pelos compostos de oxazafosforina, ciclofosfamida[8] e ifosfamida.[9]

Esses agentes citotóxicos são usados para tratar uma ampla variedade de tumores, incluindo linfomas, leucemias, sarcomas, tumores de células germinativas, blastomas, câncer de bexiga, testículo, mama, endométrio, ovário, cervical, pulmão e de cabeça e pescoço.

A causa dos danos na bexiga tem sido associada à acroleína, um metabólito urinário da ciclofosfamida e ifosfamida. A CH pode-se apresentar em semanas ou meses após o tratamento, sendo descrita em 20 a 25% dos pacientes que recebem altas doses.[10]

Várias outras drogas quimioterápicas podem resultar em perda de GAG urotelial.[1] A BCG utilizada para tratamento do câncer de bexiga superficial

**Quadro 52-1.** Causas Relatadas de CH Induzida por Produtos Químicos

| | |
|---|---|
| **Agentes quimioterápicos** | ■ Busulfano<br>■ Ciclofosfamida<br>■ Idarrubicina<br>■ Ifosfamida<br>■ Terapia com paclitaxel-carboplatina |
| **Quimioterapia intravesical** | ■ Doxorrubicina<br>■ Epirrubicina<br>■ Mitomicina C |
| **Outros agentes terapêuticos e toxinas ambientais** | ■ BCG<br>■ Violeta de genciana<br>■ Cloridrato de cetamina<br>■ Ácido tiaprofênico<br>■ Agentes tópicos |

apresenta como efeito colateral comum a cistite, observada em 80% dos pacientes tratados, enquanto a hematúria ocorre em cerca de 20% durante o período de manutenção.[11]

## CISTITE HEMORRÁGICA INDUZIDA POR RADIOTERAPIA

A radioterapia (RT) é um fator muito importante na etiologia da CH. Pode-se manifestar a partir de 2 meses até muitos anos após o término da RT (15 anos).[1]

Pelo menos 5 a 10% das pessoas tratadas com RT pélvica para tratamento de cânceres de próstata, cervical ou cólon/reto, devem desenvolver cistite actínica ao passar dos anos.[12] No entanto, a incidência varia em diferentes séries.

Os avanços recentes na RT permitem que doses mais altas de radiação sejam aplicadas ao tumor, poupando-se em boa parte os tecidos adjacentes. No entanto, lesões em órgãos não alvo ainda são prevalentes.[12]

Os fatores de risco mais importantes da CH induzida por radiação são:[12]

- Volume de tecido tratado.
- Dose e fracionamento total da bexiga.
- Modo de entrega (RT externa e/ou braquiterapia).
- Tratamentos concomitantes.
- Radiossensibilidade do tecido da bexiga afetado.

O mecanismo patológico da cistite induzida por radiação é semelhante ao da cistite química induzida por acroleína, à medida que a radiação de alta energia causa dano na fita de DNA simples e dupla, levando à ativação de genes de reparo de dano ao DNA e à apoptose. Além disso, a radiação penetra nas camadas mais profundas do músculo da bexiga causando endarterite obliterante, resultando em um primeiro momento em isquemia e necrose, seguido de atrofia e fibrose.[13] A formação de úlceras e telangiectasias predispõe à hematúria.[14] A fibrose que é parte do processo de reparo pode levar a uma redução na capacidade da bexiga, cursando com disfunção miccional, e em casos mais graves, até a insuficiência renal por perda da complacência vesical.[15]

A lesão por radiação pode levar vários meses a muitos anos para se desenvolver, sendo em grande parte, influenciada pela dose total de radiação e do tamanho da fração.

Além da predisposição à CH, a RT também está associada à formação de tumores de bexiga ao longo de anos, e atribuir a hematúria exclusivamente à cistite hemorrágica pode retardar o diagnóstico de possível tumor secundário radioinduzido. Desta forma, toda hematúria em paciente submetido previamente à RT merece propedêutica com cistoscopia.

## TRATAMENTO

A abordagem inicial do paciente com hematúria requer uma anamnese detalhada em busca do possível agente etiológico, coleta de exames de hemograma, coagulograma e tipagem sanguínea (busca de discrasias sanguíneas e avaliação da necessidade ou não de transfusão). Exame físico dirigido em busca de bexigoma deve ser realizado com a finalidade de sondagem vesical imediata. Reposição volêmica deve ser iniciada de imediato quando houver instabilidade hemodinâmica. Caso a condição clínica do paciente permita, medidas mais conservadoras deverão ser adotadas, estando listadas a seguir:[16]

1. **Sondagem vesical de demora com sonda de 3 vias (Owens) mais irrigação com solução salina.**

    Abordagem inicial em todo paciente com hematúria. Sonda de Owens a mais grossa possível (20, 22 ou 24 Fr) tolerada pelo paciente deve ser utilizada com o objetivo de não haver obstrução por coágulos. Sonda finas geralmente obstruem e são causas de dor e bexigoma. Tentativa inicial de remoção de coágulos com instilação de soro fisiológico em seringa de 60 mL (bico cateter), seguido de aspiração a qual pode ser tentada à beira do leito, sendo efetiva em algumas ocasiões. A instilação de solução fisiológica gelada tem efeito de vasoconstrição local ajudando na hemostasia. Além disso o fluxo contínuo de solução evita a formação de coágulos e a distensão da bexiga, o que predispõe a mais sangramentos.

2. **Instilação de ácido aminocaproico (Ipsilon®), de sais de alumínio (Alumen®) ou de pentosano polissulfato de sódio (Elmiron®).**

    O ácido aminocaproico é um agente antifibrinolítico que atua por inibição do urofibrinogênio e que promove uma maior adesão do coágulo no local do sangramento. Pode ser usado por via parenteral (maior parte da excreção se dá por via urinária) ou por instilação tópica em soro fisiológico à beira do leito. O ácido aminocaproico provou ser bem-sucedido em alguns estudos de casos com CH intratável, a maioria dos quais era radioinduzida ou por ciclofosfamida. Nenhum efeito colateral foi observado.[17] No entanto, a aplicação endovenosa pode resultar na formação de coágulos grandes e duros, difíceis de remoção. Esses coágulos podem causar sangramento do trato superior, síndrome do coágulo retido ou dificuldade para realizar a evacuação cirúrgica dos coágulos.[17] A instilação intravesical mostrou os mesmos benefícios locais sem apresentar as desvantagens da aplicação endovenosa.[16]

    O Alumen realiza a cauterização química da bexiga de maneira prática à beira do leito sem a necessidade de anestesia. A solução de 1% de potássio de alumínio diluída em água estéril deve ser instilada continuamente na bexiga. O alumínio se adere à mucosa vesical, melhorando o processo inflamatório e diminuindo o sangramento.[16]

O pentosano polissulfato de sódio é um glicosaminoglicano semissintético, similar à heparina com propriedades anticoagulantes e efeitos fibrinolíticos.[5] Este tratamento teve algum sucesso em pequenas séries e relatos de caso, no tratamento de pacientes que desenvolveram CH secundário à RT ou terapia com ciclofosfamida.[18]

A instilação desses agentes deve ser feita na ausência de coágulos vesicais.

3. **Evacuação cirúrgica de coágulos e cauterização.**

   Em casos de coágulos intravesicais que não puderam ser removidos à beira do leito ou em casos de bexigoma, a abordagem seguinte deverá ser a realização de procedimento anestésico seguido de evacuação cirúrgica de coágulos. Por meio de visualização direta da bexiga, os coágulos são removidos com evacuador de Ellick, e os pontos de sangramentos são, em seguida, cauterizados com auxílio de bisturi elétrico ou de *laser*.

4. **Formolização.**

   Estando o paciente anestesiado com a bexiga sem coágulos, instila-se solução de formol a 4% em um volume igual à metade da capacidade máxima da bexiga a cada 10 minutos. Repete-se a manobra por quatro vezes instalando-se irrigação com solução salina ao final. O Formol causa efeito quase que imediato pois se adere à mucosa, hidrolisando as proteínas e coagulando o tecido superficial da mucosa da bexiga. É reservado para CH grave e intratável.[1] Contraindicações são refluxo vesicoureteral ou suspeita de perfuração vesical. Trata-se de medida de exceção e pode levar à contração e fibrose da bexiga.[16]

5. **Terapia com oxigênio hiperbárico.**

   A terapia com oxigênio hiperbárica (OHB) tem sido utilizada em estudos de caso para o manejo de CH rádio e quimioinduzidas. A câmara de oxigênio hiperbárica fornece 100% de oxigênio a pressões de 2 atmosferas, em que a hemoglobina é totalmente saturada, e o oxigênio é dissolvido em níveis muito altos no plasma sanguíneo, proporcionando benefícios terapêuticos, como o aumento da angiogênese e da atividade dos fibroblastos nos tecidos desvitalizados.[19]

   A OHB é um tratamento demorado, requerendo sessões de 90 minutos pelo menos 5 dias da semana, com taxas de resposta relatadas variáveis (27 a 92%) e taxas de recorrência relativamente altas (8 a 63%).[13,20]

   A maioria dos estudos foi feita em pacientes com cistite induzida por RT, porém, há vários relatos de casos recentes sobre o uso de OHB no manejo da CH induzida por ciclofosfamida. Davis *et al.* relataram a completa remissão da hematúria em 100% dos seus pacientes após 14 a 40 tratamentos sem complicações.

## Manejo Cirúrgico da Cistite Hemorrágica Refratária

Nos casos em que os tratamentos descritos anteriormente não foram capazes de controlar a hematúria, a intervenção cirúrgica pode ser o tratamento de última instância, porém, com alta morbidade e mortalidade.[1,2,15]

Várias opções podem ser empregadas:

- Embolização seletiva da artéria vesical ou ligadura das artérias ilíacas internas.
  - Procedimento feito com o emprego de arteriografia sob bloqueio local com uso de gelfoam, micropartículas ou espirais para ocluir os vasos sangrantes. Na CH induzida pela RT os resultados são inferiores.
- Derivações urinárias.
  - Por meio da nefrostomia percutânea por punção, conduto ileal (Bricker) ou ureterostomia cutânea é retirado o fluxo urinário da bexiga. Sem a passagem de urina pela bexiga, na maioria das vezes, ocorre remissão do sangramento.
- Cistectomia de salvamento.
  - Última proposta de tratamento para sangramentos profusos, que colocam em risco a vida do paciente. Geralmente apresentam grande morbimortalidade, sendo a via de derivação urinária preferida o uso de ureterostomia cutânea bilateral e, em alguns casos, o conduto ileal a Bricker.[21]

## REFERÊNCIAS BIBLIOGRÁFICAS

1. Payne H, Adamson A, Bahl A *et al.* Chemical- and radiation-induced haemorrhagic cystitis: current treatments and challenges. *BJU Int* 2013;112(7):885-97.
2. Manikandan R, Kumar S, Dorairajan LN. Hemorrhagic cystitis: a challenge to the urologist. *Indian J Urol* 2010;26(2):159-66.
3. Hassan Z. Management of refractory hemorrhagic cystitis following hematopoietic stem cell transplantation in children. *Pediatr Transplant* 2011;15(4):348-61.
4. Bassi PF, Costantini E, Foley S, Palea S. Glycosaminoglycan therapy for bladder diseases: emerging new treatments. *Eur Urol Suppl* 2011;10(6):451-9.
5. Decker DB, Karam JA, Wilcox DT. Pediatric hemorrhagic cystitis. *J Ped Urol* 2009;5(4):254-64.

6. Tsuboi K, Kishi K, Ohmachi K et al. Multivariate analysis of risk factors for hemorrhagic cystitis after hematopoietic stem cell transplantation. *Bone Marrow Transplant* 2003;32(9):903-7.
7. Carpenter P, Marshall G, Giri N et al. Allogeneic bone marrow transplantation for children with acute lymphoblastic leukemia conditioned with busulfan, cyclophosphamide and melphalan. *Bone Marrow Transplant* 1996;18(3):489-94.
8. Le Guenno G, Mahr A, Pagnoux C et al. Incidence and predictors of urotoxic adverse events in cyclophosphamide-treated patients with systemic necrotizing vasculitides. *Arthritis Rheum* 2011;63(5):1435-45.
9. Lima MV, Ferreira FV, Macedo FY et al. Histological changes in bladders of patients submitted to ifosfamide chemotherapy even with mesna prophylaxis. *Cancer Chemother Pharmacol* 2007;59(5):643-50.
10. Emadi A, Jones RJ, Brodsky RA. Cyclophosphamide and cancer: golden anniversary. *Nat Rev Clin Oncol* 2009;6(11):638-47.
11. Lamm D, Persad R, Colombel M, Brausi M. Maintenance bacillus Calmette-Guérin: the standard of care for the prophylaxis and management of intermediate-and high-risk non–muscle-invasive bladder cancer. *Eur Urol Suppl* 2010;9(9):715-34.
12. Smit SG, Heyns CF. Management of radiation cystitis. *Nat Rev Urol* 2010;7(4):206-14.
13. Vilar DG, Fadrique GG, Martin I et al. Hyperbaric oxygen therapy for the management of hemorrhagic radio-induced cystitis. *Arch Esp Urol* 2011;64(9):869-74.
14. Neheman A, Nativ O, Moskovitz B et al. Hyperbaric oxygen therapy for radiation-induced haemorrhagic cystitis. *BJU Int* 2005;96(1):107-9.
15. Zwaans BM, Nicolai HG, Chancellor MB, Lamb LE. Challenges and opportunities in radiation-induced hemorrhagic cystitis. *Rev Urol* 2016;18(2):57-65.
16. Cury J, Simonetti R, Srougi M. *Urgências em urologia*. São Paulo: Sarvier. 1999.
17. Singh I, Laungani GB. Intravesical epsilon aminocaproic acid in management of intractable bladder hemorrhage. *Urology* 1992;40(3):227-9.
18. Duthie G, Whyte L, Chandran H et al. Introduction of sodium pentosan polysulfate and avoidance of urethral catheterisation: Improved outcomes in children with haemorrhagic cystitis post stem cell transplant/chemotherapy. *J Pediatr Surg* 2012;47(2):375-9.
19. Capelli-Schellpfeffer M, Gerber GS. The use of hyperbaric oxygen in urology. *J Urol* 1999;162(3 Pt 1):647-54.
20. Oliai C, Fisher B, Jani A et al. Hyperbaric oxygen therapy for radiation-induced cystitis and proctitis. *Int J Radiat Oncol Biol Phys* 2012;84(3):733-40.
21. Fazili T, Bhat TR, Masood S et al. Fate of the leftover bladder after supravesical urinary diversion for benign disease. *J Urol* 2006;176(2):620-1.

# Parte XI  Emergências Neurológicas

# ALTERAÇÃO DO ESTADO MENTAL NO PACIENTE GRAVE

Carlos Roberto de Almeida Junior
Fabiano de Melo Peixoto

## INTRODUÇÃO

Alteração do nível de consciência é condição patológica potencialmente fatal e, portanto, frequentemente encontrada em unidades de emergência.[1] Pode ser ocasionada por lesão encefálica primária ou secundariamente por falência de órgãos, choque, sepse ou ressuscitação cardiopulmonar.[2] Lesão cerebral preexistente torna o paciente mais suscetível ao agravamento de seu estado crítico em decorrência de variações fisiológicas de outros órgãos. O diagnóstico diferencial da alteração do nível de consciência é amplo,[3] e a identificação precisa do desarranjo fisiológico subjacente é essencial para o correto manejo e a restauração homeostática do paciente. Os pacientes que sobrevivem apresentam índices elevados de sequela neurológica e dependência funcional.

## TERMINOLOGIA

O intercambiamento de nomenclaturas distintas – que se referem a fisiopatologias diversas – reflete a subjetividade com que o comportamento responsivo do paciente é avaliado, o que constitui empecilho para determinar a severidade da condição clínica, discernir entre múltiplos diagnósticos, inferir possível prognóstico e auxiliar na comunicação entre prestadores de serviços médicos e paramédicos.[4] A seguir, delinearemos os termos comumente utilizados na prática.[1,3,4]

- *Consciência:* a definição precisa de consciência ainda é motivo de debates filosófico e científico;[5] operacionalmente, podemos descrevê-la por meio de dois componentes: nível e conteúdo de consciência.[3,6,7] Nível de consciência reflete a capacidade para despertar, gerida por estruturas do tronco encefálico; é o grau de alerta e de resposta a estímulos ambientais,[6] comumente alterado por lesões difusas ou extensas. Conteúdo representa o caráter subjetivo da experiência, a percepção fenomenológica de si e do ambiente circunjacente,[5] verificada pelas respostas afetiva e cognitiva do paciente,[3] cujo prejuízo se deve a lesões focais, especialmente frontoparietais;[5] pode ser avaliado por respostas comportamentais, como movimento de perseguição ocular e resposta a solicitações verbais. Dependendo da condição clínica, ambos os componentes apresentam correlação linear ou estão dissociados.
- *Sonolência:* trata-se de estado em que o paciente apresenta inatenção e requer estímulos leves para despertar.
- *Letargia:* é o estado em que o paciente apresenta episódios espontâneos de sono durante o dia, sendo frequentemente encontrado em casos de infecção e abuso de medicamentos.
- *Obnubilação:* é o estado em que o paciente apresenta alentecimento em resposta aos estímulos ambientais, em razão da moderada redução no grau de alerta e atenção.
- *Estupor:* palavra de origem latina que significa "atordoamento", é o estado de alteração de consciência em que o paciente somente é desperto por estímulos vigorosos e contínuos; mesmo desperto, suas funções cognitivas estão comprometidas.
- *Coma:* palavra cuja origem grega significa "sono profundo", é o estado em que o paciente se encontra de olhos fechados, não exibe comportamento voluntário ou qualquer atividade propositadamente direcionada, não pode ser despertado a fim de responder adequadamente a estímulos do ambiente e não exibe ciclos de sono-vigília.[8] Pouquíssimos pacientes com dano prosencefálico severo permanece em coma, com olhos fechados.[3] Após período variável entre 10 a 30 dias, o paciente pode apresentar inúmeros desfechos: óbito ou diferentes graus de distúrbio de consciência (mínimo estado de consciência, estado vegetativo, recuperação).[7]
- *Cativeiro:* estado em que o paciente apresenta paralisia dos quatro membros e dos nervos cranianos, em decorrência de lesão do tronco encefálico, embora mantenha preservado o controle da movimentação vertical dos olhos e a abertura e o fechamento das pálpebras.

- *Mínimo estado consciente:* é o estado em que o paciente exibe severo comprometimento de consciência, com mínima evidência comportamental de ciência de si e do ambiente.
- *Estado vegetativo ou síndrome do despertar não responsivo:* trata-se do estado em que há recuperação do ciclo de sono-vigília, verificada pela abertura dos olhos, em paciente que se mantém irrespondível a solicitações, sem evidências discerníveis de consciência de si e do meio ambiente. Torna-se capaz de respirar sem auxílio e exibe movimentos automáticos.[9] Apesar de indicar disfunção severa de consciência, alguns pacientes se recuperam.[6]
- *Encefalopatia:* síndrome de disfunção cerebral global, de início subagudo, decorrente de distúrbios sistêmicos, marcada por sintomas inespecíficos (convulsões, tremores, rigidez muscular), de predomínio cognitivo (desorientação, sonolência, estupor, coma). Decorre provavelmente de acúmulos de neurotoxinas no neocórtex ou no sistema reticular ativador ascendente, causando, entre outros, prejuízo na capacidade de despertar.[1]
- *Delirium:* síndrome de transtorno mental de instalação aguda, de caráter flutuante, caracterizada por distúrbio de consciência, inabilidade para alocar recursos atencionais, distúrbios cognitivos e de percepção, causados provavelmente por desequilíbrios na sinalização sináptica moduladora da cognição, do humor e do comportamento.[1,3] Contribuem para sua deflagração a presença de dor, distúrbios cognitivos prévios e condições do ambiente em que o paciente se encontra (níveis de ruído, intensidade de luz).[1]

Por descrever ampla gama de respostas comportamentais, muitas vezes superponíveis, recomenda-se que, em vez de empregar termos imprecisos, o profissional descreva o estado do paciente a partir das respostas verificadas e os estímulos que foram realizados.[3]

## NEUROANATOMIA E FISIOPATOLOGIA DOS ESTADOS ALTERADOS DE CONSCIÊNCIA

Alterações do estado mental correlacionam-se com alterações estruturais, metabólicas e/ou funcionais de circuitos talamocorticais e corticocorticais (especialmente frontoparietais).[10] A gravidade do dano correlaciona-se com a severidade do quadro clínico do paciente.[10]

A regulação do comportamento consciente depende de ação coletivamente organizada de estruturas corticais e subcorticais.[11] Os componentes corticais incluem as principais áreas de processamento superior heteromodal (córtex frontal medial, córtex frontal lateral, córtex frontal orbital, ínsula anterior, cíngulo anterior, cíngulo posterior, córtex parietal medial e região temporoparietal); os componentes subcorticais incluem tálamo, hipotálamo, gânglios basais, cerebelo, amígdala e o sistema reticular ativador ascendente (SRAA).[12] Duas categorias de lesões podem causar alterações do estado mental:[3]

a) *Lesões com **efeitos compressivos:*** as lesões compressivas promovem desvios de tecido neural (herniações), distorções do SRAA ou de seus alvos ou elevações de pressão intracraniana a ponto de comprometer o fluxo sanguíneo cerebral ou ocasionar isquemia.
b) *Lesões com **efeitos destrutivos:*** doenças infecciosas, alterações metabólicas ou privações de substrato metabólico (glicose, oxigênio) ocasionam lesões destrutivas que podem acometer difusamente o SRAA, o córtex cerebral ou a substância branca.

## DIAGNÓSTICO DIFERENCIAL

- *Lesões supratentoriais (hemisférios cerebrais e diencéfalo):* acidentes vasculares encefálicos, hemorragias subdurais, hemorragias subaracnoides, tromboses venosas, abscessos, neoplasias primárias ou metastáticas, traumatismo cranioencefálico.
- *Lesões infratentoriais (cerebelo e tronco encefálico):* acidentes vasculares, hemorragias, abscessos, neoplasias.
- *Causas metabólicas-infecciosas:* insultos hipóxicos-isquêmicos, hipoglicemia, encefalopatia hepática, encefalopatia urêmica, encefalopatia associada à sepse, encefalopatia hipoglicêmica ou hiperglicêmica, encefalopatia hiponatrêmica ou hipernatrêmica, intoxicações exógenas, distúrbios endocrinológicos, desnutrição, encefalite herpética.

## ABORDAGEM GERAL DO PACIENTE

Importa ressaltar que, até o momento, não há exame padrão ouro para avaliar quantitativa e/ou qualitativamente a consciência, especialmente nos pacientes não comunicativos, a despeito da evolução tecnológica que inclui distintas modalidades de ressonância magnética e de registros eletroencefalográficos.[7,13] A história clínica deve enfocar início dos sintomas, presença de comorbidades, uso de medicações e antecedentes de trauma.

## ABORDAGEM NEUROLÓGICA DO PACIENTE

O principal elemento na determinação da natureza da alteração do estado mental do paciente é o exame neurológico.[3] Devem ser avaliados:

1. *Abertura ocular:* espontânea, após estímulo verbal ou doloroso, ausente.
2. *Reações pupilares:* presentes, ausentes ou assimétricas.

3. *Resposta verbal:* discurso orientado, confuso, inapropriado, incompreensível ou ausente.
4. *Respostas motoras:* avaliação das respostas motoras compreende a determinação do tônus muscular e das respostas eliciadas pelo comando verbal ou por estímulos dolorosos (resposta normal, retirada ou localização de estímulo, resposta flexora ou extensora anormais, ausência de resposta).
5. *Padrão respiratório:* padrões anormais de respiração oferecem pistas relacionadas com as causas da alteração do estado mental:[4]
   - Respiração de Cheyne-Stokes: padrão respiratório em que há oscilação lenta entre hiperventilação e hipoventilação, intercalados por períodos de apneia; relaciona-se com as encefalopatias metabólicas, intoxicações ou com lesões hemisféricas bilaterais, diencefálicas ou da região superior da ponte.
   - Hiperventilação central: caracteriza-se por frequência respiratória elevada (entre 40 e 70 por minuto) e constante, decorrente de lesão da formação reticular situada na porção distal do mesencéfalo e nas porções proximal e média da ponte.
   - Respiração apnêustica: consiste em respiração profunda com pausa de 2 a 3 segundos no final da inspiração, por causa de lesões em região dorsomedial da metade inferior da ponte.
   - Respiração atáxica: consiste em padrão respiratório irregular (frequência, ritmo e amplitude) em que movimentos profundos e superficiais podem-se alternar, em decorrência de lesões incompletas da região dorsomedial do bulbo.

Apesar de suas limitações,[14] principalmente quando os pacientes estão sob intubação, a **escala de coma de Glasgow** (ECGl), ainda é a mais usada na prática clínica para avaliar o nível de consciência e facilitar a comunicação entre profissionais.[4]

Confusão e desorientação mental precedendo o surgimento do estupor e do coma geralmente ocorre na **encefalopatia metabólica**. Não costuma haver alterações motoras (respostas flexora ou extensora anormais) localizatórias; quando ocorrem, geralmente são alterações simétricas. Achados frequentes são mioclonias, asterixe e tremores; podem ocorrer crises convulsivas.

**Encefalopatia associada à sepse** (EAS) é causa negligenciada de alteração do estado mental em pacientes críticos.[15] Trata-se de síndrome de disfunção cerebral difusa (agitação, confusão ou sonolência, estupor e coma), de prevalência variável (8 a 70%),[16] relacionada com os efeitos da inflamação sistêmica na perfusão cerebral e na atividade neuronal, sem evidências clínicas ou laboratoriais de infecção encefálica primária ou de outros tipos de encefalopatia.[15,17] Os pacientes não apresentam sinais localizatórios, e o quadro clínico pode-se iniciar em estágios precoces da infecção. Podem ocorrer disfunções neuroendócrinas e autonômicas; mioclonias, asterixe e convulsões são menos frequentes em relação às outras encefalopatias metabólicas.[15] Não há marcadores específicos para a síndrome; após avaliação neurológica adequada, o médico intensivista deverá avaliar a fonte primária de infecção e a gravidade do quadro, por meio de análise do painel metabólico, do líquido cefalorraquidiano e de exames como ecocardiograma, tomografia e culturas.

## NEUROIMAGEM

O aspecto fundamental do exame de imagem, além do auxílio diagnóstico quanto à etiologia da alteração do estado mental, é detectar prontamente lesão passível de correção cirúrgica.[18] O exame de tomografia computadorizada (TC) é rápido, menos suscetível a artefatos de movimento e eficaz para identificar eventos, como isquemias e hemorragias. A ressonância magnética (RM) apresenta imagens de melhor qualidade (especialmente em relação à fossa posterior, em comparação à TC) e é mais sensível na identificação de patologias estruturais.[4] A RM pode também evidenciar de modo mais preciso a severidade e a extensão das regiões encefálicas lesionadas.[18] A escolha entre um e/ou outro dependerá do contexto clínico.

## FERRAMENTAS DIAGNÓSTICAS AUXILIARES

### Punção Lombar

A coleta de líquido cefalorraquidiano (LCR) é especialmente importante se houver suspeita de etiologia infecciosa como responsável pela alteração do estado mental.[4] Devem ser obtidas amostras para contagem e quantificação celular, avaliação da composição bioquímica (glicose e proteína), realização de cultura e reação em cadeia da polimerase (PCR) para amplificação de DNA de organismos patogênicos.

### Eletroencefalograma (EEG)

Trata-se de exame particularmente útil, quando a história clínica dos pacientes com alteração do estado mental não pode ser obtida. A monitorização contínua em UTI possibilita a avaliação do tratamento anticonvulsivante, auxilia no diagnóstico do estado de mal epiléptico não convulsivo[4] e na determinação da etiologia de outras encefalopatias (sedação medicamentosa excessiva, encefalopatia hepática ou urêmica, encefalite infecciosa).

## REFERÊNCIAS BIBLIOGRÁFICAS

1. Behrouz R, Godoy DA, Azarpazhooh MR, Di Napoli M. Altered mental status in the neurocritical care unit. *J Crit Care* 2015;30(6):1272-7.
2. Wijdicks EF, Kramer AA, Rohs T Jr et al. Comparison of the Full Outline of UnResponsiveness score and the Glasgow Coma Scale in predicting mortality in critically ill patients. *Crit Care Med* 2015;43(2):439-44.
3. Posner JB, Saper CB, Schiff ND, Plum F. *Plum and Posner's diagnosis of stupor and coma*. 4 th ed. Oxford: Oxford University Press; 2007.
4. Riggeal BD, Waked CS, Okun MS. Diagnosis and Treatment of Altered Mental Status. In: Layon A, Gabrielli A, Friedman W (Eds.). *Textbook of Neurointensive Care*. London: Springer; 2013. p. 521-40.
5. Di Perri C, Stender J, Laureys S, Gosseries O. Functional neuroanatomy of disorders of consciousness. *Epilepsy Behav* 2014;30:28-32.
6. Laureys S. The neural correlate of (un)awareness: lessons from the vegetative state. *Trends Cogn Sci* 2005;9(12):556-9.
7. Blume C, Del Giudice R, Wislowska M et al. Across the consciousness continuum-from unresponsive wakefulness to sleep. *Front Hum Neurosci* 2015;9:105.
8. Overgaard M. How can we know if patients in coma, vegetative state or minimally conscious state are conscious? *Prog Brain Res* 2009;177:11-9.
9. Gosseries O, Bruno MA, Chatelle C et al. Disorders of consciousness: what's in a name? *NeuroRehabilitation* 2011;28(1):3-14.
10. Lant ND, Gonzalez-Lara LE, Owen AM, Fernández-Espejo D. Relationship between the anterior forebrain mesocircuit and the default mode network in the structural bases of disorders of consciousness. *Neuroimage Clin* 2015;10:27-35.
11. Blumenfeld H. Neuroanatomical basis of consciousness. In: Laureys S, Tononi G, Gosseries O, Boly M. *The neurology of Consciousness*, 2nd ed. San Diego: Academic Press; 2016. p. 3-30.
12. Mesulam MM (Ed.). *Principles of behavioral and cognitive neurology*. 2nd ed. Oxford: Oxford University press; 2000. 540 p.
13. Kondziella D, Friberg CK, Frokjaer VG et al. Preserved consciousness in vegetative and minimal conscious states: systematic review and meta-analysis. *J Neurol Neurosurg Psychiatry* 2016;87(5):485-92.
14. The Brain Trauma Foundation. The American Association of Neurological Surgeons. The Joint Section on Neurotrauma and Critical Care. Glasgow coma scale score. *J Neurotrauma* 2000;17(6-7):563-71.
15. Chaudhry N, Duggal AK. Sepsis Associated Encephalopathy. *Adv Med* 2014;2014:762320.
16. Zhang QH, Sheng ZY, Yao YM. Septic encephalopathy: when cytokines interact with acetylcholine in the brain. *Mil Med Res* 2014;(1):20.
17. Hosokawa K, Gaspard N, Su F et al. Clinical neurophysiological assessment of sepsis-associated brain dysfunction: a systematic review. *Crit Care* 2014;18(6):674.
18. Sharma P, Eesa M, Scott JN. Scott, Toxic and acquired metabolic encephalopathies: MRI appearance. *AJR Am J Roentgenol* 2009;193(3):879-86.

# ESTADO DE MAL EPILÉPTICO

Carlos Roberto de Almeida Junior

## INTRODUÇÃO

O Estado de mal epiléptico (EME) é condição reconhecida há mais de dois mil anos. Em um artefato babilônico, que se encontra no museu de Londres, há registro de crises convulsivas que se prolongam perigosamente ou que se sucedem sem a recuperação da consciência do indivíduo que fora acometido: "se o demônio recai sobre ele muitas vezes num mesmo dia, ou ele o possuir por 7 vezes, sua vida será poupada; se o demônio recair sobre ele por 8 vezes sua vida não será poupada".[1]

EME é a segunda emergência neurológica mais frequente,[2] cuja mortalidade global pode atingir 30%[3] – nos casos de EME refratário, quando não há resposta às medicações antiepilépticas de primeira linha, os índices são mais elevados, podendo chegar até 60%. Pico de incidência em crianças menores que um ano de idade e idosos com mais de 60 anos de idade.

EME foi definido pela Neurocritical Care Society desta forma: ocorrência de crises convulsivas clínicas e/ou eletroencefalográficas contínuas, ou crises recorrentes sem a recuperação do nível de consciência basal entre as crises, por 5 minutos ou mais.[4] Em 2015, foi proposta uma definição operacional mais abrangente[5] pela International League Against Epilepsy, pois além de indicar o momento adequado para o início do tratamento, também enfatiza as possíveis morbidades associadas ao controle inadequado do evento: EME é condição resultante ou da falência dos mecanismos responsáveis pela cessação da crise, ou da ocorrência de mecanismos que conduzem a crises anormalmente prolongadas (duração maior que **5 minutos** para crises generalizadas, maior que **10 minutos** para crises focais com alterações de consciência, maior que **10-15 minutos** para crises de ausência); pode ter consequências de longo prazo para o paciente, decorridos **30 minutos** para crises generalizadas ou **60 minutos** para crises focais, e que incluem: dano neuronal, alterações de redes neuronais ou até mesmo morte neuronal, a depender do tipo e da duração das crises.[6]

## CLASSIFICAÇÃO

EME pode ser classificado com base na semiologia das crises, na etiologia, em alterações no eletroencefalograma (EEG) ou na idade do paciente. Em termos operacionais, podemos utilizar uma classificação mais objetiva:

a) EME convulsivo.
b) EME não convulsivo: 14% dos casos;[7] paciente apresenta variações no nível de consciência, associadas a alterações de EEG, sem apresentar comportamento convulsivo clinicamente evidente.
c) EME refratário.

## ETIOLOGIA

As principais causas são:

- Suspensão abrupta de medicação anticonvulsivante.
- Baixa concentração sanguínea de medicação anticonvulsivante.
- Tumores cerebrais.
- Abstinência alcoólica.
- Doença cerebrovascular (acidentes vasculares encefálicos isquêmicos ou hemorrágicos).
- Hipoglicemia.
- Infecção sistêmica.
- Infecção do sistema nervoso central.
- Lesões traumáticas do sistema nervoso central.
- Neurotoxicidade medicamentosa (cocaína, antibióticos, como cefalosporinas e quinolonas; e agentes quimioterápicos, como bevacizumabe, cisplatina, metotrexato).

EME secundário a tumor cerebral corresponde a 4-12% dos casos.[8] Marcuse et al.,[9] em estudo retrospectivo que avaliou EME não convulsivo, encontraram apenas 2% de pacientes portadores de tumores cerebrais. Dentre os tumores cerebrais, os mais comumente associados à epilepsia – portanto, com maiores chances de desenvolverem EME, são:[10]

- Tumores glioneurais (gangliogliomas e tumores neuroepiteliais disembrioplásticos – DNETs): 70-80% dos pacientes apresentam crises convulsivas.

- Gliomas de baixo grau (astrocitomas e oligodendrogliomas grau II da Organização Mundial da Saúde): 60-75% dos pacientes apresentam crises convulsivas.

Os pacientes portadores de metástases cerebrais são menos propensos a apresentarem crises convulsivas (25% dos casos); as metástases de melanoma e de neoplasias primárias do pulmão são as mais propensas a manifestar convulsões (67 e 29%, respectivamente).[10]

## FISIOPATOLOGIA

A fisiopatologia do EME envolve modificações estruturais, tanto em distribuição, quanto em composição, dos receptores para os neurotransmissores. Tais eventos acarretam crises autossustentáveis e resultam em redução de efetividade das medicações comumente utilizadas nos estágios iniciais do EME.[11]

### Efeitos Cerebrais

Em termos neuronais, ocorre diminuição de densidade sináptica de receptores do tipo GABA-A, por mecanismos de internalização ainda não completamente elucidados, e subsequente perda de mecanismos de inibição sináptica mediados pelo sistema inibitório mediado por GABA;[12] simultaneamente, ocorre aumento dos mecanismos excitatórios mediados pelos receptores N-metil-D-aspartato (NMDA), que facilitam a despolarização neuronal na presença de glutamato a partir do aumento de influxo celular de cálcio. Crises prolongadas induzem a expressão e o acúmulo de receptores NMDA em membrana pós-sináptica, o que aumenta a excitabilidade neural.[13]

Quebra da barreira hematoencefálica, ocasionada pela atividade epiléptica paroxística e prolongada ou por insulto neurológico, possibilita a entrada de células e moléculas (p. ex.: leucócitos e albumina) capazes de ativar astrócitos e micróglia e promover a produção de citocinas pró-convulsivas (interleucina 1β, interleucina 6, ciclo-oxigenase-2, fator de necrose tumoral), contribuindo para a epileptogênese.[11] A cascata inflamatória, atuando como neuromoduladora, culmina na redução do limiar convulsivo das redes neuronais a inúmeros fatores, como infecções e autoimunidade.[14]

Nas fases iniciais do EME, persiste acoplamento metabólico (alta taxa de extração de oxigênio e elevada demanda por glicose) com a dinâmica vascular encefálica (aumento do fluxo sanguíneo cerebral). Se as convulsões persistirem, a relação hemodinâmica-metabólica fica desequilibrada, ocorrem hipóxia tecidual e metabolismo anaeróbico, com elevação da pressão intracraniana.

### Efeitos Sistêmicos

Inúmeras alterações sistêmicas resultam das contrações musculares generalizadas e excessivas (hipertermia, elevação de potássio sérico, rabdomiólise) e de prejuízo das funções respiratórias, com hipóxia e acidose respiratória. Crises prolongadas aumentam o consumo celular de oxigênio e glicose, deflagrando mecanismos para tentar compensar extremas demandas metabólicas: alterações de pressão arterial, taquicardia, hiperglicemia, vasoconstrição periférica e aumento do fluxo sanguíneo cerebral. Ocorre aumento do metabolismo anaeróbico, com elevação do lactato e acidose metabólica. Progressivamente, tais mecanismos entram em falência, ocasionando até mesmo colapso cardiocirculatório.[15]

## DIAGNÓSTICO

O diagnóstico é basicamente clínico. Entretanto, as manifestações clínicas estereotipadas de crises persistentes podem-se tornar progressivamente mais sutis, especialmente após administração de medicações antiepilépticas – 14 a 20% dos pacientes tratados evoluem para EME não convulsivo,[2] daí a importância da monitorização contínua por EEG (EEGc). EEGc está indicado quando houver alteração de nível de consciência persistente pós-crise, oscilação do nível de consciência sem nova lesão aguda, ou quando houver necessidade de paralisia muscular farmacológica.[16]

Exames de imagens podem indicar alteração estrutural subjacente, mas não devem retardar início do tratamento. A ressonância magnética (RM) oferece mais detalhes anatômicos das estruturas encefálicas; no entanto, a tomografia computadorizada (TC) é mais rápida e mais adequada para visualizar a presença de sangue.[17] A TC é capaz de identificar lesões cerebrais neoplásicas e edema vasogênico, sendo exame de escolha em situações de urgência-emergência. Conforme as circunstâncias clínicas, se houver suspeita de meningite, pode-se realizar punção lombar.

## DIAGNÓSTICO DIFERENCIAL

Condições que devem ser incluídas no diagnóstico diferencial são: distúrbios de movimento, mioclonias pós-anóxia, anormalidades posturais (decorticação ou descerebração) secundárias à herniação cerebral, pseudocrises, encefalopatias tóxico-metabólicas-infecciosas.

## ABORDAGEM

EME é emergência tempo-dependente, não só pela morbimortalidade, mas também porque a própria eficácia do tratamento diminui, conforme o tempo passa e as crises persistem.[18]

Obtenha a história clínica com os familiares ou com a equipe que prestou assistência inicial; realize exame neurológico rápido e objetivo; ofereça suporte básico para garantir e proteger a via aérea, ventilação adequada e suporte hemodinâmico adequado. Em pacientes adultos, pode ser administrado tiamina 100 mg + 50 mL glicose 50% (cuidado com a hiperglicemia). Realizar exames de triagem bioquímica-metabólica-infecciosa-toxicológica.

## Tratamento Farmacológico: Subdivido em Abordagem Emergencial e Para Controle

### Abordagem na Emergência

Manejo inicial requer o uso de benzodiazepínicos (BZDs), que atuam sobre receptores GABA (ácido gama-aminobutírico). Diazepam é o mais utilizado, na dose endovenosa (EV) ou via retal, até 10 mg/dose. Pode ser repetido após 5 minutos, se necessário. Midazolam (0,05 mg/kg EV ou 10 mg intramuscular) pode ser utilizado como opção. Apesar de efetivos inicialmente, os BZDs perdem eficácia à medida que as crises se prolongam, provavelmente em razão da internalização dos receptores GABA.[19]

### Controle

Após a utilização de BZDs, os pacientes recebem medicações anticonvulsivantes adicionais, ou como terapia de manutenção, ou terapia escalonada para interromper crises ainda persistentes. As medicações mais utilizadas e suas posologias são:[2,3,20,21]

- *Fenitoína*: estabiliza canais de sódio voltagem-dependentes.
  - Dose utilizada: 20 mg/kg EV, com infusão máxima de até 50 mg/min, seguida de dose de manutenção de 4 mg/kg dividida em três vezes ao dia.
  - Efeitos colaterais incluem: arritmias cardíacas, hipotensão, *rash* cutâneo, tromboflebite.
- *Fenobarbital*: barbitúrico de ação longa, liga-se a receptores GABA e inibe a excitabilidade neuronal.
  - Dose utilizada: 20 mg/kg EV em *bolus*, com infusão de até 50 mg/min.
  - Efeitos colaterais principais: sedação, *rash* cutâneo, hipotensão e depressão respiratória.
- *Valproato/ácido valproico*: atuação se deve por diversos mecanismos: aumento da expressão de receptores GABA, estabilização de canais de sódio, inibição de canais de cálcio.
  - Dose utilizada: 20-40 mg/kg EV em *bolus*, seguido por infusão de 1-3 mg/kg por hora.
- *Levetiracetam*: anticonvulsivante de amplo espectro de ação, com baixo potencial para interações medicamentosas e com baixas taxas de efeitos colaterais relatados.
  - Dose utilizada: 20-60 mg/kg EV em *bolus*.

Se as crises persistirem, apesar da utilização de duas medicações endovenosas (incluindo BZDs), o paciente é considerado como apresentando EME refratário, o que requer a utilização de medicações anestésicas.[2]

## ESTADO DE MAL EPILÉPTICO REFRATÁRIO

Em 30-40% dos casos, o EME não é controlado com BZDs e medicações anticonvulsivantes de controle, sendo considerados refratários.[20] Nesta fase, são utilizadas medicações anestésicas em infusão contínua, com monitorização contínua por EEG, com o paciente sob ventilação mecânica. As seguintes medicações podem ser utilizadas:

- *Midazolam*: administrado a 0,2 mg/kg, seguido de 0,2 a 0,4 mg/kg EV em *bolus* a cada 5 minutos, até interrupção das crises (máximo de 2 mg/kg). Infusão de manutenção é realizada após controle das crises em taxa de 0,05 a 2,9 mg/kg/h.
- *Propofol*: utilizada dose inicial de 1 a 2 mg/kg seguida por infusão contínua de 30 a 200 mg/kg/min com base nos achados de EEG. Infusões prolongadas podem ocasionar supressão respiratória, hipotensão arterial e a síndrome de infusão do propofol (bradi ou taquiarritmia, hiperpotassemia, acidose metabólica e rabdomiólise).

## CONCLUSÃO

EME é emergência neurológica potencialmente fatal, cujo tratamento torna-se progressivamente difícil à medida que as crises se prolongam. A condição deve ser reconhecida, e a abordagem deve ser, portanto, o mais precoce possível.

## REFERÊNCIAS BIBLIOGRÁFICAS

1. Wilson JV, Reynolds EH. Texts and documents. Translation and analysis of a cuneiform text forming part of a Babylonian treatise on epilepsy. *Med Hist* 1990;34(2):185-98. [Internet]. (Acesso em 5 de maio de 2019). Disponível em: https://www.ncbi.nlm.nih.gov/pmc/articles/PMC1036070.
2. Grover EH, Nazzal Y, Hirsch LJ. Treatment of Convulsive Status Epilepticus. *Curr Treat Options Neurol* 2016;18(3):11.
3. Farrokh S, Bon J, Erdman M, Tesoro E. Use of Newer Anticonvulsants for the Treatment of Status Epilepticus. *Pharmacotherapy* 2019;39(3):297-316.
4. Brophy GM, Bell R, Claassen J *et al*. Guidelines for the evaluation and management of status epilepticus. *Neurocrit Care* 2012;17(1):3-23.
5. Trinka E, Kälviäinen R. 25 years of advances in the definition, classification and treatment of status epilepticus. *Seizure* 2017;44:65-73.
6. Trinka E, Cock H, Hesdorffer D *et al*. A definition and classification of status epilepticus--Report of the ILAE Task Force on Classification of Status Epilepticus. *Epilepsia* 2015;56(10):1515-23.
7. Al-Mufti F, Claassen J. Neurocritical care: status epilepticus review. *Crit Care Clin* 2014;30(4):751-64.
8. Goonawardena J, Marshman LAG, Drummond KJ. Brain tumour-associated status epilepticus. *J Clin Neurosci* 2015;22(1):29-34.

9. Marcuse LV, Lancman G, Demopoulos A, Fields M. Nonconvulsive status epilepticus in patients with brain tumors. *Seizure* 2014;23(7):542-7.
10. Englot DJ, Chang EF, Vecht CJ. Epilepsy and brain tumors. *Handb Clin Neurol* 2016;134:267-85.
11. Amengual-Gual M, Sánchez Fernández I, Wainwright MS. Novel drugs and early polypharmacotherapy in status epilepticus. *Seizure* 2019;68:79-88.
12. Naylor DE, Liu H, Wasterlain CG. Trafficking of GABAA Receptors, Loss of Inhibition, and a Mechanism for Pharmacoresistance in Status Epilepticus. *J Neurosci* 2005;25(34):7724-33.
13. Naylor DE, Liu H, Niquet J, Wasterlain CG. Rapid surface accumulation of NMDA receptors increases glutamatergic excitation during status epilepticus. *Neurobiol Dis* 2013;54:225-38.
14. Dey A, Kang X, Qiu J et al. Anti-Inflammatory Small Molecules to Treat Seizures and Epilepsy: From Bench to Bedside. *Trends Pharmacol Sci* 2016;37(6):463-84.
15. Sutter R, Dittrich T, Semmlack S et al. Acute systemic complications of convulsive status epilepticus - A Systematic Review. *Crit Care Med* 2018;46(1):138-45.
16. Sansevere AJ, Hahn CD, Abend NS. Conventional and quantitative EEG in status epilepticus. *Seizure* 2019;68:38-45. *Epub* 2018.
17. Guerriero RM, Gaillard WD. Imaging modalities to diagnose and localize status epilepticus. *Seizure* 2019;68:46-51. *Epub* 2018.
18. Sánchez Fernández I, Goodkin HP, Scott RC. Pathophysiology of convulsive status epilepticus. *Seizure* 2019;68:16-21. *Epub* 2018.
19. Gaínza-Lein M, Fernández IS, Ulate-Campos A et al. Timing in the treatment of status epilepticus: From basics to the clinic. *Seizure* 2019;68:22-30. *Epub* 2018 Jun 1.
20. Trinka E, Höfler J, Leitinger M et al. Pharmacologic treatment of status epilepticus. *Expert Opin Pharmacother* 2016;17(4):513-34.
21. Bank AM, Bazil CW. Emergency Management of Epilepsy and Seizures. *Semin Neurol* 2019;39(1):73–81.

# SÍNDROME DE COMPRESSÃO MEDULAR AGUDA ONCOLÓGICA

Moisés Augusto de Araújo
Carlos Roberto de Almeida Junior

## INTRODUÇÃO

A síndrome de compressão medular (SCM) é definida como sendo o conjunto de sinais e sintomas decorrentes de compressão da medula espinal, do cone medular e/ou das raízes espinhais, secundariamente à metástase espinhal ou por extensão direta de lesão primária da vértebra.[1] Nos pacientes oncológicos, impacta significativamente a sobrevida e qualidade de vida; tem potencial devastador durante a fase aguda, com desdobramentos a médio e longo prazos e, por conseguinte, deve ser reconhecida e tratada de modo precoce, a fim de minimizar ou reverter seus efeitos.

## EPIDEMIOLOGIA

A SCM pode ser causada por lesão primária ou secundária, e as lesões podem ser óssea (vertebral), extradurais, intradurais extramedulares ou intradurais intramedulares. Os tumores primários da coluna vertebral correspondem a 10% dos casos e tendem a ocorrer em pacientes mais jovens.[2] Os principais tumores primários da coluna são:

- *Benignos:* hemangiomas, osteoma osteoide-osteoblastomas, tumores de células gigantes, cistos ósseos aneurismáticos.
- *Malignos:* plasmocitomas (mielomas múltiplos), osteossarcomas, cordomas, sarcomas de Ewing.

Dos pacientes com câncer, dados epidemiológicos indicam que a SCM ocorre em 5%, sendo considerado indício de doença em fase avançada. Pulmões, mamas, próstata e rins são os principais sítios de lesões primárias que mais frequentemente apresentam metástases para a coluna vertebral, constituindo aproximadamente 60% dos casos.[1] A SCM pode ser a primeira manifestação de malignidade em 20% dos pacientes.[3] Os locais mais frequentemente acometidos são as colunas torácica (60%), lombar (25%) e cervical (15%).[4]

## FISIOPATOLOGIA

As lesões sistêmicas primárias podem metastatizar por via extensão direta ou invasão, por via liquórica ou por via hematogênica (tanto arterial, quanto venosa, pelo plexo venoso de Batson). A forma mais comum é a hematogênica. O crescimento das células tumorais na coluna vertebral ocasiona destruição óssea e colapso vertebral, com compressão do saco dural e de seu conteúdo, de raízes vertebrais, com comprometimento vascular secundário – o que acarreta edema vasogênico e desmielinização. A deformidade resulta em instabilidade da coluna vertebral, quando submetida a cargas mecânicas fisiológicas, o que aumenta sobrecarga e o estiramento de estruturas auxiliares, como tendões, músculos, ligamentos e cápsulas articulares.[5]

## QUADRO CLÍNICO

A dor é o sintoma inicial mais comum, podendo ser biológica ou mecânica. Dor biológica é ocasionada pela atividade tumoral, que leva à inflamação do periósteo ou ao seu estiramento, com exacerbação noturna (decorrente do ingurgitamento venoso causado pelo decúbito dorsal) e não é aliviada por mudanças posturais. Dor mecânica origina-se de anormalidades estruturais da coluna vertebral, piora com atividades, modificações de postura ou manobras de esforço. A evolução insidiosa do quadro álgico é um dos fatores que atrasam o diagnóstico da SCM. Presença de dor mecânica sugere instabilidade espinal. Dor ocasionada por compressão radicular geralmente se acompanha de outros distúrbios sensitivos, como parestesias ou hipoestesias.

A SCM pode-se apresentar como duas síndromes anatômica e semiologicamente distintas:[6]

a) *Síndrome de neurônio motor superior:* compressão de medula espinal, ocasionando fraqueza do grupo muscular envolvido, hipertonia, hiper-reflexia com resposta cutânea plantar em extensão (sinal de Babinski).

b) *Síndrome de neurônio motor inferior:* compressão de estruturar anteriores ao corno anterior da medula (nervo periférico), ocasionando fraqueza muscular localizada, hipotonia e hipo ou arreflexia, atrofia muscular e fasciculações.

A SCM também pode ocasionar disfunção vesical (bexiga neurogênica) e distúrbios autonômicos. Se o acometimento for medular cervical alto (até C4), pode comprometer a função respiratória do paciente.

## DIAGNÓSTICO POR IMAGEM

Por causa do fato de que, em aproximadamente 30% dos pacientes com SCM por lesão secundária, podem existir metástases em outras regiões da coluna vertebral, o paciente oncológico deve ser investigado por toda a extensão da coluna vertebral.[7] Entretanto, tal investigação não deve, em hipótese alguma, atrasar o tratamento.

O exame de ressonância magnética (RM) é o padrão ouro, pois apresenta sensibilidade de 100% para detectar SCM;[8] a visualização de detalhes anatômicos permite avaliar não somente a lesão vertebral, mas também a compressão e/ou invasão medular e de raízes, presença de edema ou isquemia, extensão de acometimento para partes moles e ligamentar. A tomografia computadorizada é o exame ideal para avaliação predominantemente óssea e identificação de fraturas, auxiliando na programação para cirurgia que requeira estabilização. Radiografia simples (RX) é útil em razão de sua disponibilidade, porém a perda óssea pode não ser visível até que tenha atingido 30 a 60% da vértebra.[9] Cintilografia óssea identifica atividades osteoblásticas.

## MANEJO

Abordagem do paciente deve ser interdisciplinar, envolvendo médicos emergencistas, oncologistas, neurocirurgiões, radioterapeutas, fisiatras, médicos paliativistas, além de todos os profissionais de equipe multidisciplinar (psicólogos, enfermeiros, terapeutas ocupacionais, fisioterapeutas). É essencial determinar tanto o estado geral do paciente, quanto o *status* oncológico, o grau de independência funcional e qualidade de vida e o potencial para recuperação. Apenas para fins didáticos, dividimos o manejo em perspectivas distintas:[10]

a) Tratamento da dor.
b) Tratamento clínico-oncológico.
c) Restauração ou preservação de funções neurológicas.
d) Tratamento paliativo.

Inicialmente, deve ser considerada a possibilidade de biópsia, se o paciente não tiver doença oncológica conhecida, por meio de procedimento percutâneo realizado por radiologista intervencionista; o procedimento permite diferenciar também entre processo infeccioso da coluna e processo neoplásico, em caso de fratura patológica, se houver dúvida quanto aos achados de exame de imagem.

Controle da dor pode ser obtido pelo uso de corticosteroides, anti-inflamatórios não esteroides, antidepressivos tricíclicos, anticonvulsivantes (para dor neuropática) e opioides. Dentre as medidas iniciais, pode ser instituída corticoterapia com Dexametasona (dose de ataque de 10 mg endovenosa em *bolus*, seguida de 4 mg 6/6 horas).[6,8] Devemos ressaltar que a utilização de corticoterapia tem baixo nível de evidência científica na literatura atual (nível de evidência IIIA).[6] Corticosteroides reduzem o edema vasogênico e as complicações relacionadas com a redução de fluxo sanguíneo arterial,[1] o que pode melhorar - ou pelo menos estabilizar – o dano neurológico até a instituição do tratamento efetivo. Melhora rápida dos sintomas motores após o início do uso de corticoides indica bom prognóstico funcional. Podem exercer efeitos citotóxicos diretos sobre determinados tumores (linfomas e leucemias).[6,11] Efeitos colaterais da corticoterapia incluem: hiperglicemia, aumento do risco de infecções, retenção de líquidos, atraso na cicatrização de feridas, miopatias, alterações de comportamento, hemorragias gastrointestinais. Ainda não se sabe qual a duração mais adequada de uso, embora se saiba que toxicidade indesejável tem sido demonstrada entre 20 a 40 dias do início da terapia.[1]

Manejo clínico-oncológico do paciente requer medidas de suporte para prevenção de complicações secundárias, conforme as circunstâncias individualizadas de cada paciente: prevenção de tromboembolismo pulmonar, prevenção de úlceras de pressão, cateterismo vesical intermitente, uso de dispositivos de imobilização (órteses). Quimioterapia pode ser considerada para os tumores quimiossensíveis, porém seu papel é limitado na grande maioria dos casos por causa da necessidade de descompressão da medula espinal mais rápida. Bifosfonados podem ser usados para minimizar riscos de fraturas patológicas, alívio de dor e redução de hipercalcemia em pacientes com metástases osteolíticas.

Radioterapia foi, por muito tempo, tratamento de escolha para SCM oncológica. Com evolução da técnica, conhecimento das patologias e possibilidade de irradiação localizada (radiocirurgia ou radioterapia estereotáxica), sua aplicação ganhou mais espaço e tem-se mostrado indispensável ferramenta a ser utilizada. Alguns tumores são mais radiossensíveis (linfoma, seminoma e mieloma), outros têm sensibilidade intermediária (mama, próstata e ovário), e outros são considerados radiorresistentes (pulmão de não pequenas células, melanoma, renal e trato gastrointestinal).[12] Radioterapia paliativa exclusiva tem papel de destaque para controle de dor e de crescimento tumoral, sendo indicada para pacientes com baixo potencial de recuperação funcional e limitada expectativa de sobrevida (menor que 3 meses), a fim de evitar tratamentos invasivos desnecessários. Alguns efeitos adversos relacionados com a radioterapia, a depender da dose e do local de aplicação, são: mucosites, toxicidade gastrointestinal, supressão de medula óssea e diversos tipos de mielopatia induzida, crônica e progressiva (decorrente de dano vascular e infarto medular).[1,8]

Tratamento cirúrgico, apesar de longe de ser consensual,[1] é indicado para pacientes com SCM e instabilidade espinhal, com boa possibilidade de recuperação funcional e boa perspectiva de sobrevida (pelo menos 3 meses). Os principais objetivos são: ressecção de tumor, descompressão medular, controle de dor e estabilização da coluna. Para auxiliar a decisão, existem escalas de pontuação que tentam guiar a decisão terapêutica e o tipo de cirurgia (cirurgia paliativa - laminectomia descompressiva; cirurgia mais radical, com vertebrectomia, reconstrução e instrumentação da coluna). As mais utilizadas são as escalas de Tomita[13] e de Tokuhashi.[14] Ambas as escalas têm limitações e não são aplicáveis a todos os pacientes.

## REABILITAÇÃO

Princípios de reabilitação aplicados à SCM por trauma podem ser estendidos à SCM oncológica, com vistas ao alívio da dor, prevenção de complicações futuras, melhora da capacidade funcional e de qualidade de vida.[1]

## CONCLUSÃO

A SCM representa emergência oncológica e deve ser prontamente reconhecida. Clínicos e emergencistas devem reconhecer também potencial de complicações e o impacto em médio e longo prazos para o paciente e seus familiares. Por causa da enorme heterogeneidade entre os pacientes, com distintos quadros neurológicos, funcionais e oncológicos, a abordagem deve ser individualizada, o que requer boa comunicação em equipe mutidisciplinar integrada.[15]

## REFERÊNCIAS BIBLIOGRÁFICAS

1. Boussios S, Cooke D, Hayward C *et al.* Metastatic Spinal Cord Compression: Unraveling the Diagnostic and Therapeutic Challenges. *Anticancer Res* 2018;38(9):4987-97.
2. Ropper AE, Cahill KS, Hanna JW *et al.* Primary vertebral tumors: a review of epidemiologic, histological and imaging findings, part II: locally aggressive and malignant tumors. *Neurosurgery* 2012;70(1):211-9; discussion 219.
3. Loblaw DA, Laperriere NJ. Emergency treatment of malignant extradural spinal cord compression: an evidence-based guideline. *J Clin Oncol* 1998;16(4):1613-24.
4. Constans JP, de Divitiis E, Donzelli R *et al.* Spinal metastases with neurological manifestations. Review of 600 cases. *J Neurosurg* 1983;59(1):111-8.
5. Perrin RG, Laxton AW. Metastatic spine disease: epidemiology, pathophysiology, and evaluation of patients. *Neurosurg Clin N Am* 2004;15(4):365-73.
6. Kumar A, Weber MH, Gokaslan Z *et al.* Metastatic Spinal Cord Compression and Steroid Treatment: A Systematic Review. *Clin Spine Surg* 2017;30(4):156–63.
7. Pi J, Kang Y, Smith M, Earl M *et al.* A review in the treatment of oncologic emergencies. *J Oncol Pharm Pract* 2016;22(4):625-38.
8. Ropper AE, Ropper AH. Acute Spinal Cord Compression. *N Engl J Med* 2017 Apr 6;376(14):1358-69.
9. Gerszten PC, Welch WC. Current surgical management of metastatic spinal disease. *Oncology* (Williston Park) 2000;14(7):1013-24; discussion 1024, 1029-30.
10. Laufer I, Bilsky MH. Advances in the treatment of metastatic spine tumors: the future is not what it used to be. *J Neurosurg Spine* 2019;30(3):299-307.
11. Ribas ESC, Schiff D. Spinal cord compression. *Curr Treat Options Neurol* 2012;14(4):391-401.
12. Lin AL, Avila EK. Neurologic Emergencies in the Patients with Cancer. *J Intensive Care Med* 2017;32(2):99-115.
13. Tomita K, Kawahara N, Kobayashi T *et al.* Surgical strategy for spinal metastases. *Spine* (Phila Pa 1976) 2001;26(3):298-306.
14. Tokuhashi Y, Matsuzaki H, Oda H *et al.* A revised scoring system for preoperative evaluation of metastatic spine tumor prognosis. *Spine* (Phila Pa 1976) 2005;30(19):2186-91.
15. Paniagua-Collado M, Cauli O. Non-pharmacological interventions in patients with spinal cord compression: a systematic review. *J Neurooncol* 2018;136(3):423-34.

# HIPERTENSÃO INTRACRANIANA

Lucas Caetano Dias Lourenço
Carlos Roberto de Almeida Junior

## INTRODUÇÃO

A pressão intracraniana (PIC) elevada é complicação potencialmente devastadora da lesão neurológica. PIC elevada pode ser causada por traumatismos cranianos, acidentes vasculares encefálicos, tumores do sistema nervoso central, hidrocefalia, encefalopatia hepática, entre outras etiologias. Reconhecer os sinais e sintomas, instaurar precocemente tratamento adequado – direcionado tanto para reduzir a PIC quanto para reverter sua causa – devem ser indispensáveis aos profissionais de saúde que se integram aos serviços de emergência e/ou que lidam com pacientes neurológicos.

## FISIOPATOLOGIA

Em adultos saudáveis, os valores da PIC situam-se normalmente ≤ 15 mmHg; hipertensão intracraniana patológica (HIC) corresponde a valores ≥ 20 mmHg. Mecanismos homeostáticos estabilizam a PIC, com ocasionais elevações transitórias associadas a eventos fisiológicos, como tosse, espirro, manobras de Valsalva, mudanças de posição da cabeça e outras condições que incluem dor, agitação, convulsões.

Em adultos, o compartimento intracraniano é protegido pelo crânio, estrutura rígida com volume interno fixo de 1.400 a 1.700 mL. Em condições fisiológicas, o conteúdo intracraniano inclui (em volume):[1]

- *Parênquima cerebral:* 80%.
- *Líquido cefalorraquidiano (LCR):* 10% – aproximadamente 75 mL, situados dentro dos ventrículos cerebrais, predominantemente.
- *Sangue:* 10% – aproximadamente 75 mL, a maior parte contida na circulação venosa pós-capilar.

Como o volume total do crânio não apresenta mudanças fisiológicas significativas, aumento no volume de um dos componentes ou a presença de componentes patológicos (lesões com efeito de massa, abscessos, hematomas), exige o deslocamento de outras estruturas, ocasionando elevações na PIC. Portanto, a PIC depende do volume e complacência de cada componente do compartimento intracraniano, inter-relação conhecida como doutrina Monro-Kellie (acréscimos de volume de quaisquer dos constituintes cranianos devem ser compensados por decréscimo de outros, a fim de manter a PIC constante).

Por causa do deslocamento de LCR e de sangue venoso para fora do crânio, os conteúdos intracranianos possuem a capacidade de absorver até 100-150 mL de volume intracraniano adicional, sem aumento significativo da PIC.[1] Tal capacidade é dependente da idade do paciente e do tempo durante o qual o novo conteúdo se expande. Assim, uma criança possui menor capacidade de acomodação para lesão intracraniana com efeito de massa de aparecimento abrupto, enquanto um idoso pode-se apresentar com meningioma assintomático de grandes proporções, de crescimento lento, ocupando 1/3 da caixa craniana.

### Hidrocefalia

O LCR é produzido pelo plexo coroide e por outras partes do sistema nervoso central (SNC) a uma taxa de aproximadamente 20 mL/hora (500 mL/dia). Circula regularmente pelos ventrículos laterais, forame de Monro, terceiro ventrículo, aqueduto de Sylvius, quarto ventrículo e pelos forames de Luschka e Magendie, sendo reabsorvido pelas granulações aracnoides no sistema venoso.[2] Hidrocefalia obstrutiva é ocasionada por problemas na circulação e/ou na reabsorção de LCR, enquanto que a hidrocefalia comunicante é causada por hiperprodução de LCR.[3]

### Edema Cerebral

As lesões primárias (tumor cerebral, acidentes vasculares, traumatismos) podem ocasionar inchaço cerebral e elevar a PIC. Processos isquêmicos resultam em edema citotóxico, pois a indisponibilidade de oxigênio e glicose ocasionam disfunção de bomba de sódio/potássio transmembrana, resultando em acúmulo de íons osmoticamente ativos dentro da célula e aumento de fluido intracelular; como os neurônios são mais vulneráveis à isquemia, o edema citotóxico é mais pronunciado na substância cinzenta. Lesões de barreira hematoencefálica resultam em acúmulo de fluido e proteínas osmoticamente ativas no espaço extracelular, resultando em desvio de líquido para fora dos vasos para substância branca predominantemente.[4]

## Complacência Intracraniana

A relação fisiológica entre PIC e volume cerebral pode ser referida como complacência cerebral. Complacência (C) reflete a dureza do cérebro, é definida como a alteração do volume ($\Delta V$) dividida pela alteração da pressão ($\Delta P$): $C = \Delta V/\Delta P$. A elasticidade (E) é definida como a mudança na pressão ($\Delta P$) dividida pela mudança no volume ($\Delta V$), ou o inverso de complacência: $E = \Delta P/\Delta V$. Assim, a magnitude da mudança no volume de uma estrutura individual determina seu efeito sobre a PIC.

## Pressão de Perfusão Cerebral (PPC)

PPC é definida como a medida de fluxo sanguíneo adequado para as necessidades metabólicas do cérebro. Matematicamente, pode ser expressa na relação entre a pressão arterial média (PAM) e a PIC: PPC = PAM-PIC. Existem mecanismos de autorregulação que mantêm o fluxo sanguíneo cerebral apesar de variações na PPC (o fluxo sanguíneo se mantém constante quando as variações na PPC ocorrem entre 50-150 mmHg). Os mecanismos de autorregulação são: miogênicos (propriedade intrínseca da musculatura lisa em resposta a variações de pressão: quando há aumento do conteúdo intravascular, ocorre vasoconstrição reflexa); neurogênico (dependente das ações simpática e parassimpática) e metabólico (ocorrem alterações de contração ou relaxamento vascular dependentes da concentração de mediadores vasoativos; os mais importantes são potássio, íon hidrogênio $H^+$ e $CO_2$; quando há aumento de demanda metabólica neuronal com oferta de sangue insuficiente, há elevação da concentração de $CO_2$ e $H^+$, que causam vasodilatação; a hiperventilação provoca redução de $CO_2$, o que resulta em vasoconstrição). Condições patológicas que elevam a PIC e reduzem a PPC para < 30 mmHg resultam em isquemia com danos irreversíveis. Por outro lado, elevação excessiva da PPC (> 150 mmHg) pode ocasionar encefalopatia hipertensiva e edema cerebral, por causa da disfunção dos mecanismos de autorregulação.[1]

## QUADRO CLÍNICO

Sintomas globais de hipertensão intracraniana incluem:[1]

a) Cefaleia associada a náuseas e vômitos: ocorrem predominantemente pela manhã, logo ao despertar, ou durante a madrugada, por causa da elevação adicional da PIC durante o decúbito dorsal – pela redução de drenagem venosa – e pela discreta hipercapnia ocasionada pela depressão respiratória durante o sono.
b) Papiledema.
c) Alterações variáveis do nível de consciência: decorrentes de compressão de estruturas diencefálicas (tálamo e hipotálamo), da formação reticular ativadora ascendente ou de lesões corticais difusas e extensas.
d) Tríade de Cushing: hipertensão arterial, bradicardia e irregularidades respiratórias; ocorre por causa do deslocamento do tronco encefálico com compressão de estruturas que controlam a frequência respiratória e as funções cardíacas; aparece em estágios avançados de HIC.
e) Hipertensão arterial sistólica: secundária à resposta simpatossuprarrenal à lesão inicial.
f) Distúrbios visuais: secundários ao papiledema ou à compressão do 6º nervo craniano (nervo abducente), ocasionando estrabismo convergente.

Rebaixamento do nível de consciência por causa do efeito local das lesões de massa ou da pressão na formação reticular mesencefálica e vômitos.

Sintomas focais de hipertensão intracraniana podem ser causados por herniação cerebral. Herniações são deslocamentos de tecidos de áreas de maior pressão para áreas de menor pressão, e as mais comuns são: subfalcina, transtentorial central, uncal transtentorial (hérnia de úncus), cerebelar ascendente, tonsilar cerebelar. Hérnia de úncus pode-se manifestar com anisocoria ipsolateral ao local da lesão expansiva (compressão do nervo oculomotor; 3º nervo craniano em sua emergência no pedúnculo cerebral do mesencéfalo) e déficit motor (hemiparesia ou hemiplegia) contralateralmente à lesão (por compressão de vias piramidais no mesencéfalo).

Os sinais e sintomas apresentados anteriormente são inespecíficos para as diversas lesões que causam HIC. A investigação com imagens auxilia no diagnóstico etiológico: tomografia computadorizada é o exame de escolha em situações de urgência e emergência, sendo ideal para avaliar hematoma e hidrocefalia; a ressonância magnética é exame mais demorado, no entanto, apresenta maior acurácia anatômica e auxilia no planejamento terapêutico cirúrgico.

## MONITORIZAÇÃO DA PIC

Terapia empírica para presumir elevação da PIC é insatisfatória porque a pressão de perfusão cerebral (PPC) não pode ser monitorizada de maneira confiável sem a medida específica da PIC. As terapias direcionadas à redução da PIC têm efeitos variáveis e são efetivas por períodos de tempo limitados. A monitorização com cateter intraventricular, associado à derivação ventricular externa (DVE), é mais fidedigna e pode auxiliar no tratamento da hipertensão intracraniana com drenagem imediata de LCR. A principal desvantagem é a infecção, que pode ocorrer em até 20% dos pacientes e é proporcional ao tempo de uso do dispositivo, mas trocas profiláticas do cateter não parecem reduzir o risco.[28]

HIC pode promover redução das dimensões dos ventrículos laterais, dificultando a instalação de cateter ventricular, o que requer o uso de monitorização por via subdural ou intraparenquimatosa.[5]

O objetivo da monitorização contínua tanto da PIC quanto da pressão arterial média é oferecer parâmetros para o clínico e/ou intensivista manter PPC e oxigenação cerebral adequadas. Em geral, esses pacientes são tratados em unidades de terapia intensiva (UTI) com monitor de PIC e linha arterial.

## Indicações

O diagnóstico de PIC elevada geralmente é com base no quadro clínico e corroborado por exames de imagem. O traumatismo cranioencefálico é uma das mais bem conhecidas condições em que a monitorização da PIC é frequente, portanto, grande parte da prática atual de monitorização extrapolada para outros contextos (manejo de HIC secundária a tumores cerebrais pré ou pós-operatória) derivou da experiência clínica com pacientes com traumatismo craniano fechado. Como a monitorização da PIC está associada a baixo risco de complicações sérias, incluindo infecção do sistema nervoso central e hemorragia intracraniana, é razoável tentar limitar seu uso a pacientes com maior risco de elevação da PIC.[6]

Em geral, a monitorização invasiva da PIC está indicada:[7]

a) Pacientes com pontuação < 8 na escala de coma de Glasgow.
b) Presença de lesão grave, confirmada por exame de imagem, com risco de elevação progressiva ou de piora neurológica.

Embora a tomografia computadorizada (TC) possa sugerir elevação da PIC com base na presença de lesões de massa, desvio da linha média ou apagamento das cisternas basais, pacientes sem esses achados na TC inicial podem apresentar valores elevados de PIC.

## MANEJO DA HIC

Conforme a doutrina de Monroe-Kellie, o encéfalo está contido em caixa rígida, e o aumento de um de seus componentes deve acontecer à custa da redução de outro componente. Tais mecanismos têm limites fisiológicos e, esgotados, permitem a elevação sintomática da PIC. Os tratamentos (cirúrgicos e clínicos) para redução da PIC são direcionados para redução de um ou mais compartimentos dessa equação: procedimento neurocirúrgico reduz o volume intracraniano por drenagem liquórica ou pela craniectomia descompressiva – a fim de acomodar aumento de volume.

## Manejo Clínico da HIC

### Suporte Básico

Medidas que previnem aumentos de demandas metabólicas encefálicas e que auxiliam na redução do volume de conteúdo intracraniano podem ser instituídas de modo precoce:

a) Elevação da cabeceira da cama a 30°, para facilitar retorno venoso.
b) Manter a cabeça em posição neutra, para evitar compressão de veia jugular e prejuízo de retorno venoso.
c) Evitar aumentos de pressão intratorácica.
d) Controlar temperatura e glicemia (evitar hipoglicemia < 50 mg/dL e hiperglicemia > 150 mg/dL).
e) Profilaxia para convulsões.

### Manitol – Solução Salina Hipertônica

Manitol tem sido usado desde os anos 1960 para reduzir a pressão intracraniana. Atua como diurético osmótico, facilitando a excreção de água e inibindo a reabsorção tubular renal de sódio e outros solutos. No cérebro, seu principal mecanismo de ação envolve a melhora da perfusão e do controle vasomotor, seguido por uma fase mais lenta de redução do volume encefálico causado por efeito hiperosmótico e que contribui para o transporte de água pela barreira hematoencefálica.[8] É administrado na concentração de 20% em *bolus* endovenoso (EV), pois múltiplas infusões de manitol poderiam agravar o edema cerebral, dado que extravasaria para o interstício; a dose utilizada é de 0,25 a 1,5g/kg de peso corporal. Redução da HIC pode ser observada em aproximadamente 5 minutos após a infusão, e a duração de seus efeitos pode chegar a 6 horas.

Solução salina hipertônica é tão eficaz quanto manitol para reduzir HIC. Apresenta múltiplos mecanismos de ação: melhora as propriedades reológicas do sangue pelo aumento do volume plasmático e redução da viscosidade sanguínea; o aumento do conteúdo intravascular induz vasoconstrição reflexa de arteríolas cerebrais, reduzindo o volume sanguíneo cerebral. Suas propriedades osmóticas promovem o desvio de conteúdo líquido do insterstício para os capilares. Idealmente, deve ser usada em *bolus* EV na concentração de 7,5% 1 a 3 mL/kg de peso corporal, ou a 3% na dose de 3 a 5 mL/kg de peso. Efeitos colaterais incluem: mielinólise pontina, hipernatremia, acidose metabólica hiperclorêmica e aumento da pré-carga cardíaca.

### Corticosteroides

Em paciente com edema vasogênico secundário a tumor cerebral ou à radioterapia, o uso de corticosteroides reduz a permeabilidade da BHE, apresentando melhora de edema. Dose de ataque de dexametasona (preferido por conta de baixos efeitos mineralocorticoides) 10 mg EV em *bolus*, seguida por manutenção de 4 mg EV 6/6 horas, a depender das circunstâncias clínicas, costuma ser eficaz.

### Hiperventilação Controlada

Hiperventilação reduz o volume sanguíneo encefálico por causa da redução do $CO_2$ e, consequentemente, do pH, provocando vasoconstrição, aumento da resistência pré-capilar e redução do volume sanguíneo encefálico. Sugere-se hiperventilação por curtos períodos para evitar isquemia cerebral.

### Barbitúricos

Barbitúricos são capazes de reduzir a PIC por meio da vasoconstrição arterial; também reduzem o metabolismo cerebral, com aumento de risco para isquemia por conta de hipotensão arterial como efeito colateral.

### Hipotermia

Atualmente, não é recomendada como tratamento padrão para HIC em qualquer cenário clínico. Sabe-se que hipotermia causa vasoconstrição e redução do metabolismo cerebral, podendo ser uma opção não padrão para tratamento de HIC em casos de exceção.[6]

## MANEJO CIRÚRGICO DA HIC

Em casos de tumores cerebrais, a redução da HIC pela remoção da lesão que ocupa volume permite a acomodação dos tecidos cerebrais deslocados e a redução do edema cerebral. Craniectomia descompressiva pode ser utilizada em casos selecionados, em que a HIC é considerada refratária a todas as medidas clínicas rotineiramente instituídas.[8]

## CONCLUSÃO

Existe enorme variedade de medidas para o manejo de HIC, com base em princípios, como redução de líquidos (LCR, volume sanguíneo cerebral, edema) e remoção de lesões com efeito de massa, o que requer compreensão adequada acerca da fisiopatologia da elevação da PIC. O imediato reconhecimento do quadro clínico permite a instituição precoce da terapêutica, minimizando danos secundários ao cérebro, com desfecho mais favorável para os pacientes.

## REFERÊNCIAS BIBLIOGRÁFICAS

1. Sheth K, McCullough M. The Pathophysiology of Intracranial Hypertension and Cerebral Herniation Syndromes. In: Koenig M (Ed.). *Cerebral Herniation Syndromes and Intracranial Hypertension.* New Jersey: Rutgers University Press Medicine; 2016. p. 1-27.
2. Gupta D, Singla R, Dash C. Pathophysiology of Hydrocephalus. In: Ammar A (Ed.). *Hydrocephalus.* Springer International Publishing; 2017. p. 35-52.
3. Rekate HL. The definition and classification of hydrocephalus: a personal recommendation to stimulate debate. *Cerebrospinal Fluid Res* 2008;5:2.
4. Stávale M, Patriota GC. Isquemia Encefálica Global e as Cascatas Vasodilatadora e Bioquímica. In: Joaquim MAS. *Hemodinâmica Encefálica - Fisiopatologia em Neurointensivismo e Neuroanestesia.* Editora Santos; 2013;1:1-14.
5. Tavares WM, de Amorim RLO, Paiva WS, de Andrade AF. Hipertensão intracraniana. In: de Andrade AF, Figueiredo EG, Teixeira MJ et al. (Eds.) *Neurotraumatologia.* GEN; 2015. p. 30-7.
6. Carney N, Totten AM, O'Reilly C et al. Guidelines for the Management of Severe Traumatic Brain Injury. 4th Ed. *Neurosurgery* 2017;80(1):6-15. Oxford Academic [Internet]. [Acesso em 6 de Maio de 2019]. Disponível em: https://academic.oup.com/neurosurgery/article/80/1/6/2585042
7. Dennis LJ, Mayer SA. Diagnosis and management of increased intracranial pressure. *Neurol India* 2001;49 (Suppl 1):S37-50.
8. Timmons SD. Elevated intracranial pressure. In: Layon J, Gabrielli A, Friedman WA. *Textbook of neurointensive care.* 2nd ed. Springer; 2013. p. 729-42.

# MENINGITE CARCINOMATOSA

João Paulo Elias Alves

## DEFINIÇÕES

A meningite carcinomatosa, também conhecida por carcinomatose leptomeníngea ou leptomeningite metastática, é complicação comum de lesões tumorais diversas, ocorrendo em cerca de 5% dos indivíduos com câncer.[1] Ocorre pelo implante de células metastáticas nas leptomeninges, tanto na pia-máter, quanto na aracnoide, provenientes de tumores sólidos, como adenocarcinoma de pulmão,[2] tumores primários do sistema nervoso central,[3] tumores ginecológicos,[4] câncer de mama,[5] entre outros. A dura-máter também pode ser acometida por implantes de células tumorais metastáticas, em geral, ocorrendo concomitantemente à presença nas leptomeninges.

No caso dos tumores não sólidos, como os tumores hematológicos, a implantação de células tumorais nas meninges leva ao quadro clínico denominado linfomatose meníngea ou meningite linfomatosa, no caso de o tumor primário ser um linfoma, e meningite leucêmica, para o caso das leucemias, por exemplo.[6]

Estas complicações ocorrem com frequências variadas, de acordo com o tumor primário, e com grande heterogeneidade de apresentações clínicas. Ainda hoje, observam-se limitações diagnósticas, mas que têm apresentado avanços na sensibilidade dos métodos propedêuticos. Ademais, conferem pior prognóstico ao tumor primário, limitando o tratamento e reduzindo a expectativa de vida dos indivíduos acometidos. No entanto, avanços no conhecimento da genética e da biologia molecular desses tumores promovem expectativa para o surgimento de terapias de melhor eficácia.

## EPIDEMIOLOGIA

Carcinomatose leptomeníngea é diagnosticada em cerca de 5 a 8% dos indivíduos com tumores sólidos,[3] 1 a 2% dos indivíduos com tumores primários do sistema nervoso central e em 5 a 15% dos indivíduos com tumores hematológicos.[1,3]

## ETIOLOGIA E FISIOPATOLOGIA

As primeiras descrições da doença surgiram no século XIX. Virchow, em 1855, e Eberth, em 1869, descreveram as alterações histopatológicas da leptomeninge causadas pelas células metastáticas.[7] Desde então, pouco se tem avançado no conhecimento fisiopatológico da doença.

Em uma série de 90 casos, Wasserstrom *et al.* observaram a ocorrência da doença em 46 indivíduos (51%) com tumores de mama, 23 indivíduos (25%) com tumores de pulmão, 11 indivíduos (12%) com melanoma, 5 indivíduos (5,5%) com tumores do trato geniturinário, 2 (2,2%) com tumores de cabeça e pescoço e 1 (1,1%) com tumores de mama e cólon. Em 58 dos indivíduos, havia metástases, concomitantemente, em outros órgãos, como pulmões, ossos e fígado. Em 31 destes 90 indivíduos, havia, também, lesões no parênquima cerebral.[8]

Células tumorais se implantam nas meninges por três diferentes vias: hematogênica, por contiguidade ou pelo espaço perivascular (espaços de Virchow-Robin) e perineural. Ao entrar no espaço subaracnóideo, estas células se espalham pelo líquido cefalorraquidiano (LCR) por onde são transportadas e semeadas ao longo do neuroeixo, com particular predileção às cisternas da base e à superfície dorsal da medula espinal e da cauda equina, onde as paredes e as vênulas tendem a ser mais finas e há maior propensão à quebra da barreira hematoencefálica.[1] Boire *et al.* demonstraram que a presença de células tumorais nas meninges promove a produção do componente 3 do complemento, o que leva à quebra da barreira hematoencefálica e a entrada de fatores de crescimento do plasma para o espaço liquórico, levando a aumento das células tumorais.[9]

Os principais tumores sólidos que geram metástases para as leptomeninges são: adenocarcinoma de mama, carcinoma pulmonar de pequenas células, melanoma, linfoma não Hodgkin e leucemia linfoide aguda.[10] Em 5 a 10% dos casos pode ser a primeira manifestação clínica de um câncer.[1]

Em 1990, Kaplan *et al.* analisaram 63 casos de metástases leptomeníngeas e observaram que em

90% dos casos em que o tumor primário era um tumor sólido, os sintomas de meningite carcinomatosa surgiam em associação a sintomas sistêmicos por implantes metastáticos em outros órgãos. Em tumores não sólidos, isto ocorreu menos frequentemente (35% para indivíduos com leucemia e 27% para indivíduos com linfoma), sendo mais frequente o implante metastático nas leptomeninges ocorrer sem manifestação sistêmica, sendo, então, a primeira manifestação destes tipos de tumores ou ocorrendo em períodos de aparente remissão.[10] (Quadro 57-1).

## MANIFESTAÇÕES CLÍNICAS

Em razão da fisiopatologia da doença, com disseminação multifocal de células metastáticas ao longo de todo o neuroeixo, o quadro clínico da doença é variável. Assim, a depender do sítio de implantação da célula tumoral e seu crescimento, pode gerar síndromes encefálicas, medulares ou de acometimento de nervos cranianos.

Sinais e sintomas que sugerem o acometimento dos hemisférios cerebrais incluem cefaleia (em geral, bifrontal ou holocraniana com irradiação para região cervical e associada a náuseas, vômitos e tonturas), que é a queixa mais comum relatada pelos pacientes,[8] alterações do nível de consciência com letargia, confusão mental e demência rapidamente progressiva; crises epilépticas e hemiparesia. Mais raramente, pode ser observada a ocorrência de diabetes *insipidus*, papiledema e ataxia cerebelar.[8] Pode, também, haver lesões metastáticas no parênquima cerebral em concomitância em cerca de 30 a 40% dos casos, porém não é possível distinguir as duas localizações pelos sinais e sintomas.

Por sua vez, o acometimento dos nervos cranianos inclui oftalmoparesia (sendo mais comumente ocasionado por paralisia do músculo abducente, inervado pelo nervo abducente), hipoestesia na face ou se for neuropática nesta região (por disfunção do nervo trigêmeo), baixa acuidade auditiva (por disfunção do nervo vestibulococlear ou por disfunção coclear direta) e alterações visuais (por neuropatia do nervo óptico).

Acometimento medular pode-se apresentar por paraparesia ou tetraparesia, perda sensitiva segmentar ou respeitando dermátomos, dor na região dorsal com características radiculares. Em 15% dos casos, podem ser observados sinais de irritação meníngea.

Complicação comum é a hidrocefalia, tanto por obstrução direta do fluxo liquórico ao longo do sistema, quanto por obstrução das granulações aracnóideas, que impedem a reabsorção do liquor circulante,[1] que ocasiona síndrome de hipertensão intracraniana, com cefaleia, baixa acuidade visual, vômitos e rebaixamento do nível de consciência.[1] (Quadro 57-2).

Trata-se de uma doença grave e com prognóstico ruim, na maioria dos casos, com sobrevida de 4 a 6 semanas em indivíduos não tratados[8] e de 8 a 12 semanas em indivíduos tratados.[3] Fatores de mau prognóstico incluem a presença de sintomas de encefalopatia carcinomatosa, múltiplos déficits

**Quadro 57-1.** Frequência de Meningite Carcinomatosa de Acordo com o Tumor Primário

| Tumor primário | Frequência | Incidência |
|---|---|---|
| Mama | 27-46% | 5-8% |
| Pulmão | 22-23% | 9-25% |
| ▪ Adenocarcinoma | 7-13% | |
| ▪ Tumor de células claras | 5-6% | |
| ▪ Tumor epidermoide | 2-3% | |
| ▪ Carcinoma pulmonar de grandes células | 1% | |
| Melanoma maligno | 11% | 6-18% |
| Geniturinário | 5% | |
| Cabeça e pescoço | 2% | |
| Cólon | 1% | |

Adaptado de Wang,[3] Wasserstrom *et al.*,[8] Kaplan *et al.*[11]

**Quadro 57-2.** Sinais e Sintomas Sugestivos de Meningite Carcinomatosa

| Acometimento encefálico | Acometimento de nervos cranianos | Acometimento medular |
|---|---|---|
| Cefaleia | Diplopia | Paraparesia ou tetraparesia |
| Letargia | Baixa acuidade auditiva | Déficit sensitivo e/ou parestesias nos membros |
| Confusão mental | Hipoestesia na face | Dor lombar ou dorsal |
| Amnésia | Baixa acuidade visual | Dor neuropática radicular |
| Demência rapidamente progressiva | Paralisia facial | Perda de controle dos esfíncteres vesical e retal |
| Crises epilépticas | Zumbido | Assimetria de reflexos |
| Hemiparesia | Disfagia | Síndrome da cauda equina |
| Ataxia cerebelar | Vertigem | Sinais de irritação meníngea |
| Diabetes *insipidus* | Disgeusia | |
| Disfasias | | |

Adaptado de Wang *et al.*,[3] Wasserstrom *et al.*[8]

neurológicos e anormalidades do fluxo liquórico observados com o estudo de radionuclídeo.

## DIAGNÓSTICOS DIFERENCIAIS

A carcinomatose leptomeníngea deve ser distinguida de:

- Meningite infecciosa.
- Lesão actínica pela radioterapia.
- Lesão tóxica pela quimioterapia.
- Neurotuberculose.
- Infecção fúngica do sistema nervoso central.
- Sarcoidose.
- Encefalopatias tóxicas ou metabólicas.
- Lesões metastáticas no sistema nervoso central.
- Hipotensão intracraniana.
- Compressão medular.
- Síndromes paraneoplásicas: encefalite límbica, encefalomielite, degeneração cerebelar paraneoplásica.

## ABORDAGEM DIAGNÓSTICA

O intervalo de tempo médio entre o diagnóstico do tumor primário e a identificação de metástases leptomeníngeas é muito variável, com intervalo de cerca de 6 meses, mas com relato de até 10 anos de diferença.[8]

O achado de alterações neurológicas multifocais em indivíduos com neoplasias malignas já conhecidas deve ser o principal fator de suspeição inicial para o diagnóstico de meningite carcinomatosa.

A partir da suspeita inicial, exames complementares úteis para o diagnóstico desta doença incluem a análise do líquido cefalorraquidiano (LCR), a ressonância magnética (RM) com uso de contraste de gadolínio, os estudos com radionuclídeos (cintilografia tecnécio 99m ou ácido índio-dietilenotriamina penta-acética) e marcadores tumorais dos sítios primários (CEA, CA-125, β-hCG, α-FP) e os exames séricos diversos, que podem ser indicativos de meningite carcinomatosa, como a isoenzima BB da creatina-quinase (CK-BB), o ativador de plasminogênio tecidual (TPA), a β2-microglobulina, a β-glucoronidase, a isoenzima-5 da lactato desidrogenase (LDH-5) e o fator de crescimento endotelial vascular (VEGF).[1]

A realização da RM com uso de contraste de gadolínio é de extrema importância na suspeita de meningite carcinomatosa e deve ser realizada, de preferência, antes da punção para coleta de LCR, visto que este procedimento pode gerar alterações do sinal da dura-máter e da aracnoide.[12] As sequências ponderadas em T1, com e sem contraste, e ponderada em T2 com supressão de gordura são as avaliações de escolha.[13] Possui sensibilidade de aproximadamente 70%, e especificidade entre 77 e 100%, mas, ainda assim, a RM contrastada tem taxa de falso-negativo em cerca de 30% e, deste modo, não é possível excluir o diagnóstico se o exame não demonstrar alterações.[13] Podem demonstrar o realce leptomeníngeo de formas nodular e irregular, com depósitos subependimais.

Pelo estudo do LCR, é possível observar aumento da pressão de abertura (acima de 20 cmH$_2$O), qualquer aumento no número de leucócitos (acima de 4 células/mm³, podendo chegar a 1.800 células/mm³) com predomínio linfomononuclear, hiperproteinorraquia (acima de 50 mg/dL) e hipoglicorraquia (abaixo de 60 mg/dL). A pesquisa de células tumorais no LCR tem sensibilidade reduzida, com resultado positivo em 45-71% dos casos, na primeira coleta,[11] aumentando para além de 80% após a segunda coleta. Acima de duas coletas de LCR, não é observado aumento na sensibilidade do exame.[8] Para volumes de LCR coletados menores que 10,5 mL e a demora no processamento do LCR coletado são outros fatores que reduzem a sensibilidade.[14]

A contagem de células no liquor não condiz com a presença ou não de células tumorais, em cerca de 29% dos casos com células oncóticas presentes na análise do LCR não havia mais que 4 células/mm³.[11] Além disso, a proteinorraquia pode estar normal mesmo com a presença de células tumorais na análise do LCR em 71% dos casos de leucemias, em 39% dos casos de linfoma e em 17% dos casos de tumores sólidos.[11] Outro fator que pode reduzir a sensibilidade da análise do LCR para a meningite carcinomatosa é a distância do sítio da punção para a coleta do LCR do local onde estão implantadas as células de forma inversamente proporcional, mesmo na ausência de obstrução ao fluxo liquórico,[15] de modo que não obter o LCR pela coleta por punção lombar em indivíduos com sinais e sintomas de síndromes medulares, bem como a coleta por punção suboccipital ou ventricular em indivíduos com síndrome de nervos cranianos ou sintomas de acometimento encefálico, demonstraram maiores taxas de falso-positivos.

Marcadores tumorais no LCR podem ser úteis para o diagnóstico, apesar das limitações na sensibilidade e na especificidade. Aumento dos níveis de CEA (antígeno carcinoembrionário) no LCR acima de 1 ng/mL sem o aumento nos níveis séricos acima de 100 ng/mL é considerado patológico, bem como o aumento dos níveis de LDH-5. Níveis de β-glucoronidase no LCR acima de 80 mU/L e aumento dos níveis de lactato no LCR sugerem o consumo de glicose pelas células tumorais, mas são pouco específicos, podendo ser encontrados em outras causas de meningites.

O estudo com radionuclídeos, com o ¹¹¹Índio-ácido dietilenotriamina penta-acético (¹¹¹In-DTPA) ou com macroagregados de ⁹⁹Tc-albumina), é útil para avaliar o fluxo liquórico. Isto porque em cerca de 70% dos casos foram observadas obstruções ao fluxo liquórico na base do crânio, no canal medular ou nas convexidades cerebrais.[1]

Estudos citogenéticos têm sido estudados para melhorar a acurácia no diagnóstico da meningite carcinomatosa. Estudos de citologia, como a citometria de fluxo, técnica que afere o conteúdo cromossômico das células, de hibridização *in situ* fluorescente (FISH), que detecta aberrações genéticas tanto na estrutura, quanto no número como sinais de malignidade, também têm sensibilidade reduzida. A técnica da reação em cadeia da polimerase (PCR) é indicada em casos onde o estudo da citologia foi inconclusivo, no entanto, devem ser conhecidos o sítio primário e a alteração genética do tumor primário para que esta técnica seja realizada.[1]

A biópsia de meninge é indicada em casos onde os estudos previamente descritos foram inconclusivos e não se conhece o sítio primário do tumor ou lesões metastáticas em outros sítios.

## TRATAMENTO

O objetivo do tratamento é diminuir ou estabilizar sintomas neurológicos e prolongar a sobrevida.[1] Como descrito anteriormente, a sobrevida de indivíduos sem tratamento é de 4 a 6 semanas.[8] Baseia-se em uma combinação de cirurgia, radioterapia e quimioterapia.

A cirurgia é indicada para a correção da hidrocefalia por meio da introdução de um *shunt* ventriculoperitoneal e para a introdução de cateter com reservatório para administração de medicações quimioterápicas intratecais.[1]

A radioterapia é indicada para desobstruir o fluxo liquórico, reduzir o volume de lesões e tentar reduzir sintomas em sítios específicos, visto que a quimioterapia é capaz de entrar cerca de 2 a 3 mm em nódulos tumorais. Em pacientes de mau prognóstico, é indicada radioterapia para todo o cérebro com doses entre 30-40 Gy em frações de 2-3 Gy. Há o risco de leucoencefalopatia em casos de concomitância com quimioterapia por Metotrexato.[3]

A quimioterapia intratecal é a modalidade que é capaz de tratar todo o sistema nervoso central ao mesmo tempo. O esquema terapêutico utilizado é a combinação de metotrexato, citarabina e tiotepa, no entanto, não dispomos, até o momento, da tiotepa ou da citarabina lipossomal no mercado. Apesar de a quimioterapia sistêmica não ser capaz de atravessar a barreira hematoencefálica, é capaz de o fazer uma vez que há a quebra desta barreira causada pela inflamação, o que foi demonstrado pela concentração liquórica do quimioterápico em níveis terapêuticos após infusão endovenosa. O esquema utilizado deve ser guiado pelo tumor primário, com opções como: metotrexato em altas doses (3-8 g/m), citarabina em altas doses (3 g/m), capecitabina ou trastuzumabe (em casos de câncer de mama), tiotepa, temozolomida, etoposídeo em altas doses (em casos de carcinoma pulmonar de pequenas células), vemurafenib ou dabrafenib (em casos de melanoma).

Para a infusão de quimioterápico intratecal, a via preferível é por meio de sistema de cateter ventricular com reservatório. Existem dois tipos principais de sistemas disponíveis até o momento, o reservatório de Salmon-Rickham de base plana e o reservatório de Ommaya.

A razão pela qual a quimioterapia direcionada para o tumor primário não responde à meningite carcinomatosa é que substâncias hidrossolúveis não atravessem a barreira hematoencefálica em quantidade suficiente para o tratamento desta. Por ser uma grave complicação de um tumor primário, em certos casos, não está indicada a terapia agressiva descrita anteriormente. Esta decisão pode ter por base a determinação de uma sobrevida maior que 3 meses e o índice de *performance* de Karnofsky (KPS) maior que 60%.

A avaliação à responsividade à terapêutica se baseia em critérios clínicos subjetivos e objetivos. O uso comparativo da RM não foi, até o momento, padronizado para esta finalidade, e o estudo comparativo do LCR não demonstrou uniformidade na reposta. Em 2016, a Response Assessment in Neuro-Oncology Group (RANO) propôs critérios para esta avaliação, com base no exame neurológico, na RM do neuroeixo (resolução das alterações previamente observadas na RM) e na reavaliação do LCR (citologia negativa).[16]

## REFERÊNCIAS BIBLIOGRÁFICAS

1. Chamberlain MC. Neoplastic meningitis. *J Clin Oncol* 2005;23(15):3605-13.
2. Gimenez A, Limongi JCP, Valente ACT et al. Carcinomatose leptomeníngea como primeira manifestação de adenocarcinoma pulmonar: relato de caso. *Arq Neuro-Psiquiatr* 2003;61:121-4.
3. Wang N, Bertalan MS, Brastianos PK. Leptomeningeal metastasis from systemic cancer: review and update on management. *Cancer* 2018;124(1):21-35.
4. Toyoshima M, Tsuji K, Shigeta S et al. Leptomeningeal metastasis from gynecologic cancers diagnosed by brain MRI. *Clin Imaging* 2017;41:42-7.
5. Scott BJ, Oberheim-Bush NA, Kesari S. Leptomeningeal metastasis in breast cancer - a systematic review. *Oncotarget* 2016;7(4):3740-7.
6. Lee EQ. Nervous system metastases from systemic cancer. *Continuum* (Minneap Minn) 2015;21(2 Neuro-oncology):415-28.
7. CJ Eberth. Zur Entwickelung des Epithelioms (Cholesteatoms) der Pia un d der Lunge. *Virchows Arch A Pathol Anat* 1869 Dec;49(1):51-63.
8. Wasserstrom WR, Glass JP, Posner JB. Diagnosis and treatment of leptomeningeal metastases from solid tumors: experience with 90 patients. *Cancer* 1982;49(4):759-72.
9. Boire A, Zou Y, Shieh J et al. Complement Component 3 Adapts the Cerebrospinal Fluid for Leptomeningeal Metastasis. *Cell* 2017;168(6):1101-13.e13.
10. Chamberlain M, Soffietti R, Raizer J et al. Leptomeningeal metastasis: a Response Assessment

in Neuro-Oncology critical review of endpoints and response criteria of published randomized clinical trials. *Neuro Oncol* 2014;16(9):1176-85.
11. Kaplan JG, DeSouza TG, Farkash A *et al*. Leptomeningeal metastases: comparison of clinical features and laboratory data of solid tumors, lymphomas and leukemias. *J Neurooncol* 1990;9(3):225-9.
12. Mittl RL Jr, Yousem DM. Frequency of unexplained meningeal enhancement in the brain after lumbar puncture. *AJNR Am J Neuroradiol* 1994;15(4):633-8.
13. Freilich RJ, Krol G, DeAngelis LM. Neuroimaging and cerebrospinal fluid cytology in the diagnosis of leptomeningeal metastasis. *Ann Neurol* 1995;38(1):51-7.
14. Glantz MJ, Cole BF, Glantz LK *et al*. Cerebrospinal fluid cytology in patients with cancer: minimizing false-negative results. *Cancer* 1998;82(4):733-9.
15. Murray JJ, Greco FA, Wolff SN, Hainsworth JD. Neoplastic meningitis. Marked variations of cerebrospinal fluid composition in the absence of extradural block. *Am J Med* 1983;75(2):289-94.
16. Chamberlain M, Junck L, Brandsma D *et al*. Leptomeningeal metastases: a RANO proposal for response criteria. *Neuro Oncol* 2017;19(4):484-92.

# Parte XII  Emergências em Cabeça e Pescoço

# OBSTRUÇÃO DAS VIAS AÉREAS SUPERIORES

Renato de Castro Capuzzo

## INTRODUÇÃO

A definição anatômica de vias aéreas superiores (VAS) inclui as fossas nasais, rinofaringe, orofaringe, boca, hipofaringe e laringe. A obstrução das VAS é a principal causa de avaliação de afecções de cabeça e pescoço no contexto de urgência e emergência. É uma condição que merece avaliação imediata do médico emergencialista, pois é a primeira medida a ser resolvida em uma avaliação de suporte básico de vida. É importante que o profissional diferencie as causas de um paciente com insuficiência respiratória, pois isto afetará diretamente o manejo do suporte ventilatório que pode variar desde oxigenoterapia até a necessidade de um procedimento cirúrgico, como a traqueostomia.

O acesso cirúrgico às VAS inclui a traqueostomia e cricotireodotomia e existem diferentes indicações, situações e técnicas para suas realizações, contudo, o foco deste capítulo será abordar os tópicos relacionados com o âmbito do serviço de urgência e emergência.

## FISIOPATOLOGIA

As VAS constituem um sistema de passagem de ar em forma de Y, cuja interseção do fluxo de ar nasal e da cavidade oral é a orofaringe. A partir deste ponto, o caminho do ar é único pela hipofaringe e laringe. Este é um conceito importante para entender que os pontos mais críticos de obstrução do fluxo de ar são a **orofaringe, hipofaringe e laringe**. Lesões que obstruem as fossas nasais e nasofaringe podem levar à dificuldade de respiração pelas narinas, contudo, elas raramente são suficientes para causar uma urgência respiratória. Apesar de muitos pacientes referirem a sensação de dispneia quando não conseguem obter uma respiração por via nasal, isto não constitui uma urgência respiratória, e o tratamento da causa-base desta obstrução pode ser aguardado. Tumores ou edema de cavidade oral muito volumosos levarão à insuficiência respiratória de urgência somente quando se estenderem para a orofaringe, pois a via respiratória nasal ainda persiste íntegra e mantém um fluxo aéreo adequado para as vias aéreas centrais. O local mais estreito das VAS é a região da glote laríngea e por isto edemas, tumores ou corpos estranhos nesta região podem ser situações de alto risco para a ventilação.[1]

Basicamente existem duas principais formas de redução de calibre das VAS em afecções de cabeça e pescoço, por uma **obstrução intrínseca** da luz ou por **compressão extrínseca**. Como obstrução intrínseca temos as lesões que se originaram na própria luz da via aérea, como tumores ou edema e situações onde a via aérea está obstruída por agentes que prejudiquem a ventilação, como sangue, coágulos, secreção ou corpos estranhos. Nas compressões extrínsecas, encontra-se a situação onde as vias aéreas estão íntegras, porém comprimidas por massas tumorais, edema ou infecção. As causas mais comuns de compressões extrínsecas são metástases cervicais volumosas, tumores da tireoide e abscessos cervicais.

Outro mecanismo que leva ao edema da mucosa de vias aéreas e insuficiência ventilatória é o hematoma cervical. Após cirurgias do compartimento visceral do pescoço, como, por exemplo, a tireoidectomia, em raras vezes, pode ocorrer um hematoma compressivo que diminui o retorno venoso da laringe associado à própria infiltração do sangue no interstício. Isto pode acarretar um intenso edema de mucosa e necessidade de abordagem cirúrgica de emergência para descompressão cervical e possível traqueostomia.

## AVALIAÇÃO DO PACIENTE COM INSUFICIÊNCIA RESPIRATÓRIA

Quando um paciente chega ao serviço de emergência com queixa de dispneia, as informações de anamnese e de exame físico são os principais parâmetros que indicarão a necessidade de um procedimento cirúrgico de acesso às vias aéreas, como a traqueostomia ou cricotireoidostomia.[2]

Estridor é o sinal mais importante de dificuldade ventilatória. Ele significa um fluxo aéreo turbilhonado decorrente da redução do diâmetro da via aérea. Quando o estridor ocorre durante a inspiração, ele é em razão de uma obstrução extratorácica notadamente glótica ou supraglótica, entretanto, estridor expiratório sugere uma obstrução subglótica.[1] Outros sintomas que devem ser valorizados é a dispneia aos esforços, dificuldade de se obter um sono relaxante, necessidade de decúbito elevado para dormir e quando estes sintomas estão associados à rouquidão, suspeita-se uma lesão acometendo a laringe. Outros sinais de exame físico de relevância são esforço inspiratório, taquipneia, uso de musculatura acessória da respiração e tiragem intercostal. A gasometria arterial pode revelar diminuição de $PO_2$ ou aumento de $PCO_2$ em estágios não compensados de insuficiência ventilatória.[1] Os níveis de saturação de hemoglobina detectados por oximetria de pulso podem ser valorizados quando estão decrescendo, contudo, este parâmetro pode ser um sinal tardio e um indicativo que este paciente está caminhando para fadiga e parada respiratória. Frequentemente os pacientes com tumores de cabeça e pescoço são tabagistas e apresentam algum grau de doença pulmonar crônica e podem mostrar valores de oximetria inferiores ao da normalidade. **Portanto, a indicação de traqueostomia se baseia muito mais em uma clínica de desconforto respiratório do que no valor de oximetria isoladamente.**

A decisão de se indicar um procedimento cirúrgico de traqueostomia está relacionada com a etiologia que levou ao desconforto respiratório e que não pode ser reversível no ambiente de urgência. Muitas vezes o paciente chega ao serviço de urgência sem uma investigação prévia de patologia de cabeça e pescoço. Nestes casos, uma investigação etiológica de fatores de risco para câncer de vias aerodigestivas superiores, como tabagismo e etilismo, é importante. A presença de metástases cervicais palpáveis indica uma neoplasia maligna de VAS. História de aumento de volume cervical, febre e manipulação dentária prévia aponta para uma causa infecciosa, e angina de Ludwig deve ser considerada.

É importante diferenciar se os sintomas de insuficiência ventilatória foram de início recente ou fazem parte de um quadro lento e progressivo. Sintomas agudos de obstrução sugerem uma etiologia inflamatória ou infecciosa, e condutas, como administração de corticoides ou inalações, podem ser consideradas. Um quadro progressivo e crônico sugere neoplasia de VAS e raramente será resolvido com corticoides. Associado à presença de sintomas ventilatórios, como estridor e esforço inspiratório, este quadro já é um indicativo de uma via alternativa cirúrgica às vias aéreas.

O tipo de redução de via aérea suspeitado, se obstrução intrínseca ou compressão extrínseca, é bastante importante na tomada de decisão, pois conduz a caminhos distintos de resolução da insuficiência respiratória. Apenas se o paciente não estiver em uma condição de emergência, pode-se lançar mão de propedêutica de exames radiológicos, como tomografias do pescoço ou laringoscopia.

Quando um paciente apresenta algum conteúdo em sua via aérea que prejudique sua ventilação, como sangue, coágulos ou secreções, estes devem ser removidos por aspiração. A tentativa de intubação orotraqueal deve ser evitada quando sabidamente está presente um tumor ulcerado e obstrutivo da glote, pelos riscos de sangramento, insucesso de transpor o tumor ou de disseminação tumoral para traqueia.

Entretanto, quando um paciente apresenta uma compressão extrínseca das VAS por uma causa cervical, temos a possibilidade de realizar a intubação orotraqueal para estabelecer uma via confiável de ventilação e assim progredir na investigação da necessidade de se realizar uma traqueostomia eletiva ou resolução da causa-base de compressão. Uma outra razão para se considerar a intubação em vez de traqueostomia com anestesia local é que a traqueia deslocada por uma compressão extrínseca pode não ser facilmente localizada, muitas vezes encontrando-se profundamente ao músculo esternoclidomastoide contralateral à massa cervical. Nesta situação o procedimento cirúrgico com o paciente acordado pode ser tecnicamente desafiador e precipitar uma emergência respiratória.

A traqueia deslocada por compressão pode ser localizada com uma seringa com soro fisiológico e agulha. Quando se perfura a luz traqueal, a aspiração do êmbolo promove bolhas de ar no interior da seringa. É possível até mesmo deixar uma agulha longa transcutânea até a traqueia para guiar o trajeto do procedimento. Outra forma bastante confiável de localização da traqueia, quando disponível, é o uso de ultrassonografia em centro cirúrgico.

## INDICAR UMA TRAQUEOSTOMIA OU CRICOTIREOIDOTOMIA?

Basicamente o que diferencia a necessidade entre uma traqueostomia ou cricotireoidotomia é o grau de emergência de insuficiência respiratória. Se o paciente estiver em franco desconforto ventilatório e caminhando para hipoxemia e parada respiratória, a cricotireoidotomia deve ser considerada pois é o acesso cirúrgico mais rápido à via aérea. Nas outras situações em que se é possível aguardar o paciente chegar a um centro cirúrgico ou mesmo permitir uma traqueostomia em sala de emergência com material apropriado, esta alternativa deve ser escolhida.

Um conceito a se ressaltar é que a cricotireoidotomia é um procedimento **temporário** de acesso às vias aéreas e deve ser convertida em traqueostomia, assim que o paciente estiver em condições clínicas estáveis. Converte-se uma cricotireoidostomia em traqueostomia para evitar complicações infecciosas nas cartilagens laríngeas, que levam a possíveis quadros de estenose subglótica, necessitando de tratamentos cirúrgicos complexos para sua resolução. Por este motivo a cricotireoidotomia deve ser evitada em crianças, pois o risco destas complicações é ainda maior na reduzida via aérea destes pacientes.

## TÉCNICA E ANATOMIA CIRÚRGICA DA TRAQUEOSTOMIA

Alguns detalhes técnicos e advertências devem ser lembrados no paciente que realizará um procedimento de acesso cirúrgico às vias aéreas.

Posicionamento do paciente e preparo:

- Quando a urgência permitir, deixe todo o material para o procedimento disponível, pois, durante a execução do mesmo, pode haver emergência respiratória e não haver tempo de aguardar a busca de materiais adicionais.
- Escolha o tipo e tamanho da cânula de traqueostomia que será utilizada. Se for uma cânula com balão, este deverá ser testado antes de ser introduzido para verificar vazamentos de ar.
- O local anatômico onde se realizará a incisão da traqueia deve ser palpável no pescoço acima da fúrcula esternal. Este local se encontra a uma polpa digital caudal da borda inferior da cartilagem cricoide, que é um parâmetro anatômico bastante proeminente e confiável do pescoço. Não confundir com a palpação da proeminência laríngea (pomo de Adão) que constitui a quilha da cartilagem tireoide.
- Pacientes mais idosos tendem a ter a laringe mais baixa no pescoço e podem até mesmo não ter um segmento de traqueia cervical palpável, fazendo-se necessário, quando possível, uma hiperextensão do pescoço ou tração cranial da laringe com os dedos e afastadores no intuito de deixar um segmento de traqueia acessível.
- Dependendo do nível de desconforto respiratório, o paciente não tolerará uma hiperextensão do pescoço pois esta não é uma posição natural para a respiração. Os pacientes tendem a flexionar o pescoço na insuficiência respiratória. Se for possível palpar a traqueia no pescoço naturalmente, não há necessidade de hiperextensão cervical e nem a utilização de coxins subescapulares.
- Alguns pacientes não tolerarão o decúbito dorsal horizontal em uma situação limítrofe de compressão da orofaringe. Isto também pode ocorrer em tumores pediculados da laringe. Para isto, utiliza-se a mesa cirúrgica em decúbito elevado suficiente, para que o paciente tolere o procedimento.
- Na ausência de emergência, **somente** inicie o procedimento depois que o paciente tiver um acesso venoso e monitorização adequada, pois se houver parada respiratória, estes serão imprescindíveis.
- **Evite utilizar sedação no preparo de um paciente com insuficiência respiratória obstrutiva** pois o paciente necessitará de todos os seus mecanismos de proteção de vias ventilatórias. O paciente sedado relaxa a musculatura auxiliar na ventilação e pode evoluir para uma emergência e parada respiratória.[3]

### Traqueostomia Cirúrgica Aberta

Após o posicionamento adequado do paciente descrito anteriormente, realize a antissepsia cirúrgica e paramentação. Quanto à colocação de campos, sempre deixe a boca e o nariz do paciente descobertos. Uma boa alternativa é colocar um campo fenestrado com o orifício nas vias aéreas naturais do paciente.

O local de incisão na pele será a projeção cutânea entre o primeiro e o segundo anel traqueal tendo como referência a palpação da cartilagem cricoide. Em pacientes idosos com cifose torácica e com traqueia cervical não palpável, procure realizar a incisão próxima à fúrcula esternal.

A escolha da orientação da incisão depende da emergência do procedimento. Incisão transversa tem uma cicatrização mais estética e permite o procedimento sem limitações. Entretanto, a incisão longitudinal já está na orientação da abertura dos planos mais profundos e evita a lesão inadvertida das veias jugulares anteriores, sendo uma forma mais rápida de chegar à traqueia.

Uma incisão de 3 centímetros é suficiente em uma traqueostomia convencional. Quando houver fatores complicadores, como presença de bócio volumoso ou tumores, opte por incisões maiores.

O início de abertura da rafe mediana muscular começa com a separação dos músculos esterno-hioide e posteriormente esternotireóideo que devem ser separados com afastadores

Após a separação dos músculos, visualiza-se o istmo da glândula tireoide. Neste momento é necessário avaliar se será possível apenas afastar o istmo ou se será necessário realizar uma istmotomia para expor o local de abertura traqueal. Em tireoides mais volumosas, recomenda-se a istmotomia.

Como rotina, o local da abertura da traqueia será entre o primeiro e o segundo anel traqueal. Deve-se evitar deixar a cânula no primeiro anel pelo risco de infecção da cartilagem cricoide. Traqueotomia em anéis mais baixos é possível, mas deve ser evitada, pois se este paciente necessitar posteriormente de uma laringectomia total por um câncer de laringe, a maturação da traqueia na pele pode ser um procedimento mais trabalhoso.

O tipo de incisão da traqueia é bastante variável e não há uma clara comprovação de que uma técnica gere menos complicações que a outra em adultos. As opções são a secção transversal, longitudinal, em forma de "T" ou "H", ou até mesmo a ressecção da porção anterior de um anel traqueal. Em crianças também não foram comprovadas diferenças no tipo de incisão traqueal.[4]

É possível deixar pontos de náilon reparados nas bordas da incisão traqueal no intuito de facilitar a troca precoce de cânulas pela tração e anteriorização do estoma da traqueia em direção à abertura da pele.

Este é o melhor momento de revisar hemostasia em quaisquer pontos de sangramento antes de a cânula ser introduzida.

Utilize a cânula adequada com a ogiva na ponta lubrificada com xilocaína em gel. Para facilitar a introdução da cânula, introduza-a rodada em 90 graus e após passar pelo estoma da traqueia, rode-a para a posição normal.

É interessante testar o fluxo de ar dos pulmões que sai pela cânula com uma gaze, deixando que ela se movimente com a inspiração e expiração. Cânulas em falso trajeto não apresentam fluxo de ar adequado.

Não feche hermeticamente a pele para evitar a formação de enfisema de subcutâneo. No máximo efetue um fechamento lateral.

Fixe a cânula com cadarço e pontos, se necessário. Interponha gazes entre a pele e a cânula.

## Traqueostomia Percutânea

Este procedimento é utilizado principalmente em traqueostomias eletivas de pacientes com intubação orotraqueal e não será detalhado neste capítulo, pois não se enquadra no contexto de urgência e emergência.

## Técnica de Cricotireoidostomia

A cricotireoidotomia cirúrgica se assemelha em técnica cirúrgica à traqueostomia, mas os detalhes relevantes distintos deste procedimento serão listados:

- A orientação da incisão cutânea cervical será preferencialmente longitudinal pela maior rapidez e menor risco de sangramentos.
- A incisão ocorrerá na membrana cricotireóidea, e algum instrumento, como uma pinça hemostática, poderá realizar a abertura romba da membrana para permitir uma rápida ventilação. Este local dificilmente será recoberto pela tireoide, podendo em algumas situações estar presente o lobo piramidal que deve ser afastado.
- Introduz-se uma cânula normalmente de menor calibre, e inicia-se a ventilação assistida, se o paciente estiver em parada respiratória.
- Procura-se, a partir deste momento, estabilizar outras condições críticas do paciente, como sangramentos ou instabilidade hemodinâmica, e, assim que possível, converta o procedimento em traqueostomia.

## Cricotireoidotomia por Punção

Existem *kits* comerciais desenvolvidos para este procedimento, onde o acesso à via aérea pela membrana cricotireóidea é feito com uma punção por agulha, passagem de fio-guia e dilatação até o diâmetro da cânula de ventilação. Todos os conceitos citados anteriormente são válidos, exceto pela modificação de incisões por dilatações.

## Traqueostomia Transtumoral

Pode ocorrer a situação, felizmente rara, em que um paciente apresenta insuficiência respiratória obstrutiva e a presença de um tumor no local onde será executada a traqueostomia. Esta condição pode ser bastante desafiadora, pois os parâmetros anatômicos estão possivelmente alterados. Nesta condição todas as recomendações descritas anteriormente para acesso à via aérea em compressão extrínseca são válidas, tentando se possível intubação orotraqueal e/ou localização da traqueia previamente ao procedimento. Nesta situação o exame de tomografia computadorizada de pescoço e nasofibroscopia darão informações muito importantes, se o grau de urgência permitir esperá-los.

## COMPLICAÇÕES

Como complicações das traqueostomias na urgência e suas soluções serão divididas quanto ao momento que ocorrem.

## Complicações Precoces

- *Falso trajeto:* esta complicação ocorre quando a cânula não foi introduzida dentro da traqueia ou se deslocou para fora da traqueia. O paciente nesta condição pode manter a dispneia, e, se não tiver obstruído, consegue vocalizar. Para evitar a introdução incorreta da cânula, coloque-a sob visão direta ou com o auxílio de um guia e teste a patência do fluxo de ar. Cânulas que se deslocam ocorrem primordialmente com a escolha de uma cânula curta para um trajeto longo entre a pele e a traqueia, principalmente em pacientes obesos, devendo sempre ser considerada a troca por uma cânula de comprimento mais adequado.
- *Sangramentos:* quando ocorrem em pequena quantidade nas primeiras horas após a traqueostomia ao redor da cânula, indicam uma hemostasia inadequada. Uma revisão cirúrgica deve ser realizada ou o uso de hemostáticos.
- *Vazamento de ar e ventilação inadequada:* isto ocorre quando o balão da cânula não permite vedar o lúmen da traqueia. Isto pode ocorrer pelo posicionamento da cânula que pode estar sendo tracionada pelos tubos da ventilação mecânica, e um ajuste no posicionamento pode resolver a questão. Outra possibilidade é ter sido escolhida uma cânula de diâmetro não suficiente para vedar

a traqueia com o balão, e a troca por uma cânula de maior diâmetro pode resolver o problema.
- *Enfisema de subcutâneo:* duas possibilidades podem ser consideradas nesta ocasião. Uma é o fechamento hermético da pele em uma cânula com vazamento ao redor do balão. A abertura de pontos que selaram a incisão leva a uma diminuição gradual desta complicação. Outra possibilidade é a presença de pneumotórax pela dissecção do ápice da pleura pulmonar, e medidas para pneumotórax devem ser realizadas.
- *Pneumomediastino:* cânulas em falso trajeto com ventilação mecânica podem levar à ventilação de ar para o mediastino. A reinserção da cânula ou escolha de uma mais adequada diminui gradualmente a complicação.

## Complicações Tardias

- *Obstrução por secreção:* quando um paciente está com traqueostomia, mas apresenta desconforto respiratório, devem-se considerar as seguintes possibilidades: obstrução por secreção, lesões intratorácicas ou distúrbios pulmonares. Uma obstrução pode ocorrer no interior de uma cânula sem intermediário ou na própria cânula interna. Uma cânula sem intermediário deve ser trocada e para a que já possui, este deve ser removido e desobstruído. Se estas medidas não solucionarem, um exame endoscópico é necessário para verificar uma rolha de secreção na ponta da cânula ou alguma lesão obstruindo a traqueia intratorácica. Na ausência destas situações, considere uma causa pulmonar de dispneia.
- *Fístula traqueoesofágica:* esta complicação é bastante rara e ocorre em pacientes com cânulas com balão insuflado com pressão acima do recomendado ou em pacientes com tumores infiltrando a traqueia e esôfago proximais. Nesta situação uma alimentação exclusiva por sonda nasoenteral é mandatória, e a resolução cirúrgica eletiva, se assim for indicada.
- *Sangramentos:* quando ocorrem alguns dias após o procedimento em pequena quantidade ao redor da cânula indicam a presença de tecido de granulação que pode ser cauterizado. Sangramentos pelo interior da cânula podem ser apenas pelo traumatismo de cânula longa ou ser considerado um sangramento sentinela de uma fístula traqueoarterial. Esta última é uma condição extremamente grave com alta mortalidade e deve ser avaliada por um especialista imediatamente. No caso de um sangramento maciço, uma cânula com balão deve ser insuflada no local do sangramento, o sangue da traqueia é aspirado, e o paciente deve ser encaminhado emergencialmente ao centro cirúrgico.

## TIPOS DE CÂNULAS DE TRAQUEOSTOMIA

Existem cânulas de traqueostomias de diferentes materiais e características e cabe ao médico que realiza o procedimento selecionar o tipo mais adequado para determinadas situações. Os tipos mais comuns de cânulas são:

- *Cânula metálica:* apresenta uma cânula interna removível (intermediário) que permite a limpeza das secreções que podem obstruir o fluxo de ar. A indicação mais comum desta cânula é para pacientes com ventilação espontânea em uso domiciliar de traqueostomia.
- *Cânula de plástico com balão:* também chamadas de cânulas do tipo Portex® não apresentam cânula interna e só permitem limpeza de secreções com aspiração e normalmente apresentam balão que pode ser insuflado. A indicação padrão destas cânulas é a necessidade de ventilação mecânica ou pacientes **em ambiente hospitalar** com risco de aspiração laringotraqueal ou sangramentos.
- *Cânula de Shiley®:* é uma combinação das duas anteriores, pois apresenta intermediário e balão. Nem sempre estão disponíveis, pois são significativamente mais caras. A indicação rotineira para esta cânula é o paciente que apresenta risco de aspiração maciça, mas que pode ser liberado para casa.
- *Cânula Biesalski®:* cânula com as mesmas características da metálica, porém de plástico. Esta cânula é utilizada em pacientes que estão realizando radioterapia em regime ambulatorial. A vantagem desta cânula é que diminui a radiodermite provocada pela associação de radioterapia e cânulas de metal.

Portanto, alguns princípios devem ser observados na escolha da cânula:

1. Pacientes que necessitem de ventilação mecânica utilizarão uma cânula com balão insuflado.
2. Pacientes só devem ir para casa com cânulas com intermediário, como as metálicas, Shiley® e Biesalski® para limpeza de secreções. Cânulas, como a Portex®, podem obstruir pelo acúmulo de secreções.
3. Pacientes com disfagia severa e com risco de aspiração maciça devem utilizar uma cânula com balão insuflado.
4. Deve-se evitar o uso de cânulas metálicas na vigência de radioterapia.

Algumas observações são pertinentes em relação ao manejo de traqueostomias no contexto de urgência para médicos que não estão habituados com patologias de cabeça e pescoço:[5]

- Pacientes que estão com suas cânulas de traqueostomia bem locadas não conseguem falar a não ser que ocluam a cânula. Quando conseguem vocalizar, desconfie de falso trajeto. Pacientes devem apresentar um fluxo aéreo perceptível ao tato quando expiram.

- Traqueostomias realizadas há menos de 7 dias devem ter suas cânulas trocadas com cuidado, porque o trajeto não está bem estabelecido. Para isto o uso de guias, fios de reparo e agilidade na troca são importantes no intuito de evitar falso trajeto.
- Pacientes não internados com traqueostomia e saída de saliva ou alimentos pela traqueostomia provavelmente apresentam aspiração laringotraqueal significativa. Uma cânula do tipo Shiley® deve ser considerada, pois apresenta intermediário para limpeza domiciliar e balão para evitar aspiração. Alimentação por sonda enteral e jejum por via oral são recomendados. Uma hipótese comumente cogitada é a de fístula traqueoesofágica. Contudo, esta complicação é rara e está associada ao uso prolongado de balão insuflado em cânulas ou tubos traqueais ou em tumores ulcerodestrutivos com extensão para traqueia e esôfago.
- Pacientes com traqueostomia devem realizar suas inalações ou oxigenoterapia pela cânula de traqueostomia e não pelas vias aéreas naturais, pois mesmo com cânulas sem balão insuflado, a resistência para a entrada de ar é bem menor pelo traqueostoma do que pelo nariz e pela boca.
- Pacientes submetidos à laringectomia total apresentam uma traqueostomia terminal, ou seja, a traqueia é maturada diretamente na pele. Portanto, nestes pacientes não pode ser realizada intubação orotraqueal. Muitas vezes estes pacientes não utilizam cânulas de traqueostomia e têm seus traqueostomas cobertos por tecidos ou filtros.
- Um paciente que respira por um traqueostoma inspira um ar mais frio, seco e com impurezas pela ausência de respiração pelas vias naturais, portanto, ele deve ser liberado para o domicílio com medidas de umidificação de ar e inalação para evitar consolidação das secreções no interior das cânulas de traqueostomia.

## CONCLUSÃO

Apesar de ser um procedimento normalmente de baixa complexidade, a traqueostomia pode ser extremamente estressante tanto para o médico como para o paciente em situações de urgência, ou mesmo, se transformar em um procedimento de emergência em que a agilidade no acesso à via aérea determinará a sobrevivência ou não do paciente. Para isto, é necessário que diversos conceitos teóricos e práticos sejam elucidados, como familiarização com a anatomia cirúrgica da região, compreensão da fisiopatologia da obstrução alta de vias aéreas, conhecimento das indicações e da resolução de problemas comuns relacionados com as traqueostomias nas salas de urgência.

## REFERÊNCIAS BIBLIOGRÁFICAS

1. Benumof J, Hagberg CA. *Benumof and Hagberg's Airway management*. 3rd ed. Philadelphia, PA: Elsevier/Saunders; 2013. xxiii, 1141 p.
2. Freeman BD. Tracheostomy Update: When and How. *Crit Care Clin* 2017;33(2):311-22.
3. Ehsan Z, Mahmoud M, Shott SR *et al*. The effects of anesthesia and opioids on the upper airway: A systematic review. *Laryngoscope* 2016;126(1):270-84.
4. Watters KF. Tracheostomy in Infants and Children. *Respir Care* 2017;62(6):799-825.
5. Mitchell RB, Hussey HM, Setzen G *et al*. Clinical consensus statement: tracheostomy care. *Otolaryngol Head Neck Surg* 2013;148(1):6-20.

# SANGRAMENTO CERVICAL – SÍNDROME DA RUPTURA DE CARÓTIDA (SRC)

Ricardo Ribeiro Gama
André Lopes Carvalho

A síndrome da ruptura de carótida (SRC) é uma das complicações mais temidas e devastadoras do paciente com câncer de cabeça e pescoço, com uma incidência de 3-4% nesta população.[1] Quando a SRC não é tratada, a mortalidade chega a 60%, e o risco de complicações neurológicas é de aproximadamente 40%.[2] A mortalidade perioperatória é em torno de 30%, e o risco de acidente vascular encefálico em torno de 15%.[2] O risco de ressangramento após uma primeira intervenção pode chegar a 25%, durante o acompanhamento destes pacientes,[2] e varia de acordo com as condições clínicas do paciente e dos métodos utilizados para controle do primeiro sangramento. O prognóstico é altamente dependente da apresentação clínica do sangramento (como grau do choque), da condição clínica do paciente (*performance status*, condição nutricional, comorbidades, presença de tumor em atividade, prognóstico oncológico) e local do sangramento no corredor carotídeo (unifocal, multifocal, nos ramos da carótida externa, na carótida comum, junto ao bulbo ou na carótida interna cervical). Em muitos pacientes, a ruptura ocorre próxima à bifurcação carotídea.[3] Metade dos pacientes com SRC apresenta episódios de sangramento prévio intermitente, autolimitado, o que deve chamar atenção para um sangramento abundante iminente, potencialmente fatal, dentro de horas, dias ou semanas.[4] Sessenta por cento dos pacientes desenvolverão um sangramento que coloque o paciente em risco de vida e que requererá uma intervenção emergencial.[4]

Com o advento do uso das modalidades não cirúrgicas de tratamento para o carcinoma de células escamosas da cabeça e pescoço (CCECP) localmente avançado (estádios clínicos III e IV), em especial aqueles que compreendem a associação de radioterapia com quimioterapia, o risco de exposição das artérias carótidas à irradiação é fato, visto que as cadeias linfonodais cervicais, alvo comum do tratamento em câncer de cabeça e pescoço, estão em íntimo contato com os grandes vasos cervicais. Sabe-se que a presença de radioterapia cervical prévia aumenta em cerca de 7,6 vezes o risco de ruptura de carótida,[5] e quando a radioterapia é associada à linfadenectomia cervical radical com ampla exposição do vaso, este risco é ainda maior. Pacientes com SRC têm história de tratamento radioterápico em 89% das vezes, de metástases cervicais em 69% e de linfadenectomia cervical em 63%.[4]

Por ser um evento raro, a literatura apresenta relato de séries e de casos e poucas revisões sistemáticas. A falta de consenso no tratamento, a inacessibilidade de muitos centros à terapia endovascular e o prognóstico reservado destes pacientes fazem com que padrões de tratamento não sejam adequadamente estabelecidos e seguidos, e o controle a longo prazo destes pacientes seja limitado.

## FATORES DE RISCO E FISIOPATOLOGIA DA RUPTURA CAROTÍDEA

Para fins didáticos, a ruptura carotídea pode ocorrer associada ou não à presença de tumor. Na presença de tumor, o envolvimento do vaso pela massa linfonodal e/ou pelo tumor primário, em um contexto de apresentação clínica inicial ou em um contexto de tumor recidivado após tratamento multimodal, coloca a carótida sob risco de ruptura, principalmente, nas situações de recidiva em pacientes previamente operados e irradiados com tumorações ulceradas na pele com extensa área de necrose tumoral. Em contrapartida, no cenário clínico de ausência de tumor, algumas situações clínicas colocam a artéria carótida sob risco, por fragilizá-la. Estas situações são apresentadas no Quadro 59-1.[1,4-6]

**Quadro 59-1.** Fatores Predisponentes de Ruptura Carotídea de Causa Não Tumoral

1 - Fístula mucocutânea (oral, faríngea)

2 - Exposição continuada dos grandes vasos à saliva

3 - Linfadenectomia cervical radical em carótida previamente irradiada

4 - Infecção cervical não controlada

5 - Radionecrose dos retalhos cutâneos e/ou das partes moles ao redor dos grandes vasos, com ou sem exposição carotídea

6 - Condições clínicas adversas, como desnutrição, diabetes *mellitus* e corticoterapia

7 - Radiocondronecrose laríngea

Este risco é ainda maior quando a radioterapia é realizada previamente ao procedimento cirúrgico, ou seja, em um contexto de resgate do pescoço com linfadenectomia cervical após falência ao tratamento radioterápico em associação ao quimioterápico. A associação dos fatores anteriores aumenta ainda mais o risco de ruptura carotídea, por exemplo: o paciente em pós-operatório de laringectomia total e linfadenectomia cervical que evolui com fístula salivar de alto débito, infecção cervical e exposição da carótida por deiscência de retalho cutâneo em razão de necrose do mesmo.

Os vasos submetidos à radioterapia apresentam fibrose multifocal, infiltração inflamatória, perda da adventícia, aterosclerose secundária e perda do suporte dos tecidos circundantes que também se encontram irradiados.[4] Radicais livres produzidos no campo irradiado causam trombose e obliteração da *vasa vasorum*, aterosclerose prematura, fibrose da adventícia, alteração da espessura arterial e enfraquecimento do vaso, que pode ser potencializado por mediadores inflamatórios oriundos da infecção tecidual, que é comumente vista nas fístulas salivares, necrose de tecidos ou exposição vascular à saliva. A decomposição da parede arterial resulta na formação de pseudoaneurismas e, finalmente, em ruptura vascular.[4]

Outra teoria que procura associar a radioterapia da carótida à sua ruptura diz que este tratamento induz endarterite, que resulta em hipóxia e hipovascularização e consequente ruptura tecidual. Finalmente, alguns autores associam a hipocelularidade de fibroblastos, decorrente da irradiação, à depleção de colágeno e consequente enfraquecimento da parede do vaso.[7]

Com o advento das técnicas modernas de irradiação, como o IMRT (Radioterapia de Intensidade Modulada do Feixe), é possível aplicar doses para controle tumoral maiores do que com as técnicas convencionais, o que pode gerar maior controle da neoplasia, à custa de maior dose de irradiação sobre os vasos cervicais. Mesmo assim, é possível minimizar dose sobre os grandes vasos, especialmente, na neoplasia com baixo volume de doença cervical ou no contexto do pescoço clinicamente negativo.[8] Nas situações de amplo envolvimento da carótida, ou de íntimo e extenso contato da neoplasia com a mesma ou de amplo comprometimento linfonodal cervical (conglomerados linfonodais ou metástases linfonodais maiores que 6 cm ou qualquer massa com amplo extravasamento linfonodal extracapsular – pescoço N3), retirar a carótida do campo de irradiação é crítico em razão de não se conseguir obter adequado controle tumoral, mesmo porque o envolvimento tumoral por si deste grande vaso já é acompanhado de maior risco de ruptura vascular, independente do tratamento a ser escolhido.

A infecção cervical é outro fator predisponente comum de ruptura de carótida. Em sua fisiopatogenia, o processo infeccioso, muitas vezes decorrente de fístula cervical e/ou necrose tecidual, leva à trombose da *vasa vasorum* por infecção bacteriana, com subsequente lesão da parede da artéria.[4] A necrose tecidual e fístula, comumente associadas à hipóxia, contribuem para contaminação dos tecidos, o que leva à infecção da bainha carotídea, fragilizando-a.[4]

## APRESENTAÇÃO CLÍNICA E ABORDAGEM DIAGNÓSTICA

A ruptura de carótida pode ser classificada de acordo com sua apresentação clínica em:[1,4]

a) Ameaça de ruptura (*threatened*).
b) Ruptura iminente (*impending*).
c) Episódio agudo (*acute*).

Na ameaça de ruptura, existem situações clínicas que colocam a carótida sob risco de ruptura, sem que haja sinais de sangramento. Situações como exposição vascular, associada à fístula salivar ou infecção cervical, necrose tecidual ou recorrência tumoral, colocam a carótida sob risco. Estudo angiográfico poderá mostrar invasão tumoral do vaso ou formação de pseudoaneurismas não hemorrágicos.[1,4]

Na ruptura iminente, podemos ter os mesmos cenários clínicos, associados a sangramento cervical recorrente, autolimitado, também chamada de "hemorragia sentinela". Geralmente, estes sangramentos cessam com compressão local e são sinais iminentes de que uma ruptura está por acontecer. Estudo angiográfico poderá mostrar pseudoaneurismas hemorrágicos.[1,4]

O sangramento também poderá ser intraoral, com relato de sangramentos orais intermitentes, autolimitados, via de regra em paciente previamente tratado, com alta suspeição de recidiva local, muitas vezes não evidente ao exame clínico. Presença de úlceras orais ou faríngeas (especialmente em parede lateral da faringe, em razão da proximidade da artéria carótida externa e seus ramos), pós-tratamento, com ou sem evidência anatomopatológica de recidiva é um cenário comum e propício para exposição vascular no tubo aerodigestivo, levando a sangramentos intermitentes por estas úlceras, até a ruptura completa/parcial da carótida ou um de seus ramos dentro da via aerodigestiva superior, o que pode ser fatal pelo volume sanguíneo perdido e pelo risco de aspiração maciça de sangue, em especial nos pacientes não traqueostomizados.

No episódio agudo, existe ruptura completa/parcial do vaso, com sangramento profuso, não controlável por compressão local, via cervical ou intraoral. A investigação diagnóstica dependerá da apresentação clínica e, na maioria dos casos, necessita de abordagem terapêutica imediata, via de regra, cirúrgica e é acompanhada de alta morbimortalidade.

Com base no exposto, medidas diagnósticas e preventivas deverão ser tomadas nas situações de ameaça de ruptura e ruptura iminente, para que o episódio agudo, quase sempre fatal ou acompanhado de sequelas neurológicas graves, tenha sua ocorrência minimizada ou até não venha a ocorrer.

Os principais exames diagnósticos são: angiotomografia ou angiorressonância que podem mostrar invasão tumoral da parede arterial, em contexto da presença de tumor ou na suspeição da mesma. A angiografia é um exame invasivo que pode identificar pseudoaneurismas hemorrágicos ou não e poderá orientar um tratamento imediato com embolizações ou *stent*.

## ABORDAGEM TERAPÊUTICA

Na prática clínica do tratamento do CCECP no Brasil, os centros de tratamento ao redor do país não possuem uma unidade de cirurgia endovascular intervencionista que possa oferecer de forma multiprofissional assistência diagnóstica e intervencionista para os pacientes que se apresentam na iminência da ruptura. Via de regra, os pacientes que se apresentam na iminência de ruptura, são tratados com medidas clínicas, como transfusão e compressão local e até, eventualmente, procedimentos cirúrgicos variados, como a ligadura profilática da artéria carótida comum ou externa. Comumente este procedimento é realizado no episódio agudo, já que o mesmo carreia altos índices de morbimortalidade e ressangramentos. No episódio agudo, os procedimentos endovasculares dificilmente terão algum papel. Para fins didáticos, estratificamos o tratamento de acordo com a fase de apresentação clínica:

a) *Ameaça de ruptura*: nesta fase encontra-se a chave para o reconhecimento de alto risco de ruptura (Quadro 59-1), e devem-se adotar procedimentos, em geral, cirúrgicos, para que a mesma seja evitada. São exemplos de medidas a serem tomadas na presença das seguintes situações clínicas:

- Presença de fístula salivar: garantir que a mesma esteja adequadamente drenada por meio de drenos que desviem ao máximo a secreção salivar do corredor carotídeo. Caso seja possível, reparar com sutura a fístula (nem que seja parcialmente). Na impossibilidade desta reparação, garantir a limpeza do pescoço por procedimentos cirúrgicos, drenagem plena e controle rigoroso da infecção com auxílio de antibioticoterapia sistêmica. Cultura e antibiograma da secreção cervical poderão auxiliar o direcionamento da antibioticoterapia.

- Linfadenectomia cervical radical em carótida previamente irradiada: caso não haja abordagem concomitante do trato aerodigestivo superior, e os retalhos cutâneos estejam vascularizados, a simples cobertura com retalho cutâneo cervical é suficiente. Em situações de ampla contaminação cervical por abertura do trato aerodigestivo superior, com alto risco de fístula salivar ou na situação em que há sofrimento de retalho cutâneo com alto risco de exposição vascular, a cobertura profilática da carótida com retalhos miocutâneos auxilia na prevenção de ruptura da mesma. Caso a carótida apresente-se exposta no pós-operatório por necrose tecidual ou haja indícios de infecção cervical com fístula salivar abundante, a reabordagem cervical com limpeza, desbridamentos, drenagem e interposição de retalho entre a fístula e a carótida com adequada cobertura da mesma se faz necessária para prevenção de ruptura. No caso de ressecção da adventícia da carótida, deve-se ter cuidado redobrado para garantir cobertura do vaso com tecidos cutâneos vitalizados ou, na impossibilidade, cobertura com retalhos locorregionais, como o de grande peitoral.

- Radionecrose e infecção cervical: O desbridamento precoce de retalhos desvitalizados e o tratamento precoce da infecção cervical são cruciais para prevenção de futuros sangramentos. Sempre quando houver exposição vascular ou risco de exposição, deve-se cogitar a cobertura dos vasos com retalhos, de preferência miocutâneos.

b) *Ruptura iminente*: nesta fase, os procedimentos endovasculares diagnósticos e terapêuticos têm maior relevância. O uso de técnicas endovasculares vem ganhando espaço no contexto da SRC, por serem seguras e terem o potencial de controlarem o sangramento, com melhor qualidade de vida, por estarem associadas a menor índice de sequelas neurológicas e à menor mortalidade que o tratamento cirúrgico padrão.[9] Caso, após tomar todas as medidas citadas anteriormente, o paciente apresentar episódios de "hemorragia sentinela", sendo disponível, o cirurgião endovascular poderá ser acionado para auxílios diagnóstico e terapêutico. A angiografia com teste de oclusão (balão ou teste do retorno venoso) poderá selecionar o paciente passível de ligadura cirúrgica da artéria carótida ou embolização com balão ou pela oclusão do lúmen vascular por embolização com partículas de oclusão (molas endovasculares), técnicas estas chamadas de destrutivas,[4,5,10] caso haja sinais de sangramento da carótida. Caso o teste mostre não ser possível a ligadura cirúrgica ou o emprego de qualquer técnica destrutiva endovascular, pelo risco de ocasionar extenso acidente vascular isquêmico com grave sequela neurológica ou morte, como nas situações de polígono de Willis incompleto, não tolerância ao teste do balão ou carótida contralateral ocluída,[11] a opção será tentar manter o lúmen do vaso patente pela colocação de *stents* endovasculares, que é uma técnica considerada construtiva.[4,5,10] A colocação de uma prótese vascular após ressecção do segmento frágil do vaso é inviável no contexto de tumor invadindo a carótida, fístula salivar, infecção cervical e grande extensão de comprometimento carotídeo.[1] A colocação do *stent* é preferível sempre à colocação de próteses, visto que uma carótida irradiada é mais propensa à ruptura após manipulação. Deve-se lembrar que a colocação de *stent* ou prótese acarreta a necessidade de anticoagulação plena, o que muitas vezes não é possível nestes pacientes. É fato que o emprego das técnicas construtivas minimiza os acidentes isquêmicos e consequente sequela neurológica, sendo menos mórbidos, em especial, na situação de presença de sangramento que possa ser manejado com procedimento endovascular, mas de forma rápida, quando não se conhece a patência do polígono de Willis, por falta de tempo hábil para realizar os testes de oclusão. Em contrapartida, é o que acompanha maior risco de recidiva de ruptura a longo prazo que pode chegar a 44%,[1] assim como também poderá acarretar trombose ou oclusão arterial a longo prazo. Por isto, é vista, muitas vezes, como um procedimento temporário, a fim de conter o sangramento de princípio, sem ocluir o lúmen, até que exames de oclusão possam ser feitos para determinar a possibilidade de oclusão definitiva, empregando as técnicas destrutivas, como embolização, que carreiam risco de recorrência hemorrágica de 10% e de complicações isquêmicas em cerca de 15-20%[1,4] dos pacientes e que por isso são geralmente reservadas para pacientes com sangramento controlável quando é possível tempo para realizar teste de oclusão previamente à decisão de embolizar.

Uma revisão sistemática com relato de série de casos, com um total de 266 pacientes, mostrou que a embolização das artérias carótidas comum ou interna esteve associada à maior taxa de acidente vascular encefálico – 10,3%, comparada à colocação de *stent* que apresentou taxa de isquemia cerebral de 2,5%; em contrapartida, a embolização esteve associada a menor taxa de recorrência do sangramento –9,1% na comparação ao uso de *stent* que esteve associado a uma taxa de ressangramento de 31,9%.[9] É também importante ressaltar que, de todas as técnicas citadas, a que é mais improvável de ser realizada, até pela presença de recursos locais, e em especial no paciente com invasão vascular tumoral, é a construtiva.

Na presença de sangramento iminente, caso não haja disponibilidade de uma unidade de cirurgia endovascular e/ou o paciente estando instável, a opção é a ligadura cirúrgica da artéria carótida, via de regra a comum, que apresenta alto risco de complicação neurológica e 25% de risco de nova ruptura.[1] Caso o paciente esteja estável, deve-se estudar a possibilidade de transferir o paciente para um centro com unidade endovascular, visto que os procedimentos não cirúrgicos são menos mórbidos. Vale ressaltar que a possibilidade de transferência para um centro com cirurgia endovascular é remota no Brasil, por motivos que variam desde a disponibilidade destes centros, profissional capacitado, recursos financeiros, dificuldades inerentes ao deslocamento e condições clínicas vigentes do paciente, bem como de seu prognóstico.

c) *Episódio agudo*: nas situações de ruptura vascular com grande perda volêmica, os procedimentos endovasculares são de pouca valia. Controle adequado da via aérea, reposição volêmica, incluindo hemoderivados, manobras de ressuscitação cardiopulmonar em pacientes com prognóstico oncológico e compressão local até transferência para o bloco cirúrgico, deverão ser realizados. A laqueadura da artéria carótida comum é o procedimento frequentemente empregado e carreia alta morbimortalidade neurológica. Muitos pacientes falecem em função do sangramento excessivo e/ou da extensão do acidente vascular encefálico, caso ele ocorra. A mortalidade da SRC é em torno de 60%.[2] É importante lembrar que a ligadura e/ou reparo da artéria carótida irradiada ou exposta a processo infeccioso são procedimentos tecnicamente complexos.

Na Figura 59-1 segue proposta de esquemas diagnóstico e terapêutico da SRC não tumoral com base na apresentação clínica inicial.

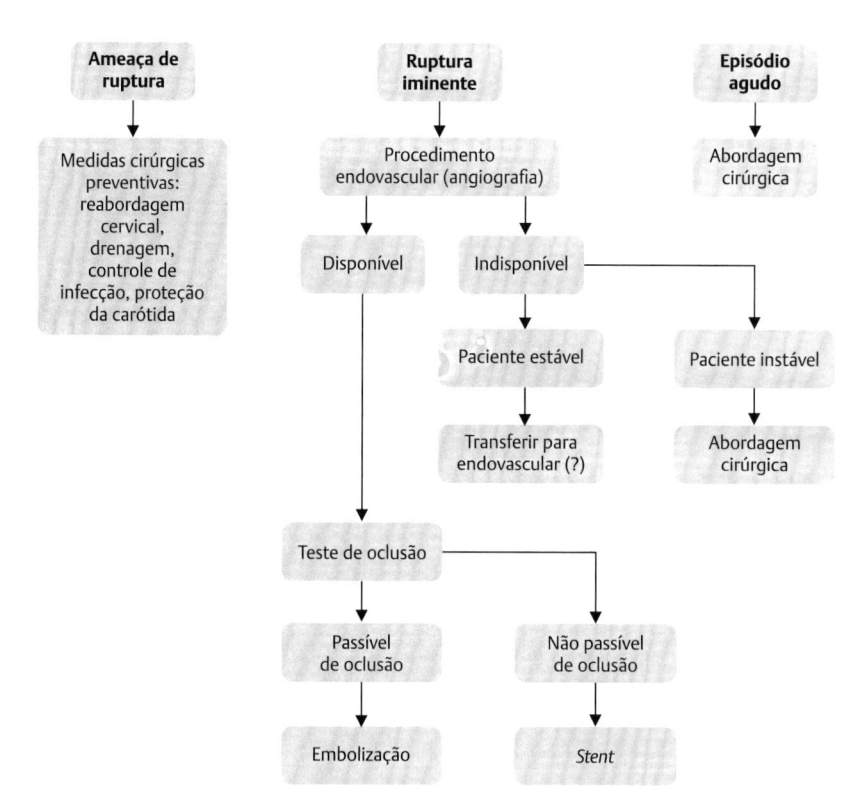

**Fig. 59-1.** Proposta de esquemas diagnóstico e terapêutico da SRC não tumoral.

## REFERÊNCIAS BIBLIOGRÁFICAS

1. Chang FC, Lirng JF, Luo CB et al. Carotid blowout syndrome in patients with head-and-neck cancers: reconstructive management by self-expandable stent-grafts. *AJNR Am J Neuroradiol* 2007;28(1):181-8.
2. Chaloupka JC, Putman CM, Citardi MJ et al. Endovascular therapy for the carotid blowout syndrome in head and neck surgical patients: diagnostic and managerial considerations. *AJNR Am J Neuroradiol* 1996;17(5):843-52.
3. Dequanter D, Shahla M, Paulus P et al. Transarterial endovascular treatment in the management of life-threatening carotid blowout syndrome in head and neck cancer patients: review of the literature. *J Mal Vasc* 2013;38(6):341-4.
4. Powitzky R, Vasan N, Krempl G, Medina J. Carotid blowout in patients with head and neck cancer. *Ann Otol Rhinol Laryngol* 2010;119(7):476-84.
5. Kim HS, Lee DH, Kim HJ et al. Life-threatening common carotid artery blowout: rescue treatment with a newly designed self-expanding covered nitinol stent. *Br J Radiol* 2006;79(939):226-31.
6. McDonald MW, Moore MG, Johnstone PA. Risk of carotid blowout after reirradiation of the head and neck: a systematic review. *Int J Radiat Oncol Biol Phys* 2012;82(3):1083-9.
7. Jacobson AS, Buchbinder D, Hu K, Urken ML. Paradigm shifts in the management of osteoradionecrosis of the mandible. *Oral Oncol* 2010;46(11):795-801.
8. Bahl A, Basu KS, Sharma DN et al. Integral dose to the carotid artery in intensity modulated radiotherapy of carcinoma nasopharynx: extended field IMRT versus split-field IMRT. *J Cancer Res Ther* 2010;6(4):585-7.
9. Wong DJY, Donaldson C, Lai LT et al. Safety and effectiveness of endovascular embolization or stent-graft reconstruction for treatment of acute carotid blowout syndrome in patients with head and neck cancer: Case series and systematic review of observational studies. *Head Neck* 2018;40(4):846-54.
10. Janjua N, Alkawi A, Georgiadis AL et al. Covered stent graft for treatment of a pseudoaneurysm and carotid blowout syndrome. *J Vasc Interv Neurol* 2008;1(1):5-8.
11. Lesley WS, Chaloupka JC, Weigele JB et al. Preliminary experience with endovascular reconstruction for the management of carotid blowout syndrome. *AJNR Am J Neuroradiol* 2003;24(5):975-81.

# Parte XIII Emergências Ortopédicas

# FRATURA PATOLÓGICA

Sylvio Cesar Sargentini
Ederson Shibuya Kida
Eduardo Areas Toller
Vitor do Carmo Jorge

Por definição, fratura patológica é aquela que ocorre no osso com alguma doença ou deficiência adquirida, seja ela neoplásica, osteometabólica, infecciosa entre outras. Geralmente relacionada com um mecanismo de trauma com baixa energia cinética, que geralmente não causaria a fratura em um osso saudável.[1]

O acometimento ósseo por neoplasias primárias (benignas ou malignas) é incomum, sendo mais frequente diagnosticar lesões ósseas secundárias a carcinomas metastáticos ou mieloma múltiplo. As fraturas patológicas decorrentes de uma lesão óssea neoplásica, seja primária ou secundária, maligna ou benigna, têm grande potencial para gerar um desfecho dramático e desfavorável.[2]

As fraturas podem ocorrer em diferentes contextos, embora todos possam ser um grande desafio. O primeiro é a fratura em decorrência de uma lesão benigna ativa/agressiva no esqueleto apendicular, que geralmente ocorre em crianças (cistos ósseos, fibroma não ossificante, displasia fibrosa entre outros). O segundo contexto é quando a fratura ocorre sobre um tumor ósseo primário maligno, também mais comum em uma população jovem e podendo mudar drasticamente a chance de ressecção tumoral com margens amplas. E o terceiro, e mais comum, é a fratura sobre um sítio metastático ósseo, ocorrendo predominantemente em pacientes adultos e idosos, acima de 40 anos, sendo este o tema abordado neste capítulo.

As metástases ósseas costumam ocorrer principalmente em esqueleto axial (coluna vertebral) e proximal no esqueleto apendicular (fêmur proximal e úmero proximal), sendo mais raras em regiões distais por causa de sua disseminação hematogênica. A doença óssea metastática afeta atualmente nos Estados Unidos cerca de 250.000 indivíduos por ano, com um custo anual estimado em 12 bilhões de dólares.[3,4] Os avanços nos tratamentos cirúrgico e clínico trouxeram um impacto significativo na extensão da sobrevida dos pacientes e consequentemente uma maior incidência de doença metastática óssea.[5]

Os tumores mais comuns que metastatizam para os ossos são os carcinomas de mama, pulmão, rim, próstata e tireoide, que somam cerca de 700.000 novos casos/ano nos Estados Unidos. O esqueleto é o terceiro local mais acometido por metástases ósseas, e cerca de um terço da metade de todos os tumores causará uma metástase óssea.[6] O prognóstico destes tumores depende muito da agressividade e histologia do sítio primário, sendo que o carcinoma pulmonar é o que tem a menor sobrevida quando ocorrem metástases ósseas. A intervenção rápida, diferente dos tumores primários que podem ser curados, apenas previne eventos, como fraturas patológicas e deve ser realizada, sempre que possível, com manejo multidisciplinar, incluindo médicos oncologistas, radiologistas, patologistas, ortopedistas, fisiatras, fisioterapeutas, psicólogos, nutricionistas e assistentes sociais.[7]

As metástases ósseas geralmente são multifocais, entretanto, o carcinoma renal e o de tireoide podem produzir metástases isoladas. Os locais mais acometidos são a coluna vertebral (esqueleto axial), seguido por fêmur proximal e úmero proximal. Em uma série de necropsias, foram encontradas metástases ósseas nos corpos vertebrais de um terço dos pacientes que morreram por causa do câncer.[8]

A apresentação clínica do paciente pode variar entre lesões extremamente dolorosas (em casos de fraturas, compressão vascular e/ou neurológica), até as assintomáticas, que podem ser encontradas em exames de rotina ou como achados incidentais. Podem ocorrer, ou não, aumentos de partes moles associados, sendo mais comum em sarcomas primários do que nas metástases. A dor costuma estar relacionada com uma lesão óssea lítica, onde não há produção de tecido ósseo, com fissuras da estrutura óssea local. Ocorre associada a movimentos e tem natureza mecânica, piorando à noite não respondendo bem a medicamentos analgésicos comuns, opioides ou anti-inflamatórios.

Déficits neurológicos (sensitivos e motores) podem acompanhar as lesões que ocorrem na coluna vertebral, com compressão de nervos, medula espinal ou cauda equina. Em pacientes com metástases ósseas conhecidas, o acompanhamento das lesões e/ou regiões dolorosas, com radiografias em dois planos e cintilografia óssea, é primordial para evitar fraturas patológicas com medidas profiláticas[7] (Fig. 60-1).

Na presença de uma lesão óssea sugestiva de metástase, deve-se sempre investigar o sítio primário da mesma, com exames complementares que auxiliem no diagnóstico definitivo, o que consequentemente servirá de guia para o tratamento oncológico deste paciente.

Os exames laboratoriais complementares destes pacientes nem sempre corroboram com o diagnóstico preciso, porém podem auxiliar a prevenir

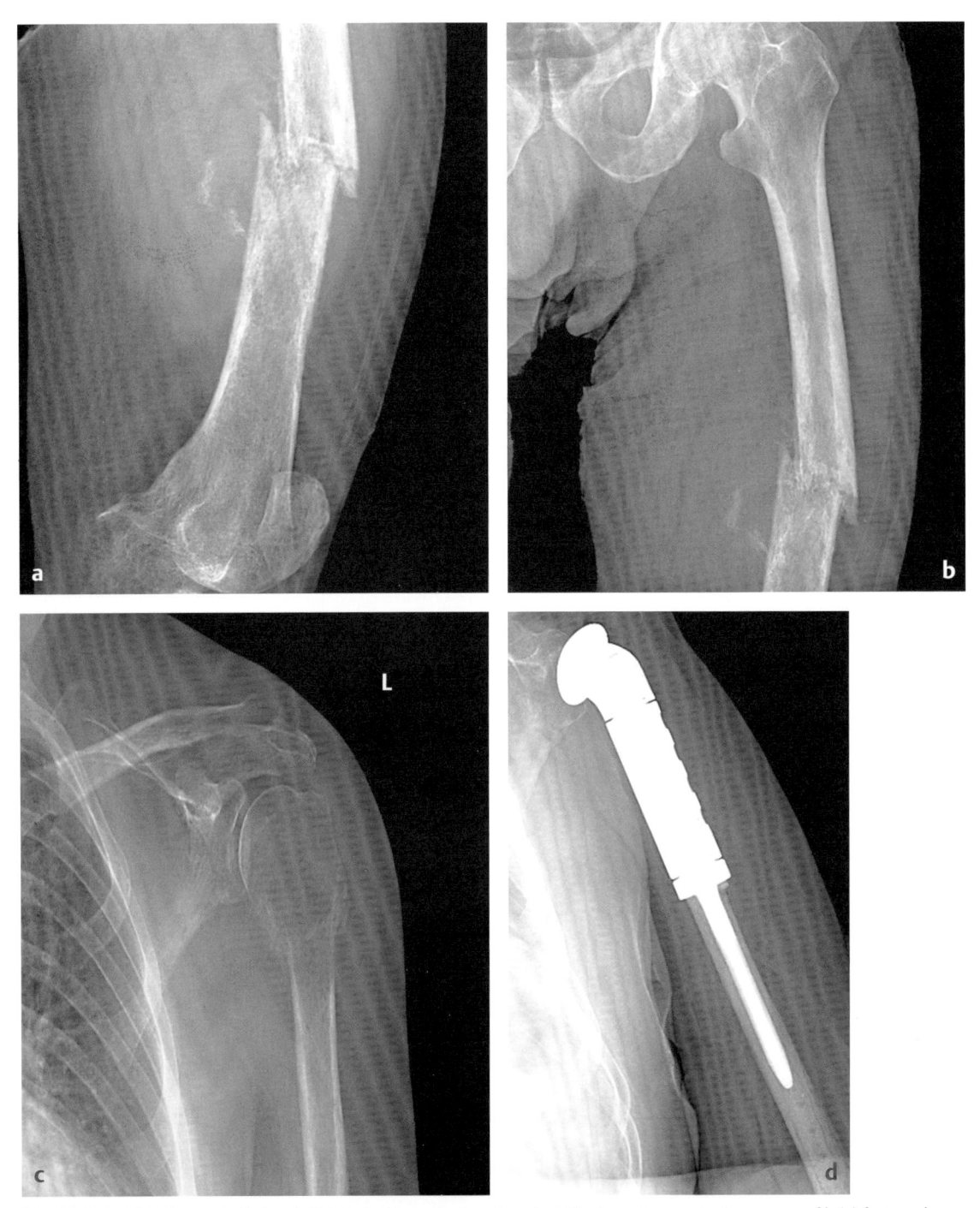

**Fig. 60-1. (a, b)** Fratura patológica diafisária de fêmur, lesão mista. Incidências anteroposterior e em perfil; **(c)** fratura de úmero proximal, lesão lítica; **(d)** pós-operatório de fratura de úmero proximal, reconstrução com endoprótese modular.

complicações decorrentes da própria fratura ou até mesmo do tumor, tais quais a hipercalcemia, anemia, insuficiência renal. A identificação de um marcador tumoral como PSA (antígeno prostático específico) ou CEA (antígeno carcinoembriogênico), assim como uma proteína monoclonal na eletroforese de proteínas sérica ou urinária, entre outros exames, como função hepática, tireoidiana, provas inflamatórias etc. que também possam auxiliar no tratamento.

Os exames de imagem complementares começam com radiografias simples em dois planos que envolvam as articulações proximal e distal do osso em que se investiga uma possível fratura patológica. Iniciamos a avaliação da imagem procurando lesões líticas (lesões radiotransparentes, com cavitações ósseas), blásticas (lesões radiopacas, com maior formação óssea) ou mistas (Quadro 60-1).[9] Metástases de carcinoma renal, pulmonar ou de tireoide, assim como o mieloma múltiplo, tendem a apresentar-se como lesões puramente líticas. Já as lesões metastáticas de carcinomas de mama costumam ser mistas. E, por último, as lesões compatíveis com metástases de carcinomas de próstata costumam ser blásticas. A tomografia computadorizada (TC) permite um estudo mais detalhado da cortical óssea e sua destruição, mas não consegue mostrar a medula óssea com detalhes. Já a ressonância magnética (RM) identifica as alterações medulares e pode localizar uma metástase óssea antes mesmo de ela se tornar sintomática, sendo superior à radiografia e à tomografia quanto à precocidade do diagnóstico, porém inviável no rastreamento de possíveis lesões. A cintilografia óssea e o PET-*Scan* (tomografia com emissão de pósitrons), são amplamente sensíveis na detecção de lesões ósseas que apresentam atividade aumentada de remodelação/reparo, porém possuem baixa especificidade, não conseguindo diferenciar doenças infecciosas, tumorais, degenerativas entre outras. A cintilografia óssea negativa não exclui a presença de um mieloma múltiplo ou até mesmo uma metástase óssea, sendo que, para estes casos, devem ser solicitadas inúmeras radiografias para inventário ósseo.

Recomendam-se as tomografias de tórax, abdome e pelve para rastreio de lesões primárias pulmonares, renais, gastrointestinais e hepáticas. Para a suspeita de lesões tireoidianas, é indicada a ultrassonografia, e nos carcinomas de mama, a mamografia (Fig. 60-2).

**Quadro 60-1.** Características do Tumor

| Tumor primário | Tipo de destruição óssea | Consolidação óssea (%)[a] | Sobrevida relativa 5 anos (%)[b] | Radiossensibilidade |
|---|---|---|---|---|
| Mama | Mista | 37 | 23,8 | +++ |
| Pulmão | Lítica | 0 | 3,7 | + |
| Tireoide | Lítica | ? | 53,9 | + |
| Rim | Lítica | 44 | 11,6 | - |
| Próstata | Blástica | 42 | 27,8 | +++ |
| Melanoma | Lítica | ? | 15,1 | + |

[a]Dados de Gainor and Buchert.
[b]2002-2008 SEER (Surveillance, Epidemiology, and End Results) data.[12]
+++: Muito sensível; +: Marginalmente sensível; -: Minimamente sensível; ?: tumor não analisado.

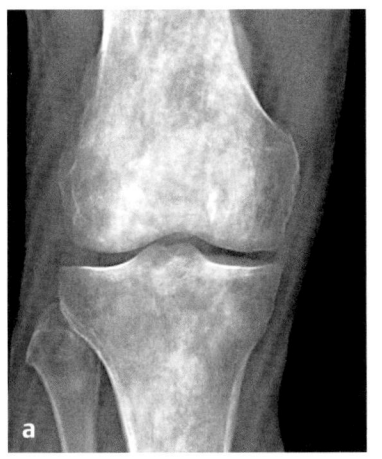

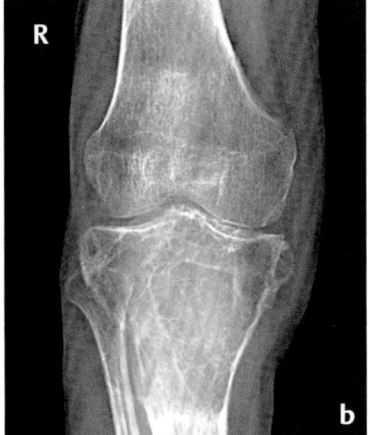

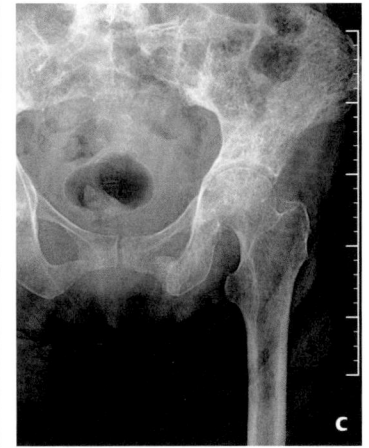

**Fig. 60-2.** (**a**) Lesão blástica; (**b**) lesão lítica; (**c**) lesão mista.

O tratamento envolve terapia medicamentosa, radioterapia e cirurgia para prevenção ou fixação de fraturas. Geralmente os pacientes recebem terapia com bifosfonados ou denosumab, para a inibição da atividade dos osteoclastos. Um dos bifosfonados mais utilizado em metástases ósseas é o Pamidronato, que é administrado junto à quimioterapia. O uso da imunoterapia com denosumab (Prolia) já está bem determinado, ficando como uma opção no combate principalmente das metástases que promovem lesões líticas. O denosumab é um anticorpo monoclonal humano contra o receptor ativador do fator nuclear ligante *kappa*-B (RANK-L) que inibe dessa forma a interação entre RANK-L/RANK na superfície dos precursores dos osteoclastos e dos osteoclastos. Assim, não há ativação dos mesmos e por isso diminui a reabsorção óssea.[10] Outra ação antitumoral do denosumab é a ação antiangiogênica, uma vez que células endoteliais expressam o RANK inibindo sua ligação com o RANK-L, resultando na diminuição da densidade microvascular tumoral.[11]

A radioterapia, quando bem indicada, pode prevenir a ocorrência de fratura, porém, quando mal indicada, pode até antecipar o evento. Linfomas, carcinoma de próstata e de mama são bons respondedores à radioterapia, já os carcinomas de rim, gastrointestinal e melanoma têm má resposta ao tratamento, ficando os de pulmão e tireoide como respondedores intermediários. A quimioterapia deve ser sempre utilizada, com intuito de controlar o crescimento das lesões e para o tratamento sistêmico[7] (Fig. 60-3).

No ano de 1989, Mirels *et al.*[13] desenvolveram um sistema de *score*, com base em radiografias simples e na avaliação clínica do paciente, que quantifica o risco de ocorrer uma fratura patológica em um osso longo combinando quatro fatores: local da lesão, tipo da lesão, tamanho da lesão em relação ao diâmetro do osso afetado e dor mecânica relatada pelo paciente (Quadro 60-2). É recomendada a fixação profilática quando o *score* soma nove ou mais pontos. A histologia do tumor primário também parece influenciar na chance de uma fratura patológica, e o fator preditor mais importante dentro do próprio *score* é a dor mecânica do paciente. Não devemos realizar uma fixação profilática em pacientes portadores de neoplasias primárias, devendo sempre estar certos de que estamos operando um paciente com metástase óssea, confirmada por biópsia, congelação intraoperatória ou presuntiva, por múltiplas metástases prévias. A fixação com uma haste em um tumor primário (p. ex.: osteossarcoma, sarcoma de Ewing etc.) de um osso longo pode arruinar as possibilidades de manutenção do membro, levando frequentemente a uma amputação.

A profilaxia para fraturas patológicas por metástases ósseas representa uma redução no custo hospitalar em cerca de 42%, uma vez que diminuem os custos com material, reabilitação, repercutindo também em menor tempo de internação e índice de

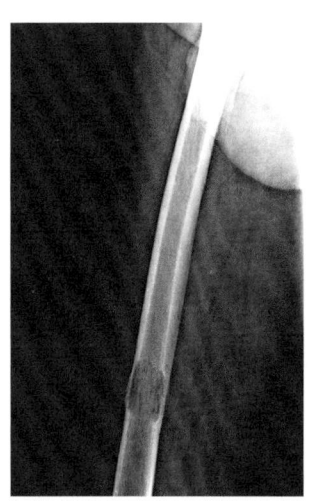

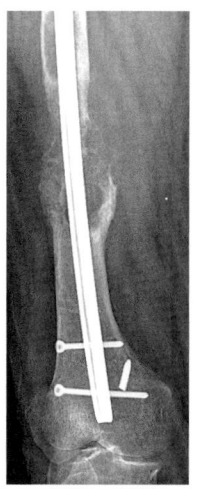

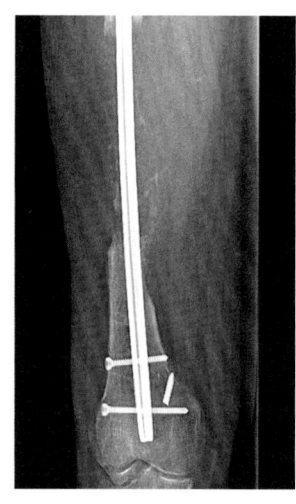

**Fig. 60-3.** Lesão lítica, metástase de carcinoma renal, fixada profilaticamente com progressão de doença local apesar de ressecção da lesão e adjuvância com radioterapia.

**Quadro 60-2.** *Score* de MIRELS

| Score | 1 | 2 | 3 |
|---|---|---|---|
| Dor | Leve | Moderada | Funcional/mecânica |
| Tamanho da lesão/diâmetro do osso envolvido | < 1/3 | 1/3-2/3 | > 2/3 |
| Tipo da lesão | Blástica | Mista | Lítica |
| Local da lesão | Membro superior | Membro inferior | Trocantérica (fêmur proximal) |

complicações perioperatórias, com benefício inequívoco ao paciente, que tem menor perda sanguínea e curto tempo de mobilização, com reabilitação muito mais rápida e eficiente. Representando a economia de U$ 21.000,00 por paciente.[14,15]

O principal objetivo do tratamento cirúrgico paliativo das lesões ósseas metastáticas é promover o alívio imediato da dor e reestabelecer a função com uma reconstrução estável e duradoura, permitindo que o paciente retorne as atividades deambulatórias o mais rápido possível. Na ocorrência de fraturas, o paciente deve ser avaliado por oncologista, radioterapeuta, oncologista ortopedista, fisiatra, neurologista, fisioterapeuta, enfermeiro, nutricionista entre outros profissionais, sendo que as condutas devem ser dirigidas de maneira multidisciplinar, sempre levando em consideração que a decisão será tomada em conjunto com o paciente e seus familiares, com o intuito de cuidado paliativo, melhorando assim sua qualidade de vida[16,17] (Fig. 60-4).

Vale sempre lembrar que o paciente oncológico deve ser avaliado conforme sua *performance status* (ECOG Eastern Cooperative Oncology Group), que varia entre 0: totalmente ativo sem restrições a 5: morto pela doença. Em geral, os pacientes com *performance status* acima de três não serão beneficiados com a intervenção cirúrgica, muitas vezes sendo o período de reabilitação maior que a sua sobrevida.[9] A reserva fisiológica dos pacientes que possuem metástases ósseas é baixa, portanto, eles suportam apenas uma cirurgia com fixação profilática e talvez não suportem da mesma maneira os eventos somados de fratura e posteriormente a cirurgia para sua correção.[5]

## ROTINA NO CENTRO DE INTERCORRÊNCIAS AMBULATORIAL ONCOLÓGICO
### Paciente com Suspeita de Fratura de Membro

- *Passo 1 – analgesia e mobilização:* no pronto atendimento oncológico, atenção deve ser direcionada a otimizar a analgesia do paciente, com medicamentos analgésicos simples, opioides, anti-inflamatórios e conforto, posicionando o membro acometido em tipoia (membro superior) ou com travesseiros (membro inferior). Caso haja ferimento corto-contuso na região, o mesmo deve ser ocluído com compressas estéreis e atadura.
- *Passo 2 – diagnóstico da lesão óssea:* devem ser solicitados exames de imagem simples com radiografias em dois planos da região óssea acometida, incluindo sempre as articulações proximal e distal. Em geral as lesões costumam ser na coluna vertebral, na bacia, nos fêmures, na cintura escapular ou nos úmeros. Nas radiografias, buscar, além da fratura, a presença de lesões ósseas líticas, blásticas e mistas que possam levar a fraturas futuramente.
- *Passo 3 – diagnóstico e confirmação de sítio primário tumoral:* com anamnese completa e exames complementares prévios ou novos do paciente, deve-se tentar aproximar ao máximo de uma possível causa para a ocorrência de metástase óssea acompanhada ou não de fratura. Caso o paciente não possua diagnóstico de um tumor primário, tenha mais de 40 anos e seja diagnosticado com uma fratura patológica ou lesão óssea, o mesmo deverá ser submetido a um rastreio com exames de TC de tórax, abdome e pelve, cintilografia óssea, RM da região do tumor, ultrassonografia de tireoide, mamografia e exames laboratoriais com marcadores e antígenos (CEA, PSA etc.), eletroforese de

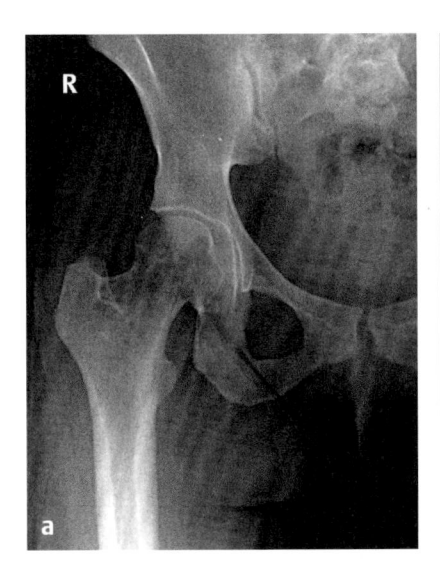

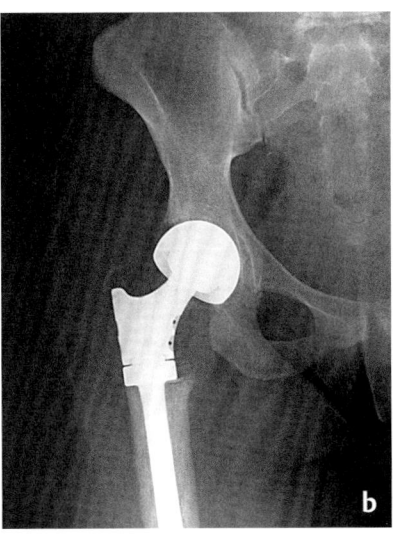

**Fig. 60-4.** (a) Lesão lítica articular do fêmur proximal; (b) tratamento cirúrgico com endoprótese.

proteínas séricas e urinárias, funções renal, hepática e tireoidiana, terminando muitas vezes com biópsia da lesão ou congelação durante a cirurgia, para diferenciar um tumor primário de uma metástase ou mieloma. **Lembrando que estes exames podem ser feitos em regime de internação ou ambulatorial com urgência para um tratamento mais rápido.**

- *Passo 4 – avaliação de* performance status *do paciente:* os pacientes comprometidos, com *status* funcional ECOG 4, não serão submetidos à cirurgia para correção de fraturas. Já os pacientes com ECOG 3 serão avaliados quanto à progressão da doença e sobrevida, calculando sempre se o período de reabilitação e o dano cirúrgico não poderão sobrepor o período de sobrevida do mesmo.
- *Passo 5 – anticoagulação profilática, controle de calcemia e hidratação:* pacientes com neoplasia possuem risco aumentado de tromboembolia, portanto adequada profilaxia contra trombose venosa profunda deve ser considerada. A alta reabsorção óssea pode causar hipercalcemia, que deve ser controlada e monitorizada constantemente por conta de risco de eventos cardiovasculares e coma. Frente à fratura e labilidade hidreletrolítica destes pacientes, devemos estar atentos à necessidade de reposição volêmica e de eletrólitos.
- *Passo 6 – contato com equipe de Oncologia Ortopédica do plantão:* cabe a equipe decidir em conjunto com o paciente, com os familiares e com as demais clínicas que o assistem, o tratamento definitivo, cirúrgico ou não cirúrgico.

## REFERÊNCIAS BIBLIOGRÁFICAS

1. Miller SL, Hoffer FA. Malignant and benign bone tumors. *Radiol Clin North Am* 2001;39(4):673-99.
2. Ortiz EJ, Isler MH, Navia JE, Canosa R. Pathologic fractures in children. *Clin Orthop Relat Res* 2005(432):116-26.
3. Guy Jr GP, Ekwueme DU, Yabroff KR *et al.* Economic burden of cancer survivorship among adults in the United States. *J Clin Oncol* 2013;31(30):3749-57.
4. Li S, Peng Y, Weinhandl ED *et al.* Estimated number of prevalent cases of metastatic bone disease in the US adult population. *Clin Epidemiol* 2012;4:87-93.
5. Blank AT, Lerman DM, Patel NM, Rapp TB. Is Prophylactic Intervention More Cost-effective Than the Treatment of Pathologic Fractures in Metastatic Bone Disease? *Clin Orthop Relat Res* 2016;474(7):1563-70.
6. Michaeli D, Inoue K, Hayes W, Hipp J. Density predicts the activity-dependent failure load of proximal femora with defects. *Skeletal Radiology* 1999;28(2):90-5.
7. Ontjes DA. Fractures in the Elderly: A Guide to Practical Management. *JAMA* 2011;306(3):319-20.
8. Wong DA, Fornasier VL, MacNab I. Spinal metastases: the obvious, the occult, and the impostors. *Spine* (Phila Pa 1976) 1990;15(1):1-4.
9. Biermann JS (Ed.). *Orthopaedic Knowledge Update: Musculoskeletal Tumors 3*. American Academy of Orthopaedic; 2014.
10. Yi J, Lee YH, Kim SK *et al.* Response evaluation of giant-cell tumor of bone treated by denosumab: Histogram and texture analysis of CT images. *J Orthop Sci* 2018;23(3):570-7.
11. Girolami I, Mancini I, Simoni A *et al.* Denosumab treated giant cell tumour of bone: a morphological, immunohistochemical and molecular analysis of a series. *J Clin Pathol* 2016;69(3):240-7.
12. DeSantis C, Ma J, Bryan L, Jemal A. Breast cancer statistics, 2013. *CA Cancer J Clin* 2014;64(1):52-62.
13. Mirels H. Metastatic disease in long bones. A proposed scoring system for diagnosing impending pathologic fractures. *Clin Orthop Relat Res* 1989(249):256-64.
14. Mc LH. Intramedullary fixation of pathologic fractures. *Clin Orthop* 1953;2:108-14.
15. Gitelis S, Sheinkop MB, Hammerberg K, Brugliera P. The role of prophylactic surgery in the management of metastatic hip disease. *Orthopedics* 1982;5(8):1004-11.
16. Bickels J, Dadia S, Lidar Z. Surgical management of metastatic bone disease. *J Bone Joint Surg Am* 2009;91(6):1503-16.
17. Biermann JS, Holt GE, Lewis VO *et al.* Metastatic bone disease: diagnosis, evaluation, and treatment. *J Bone Joint Surg Am* 2009;91(6):1518-30.

# INFECÇÃO DE PRÓTESES ORTOPÉDICAS

CAPÍTULO 61

Eduardo Areas Toller
Vitor do Carmo Jorge
Ernesto Fernandez Machin
Sylvio Cesar Sargentini

## INTRODUÇÃO

Define-se infecção cirúrgica toda aquela que ocorre em um prazo de 30 dias após o procedimento cirúrgico onde não se utilizaram implantes ou dentro de 1 ano, se foram utilizados materiais artificiais.[1-3]

Em geral, a incidência de infecção após cirurgia ortopédica tem sido relatada entre 1 a 3% dos casos. Nos pacientes oncológicos, temos um aumento considerável dessa porcentagem, variando entre 2-44%, sendo menores nos membros superiores e maiores nos membros inferiores.[4-11]

Grandes avanços na Medicina ocorreram nas últimas décadas, atualmente 90% dos sarcomas de extremidades são tratados com preservação do membro, em contrapartida ao passado em que a única modalidade cirúrgica existente seria a amputação. Isto se deve à maior eficácia da quimioterapia e radioterapia, avanços em exames de imagem e da técnica cirúrgica, além da melhoria no *design* biomecânico das próteses. Existem várias opções cirúrgicas, dentre elas a reconstrução com endoprótese modular sob medida (megapróteses).[3,5-7,10-12]

As vantagens da reconstrução com uso de endoprótese incluem a rápida reabilitação, o retorno precoce das atividades laborais prévias e o bom resultado funcional a longo prazo. As desvantagens ao método são o risco de desgaste, soltura asséptica, fratura e infecção periprótese.[6,9,13-15]

Megaprótese é um dispositivo metálico de grande porte desenvolvido na década de 1980 para substituir o comprimento ósseo excisado e a sua articulação adjacente. A articulação da prótese tem um *design* específico para poder substituir a estabilidade que era dada pelas estruturas sacrificadas na ressecção tumoral (ligamentos e cápsula).[5,12,15]

## EPIDEMIOLOGIA

Pacientes com tumores ósseos possuem risco aumentado de infecção comparado aos pacientes com artrose submetidos à artroplastia por causa do uso de quimioterapia, extensa dissecção de partes moles, longo tempo cirúrgico, múltiplas cirurgias prévias e irradiação local.[1,4,6,8] As maiores taxas de infecção são observadas na tíbia proximal, pelve e em crianças com múltiplas cirurgias para alongamento ósseo.

As endopróteses da tíbia proximal chegavam a ter uma incidência de 30% de infecção por causa do uso de enxertos sintéticos e do não uso de retalho muscular (gastrocnêmio). Atualmente as taxas são de 14%.[5]

Histologicamente, os piores resultados são encontrados nos condrossarcomas pélvicos submetidos à reconstrução (em razão do grande volume na pelve e seu envolvimento frequente com o acetábulo que delonga maior tempo cirúrgico para ressecção).[5,6]

A infecção da prótese pode acarretar em novas cirurgias, longo tempo de reabilitação, dor, resultado funcional ruim e amputação (23-87%). Mortalidade varia de 2,7 a 18%.[5]

## VIAS DE INFECÇÃO/AGENTES ETIOLÓGICOS

Existem três vias distintas possíveis para infecção periprótese: implantação direta, hematogênica e reativação de infecção latente.[16]

A via hematogênica tem como principais focos primários de disseminação o trato respiratório, cutâneo, urinário, dentário e gastrointestinal. A capacidade da bactéria de aderir a materiais e formar biofilmes é a característica mais importante de sua patogenicidade no contexto de uma infecção relacionada com um corpo estranho.[12]

As bactérias Gram-positivas são predominantes (65%) nas infecções de próteses articulares, em especial o *Staphylococcus aureus* e o *Staphylococcus* coagulase negativo. As infecções causadas por bacilos

Gram-negativos – enterobactérias (6%) e bactérias anaeróbias (4%) vêm sendo relatadas com maior frequência em todo o mundo. As infecções fúngicas ocorrem mais raramente, na maioria causadas por *Candida albicans*. Deve-se ressaltar que 20% dos casos têm etiologia polimicrobiana.[6,7,9]

## MANIFESTAÇÕES CLÍNICAS

As manifestações clínicas de uma infecção de prótese articular variam dependendo da virulência do organismo, do modo de início da infecção, da resposta imune do hospedeiro, das estruturas de partes moles que circundam a articulação e do envolvimento articular. Os sinais e sintomas mais comuns são dor, edema ou derrame articular, eritema ou calor ao redor da articulação, febre, drenagem ou a presença de um trato fistuloso, comunicando com a prótese. A presença do trato, para muitos autores, já é considerada uma evidência definitiva de infecção protética.[7,9,17]

Alguns parâmetros clínicos são adotados para prevenção de complicações pós-cirúrgicas em pacientes submetidos à quimioterapia neoadjuvante: hemoglobina > 9,0, plaquetas > 100.000, neutrófilos totais > 1.200 e bilirrubinas totais < valor limite normal.[5]

## CLASSIFICAÇÃO

Existem várias classificações para infecções protéticas, entre elas a de Coventry modificada por Fitzgerald dividida em: início precoce (ocorre < 3 meses após o procedimento cirúrgico), início tardio (ocorre > 3 meses, porém, antes de 24 meses) e a tardia hematogênica ocorre > 24 meses após a cirurgia.[3,17,18]

A classificação de Tsukayama divide em 4 categorias: tipo 1 (cultura positiva intraoperatória em uma cirurgia de revisão), tipo 2 (infecção recente, ocorre nos primeiros 30 dias), tipo 3 (infecção crônica, ocorre após 30 dias), e tipo 4 (hematogênica).[19]

McPherson *et al.* propuseram outro sistema de estadiamento que categoriza não apenas o tipo de infecção, mas também o hospedeiro. Este sistema inclui três dos quatro tipos da classificação de Tsukayama, infecção precoce, hematogênica e crônica tardia, que são classificadas como tipos I, II e III. O *status* sistêmico do paciente é classificado como A (sem comprometimento), B (comprometido) ou C (significativamente comprometido). Por fim a extremidade local é classificada como 1 (sem comprometimento), 2 (comprometida) ou 3 (significativamente comprometida). Este sistema permite decisões de tratamento e informações prognósticas mais individualizadas.[17]

## DIAGNÓSTICO

O diagnóstico é feito com base em uma combinação de achados clínicos, laboratoriais e radiográficos[17] (Fig. 61-1).

O diagnóstico de infecção é obtido quando o resultado das culturas realizadas no momento da cirurgia de revisão é positivo, quando o VHS e o PCR são positivos e quando há características clínicas presentes, sugerindo infecção periprótese.[6,17]

## TRATAMENTO

O tratamento clínico dos tumores ósseos após a década de 1970 com a introdução de novos quimioterápicos pôde melhorar significativamente o

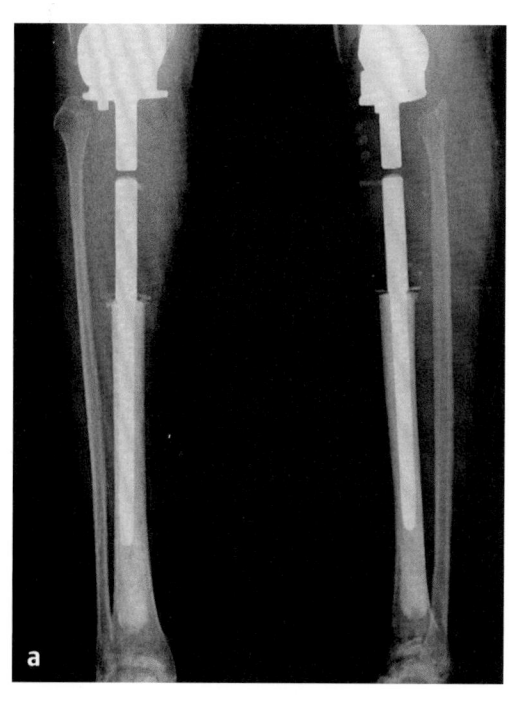

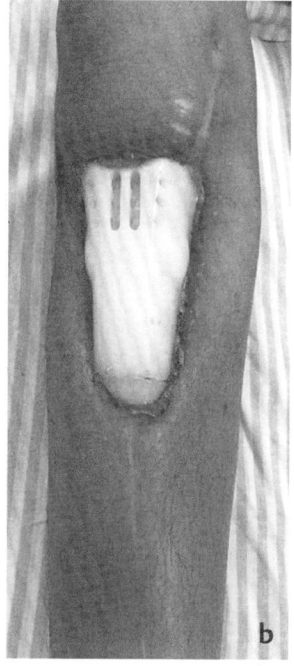

**Fig. 61-1.** (a) Radiografia pós-operatória de endoprótese modular em AP e em perfil da perna direita; (b) exposição do componente tibial.

prognóstico desses pacientes. A neoadjuvância promove a necrose tumoral, permitindo uma remoção cirúrgica mais adequada, porém, pode comprometer o estado imunológico. Alguns tumores podem ser tratados por radioterapia neoadjuvante (Ewing), porém os riscos são de necrose da pele, comprometimento imunológico e malignização. Risco reportado de infecção por alguns autores são de 20% com o uso de neoadjuvante e cerca de 35% com adjuvância.[5]

Tratamento para infecções profundas devem ser feitas com antibióticos associado a algum procedimento cirúrgico (irrigação, desbridamento, revisão da prótese, um ou dois estágios utilizando espaçador de cimento, artrodese com fíbula vascularizada ou amputação).[5]

Em pacientes com tumor, a abordagem em dois tempos (padrão ouro) nas infecções de endopróteses cimentadas demonstra taxa de sucesso em torno de 90% em 1 ano e 74% em 5 anos. Ela requer a remoção total do implante original cimentado, seguido por uso de um espaçador de cimento com antibiótico por cerca de 10 semanas antes do reimplante de outro componente cimentado.[4-6] Taxa de sucesso nas amputações são de 98-100%, e cirurgias feitas em apenas um estágio são de 42%.[3,9]

O procedimento em um estágio consiste na remoção de todos os componentes, bem como desbridamento de tecido necrótico e infectado e o implante imediato de nova prótese. As vantagens dessa abordagem incluem: uma única cirurgia, preservação do movimento funcional, integridade dos tecidos moles e o baixo custo[6] (Fig. 61-2).

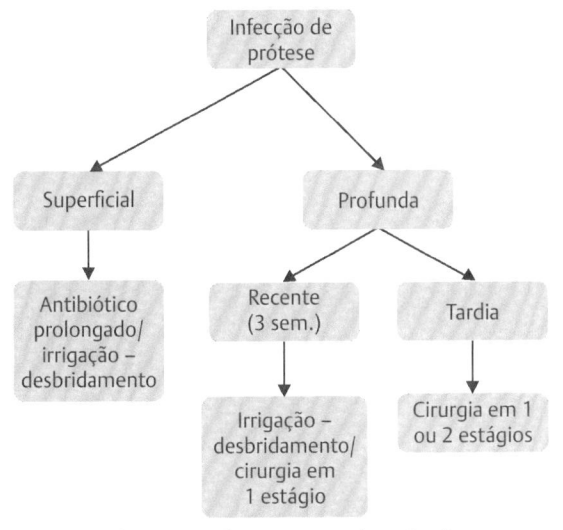

**Fig. 61-2.** Fluxograma de tratamento das infecções protéticas.

## REFERÊNCIAS BIBLIOGRÁFICAS

1. Nagano S, Yokouchi M, Setoguchi T et al. Analysis of surgical site infection after musculoskeletal tumor surgery: risk assessment using a new scoring system. *Sarcoma* 2014;2014:645496.
2. Horan TC, Gaynes RP, Martone WJ et al. CDC definitions of nosocomial surgical site infections, 1992: a modification of CDC definitions of surgical wound infections. *Infect Control Hosp Epidemiol* 1992;13(10):606-8.
3. Dhanoa A, Ajit Singh V, Elbahri H. Deep Infections after Endoprosthetic Replacement Operations in Orthopedic Oncology Patients. *Surg Infect (Larchmt)* 2015;16(3):323-32.
4. Flint MN, Griffin AM, Bell RS et al. Two-stage revision of infected uncemented lower extremity tumor endoprostheses. *J Arthroplasty* 2007;22(6):859-65.
5. Kapoor SK, Thiyam R. Management of infection following reconstruction in bone tumors. *J Clin Orthop Trauma* 2015;6(4):244-51.
6. Graci C, Maccauro G, Muratori F et al. Infection following bone tumor resection and reconstruction with tumoral prostheses: a literature review. *Int J Immunopathol Pharmacol* 2010;23(4):1005-13.
7. McDonald DJ, Capanna R, Gherlinzoni F et al. Influence of chemotherapy on perioperative complications in limb salvage surgery for bone tumors. *Cancer* 1990;65(7):1509-16.
8. Miwa S, Shirai T, Yamamoto N et al. Risk factors for postoperative deep infection in bone tumors. *PLoS One* 2017;12(11):e0187438.
9. Morii T, Morioka H, Ueda T et al. Deep infection in tumor endoprosthesis around the knee: a multi-institutional study by the Japanese musculoskeletal oncology group. *BMC Musculoskelet Disord* 2013;14:51.
10. Peel T, May D, Buising K et al. Infective complications following tumour endoprosthesis surgery for bone and soft tissue tumours. *Eur J Surg Oncol* 2014;40(9):1087-94.
11. Byregowda S, Puri A, Gulia A. Topical vancomycin: Does it reduce surgical site infection in bone tumors? *South Asian J Cancer* 2017;6(3):99-101.
12. Gosheger G, Goetze C, Hardes J et al. The influence of the alloy of megaprostheses on infection rate. *J Arthroplasty* 2008;23(6):916-20.
13. Jeys LM, Grimer RJ, Carter SR, Tillman RM. Periprosthetic infection in patients treated for an orthopaedic oncological condition. *J Bone Joint Surg Am* 2005;87(4):842-9.
14. Hettwer WH, Horstmann PF, Hovgaard TB et al. Low infection rate after tumor hip arthroplasty for metastatic bone disease in a cohort treated with extended antibiotic prophylaxis. *Adv Orthop* 2015;2015:428986.
15. Wirganowicz PZ, Eckardt JJ, Dorey FJ et al. Etiology and results of tumor endoprosthesis revision

surgery in 64 patients. *Clin Orthop Relat Res* 1999(358):64-74.
16. Lima ALLM, Oliveira PRD. Atualização em infecções em próteses articulares. *Rev Bras Ortop* 2010;45(6):520-3.
17. Tande AJ, Patel R. Prosthetic joint infection. *Clin Microbiol Rev* 2014;27(2):302-45.
18. Lima AL, Oliveira PR, Carvalho VC *et al*. Periprosthetic joint infections. *Interdiscip Perspect Infect Dis* 2013;2013:542796.
19. Tsukayama DT, Estrada R, Gustilo RB. Infection after total hip arthroplasty. A study of the treatment of one hundred and six infections. *J Bone Joint Surg Am* 1996;78(4):512-23.

# Parte XIV  Urgências em Mastologia

# PIODERMA GANGRENOSO

Rodrigo Augusto Depieri Michelli
Angelo Gustavo Zucca Matthes

## INTRODUÇÃO

Pioderma gangrenoso é uma doença inflamatória da pele com intensa proliferação de neutrófilos, ulcerativa e dolorosa, com formação de bolhas e pústulas, tipo autoimune e não infecciosa, de causa desconhecida e muitas vezes de difícil diagnóstico. É caracterizado, inicialmente, por uma lesão cutânea avermelhada de caráter inflamatório do tipo *rash* cutâneo, que evolui para necrose de pele, causando perdas cutâneas devastadoras. Pode surgir após cirurgia de mama, representando uma resposta imunológica na pele, não se sabendo ao certo a origem deste processo, podendo-se desenvolver espontaneamente, ou estar associado à doença inflamatória intestinal, doenças autoimunes, ou mesmo relacionado com qualquer trauma cirúrgico, ou doenças sistêmicas e neoplásicas.

## INCIDÊNCIA E PREVALÊNCIA

A sua incidência é difícil de se determinar, já que os casos publicados são geralmente isolados ou com pequeno número de doentes. Estima-se que ocorra entre 3 a 10 casos ao ano por milhão de pessoas/ano. Pode-se manifestar em qualquer idade, sendo mais comum no adulto jovem entre 25-54 anos, mais frequente em mulheres e raramente se manifesta em crianças (menos de 4% dos casos), quando costuma estar associado a outras doenças sistêmicas. Relatos publicados fazem referência a seu desenvolvimento em pacientes imunodeprimidos pelo uso de medicações imunossupressoras, quimioterapia e também em casos de infecções por HIV.

## ETIOLOGIA

A etiologia é incerta, e uma possível chave para o esclarecimento da etiologia do pioderma gangrenoso poderia estar em sua associação frequente a doenças sistêmicas, que possuem mecanismos autoimunes conhecidos.

Vinte a quarenta por cento dos casos surgem em locais de traumatismos ou cirúrgicos, como feridas operatórias, ostomias e, também, em orifícios de punção venosa, fenômeno designado por patergia. Este fenômeno descreve o desenvolvimento de novas lesões após trauma local, sugerindo uma resposta inflamatória alterada, exagerada e incontrolável a estímulos não específicos.

Dessa forma, apesar dos avanços científicos na compreensão do pioderma gangrenoso, sua patogênese ainda permanece desconhecida. Existem evidências que apontam para distúrbios imunes como responsáveis pela sua etiologia, porém estas alterações parecem ser detectáveis apenas em pacientes de forma isolada. Mesmo assim, muitos autores consideram o pioderma gangrenoso como uma patologia com origem autoimune.

## DIAGNÓSTICO

A evolução clínica é a base para o diagnóstico, cursando com lesões pustulosas superficiais, halo eritematoso doloroso, rápida progressão para ulcerações dolorosas e estéreis, sem resposta a antibióticos ou a novas intervenções cirúrgicas e, finalmente, com melhora com uso de imunossupressores.

A manifestação clínica das úlceras é característica e deve ser lembrada nas evoluções cicatriciais desfavoráveis, com intensa reação inflamatória, com posterior formação de úlceras dolorosas, múltiplas ou solitárias, perdas teciduais e secreções sanguinolenta ou purulenta (Fig. 62-1).

O aparecimento das lesões pode ser insidioso ou, pelo contrário, fulminante, com lesões puntiformes dando origem a extensas úlceras em apenas 24 a 48 horas.

O diagnóstico, portanto, é feito com base na história e na apresentação clínica, e biópsias geralmente são requeridas para exclusão de outras causas de lesões ulcerosas, sendo que o pioderma gangrenoso é uma patologia sem aspectos histológicos ou laboratoriais patognomônicos. As culturas das pústulas são negativas, e o exame histopatológico compatível com dermatose neutrofílica, apesar de não específico, complementa o diagnóstico e afasta a possibilidade de outras afecções.

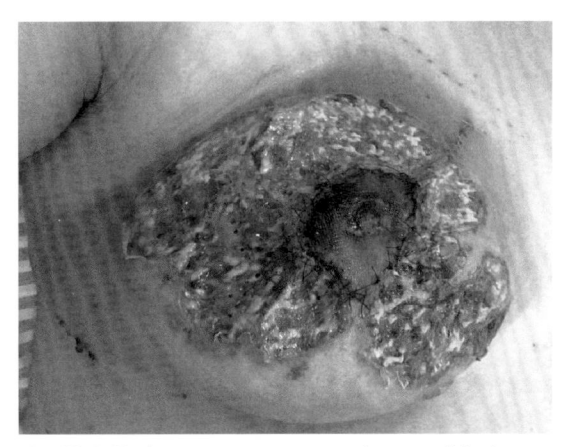

**Fig. 62-1.** Pioderma gangrenoso em pós-operatório de mastectomia com prótese. Aparência clínica; infiltrado polimorfonuclear e áreas de hemorragia. Evolução com ressecção da área e corticoterapia. (Ver Prancha em Cores.)

Os exames laboratoriais são inespecíficos, revelando leucocitose à custa de segmentados, e provas inflamatórias alteradas, por exemplo proteína C reativa elevada.

A Figura 62-1 exemplifica um caso de pioderma gangrenoso em pós-operatório de mastectomia com prótese. O anatomopatológico revelou infiltrado polimorfonuclear e áreas de hemorragia. A paciente teve evolução favorável com ressecção da área e corticoterapia.

## DIAGNÓSTICO DIFERENCIAL

Os principais diagnósticos diferencias são: piodermite, halogenodermatose, acne fulminante, sífilis terciária e dermatite factícia.

A forma ulcerativa tem como diagnóstico diferencial vasculites sistêmicas (granulomatose de Wegener, crioglobulinemia, poliarterite nodosa e síndrome do anticorpo antifosfolipídeo), infecções (esporotricose, amebíase, úlcera sifilítica e ectima gangrenoso), neoplasias malignas, úlceras isquêmicas e picadas de insetos.

Na forma bolhosa são diagnósticos diferenciais a dermatose neutrofílica febril aguda (síndrome de Sweet), celulites, dermatoses bolhosas e mordidas de aranhas.

Na forma pustular deve ser feito diferencial com vasculite pustular, foliculites, erupção pustular por drogas e infecções.

E, na forma vegetativa, infecções por micobactérias, esporotricose e neoplasia maligna cutânea.

## TRATAMENTO

O tratamento do pioderma gangrenoso não é específico e existem controvérsias na literatura acerca da eficácia das terapêuticas disponíveis. Não há protocolos estabelecidos e adotados, no entanto, geralmente o tratamento inicial é feito com imunossupressores. A escolha da terapia a ser adotada depende de múltiplos fatores, incluindo tamanho e profundidade da lesão, a velocidade de progressão e aparecimento de novas lesões, associação a outras doenças e ao estado geral do paciente.

Apenas lesões muito pequenas e precoces respondem a tratamentos locais, podendo ser utilizado o cromoglicato dissódico em solução a 2%, aplicado diariamente com oclusão. A ciclosporina também pode ser usada localmente, mediante injeções intralesionais de uma solução 1:3 em salina fisiológica, na frequência de duas vezes por semana.

Diferentes modalidades têm sido relatadas com sucesso, incluindo corticoides sistêmicos, dapsona, sulfapiridina, sulfassalazina, ciclofosfamida e, recentemente, tacrolimus tópico.

Nas lesões ulcerativas clássicas de pioderma gangrenoso, a primeira linha de tratamento é feita com altas doses de corticosteroides (metilprednisolona 60-120 mg/dia), por causa da rápida resposta. A medida que a doença for controlada, as doses serão gradualmente reduzidas. Se não houver melhora, a ciclosporina é dada como uma segunda opção (doses baixas, 3-6 mg/kg/dia), pois ajuda na atuação dos corticosteroides. Os pacientes devem ser cuidadosamente monitorizados quanto à elevação da pressão arterial, redução das funções renal e hepática e elevação de triglicérides. Azatioprina e tacrolimus também têm sido utilizadas isoladamente ou combinadas com os esteroides orais, e têm demonstrado resultados variados. Uma outra opção de tratamento, também usada neste caso, consiste em uma droga biológica, aprovada em diversos países para tratar doenças autoimunes, conhecida como infliximabe. Ela é classificada como inibidor de TNF-α e tem demonstrado eficácia terapêutica nos casos associados à doença inflamatória intestinal. A infecção tem que ser excluída, visto que as drogas geralmente utilizadas são imunossupressoras.

A terapêutica local poderá ser mantida como coadjuvante do tratamento geral. Os cuidados locais são importantes na prevenção de complicações e infecções secundárias neste tipo de pacientes. A área afetada deve ser mantida limpa e úmida, sendo úteis os curativos oclusivos ou de hidrogel. A área em torno da ferida não deve ser negligenciada já que sua viabilidade pode ser comprometida pelo aumento da umidade e pelo uso de adesivos utilizados nos curativos. Cremes ou pomadas, como a pasta de óxido de zinco, devem ser utilizados para prevenir a extensão do acometimento da pele.

O tratamento cirúrgico do pioderma gangrenoso deve ser evitado pelo risco de agravamento do quadro, no entanto, em casos selecionados, com a doença estabilizada ou em regressão, poderá ser necessária a remoção de tecido necrótico para evitar infecção bacteriana e, também, podem ser necessários enxertos ou retalhos para o fechamento de grandes áreas de perda cutânea.

Terapia hiperbárica também tem sido agregada ao tratamento de pioderma gangrenoso, embora o mecanismo de ação e a eficiência desta modalidade não sejam bem conhecidas.

## CONSIDERAÇÕES FINAIS

Ao deparar-se com o pioderma gangrenoso aconselha-se que o cirurgião tome uma série de cuidados especiais. Deverá documentar minuciosamente o curso da doença com anotações de prontuário e também com registros fotográficos. O auxílio de outros especialistas, como dermatologistas, reumatologistas, imunologistas e clínicos gerais, poderá ser necessário, pois o tratamento demanda o emprego de medicamentos imunossupressores, cujo manejo não está, normalmente, na alçada do cirurgião.

O pioderma gangrenoso é uma patologia rara e com elevado potencial de morbidade e mortalidade. O seu aparecimento pode ser desencadeado por traumatismo operatório podendo, neste contexto, simular uma infecção necrosante do local cirúrgico, adiando seu diagnóstico. Um elevado índice de suspeição, especialmente na ausência de resposta ao tratamento convencional, pode permitir um diagnóstico precoce e um tratamento adequado, evitando morbidades importantes e desnecessárias que podem levar os pacientes ao óbito, se não tratada.

## LEITURAS SUGERIDAS

Avelar JTC, Sempértegui A, Bronzat E et al. Pyoderma gangrenosum after breast quadrantectomy with intraoperative radiotherapy: a case report. *Rev Bras Mastologia* 2011;21(2):86-90.

Bennett ML, Jackson JM, Jorizzo JL et al. Pyoderma gangrenosum. A comparison of typical and atypical forms with an emphasis on time to remission. Case review of 86 patients from 2 institutions. *Medicine* (Baltimore) 2000;79(1):37-46.

Bonamigo RR, Behar PR, Beller C, Bonfá R. Pyoderma gangrenosum after silicone prosthesis implant in the breasts and facial plastic surgery. *Int J Dermatol* 2008;47(3):289-91.

Brunsting LA, Goeckermann WH, O'Leary PA. Pyoderma (echthyma) gangrenosum clinical and experimental observations in five cases occurring in adults. *Arch Dermatol Syphilol* 1930;22:655-80.

Callen JP, Jackson JM. Pyoderma gangrenosum: an update. *Rheum Dis Clin North Am* 2007;33(4):787-802.

Clugston PA, Thompson RP, Schlappner OL. Pyoderma gangrenosum after reduction mammoplasty. *Can J Surg* 1991;34(2):157-61.

Davis MD, Alexander JL, Prawer SE. Pyoderma gangrenosum of the breasts precipitated by breast surgery. *J Am Acad Dermatol* 2006;55(2):317-20.

Friedman S, Marion JF, Scherl E et al. Intravenous cyclosporine in refractory pyoderma gangrenosum complicating inflammatory bowel disease. *Inflamm Bowel Dis* 2000;7(1):1-7.

Furtado JG, Furtado GB. Pioderma gangreno em mastoplastia e abdominoplastia. *Rev Bras Cir Plast* 2010;25(4):725-7.

Gudi VS, Julian C, Bowers PW. Pyoderma gangrenosum complicating bilateral mammoplasty. *Br Plast Surg* 2000;53(5):440-1.

Mansur AT, Balaban D, Göktay F, Takmaz S. Pyoderma gangrenosum on the breast: A case presentation and review of the published work. *J Dermatol* 2010;37(1):107-10.

Meyer TN. Pyoderma gangrenosum - a severe and ill-known complication of healing. *Rev Soc Bras Cir Plást* 2006;21(2):120-4.

Petering H, Kiehl P, Breuer C et al. [Pyoderma gangrenosum: successful topical therapy with tacrolimus (FK506)]. *Hautarzt* 2001;52(1):47-50.

Powell FC, Su WP, Perry HO. Pyoderma gangrenosum: classification and management. *J Am Acad Dermatol* 1996;34(3):395-409.

Reichrath J, Bens G, Bonowitz A, Tilgen W. Treatment recommendations for pyoderma gangrenosum: an evidence-based review of the literature based on more than 350 patients. *J Am Acad Dermatol* 2005;53(2):273-83.

Rodrigues Jr M, Marra AR. Quando indicar a oxigenoterapia hiperbárica? *Rev Assoc Med Bras* 2004;50(3):240.

# FASCIITE NECROSANTE DA MAMA

Idam de Oliveira Junior
Antonio Bailão Júnior

A fasciite necrosante (FN) é uma condição rara e de rápida progressão, definida pela infecção grave do tecido mole profundo, incluindo a fáscia, com preservação parcial da pele e da musculatura adjacente. Pode afetar qualquer parte do corpo, especialmente tronco, membros inferiores e superiores, períneo e genitália externa. Ocorre de forma espontânea ou após pequenos traumas, como técnicas de acupuntura ou simples intervenções (inserção de cateter suprapúbico ou dreno de toracostomia). Em até 40% dos casos, os pacientes com FN relatam história de trauma ou ruptura na pele antes do início dos sintomas. O prognóstico depende de diagnóstico e tratamento precoces, a fim de reduzir a taxa de mortalidade, que varia de 30 a 60%.

Classicamente, a FN é causada por estreptococos do grupo A; entretanto, pode ser classificada como tipos I, II, III e IV, de acordo com o agente etiológico. Na FN tipo I, a infecção é polimicrobiana e envolve aeróbicos e anaeróbicos, geralmente ocorre em idosos ou na presença de doenças subjacentes e associa-se, frequentemente, a gás no tecido, tornando-se difícil sua distinção com a gangrena gasosa. Já a tipo II é uma infecção monomicrobiana, sendo o estreptococo do grupo A o patógeno mais comum, seguido pelo *Staphylococcus aureus* resistente à meticilina (MRSA). Ao contrário das infecções do tipo I, infecções do tipo II podem ocorrer em qualquer faixa etária e em pessoas sem qualquer doença subjacente.

A FN tipo III ocorre em menos de 5% dos casos e é atribuída a espécies de vibriões ou bactérias Gram-negativas, principalmente de origem marinha. A FN tipo IV, por sua vez, está associada à infecção fúngica por *Candida* sp. e *Zygomicetos*, acometendo pacientes imunocomprometidos após trauma.

A patologia inicia-se como uma infecção local e espalha-se facilmente, uma vez que as bactérias ganham acesso pelo tecido conjuntivo frouxo e pelas estruturas neurovasculares, ao aderir à fáscia e expressar as proteínas de superfície. Simultaneamente, fatores de virulência de patógenos, citocinas do hospedeiro (TNF-α, IL-1 e IL-6) e tromboses microvasculares favorecem a destruição adicional de tecidos. A trombose dos vasos perfurantes cutâneos com necrose cutânea é a principal característica fisiopatológica da doença.

Os fatores de risco padrão da FN incluem: idade avançada, comorbidades debilitantes crônicas (diabetes *mellitus*, doença vascular periférica, tabagismo, abuso de álcool, doença hepática, doença renal, obesidade e imunossupressão) e condições que comprometem a integridade da pele (cirurgia, trauma, uso de drogas IV, biópsia, úlceras de pressão e doença cutânea crônica).

## APRESENTAÇÃO CLÍNICA

Distinguir a FN de outras infecções de tecidos moles é notoriamente difícil, mas crucial. As características clínicas podem, a princípio, mimetizar a celulite simples, sendo o diagnóstico tardio em muitos casos. Regularmente, até 86% dos pacientes com FN são diagnosticados, de forma equívoca, como infecções simples.

Nos estágios iniciais, os sinais clínicos são mínimos, sendo a dor localizada o sintoma predominante e, geralmente, é desproporcional aos achados cutâneos. À medida que a doença progride, associam-se edema, eritema, secreção purulenta e serosa, escurecimento da pele, crepitação (apenas em organismos formadores de gás) e odor acentuado. O processo inflamatório progressivo causa trombose de vasos perfurantes na pele, levando à gangrena dérmica. A sensação na pele sobrejacente pode variar de dor severa à parestesia ou anestesia.

Goh *et al.*, após revisão literária acerca das apresentações clínicas da FN, evidenciaram que os principais sinais e sintomas desta condição foram: edema (81%), dor (79%), eritema (71%), bolhas (26%), necrose de pele (24%) e crepitações (20%). Estas três últimas manifestações são menos frequentes na apresentação inicial da FN, determinando achados clínicos de fase mais avançada da doença.

Três formas clínicas de FN foram identificadas. A forma fulminante apresenta sintomas associados ao choque em horas e tem alta mortalidade. Na forma aguda, os sintomas ocorrem durante vários dias com grandes áreas de necrose. Já na forma subaguda, os estágios iniciais são indistinguíveis da celulite, com ou sem sintomas sistêmicos, até que evolua para necrose.

As manifestações sistêmicas da FN são de choque séptico. Os pacientes podem apresentar rebaixamento do nível de consciência, taquicardia, taquipneia, hipotensão e febre, com evolução grave para coagulopatia intravascular disseminada.

## FASCIITE NECROSANTE DA MAMA

A FN primária da mama se trata de uma condição rara, sua primeira descrição foi de uma mulher diabética de 50 anos de idade, diagnosticada com "pseudotumor" e tratada com mastectomia simples e fechamento tardio da ferida, seguido de recuperação total.

A FN da mama apresenta desafios diagnósticos adicionais por várias razões. É comumente diagnosticada como celulite, mastite, abscesso ou câncer de mama inflamatório. Além disso, a espessa camada de partes moles entre a fáscia profunda e a pele da mama pode retardar os achados cutâneos clássicos de FN, aumentando a probabilidade de atraso no diagnóstico. Esse efeito é amplificado pelo suprimento sanguíneo robusto da mama, que também pode atrasar os achados cutâneos em virtude do aspecto angiotrombótico da doença (quando os sinais cutâneos são notados, o dano já é extenso). Dada a natureza agressiva da doença e sua rápida progressão para um desfecho fatal, é fundamental que o médico chegue a um diagnóstico rápido e correto e reconheça que o paciente necessita de atenção cirúrgica imediata.

Ao rever os poucos casos na literatura de FN mamária, vários pontos comuns são aparentes. Os fatores de risco mais comuns são história de câncer de mama, procedimentos invasivos (cirurgia ou biópsia por agulha grossa), diabetes *mellitus* e imunossupressão. Embora o câncer de mama tenha provado ser um fator de risco para infecção do sítio cirúrgico, ele sempre esteve relacionado com infecções superficiais. Infecções profundas dos tecidos moles, como a FN, são extremamente raras; de fato, a FN pós-operatória é incomum, pois representa apenas 9 a 28% de todos os tipos.

Em pacientes com FN da mama, o carcinoma associado à infecção secundária deve ser considerado e descartado pela avaliação histológica.

## DIAGNÓSTICO

O diagnóstico da FN é feito com base no exame clínico apresentando sinais inflamatórios localizados e, mais importante ainda, a dor severa desproporcional aos achados locais, juntamente com a toxicidade sistêmica (Fig. 63-1). Na maioria dos trabalhos já publicados, o diagnóstico combinou achados clínicos, radiológicos, microbiológicos e laboratoriais.

Como auxílio à distinção entre FN e infecções não necrosantes de partes moles, utiliza-se o LRINEC score (*Laboratory Risk Indicator for Necrotizing Fasciitis*), que avalia proteína C reativa, contagem de leucócitos, hemoglobina, sódio sérico, creatinina e glicose, na admissão do paciente. A procalcitonina (PCT) também é outro exame laboratorial não invasivo que pode auxiliar no diagnóstico precoce da FN. Durante infecções bacterianas, seus níveis poderão estar elevados à custa de sua liberação pelo trato gastrointestinal e pulmões, atuando como estimulo pró-inflamatório. Adicionalmente, exerce papel prognóstico se dosada 48 horas após o tratamento cirúrgico, pois é indicador precoce da erradicação cirúrgica bem-sucedida do foco infeccioso.

A avaliação radiológica poderá ser útil nos casos de dúvida quanto ao diagnóstico da FN; entretanto, o tratamento não deverá ser postergado para realização destes exames.

Os principais achados de imagem são realce, edema, presença de gás na fáscia e entre os planos superficiais e profundos. A observação de quaisquer destes achados na tomografia computadorizada estão associados ao diagnóstico de FN com sensibilidade de 94,3% e especificidade de 76,6%.

A ressonância magnética é um método de imagem excelente para avaliação de tecidos moles e demostrou-se bastante sensível e específica para o diagnóstico da FN; contudo, possui papel limitado em razão do seu alto custo, ficando reservada apenas para pacientes estáveis e colaborativos. A ecografia de partes moles poderá demonstrar tecido

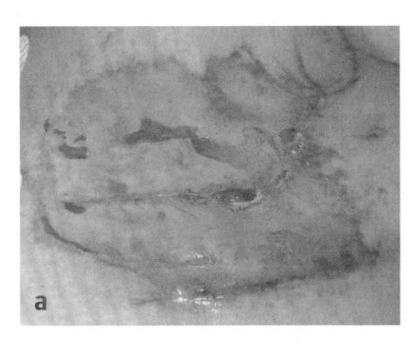

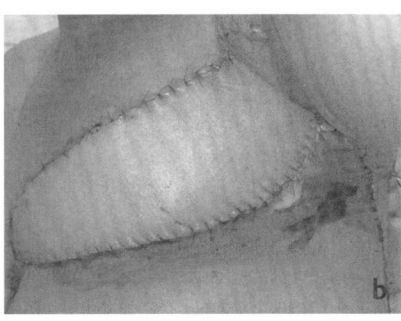

**Fig. 63-1.** Fasciite necrosante da mama: (**a**) Infecção secundária a punções repetidas de seroma; (**b**) infecção de sítio cirúrgico, pós-ressecção de tumor ulcerado. (Imagens cedidas por Vieira RAC *et al.*) – (Ver Prancha em Cores.)

hiperecogênico, associado ou não à sombra acústica posterior (a depender da presença de gases provenientes das bactérias). Já a radiografia convencional é pouco útil no diagnóstico da FN, uma vez que a presença de gás não é um achado confiável por este método, fazendo-se presente em apenas 57% dos casos.

O diagnóstico final de FN é histológico, que identifica aspectos microscópicos sugestivos de isquemia à presença de uma zona central de necrose coagulativa, liquefativa, contendo áreas de tecido vivo associado a células inflamatórias.

## TRATAMENTO

O reconhecimento precoce da FN é fundamental para redução da mortalidade, com instituição do tratamento adequado pela ressuscitação volêmica, antibioticoterapia, analgesia, desbridamento cirúrgico, suporte nutricional para reposição proteica e internação em unidade de terapia intensiva. O atraso diagnóstico é comum e associado à falta de achados cutâneos, sendo o quadro frequentemente confundido com celulite ou abscessos. Um atraso de 24 horas ou mais no desbridamento cirúrgico aumenta a taxa de mortalidade de 36 para 70%. Apesar do tratamento rápido, no entanto, as taxas de mortalidade por infecções de tecidos moles necrosantes permanecem em até 25%.

Os pacientes devem iniciar antibioticoterapia venosa, que deve ser administrada por até 5 dias após a resolução dos sinais e sintomas locais. Os antibióticos devem ser de amplo espectro contra organismos Gram-positivos, bastonetes Gram-negativos e anaeróbios, visto que a maioria dos casos é de FN polimicrobiana, com duração média variando de 4 a 6 semanas.

Contudo, os antibióticos intravenosos isoladamente não oferecem qualquer valor, uma vez que sejam incapazes de penetrar no tecido necrótico infectado por causa da natureza trombótica da doença. Dessa forma, os pacientes devem passar pelo desbridamento independentemente do tamanho da área de necrose, até atingir margem satisfatória de sangramento saudável. A secreção purulenta deverá ser coletada e enviada para cultura e antibiograma. Dependendo do curso clínico, nova abordagem cirúrgica pode ser necessária durante as próximas 24 horas para confirmar o controle adequado do tecido desvitalizado. Na maioria dos casos de FN mamária, a necrosectomia resulta em mastectomia.

Os principais achados cirúrgicos são escassez de sangramento secundário à trombose dos vasos sanguíneos, odor fétido, coloração acinzentada dos tecidos característicos da necrose, fluido do tipo água suja, secreção purulenta e ausência de resistência tecidual à dígito-dissecção dos planos profundos.

Novas estratégias (terapia com imunoglobulina, oxigênio hiperbárico e terapia de fechamento com curativo a vácuo) estão sendo desenvolvidas para auxílio no controle da ferida. A terapia com imunoglobulinas baseia-se no princípio de que a imunoglobulina G se liga a exotoxinas estrepto e estafilocócicas, limitando a resposta sistêmica das citocinas. O oxigênio hiperbárico aumenta a pressão de oxigênio, diminuindo a infecção e a elaboração de exotoxinas nas infecções por clostrídios. Ambos podem ser usados com sucesso como adjuntos, enquanto o fechamento secundário de ferida com curativo a vácuo pode ser aplicado para pacientes clinicamente estáveis. O sistema a vácuo, pela força de sucção, aumenta a oxigenação local pelo aumento da perfusão dérmica, acelera a formação do tecido de granulação por estimulação dos fibroblastos, evita a contaminação externa e drena a secreção, mantendo níveis aceitáveis de umidade e diminui o edema local.

Os desfechos estéticos da FN mamária são, na maioria dos casos, desfigurantes, pela frequente necessidade de realização de mastectomia. Medidas reconstrutivas são postergadas até que a paciente se recupere completamente.

## BIBLIOGRAFIA

Ablett DJ, Bakker-Dyos J, Rainey JB. Primary necrotizing fasciitis of the breast: a case report and review of the literature. *Scott Med J* 2012;57(1):60.

Angarita FA, Acuna SA, Torregrosa L *et al*. Bilateral necrotizing fasciitis of the breast following quadrantectomy. *Breast Cancer* 2014;21(1):108-14.

Brook I, Frazier EH. Clinical and microbiological features of necrotizing fasciitis. *J Clin Microbiol* 1995;33(9):2382-7.

Brooks P, Malic C, Austen O. Intercostobrachial nerve injury from axillary dissection resulting in necrotizing fasciitis after a burn injury. *Breast J* 2008;14(4):385-7.

Fayman K, Wang K, Curran R. A case report of primary necrotising fasciitis of the breast: A rare but deadly entity requiring rapid surgical management. *Int J Surg Case Rep* 2017;31:221-4.

Fernando SM, Tran A, Cheng W *et al*. Necrotizing Soft Tissue Infection: Diagnostic Accuracy of Physical Examination, Imaging, and LRINEC Score: A Systematic Review and Meta-Analysis. *Ann Surg* 2019;269(1):58-65.

Flandrin A, Rouleau C, Azar CC *et al*. First report of a necrotising fasciitis of the breast following a core needle biopsy. *Breast J* 2009;15(2):199-201.

Giuliano A, Lewis Jr F, Hadley K, Blaisdell FW. Bacteriology of necrotizing fasciitis. *Am J Surg* 1977;134(1):52-7.

Goh T, Goh LG, Ang CH, Wong CH. Early diagnosis of necrotizing fasciitis. *Brit J Surg* 2014;101(1):e119-25.

Hanif MA, Bradley MJ. Sonographic findings of necrotizing fasciitis in the breast. *J Clin Ultrasound* 2008;36(8):517-9.

Johnson W, Draper DO. Increased range of motion and function in an individual with breast cancer and necrotizing fasciitis-manual therapy and pulsed short-wave diathermy treatment. *Case Rep Med* 2010;2010. pii: 179581.

Kaczynski J, Dillon M, Hilton J. Breast necrotising fasciitis managed by partial mastectomy. *BMJ Case Rep* 2012. pii: bcr0220125816.

Kaufmann JA, Ramponi D. Recognition of risk factors and prognostic indicators in Fournier's gangrene. *Crit Care Nurs Q* 2015;38(2):143-53.

Konik RD, Cash AD, Huang GS. Necrotizing fasciitis of the breast managed by partial mastectomy and local tissue rearrangement. *Case Reports Plast Surg Hand Surg* 2017;4(1):77-80.

Laor E, Palmer LS, Tolia BM et al. Outcome prediction in patients with Fournier's gangrene. *J Urol* 1995;154(1):89-92.

Linscheid P, Seboek D, Nylen ES et al. In vitro and in vivo calcitonin I gene expression in parenchymal cells: a novel product of human adipose tissue. *Endocrinology* 2003;144(12):5578-84.

Marchesi A, Marcelli S, Parodi PC et al. Necrotizing Fasciitis in Aesthetic Surgery: A Review of the Literature. *Aesthetic Plast Surg* 2017;41(2):352-8.

Mehanic S, Baljic R. The importance of serum procalcitonin in diagnosis and treatment of serious bacterial infections and sepsis. *Mater Sociomed* 2013;25(4):277-81.

Misiakos EP, Bagias G, Papadopoulos I et al. Early Diagnosis and Surgical Treatment for Necrotizing Fasciitis: A Multicenter Study. *Front Surg* 2017;4:1-5.

Rajakannu M, Kate V, Ananthakrishnan N. Necrotizing infection of the breast mimicking carcinoma. *Breast J* 2006;12(3):266-7.

Soliman MO, Ayyash EH, Aldahham A, Asfar S. Necrotizing fasciitis of the breast: a case managed without mastectomy. *Med Princ Pract* 2011;20(6):567-9.

Stevens DL, Bryant AE. Necrotizing Soft-Tissue Infections. *N Engl J Med* 2017;377(23):2253-65.

Uzzan B, Cohen R, Nicolas P et al. Procalcitonin as a diagnostic test for sepsis in critically ill adults and after surgery or trauma: a systematic review and meta-analysis. *Crit Care Med* 2006;34(7):1996-2003.

Velchuru VR, Van Der Walt M, Sturzaker HG. Necrotizing fasciitis in a postmastectomy wound. *Breast J* 2006;12(1):72-4.

Vieira RAC, Mathes AGZ, Michelli RA et al. Necrotizing soft tissue infection of the breast: case report and literature review. *Surg Infect* (Larchmt) 2012;13(4):270-5.

Voelzke BB, Hagedorn JC. Presentation and Diagnosis of Fournier Gangrene. *Urology* 2018;114:8-13.

Ward ND, Harris JW, Sloan DA. Necrotizing Fasciitis of the Breast Requiring Emergent Radical Mastectomy. *Breast J* 2017;23(1):95-9.

Wong CH, Khin LW, Heng KS et al. The LRINEC (Laboratory Risk Indicator for Necrotizing Fasciitis) score: a tool for distinguishing necrotizing fasciitis from other soft tissue infections. *Crit Care Med* 2004;32(7):1535-41.

Yaji P, Bhat B, Harish E. Primary necrotising fasciitis of the breast: case report and brief review of literature. *J Clin Diagn Res* 2014;8(7):ND01-2.

Zil EAA, Fayyaz M, Fatima A, Ahmed Z. Diagnosing Necrotizing Fasciitis Using Procalcitonin and a Laboratory Risk Indicator: Brief Overview. *Cureus* 2018;10(6):e2754.

Zil EAA, Naqvi S, Tariq M. Procalcitonin: A Powerful Rescuer on Surgical Floors. *Cureus* 2017;9(7):e1446.

# INFECÇÃO DE PRÓTESES MAMÁRIAS

René Aloisio da Costa Vieira
Raphael Luiz Haikel
Mariana Gabriela Raphael Galvão Ribeiro

O câncer de mama é o principal tipo de neoplasia da mulher. Nos últimos anos muitas mudanças ocorreram no tratamento clínico, porém o tratamento cirúrgico modificou-se positivamente com a presença de cirurgias mais preservativas, com elevação das taxas de preservação da pele mamária, sendo atualmente submetida à mastectomia com preservação cutânea (*Skin Sparing Mastectomy*) ou mastectomias com preservação areolar (*Nipple Sparing Mastectomy*). Historicamente o principal tipo de reconstrução após mastectomia era realizado por tecidos autólogos,[1] nesta fase geralmente se utilizava a técnica microcirúrgica associada a duplo pedículo epigástrico inferior (DIEP),[2] ou o uso do grande dorsal bilateral. Posteriormente, seguiu-se o uso de expansores, e atualmente há uma tendência ao uso do implante com prótese em tempo único.[3] Da mesma forma as indicações de mastectomia se expandiram e atualmente as pacientes portadoras de mutação do BRCA1, BRCA2 e p53 são consideradas candidatas à mastectomia redutora de risco. O panorama cirúrgico dos ambulatórios oncológicos modificou-se, e por causa da elevação do uso da prótese, duas complicações tiveram aumento da incidência, a contratura capsular e a infecção das próteses mamárias, fato que determinou a inclusão deste capítulo, no contexto das urgências oncológicas. A magnitude da infecção após reconstrução mamária ocorre de 1 a 35% dos casos.[4]

## FATORES DE RISCO

Alguns fatores pré-operatórios encontram-se associados à infecção no sítio cirúrgico (ISC), como o índice elevado de massa corpórea, diabetes, tabagismo, estado pós-menopausal, cirurgia mamária pregressa, quimioterapia pré-operatória, radioterapia pré-operatória.[5] Por outro lado, estão associados à redução deste risco durante o pré-operatório a antissepsia cirúrgica das mãos, remoção dos adornos dos profissionais envolvidos no procedimento e a realização de tricotomia sem lâminas, quando indicada. Fatores intraoperatórios incluem o tempo da cirurgia, a linfadenectomia, reconstrução imediata, necessidade de transfusão e necessidade de drenos cirúrgicos.[4] Outros fatores intraoperatórios encontram-se associados à diminuição de risco, como o fluxo laminar na sala cirúrgica, limpeza da loja cirúrgica e uso de nova luva, na manipulação da prótese, o uso na pele de solução alcoólica[6] ou clorexidina,[7] e a antibioticoterapia cirúrgica,[7-9] controle glicêmico e de temperatura,[10] manutenção da oxigenação tecidual otimizada,[11] degermação da pele próxima ao local da incisão antes da aplicação do antisséptico, antissepsia do local da incisão no sentido centrífugo circular.[10] Fatores pós-operatórios associados à elevação do risco incluem diabetes, seroma e hematoma.[4] A educação do paciente e familiares em relação aos cuidados da ferida cirúrgica, drenos e curativos pode ajudar na prevenção da infecção. Câncer e radioterapia podem estar associados a elevadas taxas de infecção. A reconstrução imediata com implante subcutâneo, é descrita como fator de risco para o quadro infeccioso, sendo inferior em procedimentos em dois tempos. Além disto temos a quimioterapia adjuvante após reconstrução imediata.[9] Outros fatores constituem acidentes penetrantes da mama, cirurgia geral, manipulação dental, pioderma, processos infecciosos, trauma e irradiação mamária.[9] O uso de matriz dérmica acelular (ADM), encontra-se associado a risco de infecção (OR, 2,7; 95% IC 1,1-6,4).[12] Há a descrição da "síndrome da mama vermelha", que constitui um eritema mamário na porção inferior da mama, que é confundido com celulite e infecção, sendo autolimitada a semanas.[4] Porém, a ADM é pouco utilizada em nosso meio, principalmente por causa de seu custo elevado.

Visando minimizar a infecção do sítio cirúrgico, sugere-se, no intraoperatório antes da síntese da pele, a preparação da pele com líquido asséptico, porém não há estudos bem delineados sobre esta tática cirúrgica. O uso de banho com soluções antissépticas no pré-operatório não é rotineiramente recomendado, porém também há literatura que sugere que seja realizado em procedimentos onde são utilizados materiais protéticos.[11] Todos os membros da equipe cirúrgica devem tomar cuidado na manipulação cirúrgica da prótese. Deve-se evitar o trânsito de pessoas, especialmente no momento de implante da prótese. Antibioticoprofilaxia cirúrgica encontra-se associada à diminuição do risco de infecção, devendo ser iniciada idealmente entre 30 a 60 minutos antes da incisão cutânea, exceto para os casos onde forem indicados o uso de glicopeptídeos (vancomicina) ou fluoroquinolonas (ciprofloxacino), devendo ser iniciados neste contexto entre 60 e 120 minutos antes da incisão cirúrgica. A cefazolina na dose de 2 g é geralmente a opção de primeira linha,[13] uma vez que oferece uma boa cobertura para os agentes da flora cutânea, devendo ter sua dose ajustada nos casos de pacientes com peso superior a 120 kg.[13] Pacientes alérgicos às cefalosporinas ou a qualquer outro betalactâmico devem receber opções alternativas de antibioticoprofilaxia, sendo a clindamicina, as fluoroquinolonas (ciprofloxacino) ou a vancomicina opções para estes casos.[13] Procedimentos cirúrgicos com duração prolongada devem receber dose adicional de antimicrobiano a cada 4 horas de duração. O antimicrobiano profilático também deve ser realizado como dose adicional em procedimentos cirúrgicos onde houver sangramento superior a 2 litros. O Centro de Controle de Doenças (CDC) Americano não aconselha o uso de antibioticoterapia por 24 horas. Em pacientes com alergia, pode-se utilizar a clindamicina. Embora haja um desejo do uso de antibioticoterapia prolongada (superior a 24 horas), os achados são controversos em relação à diminuição da infecção, observando-se ausência[4,14,15] e presença da diminuição do risco, na presença de reconstrução mamária.[16] O uso de iodo povidina foi considerado no passado, porém a FDA desaprova esta prática.[4] O uso de irrigação da prótese com antibióticos pode reduzir a contratura capsular, mas não o risco de infecção.[9,16]

## FISIOPATOLOGIA

Geralmente os agentes são encontrados nos ductos mamários ou na pele,[4] e a contaminação durante a cirurgia constitui o principal mecanismo associado à infecção precoce, representando dois terços das infecções. Geralmente, nesta fase a infecção é causada por bactérias Gram-positivas, como *Staphylococcus aureus*, *Staphylococcus aureus* resistente à meticilina,[4,14,17] *Staphylococcus epidermidis*, e algumas bactérias Gram-negativas, como *Pseudomonas aeruginosa*, *Serratia marcescens*, *Escherichia coli*, *Klebsiella species* e *Proteus mirabilis*, especialmente em pacientes obesos e diabéticos.[13,18] Outros agentes descritos são o *Streptococcus pyogenes*, *Propionibacterium acnes*, *diphtheroids*, *lactobacilli*, ou *Bacillus species*.[14] A infecção tardia é associada a microrganismos Gram-positivos ou Gram-negativos,[4] mas *Staphylococcus* coagulase-negativos são os agentes mais comuns.[14]

Após a contaminação, pode haver a formação de biofilmes, onde a bactéria se adere à superfície da prótese, dificultando o tratamento e servindo como fator de risco para a manutenção da infecção.[4] O biofilme é caracterizado por microrganismos que se aderem de maneira irreversível umas às outras em uma superfície de corpo estranho e produzem uma matriz polimérica, feita de polissacarídeos e glicoproteínas. Este estimula a inflamação e aumenta o risco de contratura capsular.[14,19] No caso de tratamento da contratura capsular, o tecido deve ser encaminhado à avaliação histológica e cultura.[9]

## APRESENTAÇÃO E CONDUÇÃO CLÍNICA

As infecções podem ser precoces ou tardias. Não há uma data padrão que determine que o fenômeno é precoce ou tardio, sendo geralmente considerados precoces períodos de 30[17] a seis semanas.[14]

Clinicamente a paciente aparece com dor mamária, inchaço cutâneo e eritema com ou sem febre.[4,14] A infecção precoce, em sua maioria ocorrida nos dias 10-12 após a cirurgia,[14] pode-se associar ao seroma após a retirada do dreno, e infecção secundária.[4] Neste caso sugere-se a retirada do dreno o mais cedo possível, a partir do 7° dia pós-operatório, desde que a drenagem seja inferior a 30 mL/24 horas, fato que não deve exceder a 3 semanas.[20] Infeção purulenta pode não estar presente.[14] Quando a paciente se encontra com o dreno, pode-se constatar a presença de material com grumos junto ao dreno. Os achados laboratoriais podem ser normais ou pouco alterados. É aconselhável o uso da ultrassonografia, que procurará avaliar a presença de coleção em torno da prótese, e na sua presença, é imperiosa a punção do líquido, que permite a avaliação e controle inicial do seroma. Antibioticoterapia empírica deve ser iniciada. Todo o material retirado, seja ele líquidos suspeitos para infecção e tecidos desvitalizados da região, deve ser encaminhado à bacterioscopia e cultura para aeróbios e anaeróbios.

Infecções tardias podem ocorrer meses ou anos após o tratamento, sendo incomuns, apresentando-se como dor, edema com ou sem eritema. Nesta situação deve-se considerar a disseminação hematogênica, sendo importante avaliar um possível foco infeccioso primário, que pode ser desde infecção urinária, a infecção na cavidade oral e infecção dental.[9] Em pacientes com uso de prótese expansora, pode-se ocorrer contaminação durante a expansão mamária.[4] Em geral, a perda da prótese ocorre mais na infecção tardia.[17]

O tratamento inicialmente envolve antibioticoterapia, e na ausência de controle infeccioso após um período de antibioticoterapia, deve ser considerada a remoção da prótese. Geralmente, a partir do achado clínico, inicia-se antibioticoterapia empírica.

A escolha do antimicrobiano deve ser com base principalmente em dados microbiológicos locais, quando existentes. Caso contrário, deve ser fundamentado nos agentes mais comuns evidenciados na literatura disponível. A maior parte das infecções é causada por Gram-positivos (*S. aureus* e *Staphylococcus* coagulase negativos), como visto anteriormente, as penicilinas e cefalosporinas de primeira geração devem ser usadas como primeira opção nos casos em que o paciente não apresente sinais de instabilidade clínica ou gravidade, devendo a vancomicina ser considerada como opção de tratamento empírico, se houver critérios de sepse. Cobertura adicional para Gram-negativos pode ser realizada com penicilinas de amplo espectro ou cefalosporinas. A terapia antimicrobiana deve ser guiada assim que forem obtidos dados microbiológicos em cada caso. Após retirada do implante, antibioticoterapia deve ser mantida por 10 a 14 dias a depender da resposta clínica do paciente. A colocação de novo implante deve ser tardia, sendo considerado de 3 a 6 meses.[4,9]

Duas situações infecciosas são descritas, porém raramente descritas na literatura, sendo eles o envolvimento sistêmico com choque tóxico,[4,9,21] e a osteomielite do esterno e arcos costais,[22] e em ambos os casos, o tratamento antimicrobiano deve ser instituído por um tempo prolongado de 6 a 8 semanas.

## FLUXOGRAMA DE TRATAMENTO

No nosso serviço, a antibioticoterapia ambulatorial de primeira linha tem sido realizada com o uso de cefalexina, clindamicina, ou amoxilina associada ao ácido clavulânico. Nos casos mais extensos, ou na ausência de resposta inicial, adiciona-se cobertura para germes Gram-negativos, ciprofloxacino. As infecções complicadas, com agentes microbianos resistentes, são conduzidas com base nos dados de culturas. A Figura 64-1 mostra o fluxograma de diagnóstico e tratamento. Caso o tratamento seja ambulatorial, aconselha-se retorno semanal. Os casos considerados como graves devem ser internados.

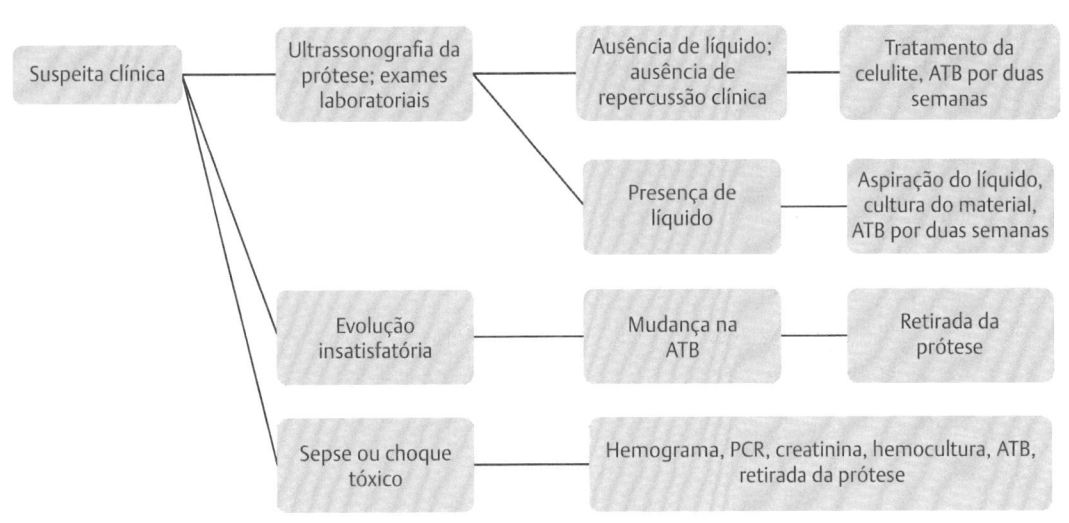

**Fig. 64-1.** Fluxograma de diagnóstico e tratamento. ATB: antibioticoterapia.

## REFERÊNCIAS BIBLIOGRÁFICAS

1. Jagsi R, Jiang J, Momoh AO et al. Trends and variation in use of breast reconstruction in patients with breast cancer undergoing mastectomy in the United States. *J Clin Oncol* 2014;32(9):919-26.
2. Nestle-Kramling C, Kuhn T. Role of Breast Surgery in BRCA Mutation Carriers. *Breast Care* (Basel) 2012;7(5):378-82.
3. Casella D, Calabrese C, Orzalesi L et al. Current trends and outcomes of breast reconstruction following nipple-sparing mastectomy: results from a national multicentric registry with 1006 cases over a 6-year period. *Breast Cancer* 2017;24(3):451-7.
4. Washer LL, Gutowski K. Breast implant infections. *Infect Dis Clin North Am* 2012;26(1):111-25.
5. Felippe WA, Werneck GL, Santoro-Lopes G. Surgical site infection among women discharged with a drain in situ after breast cancer surgery. *World J Surg* 2007;31(12):2293-9; discussion 300-1.
6. Barr SP, Topps AR, Barnes NL et al. Infection prevention in breast implant surgery - A review of the surgical evidence, guidelines and a checklist. *Eur J Surg Oncol* 2016;42(5):591-603.
7. Boustany AN, Elmaraghi S, Agochukwu N et al. A breast prosthesis infection update: Two-year incidence, risk factors and management at single institution. *Indian J Plast Surg* 2018;51(1):7-14.
8. Hardwicke JT, Bechar J, Skillman JM. Are systemic antibiotics indicated in aesthetic breast surgery? A systematic review of the literature. *Plast Reconstr Surg* 2013;131(6):1395-403.
9. Pittet B, Montandon D, Pittet D. Infection in breast implants. *Lancet Infect Dis* 2005;5(2):94-106.
10. Berrios-Torres SI, Umscheid CA, Bratzler DW et al. Centers for Disease Control and Prevention Guideline for the Prevention of Surgical Site Infection, 2017. *JAMA Surgery* 2017;152(8):784-91.
11. Agência Nacional de Vigilância Sanitária. *Medidas de Prevenção de Infecção Relacionada à Assistência à Saúde*. Série: Segurança do Paciente e qualidade em Serviços de Saúde; 2017.
12. Ho G, Nguyen TJ, Shahabi A et al. A systematic review and meta-analysis of complications associated with acellular dermal matrix-assisted breast reconstruction. *Ann Plast Surg* 2012;68(4):346-56.
13. Bratzler DW, Dellinger EP, Olsen KM et al. Clinical practice guidelines for antimicrobial prophylaxis in surgery. *Surg Infect* (Larchmt) 2013;14(1):73-156.
14. Rubino C, Brongo S, Pagliara D et al. Infections in breast implants: a review with a focus on developing countries. *J Infect Dev Ctries* 2014;8(9):1089-95.
15. Phillips BT, Bishawi M, Dagum AB et al. A systematic review of antibiotic use and infection in breast reconstruction: what is the evidence? *Plast Reconstr Surg* 2013;131(1):1-13.
16. Huang N, Liu M, Yu P, Wu J. Antibiotic prophylaxis in prosthesis-based mammoplasty: a systematic review. *Int J Surg* 2015;15:31-7.
17. Piper ML, Roussel LO, Koltz PF et al. Characterizing infections in prosthetic breast reconstruction: A validity assessment of national health databases. *J Plast Reconstr Aesthet Surg* 2017;70(10):1345-53.
18. Seng P, Bayle S, Alliez A et al. The microbial epidemiology of breast implant infections in a regional referral centre for plastic and reconstructive surgery in the south of France. *Int J Infect Dis* 2015;35:62-6.
19. Ajdic D, Zoghbi Y, Gerth D et al. The Relationship of Bacterial Biofilms and Capsular Contracture in Breast Implants. *Aesthet Surg J* 2016;36(3):297-309.
20. Chen CF, Lin SF, Hung CF, Chou P. Risk of infection is associated more with drain duration than daily drainage volume in prosthesis-based breast reconstruction: A cohort study. *Medicine* (Baltimore) 2016;95(49):e5605.
21. Holm C, Muhlbauer W. Toxic shock syndrome in plastic surgery patients: case report and review of the literature. *Aesthetic Plast Surg* 1998;22(3):180-4.
22. Seng P, Alliez A, Honnorat E et al. Osteomyelitis of sternum and rib after breast prosthesis implantation: A rare or underestimated infection? *IDCases* 2015;2(1):31-3.

# Parte XV   Urgências Ginecológicas

# SANGRAMENTO GINECOLÓGICO

Marcelo de Andrade Vieira
Ronaldo Luis Schmidt
Ilana Polegatto

## DEFINIÇÃO

Segundo a FIGO (International Federation of Gynecology and Obstetrics) sangramento uterino em mulheres em idade reprodutiva, fora de período gestacional, é definido como sangramento que ocorre de 24 a 38 dias, regularmente, com duração de 4,5 a 8 dias e com volume de perda sanguínea de 5 a 80 mL mensais.[1] Qualquer sangramento que ocorra fora desses padrões é definido como anormal. Sangramentos antes da menarca, pós-menopausa ou entre os ciclos menstruais também estão descritos nessa classificação.

- *Sangramento menstrual irregular:* > 20 dias em ciclos individuais por mais de 1 ano.
- *Sangramento menstrual ausente:* ausência de sangramento por 90 dias ou mais.
- *Sangramento menstrual infrequente (oligomenorreia – termo preferencialmente não utilizado):* um ou dois episódios num intervalo de 90 dias.
- *Sangramento menstrual frequente:* quatro ou mais episódios num intervalo de 90 dias.
- *Sangramento menstrual intenso (menorragia – termo preferencialmente não utilizado):* perda sanguínea excessiva que interfere na qualidade de vida física, emocional e social da mulher; pode ser prolongado ou não.
- *Sangramento menstrual prolongado:* > 8 dias.
- *Sangramento menstrual encurtado:* < 2 dias.
- *Sangramento irregular não menstrual:* sangramento entre os ciclos menstruais ou pós-coito.
- *Sangramento fora do período reprodutivo:* precoce – < 9 anos; ou pós-menopausa – após 1 ano do reconhecimento da menopausa.
- *Agudo:* necessita de intervenção para prevenir perdas futuras.
- *Crônico:* persistência dos sintomas por 6 meses ou mais.

## EPIDEMIOLOGIA

O sangramento uterino anormal é uma queixa inicial comum e pode chegar até um terço do sintoma que leva as pacientes a procurarem um médico.[2] Nos Estados Unidos, questionário populacional de mulheres entre 18 e 50 anos mostrou uma taxa de prevalência anual de 53 a cada 1.000 mulheres.[2]

## PRINCIPAIS CAUSAS/DIAGNÓSTICOS DIFERENCIAIS

A etiologia do sangramento menstrual pode ser multifatorial, dessa forma, o *Menstrual Disorders Working Group* da FIGO propôs um sistema de classificação para padronização da nomenclatura, aprovado pelo comitê da FIGO e apoiado pelo American College of Obstetricians and Gynecologists. De acordo com essa classificação, as causas são divididas entre anormalidades uterinas estruturais e não estruturais e categorizadas de acordo com o acrônimo PALM-COEIN: pólipo, adenomiose, leiomioma, malignidade e hiperplasia, coagulopatia, disfunção ovulatória, endometrial, iatrogenia e não classificadas (Quadro 65-1).[3]

## ABORDAGEM DIAGNÓSTICA E TERAPÊUTICA

A abordagem inicial deve basear-se num tripé: identificação dos parâmetros clínicos e de gravidade do caso para determinar a abordagem inicial; determinação da etiologia mais provável para o sangramento; escolha do tratamento que possivelmente será mais efetivo.[3]

**Quadro 65-1.** Causas de Sangramento Uterino Anormal

| Estruturais | Não estruturais |
|---|---|
| **P**ólipo | **C**oagulopatia |
| **A**denomiose | **O**vulatória – disfunção |
| **L**eiomioma | **E**ndometrial |
| **M**alignidade e hiperplasia | **I**atrogenia |
| | **N**ão classificadas |

## Abordagem Inicial

- Monitorização contínua, garantir via aérea e acesso venoso periférico calibroso (preferencialmente dois acessos calibrosos – número 14 ou 16).
- Estabilização hemodinâmica – ressuscitação volêmica e/ou protocolo de transfusão maciça, caso paciente instável ou não responsiva a volume. Lembrar que pacientes jovens manifestam sinais vitais praticamente normais a despeito de grandes perdas volêmicas, e que o primeiro sinal de choque hipovolêmico é taquicardia.
- Colher exames laboratoriais iniciais – beta-HCG, hemoglobina, hematócrito, contagem de plaquetas, tempo de protrombina, tempo de tromboplastina parcial ativada e fibrinogênio.

Caso não seja possível estabilização da paciente, transferir para serviço especializado ou, se disponível, acionar serviço de radiologia intervencionista ou centro cirúrgico para tratamento específico, como será descrito adiante.[2]

## Identificação dos Fatores Etiológicos

Se a paciente estiver hemodinamicamente estável, seguir investigação etiológica.

História clínica completa com duração, intensidade, frequência, fatores de melhora ou piora do sangramento, se pós-coito ou não, investigação de antecedentes ginecológicos e obstétricos e de antecedentes gerais, como cirurgias ou internações prévias.

Exame físico completo, incluindo exame ginecológico. Nesse momento, é possível identificar fatores estruturais, como lesões em colo uterino, vulva e vagina e se há sangramento ativo ou não. Caso a paciente seja gestante, encaminhá-la à avaliação obstétrica; em pacientes com idade gestacional maior que 20 semanas, o toque vaginal não deve ser realizado até que se exclua placenta prévia.[2,3]

Em pacientes estáveis hemodinamicamente, não gestantes, é necessário identificar anemia e realizar hemotransfusão de acordo com os resultados de hematócrito e hemoglobina, bem como de comorbidades que a paciente possua.

A partir disso, é possível iniciar investigação com exames de imagem, como ultrassonografia, tomografia computadorizada ou ressonância magnética, caso estejam disponíveis.

Não será abordado aqui o tratamento de causas não estruturais. Dentre as causas estruturais, o foco desta discussão serão as neoplasias.

## Tratamento

No momento do exame ginecológico, caso seja identificada a causa do sangramento, com pontos de sangramento ativo em vulva, vagina ou colo uterino, é possível utilizar-se de gazes e componentes hemostáticos de aplicação local, como, por exemplo, cloreto férrico, associados a tamponamento.[4]

Paciente pode ser mantida em observação ou ser liberada para manter repouso em domicilio por 24 horas para nova avaliação, caso exames laboratoriais e sinais vitais mantenham-se estáveis.

O tamponamento com balão ou sonda é utilizado há vários anos em sangramentos nasais, urinários e esofágicos.[5] Alguns autores têm descrito tamponamento com sonda urinária Foley ou balão de Bakri em casos selecionados após falha no tampão inicial. Apenas cinco casos foram relatados sobre a técnica de balão em neoplasia ginecológica. Kyrgiou et al.[6] usaram um balão intrauterino de Rusch em uma hemorragia grave decorrente de neoplasia endometrial por causa da dificuldade adicional de obesidade e uso de ácido acetilsalicílico. De Loor e van Dam[7] descreveram a inserção de um cateter de Foley no canal endocervical após sangramento pós-conização a frio. Sonoo et al.[8] relataram controle efetivo de hemorragia grave em um câncer do colo uterino com tamponamento de balão com cateter de Foley. Karakida et al.[9] detalharam dois casos de sucesso em controle de hemorragia grave em paciente com neoplasia avançada de colo uterino e pós-conização a frio.

Apesar da escassa literatura a respeito disto, os resultados demonstraram-se satisfatórios. Ambas as técnicas de tamponamento são baratas e sem necessidade de treinamento avançado, sendo, assim, passíveis de serem realizadas em qualquer pronto atendimento ginecológico. As dúvidas permanecem quanto à quantidade de volume infundido, variando de 10 a 220 mL, e qual tamanho de sonda a ser empregado em cada situação.

Caso as tentativas de tamponamento falharem, a melhor alternativa, se disponível, é a embolização arterial seletiva por radiointervenção. Normalmente disponível em grandes centros médicos e cada vez mais acessível, apresentou evolução rápida desde meados de 1960 com Charles Dotter, que utilizou cateteres para fins diagnósticos e terapêuticos. Particularmente na Ginecologia e Obstetrícia, os relatos inicias referem-se à contenção de sangramentos pélvicos por causa das mais diversas etiologias, incluindo o trauma, neoplasias e puerperais.

Com o desenvolvimento de microcateteres e agentes embolizantes tornou-se procedimento pouco invasivo e de baixa permanência hospitalar. As limitações principais são alergia a iodo, o custo do equipamento, materiais e principalmente profissionais treinados para o procedimento.[10,11]

O grande questionamento frente à embolização seria a possível hipóxia induzida pelo procedimento e ocasionando desfecho oncológico negativo nas pacientes submetidas à posterior radioterapia. Porém isso ainda não foi esclarecido pelos estudos, e a questão carece de melhores ensaios.[12]

Caso a radiologia intervencionista não esteja disponível no momento ou tratar-se de serviço sem essa infraestrutura, o procedimento cirúrgico tradicional de ligadura das artérias hipogástricas pode ser indicado.

Descrito pela primeira vez em 1893 por Howard Kelly no John Hopkins Hospital, a ligadura bilateral das artérias ilíacas internas por laparotomia ainda é realizada, quando as demais tentativas falharam ou não estão disponíveis.[4]

Caso a paciente apresente boas condições cirúrgicas e o procedimento possa ser agendado, a laparoscopia, se disponível, torna-se uma opção menos traumática e com menor tempo de atraso para tratamento radioterápico posterior.[13]

Outra opção possível, quando disponível, é o tratamento com radioterapia hemostática na urgência. É um tratamento que deve ser muito bem avaliado, em razão da dose hipofracionada e sem quimioterapia sensibilizante, com posterior diminuição na dose terapêutica e, assim sendo, de pior prognóstico para as pacientes.[14] Alguns trabalhos demonstraram que, caso haja diminuição da oferta de oxigênio ao tumor, o que acontece quando os níveis de hemoglobina (Hb) caem abaixo de 12, a radioterapia é menos efetiva, portanto, é consenso a necessidade de tratamento com hemotransfusão quando Hb < 10.[12,15,16]

Nas Figuras 65-1 e 65-2 sugerimos dois fluxogramas para abordagem e tratamento destes casos oncológicos.

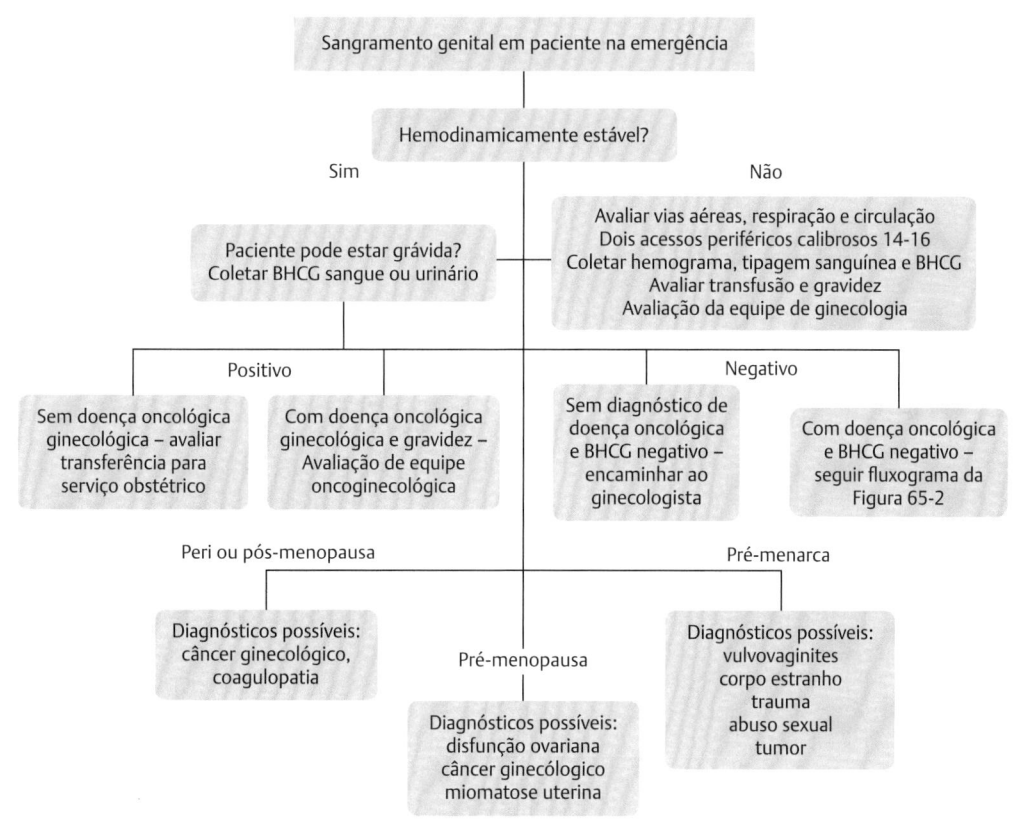

**Fig. 65-1.**

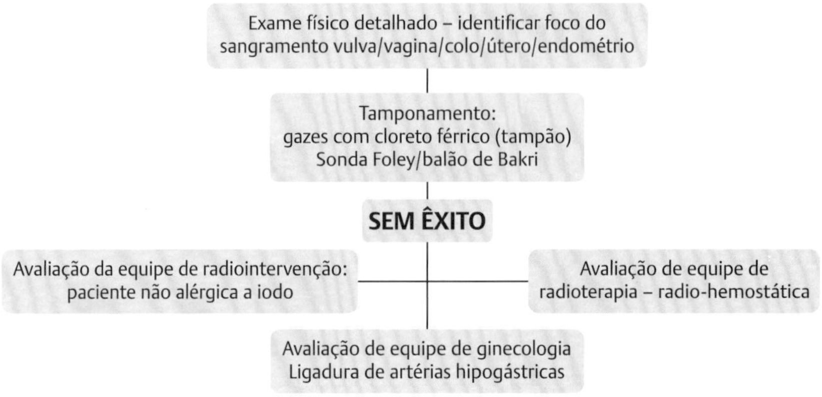

```
Exame físico detalhado – identificar foco do
sangramento vulva/vagina/colo/útero/endométrio
                    │
          Tamponamento:
  gazes com cloreto férrico (tampão)
      Sonda Foley/balão de Bakri
                    │
              SEM ÊXITO
                    │
   ┌────────────────┼────────────────┐
Avaliação da equipe de      Avaliação de equipe de
radiointervenção:           radioterapia – radio-hemostática
paciente não alérgica a iodo
                    │
    Avaliação de equipe de ginecologia
    Ligadura de artérias hipogástricas
```

**Fig. 65-2.** Fluxograma de abordagem e tratamento do sangramento genital.

## REFERÊNCIAS BIBLIOGRÁFICAS

1. Fraser IS, Critchley HOD, Broder M, Munro MG. The FIGO Recommendations on Terminologies and Definitions for Normal and Abnormal Uterine Bleeding. *Semin Reprod Med* 2011;29(5):383-90.
2. Kaunitz AM, Barbieri RL, Levine D, Falk SJ. Approach to abnormal uterine bleeding in nonpregnant reproductive-age women. [Internet]. (Acesso em 24 de novembro de 2018. Disponível em: https://www.uptodate.com/contents/approach-to-abnormal-uterine-bleeding-in-nonpregnant-reproductive-age-women?search=sangramento%20vaginal&source=search_result&selectedTitle=4~150&usage_type=default&display_rank=4.
3. American College of Obstetricians and Gynecologists. ACOG committee opinion no. 557: Management of acute abnormal uterine bleeding in nonpregnant reproductive-aged women. *Obstet Gynecol* 2013;121(4):891-6.
4. Popovici LR, Ciulcu A, Dorobat B et al. Therapeutic approaches in pelvic bleeding of neoplastic origin. *J Med Life* 2014;7(3):391-5.
5. Panes J, Teres J, Bosch J, Rodes J. Efficacy of balloon tamponade in treatment of bleeding gastric and esophageal varices. Results in 151 consecutive episodes. *Dig Dis Sci* 1988;33:454-9.
6. Kyrgiou M, Martin-Hirsch P, Singh M. The use of a Rusch intra- uterine balloon to cause tamponade on a severe hemorrhage in a case of endometrial cancer. *Int J Gynecol Cancer* 2014;24:946-9.
7. De Loor JA, van Dam PA. Foley catheters for uncontrollable obstetric or gynecologic hemorrhage. *Obstet Gynecol* 1996;88(4 Pt 2):737.
8. Sonoo T, Inokuchi R, Yamamoto M et al. Severe hemorrhage from cervical cancer managed with Foley catheter balloon tamponade. *West J Emerg Med* 2015;16(5):793-4.
9. Karakida N, Yanazume S, Mori M et al. Genital bleeding hemostasis in gynecologic neoplasm with balloon tamponade: New treatment option. *J Obstet Gynaecol Res* 2017;43(6):1084-8.
10. Messina ML, Deutsch F, Zlotnik E et al. Endovascular surgery in gynecology. *Einstein* 2010;8(4 Pt 1):488-94.
11. Chen CS, Park S, Shin JH et al. Endovascular treatment for the control of active vaginal bleeding from uterine cervical cancer treated with radiotherapy. *Acta Radiologica* 2018;59(11):1336-42.
12. Kapp KS, Poschauko J, Tauss J et al. Analysis of the prognostic impact of tumor embolization before definitive radiotherapy for cervical carcinoma. *Int J Radiation Oncology Biol Phys* 2005;62(5):1399-404.
13. Sobiczewski P, Bidzinski M, Derlatka P. Laparoscopic Ligature of the Hypogastric Artery in the Case of Bleeding in Advanced Cervical Cancer. *Gynecol Oncol* 2002;84:344-8.
14. Yanazume S, Karakida N, Higashi R et al. Tumor bleeding requiring intervention and the correlation with anemia in uterine cervical cancer for definitive radiotherapy. *Jpn J Clin Oncol* 2018;48(10):892-9.
15. Vaupel P, Thews O, Mayer A et al. Oxygenation Status of Gynecologic Tumors: What is the Optimal Hemoglobin Level? *Strahlenther Onkol* 2003;178(12):727-31.
16. Biswal BM, Lal P, Rath GK, Mohanti BK. Hemostatic radiotherapy in carcinoma of the uterine cervix. *Int J Gynaecol Obstet* 1995;50(3):281-5.

# FÍSTULAS VAGINAIS: DIAGNÓSTICO E TRATAMENTO

Paula Daphne Brisigueli Borges de Almeida
Carlos Eduardo Mattos Cunha Andrade
Ricardo dos Reis

## INTRODUÇÃO

Por definição fístula vaginal é a comunicação anormal entre duas superfícies epitelizadas.[1] Estas fístulas causam significativo impacto psicossocial às pacientes, comprometendo sua qualidade de vida, financeira e emocionalmente às pacientes, tornando seu tratamento prioritário para o cirurgião oncológico.[2] Neste capítulo abordaremos especificamente sobre duas, a geniturinária (FGU) e as retovaginal, colovaginal e anovaginal.

## FÍSTULAS GENITURINÁRIAS

Trata-se da comunicação anormal entre o aparelho urinário e a vagina, o que resulta, geralmente, em uma incontinência urinária contínua e incessante. Há relatos de FGU desde os primórdios da humanidade, em estudos arqueológicos foram identificadas fístulas em múmias da corte real Egípcia há cerca de 2.500 anos e, somente no final do ano 1600, foi descrito o primeiro tratamento realizado com sucesso, por Fatio na Suíça.[3]

### Classificação

Podemos dividi-las de acordo com sua topografia em fístulas vesicovaginais (FVV), fístulas ureterovaginais (FUV), fístulas vesicouterinas (FVU) e fístulas uretrovaginais (FURV). Considerando todas as fístulas geniturinárias, as FVV são as mais comuns, com incidência variando de 0,3 a 2%.[3] Outra classificação proposta por Angioli *et al.* de fístulas vesicovaginais é:

1. *Simples:* são pequenas (menor ou igual a 0,5 cm), únicas e não relacionadas com radiação.
2. *Complexas:* inclui aquelas que não obtiveram sucesso em terapêutica prévia, grande (maior ou igual a 2,5 cm), este grupo engloba fístulas que habitualmente resultaram de doenças crônicas ou radioterapia prévia.

### Etiologia

Nos países menos desenvolvidos, a principal causa é a inadequada assistência ao trabalho de parto, enquanto, nos desenvolvidos, são as cirurgias ginecológicas, a citar histerectomia respondendo por 75% dos casos em ordem de frequência via laparoscópica seguida respectivamente pelas vias abdominal e, por último, vaginal, as principais responsáveis. Como fatores contribuintes destas temos endometriose, radioterapia e cesárea prévia. Além das cirurgias ginecológicas, contribuem para esta estatística cirurgias gastrointestinais, neoplasias, doenças inflamatórias intestinais, corpo estranho e doenças autoimunes.[4]

### Apresentação Clínica

A incontinência urinária geralmente contínua e, geralmente, iniciada logo após trauma pélvico (habitualmente entre o 7° e 12° dias de pós-operatório) é o principal sintoma, porém é importante frisar que, no caso de radioterapia prévia, este sintoma pode surgir anos depois, relatos da literatura indicam que a média de tempo de surgimento de lesões vesicais é entre 21 e 27 meses (3 a 94 meses) após término do tratamento radioterápico. A paciente pode apresentar febre, e a intensidade da perda urinária é diretamente proporcional ao diâmetro do orifício fistuloso.[5]

### Diagnóstico

O exame físico é de vital importância em tratamento de FGU, isso porque inflamação ou necrose local são deveras importantes na tática cirúrgica e por vezes determinantes na decisão do melhor momento para realizar o tratamento cirúrgico. É preciso atentar para a consistência das paredes da vagina, cicatrizes ou radioterapia, tudo a fim de predizer o envolvimento ou não de estruturas adjacentes e, assim, melhor definir a abordagem cirúrgica. Nos casos em que a inspeção não é capaz de identificar o orifício fistuloso, pode-se lançar mão de um teste barato que consiste em preencher a bexiga com solução salina e azul de metileno e, posteriormente, introduzir um tampão na vagina e solicitar que a paciente deambule, uma vez identificada coloração azulada no tampão está feito diagnóstico.[3] Todavia, outros exames podem ser necessários durante a investigação, como a cistoscopia, que se faz particularmente superior, uma vez que identifique a área em questão e permite, em casos selecionados, terapêutica local (cauterização de pequenos trajetos fistulosos; introdução de cateter ureteral quando necessário). Além desta, pode-se lançar mão de histeroscopia (para FVU), tomografia computadorizada com reconstrução de trato urinário e urografia excretora, ressonância magnética, ultrassonografia transvaginal (em especial nos casos de FUV) e até mesmo pielografia ascendente, nos casos que se mostraram inconclusivos com exames anteriores. Em suma, o método diagnóstico dependerá do tamanho e localização a ser definido, portanto, caso a caso.

## Tratamento

O objetivo principal é proporcionar qualidade de vida, do ponto de vista social e emocional satisfatória às pacientes. O ponto mais crítico a ser frisado aqui é o tempo, haja vista que os dados fornecidos pela literatura revelam haver uma relação direta de sucesso na primeira abordagem, conquanto que esta se faça no momento mais adequado. O que se recomenda é que se aguardem 2 a 4 meses após ter drenado a via urinária (cateterismo vesical e/ou cateter duplo "J"), o que culmina com a resolução de cerca de 1/4 das fístulas simples e pequenas e, no caso das complexas e maiores, diminui a inflamação local. As fístulas complexas, no entanto, que necessitam terapêutica cirúrgica em sua maioria podem ser reparadas com sucesso por via vaginal, abdominal ou laparoscópica.[2] Apesar de se entender a via de acesso como escolha do cirurgião, alguns princípios devem ser seguidos sempre: sutura em múltiplas camadas, sem tensão e com fios absorvíveis, identificação e retirada da área tecidual danificada e experiência do cirurgião. Eilber *et al.* publicaram, em 2003, sua experiência de 10 anos com reparo de FGU e concluíram que a interposição de tecido no reparo aumenta a taxa de sucesso deste nas FGU e que o *flap* peritoneal (onde um tecido é utilizado interpondo a fístula e a vagina) é o reparo transvaginal para FGU com menor morbidade e maior taxa de sucesso quando comparado a outras técnicas, especialmente em se tratando de reabordagens cirúrgicas.[6]

a) O reparo vaginal é a via preferencial, exceto em se tratando de fístulas múltiplas em um mesmo órgão e concomitante com alça intestinal ou ureter. Duas técnicas podem ser empregadas neste tipo de reparo: procedimento de Latzko que consiste no fechamento por camadas separadamente da bexiga, fáscia do trajeto fistuloso e da vagina. Esta técnica possui boas taxas de sucesso e pode ser reutilizada em caso de falha mesmo que o tratamento anterior tenha sido esta técnica.
No fechamento por camadas, nesta ao contrário da anterior, primeiramente se separa a parede vesical da fístula, só então a fístula é ressecada e por fim o fechamento é feito separadamente por camadas.

b) Reparo de Martius: preferencialmente utilizado em fístulas complexas e/ou associadas à radioterapia; consiste na tunelização intravaginal de um retalho de tecido subcutâneo agindo como *flap* vascular interposto entre a fístula e a vagina, com cerca de 6 cm de comprimento e 3 cm de largura.

c) Técnicas abdominais necessitam abertura da parede vesical; pode ser transvesical (a abertura é feita pelo domo vesical e permite excisão da fístula com fechamento da bexiga perpendicular à vagina, porém não é possível a interposição de tecido entre os dois órgãos) ou extravesical (técnica que permite visualização do trajeto e do trígono vesical, com fechamento dos órgãos por camadas e permitindo a interposição de tecido, como o omento ou peritônio – *flap* peritoneal).

d) Derivação urinária, indicada quando o paciente não apresenta condições clínicas para procedimentos maiores, ou a distorção de anatomia não permitir ressecções regradas descritas anteriormente. Utilizada em fístulas complexas geralmente pós-tratamento radioterápico.

## FÍSTULAS ANOVAGINAIS, RETOVAGINAIS E COLOVAGINAIS

Trata-se da comunicação anormal entre o trato digestório baixo e a vagina, o que pode ser relatado pela paciente como corrimento vaginal ou odor fétido na vagina que persiste apesar de tratamento específico, ou como a eliminação de flatos e/ou fezes pela vagina.

### Epidemiologia e Etiologia

A maioria é causada por trauma obstétrico, porém há um aumento no número de casos após procedimentos cirúrgicos pélvicos, o que faz desta uma complicação, hoje, mais frequente na vida do cirurgião oncológico que antigamente. Estudos recentes estimam a presença de fístula retovaginal em cerca de 10% das cirurgias retais com anastomose baixa. Também é relatado um aumento no número de fístulas após ressecção tumoral transanal. Os grampeadores de dupla linha de grampeamento são os principais causadores apontados, além de exposição prévia à quimioterapia ou radioterapia.[4] No que tange à radioterapia é importante discernir entre as fístulas ocasionadas pelo crescimento tumoral durante o tratamento e aquelas causadas pelo dano local desta terapia às paredes vaginal e retal. Há ainda uma parcela de fístulas causadas pelo crescimento tumoral não controlado de origem coloproctológica ou ginecológica.

## Classificação

São agrupadas de acordo com os marcos anatômicos intestinais, assim temos:

- *Anovaginais:* localizadas abaixo da linha pectínea.
- *Retovaginais:* acima da linha pectínea até a junção retossigmoide.
- *Colovaginais:* acima do reto.

## Apresentação Clínica

A presença de corrimento vaginal e/ou odor fétido na vagina, que persiste apesar de tratamento específico, ou a eliminação de flatos e/ou fezes pela vagina são os principais sintomas. Geralmente isto ocorre logo após a paciente realizar procedimento cirúrgico pélvico, porém assim como no caso da FGU, pode surgir até anos após a exposição à radioterapia pélvica prévia. A intensidade dos sintomas também é diretamente proporcional ao diâmetro do orifício fistuloso.

## Diagnóstico

Anamnese e exame físico apresentam-se como as mais importantes ferramentas diagnósticas aqui, uma queixa de presença de corrimento vaginal e/ou odor fétido na vagina que persiste apesar de tratamento específico, ou a eliminação de flatos e/ou fezes pela vagina, conforme supracitado, concluem o diagnóstico e deve levar o cirurgião a realizar um minucioso estudo pré-operatório para definir a abordagem terapêutica. Assim como na FGU, há casos em que a inspeção não é capaz de identificar o orifício fistuloso, e nestes o médico lançará mão de um arsenal diagnóstico (tomografia computadorizada [Figs. 66-1 e 66-2], ressonância magnética, ultrassonografia transvaginal/transanal, colonoscopia, histeroscopia) e, a depender destes, o cirurgião deve escolher a melhor via de acesso para reparo, podendo ser abdominal, perineal, vaginal ou anal, com ou sem retalhos miocutâneos.

## Tratamento

O objetivo principal é proporcionar qualidade de vida, uma vez que esta entidade seja demasiada custosa a suas portadoras, do ponto de vista social, financeiro e psicológico. Como já discutido anteriormente, a escolha da técnica depende da experiência e preferência do cirurgião, no entanto, os mesmos princípios de sutura em múltiplas camadas, sem tensão e com fios absorvíveis, identificação e retirada da área tecidual danificada, devem ser seguidos. Recomenda-se dieta líquida 24-48 h antes do procedimento, limpeza do cólon 48 h antes do procedimento e antibioticoterapia profilática pré-operatória, conforme protocolo institucional. Em caso de fístulas pequenas e cujos sintomas sejam mínimos, uma abordagem conservadora com controle da diarreia pode ser tentada, no entanto, isso é raro, tendo as pacientes geralmente relato de sintomas intoleráveis. Fístulas altas devem ser reparadas preferencialmente pela técnica transabdominal

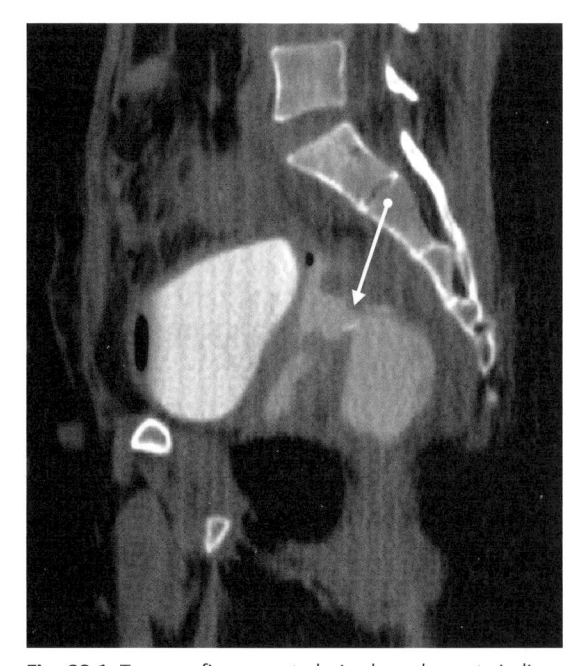

**Fig. 66-1.** Tomografia computadorizada onde a seta indica o extravasamento de contraste introduzido via retal para vagina.

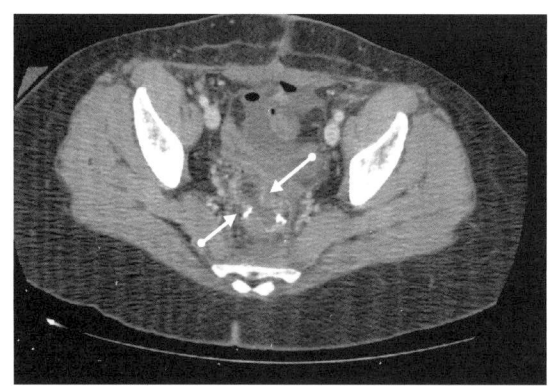

**Fig. 66-2.** Tomografia computadorizada onde as setas apontam para o ponto de comunicação entre a parede do reto (na área de anastomose prévia) e a vagina.

com interposição de tecidos. Esta técnica permite uma melhor visualização, mobilização e reparo das estruturas envolvidas. No caso das fístulas baixas é necessário primeiro avaliar envolvimento ou não do esfíncter anal.[7] Após pode-se optar por duas (2) técnicas:

- *Transvaginal com interposição de flap tecidual:* a saber reparo de Martius e interposição m. grácil (interposição de tecido unilateral ou bilateral de uma porção do músculo grácil).
- *Transesfinctérica:* incisão transesfinctérica com mobilização da parede posterior da vagina, reparo e reconstrução dos esfíncteres externo e interno.

## REFERÊNCIAS BIBLIOGRÁFICAS

1. Berger MB, Khandwala N, Fenner DE, Burney RE. Colovaginal Fistulas: Presentation, Evaluation and Management. *Female Pelvic Med Reconstr Surg* 2016;22(5):335-58.
2. Branco AW, Kondo W. Correção laparoscópica de fistula vesico-vaginal. *Rev Bras Videocir* 2006;4(3):122-30.
3. Almeida FG, Zambon JP. Fístulas Urogenitais In: Zerati Filho M, Nardozza Junior A, dos Reis RB. *Urologia Fundamental.* Sociedade Brasileira de Urologia 2010. p. 267-73.
4. Ommer A, Herold A, Berg E *et al.* German S3-Guideline: rectovaginal fistula. *Ger Med Sci* 2012:10:Doc. 15.
5. Georg P, Boni A, Ghabuous A *et al.* Time course of late rectal and urinary gladder side effects after MRI-guided adaptive brachytherapy for cervical cancer. *Strahlenther Onkol* 2013;189:535-40.
6. Eilber KS, Kavaler E, Rodríguez LV *et al.* Ten-year experience with vesicovaginal fistula repair using tissue interposition. *J Urol* 2003;169:1033-6.
7. Angioli R, Penalver M, Muzil L *et al.* Guidelines of how to manage vesicovaginal fistula. *Crit Rev Oncol Hematol* 2003;48:295-304.

Parte **XVI** Afecções Dermatológicas

# DERMATITE RADIOTERÁPICA

Cristiane Botelho Miranda Cárcano
Cristina Alessi da Rocha

## DEFINIÇÃO

A dermatite radioterápica (radiodermatite, radiodermite ou dermatite por radiação) caracteriza-se pela inflamação da pele em decorrência da exposição à radiação ionizante. Cerca de 95% dos pacientes que recebem radioterapia (RT) para o tratamento do câncer desenvolverão algum sinal e/ou sintoma em detrimento da dermatite radioterápica (DR).[1,2]

A RT é uma modalidade terapêutica que se utiliza de radiação eletromagnética de alta energia, com finalidade de destruir ou reduzir as células tumorais, podendo ter finalidade curativa ou paliativa.[3] Pode provocar inúmeras reações cutâneas, além de sintomas como dor, desconforto, irritação, prurido e sensação de queimação.[3,4] A utilização da RT pode ser limitada pelo desenvolvimento de alterações cutâneas induzidas pela radiação.[4] Estas lesões podem ocorrer de forma aguda ou crônica, e estão relacionadas com a quantidade de radiação ionizante recebida (dose total), técnica de aplicação, local e variações individuais.[5]

A DR tem um impacto negativo na qualidade de vida dos pacientes, por causa da dor e do desconforto provocados pelas alterações cutâneas. Além disso, pode influenciar no resultado do tratamento, podendo levar a suspensão ou parada temporária do mesmo.[4]

## FISIOPATOLOGIA

A RT é muito utilizada no tratamento de tumores, de forma exclusiva ou associada (adjuvante, neoadjuvante). Utiliza prótons, nêutrons, elétrons para gerar energia ionizante e danificar as células tumorais, porém acaba lesionando a pele também, como efeito colateral.[6]

Imediatamente após receber a radiação ionizante, a pele fica exposta a radicais livres de oxigênio, e ocorrem alterações em seu DNA, em suas proteínas, lipídios e carboidratos. Células de resposta inflamatória são ativadas para corrigir o dano tecidual, e inicia-se o processo de cicatrização. A intensidade da lesão e o intervalo de tempo entre o início do tratamento e o surgimento das alterações cutâneas determinam a classificação em dano agudo ou crônico.

As alterações agudas provocadas pela RT ocorrem por lesão direta à pele associadas à reação inflamatória local. O ressecamento da pele e a epilação resultam da destruição das glândulas sebáceas e dos folículos pilosos. Os efeitos crônicos induzidos pela RT ocorrem por lesão microvascular e por alterações sobre os tecidos conectivos dérmico e subcutâneo. A atrofia da pele ocorre por destruição dos fibroblastos dérmicos e insuficiente produção de colágeno.[4]

## FATORES DE RISCO

Questões associadas ao tratamento radioterápico e intrínsecos ao paciente influenciam no surgimento da DR. Doses de radiação acima de 2 Gy (Grays) por fração podem levar ao desenvolvimento de alterações cutâneas.[4] A dose total de radiação é um fator importante no desenvolvimento da toxicidade cutânea. Doses únicas de 16-22 Gy podem resultar em lesões cutâneas, porém se a dose for fracionada em frações de 2 Gy, por exemplo, a dose total pode ser aumentada até 30-40 Gy até que o dano cutâneo apareça. Portanto, há um aumento gradual da tolerância da pele à radiação com os tratamentos hiperfracionados.[8]

O uso de equipamentos com modulação da intensidade da radiação reduz os pontos quentes (*hot spots*) de radiação sobre a pele, fornecendo uma radiação mais homogênea e atuando na diminuição da gravidade da DR.[8]

A aplicação de produtos tópicos, como cremes ou sucralfatos na superfície da pele antes do tratamento radioterápico, pode atuar como um efeito *bolus*, aumentando a dose de radiação absorvida pela pele e influenciando na gravidade das reações cutâneas.[4]

O uso concomitante de RT e drogas anticâncer de uso sistêmico pode agravar a toxicidade radioterápica.[3] Alguns fármacos colaboram para o aumento do dano celular quando usados em associação à RT e dificultam o reparo tecidual. Agentes quimioterápicos convencionais e terapia-alvo, como drogas inibidoras do EGFR (*Epidermal Growth Factor Receptor*), podem agravar a DR.[8]

Algumas áreas corporais são mais propensas ao desenvolvimento de DR, como face, pescoço, dorso superior e tórax superior.[4]

Alguns fatores associados ao paciente e relacionados com maior risco de reações cutâneas são a presença de dobras cutâneas na área do tratamento e a obesidade.[4] Outros fatores, como idade avançada, sexo feminino, estado nutricional, condição geral da pele, a presença de comorbidades, como diabetes *mellitus* e doenças do tecido conectivo, imunossupressão e distúrbios radiossensíveis (p. ex.: xeroderma pigmentoso e ataxia telangiectasia), modulam o risco de reações cutâneas.[8]

## APRESENTAÇÃO CLÍNICA

A DR aguda caracteriza-se pela presença de eritema de leve a intenso, associado ou não à bolha, ulceração e até necrose cutânea. Ocorre das primeiras horas até 90 dias do início do tratamento.[5]

As reações cutâneas surgem tipicamente dentro de 1 a 4 semanas do início do tratamento radioterápico.[8]

Existem algumas escalas de classificação de gravidade para a DR aguda. No Quadro 67-1 observa-se o sistema de classificação do Instituto Nacional do Câncer dos Estados Unidos (NCI – *Commom Terminology Criteria for Adverse Events version 5.0, CTCAE 5.0*), um dos mais utilizados na prática clínica.[9]

Pode haver formação de bolhas e aumento do risco de infecção por *Staphylococcus aureus*. A infecção estafilocócica na DR aguda intensifica o processo inflamatório e dificulta a reparação da barreira epidérmica.[10]

Outro sistema de classificação de toxicidade da DR foi desenvolvido pelo Radiation Therapy Oncology Group (RTOG) e pode ser verificado no Quadro 67-2.[11]

Na Figura 67-1 é possível observar uma imagem de DR de grau 1, mostrando eritema e descamação seca.

Na Figura 67-2 observa-se uma DR de grau 2 com eritema intenso, edema e descamação úmida principalmente em sulco inframamário.

A Figura 67-3 mostra uma DR de grau 3 com eritema e edema intensos, além de descamação úmida confluente.

A reepitelização se inicia cerca de 10 dias após a exposição à radiação. Na presença de dermatite severa (grau ≥ 3) com necrose cutânea, o tempo de reparação da lesão pode ser prolongado e como sequelas podem surgir fibrose e perda dos anexos cutâneos.[12]

A Figura 67-4 mostra uma imagem de DR aguda de grau 4 com ulceração e sangramento espontâneo.

A apresentação clínica está relacionada com a dose radioterápica acumulada, conforme pode-se observar no Quadro 67-3.[8,13]

**Quadro 67-1.** Escala de Classificação de Gravidade da Dermatite Radioterápica Segundo o National Cancer Institute Commom Terminology Criteria for Adverse Events (CTCAE) *Version 5.0*

| Scores | Características clínicas |
|---|---|
| Grau 0 | Nenhuma alteração cutânea |
| Grau 1 | Eritema leve ou descamação seca |
| Grau 2 | Eritema moderado a intenso; descamação úmida e irregular, principalmente em dobras e sulcos; edema moderado |
| Grau 3 | Descamação úmida confluente, não confinada às dobras; edema intenso; sangramento cutâneo induzido por mínimo trauma ou abrasão |
| Grau 4 | Consequências que ameaçam a vida; necrose cutânea ou ulceração de toda a derme; sangramento espontâneo do sítio envolvido |
| Grau 5 | Morte |

**Quadro 67-2.** Escala de classificação de gravidade da dermatite radioterápica segundo o Radiation Therapy Oncology Group (RTOG)

| Scores | Características clínicas |
|---|---|
| Grau 0 | Nenhuma alteração cutânea |
| Grau 1 | Eritema, descamação seca, epilação |
| Grau 2 | Eritema intenso, descamação úmida, edema |
| Grau 3 | Descamação úmida confluente, *pitting edema* |
| Grau 4 | Ulceração, hemorragia, necrose |
| Grau 5 | Morte |

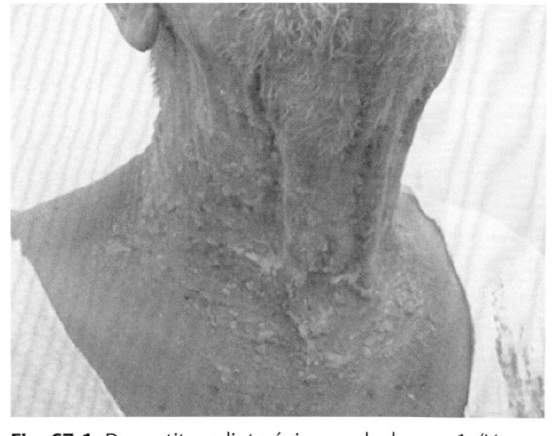

**Fig. 67-1.** Dermatite radioterápica aguda de grau 1. (Ver Prancha em Cores.)

O uso de quimioterápicos concomitante à radioterapia pode induzir casos mais severos e precoces de DR aguda, como descrito no uso de anti-EGFR, como o cetuximabe e o panitumumabe.[14]

A DR crônica pode ocorrer de 90 dias a anos após a radiação ionizante. Pode ocorrer desde edema em aspecto de casca de laranja, temporário, até atrofia cutânea, telangiectasia, hiper ou hipopigmentação (poiquilodermia). Pelo dano às glândulas sudoríparas e sebáceas, pode ocorrer xerose, alopecia e hiperceratose. As áreas de pele danificadas são mais suscetíveis ao surgimento de tumores de pele. O couro cabeludo é mais resistente que a pele da face, pescoço e extremidades.[15]

A fibrose pós-RT é considerada uma das complicações mais difíceis de manejar e pode provocar dor intensa.[8] Morfeia pós-RT é uma rara complicação tardia do tratamento que pode ocorrer em mulheres que fizeram RT para câncer de mama e está associada à considerável morbidade e dor, além de ter potencial para ser cosmeticamente desfigurante.[16]

*Radiation recall* dermatite representa um processo inflamatório agudo em área previamente irradiada, desencadeado pelo uso de fármacos, em especial alguns quimioterápicos, como taxanos (paclitaxel), bleomicina, antraciclicinas (doxorrubicina, adriamicina), 5-fluorouracil, metotrexato, vimblastina.[17] Esta reação ocorre predominantemente com agentes citotóxicos, mas há relatos de sua associação com inibidores de BRAF, inibidores de EGFR e com drogas não quimioterapêuticas.[8]

O quadro clínico de *radiation recall* se caracteriza por eritema com ou sem edema, coincidente com campo previamente irradiado e ocorre meses a anos após o tratamento radioterápico.[6] A incidência de *radiation recall* é rara, ocorrendo em até 6% dos pacientes submetidos à RT.[8]

Pacientes que foram submetidos à RT possuem risco aumentado a longo prazo de desenvolverem

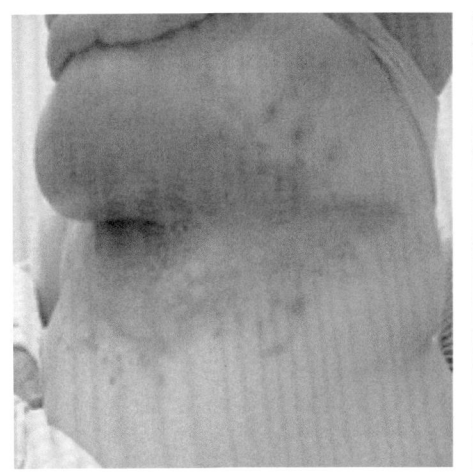

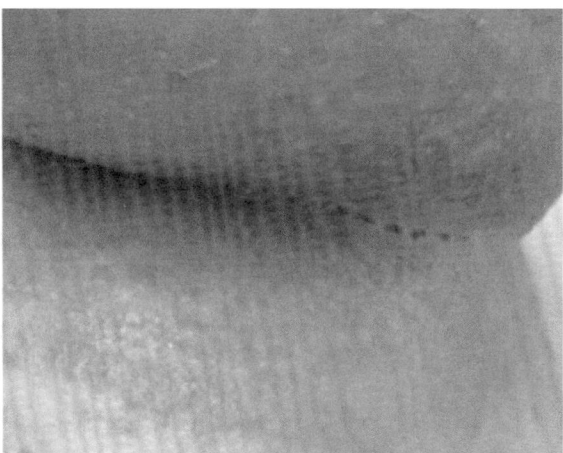

**Fig. 67-2.** Dermatite radioterápica aguda de grau 2. (Ver Prancha em Cores.)

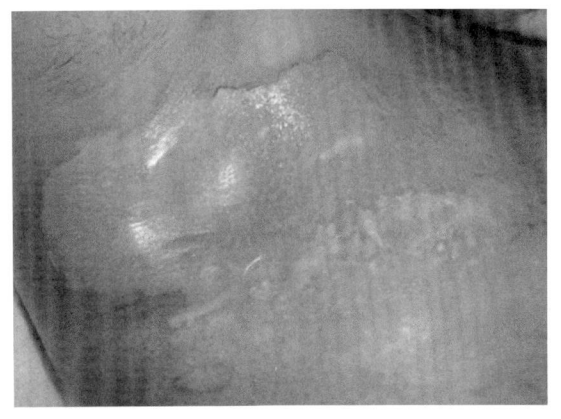

**Fig. 67-3.** Dermatite radioterápica aguda de grau 3. (Ver Prancha em Cores.)

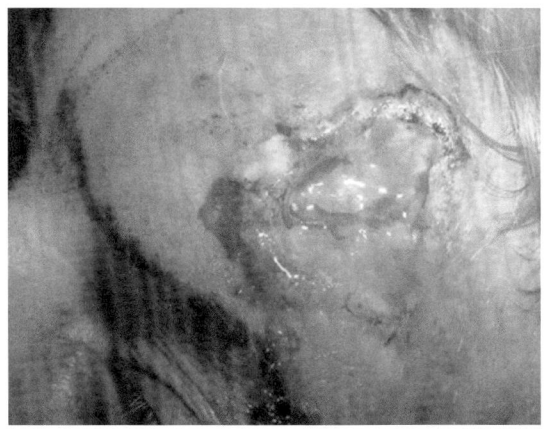

**Fig. 67-4.** Dermatite radioterápica aguda de grau 4. (Ver Prancha em Cores.)

**Quadro 67-3.** Características Clínicas da Dermatite Radioterápica Aguda em Relação ao Limiar de Dose do Tratamento Radioterápico

| Reação cutânea | Tempo de surgimento | Limiar de dose (Gy) |
|---|---|---|
| Eritema | 7 a 10 dias | 6-10 |
| Descamação seca | 3 a 4 semanas | 20-25 |
| Descamação úmida | ≥ 4 semanas | 30-40 |
| Ulceração | ≥ 5 semanas | > 40 |

Adaptado de Kole AJ et al.[13]

malignidades cutâneas, particularmente câncer de pele não melanoma.[8] Na Figura 67-5a observam-se, uma área de DR crônica com atrofia, telangiectasias, áreas com hipo e hipercromia, além de uma lesão de carcinoma basocelular (CBC) pigmentado. Na Figura 67-5b é mostrada a dermatoscopia da lesão pigmentada, com estruturas dermatoscópicas típicas de CBC pigmentado.

## MANEJO TERAPÊUTICO E PREVENÇÃO DA DERMATITE RADIOTERÁPICA

A prevenção e o manejo terapêutico da DR são considerados grandes desafios na prática clínica. Apesar do grande número de estudos realizados com diversos agentes tópicos e curativos, muitos randomizados, os resultados são conflitantes. Até o momento, não há *guidelines* com base em evidências consistentes para guiar o tratamento e a prevenção da DR.[4] A maioria da literatura disponível engloba estudos com amostragem pequena, de instituição única, não há um tratamento padronizado para comparação, ou seja, o grande número de vieses dificulta a avaliação entre os ensaios clínicos.[13]

Embora a literatura ainda não tenha definido um manejo ideal com base em evidência de alto nível para a DR, as recomendações em uso na prática clínica no momento não causaram nenhum dano ou interagiram de forma negativa com a RT.[13]

O tratamento da DR deve ser realizado em todos os pacientes que desenvolvem sinais e sintomas clínicos, apesar das medidas preventivas, particularmente se houver descamação úmida.[13] Como as evidências clínicas são limitadas, e não há um manejo ideal, as recomendações são fundamentadas em consensos de especialistas, podendo haver discordâncias entre os grupos de especialistas.[4,13]

Para pacientes com DR leve (grau 1) medidas de cuidados gerais com a pele são normalmente suficientes. Deve-se manter a área irradiada limpa e seca, evitar o uso de sabões irritantes, o uso de loções cremosas irritantes e perfumadas, evitar exposição solar, lesões por fricção, como, por exemplo, o uso do de roupas apertadas.[2,18]

Nos quadros de DR de graus 2 e 3, o tratamento deve objetivar a prevenção da infecção secundária. Diversos curativos podem ser usados, incluindo curativos absorventes, se houver descamação úmida, como curativos não aderentes de hidrogel ou de hidrocoloide, porém não há um tipo de curativo ideal, padronizado, e as evidências científicas são inconclusivas até o momento.[18,19]

O uso de corticosteroide tópico é controverso, porém parece trazer benefícios, já que reduz o tempo de eritema e o dano tecidual.[20] Vários estudos prospectivos e randomizados mostraram que os corticosteroides tópicos são eficazes na diminuição da intensidade da DR. Alguns estudos utilizaram o furoato de mometasona,[20,21] outros foram conduzidos com a betametasona,[22,23] porém não há estudos comparando a mometasona à betametasona.[13]

O corticosteroide tópico pode ser utilizado na prevenção da DR severa, além de atuar na redução dos sintomas, como o prurido. Um estudo que avaliou o uso profilático de um corticosteroide tópico de alta potência (creme de valerato de betametasona) durante o tratamento radioterápico para câncer de mama mostrou eficácia na prevenção e no controle da DR aguda.[24] O corticosteroide parece ter um papel muito mais importante no tratamento do que na prevenção da DR.[25]

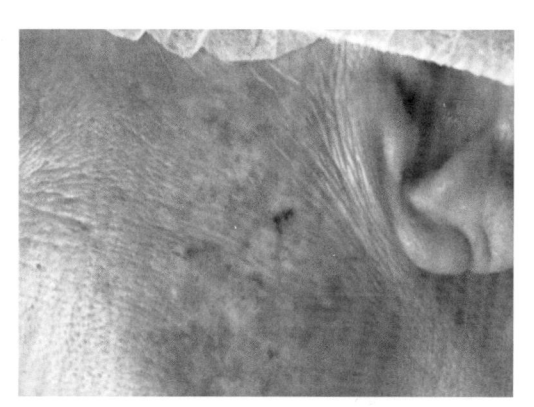

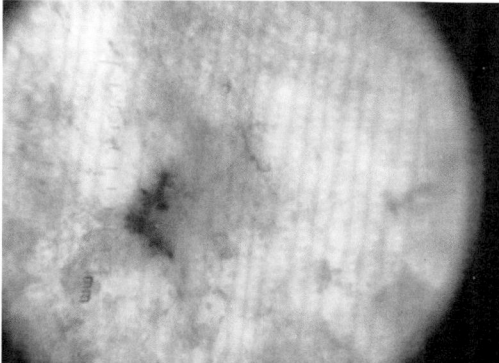

**Fig. 67-5.** Carcinoma basocelular pigmentado em área de RD crônica. (Ver Prancha em Cores.)

Há estudos conflitantes sobre a eficácia do gel de *aloe vera* como profilaxia da DR aguda.[4] Uma revisão sistemática que avaliou o uso do gel de *aloe vera* na prevenção da DR não mostrou evidência clínica de efetividade deste agente.[26] Em alguns estudos, o gel de *aloe vera* não mostrou eficácia na prevenção e tratamento da DR e pode até ter um efeito na piora da dor e da descamação durante a RT.[27,28]

O Biafine®, uma emulsão de óleo em água que contém a substância ativa trolamina, não mostrou benefícios quando comparado a outros agentes na profilaxia da DR aguda.[4,29]

A limpeza da pele irradiada com água morna e sabão com pH neutro ou não alcalino é apoiada pela maioria dos estudos.[8]

Na presença de reações cutâneas severas (grau 4), como necrose e ulceração, o tratamento deve envolver uma abordagem multidisciplinar e suspensão da RT. Pode ser necessária a realização de desbridamento e técnicas cirúrgicas de reconstrução.[8]

Os avanços tecnológicos no tratamento radioterápico, como a entrega de RT homogeneizada e o uso de cronogramas fracionados, poderão contribuir para diminuir os danos à pele.[8]

O Quadro 67-4 sumariza alguns pontos essenciais no manejo da DR.

No fenômeno *radiation recall* o tratamento pode envolver o uso de anti-histamínicos orais, corticosteroide tópico, e a suspensão ou a manutenção da droga desencadeante depende da intensidade da reação cutânea.[30]

Na ocorrência de carcinomas cutâneos sobre área irradiada, preconiza-se a exérese cirúrgica,[15] porém estudos utilizando imiquimod ou 5-fluorouracil tópicos associado à terapia fotodinâmica também foram descritos para tumores superficiais.[31]

A pentoxifilina isolada ou associada à vitamina E (tocoferol) pode ser utilizada para tratar e prevenir a fibrose induzida pela radiação.[8,32]

## CONCLUSÃO

Pacientes submetidos ao tratamento radioterápico podem desenvolver reações cutâneas agudas e/ou crônicas que podem limitar o tratamento e interferir de forma negativa na qualidade de vida. É importante monitorar o aparecimento dos sinais e sintomas e graduar a intensidade das reações cutâneas. Até o momento, o manejo terapêutico e a prevenção da DR ainda são considerados um grande desafio na prática clínica. O tratamento deve ser orientado de acordo com a gravidade da reação cutânea, e a RT pode ser interrompida, se necessário. A DR deve ser avaliada para descartar infecção secundária, e os cuidados de suporte e o envolvimento de uma equipe multiprofissional são fundamentais nas reações graves.

## AGRADECIMENTOS

Ao Departamento de Radioterapia do Hospital de Amor de Barretos, particularmente à enfermeira Talita Lozano Vanzelli, pelo fornecimento de algumas imagens inseridas neste capítulo.

**Quadro 67-4.** Sumário de recomendações na abordagem da dermatite radioterápica aguda.

### Avaliação pré-radioterápica

- Avaliar fatores de risco para reações cutâneas, rastrear o paciente para síndromes de hipersensibilidade cutânea
- Avaliar uso de quimioterapia com potencial para causar dermatite
- Examinar o paciente quanto ao escore de dermatite (RTOG/CTCAE)* basal

### Durante o tratamento radioterápico

- Proteger a pele da exposição solar
- Minimizar o trauma cutâneo: evitar movimentos excessivos, exposição a temperaturas extremas, uso de roupas apertadas
- Lavar suavemente a pele com sabão neutro e água

### Planejamento do tratamento radioterápico

- Planejamento dosimétrico
- Melhorar a homogeneidade da dose para minimizar as regiões de *hot spot*
- Considerar o hipofracionamento (modulação da intensidade da radiação)

### Opções para prevenção e tratamento da dermatite radioterápica

- Hidratantes (não usar antes da sessão de radioterapia)
- Examinar o paciente quanto ao escore de dermatite (RTOG/CTCAE)*
- Considerar o uso de corticosteroides tópicos (mometasona, betametasona)
- Considerar o uso de curativos absorventes para áreas de descamação úmida
- Monitorar e tratar infecções secundárias, se necessário
- Monitorar resolução clínica

*RTOG (*Radiation Therapy Oncology Group*), CTCAE (*Commom Terminology Criteria for Adverse Events*). Adaptado de Kole AJ et al. *Acute radiation dermatitis in breast cancer patients: challenges and solutions*. Radiation Therapy. Dermatol Ther, 2016.

# REFERÊNCIAS BIBLIOGRÁFICAS

1. Singh M, Alavi A, Wong R, Akita S. Radiodermatitis: A Review of Our Current Understanding. *Am J Clin Dermatol* 2016;17(3):277-92.
2. Ryan JL. Ionizing radiation: the good, the bad, and the ugly. *J Invest Dermatol* 2012;132(3 Pt 2):985-93.
3. Bensadoun RJ, Humbert P, Krutman J *et al*. Daily baseline skin care in the prevention, treatment, and supportive care of skin toxicity in oncology patients: recommendations from a multinational expert panel. *Cancer Manag Res* 2013;5:401-8.
4. Hegedus F, Mathew LM, Schwartz RA. Radiation dermatitis: an overview. *Int J Dermatol* 2017;56(9):909-14.
5. Goldschmidt H, Sherwin WK. Reactions to ionizing radiation. *J Am Acad Dermatol* 1980;3(6):551-79.
6. Hernandez Aragues I, Pulido Perez A, Suarez Fernandez R. Inflammatory Skin Conditions Associated with Radiotherapy. *Actas Dermosifiliogr* 2017;108(3):209-20.
7. Denham JW, Hauer-Jensen M. The radiotherapeutic injury--a complex 'wound'. *Radiother Oncol* 2002;63(2):129-45.
8. Bray FN, Simmons BJ, Wolfson AH, Nouri K. Acute and Chronic Cutaneous Reactions to Ionizing Radiation Therapy. *Dermatol Ther* (Heidelb) 2016;6(2):185-206.
9. US Department of Health and Human Services. Common Terminology Criteria for Adverse Events (CTCAE). Version 5.0 Published: November 27, 2017.
10. Hill A, Hanson M, Bogle MA, Duvic M. Severe radiation dermatitis is related to Staphylococcus aureus. *Am J Clin Oncol* 2004;27(4):361-3.
11. Cox JD, Stetz J, Pajak TF. Toxicity criteria of the Radiation Therapy Oncology Group (RTOG) and the European Organization for Research and Treatment of Cancer (EORTC). *Int J Radiat Oncol Biol Phys* 1995;31(5):1341-6.
12. Benderitter M, Gourmelon P, Bey E *et al*. New emerging concepts in the medical management of local radiation injury. *Health Phys* 2010;98(6):851-7.
13. Kole AJ, Kole L, Moran MS. Acute radiation dermatitis in breast cancer patients: challenges and solutions. *Breast Cancer* (Dove Med Press) 2017;9:313-23.
14. Bernier J, Bonner J, Vermorken JB *et al*. Consensus guidelines for the management of radiation dermatitis and coexisting acne-like rash in patients receiving radiotherapy plus EGFR inhibitors for the treatment of squamous cell carcinoma of the head and neck. *Ann Oncol* 2008;19(1):142-9.
15. Hymes SR, Strom EA, Fife C. Radiation dermatitis: clinical presentation, pathophysiology, and treatment 2006. *J Am Acad Dermatol* 2006;54(1):28-46.
16. Walsh N, Rheaume D, Barnes P *et al*. Post irradiation morphea: an under recognized complication of treatment for breast cancer. *Hum Pathol* 2008;39(11):1680-8.
17. Ristic B. Radiation recall dermatitis. *Int J Dermatol* 2004;43(9):627-31.
18. McQuestion M. Evidence-based skin care management in radiation therapy: clinical update. *Semin Oncol Nurs* 2011;27(2):e1-17.
19. Macmillan MS, Wells M, MacBride S *et al*. Randomized comparison of dry dressings versus hydrogel in management of radiation-induced moist desquamation. *Int J Radiat Oncol Biol Phys* 2007;68(3):864-72.
20. Bostrom A, Lindman H, Swartling C *et al*. Potent corticosteroid cream (mometasone furoate) significantly reduces acute radiation dermatitis: results from a double blind, randomized study. *Radiother Oncol* 2001;59(3):257-65.
21. Miller RC, Schwartz DJ, Sloan JA *et al*. Mometasone furoate effect on acute skin toxicity in breast cancer patients receiving radiotherapy: a phase III double blind, randomized trial from the North Central Cancer Treatment Group N06C4. *Int J Radiat Oncol Biol Phys* 2011;79(5):1460-6.
22. Omidvari S, Saboori H, Mohammadianpanah M *et al*. Topical betamethasone for prevention of radiation dermatitis. *Indian J Dermatol Venereol Leprol* 2007;73(3):209.
23. Ulff E, Maroti M, Serup J, Falkmer U. A potent steroid cream is superior to emollients in reducing acute radiation dermatitis in breast cancer patients treated with adjuvant radiotherapy. A randomized study of betamethasone versus two moisturizing creams. *Radiother Oncol* 2013;108(2):287-92.
24. Ulff E, Maroti M, Serup J *et al*. Prophylactic treatment with a potent corticosteroid cream ameliorates radiodermatitis, independent of radiation schedule: A randomized double blinded study. *Radiother Oncol* 2017;122(1):50-3.
25. Schmuth M, Wimmer MA, Hofer S *et al*. Topical corticosteroid therapy for acute radiation dermatitis: a prospective, randomized, double-blind study. *Br J Dermatol* 2002;146(6):983-91.
26. Richardson J, Smith JE, McIntyre M *et al*. Aloe vera for preventing radiation-induced skin reactions: a systematic literature review. *Clin Oncol* (R Coll Radiol) 2005;17(6):478-84.
27. Williams MS, Burk M, Loprinzi CL *et al*. Phase III double blind evaluation of an aloe vera gel as a prophylactic agent for radiation-induced skin toxicity. *Int J Radiat Oncol Biol Phys* 1996;36(2):345-9.
28. Heggie S, Bryant GP, Tripcony L *et al*. A Phase III study on the efficacy of topical aloe vera gel on irradiated breast tissue. *Cancer Nurs* 2002;25(6):442-51.
29. Fisher J, Scott C, Stevens R *et al*. Randomized phase III study comparing Best Supportive Care to Biafine as a prophylactic agent for radiation-induced skin toxicity for women undergoing breast irradiation: Radiation Therapy Oncology Group (RTOG) 97-13. *Int J Radiat Oncol Biol Phys* 2000;48(5):1307-10.
30. Kim GE, Song HS, Ahn KJ, Kim YS. Radiation recall dermatitis triggered by sorafenib after radiation therapy for hepatocellular carcinoma. *Radiat Oncol J* 2017;35(3):289-94.
31. Vidal D, Matias-Guiu X, Alomar A. Open study of the efficacy and mechanism of action of topical imiquimod in basal cell carcinoma. *Clin Exp Dermatol* 2004;29(5):518-25.
32. Jacobson G, Bhatia S, Smith BJ *et al*. Randomized trial of pentoxifylline and vitamin E vs. standard follow-up after breast irradiation to prevent breast fibrosis, evaluated by tissue compliance meter. *Int J Radiat Oncol Biol Phys* 2013;85(3):604-8.

# HERPES-ZÓSTER

Cristiane Botelho Miranda Cárcano
Cristina Alessi da Rocha

## INTRODUÇÃO

O herpes-zóster (HZ) é uma infecção viral aguda causada pela reativação do vírus varicela-zóster (VZV). O VZV pertence à família *herpesviridae*, da subfamília *alphaherpesvirinae human* (HHV-3), gênero *Varicellovirus*, e é o causador das doenças varicela e HZ. Trata-se de um vírus altamente contagioso e disseminado por todo o mundo.[1] A infecção pelo VZV causa duas doenças clinicamente distintas, o primeiro contágio resulta na varicela, e o HZ ocorre por reativação da infecção latente, presente nos gânglios nervosos sensoriais.[2]

Nos Estados Unidos, o HZ ocorre em aproximadamente 1 milhão de pessoas por ano, causando substancial morbidade.[3] As taxas de incidência do HZ aumentam com a idade, acometendo preferencialmente adultos acima dos 60 anos. Apenas 5% dos casos ocorrem em menores de 15 anos de idade.[4]

O HZ clinicamente se manifesta com um *rash* vesicular de distribuição unilateral e comumente doloroso. Pode cursar com complicações, sendo a principal delas a neuralgia pós-herpética (NPH), mas também podem ocorrer comprometimentos oftálmico e neurológico. A NPH é caracterizada por uma dor neuropática crônica que pode ser altamente debilitante.[5] O comprometimento oftálmico pode ocorrer em 10 a 25% dos pacientes e pode resultar em perda da visão. Aproximadamente 3% dos pacientes com HZ são hospitalizados, particularmente os que possuem uma ou mais condições imunossupressoras.[3]

A varicela e o HZ disseminado podem ser considerados uma emergência dermatológica em pacientes imunocomprometidos e em mulheres grávidas.

## FISIOPATOLOGIA

O VZV é de transmissão aérea, por meio de gotículas de saliva. Habitualmente infecta o homem na primeira infância, onde inicialmente ocorre uma disseminação hematogênica que causa a varicela. A varicela cursa exantema difuso inicialmente maculopapular e que evolui com aspecto vesicular e/ou pustuloso. Subsequentemente, surgem as crostas. As lesões cutâneas são polimórficas e são comumente acompanhadas de prurido. Podem ocorrer febre, anorexia, cefaleia e dor abdominal. Além disso, o vírus atinge os nervos periféricos e através deles chega aos gânglios nervosos, lá permanecendo em latência por muitos anos. Em um determinado momento, o vírus é reativado e chega novamente à pele, causando a erupção cutânea conhecida como HZ.[6,7] Estímulos externos e imunológicos favorecem a reativação viral.

Desde a introdução da vacinação contra a varicela, as taxas de infecção primária pelo VZV têm diminuído drasticamente.[8]

## FATORES DE RISCO

O HZ ocorre preferencialmente na idade adulta, com risco adquirido de 20% após os 50 anos.[9] O aumento da idade representa um fator de risco importante para o HZ. A incidência de HZ em pessoas com mais de 75 anos de idade é maior que 10 casos por 1.000 pessoas/ano.[2] A idade é o principal fator de risco para o desenvolvimento do HZ.[3]

Outro fator de risco bem definido para o HZ é o comprometimento da imunidade mediada por células, situação que pode ocorrer em pacientes com neoplasias, particularmente nas doenças linfoproliferativas, em uso de drogas imunossupressoras e receptores de transplante de órgãos.[2] Uma forma mais grave da doença, generalizada, pode ser notada em pacientes com imunodeficiências, como transplantados de células hematopoiéticas, linfomas, leucemias, AIDS e terapia com corticosteroide oral. Há relatos de ocorrência de 20 a 53% de HZ em pacientes transplantados de células hematopoiéticas.[10]

Alguns tratamentos com quimioterápicos, como ciclofosfamida e doxorrubicina, também são favoráveis ao surgimento da doença.[11] A deficiência da imunidade celular favorece a reativação viral.[1] As taxas de recorrência do HZ em pacientes imunocomprometidos podem chegar a 12%.[12] O HZ também tem uma incidência mais elevada em pacientes HIV positivos.[2]

Pacientes com artrite reumatoide e que fazem uso de tofacitinibe, um inibidor da Janus Quinase 1 e 3 (JAK-1 e 3) possuem risco elevado de infecção pelo HZ, principalmente se associado ao uso de corticosteroide sistêmico.[13]

## APRESENTAÇÃO CLÍNICA

O HZ é resultado da reativação do vírus latente no gânglio neural que caminha até a periferia do nervo e chega à pele.[7] Na pele, o vírus desencadeia uma erupção cutânea unilateral em um dermátomo específico, com vesículas sobre base eritematosa, acompanhados ou precedidos de dor neurálgica. Comumente, as lesões não ultrapassam a linha média. O dermátomo mais frequentemente acometido é o torácico, seguido do cranial, lombar e cervical. A dor neurálgica ocorre em até 95% dos pacientes acima de 50 anos.[7]

Na Figura 68-1 observam-se lesões cutâneas características do HZ típico acometendo a região intercostal direita. A Figura 68-1a mostra lesões cutâneas eritematosas intercaladas com pele normal, de configuração linear, dermatomal, e Figura 68-1b, em uma visão aproximada, notam-se as lesões características de vesículas e crostículas, agrupadas, sobre base eritematosa. Na Figura 68-2 notam-se vesículas agrupadas sobre base eritematosa.

A dor é o sintoma mais comum do HZ, e cerca de 75% dos pacientes apresentam um pródromo de dor no dermátomo afetado antes do aparecimento do *rash*.[15]

Na forma disseminada da doença (Fig. 68-3), as lesões se propagam, e são vistas mais de 20 lesões vesiculares distantes do dermátomo inicialmente comprometido.[9] As formas disseminadas também estão relacionadas com aumento do risco de hepatite, encefalite e pneumonite.[7] Pacientes imunocomprometidos possuem um risco mais elevado de HZ disseminado. Pacientes com disseminação cutânea possuem maior risco de ter envolvimento visceral (SNC, pulmões, fígado e trato gastrointestinal) e pode ser fatal.[16]

Uma forma especial da doença ocorre quando o vírus acomete o gânglio geniculado, lesionando os nervos facial e auditivo, o que leva à paralisia facial e zumbido ou distúrbio da audição, recebendo o nome de Síndrome de Ramsay-Hunt. Também pode ocorrer comprometimento do nervo trigêmeo, e em especial se acometer o ramo oftálmico, leva à lesão da córnea. O acometimento exclusivo do nervo facial leva à paralisia de Bell.[7]

O HZ oftálmico pode cursar com diversos quadros inflamatórios intraoculares, como conjuntivite, ceratite, esclerite, episclerite, uveíte, coroidite, neurite retrobulbar entre outros. A presença de lesões vesiculosas na ponta nasal (sinal de Hutchinson) sugere acometimento do ramo nasociliar do nervo trigêmeo. A avaliação oftalmológica dever ser garantida para tratamento precoce e prevenção de complicações, particularmente da perda da visão.[17]

Formas incomuns de HZ também podem ocorrer, como meningite asséptica, mielite transversa e encefalite.[18] Apresentações atípicas do HZ e suas complicações associadas são consideradas grandes desafios diagnóstico e terapêutico.[14]

Cerca de 10% dos doentes persiste com neuralgia por meses, mesmo após tratamento e completa cicatrização das lesões de pele.[19]

## ABORDAGEM DIAGNÓSTICA

A forma clássica da doença é diagnosticada clinicamente, porém, formas atípicas podem ser confundidas com herpes simples, reação a drogas ou outras infecções. Testes confirmatórios incluem pesquisa direta do vírus (teste de Tzanck), que é incapaz de diferenciar herpes simples do HZ, porém a presença de células de inclusão viral confirma a presença de herpes-vírus.[11]

O padrão ouro é a cultura viral, pouco utilizada pela demora no resultado, dada a importância da terapêutica precoce. A metodologia de escolha hoje em dia é a pesquisa da reação em cadeia da polimerase (PCR) na pele ou líquido das vesículas, que é capaz de encontrar o DNA viral e confirmar o diagnóstico.[20]

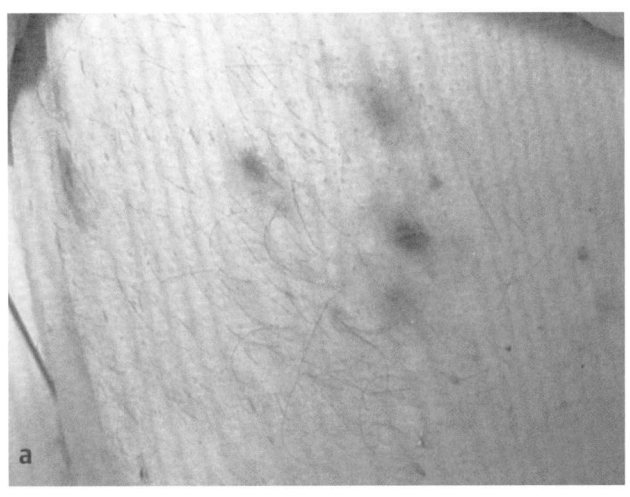

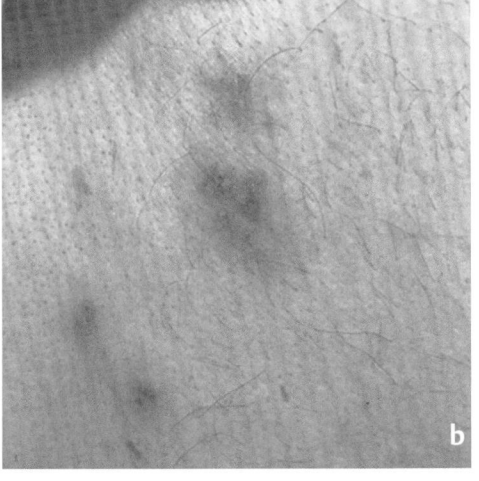

**Fig. 68-1. (a,b)** Herpes-zóster intercostal. (Imagens utilizadas com a permissão da Dra. Renata Alves.) – (Ver Prancha em Cores.)

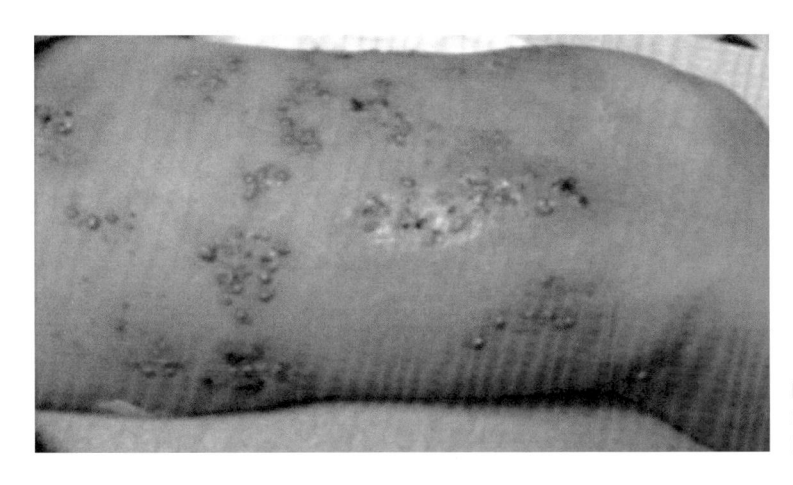

**Fig. 68-2.** Herpes-zóster. (Imagem utilizada com a permissão do Dr. Harry Dao Jr.[14]) – (Ver Prancha em Cores.)

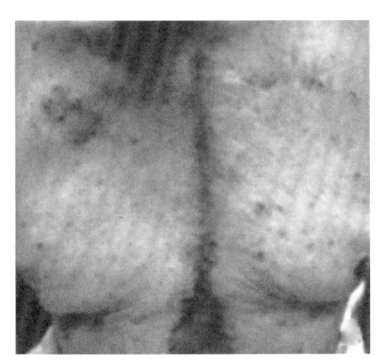

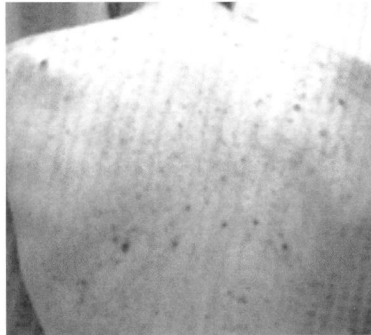

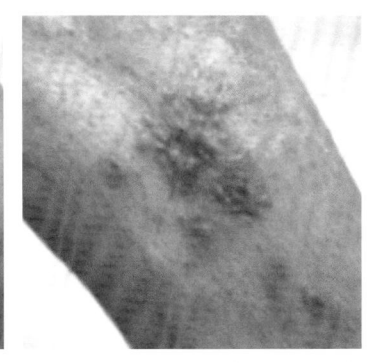

**Fig. 68-3.** Herpes-zóster disseminado. (Imagem utilizada com a permissão do Dr. Harry Dao Jr.[14]) – (Ver Prancha em Cores.)

## ABORDAGEM TERAPÊUTICA

O início precoce do tratamento com terapia antiviral, em especial nas primeiras 72 horas da doença, minimiza o dano cutâneo e a dor, além de diminuir o risco de neuralgia prolongada.[7] Lesões disseminadas ou pacientes com imunodeficiência podem necessitar de internação hospitalar e terapia endovenosa.[14]

O tratamento do HZ acelera a cicatrização das lesões, limita a severidade e a duração da dor aguda e crônica e reduz as complicações. Em pacientes imunocomprometidos, o tratamento do HZ objetiva reduzir o risco de disseminação da doença.[2]

No Quadro 68-1 notam-se as drogas antivirais e os esquemas de tratamento do HZ localizado em pacientes imunocompetentes. As drogas de escolha são aciclovir, o mais comumente utilizado, valaciclovir e fanciclovir, os dois últimos de mais fácil posologia. O valaciclovir e o fanciclovir são pró-drogas do aciclovir e do penciclovir, respectivamente. Todas as três (3) drogas são consideradas seguras e são bem toleradas. Em pacientes com insuficiência renal, é necessário fazer o ajuste da dose. Não é indicado o uso de antivirais tópicos no manejo terapêutico do HZ.

Nenhuma das drogas antivirais é aprovada pela FDA (Food and Drug Administration) para uso em mulheres grávidas.[2]

**Quadro 68-1.** Tratamento do Herpes-Zóster em Adultos Imunocompetentes com Doença Localizada

| | |
|---|---|
| Aciclovir (Zovirax®) | 800 mg a cada 4 h (5 vezes ao dia) por 7 a 10 dias* |
| Valaciclovir (Valtrex®) | 1.000 mg a cada 8 h (3 vezes ao dia) por 7 dias* |
| Fanciclovir (Penvir®) | 500 mg a cada 8 h (3 vezes ao dia) por 7 dias* |

*Posologia recomendada para pacientes com função renal normal.

A primeira linha de tratamento do HZ em pacientes pediátricos é o aciclovir na dose de 20 mg/kg, 4 vezes ao dia, até o máximo de 800 mg 4 vezes ao dia por 7 a 10 dias. Em pacientes severamente imunocomprometidos ou pacientes com doença ocular ou disseminação visceral, aciclovir intravenoso (10 mg/kg a cada 8 h) é o tratamento recomendado.[14] O tempo de uso do antiviral nestes casos é controverso na literatura, devendo-se considerar manter o tratamento por pelo menos 21 dias.

O uso de corticosteroide sistêmico associado ao antiviral é indicado para reduzir a duração da dor neural e prevenir o dano neural, por sua ação anti-inflamatória. É recomendado dose de 60 mg ao dia de prednisona, por 10 a 14 dias.[7] Porém, um estudo de metanálise que avaliou a eficácia do uso de corticosteroide na prevenção da NPH não mostrou evidência suficiente de efetividade e segurança neste desfecho clínico.[21] Portanto, o uso desse medicamento deve ser avaliado individualmente. Pacientes com risco de toxicidade, como diabéticos, por exemplo, devem evitar o uso de corticosteroides. Seu uso sem a utilização concomitante do antiviral não é recomendado.[2]

A dor neuropática aguda pode variar de leve à intensa e deve ser manejada com analgésicos comuns, opioides e/ou anti-inflamatórios não esteroides. O paciente deve ser orientado a realizar a higiene local diária para evitar infecção bacteriana secundária.

## NEURALGIA PÓS-HERPÉTICA

A complicação mais comum do HZ, a neuralgia pós-herpética (NPH), é definida como a dor que persiste por mais de 3 meses após a cura das lesões cutâneas.[7] Ocorre em 5 a 22% dos casos, sendo de maior risco em pacientes acima dos 50 anos e nos que apresentam alguma imunodeficiência.[11] Há algumas evidências que o tratamento com fanciclovir e valaciclovir pode diminuir a incidência da NPH.[20] Relatos também de que a vacina contra o HZ (cepa Oka) previne a NPH surgem em 66% dos casos.[20]

O manejo da NPH é realizado com medicamentos que modulam a dor. Pode ser utilizado antidepressivos tricíclicos (amitriptilina e nortriptilina), antiepilépticos (gabapentina e pregabalina), inibidores de recaptação da serotonina e noradrenalina (venlafaxina e duloxetina). Terapia tópica com *patch* de lidocaína e capsaicina em creme ou loção também faz parte do arsenal terapêutico.[1] No Quadro 68-2 observam-se algumas opções de tratamento para a NPH.

## PROFILAXIA

Takahashi *et al.* desenvolveram uma vacina que utiliza vírus vivo atenuado contra a varicela, em 1974.[22] Atualmente, a vacina é utilizada em todo o mundo, em crianças, e duas doses fornecem 98% de proteção contra a varicela. Houve uma dramática queda de hospitalização e morte pela varicela nos Estados Unidos após o uso rotineiro da vacina.[23] No calendário Nacional (SUS) atual, a vacina contra a varicela é dada aos 15 meses de vida, e um reforço é fornecido aos 4 anos de idade.

Em 2005, foram publicados resultados de um estudo conduzido por Oxman *et al.* mostrando efetividade da vacina contra o HZ (Zostavax®, cepa Oka produzida pela Merck) em pessoas imunocompetentes acima de 60 anos na proteção contra o HZ e a NPH em 50 a 60% dos indivíduos.[24] Esta vacina de vírus atenuado se mostrou eficaz na prevenção da varicela e do HZ e é indicada para adultos imunocompetentes acima dos 50 anos.[9] A vacina é contraindicada para pacientes em imunodepressão confirmada, podendo até mesmo ser fatal.[25]

Nos pacientes com doenças hematológicas, é indicada pelo menos 24 meses após transplante de medula óssea, na ausência de doença enxerto *versus* hospedeiro e com células T CD 4 acima de 200 células/microlitro. Também se orienta, no pré-transplante, remissão da doença por pelo menos 4 semanas, mas não antes de 3 meses da última quimioterapia ou pelo menos 12 meses de terapia anticélulas B.[10]

Em 2017, foi aprovada a vacina recombinante contra o HZ que contém a glicoproteína E do VZV juntamente com o adjuvante AS01B (Shingrix®, produzida pela Glaxo Smith Kline) inicialmente nos Estados Unidos, mas já aprovada no Brasil, indicada para adultos acima de 50 anos com sorologia negativa para varicela.[1] Esta vacina tem mostrado maior grau de proteção contra o HZ, e a NPH em vários estudos e atualmente está sendo testada quanto à segurança e imunogenicidade em pacientes imunocomprometidos.[26] Estudos em pacientes com AIDS e transplantados de células hematopoiéticas estão sendo feitos para comprovar a segurança da vacina.[10]

**Quadro 68-2.** Opções de Tratamento da Neuralgia Pós-Herpética

| Medicamento | Posologia | Potenciais eventos adversos |
| --- | --- | --- |
| Amitriptilina | 25 a 100 mg/dia | Sonolência, ganho de peso, glaucoma, alterações na condução ventricular |
| Gabapentina | 900 a 3.600 mg/dia | Tontura, sonolência, dor de cabeça, boca seca |
| Pregabalina | 75 a 450 mg/dia | Tontura, sonolência, aumento do apetite, aumento do peso, irritabilidade, constipação, edema periférico, boca seca |
| Venlafaxina | 37,5 a 225 mg/dia | Insônia, dor de cabeça, tontura, náusea, constipação, boca seca, fadiga |
| Duloxetina | 30 a 120 mg/dia | Boca seca, náuseas, dor de cabeça, palpitação, diarreia, fadiga, tontura, sonolência, constipação |
| Capsaicina creme ou loção (0,025 a 0,075%) | Aplicar na região afetada (pele intacta) 2 a 3 vezes ao dia | Sensação de queimação, eritema e dor após aplicação do creme, prurido, ressecamento da pele |

Outra forma de profilaxia, especificamente para pacientes transplantados, é o uso prolongado de antivirais, como aciclovir e valaciclovir, em doses profiláticas.[7] Após transplante de células-tronco hematopoiéticas é recomendada a profilaxia com antiviral por 1 ano e após transplante de órgão sólido por 6 meses.[14]

## PONTOS ESSENCIAIS

- O HZ é uma infecção aguda provocada pela reativação do VZV causando um *rash* unilateral, de distribuição dermatomal, associado à dor neuropática (dor em pontada ou queimação).
- A apresentação clínica típica é de fácil diagnóstico, porém o HZ pode-se manifestar com inúmeras formas atípicas, principalmente em pacientes com função imune prejudicada.
- A NPH é uma complicação razoavelmente comum do HZ e é caracterizada por uma dor crônica ou disestesia na região previamente afetada pelo HZ. A NPH pode ser incapacitante e deve ser tratada com medicamentos moduladores da dor.
- O HZ disseminado pode causar complicações viscerais potencialmente fatais, como encefalite, hepatite e pneumonite, portanto o médico deve manter um limiar baixo para a suspeição clínica, principalmente em pacientes imunocomprometidos, e iniciar tratamento antiviral o mais rapidamente possível nestes casos.
- A terapia antiviral deve ser iniciada preferencialmente nas primeiras 72 horas do início do quadro clínico.
- Em pacientes severamente imunocomprometidos, nos quadros de HZ disseminado, com comprometimento visceral e oftálmico deve-se realizar tratamento com antiviral intravenoso (aciclovir). A posologia deve ser corrigida para a função renal.
- Em relação à profilaxia do HZ, recomenda-se o uso da vacina contra o HZ em pacientes imunocompetentes ≥ 60 anos de idade e em pacientes ≥ 50 anos de idade que planejam fazer terapia imunossupressora (p. ex.: quimioterapia, tratamento de doenças autoimunes etc.). Até o momento, os estudos mostraram que a vacina recombinante (Shingrix®) parece fornecer maior grau de proteção contra o HZ e há menor preocupação em relação ao *status* imunológico do paciente. Entretanto, a segurança do uso desta vacina em alguns subgrupos de risco elevado para o HZ, como pacientes com doenças autoimunes e receptores de transplante de órgãos, ainda se encontra em estudo.
- O paciente com HZ deve manter isolamento aéreo e de contato até a fase de formação de crostas de todas as lesões vesico-bolhosas.

## AGRADECIMENTOS

À Dra. Renata Alves e ao Dr. Harry Dao Jr por nos fornecer autorização para a publicação de imagens utilizadas neste capítulo.

## REFERÊNCIAS BIBLIOGRÁFICAS

1. Wang L, Verschuuren EAM, van Leer-Buter CC et al. Herpes Zoster and Immunogenicity and Safety of Zoster Vaccines in Transplant Patients: A Narrative Review of the Literature. *Front Immunol* 2018;9:1632.
2. Gnann JW Jr, Whitley RJ. Clinical practice. Herpes zoster. *N Engl J Med* 2002;347(5):340-6.
3. Harpaz R, Ortega-Sanchez IR, Seward JF et al. Prevention of herpes zoster: recommendations of the Advisory Committee on Immunization Practices (ACIP). *MMWR Recomm Rep* 2008;57(RR-5):1-30; quiz CE2-4.
4. Donahue JG, Choo PW, Manson JE, Platt R. The incidence of herpes zoster. *Arch Intern Med* 1995;155(15):1605-9.
5. Gabutti G, Bonanni P, Conversano M et al. Prevention of Herpes Zoster and its complications: From clinical evidence to real life experience. *Hum Vaccin Immunother* 2017;13(2):391-8.
6. Zerboni L, Sen N, Oliver SL, Arvin AM. Molecular mechanisms of varicella zoster virus pathogenesis. *Nat Rev Microbiol* 2014;12(3):197-210.
7. Bader MS. Herpes zoster: diagnostic, therapeutic, and preventive approaches. *Postgrad Med* 2013;125(5):78-91.
8. American Academy of Pediatrics Committee on Infectious D. Prevention of varicella: recommendations for use of varicella vaccines in children, including a recommendation for a routine 2-dose varicella immunization schedule. *Pediatrics* 2007;120(1):221-31.
9. McCrary ML, Severson J, Tyring SK. Varicella zoster virus. *J Am Acad Dermatol* 1999;41(1):1-14; quiz 5-6.
10. Lee CJ, Savani BN, Ljungman P. Varicella Zoster Virus Reactivation in Adult Survivors of Hematopoietic Cell Transplantation: How Do We Best Protect Our Patients? *Biol Blood Marrow Transplant* 2018;24(9):1783-7.
11. Osborn LP, Cohen PR. Non-dermatomal varicella-zoster skin infection: disseminated cutaneous herpes zoster without dermatome in an immunosuppressed woman. *Dermatol Online J* 2017;23(10).
12. Yawn BP, Wollan PC, Kurland MJ et al. Herpes zoster recurrences more frequent than previously reported. *Mayo Clin Proc* 2011;86(2):88-93.
13. Winthrop KL, Curtis JR, Lindsey S et al. Herpes Zoster and Tofacitinib: Clinical Outcomes and the Risk of Concomitant Therapy. *Arthritis Rheumatol* 2017;69(10):1960-8.
14. Lewis DJ, Schlichte MJ, Dao H Jr. Atypical disseminated herpes zoster: management guidelines in immunocompromised patients. *Cutis* 2017;100(5):321(4):30.
15. Dworkin RH, Johnson RW, Breuer J et al. Recommendations for the management of herpes zoster. *Clin Infect Dis* 2007;44 (Suppl 1):S1-26.

16. Gnann JW Jr. Varicella-zoster virus: atypical presentations and unusual complications. *J Infect Dis* 2002;186 Suppl 1:S91-8.
17. Zaal MJ, Volker-Dieben HJ, D'Amaro J. Prognostic value of Hutchinson's sign in acute herpes zoster ophthalmicus. *Graefes Arch Clin Exp Ophthalmol* 2003;241(3):187-91.
18. Elliott KJ. Other neurological complications of herpes zoster and their management. *Ann Neurol* 1994;35 Suppl:S57-61.
19. Nalamachu S, Morley-Forster P. Diagnosing and managing postherpetic neuralgia. *Drugs Aging* 2012;29(11):863-9.
20. Gershon AA, Gershon MD. Pathogenesis and current approaches to control of varicella-zoster virus infections. *Clin Microbiol Rev* 2013;26(4):728-43.
21. He L, Zhang D, Zhou M, Zhu C. Corticosteroids for preventing postherpetic neuralgia. *Cochrane Database Syst Rev* 2008(1):CD005582.
22. Takahashi M, Otsuka T, Okuno Y *et al*. Live vaccine used to prevent the spread of varicella in children in hospital. *Lancet* 1974;2(7892):1288-90.
23. Shaw J, Gershon AA. Varicella Virus Vaccination in the United States. *Viral Immunol* 2018;31(2):96-103.
24. Oxman MN, Levin MJ, Johnson GR *et al*. A vaccine to prevent herpes zoster and postherpetic neuralgia in older adults. *N Engl J Med* 2005;352(22):2271-84.
25. Alexander KE, Tong PL, Macartney K *et al*. Live zoster vaccination in an immunocompromised patient leading to death secondary to disseminated varicella zoster virus infection. *Vaccine* 2018;36(27):3890-3.
26. Kennedy PGE, Gershon AA. Clinical Features of Varicella-Zoster Virus Infection. *Viruses* 2018;10(11).

# DERMATOSES PARANEOPLÁSICAS

Cristiane Botelho Miranda Cárcano

## INTRODUÇÃO

A pele pode ser acometida de forma direta ou indireta por neoplasias malignas. A presença de células tumorais na pele pode ocorrer por envolvimento primário da mesma ou por metástase tumoral. O acometimento indireto da pele e de seus anexos pode surgir em síndromes herdadas associadas a achados dermatológicos característicos, que cursam com aumento da incidência de câncer, e por várias condições dermatológicas que podem ser consideradas como marcadores ou possíveis marcadores de malignidade interna, denominadas de dermatoses paraneoplásicas ou síndromes paraneoplásicas dermatológicas.[1]

Neste capítulo serão abordadas as principais manifestações cutâneas paraneoplásicas, com foco na apresentação clínica e nas neoplasias associadas, uma vez que a suspeição ou o diagnóstico de uma dermatose paraneoplásica (DPN) deve indicar uma minuciosa investigação de um câncer interno.

## DEFINIÇÃO

As dermatoses paraneoplásicas (DPNs) podem ser definidas como um grupo de doenças dermatológicas associadas à malignidade sobrejacente, porém não diretamente relacionadas com o próprio tumor primário ou com as suas metástases. Ocorrem em cerca de 7 a 15% dos pacientes com câncer, podendo preceder o diagnóstico de uma malignidade desconhecida, ocorrer tardiamente no curso da doença ou ser o primeiro sinal de recorrência de uma neoplasia maligna. São causadas por envolvimento indireto da pele, desencadeado por uma série de substâncias, como polipeptídeos, hormônios, citocinas, anticorpos ou fatores de crescimento relacionados com a neoplasia sobrejacente.[2]

O diagnóstico precoce da DPN é fundamental para que intervenções apropriadas sejam tomadas, com o objetivo de melhorar o prognóstico e prolongar a expectativa de vida do paciente.[2] Algumas DPNs respondem favoravelmente ao tratamento da malignidade sobrejacente.[3]

Nem sempre é fácil identificar a correlação entre o achado dermatológico e a presença de uma malignidade interna. Curth[4,5] descreveu critérios para caracterizar as DPNs, conforme pode-se observar no Quadro 69-1. Todos os critérios não precisam ser preenchidos para caracterizar uma dermatose como paraneoplásica.

As DPNs obrigatórias são caracterizadas por distúrbios dermatológicos que estão associados a malignidades internas em quase 100% dos casos. Nas DPNs facultativas, a existência do achado cutâneo e da neoplasia maligna pode ser considerada coincidental, e a correlação entre ambos é controversa, estando associadas à malignidade em 3 a 30% dos casos.[2]

## PRINCIPAIS DERMATOSES PARANEOPLÁSICAS

O Quadro 69-2 sumariza as principais DPNs, suas principais características clínicas e as neoplasias mais associadas.

**Quadro 69-1.** Critérios de Curth

1. A dermatose e a malignidade se iniciam simultaneamente

2. A dermatose e a malignidade possuem um curso paralelo. O sucesso do tratamento do tumor leva à regressão da doença cutânea, e a recorrência do tumor leva ao retorno dos sinais e sintomas dermatológicos

3. Um tipo determinado de tumor está relacionado com uma dermatose característica

4. Existe uma associação estatística entre a malignidade e a doença cutânea específica

5. Existe associação genética entre a malignidade e o distúrbio cutâneo específico

**Quadro 69-2.** Principais Dermatoses Paraneoplásicas

| Dermatose paraneoplásica | Características clínicas | Principais neoplasias associadas |
|---|---|---|
| Acroceratose paraneoplásica | Placas eritematovioláceas e descamativas em áreas acrais, orelhas e nariz; quase 100% dos casos são associados à malignidade; 60% surgem antes, e 20% concomitantes com a neoplasia | CEC de orofaringe, laringe, esôfago e pulmão |
| Acantose *nigricans* maligna | Hiperpigmentação aveludada em áreas de dobras cutâneas, podendo acometer outras áreas corporais, inclusive mucosas; aparece concomitante à malignidade em 60% dos casos; 25% dos casos são associados à *tripe palms* | Adenocarcinomas intra-abdominais (70-90%), particularmente gástrico |
| Paquidermatoglifia adquirida (*tripe palms*) | Palmas rugosas e aveludadas; pode estar associado à acantose *nigricans*; associada à malignidade em mais de 90% dos casos | Câncer de pulmão; câncer gástrico ou pulmonar quando associado à acantose *nigricans* |
| Sinal de Leser-Trélat | Aumento no tamanho e no número de ceratoses seborreicas de forma súbita; pode estar associado à acantose *nigricans* em 20% dos casos | Adenocarcinoma gastrointestinal e doenças linfoproliferativas |
| Ictiose adquirida | Escamas romboidais difusas no tronco e superfícies extensoras. Pode surgir antes, durante ou após o diagnóstico da malignidade | Linfoma de Hodgkin (70-80%) |
| Eritema *gyratum repens* | Placas eritematosas, de aspecto serpiginoso, produzindo figuras concêntricas semelhantes à superfície da madeira, rapidamente progressivas e que acometem, preferencialmente, a região proximal das extremidades; 80% dos casos são associados a neoplasias | Câncer de pulmão (mais comum), câncer de esôfago e câncer de mama |
| Eritema necrolítico migratório | Máculas e pápulas eritematosas, migratórias, de configuração anular, acometendo a face, abdome, coxas, regiões perianal e oral; ocorre em 65 a 70% dos pacientes com glucagonoma | Glucagonoma |
| Hipertricose lanuginosa adquirida | Súbito aparecimento de pelos finos, macios e despigmentados, tipo lanugo, acometendo principalmente a face e as orelhas | Homens: câncer de pulmão seguido do colorretal. Mulheres: câncer colorretal, seguido de pulmão e mama |
| Pitiríase rotunda | Placa hiper ou hipocrômica, única ou múltipla, redonda ou oval, bem delimitada, com superfície descamativa; acomete o tronco, as nádegas ou braços mais comumente | Cânceres hepatocelular, gástrico, esofágico, de próstata, leucemia linfocítica crônica e mieloma múltiplo |
| Pênfigo paraneoplásico | Lesões cutâneas polimórficas (vesículas, bolhas, crostas, erosões, pápulas liquenoides) associado a envolvimento de mucosa oral | Neoplasias hematológicas (84%): leucemia linfocítica crônica, linfoma não Hodgkin, doença de Castleman e timoma |
| Síndrome de Sweet | Placas eritemato-edematosas, dolorosas, de início súbito, podendo estar associado à febre e leucocitose; 20% dos casos estão associados a neoplasias | Leucemia mieloide aguda e linfoma (85%) |
| Pioderma gangrenoso | Lesões pustulosas e/ou nodulares, dolorosas, que evoluem para úlceras com bordas bem delimitadas, solapadas e violáceas com fundo exsudativo hemorrágico, parcialmente recoberto por tecido necrótico; predomina em região pré-tibial; 7% dos casos estão associados a neoplasias | Leucemia mieloide aguda e mieloma múltiplo |
| Dermatomiosite | *Rash* periorbital (heliótropo), pápulas de Gottron; 25 a 30% dos casos são associados à neoplasia | Câncer de ovário |

## Acroceratose Paraneoplásica (Síndrome de Bazex)

A acroceratose paraneoplásica (AP) é uma dermatose rara e obrigatoriamente paraneoplásica caracterizada por lesões eritematovioláceas e descamativas, de aspecto psoriasiforme, comprometendo as hélices auriculares, mãos, pés, nariz e couro cabeludo.[4] As lesões cutâneas são assintomáticas e simétricas. Alterações ungueais também podem ocorrer, como onicodistrofia, onicólise e hiperqueratose subungueal.[2] Mais frequentemente acomete homens na quarta década de vida.[4]

O carcinoma espinocelular (CEC) do trato aerodigestivo superior é a neoplasia mais comumente associada ao quadro, principalmente de laringe, orofaringe, pulmão e esôfago.[5] Raramente a AP pode estar associada a cânceres de colo uterino, vulva e ovário.[6] Em 65 a 70% dos casos a acroceratose paraneoplásica precede o surgimento do tumor em 2 a 6 meses.[2] O diagnóstico é clínico, e o quadro anatomopatológico é inespecífico, apresentando características psoriasiformes.

O tratamento da neoplasia pode levar à resolução completa ou parcial do quadro em quase todos os casos. A recidiva das lesões pode indicar recorrência do tumor ou metástases.[6]

## Acantose *Nigricans* Maligna

A acantose *nigricans* (AN) é caracterizada pelo espessamento cutâneo associado à hiperpigmentação local, formando placas de aspecto aveludado, hipercrômicas, localizadas em áreas de dobras cutâneas, como pescoço, axilas e virilhas, preferencialmente.[4]

AN pode ser classificada em benigna ou maligna. AN benigna (ANB) comumente está associada à obesidade, endocrinopatia, síndrome dos ovários policísticos e ao uso de algumas drogas. Pode ser um sinal de hiperinsulinemia ou de resistência periférica à insulina.[7]

Na AN maligna (ANM), que está associada à malignidade, as lesões cutâneas surgem de forma súbita e podem atingir várias áreas do corpo, inclusive mucosas.[4] Na maioria dos casos, a ANM ocorre em associação a adenocarcinomas, particularmente do trato gastrointestinal.[8] Em 90% dos casos, a ANM está associada a carcinomas abdominais, sendo o adenocarcinoma de origem gástrica o mais encontrado.[5,9] Outras malignidades descritas na literatura incluem os cânceres de bexiga, mama, pancreático, hepatobiliar e pulmão.[8]

A ANM aparece simultaneamente com o diagnóstico do tumor em 61,3% dos casos, mas pode aparecer antes em 17,6% dos pacientes e após o diagnóstico do tumor em 21,1% dos casos.[4]

Em 25% dos casos, a ANM pode estar associada ao envolvimento da região palmoplantar, em uma apresentação de hiperqueratose amarelada descrita como *tripe palms* (paquidermatoglifia adquirida). O sinal de Leser-Trélat, caracterizado pelo surgimento súbito de múltiplas lesões de ceratose seborreica, também pode ocorrer simultaneamente com a ANM.[4]

O diagnóstico da AN é clínico. Deve-se investigar neoplasia interna na presença de quadros extensos, com localização atípica e/ou de rápida evolução. A ANM tende a possuir uma evolução paralela ao quadro neoplásico, melhora com o tratamento da malignidade e recidiva na progressão ou recorrência do tumor.[3,4]

## Paquidermatoglifia Adquirida (*Tripe Palms*)

A paquidermatoglifia adquirida, também chamada de *tripe palms*, acantose palmar ou acantose *nigricans* das palmas, está associada à malignidade em mais de 90% dos casos. As palmas apresentam uma hiperceratose difusa, amarelada e de aspecto aveludado, assumindo uma aparência rugosa, semelhante às vilosidades intestinais.[5] Pode coexistir com ANM e com o sinal de Leser-Trélat sugerindo que as 3 condições podem estar relacionadas.[1]

O carcinoma gástrico e o pulmonar são responsáveis por 50% das neoplasias associadas à paquidermatoglifia adquirida.[5] O câncer de pulmão é o mais frequente, quando a *tripe palms* existe isoladamente, porém na coexistência de ANM predominam os cânceres gástrico e pulmonar.[10]

Portanto, todo paciente que apresenta ANM e *tripe palms* deve ser investigado para adenocarcinoma do trato gastrointestinal. Quando *tripe palms* ocorre isoladamente, carcinoma de células escamosas do pulmão deve ser suspeitado.[1]

## Sinal de Leser-Trélat

O sinal de Leser-Trélat ocorre quando há aumento súbito no número e/ou tamanho das ceratoses seborreicas e ocorre mais frequentemente em associação a tumores do trato gastrointestinal.[1,5] Os tumores mais comumente associados são o gástrico, o colorretal e o de mama seguido de linfoma e câncer de pulmão.[11] Distúrbios linfoproliferativos ocorrem em 20% dos casos.[4] As lesões de ceratose seborreica acometem mais comumente as extremidades, face, abdome e pescoço. Como o surgimento das ceratoses seborreicas aumenta com a idade, o valor deste sinal como uma manifestação paraneoplásica é controverso.[4] Muitos pacientes possuem ANM também.[1]

Todo paciente com o sinal de Leser-Trélat deve ser avaliado para uma neoplasia escondida.[11,12]

## Ictiose Adquirida

A ictiose é um transtorno de queratinização, caracterizado pela presença de escamas romboidais, secas, aderidas à superfície da pele e que ocorre nas pernas, no tronco ou de forma disseminada.[2]

Ictiose pode representar uma manifestação dermatológica de diversas doenças sistêmicas, como hanseníase, hipotireoidismo, linfoma, AIDS, pode estar associada a uma malignidade interna ou ocorrer por uso de alguns fármacos (p. ex.: clofazimina). Os principais cânceres associados à ictiose adquirida são: linfoma de Hodgkin, linfoma não Hodgkin, mieloma múltiplo, sarcoma de Kaposi, leiomiossarcoma e carcinomas de pulmão, ovário, cervical e mama.[3] Linfoma de Hodgkin é a malignidade mais frequentemente associada à ictiose adquirida (cerca de 70% dos casos).[13]

A ictiose adquirida melhora com o tratamento da malignidade sobrejacente.[3]

## Eritema *Gyratum Repens*

O eritema *gyratum repens* (EGR) é uma rara dermatose paraneoplásica composta por placas eritematosas, de aspecto serpiginoso, produzindo figuras concêntricas semelhantes à superfície da madeira e que comumente aumenta cerca de 1 cm ao dia. As bordas são levemente descamativas, podendo aparecer vesículas e bolhas. Normalmente é um quadro pruriginoso. Uma neoplasia associada ao EGR está presente em mais de 80% dos casos.[4]

Diante de um quadro de EGR é mandatória investigar um câncer interno. O câncer de pulmão é o mais encontrado, seguido pelos cânceres de esôfago e mama. Outras malignidades que podem estar relacionadas com o EGR são: cólon, estômago, bexiga, próstata, útero, reto, pâncreas e mieloma múltiplo. O EGR precede o diagnóstico da neoplasia em 80% dos casos com uma média de 4 a 9 meses.[2]

## Eritema Necrolítico Migratório (Síndrome do Glucagonoma)

O glucagonoma é um tumor pancreático secretante de glucagon. A síndrome do glucagonoma é composta pelo eritema necrolítico migratório (ENM), intolerância à glicose e hiperglucagonemia. Níveis de glucagon acima de 1.000 pg/mL são altamente sugestivos de glucagonoma.[2,5] Os pacientes podem apresentar também emagrecimento, diarreia, anemia, esteatorreia, glossite dolorosa, distúrbios psiquiátricos e doença tromboembólica.[8] O ENM ocorre em cerca de 65 a 70% dos pacientes com glucagonoma.[5]

O ENM se inicia como máculas ou placas eritematosas com crescimento centrífugo e com aspecto policíclico. Podem existir bolhas e vesículas, que se rompem facilmente.[8] As lesões predominam em joelhos e áreas intertriginosas.[5]

O surgimento do ENM na ausência de glucagonoma pode ocorrer em síndromes de má absorção intestinal, doença inflamatória intestinal, pancreatite e neoplasias não pancreáticas, sendo denominado pseudoglucagonoma.[8]

A resolução do ENM pode ocorrer com a ressecção do tumor na ausência de metástases.[5]

## Hipertricose Lanuginosa Adquirida

A hipertricose lanuginosa adquirida (HLA) caracteriza-se pelo surgimento súbito de pelos finos, macios e despigmentados, tipo lanugo, acometendo principalmente a face e as orelhas, porém várias áreas do corpo podem ser afetadas. Pode estar associada a alterações metabólicas, endocrinológicas, ao uso de medicamentos (ciclosporina, penicilamida, glicocorticoide, interferon, minoxidil, fenitoína, espironolactona e cetuximabe) e malignidades internas. As neoplasias mais encontradas são as de cólon, reto, pulmão e mama.[4] Em homens a HLA se associa mais comumente ao câncer de pulmão, seguido pelo colorretal. Em mulheres, predomina o colorretal, seguido pelos cânceres de pulmão e mama.[2]

A HLA predomina em mulheres (3:1) e surge mais frequentemente dos 40 aos 70 anos.[5]

Em pacientes com HLA uma anamnese e exame físico minuciosos devem ser realizados, em conjunção com exames laboratoriais e de imagem (radiografia de tórax, colonoscopia e mamografia em mulheres) para afastar as possíveis causas.[5]

## Pitiríase Rotunda

A pitiríase rotunda (PR) é uma dermatose rara e geralmente descrita em associação a neoplasias internas, com doenças infecciosas (tuberculose, hanseníase) ou doenças sistêmicas.[2,4] Pode estar relacionada com cânceres hepatocelular, gástrico, esofágico, de próstata, leucemia linfocítica crônica e mieloma mútiplo.[2]

A PR apresenta-se clinicamente como placa hiper ou hipocrômica, única ou múltipla, redonda ou oval, bem delimitada, com superfície descamativa e que acomete o tronco, as nádegas ou braços mais comumente, porém pode afetar qualquer região do corpo, mas costuma poupar as mãos, os pés e a face.[2] A remissão da dermatose após o tratamento do tumor tem sido relatada.[4]

## Pênfigo Paraneoplásico

O pênfigo paraneoplásico (PPN) foi primeiramente descrito, em 1990, por Anhalt *et al.* em cinco (5) pacientes que apresentaram uma forma atípica de pênfigo associada a doenças linfoproliferativas.[14]

Clinicamente o PPN se manifesta com *rash* polimórfico variando desde lesões vesicobolhosas que evoluem para erosões e exulcerações por perda de tecido epidérmico, até lesões liquenoides. A mucosa oral é quase sempre afetada, e as lesões são dolorosas. Pode haver comprometimento multiorgânico, e o envolvimento pulmonar é um marcador de prognóstico reservado.[3,15] Nas Figuras 69-1 e 69-2 podem-se observar imagens de PPN em um

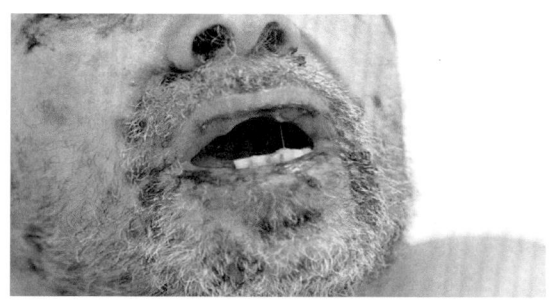

**Fig. 69-1.** Penfigo paraneoplásico com comprometimento labial. (Ver Prancha em Cores.)

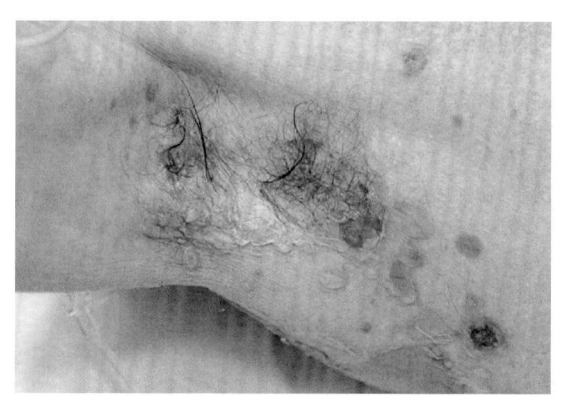

**Fig. 69-2.** Penfigo paraneoplásico manifestado em axila. (Ver Prancha em Cores.)

paciente portador de leucemia linfocítica. O intenso comprometimento labial, com presença de crostas hemorrágicas, pode ser evidenciado.

Em 84% dos casos o PPN está associado a neoplasias hematológicas, como leucemia linfocítica crônica, linfoma não Hodgkin, doença de Castleman e timoma.[16]

PPN é desencadeado por autoanticorpos, que formam complexos imunes que se ligam às cadeias polipeptídicas das desmogleínas 1 e 3 e das desmocolinas, responsáveis pelas junções celulares. O diagnóstico do PPN depende da correlação clinicopatológica. É uma doença de tratamento difícil, e o prognóstico é reservado, com a taxa de mortalidade muito elevada.[15]

### Síndrome de Sweet (Dermatose Neutrofílica Aguda Febril)

A síndrome de Sweet é caracterizada por lesões cutâneas papulosas, nodulares ou em placas eritemato-edematosas, dolorosas, de início súbito, febre e leucocitose. As lesões cutâneas acometem preferencialmente as extremidades superiores, face e o pescoço. O edema lesional pode ser intenso e causar uma aparência de pseudovesiculação, podendo ocorrer vesículas, bolhas e ulcerações, além de lesões em mucosa oral. Pode haver comprometimento extracutâneo por envolvimento articular, gastrointestinal, oftalmológico, meningite asséptica, miosite e hepatite.[17] Na Figura 69-3 podem-se observar imagens de síndrome de Sweet com comprometimento acral.

Cerca de 20% dos casos estão associados à malignidade interna, principalmente com neoplasias malignas hematológicas, particularmente a leucemia mieloide aguda e síndrome mielodisplásica.[5,17]

Na síndrome de Sweet associada à malignidade, a fisiopatologia pode estar relacionada com uma reação de hipersensibilidade a antígenos tumorais. A biópsia de pele evidencia um denso infiltrado dérmico neutrofílico.[1]

A síndrome de Sweet pode também estar associada ao uso de alguns fármacos, como o fator

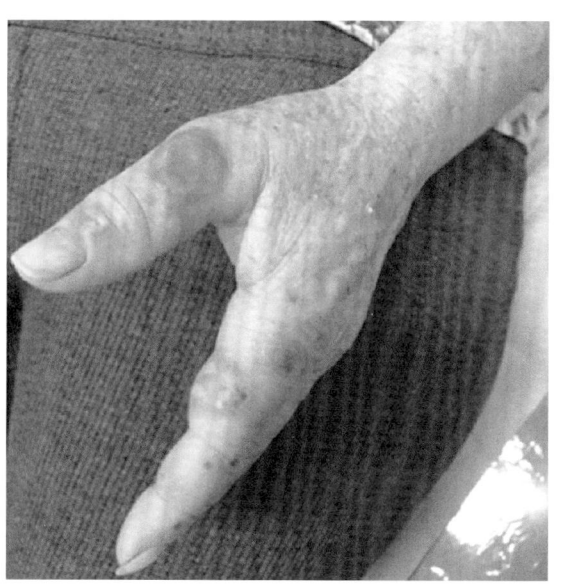

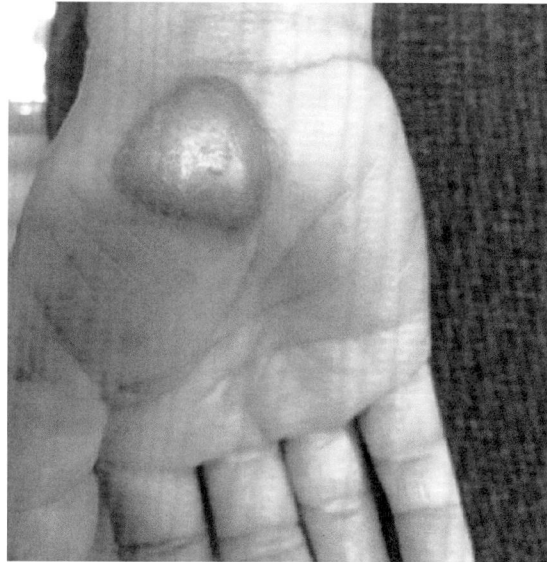

**Fig. 69-3.** Síndrome de Sweet com comprometimento ocral. (Ver Prancha em Cores.)

estimulador de colônia de granulócitos (G-CSF), ATRA lipossomal, Azacitidina, inibidores FLT3.[17]

O manejo terapêutico deve ser feito com corticoterapia sistêmica em primeira linha. Iodeto de potássio, colchicina e dapsona são alternativas, quando a corticoterapia não pode ser utilizada.[17]

### Pioderma Gangrenoso

O pioderma gangrenoso (PG) é caracterizado por lesões pustulosas e/ou nodulares, dolorosas, que evoluem para úlceras com bordas bem delimitadas, solapadas e violáceas com fundo exsudativo hemorrágico, parcialmente recoberto por tecido necrótico.[18] A região pré-tibial é a área mais afetada.[5] Pode estar associada a doenças sistêmicas, como doença inflamatória intestinal, artrite, diverticulite, hepatite crônica, Doença de Behçet e a neoplasias hematológicas, embora possa ser idiopático.[1,18]

Cerca de 70% dos casos estão relacionados com a doença inflamatória intestinal e com a artrite reumatoide, e 7% dos casos com neoplasias, como síndrome mielodisplásica, mieloma múltiplo, paraproteinemia (IgA) e leucemias.[5] Uma forma superficial de PG denominada de atípica e a forma bolhosa da doença, que podem acometer a região da cabeça e do pescoço, têm sido associadas à malignidade hematológica.[1]

Qualquer paciente com PG deve ser investigado para neoplasia hematológica. O manejo terapêutico do PG é baseado no uso de imunossupressores sistêmicos, e os corticosteroides representam a primeira linha de tratamento.[1]

### Dermatomiosite

A dermatomiosite (DM) é uma doença inflamatória que acomete a pele e os músculos e que está associada à malignidade em 15 a 25% dos casos.[4] Manifesta-se por lesões cutâneas características, como o eritema helióptropo, que acomete a região periorbital, e pelas pápulas de Gottron, principalmente localizadas sobre as articulações metacarpofalangianas e interfalangianas. Outros sinais cutâneos são eritema malar, poiquilodermia em áreas fotoexpostas, telangiectasias periungueais, hipertrofia cuticular e alopecia não cicatricial.[4] A miopatia é proximal e simétrica. Sintomas sistêmicos, como fadiga, febre, anorexia, perda de peso e fenômeno de Raynaud, podem ocorrer.[18]

A DM é mais comum em pacientes acima dos 50 anos de idade. Pode preceder, ocorrer concomitantemente ou surgir após o diagnóstico do câncer. O câncer mais associado é o de ovário, porém há relatos de associação a neoplasias de pulmão, mama, estômago, colorretal, pâncreas e linfoma não Hodgkin.[4]

A maioria dos cânceres é diagnosticada dentre de 2 anos após o diagnóstico da DM, portanto, pacientes que apresentam DM devem ter uma vigilância para neoplasia interna por, pelo menos, 3 anos após o diagnóstico.[18]

## CONCLUSÃO

A pele pode ser acometida em inúmeras doenças sistêmicas. Malignidades internas podem estar associadas a uma grande variedade de manifestações cutâneas e podem, ainda, fornecer um indicador de atividade de doença e de prognóstico. As dermatoses paraneoplásicas são manifestações dermatológicas heterogêneas que podem preceder, ocorrer simultaneamente ou surgir após a descoberta de um câncer. O reconhecimento de alterações cutâneas associadas a malignidades pode fornecer uma oportunidade para o diagnóstico precoce e tratamento de uma neoplasia interna, além de possibilitar uma vigilância para a recidiva do tumor.

## REFERÊNCIAS BIBLIOGRÁFICAS

1. Thiers BH, Sahn RE, Callen JP. Cutaneous manifestations of internal malignancy. *CA Cancer J Clin* 2009;59(2):73-98.
2. Caccavale S, Brancaccio G, Agozzino M et al. Obligate and facultative paraneoplastic dermatoses: an overview. *Dermatol Pract Concept* 2018;8(3):191-7.
3. Kleyn CE, Lai-Cheong JE, Bell HK. Cutaneous manifestations of internal malignancy: diagnosis and management. *Am J Clin Dermatol* 2006;7(2):71-84.
4. Ramos ESM, Carvalho JC, Carneiro SC. Cutaneous paraneoplasia. *Clin Dermatol* 2011;29(5):541-7.
5. Silva JA, Mesquita Kde C, Igreja AC et al. Paraneoplastic cutaneous manifestations: concepts and updates. *An Bras Dermatol* 2013;88(1):9-22.
6. Squires B, Daveluy SD, Joiner MC et al. Acrokeratosis Paraneoplastica Associated with Cervical Squamous Cell Carcinoma. *Case Rep Dermatol Med* 2016;2016:7137691.
7. Stone SP, Buescher LS. Life-threatening paraneoplastic cutaneous syndromes. *Clin Dermatol* 2005;23(3):301-6.
8. Shah KR, Boland CR, Patel M et al. Cutaneous manifestations of gastrointestinal disease: part I. *J Am Acad Dermatol* 2013;68(2):189 e1-21; quiz 210.
9. Rigel DS, Jacobs MI. Malignant acanthosis nigricans: a review. *J Dermatol Surg Oncol* 1980;6(11):923-7.
10. Cohen PR, Grossman ME, Almeida L, Kurzrock R. Tripe palms and malignancy. *J Clin Oncol* 1989;7(5):669-78.
11. Chakradeo K, Narsinghpura K, Ekladious A. Sign of Leser-Trelat. *BMJ Case Rep* 2016;2016.
12. Husain Z, Ho JK, Hantash BM. Sign and pseudo-sign of Leser-Trelat: case reports and a review of the literature. *J Drugs Dermatol* 2013;12(5):e79-87.
13. Akpinar TS, Ozkok A, Bakkaloglu OK, Saka B. Acquired ichthyosis as a presenting finding

of Hodgkin's lymphoma. *Int J Hematol* 2012;96(4):401-2.
14. Anhalt GJ, Kim SC, Stanley JR *et al*. Paraneoplastic pemphigus. An autoimmune mucocutaneous disease associated with neoplasia. *N Engl J Med* 1990;323(25):1729-35.
15. Konichi-Dias RL, Ramos AF, de Almeida Santos Yamashita ME, Carcano CBM. Paraneoplastic pemphigus associated with chronic lymphocytic leukemia: a case report. *J Med Case Rep* 2018;12(1):252.
16. Tirado-Sanchez A, Bonifaz A. Paraneoplastic Pemphigus. A Life-Threatening Autoimmune Blistering Disease. *Actas Dermosifiliogr* 2017;108(10):902-10.
17. Gabutti G, Bonanni P, Conversano M *et al*. Prevention of Herpes Zoster and its complications: From clinical evidence to real life experience. *Hum Vaccin Immunother* 2017;13(2):391-8.
18. Abreu Velez AM, Howard MS. Diagnosis and treatment of cutaneous paraneoplastic disorders. *Dermatol Ther* 2010;23(6):662-75.

# REAÇÕES ADVERSAS DERMATOLÓGICAS GRAVES INDUZIDAS POR FÁRMACOS

Cristiane Botelho Miranda Cárcano

## INTRODUÇÃO

A pele é o órgão mais frequentemente afetado em reações adversas medicamentosas. A maioria das erupções cutâneas induzidas por fármacos é benigna e autolimitada. Entretanto, algumas reações carreiam alto risco de morbidade e mortalidade, devendo ser prontamente reconhecidas para melhor prognóstico.[1] As reações adversas cutâneas graves provocadas por drogas geralmente necessitam de internação hospitalar, frequentemente em Unidade de Terapia Intensiva ou de queimados, com monitorização das funções vitais e do envolvimento visceral.

Reações adversas dermatológicas provocadas por fármacos afetam cerca de 2 a 3% dos pacientes hospitalizados, e em 0,05% dos casos são potencialmente fatais. Qualquer medicamento pode provocar reações cutâneas, entretanto os anti-inflamatórios não esteroides (AINEs), antibióticos e antiepilépticos são as classes de drogas mais envolvidas.[2]

Eventos adversos dermatológicos ocorrem com frequência em pacientes que fazem uso de drogas antitumorais sistêmicas. Casos de reações graves, como síndrome de Stevens-Johnson (SSJ) e necrólise epidérmica tóxica (NET) por exemplo, apesar de raras, têm sido relatados com diversas drogas anticâncer.[3]

As reações medicamentosas cutâneas podem ser classificadas em leves a moderadas e graves, estas últimas são potencialmente fatais. As reações graves comumente cursam com necrose e descolamento ou destacamento da epiderme (perda da epiderme, que pode ocorrer em forma de retalhos), além de envolvimento de mucosas, podendo haver comprometimento multiorgânico.[2] São fatores de risco para o desenvolvimento de reações medicamentosas cutâneas graves: gênero feminino, idosos, presença de infecções virais concomitantes, imunossupressão, doenças autoimunes e câncer.[2]

Reações medicamentosas cutâneas podem simular inúmeras doenças dermatológicas. A pronta retirada da droga culpada é a ação mais importante para minimizar a morbidade.[4]

Algumas reações medicamentosas cutâneas são imunomediadas, e outras são de causa não imunológica, provocadas por toxicidade, fotossensibilidade, interação com outras drogas ou diferentes vias metabólicas.[2]

Neste capítulo serão discutidas as características clínicas e a abordagem terapêutica de algumas reações dermatológicas graves provocadas por medicamentos, incluindo a síndrome de Stevens-Johnson (SSJ), a necrólise epidérmica tóxica (NET) e a DRESS (*Drug Reaction with Eosinophilia and Systemic Symptoms*). Estas reações, apesar de raras, são consideradas emergências dermatológicas, e exigem um pronto diagnóstico e manejo terapêutico adequado por estarem associadas à mortalidade e morbidade elevadas.

## SÍNDROME DE STEVENS-JOHNSON E NECRÓLISE EPIDÉRMICA TÓXICA

A SSJ e a NET (doença de Lyell) são doenças bolhosas agudas com acometimento mucocutâneo, diferenciadas pelo percentual de superfície corporal afetado, frequentemente induzida por drogas.[3,5] São consideradas reações cutâneas epidermolíticas que evoluem com descolamento epidérmico (perda da epiderme) por causa de necrose dos queratinócitos, com intensidade variável. A SSJ ocorre quando o destacamento epidérmico é menor do que 10% da superfície corporal, e a NET, quando a perda epidérmica é acima de 30%. Casos com descolamento epidérmico entre 10 e 30% são definidos como SSJ/NET (grupo de sobreposição).[3]

Apesar de serem consideradas reações cutâneas raras, possuem mortalidade considerável, variando de 1 a 10% para a SSJ e de 20 a 40% para a NET.[3] A incidência dessas reações é de 1,89 caso por 1.000.000 de indivíduos anualmente.[5] Diferenças regionais na prescrição das drogas, o perfil genético do paciente, como a metabolização enzimática e subtipos de HLA (*Human Leukocyte Antigen*) e a presença de malignidade sobrejacente, são fatores que podem impactar na incidência da SSJ/NET.[6] SSJ é mais comum do que NET, e a incidência destas doenças é consideravelmente mais elevada na população HIV-positiva, provavelmente em razão do maior número de drogas usadas por estes pacientes, do quadro de imunodeficiência intrínseco e/ou da associação a doenças infecciosas.[6]

A histopatologia das lesões da SSJ e da NET mostra necrose de queratinócitos. Os achados clínicos, imunológicos e histopatológicos suportam o conceito atual de que a SSJ e a NET são reações de hipersensibilidade a drogas específicas, em que o linfócito T citotóxico tem um papel importante.[7] Portanto, a SSJ e a NET são reações mediadas por células T. As drogas e seus metabólitos tóxicos agem como haptenos, fornecendo estímulo antigênico. A apoptose disseminada ocorre por causa da liberação maciça de várias citocinas e fatores solúveis, como perforina, granzima B e granulisina. A granulisina liberada por linfócitos T citotóxicos e células NK (*natural killer*) induz à apoptose dos queratinócitos. A apoptose também é desencadeada via interação entre o receptor de superfície celular Fas (receptor de morte) e o seu ligante fisiológico (FasL).[2] Alguns autores sugerem que alterações no metabolismo das drogas e deficiência dos mecanismos envolvidos na destoxificação de metabólitos intermediários, também, tenham participação na fisiopatogenia da SSJ e da NET.[8]

Fatores genéticos estão associados à hipersensibilidade às drogas e têm sido estudados em diferentes etnias.[7] Estudos de farmacogenômica podem auxiliar na identificação de alelos de HLA com risco para o desenvolvimento de reações medicamentosas cutâneas graves.[6] Estudo realizado na população chinesa, conduzido por Chung *et al.*, mostrou que o alelo HLA-B 1502 está fortemente associado a risco de SSJ/NET induzido por carbamazepina. Esta descoberta levou à recomendação para triagem na população chinesa de HLA-B 1502 antes da administração de carbamazepina.[9] Outro estudo, também realizado na população chinesa, mostrou que o alelo HLA-B 5801 foi associado à SSJ/NET induzido por alopurinol, sendo considerado um importante fator de risco genético para reações medicamentosas graves.[10]

Medicamentos são as principais causas da SSJ e da NET (variando de 50 a 80% dos casos de SSJ e pelo menos 80% dos casos de NET), porém há casos desencadeados por infecções pelo *Mycoplasma pneumoniae* e pelo vírus herpes simples, e relatos em que nenhuma causa é identificada.[6] Em até 25% dos casos nenhum fator causador pode ser determinado.[11]

Um estudo europeu avaliou o risco dos medicamentos na indução de reações cutâneas medicamentosas graves (*severe cutaneous adverse reactions*, SCAR). Algumas drogas tiveram forte associação a reações graves (Quadro 70-1).[12] O tempo entre a introdução da droga e o aparecimento das reações cutâneas é muito variável. A maioria das drogas de alto risco é prescrita para serem usadas por longos períodos, e a maioria das reações cutâneas provocadas por estas drogas surge com menos de 8 semanas do início da droga, principalmente entre 4 a 28 dias do início do fármaco.[12] Em números absolutos, o alopurinol é o fármaco mais envolvido no desencadeamento de SSJ/NET na Europa e em Israel.[7,13]

**Quadro 70-1.** Fármacos Fortemente Associados à Síndrome de Stevens-Johnson e Necrólise Epidérmica Tóxica

| |
|---|
| Alopurinol |
| Antibióticos da classe sulfonamidas |
| Penicilinas |
| Cefalosporinas |
| Quinolonas |
| Carbamazepina |
| Fenitoína |
| Fenobarbital |
| Lamotrigina |
| AINE do tipo oxicam |
| Nevirapina |

AINE: anti-inflamatório não esteroide.

Clinicamente as lesões cutâneas da SSJ e da NET se iniciam como máculas purpúricas ou lesões em alvo atípico (lesões redondas ou em forma de disco, menores que 3 cm de diâmetro, constituídas por 2 zonas distintas e/ou bordas não definidas), localizadas em face, região superior do tronco e membros.[6] Posteriormente, em curto espaço de tempo, surgem lesões bolhosas, dolorosas, que progridem rapidamente, coalescendo e aumentando de tamanho, afetando a pele e as membranas mucosas. À medida que vai ocorrendo o descolamento epidérmico (perda da epiderme, algumas vezes em forma de retalhos), surgem erosões, que podem ser confluentes, gerando áreas de pele não íntegra.[2,6]

Quanto maior o descolamento epidérmico, mais severo é o quadro clínico, portanto, a extensão do envolvimento cutâneo é o fator prognóstico mais importante.[7] No exame físico, pode-se identificar o sinal de *Nikolsky* (ao se comprimir a pele fazendo uma pressão tangencial com a ponta dos dedos, surge um descolamento da mesma, por causa da perda de coesão entre os queratinócitos). Nas membranas mucosas podem-se observar erosões e crostas hemorrágicas em quase todos os pacientes.[2] O envolvimento ocular pode variar de uma conjuntivite leve até ulceração da córnea e sequelas cicatriciais.[7]

Comumente, antes do surgimento das lesões cutâneas há um período prodrômico com febre, mal-estar e sintomas respiratórios.[6] Manifestações sistêmicas, incluindo elevação de enzimas hepáticas, dispneia e manifestações gastrointestinais, podem ocorrer.[6,7]

Na fase tardia, é comum ocorrer hipo ou hiperpigmentação cutânea, distrofias ungueais e complicações oculares, como olho seco, triquíase, perda visual, entrópio, lagoftalmo e úlcera de córnea.[7]

A severidade da SSJ/NET pode ser avaliada pela escala SCORTEN (*score for Toxic Epidermal Necrosis*) dentro de 24 horas da admissão.[14] Esta escala é com base em sete (7) fatores clínicos e laboratoriais, conforme mostrado no Quadro 70-2. Quanto maior o escore, maior a taxa de mortalidade (*score* 0-1 a taxa é de 3,2% e aumenta para valores acima de 90% em escores maiores ou iguais a 5).[6,14]

O diagnóstico pode ser confirmado pela avaliação histológica de biópsia de pele, e a imunofluorescência direta auxilia na diferenciação da SSJ/NET de outras doenças bolhosas autoimunes.[7] Os diagnósticos diferenciais devem ser feitos com inúmeras doenças, como dermatose bolhosa por IgA linear, pênfigo paraneoplásico, pênfigo vulgar, penfigoide bolhoso, pustulose exantemática generalizada aguda e síndrome da pele escaldada estafilocócica.[7]

O diagnóstico precoce, a suspensão do medicamento "culpado" e as medidas de suporte são os pontos essenciais no manejo terapêutico da SSJ/NET. Não há tratamento medicamentoso *gold standard*, e cuidados de suporte intensivo devem ser prontamente iniciados.[6] Como o curso da doença pode ser progressivo e fulminante e há risco elevado de infecção decorrente da perda de tecido epidérmico por falência cutânea aguda, cuidados intensivos e atenção a complicações infecciosas são essenciais no manejo da SSJ/NET.[15] O tratamento de suporte intensivo é considerado ponto crucial e mais importante no manejo da SSJ e da NET.[16]

**Quadro 70-2.** Escala SCORTEN (*severity-of-illness score*)

| Fatores de risco | Score 0 | Score 1 |
|---|---|---|
| Idade | < 40 anos | > 40 anos |
| Malignidade | Não | Sim |
| Frequência cardíaca | < 120 bpm | > 120 bpm |
| Área de superfície corporal descolada | < 10% | >10% |
| Ureia sérica | < 10 mmol/L (< 180 mg/dL) | > 10 mmol/L (> 180 mg/dL) |
| Glicose sérica | < 14 mmol/L (< 252 mg/dL) | > 14 mmol/L (> 252 mg/dL) |
| Bicarbonato sérico | > 20 mmol/L | < 20 mmol/L |

bpm: batimentos por minuto.
**Mortalidade prevista**: 3,2% (*score* 0-1); 12,1% (*score* 2); 35,8% (*score* 3); 58,3% (*score* 4); 90% (*score* ≥ 5).

Estudos utilizando corticosteroides em altas doses, em pulsoterapia, como dexametasona e metilprednisolona, foram realizados e parecem contribuir para a redução da taxa de mortalidade, se utilizados em fase precoce da doença.[17-19] Porém, estes estudos possuem qualidade científica fraca (são compostos por séries de casos, não há estudos controlados e randomizados e são estudos retrospectivos). Até o momento, não há dados consistentes para recomendar fortemente o uso de corticosteroides no manejo terapêutico da SSJ/NET.[20] O benefício do uso dos corticosteroides parece existir se administrado precocemente, em pulsoterapia e para grupos selecionados. Estudos adicionais prospectivos, randomizados e controlados deverão ser realizados no futuro.[16]

Imunoglobulina intravenosa (IG IV) em altas doses tem sido usada no tratamento da SSJ/NET, porém os estudos científicos são conflitantes quanto ao seu real benefício. Dois estudos de metanálise publicados, em 2012 e 2016, que avaliaram a eficácia da IG IV em altas doses no tratamento da NET, não mostraram redução da mortalidade com este tratamento.[21,22] Porém, um estudo de metanálise publicado, em 2015, mostrou que o uso da IG IV em altas doses (≥ 2 g/kg) contribuiu para a diminuição significativa da mortalidade em pacientes com SSJ e NET.[23]

O *guideline* europeu para o uso de IG IV em alta doses em dermatologia (*European guidelines on the use of high-dose intravenous immunoglobulin in dermatology*), realizado por um consenso de opiniões de *experts*, recomenda que embora o mecanismo de ação da IG na SSJ/NET não seja totalmente compreendido, a administração precoce de IG IV em altas doses (≥ 2 g/kg) pode ser considerada na ausência de outra alternativa terapêutica com evidência científica consistente. A IG IV deve ser administrada o mais rapidamente possível, assim que o diagnóstico for confirmado. Somente 1 ciclo de tratamento é realizado, e dose da IG IV na SSJ/NET difere da dose utilizada nas doenças autoimunes. O *guideline* recomenda o uso de 3 g/kg de peso corporal, fracionada em 3 a 5 dias. Os parâmetros clínicos para avaliar a eficácia do tratamento são a parada de descolamento epidérmico e o início da reepitelização, porém, a sobrevida permanece a principal medida de resultado clínico.[15] O alto custo do tratamento com IG IV é considerado um fator limitante para o seu uso na prática clínica.[15]

A ciclosporina pode ser uma opção terapêutica interessante por causa do seu efeito imunomodulador. Um estudo francês que utilizou ciclosporina 3 mg/kg administrada por via oral durante 10 dias e retirada gradual durante 1 mês obteve resultados favoráveis na taxa de mortalidade e na diminuição da progressão da doença.[24] Uma recente metanálise publicada que avaliou o uso da ciclosporina na SSJ e na NET mostrou redução da mortalidade, porém ressalta-se a existência de poucos estudos, a maioria retrospectiva e a necessidade da realização de estudos com metodologias científicas mais robustas para avaliar o real benefício da ciclosporina.[25]

Antagonistas do fator de necrose tumoral alfa (TNF-α) foram utilizados em estudos de relatos de casos e série de casos no tratamento da NET e da SSJ. Infliximabe (5 mg/kg intravenoso, em ciclo único) e Etanercept (50 mg por via subcutânea) demonstraram ser eficazes na interrupção da progressão da doença. Estudos adicionais deverão ser realizados para avaliar a efetividade dessas drogas no manejo da SSJ e da NET, pois, apesar de serem consideradas uma terapia promissora, o risco de infecções não deve ser negligenciado.[26-28]

Um estudo realizado com talidomida (400 mg/dia por 5 dias), considerada um agente anti-TNF-α, mostrou que essa droga foi detrimental no tratamento da NET quando comparada ao placebo.[29]

O Quadro 70-3 mostra um sumário de opções utilizadas no manejo terapêutico da SSJ/NET. Atualmente, não há tratamento padronizado para a SSJ e para a NET. A grande maioria dos estudos realizados é observacional e de baixa qualidade científica. É consenso que a realização de estudos prospectivos e de boa qualidade no futuro poderá fornecer embasamento científico para a melhor abordagem terapêutica dessas doenças.

Aproximadamente 60% dos pacientes evoluem com complicações infecciosas, principalmente pneumonia, bacteriemia e infecção do trato urinário.[1] Acima de 50% dos pacientes que sobrevivem à NET sofrerão com sequelas relacionadas com a doença, como cicatrizes cutâneas, alterações de pigmentação da pele, sinéquia conjuntival, entrópio, nevos eruptivos, sinéquia vaginal, distrofias ungueais, alopecia difusa entre outras.[7]

## DRESS (*DRUG REACTION WITH EOSINOPHILIA AND SYSTEMIC SYMPTOMS*)

DRESS (*Drug Reaction with Eosinophilia and Systemic Symptoms*) é uma rara e potencialmente fatal reação adversa à droga que cursa com manifestações cutâneas, febre, linfadenopatia, alterações hematológicas (linfócitos atípicos e eosinofilia periférica) e envolvimento de órgãos internos.[30] A taxa estimada de mortalidade desta reação é de 5 a 10% e está tipicamente associada à falência hepática.[31] O acrônimo inglês DRESS foi proposto por Bocquet *et al.*, em 1996.[32]

A patogênese da DRESS não é totalmente compreendida, mecanismos tóxicos e imunológicos podem estar envolvidos. Além da exposição à droga, é necessário que haja uma predisposição individual para o desenvolvimento desta reação.[1] Infecções virais agudas, particularmente infecções por herpes-vírus, como citomegalovírus, Epstein-Barr vírus, herpes-vírus humano tipos 6 e 7, podem ser fatores predisponentes.[33] A reativação dos herpes-vírus, particularmente do herpes-vírus humano tipo 6, parece ter um papel na patogênese da DRESS.[30]

Inúmeros fármacos podem estar associados à DRESS, principalmente carbamazepina, alopurinol, fenitoína, nevirapina, sulfametoxazol-trimetoprim, sulfassalazina, dapsona, penicilina, anti-inflamatórios não esteroides, lamotrigina, vancomicina, minociclina e isoniazida.[34] A carbamazepina é a droga mais frequentemente reportada. O início dos sintomas ocorre mais comumente entre 2 a 6 semanas do início do fármaco.[30] Os sintomas podem persistir ou sofrer agravamento mesmo após a retirada da droga culpada.[2]

DRESS se inicia com sintomas prodrômicos de prurido, dor em queimação, sintomas *flu-like*, linfadenopatia, disfagia e febre alta. A febre costuma preceder o aparecimento das lesões cutâneas. O *rash* morbiliforme (exantema macular ou maculopapular eritematoso difuso) é a apresentação dermatológica mais comum. O *rash* pode envolver toda a pele e produzir uma dermatite esfoliativa ou ter um padrão eritrodérmico. O envolvimento mucoso é frequente, porém, comumente é leve (diferentemente da SSJ e da NET).[35] Aproximadamente 25% dos pacientes apresentam edema facial proeminente.[30]

Em um estudo realizado por Ang *et al.*, *rash* morbiliforme foi encontrado em 81,5% dos pacientes, 7,4% dos casos tiveram eritrodermia, 7,4% apresentaram erupção pustular, 7,4% tiveram lesões targetoides e 29,6% apresentaram mucosite.[36]

---

**Quadro 70-3.** Abordagem Terapêutica da Síndrome de Stevens-Johnson e da Necrólise Epidérmica Tóxica

**Cuidados de suporte**
- Suspender a possível droga causadora
- Internação em Unidade de Terapia Intensiva ou de queimados
- Manutenção do equilíbrio hemodinâmico
- Prevenção de complicações
- Evitar trauma cutâneo
- Tratar infecção associada (se houver suspeita ou confirmação)
- Cuidados oftalmológicos

**Corticosteroides sistêmicos**
- Dexametasona 100 mg intravenoso ao dia durante 3 dias
- Metilprednisolona 1 g intravenoso ao dia durante 3 dias

**Imunoglobulina intravenosa**
- 3 g/kg intravenoso (fracionar a dose em 3 a 5 dias)

**Ciclosporina**
- 3 mg/kg por via oral durante 7 dias com retirada gradual na sequência

**Agentes biológicos**
- Infliximabe: 5 mg/kg intravenoso
- Etanercept: 50 mg subcutâneo (dose única)

Qualquer órgão pode ser afetado na DRESS. O acometimento hepático é o mais prevalente, de intensidade variável e ocorre em 75 a 95% dos pacientes. A lesão renal ocorre em 15 a 40% dos casos, sendo mais prevalente na DRESS associada ao alopurinol, podendo acometer até 80% dos pacientes. O comprometimento pulmonar ocorre em até 1/3 dos pacientes.[1] A linfadenopatia ocorre em até 75% dos casos de DRESS. O envolvimento linfonodal pode ser localizado ou generalizado.[30]

O exame histológico de biópsia de pele mostra infiltrado linfocítico perivascular na derme papilar com eosinófilos e linfócitos atípicos, espongiose pode estar presente.[30]

O diagnóstico da DRESS pode ser realizado pelos achados clínicos e laboratoriais. Existem alguns sistemas de escore com base em critérios clínicos e laboratoriais. No Quadro 70-4 podem-se observar os critérios de Bocquet et al.[32] e os critérios do grupo japonês (J-SCAR, *Japanese Research Committee on Severe Cutaneous Adverse Reaction*) para o diagnóstico de DRESS.[37]

A DRESS deve ser diferenciada de outras reações dermatológicas provocadas por fármacos graves, como SSJ e NET, das infecções virais agudas, principalmente mononucleose e síndromes *mononucleose-like*, e das vasculites acompanhadas de eosinofilia.[38]

O manejo terapêutico deve ser realizado com a suspensão da droga causadora e início precoce de corticosteroides sistêmicos (1 mg/kg/dia de prednisona) com retirada gradual em 3 a 6 meses após estabilização clínica e laboratorial. Em casos graves pode-se optar pela metilprednisolona intravenosa (30 mg/kg/dia por 3 dias).[38]

A Sociedade Francesa de Dermatologia[39] recomenda que, em casos graves de DRESS (hemofagocitose com falência da medula óssea, encefalite, hepatite severa, falência renal ou falência respiratória), devem-se associar corticosteroides ao uso de imunoglobulina intravenosa (IG IV) na dose de 2 g/kg, fracionada em 5 dias. Se houver reativação viral confirmada, o ganciclovir pode ser utilizado em associação a corticosteroides e/ou IG IV.[38,39]

O comprometimento cutâneo pode durar 3 a 4 semanas. Sobreviventes de DRESS podem desenvolver doenças autoimunes, incluindo tireoidite, diabetes *mellitus* tipo I, artrite reumatoide, artrite reativa, lúpus eritematoso sistêmico, alopecia e vitiligo, meses após a resolução da DRESS. A mortalidade varia de 4 a 10% e ocorre principalmente por insuficiência hepática aguda.[1]

## CONCLUSÃO

Reações medicamentosas comumente afetam a pele e as reações graves, que ameaçam diretamente a vida, apesar de raras, possuem mortalidade elevada. O diagnóstico precoce e a retirada da droga culpada são essenciais no manejo das reações cutâneas medicamentosas graves, como, por exemplo, a SSJ, a NET e a DRESS. Monitorar as funções orgânicas vitais e promover tratamento de suporte e cuidados intensivos são fundamentais para minimizar a morbidade nestes casos.

**Quadro 70-4.** Critérios Diagnósticos para DRESS (*Drug Rash with Eosinophilia and Systemic Symptoms syndrome*)

**Critérios de Bocquet et al.**

1. Reação cutânea medicamentosa
2. Anormalidades hematológicas
- Eosinófilos ≥ 1.500/mm³
- Presença de linfócitos atípicos
3. Comprometimento sistêmico (adenopatias (> 2 cm de diâmetro) e/ou hepatite (transaminases > 2 o valor normal) e/ou nefrite intersticial e/ou pneumonite intersticial e/ou cardite)

**Critérios J-SCAR**

1. *Rash* maculopapular de aparecimento após 3 semanas do início da droga suspeita
2. Sintomas clínicos prolongados após a descontinuação da droga
3. Febre > 38º C
4. Anormalidade hepática (ALT > 100 U/L) ou envolvimento de outro órgão
5. Anormalidades hematológicas (pelo menos 1)
- Leucócitos > 11.000/mm³
- Linfócitos atípicos (> 5%)
- Eosinofilia > 1.500/mm³
6. Linfadenopatia
7. Ativação do Herpes-vírus tipo 6 (HHV-6)

Critérios de Bocquet et al.: Todos os 3 critérios são necessários (pelo menos 1 hematológico e 1 envolvimento sistêmico).
Critérios J-SCAR (*Japanese Research Committee on Severe Cutaneous Adverse Reaction*): DREES típica (presença de 7 critérios) e DRESS atípica (presença dos primeiros 5 critérios).

## REFERÊNCIAS BIBLIOGRÁFICAS

1. Alvarado SA, Munoz-Mendoza D, Bahna SL. High-risk drug rashes. *Ann Allergy Asthma Immunol* 2018;121(5):552-60.
2. Marzano AV, Borghi A, Cugno M. Adverse drug reactions and organ damage: the skin. *Eur J Intern Med* 2016;28:17-24.
3. Rosen AC, Balagula Y, Raisch DW et al. Life-threatening dermatologic adverse events in oncology. *Anticancer Drugs* 2014;25(2):225-34.
4. Roujeau JC, Stern RS. Severe adverse cutaneous reactions to drugs. *N Engl J Med* 1994;331(19):1272-85.
5. Mockenhaupt M, Schopf E. Epidemiology of drug-induced severe skin reactions. *Semin Cutan Med Surg* 1996;15(4):236-43.
6. Harris V, Jackson C, Cooper A. Review of Toxic Epidermal Necrolysis. *Int J Mol Sci* 2016;17(12).
7. Harr T, French LE. Stevens-Johnson syndrome and toxic epidermal necrolysis. *Chem Immunol Allergy* 2012;97:149-66.

8. Wolkenstein P, Carriere V, Charue D et al. A slow acetylator genotype is a risk factor for sulphonamide-induced toxic epidermal necrolysis and Stevens-Johnson syndrome. *Pharmacogenetics* 1995;5(4):255-8.
9. Chen P, Lin JJ, Lu CS et al. Carbamazepine-induced toxic effects and HLA-B*1502 screening in Taiwan. *N Engl J Med* 2011;364(12):1126-33.
10. Hung SI, Chung WH, Liou LB et al. HLA-B*5801 allele as a genetic marker for severe cutaneous adverse reactions caused by allopurinol. *Proc Natl Acad Sci (USA)* 2005;102(11):4134-9.
11. Jarrett B, Ghazala S, Chao J, Chaudhary S. Case of Steven-Johnson Syndrome in a male with breast cancer secondary to docetaxel/cyclophosphamide therapy. *BMJ Case Rep* 2016;2016.
12. Mockenhaupt M, Viboud C, Dunant A et al. Stevens-Johnson syndrome and toxic epidermal necrolysis: assessment of medication risks with emphasis on recently marketed drugs. The EuroSCAR-study. *J Invest Dermatol* 2008;128(1):35-44.
13. Halevy S, Ghislain PD, Mockenhaupt M et al. Allopurinol is the most common cause of Stevens-Johnson syndrome and toxic epidermal necrolysis in Europe and Israel. *J Am Acad Dermatol* 2008;58(1):25-32.
14. Bastuji-Garin S, Fouchard N, Bertocchi M et al. SCORTEN: a severity-of-illness score for toxic epidermal necrolysis. *J Invest Dermatol* 2000;115(2):149-53.
15. Enk AH, Hadaschik EN, Eming R et al. European Guidelines (S1) on the use of high-dose intravenous immunoglobulin in dermatology. *J Eur Acad Dermatol Venereol* 2016;30(10):1657-69.
16. Zimmermann S, Sekula P, Venhoff M et al. Systemic Immunomodulating Therapies for Stevens-Johnson Syndrome and Toxic Epidermal Necrolysis: A Systematic Review and Meta-analysis. *JAMA Dermatol* 2017;153(6):514-22.
17. Choonhakarn C, Limpawattana P, Chaowattanapanit S. Clinical profiles and treatment outcomes of systemic corticosteroids for toxic epidermal necrolysis: A retrospective study. *J Dermatol* 2016;43(2):156-61.
18. Kardaun SH, Jonkman MF. Dexamethasone pulse therapy for Stevens-Johnson syndrome/toxic epidermal necrolysis. *Acta Derm Venereol* 2007;87(2):144-8.
19. Hirahara K, Kano Y, Sato Y et al. Methylprednisolone pulse therapy for Stevens-Johnson syndrome/toxic epidermal necrolysis: clinical evaluation and analysis of biomarkers. *J Am Acad Dermatol* 2013;69(3):496-8.
20. Creamer D, Walsh SA, Dziewulski P et al. U.K. guidelines for the management of Stevens-Johnson syndrome/toxic epidermal necrolysis in adults 2016. *Br J Dermatol* 2016;174(6):1194-227.
21. Huang YC, Li YC, Chen TJ. The efficacy of intravenous immunoglobulin for the treatment of toxic epidermal necrolysis: a systematic review and meta-analysis. *Br J Dermatol* 2012;167(2):424-32.
22. Huang YC, Chien YN, Chen YT et al. Intravenous immunoglobulin for the treatment of toxic epidermal necrolysis: a systematic review and meta-analysis. *G Ital Dermatol Venereol* 2016;151(5):515-24.
23. Barron SJ, Del Vecchio MT, Aronoff SC. Intravenous immunoglobulin in the treatment of Stevens-Johnson syndrome and toxic epidermal necrolysis: a meta-analysis with meta-regression of observational studies. *Int J Dermatol* 2015;54(1):108-15.
24. Valeyrie-Allanore L, Wolkenstein P, Brochard L et al. Open trial of ciclosporin treatment for Stevens-Johnson syndrome and toxic epidermal necrolysis. *Br J Dermatol* 2010;163(4):847-53.
25. Ng QX, De Deyn M, Venkatanarayanan N et al. A meta-analysis of cyclosporine treatment for Stevens-Johnson syndrome/toxic epidermal necrolysis. *J Inflamm Res* 2018;11:135-42.
26. Woolridge KF, Boler PL, Lee BD. Tumor necrosis factor alpha inhibitors in the treatment of toxic epidermal necrolysis. *Cutis* 2018;101(1):E15-E21.
27. Paradisi A, Abeni D, Bergamo F et al. Etanercept therapy for toxic epidermal necrolysis. *J Am Acad Dermatol* 2014;71(2):278-83.
28. Zarate-Correa LC, Carrillo-Gomez DC, Ramirez-Escobar AF, Serrano-Reyes C. Toxic epidermal necrolysis successfully treated with infliximab. *J Investig Allergol Clin Immunol* 2013;23(1):61-3.
29. Wolkenstein P, Latarjet J, Roujeau JC et al. Randomised comparison of thalidomide versus placebo in toxic epidermal necrolysis. *Lancet* 1998;352(9140):1586-9.
30. Husain Z, Reddy BY, Schwartz RA. DRESS syndrome: Part I. Clinical perspectives. *J Am Acad Dermatol* 2013;68(5):693 e1-14; quiz 706-8.
31. Helmandollar KJ, Hoverson KR, Falkner RC, Meyerle JH. Diffuse vesiculobullous eruption with systemic findings. *Dermatol Online J* 2018;24(5).
32. Bocquet H, Bagot M, Roujeau JC. Drug-induced pseudolymphoma and drug hypersensitivity syndrome (Drug Rash with Eosinophilia and Systemic Symptoms: DRESS). *Semin Cutan Med Surg* 1996;15(4):250-7.
33. Shiohara T, Inaoka M, Kano Y. Drug-induced hypersensitivity syndrome (DIHS): a reaction induced by a complex interplay among herpesviruses and antiviral and antidrug immune responses. *Allergol Int* 2006;55(1):1-8.
34. Kardaun SH, Sekula P, Valeyrie-Allanore L et al. Drug reaction with eosinophilia and systemic symptoms (DRESS): an original multisystem adverse drug reaction. Results from the prospective RegiSCAR study. *Br J Dermatol* 2013;169(5):1071-80.
35. Marzano AV, Ishak RS, Saibeni S et al. Autoinflammatory skin disorders in inflammatory bowel diseases, pyoderma gangrenosum and Sweet's syndrome: a comprehensive review and disease classification criteria. *Clin Rev Allergy Immunol* 2013;45(2):202-10.
36. Ang CC, Wang YS, Yoosuff EL, Tay YK. Retrospective analysis of drug-induced hypersensitivity syndrome:

a study of 27 patients. *J Am Acad Dermatol* 2010;63(2):219-27.
37. Shiohara T, Iijima M, Ikezawa Z, Hashimoto K. The diagnosis of a DRESS syndrome has been sufficiently established on the basis of typical clinical features and viral reactivations. *Br J Dermatol* 2007;156(5):1083-4.
38. Husain Z, Reddy BY, Schwartz RA. DRESS syndrome: Part II. Management and therapeutics. *J Am Acad Dermatol* 2013;68(5):709 e1-9; quiz 18-20.
39. Descamps V, Ben Said B, Sassolas B *et al.* [Management of drug reaction with eosinophilia and systemic symptoms (DRESS)]. *Ann Dermatol Venereol* 2010;137(11):703-8.

# Parte XVII Cuidados Paliativos

# COMUNICAÇÃO DE NOTÍCIAS DIFÍCEIS

Carlos Eduardo Paiva
Bianca Sakamoto Ribeiro Paiva

## INTRODUÇÃO

Uma comunicação efetiva entre médicos e pacientes está associada a desfechos importantes do tratamento, incluindo maior adesão ao tratamento, maior satisfação do paciente, maior participação do paciente nas decisões de tratamento e melhor ajuste psicossocial, maior recordação das informações, melhor entendimento e menores taxas de reclamações.[1-4] Por causa de seu impacto nos pacientes e da qualidade do atendimento, a comunicação é considerada uma habilidade clínica essencial que exige treinamento.[5] Embora seja reconhecida a importância da comunicação médico-paciente, estima-se que haja algum problema de comunicação em mais de 80% das consultas médicas.[6-8]

Considerando o processo de comunicação como um todo, várias situações podem ser consideradas difíceis de serem comunicadas aos pacientes com câncer. Dentre elas, merecem destaque a comunicação sobre o diagnóstico inicial de câncer, a recorrência do mesmo após um período de acompanhamento e o diagnóstico de metástases a distância. Comunicar o diagnóstico de uma complicação grave secundária ao tratamento oncológico, que impeça a continuidade do mesmo, é tarefa difícil e relativamente comum em serviços de emergência. Outra comunicação potencialmente complexa é a informação de mudança nos objetivos do tratamento, como foco no cuidado paliativo e não mais no tratamento antineoplásico. Muitas vezes, a comunicação de suspensão do tratamento antineoplásico com acompanhamento exclusivo pelos cuidados paliativos é bastante complexa, especialmente em casos onde o paciente e a família apresentam expectativa irreal sobre o tratamento e pensamento mágico ou negação.

Uma notícia difícil (ou má notícia) pode ser considerada como qualquer informação que altere negativamente as expectativas sobre o futuro do paciente.[9] Comunicar uma notícia difícil tem impacto não só ao paciente e seus familiares (receptores), mas também pode influenciar negativamente o próprio médico (comunicador). Um em cada cinco médicos relataram ansiedade e fortes emoções quando tiveram que dizer a um paciente que sua condição o levaria à morte. Além do mais, o estresse percebido após uma consulta com comunicação de notícia difícil pode durar de horas até alguns dias.[10] Treinamento de capacitação sobre estratégias adequadas de comunicação diminui as taxas de *burnout* e estresse ocupacional.[11,12]

Comunicar uma má notícia é mais difícil quando o paciente é jovem, quando o médico tem uma relação de longa data com o mesmo e nas situações onde o otimismo é maior que a expectativa real.[13] Por outro lado, quando a comunicação é guiada por atitudes de empatia por parte do médico, o paciente tem maior chance de reportar satisfação e menores níveis de ansiedade e depressão.

A medicina de emergência é uma disciplina onde o foco principal é diagnosticar rapidamente, estabilizar e iniciar tratamento curativo. Em oncologia, muitas são as condições que levam os pacientes a procurarem serviços de emergência. Dentre elas, as mais comuns são as complicações secundárias ao tratamento oncológico (como as infecções, êmese, diarreia, entre outras) e as secundárias ao próprio câncer (como a dor e fadiga relacionada com o câncer). Não raramente, o médico emergencista tem a responsabilidade de comunicar uma notícia difícil a um paciente com câncer, como, por exemplo, uma recorrência inicial do câncer ou uma nova progressão de doença.

## BARREIRAS PARA UMA ADEQUADA COMUNICAÇÃO NOS SERVIÇOS DE EMERGÊNCIA

Conforme referido anteriormente neste capítulo, o processo de comunicação de notícias difíceis é complexo e exige treinamento adequado. Nas situações de urgência e emergência, a complexidade da comunicação é acrescida de outras barreiras:

1. *Falta de vínculo com o paciente:* embora a comunicação pareça ser mais difícil quando o vínculo

do médico com o paciente seja de longa data, por outro lado, quando não há qualquer vínculo prévio, a situação é bastante complexa. Em departamentos de emergência, quando frequentemente o médico de plantão nunca atendeu o paciente em questão, entender o que o paciente sabe e o que ele de fato deseja saber é de extrema importância.
2. *Local para comunicação:* outra barreira inerente aos serviços de emergência é local onde a comunicação deve ocorrer. Muitas vezes, a tendência é a utilização de salas de emergência com pouca privacidade, onde outras pessoas (profissionais de saúde ou não) podem escutar o que está sendo comunicado. Esta situação pode gerar constrangimento nos pacientes e produzir resultados negativos.
3. *Demanda de tempo:* com muita frequência, os serviços de emergência são sobrecarregados de pacientes que necessitam atendimento rápido. No entanto, o processo de comunicação de notícias difíceis exige tempo, para que etapas sejam cumpridas, e o paciente tenha tempo suficiente para entender e ser entendido.

## ESTRATÉGIAS PARA UMA BOA COMUNICAÇÃO

Durante o processo de comunicação de notícias difíceis, alguns comportamentos devem ser evitados e outros, estimulados, para que a comunicação tenha mais chance de ser adequada.[9]

Comportamentos que devem ser evitados:

- *Bloqueio ("blocking")*[14]: ocorre quando um paciente levanta uma preocupação, mas o médico não responde diretamente ou responde redirecionando a conversa.
  - Exemplo: "Doutor, quanto tempo você acha que eu tenho de vida?"
    *Médico responde*: "Não se preocupe com isso", ou "Como está a sua respiração?"
- *"Palestrar"*[15]: quando o médico fornece uma grande quantidade de informação sem dar ao paciente a chance de responder ou fazer perguntas.
- *Conluio*[16]: quando o paciente hesita em trazer temas difíceis e o médico, por sua vez, não questiona especificamente. Uma situação classificada como "não me pergunte que assim não falarei".
- *Afirmação prematura*[17]: quando o médico responde a uma preocupação do paciente rapidamente (prematuramente), antes mesmo de explorá-la e compreendê-la de forma adequada.

### Comportamentos Que Devem Ser Estimulados

Em linhas gerais, os médicos precisam lembrar sobre a necessidade de 1) não utilizar jargões médicos; 2) evitar grande quantidade de informações no mesmo encontro e 3) usar frases curtas e simples. O inadequado entendimento das informações comunicadas pelo médico é importante contribuinte para o sofrimento emocional do paciente.[18] Ao comunicar informações sobre o prognóstico, sugere-se evitar expectativas de vida em função de tempos medianos ou médios. Neste caso, quando necessário, o ideal é comunicar a estimativa em predições intervalares de tempo ("horas a dias", "dias a semanas", "semanas a meses", "meses a anos"). Da mesma forma, informações inacuradas ou aproximadas são potencialmente não entendidas pelos pacientes (por exemplo, "boa" chance de sobrevivência).

O médico deve cultivar o comportamento de responder às emoções dos pacientes, por meio da tentativa genuína de compreender a perspectiva do paciente e evitar julgamentos prematuros (tanto refutando, quanto concordando).[9] Importante ressaltar que aceitar a resposta do paciente é diferente de concordar com a mesma. O médico precisa se colocar em uma posição compassiva e respeitosa, levando sempre em consideração os valores e desejos do paciente a respeito do quanto quer (de fato) saber sobre seu problema de saúde, especialmente nas condições de doença avançada e/ou incurável.

- *Pergunte-fale-pergunte (em inglês,* Ask–Tell–Ask*)*[9]: esse comportamento se fundamenta no princípio educacional de compreender o que o "aluno" já sabe sobre o assunto para somente depois fornecer o conhecimento em questão. Ao final, a validação do entendimento do paciente por meio do questionamento sobre o que foi compreendido.
  - Exemplo de fala de "validação" da compreensão: "Para ter certeza de que eu fiz um bom trabalho ao explicar isso para você, poderia me dizer o que você vai dizer aos seus familiares quando chegar em casa?"
- *Me fale mais um pouco...*[9]: em geral, as comunicações interpessoais envolvem três níveis: 1) "O que está acontecendo?"; 2) "Como eu me sinto em relação a isso?"; e 3) "O que isso significa para mim?". Assim, muitas vezes, o "me fale mais um pouco" ajuda o médico a compreender em que "caminho cognitivo" se encontra o paciente, facilitando as próximas etapas da comunicação.
  - Exemplos de falas: "Você poderia dizer algo sobre como você está se sentindo em relação ao que acabamos de conversar?". "Você poderia me dizer o que isso significa para você?"

## PROTOCOLO SPIKES

Embora o processo de comunicação não deva ser compreendido como algo rígido, a divisão didática do processo de etapas sequenciais pode ser bastante útil, particularmente para médicos com pouca experiência em comunicar notícias difíceis. O protocolo SPIKES foi desenvolvido por Baile *et al.*,[19] publicado inicialmente no ano de 2000 e amplamente utilizado no mundo para facilitar o processo de comunicação. É dividido didaticamente em seis (6) etapas sequenciais. No Hospital de Câncer de Barretos, cursos com base no SPIKES têm sido frequentemente realizados. No Brasil, o protocolo PACIENTE foi desenvolvido tendo como base o SPIKES e adaptado para a realidade médica brasileira. Neste capítulo, optamos por descrever em detalhes os passos do protocolo SPIKES, conforme originalmente proposto:

## S – *Setup*: Planejando a Entrevista

Nesta etapa, é necessário ter a consciência de planejar a entrevista. Nos serviços de emergência, idealmente devem-se disponibilizar salas específicas para comunicações difíceis com os pacientes e/ou familiares. É preciso um local em que haja privacidade, para que a comunicação transcorra sem interrupções e que permita uma conexão com o paciente. Ao antecipar alguma comunicação difícil, o médico precisa estar preparado para lidar com a restrição de tempo e possíveis interrupções, desligando o celular, avisando antecipadamente a equipes de enfermagem, colegas ou eventualmente colocando avisos na porta ("não interrompa"). O local deve idealmente ter cadeiras para que o médico e o paciente/familiares estejam confortáveis durante a entrevista, assim como fácil acesso a copos d'água e lenços de papel (caso o paciente chore, por exemplo).

## P – *Perception*: Avaliando a Percepção do Paciente

Esta etapa é de extrema relevância. Antes de comunicar a notícia, deve-se entender o que o paciente já sabe sobre o que será comunicado e corrigir eventuais desinformações, moldando a situação para a etapa seguinte. Nesta etapa, o médico pode identificar negação da doença, pensamento mágico ou miraculoso e expectativas não realistas sobre a doença. Além do mais, pode identificar omissões de detalhes médicos essenciais para o entendimento da doença, mas que podem ter sido omitidos por serem desfavoráveis. Embora incomum, em alguns casos, o médico pode preferir postergar a comunicação da má notícia para que o paciente converse com seu médico oncologista ou seja avaliado por um psicólogo ou psiquiatra.

- Sugestão de perguntas norteadoras:
  - "O que já lhe foi dito sobre seu quadro clínico (sua doença) até agora?"
  - "Você realizou alguns exames, saberia me dizer por qual motivo?".

## I – *Invitation*: Obtendo o Convite do Paciente

Após compreender a percepção do paciente sobre sua doença, o médico precisa saber se o paciente gostaria ou não de receber mais informações. Além do mais, é necessário entender quanto e como ele gostaria de receber as informações. A pergunta/convite deve ser feita de forma natural, para que não pareça que o médico esteja forçando algo e crie uma atmosfera de empatia.

- Sugestão de perguntas norteadoras:
  - "Como você gostaria que eu lhe informasse sobre os resultados dos seus exames?"
  - "Você gostaria de saber todas as informações em detalhes ou apenas um resumo delas?"

Caso o paciente não queira receber as informações, o médico deve-se colocar à disposição para outras conversas futuramente e oferecer-se para falar com um parente ou amigo.

## K – *Knowledge*: Fornecendo a Informação ao Paciente

Esta é a etapa da comunicação da notícia *per se*. Imediatamente antes de fornecer a informação, introduza de forma suave o que irá comunicar. Algo como "infelizmente eu tenho más notícias a lhe dar"; ou "Sinto ter que lhe dizer que...". A comunicação é mais eficaz quando o médico está atento para o nível de compreensão e vocabulário do paciente, evitando termos técnicos e, de preferência, usando os mesmos vocábulos usados pelo próprio paciente nas etapas anteriores (especialmente a "P"). Outra dica importante é fragmentar a informação e conferir periodicamente a compreensão do paciente (lembre-se do "pergunte-fale-pergunte").

## E – *Empathy*: Abordar as Emoções com Respostas Afetivas

Esta etapa talvez seja a mais difícil para médicos inexperientes. As reações emocionais do paciente podem variar muito, sendo por vezes intempestivas e raivosas. O médico precisa oferecer uma atitude compassiva, que transmita empatia genuína. Alguns comportamentos simples podem fazer muita diferença no âmbito da comunicação não verbal: olhar nos olhos do paciente; não demonstrar pressa ou impaciência; tocar o paciente, segurar as suas mãos ou abraçá-lo; colocar-se mais próximo do paciente entre outras tantas atitudes que gerem empatia. Nesta etapa, além de reconhecer as emoções do paciente, deve-se tentar entender a real razão da emoção. O médico deve disponibilizar um tempo para o paciente expressar seus sentimentos, e fazer o paciente compreender que a emoção dele "ligou" a emoção do médico.

## S – *Summarize and Strategize*: Estabelecendo a Estratégia Futura e o Resumo da Comunicação

Neste momento, ao final do processo, o médico deve fazer um resumo do que foi comunicado atentando-se para as informações mais relevantes. Além disso, deve esclarecer a estratégia de tratamento/acompanhamento que se seguirá. A compreensão clara dos próximos passos é capaz de diminuir a ansiedade do paciente. Independentemente da situação em que o paciente se encontra, a arte de recolocar a esperança junto à realidade é uma tarefa árdua, embora fantástica e factível com treinamento.

## REFERÊNCIAS BIBLIOGRÁFICAS

1. Epstein R, Street JL R. *Patient-Centered Communication in Cancer Care*. Promoting Healing and Reducing Suffering [Internet]. Disponível em: https://healthcaredelivery.cancer.gov/pcc/pcc_monograph.pdf
2. Stewart M, Brown JB, Boon H *et al*. Evidence on patient-doctor communication. *Cancer Prev Control* [Internet] 1999 [Acessado em 2019 Jan 6];3:25-30. Disponível em: http://www.ncbi.nlm.nih.gov/pubmed/10474749.
3. Ong LM, Visser MR, Lammes FB, de Haes JC. Doctor-patient communication and cancer patients' quality of life and satisfaction. *Patient Educ Couns* [Internet] 2000 [Acessado em 2019 Jan 6];41:145-56. Disponível em: http://www.ncbi.nlm.nih.gov/pubmed/12024540.
4. Arora NK. Interacting with cancer patients: the significance of physicians' communication behavior. *Soc Sci Med* [Internet] 2003 [Acessado em 2019 Jan 6];57:791-806. Disponível em: http://www.ncbi.nlm.nih.gov/pubmed/12850107.
5. Fallowfield L, Jenkins V. Effective communication skills are the key to good cancer care. *Eur J Cancer* [Internet] 1999 [Acessado em 2019 Jan 6];35:1592-7. Disponível em: http://www.ncbi.nlm.nih.gov/pubmed/10673967.
6. Foot G, Sanson-Fisher R. Measuring the unmet needs of people living with cancer. *Cancer Forum* [Internet] 1995;19:131-5. Disponível em: https://cancerforum.org.au/forum/2009/november/measuring-the-unmet-needs-of-those-with-cancer-a-critical-overview/
7. Lerman C, Daly M, Walsh WP *et al*. Communication between patients with breast cancer and health care providers. Determinants and implications. *Cancer* [Internet] 1993 [Acessado em 2019 Jan 6];72:2612-20. Disponível em: http://www.ncbi.nlm.nih.gov/pubmed/8402483.
8. Fallowfield L, Lipkin M, Hall A. Teaching senior oncologists communication skills: results from phase I of a comprehensive longitudinal program in the United Kingdom. *J Clin Oncol* [Internet] 1998 [Acessado em 2019 Jan 6];16:1961-8. Disponível em: http://ascopubs.org/doi/10.1200/JCO.1998.16.5.1961.
9. Back AL, Arnold RM, Baile WF *et al*. Approaching difficult communication tasks in oncology. *CA Cancer J Clin* [Internet]. [Acessado em 2019 Jan 6];55:164-77. Disponível em: http://www.ncbi.nlm.nih.gov/pubmed/15890639.
10. Butow P, Devine R, Boyer M *et al*. Cancer consultation preparation package: changing patients but not physicians is not enough. *J Clin Oncol* [Internet] 2004 [Acessado em 2019 Jan 6];22:4401-9. Disponível em: http://ascopubs.org/doi/10.1200/JCO.2004.66.155.
11. Graham J, Potts HWW, Ramirez AJ. Stress and burnout in doctors. *Lancet* (London, England) [Internet] 2002 [Acessado em 2019 Jan 6];360:1975–6; author reply 1976. Disponível em: http://www.ncbi.nlm.nih.gov/pubmed/12493290.
12. Ramirez AJ, Graham J, Richards MA, *et al*. Burnout and psychiatric disorder among cancer clinicians. *Br J Cancer* [Internet] 1995 [Acessado em 2019 Jan 6];71:1263-9. Disponível em: http://www.ncbi.nlm.nih.gov/pubmed/7540037.
13. Roberts CS, Cox CE, Reintgen DS *et al*. Influence of physician communication on newly diagnosed breast patients' psychologic adjustment and decision-making. *Cancer* [Internet] 1994 [Acessado em 2019 Jan 6];74:336-41. Disponível em: http://www.ncbi.nlm.nih.gov/pubmed/8004605.
14. Maguire P, Faulkner A, Booth K *et al*. Helping cancer patients disclose their concerns. *Eur J Cancer* [Internet] 1996 [Acessado em 2019 Jan 6];32A:78–81. Disponível em: http://www.ncbi.nlm.nih.gov/pubmed/8695247.
15. Siminoff LA, Ravdin P, Colabianchi N, Sturm CMS. Doctor-patient communication patterns in breast cancer adjuvant therapy discussions. *Health Expect* [Internet] 2000 [Acessado em 2019 Jan 6];3:26-36. Disponível em: http://www.ncbi.nlm.nih.gov/pubmed/11281909.
16. The AM, Hak T, Koëter G, van Der Wal G. Collusion in doctor-patient communication about imminent death: an ethnographic study. *BMJ* [Internet] 2000 [Acessado em 2019 Jan 6];321:1376-81. Disponível em: http://www.ncbi.nlm.nih.gov/pubmed/11099281.
17. Faulkner A, Maguire P. *Talking to Cancer Patients and their Relatives*. Oxford: Oxford University Press; 1994.
18. Lobb EA, Butow PN, Kenny DT, Tattersall MH. Communicating prognosis in early breast cancer: do women understand the language used? *Med J Aust* [Internet] 1999 [Acessado em 2019 Jan 6];171:290-4. Disponível em: http://www.ncbi.nlm.nih.gov/pubmed/10560442.
19. Baile WF, Buckman R, Lenzi R *et al*. SPIKES-A six-step protocol for delivering bad news: application to the patient with cancer. *Oncologist* [Internet] 2000 [Acessado em 2019 Jan 6];5:302-11. Disponível em: http://www.ncbi.nlm.nih.gov/pubmed/10964998.

# CUIDADOS PALIATIVOS

Carlos Eduardo Paiva
Bianca Sakamoto Ribeiro Paiva

Os profissionais de saúde que atuam nos serviços de emergência não somente gerenciam o processo de morrer de pacientes com eventos terminais relacionados com lesões agudas, mas também cuidam rotineiramente de pacientes com doenças crônicas e suas complicações. Espera-se um aumento no número de pacientes com doenças crônicas graves, potencialmente fatais, que procuram os departamentos de emergência por episódios de "crise".[1,2] Assim, ao longo das últimas décadas tem sido dada atenção à integração dos princípios dos cuidados paliativos (CPs) nos departamentos de emergência, particularmente naqueles que recebem pacientes oncológicos.

## CUIDADOS PALIATIVOS: HISTÓRICO, CONCEITOS E PRINCÍPIOS

A origem dos primeiros *hospices* é ainda controversa. Provavelmente, os primeiros *hospices* eram comandados por voluntários e surgiram em locais que abrigavam peregrinos doentes que buscavam curas milagrosas para suas doenças. As instituições foram se aprimorando ao longo dos séculos, inicialmente destinadas a serem locais para repouso (hospedaria) e, posteriormente, incluindo aspectos importantes do "cuidar". Com o tempo, passaram a objetivar o atendimento dos mais necessitados que não tinham onde morrer, enquanto os mais ricos adoeciam e morriam em suas próprias casas.[3,4]

Por volta de 1880-1890, outras instituições foram fundadas com a finalidade de cuidar de doentes crônicos. Em Nova York (EUA), o *Calvary Hospital* e, em Dublin (Austrália), o *Madre Mary Aikenhead*. Já no final do século XIX e começo do século XX, em Londres (Inglaterra), foram fundados dois hospitais que são considerados até hoje centros de referência no tratamento de CPs: o *St. Luke's Home for the Dying Poor* (1893) e o *St. Joseph's Hospice* (1905).[3,5]

No período pós-guerras, com avanços importantes no campo científico (p. ex.: descoberta dos antibióticos, anestesia, ressuscitação cardiopulmonar etc.), "curar doenças" passou a ser uma obsessão para a medicina. No campo da oncologia, a descoberta do uso terapêutico das mostardas nitrogenadas e drogas antifolato a partir da década de 1940 gerou grande expectativa de cura para os doentes.[6] Os pacientes com câncer avançado, em sua maioria, morriam esquecidos em quartos de hospital com grande carga de sintomas. Nesse contexto, emerge Cicely Sounders, considerada hoje como a grande pioneira da medicina paliativa moderna. Em 1967, fundou em conjunto com outros médicos e autoridades da época, o *St. Christopher's Hospice*, considerado por muitos como o ponto inicial do movimento "*hospice*" moderno.[7-9] Após a criação do *St. Christopher's*, outros hospitais surgiram com o mesmo objetivo, tanto na Inglaterra, como ao redor do mundo.[8]

Em 1963, após uma clássica palestra sobre CP proferida por Cicely Sounders na Universidade de Yale (Estados Unidos da América [EUA]), dava-se início à implantação desse tipo de cuidado nos EUA. Foi a partir deste momento que Cicely conhece a psiquiatra Elizabeth Kübler-Ross. Em 1969, Kübler-Ross publica o livro seminal "Sobre a Morte e o Morrer", onde entrevista pacientes com doenças incuráveis e descreve as cinco fases do processo de morrer. É hoje conhecida como a fundadora da Tanatologia (estudo da morte). Juntas, Cicely Sounders e Kübler-Ross, disseminaram mundialmente a importância do cuidado da pessoa que sofre e que está em processo de morte.[8,10]

No Reino Unido, a expansão dos CPs atingiu o ápice na década de 1980, mas no restante da Europa uma década depois. Nos EUA, após um período importante de discussões com seguradoras de saúde a respeito do financiamento do mesmo, houve um avanço considerável na rede assistencial em CPs com progresso mais evidente após a década de 1990, sendo hoje provavelmente o país com maior oferta de *hospices* no mundo.[8,9] Na América do Sul, os CPs tiveram início de atividades na década de 1990, com avanços mais pronunciados em termos assistenciais somente na última década.

Em 1982, o comitê de câncer da Organização Mundial da Saúde (OMS) criou um grupo de trabalho para definir políticas que objetivassem o alívio da dor, estimulassem a oferta de cuidados do tipo *Hospice* para doentes com câncer e que fossem recomendáveis a todos os países. Em função das dificuldades de tradução genuína do termo *Hospice* em alguns idiomas, o nome "Cuidados Paliativos" passou a ser adotado pela OMS. Seu conceito foi definido, em 1986, e atualizado, no ano de 2002, como:

> *"abordagem que promove qualidade de vida de pacientes e seus familiares diante de doenças que ameaçam a continuidade da vida, através de prevenção e alívio do sofrimento. Requer a identificação precoce, avaliação e tratamento impecável da dor e outros problemas de natureza física, psicossocial e espiritual"*[11]

## BENEFÍCIOS DOS CUIDADOS PALIATIVOS EM ONCOLOGIA

Em linhas gerais, os CPs estão centrados no paciente (e não na doença)[12] e objetivam melhorar a qualidade de vida de pacientes com doenças crônicas, potencialmente ameaçadoras à vida, durante toda a trajetória da doença. Entende-se, dentro do conceito de CPs, a importância de equipes multidisciplinares atuando em coordenação interdisciplinar, o olhar multidimensional do paciente (físico, social, psicológico, espiritual), atenção especial ao processo de comunicação, auxílio no processo de decisão, cuidados de fim de vida e a importância da integração da família nos cuidados.[13] Os CPs podem ser oferecidos por meio de alguns modelos de assistência, principalmente a nível hospitalar, ambulatorial e domiciliar (tipo *home care*).

Em termos científicos, vários ensaios clínicos randomizados foram conduzidos para mensurar o impacto dos CPs em desfechos clínicos relevantes; a maior parte deles, em oncologia. No estudo clássico de Temel *et al.*,[14] pacientes com câncer de pulmão de células não pequenas iniciando quimioterapia paliativa foram randomizados para receber quimioterapia de primeira linha padrão em associação ou não aos CPs oferecidos precocemente. Os autores concluíram que a integração precoce dos CPs oferece potencial resolutivo na diminuição dos cuidados agressivos no final de vida, além de promover maior registro quanto a preferências de reanimação, menor taxa de depressão, redução no uso de serviços médicos e melhora significativa na qualidade de vida após 12 semanas da inclusão no estudo.

Zimmermann *et al.*[15] avaliaram os efeitos do CP precoce em pacientes com câncer avançado em vários aspectos da qualidade de vida. Embora não houvesse diferença significativa na qualidade de vida espiritual após três meses (objetivo primário do estudo) e relativa escassez de alterações nos sintomas, o estudo mostrou melhora na qualidade de vida global, melhora na qualidade de vida espiritual após 4 meses e na satisfação com os cuidados em favor do grupo que recebeu o CP precoce.

Uma metanálise recente de 43 ensaios clínicos randomizados,[16] em um total de 12.731 pacientes, não apenas oncológicos, mostrou que o CP tem impacto positivo, de pequeno a moderado tamanho de efeito, na qualidade de vida e controle de sintomas após 1 e 3 meses da intervenção. Embora sem metanálise específica, uma melhora consistente foi observada também no planejamento de cuidados, satisfação do paciente e seu cuidador, além de menor utilização dos serviços de saúde.

Embora as evidências apontem para a importância da integração precoce dos CPs na assistência a pacientes com doenças crônicas potencialmente ameaçadoras à vida, o momento ideal de encaminhamento ao CP, considerando cada perfil de doença e condições do paciente, ainda precisa ser esclarecido.

Dentro de um contexto mais abrangente, em oncologia, os cuidados tipo-*Hospice* são aqueles oferecidos a pacientes em fase final da vida, mais precisamente nos últimos seis meses de vida e incluindo o período de luto. Por outro lado, os CPs são aqueles oferecidos aos pacientes com câncer avançado, independentemente do momento em que se encontram no *continuum* do tratamento oncológico. Alguns autores consideram os cuidados de suporte oncológico (*Supportive Care*, em inglês) como uma denominação mais ampla que engloba também os CPs. Assim, o dito "paciente paliativo" deve ser interpretado com muita cautela, estando em momentos muitos distintos do tratamento e com expectativas de vida por vezes muito díspares. Importante ressaltar ainda que, no setor de Urgências e Emergências (U/E), a interpretação da funcionalidade física é limitada, sendo necessária uma interpretação dinâmica da mesma: como o paciente estava nos últimos dias? E nas últimas semanas ou meses?

## URGÊNCIA E EMERGÊNCIA COMO OPORTUNIDADE DE INTEGRAÇÃO

Embora seja recomendado que os pacientes com câncer avançado sejam referenciados aos CPs de forma precoce, uma parcela significativa dos mesmos, por motivos diversos, é consultada pelos CPs apenas tardiamente. No Hospital de Câncer de Barretos, em uma amostra retrospectiva de 1.284 pacientes, 65,3% dos pacientes com câncer avançado que foram a óbito chegaram a ser consultados pela equipe de CPs; destes, apenas 46,7% com pelo menos 3 meses antes do óbito, o que pode ser considerado um tempo aceitável para uma abordagem paliativa eficaz. Assim, mesmo considerando o Hospital de Câncer de Barretos como uma instituição de vanguarda em integração dos CPs em oncologia, muito ainda precisa ser melhorado.[17]

Assim, o atendimento de pacientes com câncer avançado em unidades de U/E precisa ser entendido como uma oportunidade ímpar para identificação de pacientes potencialmente elegíveis para o acompanhamento por equipe especializada em CPs. Em essência, todos os pacientes com câncer avançado e incurável, independente do tratamento oncológico em andamento, ao procurar atendimento por um quadro agudo, precisam de avaliação imediata do paliativista e/ou encaminhamento ao CP após o controle do quadro agudo.

## PRINCIPAIS CONDIÇÕES DO PACIENTE PALIATIVO NA URGÊNCIA E EMERGÊNCIA

Atualmente, a agressividade do tratamento oncológico é entendida como um critério de má qualidade do cuidado. Dentre os indicadores mais utilizados para a definição de agressividade do tratamento oncológico encontra-se o de Earle.[18] Atendimento em unidade de U/E por duas ou mais vezes no último mês de vida é uma das variáveis desse indicador, sugerindo que pacientes em final de vida devam ser tratados de forma a não necessitarem de atendimentos de U/E, mas sim atendimentos dentro da filosofia *Hospice*, preferencialmente em seus próprios domicílios.

No entanto, até mesmo os pacientes tratados em hospitais terciários oncológicos, que dispõem de equipes especializadas em CPs, unidades específicas de atendimento ambulatorial e serviços de atendimento domiciliar, precisam das unidades de U/E.

Existem inúmeras razões pelas quais os pacientes com câncer avançado procuram as unidades de U/E. A dor é o problema mais comum, além de dispneia, náusea, vômito, deficiências nutricionais, fadiga, sangramentos, anemia, insônia, convulsões e *delirium*.[19-23] Condições mais subjetivas, mas não menos desconfortáveis, como a percepção de piora do desempenho funcional, fragilidade, solidão, sintomas de ansiedade e depressão, também podem ser razões de busca por serviços de U/E.[24] A equipe de saúde precisa estar treinada para identificar condições que necessitam apoio de equipe especializada em CPs e/ou outros profissionais, como psicólogos e assistentes sociais. Além do mais, muitos cuidadores familiares encontram-se em situações de grande sobrecarga e se sentem mais confortáveis e seguros ao levar o paciente à unidade de saúde.[24]

## SERVIÇOS DE EMERGÊNCIA E URGÊNCIA DEDICADOS A PACIENTES EM CUIDADOS PALIATIVOS

A maior parte dos pacientes com câncer avançado, quando da ocorrência de complicações agudas, acaba por procurar serviços de U/E de hospitais gerais ou de Hospitais oncológicos. No entanto, raramente, tem a oportunidade de procurar serviços de U/E dedicados exclusivamente aos CPs. Em geral, os serviços de U/E estão capacitados para atendimentos habituais do paciente oncológico, com protocolos bem estabelecidos de triagem por gravidade. Porém, pouco se tem definido quanto às prioridades de atendimento de pacientes com câncer avançado e incurável, particularmente aqueles refratários ao tratamento sistêmico ou sem condições clínicas para serem tratados.

Estes pacientes com doença avançada e incurável apresentam habitualmente carga sintomática importante, sofrimento psicossocial, queda da funcionalidade, fadiga relacionada com o câncer, síndrome de caquexia e anorexia entre outras condições debilitantes, levando muitas vezes aos sofrimentos físico e emocional de seus cuidadores familiares. A busca por atendimento de urgência precisa ser interpretada neste contexto, sendo que as prioridades de atendimento não devem seguir protocolos focados em critérios de instabilidade hemodinâmica, mas sim em tratamento de sintomas e medidas de conforto. Nos pacientes em final de vida, por exemplo, taquicardia ou hipotensão arterial podem ser condições menos urgentes que o tratamento de uma crise de dor ou náuseas e vômitos.

## PLANEJAMENTO ANTECIPADO DE CUIDADOS

Uma das principais dificuldades ao avaliar um paciente com câncer avançado em uma unidade de U/E é a definição quanto à indicação de medidas invasivas. Dentre essas medidas invasivas podemos citar a própria hospitalização, indicação de referência às unidades de terapias intensivas (UTIs), reanimação cardiopulmonar, intubação orotraqueal, uso de antibióticos, procedimentos de diálise entre outros.

Entende-se como planejamento antecipado de cuidados (PAC) o processo de discussão entre pacientes, familiares, cuidadores e profissionais da saúde no esclarecimento de objetivos futuros de cuidados e tomada de decisão em situações em que o paciente responde ou comunica suas próprias preferências.[25] Inclui discussões sobre metas de atendimento no final da vida, designação de uma procuração de saúde e conclusão de uma diretiva antecipada de vontade (DAV) ou testamento vital.[26]

O PAC tem sido associado a resultados positivos em cuidados de fim de vida, principalmente no que se refere à redução de alterações psicológicas, como estresse, ansiedade e depressão entre familiares enlutados, mais satisfação com os cuidados, menor taxa de morte em hospitais, encaminhamento mais precoce aos CPs ou *hospice* e redução de medidas agressivas em fim de vida. Assim, faz-se necessário incorporar discussões rotineiras sobre PAC com pacientes com câncer ao longo de seu tratamento oncológico.[27,28] No entanto, percebe-se que essas discussões sobre fim de vida, ao longo do tratamento, não têm sido tão frequentes, na grande maioria das instituições de saúde.[29] Discussões sobre metas de cuidado e sobre Diretivas Antecipadas de Vontade (DAV) raramente são realizadas e, quando são, frequentemente os pacientes já se encontram nos últimos estágios antes da morte.[30]

Órgãos internacionais que avaliaram as evidências relativas ao PAC sugerem que os pacientes deveriam discutir com seus médicos sobre seus planos de fim de vida quando tivessem pelo menos uma expectativa de vida em torno de um ano.[31]

Existe todo um processo para que ocorra um efetivo PAC de fim de vida, mas que necessariamente depende principalmente da atitude médica para efetivá-las. Médicos relatam uma série de barreiras para a discussão do PAC, como a falta de tempo,[32] preocupação com as alterações emocionais que isso possa gerar no paciente[33] e incerteza prognóstica.[34]

Para realizar um PAC os profissionais podem utilizar algumas documentações, como as Diretivas antecipadas de vontade (DAV) – documentos elaborados pelo paciente, em estado de plena capacidade cognitiva, em que ele pode registrar preferências em relação aos seus cuidados de fim de vida, desde que seus desejos estejam de acordo com a constituição do país. A DAV é composta por um testamento vital ou por um mandato duradouro.[35]

Atualmente, observa-se que os profissionais ainda não são muito adeptos as DAV.[36] As DAV vêm evoluindo ao longo do tempo em muitos países, mas no Brasil este processo ainda não tem sido colocado em prática por grande parte de pacientes e profissionais da saúde, talvez por falta de conhecimento de ambos. Desta forma, os médicos que atuam em Serviços de U/E frequentemente têm dificuldades em definir o nível de intervenções de cuidado em fim de vida. "Devo reanimar este paciente?". "Devo encaminhá-lo aos cuidados de terapia intensiva?". Estas perguntas são frequentes na prática clínica e poderiam ser reduzidas, caso tivéssemos um PAC de fim de vida.

Outra forma de PAC é por meio do POLST (*Physician Orders for Life Sustaining Treatment.*) Recentemente traduzido e adaptado para o Brasil,[37] o POLST (Ordens médicas para tratamento de manutenção da vida) tem como objetivo traduzir os valores e as preferências de cuidados atuais dos pacientes, levando em consideração um conjunto de ordens médicas sobre tratamentos prolongadores da vida. Essas ordens são documentadas em um formulário que deve acompanhar o paciente por seu trânsito entre diferentes cenários de cuidados (p. ex.: hospital, domicílio e instituições de longa permanência). O formulário é composto por três seções (A, B e C), sendo que a seção A está relacionada com a não Ressuscitação Cardiopulmonar (RCP), a seção B, ordens como hidratação artificial e uso de antibióticos até intubação traqueal e ventilação mecânica em UTI e, por fim, a seção C contém ordens médicas sobre nutrição por via artificial.

Desde a sua criação, em 1995, tem sido difundido nos Estados Unidos e considerado como uma ferramenta importante no planejamento de cuidados no fim da vida, demonstrando eficácia e aplicabilidade na prática clínica.[38,39]

## DIFICULDADES E POTENCIAIS SOLUÇÕES

Uma das dificuldades para a integração dos CPs em U/E é a carência de médicos que atuam em emergência oncológica com formação em CPs. Esta dificuldade pode ser resolvida ou minimizada de várias maneiras: 1) treinamento dos emergencistas a respeito de conceitos de CPs primários; 2) inclusão de médicos com formação mista (incluindo CPs) entre o corpo clínico que atua em serviço de U/E; 3) capacitação de enfermeiros assistencialistas de U/E em CPs; 4) equipe de consultoria em CPs disponível para discussão de casos e avaliações rápidas.

Outra dificuldade prática, conforme detalhado neste capítulo, é a falta de PAC. Assim, as Instituições de Saúde que atuam em Oncologia devem fomentar a criação de protocolos que estimulem e capacitem as equipes de saúde a realizarem o PAC, seja por meio de DAV e/ou POLST. Adicionalmente, o estímulo ao encaminhamento precoce de pacientes com câncer avançado aos CPs facilitaria sobremaneira nas decisões terapêuticas em situações de "crise aguda".

## REFERÊNCIAS BIBLIOGRÁFICAS

1. Roberts DC, McKay MP, Shaffer A. Increasing rates of emergency department visits for elderly patients in the United States, 1993 to 2003. *Ann Emerg Med* [Internet] 2008 [Acessado em 2018 Dec 10];51:769.74. Disponível em: http://linkinghub.elsevier.com/retrieve/pii/S019606440701548X.
2. Barbera L, Taylor C, Dudgeon D. Why do patients with cancer visit the emergency department near the end of life? *CMAJ* [Internet] 2010 [Acessado em 2018 Dec 10];182:563-8. Disponível em: http://www.cmaj.ca/cgi/doi/10.1503/cmaj.091187.
3. Figueiredo M. *Cuidados Paliativos no currículo de formação médica: o ensino como lugar de comunidade de aprendizagem*. Universidade Federal de Itajubá; 2013.
4. Figueiredo M. Educação em Cuidados Paliativos: uma experiência brasileira. *Rev Mundo Saude* 2003;27:65-70.
5. Floriani CA, Schramm FR. Casas para os que morrem: a história do desenvolvimento dos hospices modernos. *História, Ciências, Saúde-Manguinhos* [Internet] 2010 [Acessado em 2018 Apr 20];17:165-80. Disponível em: http://www.scielo.br/scielo.php?script=sci_arttext&pid=S0104-59702010000500010&lng=pt&tlng=pt

6. Chabner BA, Roberts TG. Chemotherapy and the war on cancer. *Nat Rev Cancer* [Internet] 2005 [Acessado em 2018 Apr 21];5:65-72. Disponível em: http://www.ncbi.nlm.nih.gov/pubmed/15630416.
7. Brooksbank M. Palliative care: Where have we come from and where are we going? *Pain* [Internet] 2009 [Acessado em 2018 Apr 20];144:233-5. Disponível em: http://www.ncbi.nlm.nih.gov/pubmed/19564077.
8. Clark D. From margins to centre: a review of the history of palliative care in cancer. *Lancet Oncol* [Internet] 2007 [Acessado em 2018 Apr 20];8:430-8. Disponível em: http://www.ncbi.nlm.nih.gov/pubmed/17466900.
9. Connor SR. Development of hospice and palliative care in the United States. *Omega* [Internet] [Acessado em 2018 Apr 20];56:89-99. Disponível em: http://www.ncbi.nlm.nih.gov/pubmed/18051022.
10. Elisabeth Kubler-Ross. *Sobre a morte e o morrer*. 9th ed. São Paulo: WMF Martins Fontes, 2008.
11. Organization WH. WHO Definition of Palliative Care [Internet]. 2014. Disponível em: http://www.who.int/cancer/palliative/definition/en/
12. Mierendorf SM, Gidvani V. Palliative care in the emergency department. *Perm J* [Internet] 2014 [Acessado em 2018 Dec 10];18:77-85. Disponível em: http://www.thepermanentejournal.org/issues/2014/spring/5603-palliative-care.html
13. Hui D, Bruera E. Integrating palliative care into the trajectory of cancer care. *Nat Rev Clin Oncol* [Internet] 2016 [Acessado em 2018 Apr 21];13:159-71. Disponível em: http://www.ncbi.nlm.nih.gov/pubmed/26598947.
14. Temel JS, Greer JA, Muzikansky A et al. Early palliative care for patients with metastatic non-small-cell lung cancer. *N Engl J Med* [Internet] 2010 [Acessado em 2014 Oct 29];363:733-42. Disponível em: http://www.ncbi.nlm.nih.gov/pubmed/20818875.
15. Zimmermann C, Swami N, Krzyzanowska M et al. Early palliative care for patients with advanced cancer: a cluster-randomised controlled trial. *Lancet* [Internet] 2014 [Acessado em 2014 Sep 10];383:1721-30. Disponível em: http://www.ncbi.nlm.nih.gov/pubmed/24559581.
16. Kavalieratos D, Corbelli J, Zhang D et al. Association Between Palliative Care and Patient and Caregiver Outcomes. *JAMA* [Internet] 2016 [Acessado em 2018 Apr 21];316:2104. Disponível em: http://www.ncbi.nlm.nih.gov/pubmed/27893131.
17. de Oliveira Valentino TC, Paiva BSR, de Oliveira MA et al. Factors associated with palliative care referral among patients with advanced cancers: a retrospective analysis of a large Brazilian cohort. Support. *Care Cancer* [Internet] 2018 [Acessado em 2018 Sep 11];26:1933-41. Disponível em: http://link.springer.com/10.1007/s00520-017-4031-y.
18. Earle CC, Park ER, Lai B et al. Identifying Potential Indicators of the Quality of End-of-Life Cancer Care From Administrative Data. *J Clin Oncol* [Internet] 2003 [Acessado em 2018 Jul 26];21:1133-8. Disponível em: http://www.ncbi.nlm.nih.gov/pubmed/12637481.
19. Nauck F, Alt-Epping B. Crises in palliative care--a comprehensive approach. *Lancet Oncol* [Internet] 2008 [Acessado em 2018 Dec 10];9:1086-91. Disponível em: http://linkinghub.elsevier.com/retrieve/pii/S147020450870278X.
20. Shin SH, Hui D, Chisholm GB et al. Characteristics and outcomes of patients admitted to the acute palliative care unit from the emergency center. *J Pain Symptom Manage* [Internet] 2014 [Acessado em 2018 Dec 10];47:1028-34. Disponível em: https://linkinghub.elsevier.com/retrieve/pii/S0885392413004855.
21. Radbruch L, Nauck F, Ostgathe C et al. What are the problems in palliative care? Results from a representative survey. *Support Care Cancer* [Internet] 2003 [Acessado em 2018 Dec 10];11:442-51. Disponível em: http://link.springer.com/10.1007/s00520-003-0472-6.
22. Teunissen SC, de Graeff A, de Haes HC, Voest EE. Prognostic significance of symptoms of hospitalised advanced cancer patients. *Eur J Cancer* [Internet] 2006 [Acessado em 2019 Jan 6];42:2510-6. Disponível em: http://linkinghub.elsevier.com/retrieve/pii/S0959804906005260.
23. Schrijvers D, van Fraeyenhove F. Emergencies in palliative care. *Cancer J* [Internet] 2010 [Acessado em 2019 Jan 6];16:514-20. Disponível em: https://insights.ovid.com/crossref?an=00130404-201009000-00015.
24. Hjermstad MJ, Kolflaath J, Løkken AO et al. Are emergency admissions in palliative cancer care always necessary? Results from a descriptive study. *BMJ Open* [Internet] 2013 [Acessado em 2018 Dec 10];3:e002515. Disponível em: http://bmjopen.bmj.com/lookup/doi/10.1136/bmjopen-2012-002515.
25. Sudore RL, Fried TR. Redefining the "planning" in advance care planning: preparing for end-of-life decision making. *Ann Intern Med* [Internet] 2010 [Acessado em 2018 Dec 10];153:256-61. Disponível em: http://annals.org.articleaspx?doi=10.7326/0003-4819-153-4-201008170-00008.
26. Epstein AS, Volandes AE, O'Reilly EM. Building on Individual, State, and Federal Initiatives for Advance Care Planning, an Integral Component of Palliative and End-of-Life Cancer Care. *J Oncol Pract* [Internet] 2011 [Acessado em 2018 Dec 10];7:355-9. Disponível em: http://ascopubs.org/doi/10.1200/JOP.2011.000355.
27. Bischoff KE, Sudore R, Miao Y et al. Advance care planning and the quality of end-of-life care in older adults. *J Am Geriatr Soc* [Internet] 2013 [Acessado em 2018 Dec 10];61:209-14. Disponível em: http://doi.wiley.com/10.1111/jgs.12105.
28. Detering KM, Hancock AD, Reade MC, Silvester W. The impact of advance care planning on end of life care in elderly patients: randomised controlled trial. *BMJ* [Internet] 2010 [Acessado em 2018 Dec 10];340:c1345. Disponível em: http://www.bmj.com/cgi/doi/10.1136/bmj.c1345.
29. Brinkman-Stoppelenburg A, Rietjens JAC, van der Heide A. The effects of advance care planning on end-of-life care: a systematic review. *Palliat Med* [Internet] 2014 [Acessado em 2018 Dec 10];28:1000-25. Disponível em: http://journals.sagepub.com/doi/10.1177/0269216314526272.

30. Dy SM, Asch SM, Lorenz KA et al. Quality of End-of-Life Care for Patients with Advanced Cancer in an Academic Medical Center. *J Palliat Med* [Internet] 2011 [Acessado em 2018 Dec 10];14:451-7. Disponível em: http://www.ncbi.nlm.nih.gov/pubmed/21391819.
31. Garrido MM, Prigerson HG. The end-of-life experience: Modifiable predictors of caregivers' bereavement adjustment. *Cancer* [Internet] 2014 [Acessado em 2018 Dec 10];120:918-25. Disponível em: http://www.ncbi.nlm.nih.gov/pubmed/24301644.
32. Knauft E, Nielsen EL, Engelberg RA et al. Barriers and facilitators to end-of-life care communication for patients with COPD. *Chest* [Internet] 2005 [Acessado em 2018 Dec 10];127:2188-96. Disponível em: http://linkinghub.elsevier.com/retrieve/pii/S0012369215498253.
33. Rhee JJ, Zwar NA, Kemp LA. Advance care planning and interpersonal relationships: a two-way street. *Fam Pract* [Internet] 2013 [Acessado em 2018 Dec 10];30:219-26. Disponível em: https://academic.oup.com/fampra/article-lookup/doi/10.1093/fampra/cms063.
34. Gott M, Gardiner C, Small N et al. Barriers to advance care planning in chronic obstructive pulmonary disease. *Palliat Med* [Internet] 2009 [Acessado em 2018 Dec 10];23:642-8. Disponível em: http://journals.sagepub.com/doi/10.1177/0269216309106790.
35. Dadalto L. Aspectos registrais das diretivas antecipadas de vontade. *civlistica.com* [Internet]. 2013 [Acessado em 2019 Jan 6];2. Disponível em: http://civilistica.com/aspectos-registrais-das-diretivas-antecipadas-de-vontade/
36. Mack JW, Cronin A, Keating NL et al. Associations between end-of-life discussion characteristics and care received near death: a prospective cohort study. *J Clin Oncol* [Internet] 2012 [Acessado em 2018 Dec 10];30:4387-95. Disponível em: http://ascopubs.org/doi/10.1200/JCO.2012.43.6055.
37. Mayoral VFS, Fukushima FB, Rodrigues AM et al. Cross-Cultural Adaptation of the Physician Orders for Life-Sustaining Treatment Form to Brazil. *J Palliat Med* [Internet] 2018 [Acessado em 2018 Dec 10];21:815-9. Disponível em: http://www.liebertpub.com/doi/10.1089/jpm.2017.0590.
38. Fromme EK, Guthrie AE, Grueber CM. Transitions in end-of-life care: the Oregon trail. *Front Health Serv Manage* [Internet] 2011 [Acessado em 2018 Dec 10];27:3-16. Disponível em: http://www.ncbi.nlm.nih.gov/pubmed/21488559.
39. Hickman SE, Keevern E, Hammes BJ. Use of the Physician Orders for Life-Sustaining Treatment Program in the Clinical Setting: A Systematic Review of the Literature. *J Am Geriatr Soc* [Internet] 2015 [Acessado em 2018 Dec 10];63:341-50. Disponível em: http://www.ncbi.nlm.nih.gov/pubmed/25644280.

# ÍNDICE REMISSIVO

Entradas acompanhadas por um *f* ou *q* em itálico indicam figuras e quadros, respectivamente.

## A

AAP (Abdome Agudo Perfurativo)
  em oncologia, 357-361
    cólon, 360
    diagnóstico, 359, 360
      diferencial, 360
    esôfago, 357
    estômago, 357
      GIST, 358
      linfoma, 358
      NET, 358
    intestino delgado, 357, 359
    reto, 360
    tratamento, 360
Abdome
  agudo cirúrgico, 341-373
    dor abdominal, 370-373
      no paciente
        imunocomprometido, 370-373
    em oncologia, 357-361, 363-365
      AAP, 357-361
      hemorragia
        intra-abdominal, 363-365
      linfoma, 366-369
        urgências abdominais no, 366-369
      obstrução intestinal, 351-354
        baixa, 351-354
      ODA, 341-347
  não cirúrgico, 305-339
    ascite, 310-311
      relacionada com a malignidade, 310-311
    colangite aguda, 331-339
    EN, 307-309
    FHF, 313-315
    HDB, 323-329
    proctite, 305-306
      secundária
        à radioterapia, 305-306
      sangramento digestivo alto, 316-320
  toxicidade no, 82
    associada à radioterapia, 82
Acidose
  D-lática, 64
ADH (Hormônio Antidiurético), 51
  secreção inapropriada de, *ver SIADH*
  síndrome de, *ver SSIADH*
ADIC (Anemia das Doenças
  Inflamatórias Crônicas), 157
ADV (Adenovírus)
  infecção por, 192
  pós-TCTH, 192
Afecção(ões)
  dermatológicas, 467-495
    DPNs, 481-486
    DR, 469-473
    HZ, 475-479
    reações adversas graves, 489-493
      induzidas por fármacos, 489-493
Agente(s)
  antineoplásicos, 102*q*
    causadores de lesão, 102*q*
      no SNC, 102*q*
  biológicos, 109
    reações infusionais aos, 109
      anticorpos monoclonais, 111
      antraciclinas, 110
      asparaginase, 110
      bleomicina, 110
      etoposídeo, 110
      imunoterapia, 110
      platinas, 109
      taxanos, 110
AI (Aspergilose Invasiva)
  pré-TCTH, 190
AKIN (*Acute Kidney Injury Network*), 47*f*
  critério, 46*q*
    abordagem diagnóstica por, 46*q*
AL (Acidose Láctica)
  na terapia intensiva oncológica, 63-67
    clinicamente, 63
      tipos de, 63
        A, 63
        B, 64
        D-láctica, 64
        de Washout, 65
    fisiopatologia, 63
    tratamento, 65
      tipo A, 65
      tipo B, 66
    tratamento da, 64*f*
      controversia do, 64*f*
      bicarbonato de sódio, 64*f*
Alteração
  do estado mental, 395-397
    no paciente grave, 395-397
      abordagem, 396
        geral, 396
        neurológica, 396
      diagnóstico diferencial, 396
      ferramentas diagnósticas
        auxiliares, 397
      fisiopatologia, 396
      neuroanatomia, 396
      neuroimagem, 397
      terminologia, 395
Alvo Transfusional
  desejado, 147*q*
    na emergência, 147*q*
    na urgência, 147*q*
Anafilaxia
  critérios clínicos para, 107*q*
  manejo de, 109
Anemia
  câncer-relacionada, 155*f*, 162*q*
    alterações envolvidas, 162*q*
      nas diferentes fases, 162*q*
    fatores etiológicos
      envolvidos na, 155*f*
      evolução temporal de, 155*f*
  no paciente oncológico, 155-162
    abordagem diagnóstica, 160
      anamnese, 160
      exames laboratoriais, 160
        bioquímicos, 160
        hemograma, 160
      raciocínio clínico inicial, 160
    abordagem terapêutica, 161
    aspectos, 155-162
      fisiopatológicos, 155-162
      gerais, 155
    epidemiologia, 156
    mecanismos fisiopatológicos, 156
  perneoplasia, 159*f*
  por insuficiência de MO, 159*f*
    por infiltração, 159*f*
    por metástases, 159*f*
  pré-neoplasia, 157*f*
Angiectasia
  HDB por, 324
  tratamento endoscópico, 327
ANM (Acantose *Nigricans* Maligna), 483
Antibioticoterapia
  duração recomendada de, 337*q*
  nas complicações dos CVC, 205
    infecções, 205

509

para infecções biliares, 336*q*
  agudas, 336*q*
Anticoagulação
  sangramento secundário
    ao uso de, 149
  profilática, 149
  terapêutica, 149
Anticorpo(s)
  monoclonais, 111
    reações infusionais, 111
Antieméticos(s)
  no tratamento oncológico, 71
Antraciclina(s)
  reações infusionais, 110
AP (Acroceratose Paraneoplásica), 483
APC (Coagulação com Plasma de Argônio), 318
  na obstrução esofágica, 343
    maligna, 343
Apendicite
  aguda, 368, 372
    dor abdominal por, 372
      no paciente imunocomprometido, 372
    linfoma como, 368
Arritmia
  quimioterápicos e, 229
Arritmia(s), 269-276
  bradiarritmias, 272
    quadro clínico, 274
    tipos de, 272
      bloqueios atrioventriculares, 272
      sinusal, 272
    tratamento, 274
      algoritmo de, 274*f*
        estável, 274
        instável, 274
      MP, 276
        transcutâneo, 276
        transvenoso, 276
      principais fármacos, 275
  como efeito cardiotóxico, 87
    da quimioterapia, 87
  condição hemodinâmica, 269
    manifestações da, 269
  CVC e, 208
  taquiarritmias, 269
    abordagem terapêutica das, 269
    diagnóstico das, 269
      taquicardias de complexo QRS estreito, 269
Ascite
  relacionada com a malignidade, 310-311
    abordagem diagnóstica, 310
      exames de imagem, 311
      paracentese diagnóstica, 310
    etiologia, 310
      principais causas, 310
    fisiopatologia, 310
    quadro clínico, 310
    tratamento, 311
      cateteres permanentes, 311
      diuréticos, 311
      paracentese, 311
      quimioterapia intracavitária, 311

Asma
  crônica, 295
    avaliação de gravidade, 295
    diagnóstico, 295
    tratamento, 295
      anticolinérgicos, 296
      avaliação de complicações, 296
      broncodilatadores beta$_2$ adrenérgicos, 296
      corticosteroides, 296
      intubação orotraqueal, 296
      sulfato de magnésio, 296
      suplementação de oxigênio, 295
      ventilação mecânica invasiva, 296
      VNI, 296
Asparaginase
  reações infusionais, 110
Aspirina
  uso de, 150
    sangramento secundário ao, 150
Atropina
  nas bradiarritmias, 275

# B

Baixo Débito
  avaliando a presença de, 252*q*
Barbitúrico(s)
  na HIC, 410
BAVT (Bloqueio Atrioventricular Total), 10, 273
Bazex
  síndrome de, 483
Bevacizumabe
  nefrotoxicidade por, 100
Bleomicina
  reações infusionais, 110
Bloqueio(s)
  atrioventriculares, 272, 273
    de 1º grau, 273
    de 2º grau, 273
      tipo I, 273
      tipo II, 273
    de 3º grau, 273
Bortezomibe
  neuropatia por, 101
    periférica, 101
Bradiarritmia(s)
  quadro clínico, 274
  tipos de, 272
    bloqueios atrioventriculares, 272
    sinusal, 272
  tratamento, 274
    algoritmo de, 274*f*
      estável, 274
      instável, 274
    MP, 276
      transcutâneo, 276
      transvenoso, 276
    principais fármacos, 275
      atropina, 275
      dopamina, 275
      epinefrina, 275
Broncoconstrição
  aguda, 93
Broncoscopia
  na obstrução esofágica, 342
    maligna, 342
BTP (*Breakthrough Pain*), 120

# C

CAA (Colangite Aguda), 331-339
  causas de, 333*q*
  comentários, 338
  critérios diagnósticos para, 335*q*
  diagnóstico, 334
    diferencial, 334*q*
  epidemiologia, 332
  etiologia, 332
  exames, 332
    laboratoriais, 332
    radiológicos, 332
  fisiopatologia, 331
  gravidade de, 336*q*
    avaliação de, 336*q*
      critérios para, 336*q*
  histórico, 331
  manifestações clínicas, 332
  microbiologia, 332
  prognóstico, 338
  tratamento, 334
Cabeça
  e pescoço, 417-429
    emergência em, 417-429
      obstrução das VAS, 419-424
      sangramento cervical, 425-429
      SRC, 425-429
  toxicidade na, 80
    associada à radioterapia, 80
      mucosite oral, 81
      xerostomia, 81
Cálcio
  distúrbios do, 23-25
    hipercalcemia, 23
    hipocalcemia, 24
Câncer
  causas da HDB, 323, 324
    associadas ao, 324
      ao tratamento oncológico, 324
      metastático gastrointestinal, 324
      primário, 324
    não associadas ao, 323
      angiectasia, 324
      colite isquêmica, 324
      diverticulose, 323
      hemorroidas, 324
      sangramento pós-polipectomia, 324
  epidemiologia do, 3-5
    em hospital oncológico, 3-5
    no Brasil, 3-5
  obstrução por, 353*f*, 354*f*
    de cólon, 353*f*, 354*f*
      direito, 353*f*
      esquerdo, 354*f*
    de reto, 354*f*
      distal, 354*f*
      médio, 354*f*
  paciente com, 43-49
    diálise no, 43-49
      abordagem, 46
        diagnóstica, 46
        terapêutica, 46
      definições, 43
      epidemiologia, 43
      fisiopatologia, 43
      LRA, 44

insuficiência renal aguda no, 43-49
  abordagem, 46
    diagnóstica, 46
    terapêutica, 46
  definições, 43
  epidemiologia, 43
  fisiopatologia, 43
  LRA, 44
sangramento relacionado com o, 145
Candidemia
  pré-TCTH, 190
Candidíase
  oral, 78
  no tratamento oncológico, 78
Carboplatina
  nefrotoxicidade por, 99
  neuropatia por, 101
    periférica, 101
Cardiomiopatia
  relacionada a quimioterápicos, 227
    acompanhamento, 227
    definição, 227
    fatores de risco, 227
    incidência, 227, 228*q*
    terapia, 228
      medicamentosa, 228
      não farmacológica, 228
Cardiotoxicidade
  TCTH e, 182
CAT (Trombose Associada ao Câncer), 239-245
  TEP, 244
  TEV, 239
    contradições à anticoagulação, 240
      profilática, 240
      terapêutica, 240
    diagnóstico de, 240
    epidemiologia do, 239
    prevenção do, 240
    tratamento do, 241
  tratamento de, 242*q*
    anticoagulante para, 242*q*
      advertências, 243*q*
      contraindicações, 243*q*
    opções de, 242*q*
    recomendações de, 242*q*
Cateter(es)
  de Schiller, 208*f*
    trajeto anormal do, 208*f*
  estreitamento do, 210*f*
  extremidade distal do, 208*f*, 209*f*
    em arco aórtico, 208*f*
    em veia ázigo, 209*f*
  fraturado, 210*f*
    na artéria pulmonar, 210*f*
      direita, 210*f*
  inserção pleural, 291
    pleurodese *versus*, 291
  permanentes, 311
    na ascite, 311
      relacionada com a malignidade, 311
  totalmente implantados, 205*q*
    infecções locais associadas a, 205*q*
      diagnóstico de, 205*q*
  tunelizados, 205*q*
    infecções locais associadas a, 205*q*
      diagnóstico de, 205*q*

CBC (Carcinoma Basocelular)
  pigmentado, 472*f*
    em área de DR, 472*f*
CCR (Câncer Colorretal), 324, 360
  tratamento endoscópico, 327
CEC (Carcinoma Espinocelular), 483
Cetamina
  uso clínico, 117
Cetorolaco
  uso clínico, 116
CH (Cistite Hemorrágica)
  induzida, 389-391
    por produtos químicos, 389*q*
      causas de, 389*q*
    por quimioterápicos, 389-391
    por radioterapia, 389-391
  refratária, 391
    manejo cirúrgico da, 391
  tratamento, 390
  viral, 192
    infecção pós-TCTH por, 192
      diagnóstico, 192
      tratamento, 192
Child-Pugh
  classificação de, 315*q*
    para estratificação, 315*q*
      de pacientes cirróticos, 315*q*
CIA (Centro de Intercorrências Ambulatoriais), 9
  do HCB, 9*f*, 10*q*
    atendimento prestado no, 9*f*
    classificação, 9*f*
    principais motivos de atendimentos no, 10*q*, 11*q*
      de urgência, 11*q*
      emergenciais, 10*q*
Ciclofosfamida
  nefrotoxicidade por, 99
CIPN (Neuropatia Induzida por Quimioterapia)
  abordagem da, 102
    preventiva, 102
    terapêutica, 102
Cirurgia
  na obstrução intestinal, 353
    baixa, 353
Cisplatina
  nefrotoxicidade por, 99
  neuropatia por, 101
    periférica, 101
Citorredução
  na hiperleucocitose, 138
CIVD (Coagulação Intravascular Disseminada), 137, 145
  abordagem, 148
CMV (Citomegalovírus)
  infecção por, 190
    pós-TCTH, 190
Coagulação
  distúrbios de, 150
    hereditários, 150
Colangite
  ascendente, *ver* CAA
Colecistite
  aguda, 372
    dor abdominal por, 372
    no paciente imunocomprometido, 372

Colite
  isquêmica, 324
    HDB por, 324
Cólon
  direito, 353
    neoplasia do, 353
      obstrutiva, 353
    obstrução de, 353*f*
      por câncer, 353*f*
  esquerdo, 353
    neoplasia do, 353
      obstrutiva, 353
    obstrução de, 354*f*
      por câncer, 354*f*
  perfuração do, 360
Colonoscopia
  na HDB, 326
    diagnóstico, 326
    momento de realização, 326
Complicação(ões) Oral(is)
  no tratamento oncológico, 77-78
    candidíase oral, 78
Comunicação
  de notícias difíceis, 499-502
    estratégias para, 500
    nos serviços de emergência, 499
      barreiras, 499
    protocolo SPIKES, 500
Congestão
  avaliando a presença de, 252*q*
Consideração(ões) Cardiovascular(es)
  no paciente oncológico, 227-231
    arritmia, 229
    cardiomiopatia, 227
      quimioterápicos e, 227
    derrame pericárdico, 230
    doenças, 230, 231
      arterial periférica, 231
      orovalvares, 230
    HAP, 230
    HAS, 230
    prolongamento do intervalo QT, 229
    SCA, 228
Constipação
  intestinal, 73
    no tratamento oncológico, 73
      tratamento da, 73
Consumo
  plaquetário, 147
    abordagem, 147
Contaminação
  bacteriana, 174
    diagnóstico, 174
    etiologia, 174
    prevalência, 174
    prevenção, 174
    quadro clínico, 174
    reações transfusionais por, 174
    tratamento, 174
Corticosteroide(s)
  na HIC, 410
CPM (Colite Pseudomembranosa)
  dor abdominal por, 371
  no paciente imunocomprometido, 371
CPPC (Câncer de Pulmão de Pequenas Células), 51

CPs (Cuidados Paliativos), 497-508
  comunicação, 499-502
    de notícias difíceis, 499-502
  histórico, 503
  conceitos, 503
  princípios, 503
  em oncologia, 504
    benefícios dos, 504
  urgência, 504
    como oportunidade
      de integração, 504
    paciente na, 505
      principais condições do, 505
      serviços dedicados a, 505
  emergência, 504
    como oportunidade
      de integração, 504
    paciente na, 505
      principais condições do, 505
      serviços dedicados a, 505
  PAC, 505
  dificuldades, 506
    potenciais soluções, 506
Cricotireoidotomia
  indicar uma, 420
  por punção, 422
  técnica de, 422
Crioprecipitado
  transfusão de, 166
Crise
  de dor, 123
    manejo da, 132
      adjuvantes no, 123q
    em oncologia, 123
CTCAE (*Common Terminology Criteria for Adverse Events*), 107, 108q
CTH (Células-Tronco Hematopoiéticas), 179
Curth
  critérios de, 481q
CVC (Cateteres Venosos Centrais)
  complicações dos, 203-210
    infecciosas, 203
      diagnóstico, 204
      epidemiologia, 203
      fatores de risco, 203
      fisiopatologia, 204
      tratamento, 205
        antibioticoterapia, 205
        das infecções locais, 207
        *lock therapy*, 205
        retirada do cateter, 205
        tempo de, 206
        terapia de selo, 205
    não infecciosas, 207
      agudas, 207
        arritmias, 208
        embolias aéreas, 208
        hemorragias, 207
        lesões vasculares, 207
        pneumotórax, 207
      crônicas, 208

# D

DCV (Doença Cardiovascular), 227
DECH (Doença do Enxerto Contra Hospedeiro), 183
DECHa (Doença do Enxerto Contra Hospedeiro Aguda), 183

DECHc (Doença do Enxerto Contra Hospedeiro Crônica)
  classificação, 185
  diagnóstico, 184
  tratamento, 185
Dermatite
  radioterapia e, 80
Dermatose
  neutrofílica aguda, 485
    febril, 485
Derrame
  pericárdico, 230
    quimioterápicos e, 230
Derrame Pleural
  neoplásico, 289-292
    avaliação diagnóstica, 290
    conceitos gerais, 289
    diagnóstico diferencial, 290
    maligno, 291
      abordagem terapêutica, 291
    prognóstico, 292
    quadro clínico, 290
Descompressão
  entérica, 347
    gastrostomia percutânea, 347
    descompressiva, 347
    sonda nasogástrica, 347
Desleucocitação
  dos hemocomponentes, 166
Destruição
  plaquetária, 147
    precoce, 147
    abordagem, 147
Dexametasona
  uso clínico, 116
Diálise
  no paciente com câncer, 43-49
    abordagem, 46
      diagnóstica, 46
      terapêutica, 46
    definições, 43
    epidemiologia, 43
    fisiopatologia, 43
    LRA, 44
Diarreia
  no tratamento oncológico, 73
    tratamento da, 73
  SHU com, 57
Dilatação
  esofágica, 343
    na obstrução esofágica, 343
    maligna, 343
Dipirona
  uso clínico, 116
Disfunção
  do dispositivo vascular, 209f
    investigação da, 209f
    algoritmo da, 209f
Dispositivo
  vascular, 209f
    disfunção do, 209f
    algoritmo da investigação da, 209f
Distúrbio(s)
  da glicemia, 33-34
    hipoglicemia, 33
  de coagulação, 150
    hereditários, 150

do cálcio, 23-25
  hipercalcemia, 23
  hipocalcemia, 24
do fósforo, 39-41
  hiperfosfatemia, 39
  hipofosfatemia, 40
do magnésio, 35-37
  diagnóstico, 35
  hipermagnesemia, 36
  hipomagnesemia, 35
do potássio, 27-30
  hipercaliemia, 29
  hipocaliemia, 27
do sódio, 15-20
  hipernatremia, 19
  hiponatremia, 15
hemorrágicos, 146q
  diagnóstico laboratorial de, 146q
hemostáticos, 146q
  mais prevalentes, 146q
    nos pacientes oncológicos, 146q
respiratórios, 286q
  etiologia dos, 286q
  diagnóstico diferencial da, 286q
Distúrbio(s) da Hemostasia
  no paciente oncológico, 145-151
    epidemiologia, 145
    fisiopatologia, 145
    sangramento disfuncional, 145
      na emergência oncológica, 145
        diagnosticando, 145
        tratando, 145
Diurético(s)
  na ascite, 311
    relacionada com a malignidade, 311
Diverticulite
  dor abdominal por, 372
    no paciente
      imunocomprometido, 372
Diverticulose
  HDB por, 323
  tratamento endoscópico, 327
DM (Dermatomiosite), 486
DOACs (Anticoagulantes Orais Diretos)
  uso de, 150
  sangramento secundário ao, 150
Docetaxel
  neuropatia por, 101
  periférica, 101
Doença(s)
  de Lyell, 489
  pulmonar, 93
    veno-oclusiva, 93
      quimioterápicos e, 93
  quimioterápicos e, 230, 231
    arterial periférica, 231
    orovalvares, 230
Dopamina
  nas bradiarritmias, 275
Dor
  abdominal, 370-373
    no paciente
      imunocomprometido, 370-373
        apendicite aguda, 372
        colecistite aguda, 372
        CPM, 371

diagnósticos diferenciais, 371
diverticulite, 372
EN, 371
neutropenia, 370
principais causas, 371
tratamento inicial, 373f
aguda, 175
relacionada com transfusão, 175
diagnóstico, 175
etiologia, 175
prevalência, 175
prevenção, 175
quadro clínico, 175
tratamento, 175
Dor Oncológica, 113-133
características da, 121q
etiológicas, 121q
temporais, 121q
drogas de uso clínico, 115-117
tratamento clínico da, 119-124
achados clínicos, 120
anamnese, 122
exames complementares, 122
definições, 119
etiologia, 119
fisiopatologia, 119
manejo da crise, 123
medicamentos analgésicos, 123
na urgência, 124f
fluxograma do, 124f
tratamento
intervencionista da, 126-132
cuidados pré-procedimentos, 127
G1, 130
G2, 131
G3, 132
indicação, 127
investigação, 127
DPNs (Dermatoses
Paraneoplásicas), 481-486
definição, 481
critérios de Curth, 481q
principais, 481, 482q
ANM, 483
AP, 483
dermatose neutrofílica aguda, 485
febril, 485
DM, 486
EGR, 484
ENM, 484
HLA, 484
ictiose adquirida, 483
paquidermatoglifia adquirida, 483
PG, 486
PPN, 484, 485f
PR, 484
sinal de Leser-Trélat, 483
síndrome, 483
de Bazex, 483
de Sweet, 485
do glucagonoma, 484
*tripe palms*, 483
DPOC (Doença Pulmonar Obstrutiva
Crônica)
diagnóstico, 296
tratamento, 297
adjuvantes, 298
antibióticos, 297

broncodilatadores, 297
corticosteroides, 297
suplementação de oxigênio, 297
suporte ventilatório, 297
ventilação mecânica invasiva, 297
VNI, 297
DR (Dermatite Radioterápica), 469-473
definição, 469
fisiopatologia, 469
fatores de risco, 469
apresentação clínica, 470
gravidade da, 470q
escala de classificação de, 470q
aguda, 470f, 471f, 472q
abordagem da, 473q
recomendações na, 473q
características clínicas da, 472q
manejo terapêutico, 472
prevenção da, 472
crônica, 472f
CBC em área de, 472f
pigmentado, 472f
DRC (Doença Renal Crônica), 43
Drenagem
cirúrgica, 279
do pericárdio, 279
no tamponamento cardíaco, 279
DRESS (*Drug Reaction with Eosinophilia
and Systemic Symptoms*), 492
critérios diagnósticos para, 493q
Droga(s)
de uso clínico, 115-117
cetamina, 117
cetorolaco, 116
dexametasona, 116
dipirona, 116
lidocaína, 117
lorazepam, 117
metadona, 116
morfina, 116
naloxona, 117
tramadol, 115

# E

EBV (Vírus Epstein-Barr)
infecção por, 191
pós-TCTH, 191
ECG (Eletrocardiograma)
na hipercaliemia, 29
sequência de alterações do, 30f
na hipocaliemia, 27, 28f
Eculizumab
na SHU, 59
em oncologia, 59
EDA (Endoscopia Digestiva Alta)
na obstrução esofágica, 341
maligna, 341
Edema
pulmonar, 93
não cardiogênico, 93
quimioterápicos e, 93
Efeito(s)
cardiotóxicos, 87
da quimioterapia, 87
arritmias, 87
HAS, 88
isquemia miocárdica, 87
tromboembolismo, 88
EGR (Eritema *Gyratum Repens*), 484

Embolia(s)
aéreas, 208
CVC e, 208
EME (Estado de Mal Epiléptico),
399-401
abordagem, 400
tratamento farmacológico, 401
emergencial, 401
para controle, 401
classificação, 399
diagnóstico, 400
diferencial, 400
etiologia, 399
fisiopatologia, 400
efeitos, 400
cerebrais, 400
sistêmicos, 400
refratário, 401
Emergência(s)
abdominais, 303-375
abdome, 305-339
agudo cirúrgico, 341-373
não cirúrgico, 305-339
cardiovasculares, 225-280
arritmias, 269-276
CAT, 239-245
considerações, 227-231
arritmia, 229
cardiomiopatia, 227
quimioterápicos e, 227
derrame pericárdico, 230
doenças, 230, 231
arterial periférica, 231
orovalvares, 230
HAP, 230
HAS, 230
prolongamento
do intervalo QT, 229
SCA, 228
hemoptise, 257-261
hipertensiva, 263-267
abordagem diagnóstica, 265
definições, 263
diagnósticos diferenciais, 264
epidemiologia, 263
fisiopatologia, 263
tratamento, 266
IC, 247-254
no TCTH, 179-185, 189-193
infecciosas, 189-193
não infecciosas, 179-185
SVCS, 233-237
tamponamento cardíaco, 277-279
clínicas, 13-68
acidose láctica, 63-67
na terapia intensiva
oncológica, 63-67
distúrbios, 15-41
da glicemia, 33-34
do cálcio, 23-25
do fósforo, 39-41
do magnésio, 35-37
do potássio, 27-30
do sódio, 15-20
paciente com câncer, 43-49
diálise no, 43-49
insuficiência renal
aguda no, 43-49

SHU, 57-60
  em oncologia, 57-60
 SSIADH, 51-54
  em oncologia, 51-54
 como oportunidade
  de integração, 504
 em cabeça e pescoço, 417-429
  sangramento cervical, 425-429
   SRC, 425-429
  VAS, 419-424
   obstrução das, 419-424
 epidemiologia das, 7-11
  oncológicas, 7
   categorias, 7
   experiências, 8, 9
    de UEO, 8
    do HCB, 9
 hematológicas, 135-194
  hiperleucocitose, 137-139
  no paciente oncológico, 145-151,
    155-162
   anemia, 155-162
   distúrbios da hemostasia, 145-151
   reações transfusionais, 169-176
   síndromes
    de hiperviscosidade, 141-143
   SLT, 153-154
   suporte transfusional, 165-167
 infecciosas, 195-223
  CVC, 203-210
   complicações dos, 203-210
  infecções virais em pacientes
   oncológicos, 213-216
  no atendimento de emergência,
   213-216
  NF, 197-200
  sepse, 219-223
 metabólicas, 13-68
  acidose láctica,63-67
   na terapia intensiva
    oncológica, 63-67
  distúrbios, 15-41
   da glicemia, 33-34
   do cálcio, 23-25
   do fósforo, 39-41
   do magnésio, 35-37
   do potássio, 27-30
   do sódio, 15-20
  paciente com câncer, 43-49
   diálise no, 43-49
   insufuciência renal
    aguda no, 43-49
  SHU, 57-60
   em oncologia, 57-60
  SSIADH, 51-54
   em oncologia, 51-54
 neurológicas, 393-415
  alteração do estado mental, 395-397
   no paciente grave, 395-397
  EME, 399-401
  HIC, 407-410
  meningite carcinomatosa, 411-414
  SCM aguda, 403-405
   oncológica, 403-405
 ortopédicas, 431-442
  fratura patológica, 433-438
  próteses ortopédicas, 439-441
   infecção de, 439-441

paciente na, 505
  principais condições do, 505
  serviços dedicados a, 505
 respiratórias, 281-302
  derrame pleural, 289-292
   neoplásico, 289-292
  hemoptise, 299-302
  IRpA, 283-286
  obstrução de vias aéreas, 295-298
   inferiores, 295-298
 urológicas, 377-392
  CH induzida, 389-391
   por quimioterápicos, 389-391
   por radioterapia, 389-391
  obstrução, 379-382, 385-388
   do trato urinário inferior, 385-388
   do TUS, 379-382
EN (Enterocolite Neutropênica),
  307-309
 diagnóstico, 307
 dor abdominal por, 371
  no paciente
   imunocomprometido, 371
 epidemiologia, 307
 manejo clínico, 308f
 patogênese, 307
 prognóstico, 309
 tratamento, 308
ENM (Eritema Necrolítico
  Migratório), 484
Enterocolite
 necrosante, 325
  HDB e, 325
Enxertia
 síndrome da, 181
Epidemiologia, 1-12
 do câncer, 3-5
  em hospital oncológico, 3-5
  no Brasil, 3-5
 em hospital oncológico, 7-11
  das emergências, 7-11
   categorias de, 7
   experiências, 8, 9
    de UEO, 8
    do HCB, 9
  das urgências, 7-11
   categorias de, 7
Epinefrina
 nas bradiarritmias, 275
Esofagite
 associada à radioterapia, 82
 manejo clínico, 82
Esôfago
 perfuração do, ver PE
Estado Mental
 alteração do, 395-397
  no paciente grave, 395-397
   abordagem, 396
    geral, 396
    neurológica, 396
   diagnóstico diferencial, 396
   ferramentas diagnósticas
    auxiliares, 397
   fisiopatologia, 396
   neuroanatomia, 396
   neuroimagem, 397
   terminologia, 395

Estômago, 357
 perfuração do, 358
  GIST, 358
  linfoma, 358
  NET, 358
Estratificação
 de pacientes cirróticos, 315q
  classificação
   de Child-Pugh para, 315q
Etoposídeo
 reações infusionais, 110
EUS (Ultrassonografia Endoscópica)
 na obstrução esofágica, 342
  maligna, 342
Evento(s)
 tromboembólicos, 105
  toxicidade vascular e, 105
Extravasamento
 capilar, 182
  síndrome da, 182

**F**
Fármaco(s)
 reações adversas por, 489-493
  graves, 489-493
   DRESS, 492
   NET, 489
   SSJ, 489
Fêmur
 fratura patológica de, 434f
  diafisária, 434f
Fenotipagem
 dos hemocomponentes, 167
FGU (Fístula Geniturinária)
 apresentação clínica, 463
 classificação, 463
 diagnóstico, 463
 etiologia, 463
 tratamento, 464
FH (Fator H)
 mutação no, 57
FHF (Falência Hepática
  Fulminante), 313-315
 definição, 313
 diagnóstico, 313
 etiologia, 313
 manifestações clínicas, 313
 tratamento, 314
FI (Fator de Complemento), 58
Fístula(s)
 vaginais, 463-466
  anovaginais, 464
   apresentação clínica, 465
   classificação, 465
   diagnóstico, 465
   epidemiologia, 464
   etiologia, 464
   tratamento, 455
  colovaginais, 464
   apresentação clínica, 465
   classificação, 465
   diagnóstico, 465
   epidemiologia, 464
   etiologia, 464
   tratamento, 455
  diagnóstico, 463-466

retovaginais, 464
  apresentação clínica, 465
  classificação, 465
  diagnóstico, 465
  epidemiologia, 464
  etiologia, 464
  tratamento, 455
 tratamento, 463-46
Fluxograma
 na suspeita, 60f
  de microangiopatia trombótica, 60f
FN (Fasciite Necrosante)
 da mama, 449-451
  apresentação clínica, 449
  diagnóstico, 450
  tratamento, 451
Fosfato
 de potássio, 41q
  infusão de, 41q
   método descritivo de, 41q
Fósforo
 distúrbios do, 39-41
  hiperfosfatemia, 39
  hipofosfatemia, 40
Fragilidade
 capilar, 93
  síndrome de, 93
   quimioterápicos e, 93
Fratura
 patológica, 433-438
  de membro, 437
   diafisária, 434f
    de fêmur, 434f
Fusariose
 pré-TCTH, 190

## G

Gastroenterite(s)
 no paciente oncológico, 213
  diagnóstico, 213
  modo de transmissão, 213
  quadro clínico, 213
  tratamento, 214
  virais, 214q
   quadros de, 214q
    características dos, 214q
    manejo dos, 214q
Gastrostomia
 percutânea, 347
  descompressiva, 347
   na descompressão entérica, 347
Gencitabina
 nefrotoxicidade por, 100
GIST (Tumores do Estroma
 Gastrointestinal), 358
Glicemia
 distúrbios da, 33-34
  hipoglicemia, 33
Glucagonoma
 síndrome do, 484
G-NET (Tumor Neuroendócrino
 Gástrico, 358

## H

HAB (Hospital de Amor de Barretos), 9
HAP (Hipertensão Arterial Pulmonar)
 quimioterápicos e, 230

HAS (Hipertensão Arterial Sistêmica)
 abordagem diagnóstica, 265
  complicações, 265
   cardiovasculares, 265
   cerebrovasculares, 265
   renais, 266
 como efeito cardiotóxico, 88
  da quimioterapia, 88
 definições, 263
 diagnósticos diferenciais, 264
 epidemiologia, 263
 fisiopatologia, 263
 incidência de, 264q
  quimioterápicos e, 264q
 quimioterápicos e, 230
 tratamento, 266
  drogas parenterais, 267
   opções de anti-hipertensivos, 267q
  situações especiais, 266
HCB (Hospital de Câncer de Barretos), 3
 CIA do, 9f
  atendimentos prestados no, 9f
   classificação dos, 9f
 experiência do, 9
 RHC do, 4q, 5q
  distribuição das neoplasias, 5f
   por estádio clínico, 5f
  neoplasias registradas, 4f
   por faixa etária, 4f
   por sexo, 4f
  número de casos, 4q
   analíticos, 4q
   não analíticos, 4q
  tipos mais frequentes, 5q
   em homens, 5q
   em mulheres, 5q
HDA (Hemorragia Digestiva Alta)
 abordagem terapêutica, 317
  avaliação, 317
  endoscópica, 317
  manejo inicial, 317
  multidisciplinar, 319
 conceito, 316
 diagnósticos diferenciais, 316
 epidemiologia, 316
 fisiopatologia, 316
 principais causas, 316, 317q
HDB (Hemorragia
 Digestiva Baixa), 323-329
 causas da, 323
  associadas ao câncer, 324
   ao tratamento oncológico, 324
    metastático gastrointestinal, 324
    primário, 324
  não associadas ao câncer, 323
   angiectasia, 324
   colite isquêmica, 324
   diverticulose, 323
   hemorroidas, 324
   sangramento
    pós-polipectomia, 324
  principais, 323q
 conduta na, 325
  avaliação inicial, 325
  colonoscopia, 326
   diagnóstico, 326
   momento de realização, 326

  modalidades não endoscópicas, 328
   no diagnóstico, 328
   no tratamento, 328
  tratamento endoscópico, 327
   angiectasia, 327
   câncer colorretal, 327
   diverticulose, 327
   proctopatia actínica, 328
   sangramento
    pós-polipectomia, 327
 definição, 323
 fluxograma, 325f
  de diagnóstico, 325f
  de tratamento, 325f
 situações especiais, 325
  enterocolite necrosante, 325
  neutropenia, 325
  trombocitopenia, 325
Hemácia(s)
 transfusão de, 165
Hemocomponente(s)
 procedimentos nos, 166
  desleucocitação, 166
  fenotipagem, 167
  irradiação, 166
  lavagem, 167
Hemólise
 não imune, 175
  diagnóstico, 175
  etiologia, 175
  prevalência, 175
  prevenção, 175
  quadro clínico, 175
  tratamento, 175
Hemoptise, 257-261, 299-302
 causas de, 258q
 confirmação diagnóstica, 258
 definição, 257
 diagnóstico, 300
  investigação diagnóstica, 301f
   algoritmo de, 301f
  pistas diagnósticas, 300q
   anamnese, 300q
 etiologia, 257
  abordagem inicial, 258
  aspectos clínicos, 258
   investigação de acordo com, 258
  exame, 259q, 260q
   complementares, 260q
   físico direcionado, 259q
   história clínica direcionada, 259q
    antecedentes pessoais, 259q
    doença atual, 259q
 fisiopatologia, 257, 299
 maciça, 261f
  manejo da, 261f
 tratamento, 260, 301
  maciça, 301
  não maciça, 301
Hemorragia(s)
 alveolar, 93
  quimioterápicos e, 93
 CVC e, 207
 intra-abdominal, 363-365
  em oncologia, 363-365
   abordagem, 363, 364
    diagnóstica, 363
    terapêutica, 364

causas, 363, 364q
definição, 363
diagnóstico diferencial, 363, 364q
epidemiologia, 363
paciente oncológico, 364, 365f
fluxograma no, 364
Hemorroida(s)
HDB por, 324
Heparina
uso de, 149
sangramento secundário ao, 149
Hepatotoxicidade
quimioterapia e, 104
TCTH e, 182
HH6 (Herpes-Vírus 6)
infecção por, 191
pós-TCTH, 191
HIC (Hipertensão
Intracraniana), 407-410
fisiopatologia, 407
complacência intracraniana, 408
edema cerebral, 407
hidrocefalia, 407
PPC, 408
manejo da, 409, 410
cirúrgico, 410
clínico, 409
barbitúricos, 410
corticosteroides, 410
hiperventilação controlada, 410
hipotermia, 410
manitol, 409
solução salina hipertônica, 409
suporte básico, 409
monitorização, 408
da PIC, 408
quadro clínico, 408
Hipercalcemia
diagnóstico, 23
fisiopatologias, 23
grave, 23q
manifestações da, 23q
por sistemas, 23q
manifestações clínicas, 23
tratamento, 23, 24q
Hipercaliemia
causas, 29
diagnóstico, 29
ECG, 29
sequência de alterações do, 30f
sinais, 29
sintomas, 29
tratamento, 30
Hiperfosfatemia
abordagem, 39, 40
diagnóstica, 39
terapêutica, 40
definição, 39
epidemiologia, 39
fisiopatologia, 39
principais causas, 39
Hiperleucocitose, 137-139
epidemiologia, 137
fisiopatologia, 137
quadro clínico, 137
tratamento, 138
citorredução, 138
leucocitaférese, 138

Hipermagnesemia
manifestações clínicas, 36
principais causas, 36
tratamento, 37
Hipernatremia
abordagem diagnóstica, 20
definições, 19
epidemiologia, 19
fisiopatologia, 19
manifestações clínicas, 20
principais causas, 19
diabetes *insipidus*, 19
tratamento, 20
Hipersensibilidade
pneumonite por, 93
à radiação, 93
quimioterápicos e, 93
Hiperventilação
controlada, 410
na HIC, 410
Hipocalcemia, 24
diagnóstico, 25
manejo da, 25q
manifestações clínicas, 25
trataemto, 25
Hipocaliemia
causas, 27
ECG, 27, 28f
exames laboratoriais, 28
manifestações clínicas, 27
tratamento, 28
Hipofosfatemia
abordagem, 41
diagnóstica, 41
terapêutica, 41
definição, 40
epidemiologia, 40
fisiopatologia, 40
principais causas, 40
Hipoglicemia
diagnóstico, 33
tratamento, 34
em pacientes oncológicos, 34q
Hipomagnesemia
manifestações clínicas, 35
principais causas, 35
tratamento, 36
Hiponatremia
definição, 15
diagnóstico da, 17
etiológico, 17f
epidemiologia, 15
etiologia, 15
fsiopatologia, 15
sinais, 16
sintomas, 16
tratamento, 18
Hipotermia
na HIC, 410
HLA (Hipertricose Lanuginosa
Adquirida), 484
Hospital(is) Oncológico(s)
epidemiologia em, 3-11
do câncer, 3-5
das emergências, 7-11
categorias, 7
experiências, 8, 9
de UEO, 8

do HCB, 9
das urgências, 7-11
categorias, 7
HSV (Herpes-Vírus Simples)
infecção por, 191
pós-TCTH, 191
HZ (Herpes-Zóster), 475-479
abordagem, 476, 477
diagnóstica, 476
terapêutica, 477
apresentação clínica, 476
disseminado, 477f
fatores de risco, 475
fisiopatologia, 475
intercostal, 476f
NPH, 478
pontos essenciais, 479
profilaxia, 478
tratamento do, 477q
em adultos imunocompetentes, 477q
com doença localizada, 477q

I
IC (Insuficiência Cardíaca), 247-254
aguda, 252
detecção de, 252q
critérios Framingham para, 252q
tratamento da, 254f
algoritmo de, 254f
cardioproteção, 251
medidas de, 251
cardiotoxicidade, 249q
fatores de risco para, 249q
definição, 247
diagnóstico, 248
biomarcadores, 249
ecocardiograma, 249
eletrocardiograma, 249
paciente de alto risco, 248
identificação de, 248
ressonância magnética, 249
epidemiologia, 247
fisiopatologia, 247
agentes alquilantes, 248
ciclofosfamida, 248
ifosfamida, 248
antraciclinas, 248
doxorrubicina, 248
epirrubicina, 248
idarrubicina, 248
mitoxantrona, 248
inibidores do HER2, 248
bevacizumabe, 248
sunitinibe, 248
trastuzumabe, 248
quimioterápicos, 248
outros, 248
radiação, 248
por toxicidade à quimioterapia, 85
abordagem, 85
diagnóstica, 85
preventiva, 85
terapêutica, 86
prevenção, 251
medidas de, 251
terapêutica cardiotóxica, 249, 250f

monitorização da, 249, 250f
 algoritmo de, 250f
 suspensão da, 249
 tratamento, 251
  disfunção ventricular, 252
   assintomática, 252
   subclínica, 252
ICS-CVC (Infecção da Corrente Sanguínea relacionada aos Cateteres Venosos Centrais)
 de longa permanência, 206f
  suspeita de, 206f
   conduta na, 206f
  métodos diagnósticos, 204q
  risco de, 203q
   por dispositivo, 203
  tratamento, 206q
   tempo de, 206q
   pelo agente isolado, 206q
Ictiose
 adquirida, 483
Ifosfamida
 nefrotoxicidade por, 99
IHA (Insuficiência Hepática Aguda), 313
IHCA (Insuficiência Hepática Crônica Agudizada), 313
Imunoterapia
 reações infusionais, 110
Infecção(ões)
 biliares, 336q
  agudas, 336q
   antibioticoterapia para, 336q
 de próteses mamárias, 453-455
  apresentação, 454
  condução clínica, 454
  fatores de risco, 453
  fisiopatologia, 454
  fluxograma de, 445
   de diagnóstico, 455f
   de tratamento, 455
 de próteses ortopédicas, 439-441
  agentes etiológicos, 439
  classificação, 440
  diagnóstico, 440
  epidemiologia, 439
  fluxograma de, 441f
  manifestações clínicas, 440
  tratamento, 440
  vias de infecção, 439
 locais, 205q, 207
  associadas a cateteres, 205q, 207q
   totalmente implantados, 205q, 207q
    tratamento das, 207q
   tunelizados, 205q, 207q
    tratamento das, 207q
  tratamento das, 207
 pós-TCTH, 190
  bacterianas, 190
  fúngicas, 193
  virais, 190
 pré-TCTH, 189
  NF, 189
   fúngicas, 189
   tiflite, 189

virais, 213-216
 em pacientes
  oncológicos, 213-216
  no atendimento
   de emergência, 213-216
   de vias aéreas, 214
   gastroenterite, 213
Influenza
 infecção por, 193
 pós-TCTH, 193
Inibidor(es)
 adquiridos, 149
  contra fatores de coagulação, 149
   abordagem, 149
 do *checkpoint*, 96
  toxicidades relacionadas com, 96
   pulmonares, 96
Intervalo
 QT, 229
  prolongamento do, 229
   quimioterápicos e, 229
Intestino
 delgado, 357, 359
 perfuração do, 359
IRA (Insuficiência Renal Aguda), 43-49
 no paciente com câncer, 43-49
  abordagem, 46
   diagnóstica, 46
   terapêutica, 46
  definições, 43
  epidemiologia, 43
  fisiopatologia, 43
  LRA, 44
 TCTH e, 182
IRpA (Insuficiência Respiratória Aguda), 283-286
 causas, 283q
 classificação, 283
 definição, 283
 diagnóstico, 284
  considerações diagnósticas, 285q
 distúrbios respiratórios, 286q
  etiologia dos, 286q
   diagnóstico diferencial da, 286q
 quadro clínico, 284
 tratamento, 284
Irradiação
 dos hemocomponentes, 166
Isquemia
 miocárdica, 87
  como efeito cardiotóxico, 87
  da quimioterapia, 87
IVAS (Infecções de Vias Aéreas Superiores)
 pós-TCTH, 192
  ADV, 192
  influenza, 193
  VSR, 192

## K

KDIGO (*Kidney Disease: Improving Global Outcomes*), 43, 47f
 critério, 46q
  abordagem diagnóstica por, 46q

## L

*Laser*
 terapia a, 343
  na obstrução esofágica, 343
  maligna, 343

Lavagem
 dos hemocomponentes, 167
LBA (Lavado Broncoalveolar), 301f
Lenalidomida
 neuropatia por, 101
  periférica, 101
Lesão(ões)
 do SNC, 102q
  agentes causadores de, 102q
   antineoplásicos, 102q
 pulmonar, 93
  aguda, 93
   quimioterápicos e, 93
 vasculares, 207
  CVC e, 207
Leser-Trélat
 sinal de, 483
Leucocitaférese
 na hiperleucocitose, 138
LH (Linfoma de Hodgkin), 366
Lidocaína
 uso clínico, 117
Linfoma
 de alto grau, 369q
  índice prognóstico para, 369q
   da NCCN, 369q
 e perfuração do estômago, 358
 urgências abdominais no, 366-369
  abordagem, 367
  apresentação clínica, 367
  como apendicite aguda, 368
  definição, 366
  diagnóstico, 367
  epidemiologia, 366
  estadiamento, 367
  fisiopatologia, 366
  gástrico, 368
   abdome agudo, 368
   obstrução intestinal, 368
   ruptura esplênica, 368
   espontânea, 368
LLA (Leucemia Linfoblástica Aguda), 137
LMA (Leucemia Mieloide Aguda), 137
LNH (Linfoma Não Hodgkin)
 primários, 366q
 do trato gastrointestinal, 366q
*Lock Therapy*
 nas complicações dos CVC, 205
  infecciosas, 205
Lorazepam
 uso clínico, 117
LPA (Leucemia Promielocítica Aguda), 148
LRA (Lesão Renal Aguda), 43
 diagnóstico(s), 44, 47f
  algoritmo de, 47f
  diferenciais, 44
   no paciente com câncer, 44
 etiologia da, 44q
 fisiopatologia da, 44q
 prevenção da, 48q
  medidas clínicas para, 48q
 principais causas de, 44
 tratamento da, 48q
  medidas clínicas para, 48q
Lyell
 doença de, 489

## M

Magnésio
  distúrbios do, 35-37
    diagnóstico, 35
    hipermagnesemia, 36
    hipomagnesemia, 35
Mama
  FN da, 449-451
    apresentação clínica, 449
    diagnóstico, 450
    tratamento, 451
Manitol
  na HIC, 409
Mastectomia
  com prótese, 446*f*
    pós-operatório de, 446*f*
      PG em, 446*f*
Mastologia
  urgências em, 443-456
    FN, 449-451
      da mama, 449-451
    PG, 445-447
    próteses mamárias, 453-455
      infecção de, 453-455
MAT (Microangiopatia Trombótica Pós-Transplante)
  TCTH e, 180
Medicamento(s)
  analgésicos, 123
    adjuvantes, 123
      uso de, 123
  atuais, 129*q*
    recomendações de manejo, 129*q*
  que alteram a coagulação, 128*q*
    classificação de risco de, 128*q*
Meningite
  carcinomatosa, 411-414
    abordagem diagnóstica, 4131
    definições, 411
    diagnósticos diferenciais, 413
    epidemiologia, 411
    etiologia, 411
    fisiopatologia, 411
    frequência de, 412*q*
    manifestações clínicas, 412
    sinais sugestivos de, 412*q*
    sintomas sugestivos de, 412*q*
    tratamento, 414
Metadona
  uso clínico, 116
Método(s)
  dialíticos, 49*q*
    desvantagens dos, 49*q*
    indicações dos, 49*q*
    vantagens dos, 49*q*
Microangiopatia
  trombótica, 60*f*
    suspeita de, 60*f*
      fluxograma na, 60*f*
MO (Medula Óssea), 157
  insuficiência de, 159*f*
    anemia por, 159*f*
      por infiltração, 159*f*
      por metástases, 159*f*
Monitorização
  da PIC, 408
    na HI, 408
      indicações, 409

Morfina
  uso clínico, 116
MP (Marca-Passo)
  transcutâneo, 276
  transvenoso, 276
  provisório, 276
MTX (Metotrexato)
  nefrotoxicidade por, 100
Mucormicose
  pré-TCTH, 190
Mucosite
  oral, 81
    associada à radioterapia, 81
  TCTH e, 179

## N

Naloxona
  uso clínico, 117
Náusea
  no tratamento oncológico, 71
    tratamento da, 71
NCCN (*National Comprehensive Cancer Network*)
  índice prognóstico da, 369*q*
    para linfoma de alto grau, 369*q*
Nefrotoxicidade
  quimioerapia e, 99-100
    tratamento, 100
Neoplasia
  gástrica, 318*q*
    sangramento digestivo alto por, 318*q*
      tratamento endoscópico no, 318*q*
        resultados do, 318*q*
  obstrutiva, 353
    do cólon, 353
      direito, 353
      esquerdo, 353
    do reto, 354
    do retossigmoide, 353
NET (Necrólise Epidérmica Tóxica), 489
  abordagem terapêutica da, 492*q*
  fármacos associados à, 490*q*
Neuropatia
  periférica, 101
    quimioterapia e, 101
Neurotoxicidade
  quimioerapia e, 101-102
    abordagem da CIPN, 102
      terapêutica, 102
      preventiva, 102
    ao SNC, 102
    neuropatia, 101
      periférica, 101
  TCTH e, 182
Neutropenia
  dor abdominal por, 370
    no paciente imunocomprometido, 370
  HDB e, 325
NF (Neutropenia Febril), 197-200
  avaliação clínica, 198
  epidemiologia, 197
  exames laboratoriais, 198
  gravidade, 199
    classificação, 199
      CISNE, 199*q*
      critérios de Talcott, 199*q*
      MASCC, 199*q*

manejo, 199
pré-TCTH, 189
  fúngicas, 189
  tiflite, 189
suspeita de, 198*f*
  sequência de atendimento na, 198*f*
tratamento, 199
  acompanhamento do, 200
  duração do, 200
  outras terapias, 200
Noradrenalina
  associação de, 254*q*
  ajustes de doses, 254*q*
  posologia, 254*q*
NPH (Neuralgia Pós-Herpética), 478
  opções de tratamento da, 478*q*

## O

Obstrução
  das VAS, 419-424
    avaliação do paciente, 419
      com insuficiência respiratória, 419
    complicações, 422
      precoces, 422
      tardias, 423
    cricotireoidotomia, 420
      indicar uma, 420
      por punção, 422
      técnica de, 422
    fisiopatologia, 419
    traqueostomia, 420
      anatomia cirúrgica da, 421
      indicar uma, 420
      técnica da, 421
      tipos de cânulas de, 423
  das vias biliares, 333*q*
    causas de, 333*q*
      colangite, 333*q*
  de vias aéreas, 295-298
    inferiores, 295-298
      asma crônica, 295
      definição, 295
      DPOC, 296
  do trato urinário inferior, 385-388
    achados clínicos, 386
    etiologia, 385
    exame(s), 386
      de imagem, 386
      físico, 386
      laboratoriais, 386
    manejo pós-drenagem urinária, 387
    prevalência, 385
    tratamento emergencial, 386
      homens, 387
      mulheres, 386
  do TUS, 379-382
    abordagem, 379, 381
      diagnóstica, 379
      terapêutica, 381
    definições, 379
    diagnósticos diferenciais, 379
    epidemiologia, 379
    maligna, 380*q*
      principais causas de, 380*q*
    principais causas, 379
    quadro clínico, 379
  esofágica, 341
    maligna, 341
      diagnóstico, 341

fisiopatologia, 341
  manejo terapêutico, 342
  manifestações clínicas, 341
intestinal baixa, 351-354
  abordagem terapêutica, 352
    cirurgia, 353
    neoplasia obstrutiva, 353
      do cólon, 353
      do reto, 354
      do retossigmoide, 353
    *stent* intestinal, 353
    volvo de sigmoide, 352
  causas, 351
  definição, 351
  diagnóstico, 352
    diferencial, 352
  etiologia, 351
  fisiopatologia, 351
  sintomas, 352
    aguda, 352
    crônica, 352
intestinal, 368
maligna, 343
  gastroduodenal, 343
    achados laboratoriais, 344
    diagnóstico, 344
    exame físico, 343
    manifestações clínicas, 343
    métodos de imagem, 344
    tratamento, 344
  jejunoileal, 344
    epidemiologia, 345
    exame(s), 345, 346
      de imagem, 346
      físico, 345
      laboratoriais, 345
    sinais, 345
    sintomas, 345
  por câncer, 353*f*, 354*f*
    de cólon, 353*f*, 354*f*
      direito, 353*f*
      esquerdo, 354*f*
    de reto, 354*f*
      distal, 354*f*
      médio, 354*f*
ODA (Obstrução Digestiva Alta), 341-347
  maligna, 341, 343, 344
    esofágica, 341
    gastroduodenal, 343
    jejunoileal, 344
  manejo terapêutico, 346
    cirúrgico, 346
    inicial, 346
  pacientes não candidatos, 347
    ao manejo cirúrgico, 347
      descompressão entérica, 347
      papel da nutrição parenteral, 347
      tratamento farmacológico, 347
  técnicas cirúrgicas, 347
Oncologia
  AAP em, 357-361
    cólon, 360
    diagnóstico, 359, 360
      diferencial, 360
    esôfago, 357
    estômago, 357
      GIST, 358

linfoma, 358
NET, 358
intestino delgado, 357, 359
reto, 360
tratamento, 360
crise de dor em, 123
  manejo da, 123
hemorragia intra-abdominal em, 363-365
  abordagem, 363, 364
    diagnóstica, 363
    terapêutica, 364
  causas, 363, 364*q*
  definição, 363
  diagnóstico diferencial, 363, 364*q*
  epidemiologia, 363
  paciente oncológico, 364, 365*f*
    fluxograma no, 364
SHU em, 57-60
  diagnóstico, 58, 59
    diferencial, 58
  fisiopatologia, 57
    ativação do sistema complemento, 57
  histopatologia renal, 58
  manifestação clínica, 58
  tratamento, 59
    eculizumab, 59
    plasmaterapia, 59
Oseltamivir
  tratamento do, 215*q*
    por faixa etária, 215*q*
    posologia, 215*q*
    tempo de, 215*q*
Oxaliplatina
  nefrotoxicidade por, 99
  neuropatia por, 101
    periférica, 101

# P
PA (Pressão Arterial), 263
  classificações de, 263*q*
PAC (Planejamento Antecipado de Cuidados), 505
Paciente(s)
  cirróticos, 315*q*
    estratificação de, 315*q*
      classificação de Child-Pugh para, 315*q*
  imunocomprometido, 370-373
    dor abdominal no, 370-373
      apendicite aguda, 372
      colecistite aguda, 372
      CPM, 371
      diagnósticos diferenciais, 371
      diverticulite, 372
      EN, 371
      neutropenia, 370
      principais causas, 371
      tratamento inicial, 373*f*
Paclitaxel
  neuropatia por, 101
    periférica, 101
Paliação
  na obstrução esofágica, 342
    maligna, 342
      cirúrgica, 342
      endoscópica, 342

Paquidermatoglifia
  adquirida, 483
Paracentese
  na ascite, 310, 311
    relacionada com a malignidade, 310
    diagnóstica, 310
PCM (Proteína Cofator da Membrana), 58
PE (perfuração do Esôfago), 357
Pele
  toxicidade na, 80
    associada à radioterapia, 80
    manejo clínico, 80
Pelve
  toxicidade na, 82
    associada à radioterapia, 82
    manejo clínico, 82
Pemetrexede
  nefrotoxicidade por, 100
Pericardiocentese
  percutânea, 279
    no tamponamento cardíaco, 279
Período
  pós-enxertia, 183, 190
    infecções no, 190
      bacterianas, 190
      fúngicas, 193
      virais, 190
    precoce, 183
      DECH, 183
      DECHa, 183
    tardia, 184
      DECHc, 184
  pré-enxertia, 179, 189
    complicações no, 179
      cardiotoxicidade, 182
      hepatotoxicidade, 182
      IRA, 182
      MAT, 180
      mucosite, 179
      neurotoxicidade, 182
      sangramentos, 180
      síndrome, 181, 182
        da enxertia, 181
        de extravasamento capilar, 182
      SOS, 180
    infecções no, 189
      N*F*, 189
Pescoço
  toxicidade no, 80
    associada à radioterapia, 80
      mucosite oral, 81
      xerostomia, 81
PFC (Plasma Fresco Congelado)
  transfusão de, 166
PG (Pioderma Gangrenoso), 445-447, 486
  diagnóstico, 445
    diferencial, 446
  em pós-operatório, 446*f*
    de mastectomia com prótese, 446*f*
  etiologia, 445
  incidência, 445
  prevalência, 445
  tratamento, 446

PIC (Pressão Intracraniana)
  monitorização da, 408
    na HI, 408
      indicações, 409
Plaqueta(s)
  transfusão de, 165
Plaquetopenia
  dilucional, 147
    abordagem, 147
  sangramento associado à, 147
    consumo plaquetário, 147
    destruição precoce, 147
    plaquetopenia dilucional, 147
    produção plaquetária reduzida, 147
    sequestro esplênico, 148
Plasmaterapia
  na SHU, 59
  em oncologia, 59
Platina(s)
  reações infusionais, 109
Pleurodese
  *versus* cateter, 291
  de inserção pleural, 291
Pneumocistose
  infecção por, 193
    pós-TCTH, 193
Pneumonia
  eosinofílica, 93
    quimioterápicos e, 93
Pneumonite
  abordagem, 96
    diagnóstica, 96
  actínica, 81
    associada à radioterapia, 81
    manejo clínico, 81
  definição, 96
  quimioterápicos e, 93
    intersticial, 93
  por hipersensibilidade, 93
Pneumotórax
  CVC e, 207
Pomalidomida
  neuropatia por, 101
    periférica, 101
Potássio
  distúrbios do, 27-30
    hipercaliemia, 29
    hipocaliemia, 27
  fosfato de, 41q
    infusão de, 41q
      método descritivo de, 41q
Potencial(is)
  de emetogenicidade, 72q
    de quimioterápicos, 72q
      comumente indicados, 72q
  emetogênico, 72q
    indicações de antieméticos por, 72q
PPN (Pênfigo Paraneoplásico), 484
  com comprometimento, 485f
    labial, 485f
    em axila, 485f
PR (Pitiríase Rotunda), 484
Procedimento(s)
  nos hemocomponentes, 166
    desleucocitação, 166
    fenotipagem, 167
    irradiação, 166
    lavagem, 167

Proctite
  secundária à radioterapia, 305-306
    aguda, 305
      diagnóstico, 305
      quadro clínico, 305
      tratamento, 305
    crônica, 305
      diagnóstico, 306
      quadro clínico, 305
      tratamento, 306
Proctopatia
  actínica, 324, 328
  HDB e, 324
  tratamento endoscópico, 328
Produção Plaquetária
  reduzida, 147
    abordagem, 147
Produto(s)
  químicos, 389q
    CH induzida por, 389q
    causas de, 389q
Prolongamento
  do intervalo QT, 229
    quimioterápicos e, 229
Prótese(s)
  infecção de, 439-441, 453-455
    mamárias, 453-455
      apresentação, 454
      condução clínica, 454
      fatores de risco, 453
      fisiopatologia, 454
      fluxograma de tratamento, 455
    ortopédicas, 439-441
      agentes etiológicos, 439
      classificação, 440
      diagnóstico, 440
      epidemiologia, 439
      manifestações clínicas, 440
      tratamento, 440
      vias de infecção, 439

# Q

Quimioterapia
  intracavitária, 311
    na ascite, 311
      relacionada
        com a malignidade, 311
  toxicidade associada à, 85-88, 99-106
    cardíaca, 85-88
      definição, 85
      IC, 85
      outros efeitos cardiotóxicos, 87
    diversas, 99-106
      hepatotoxicidade, 104
      nefrotoxicidade, 99-100
      neurotoxicidade, 101-102
      vascular, 105-106
Quimioterápico(s)
  cardiomiopatia relacionada a, 227
    acompanhamento, 227
    definição, 227
    fatores de risco, 227
    incidência, 227, 228q
    terapia, 228
      medicamentosa, 228
      não farmacológica, 228
  CH induzida por, 389-391
    tratamento, 390

toxicidades relacionadas com, 91-96
  diversas, 99-106
  pulmonares, 91-96
    abordagem diagnóstica, 92
    diagnósticos diferenciais, 93
    inibidores do *chekpoint*, 96
    manifestações clínicas, 91
    patogênese, 91
    rastreamento, 94
    síndromes clínicas, 93
    terapias-alvo, 95
    tratamento, 94

# R

Radiação
  hipersensibilidade à, 93
  pneunonite secundária à, 9i3
Radiodermatite, 80
Radioquimioterapia
  concomitante, 342
  na obstrução esofágica, 342
  maligna, 342
Reação(ões)
  transfusionais, 169-176
    abordagem, 169
      inicial, 169
    agudas, 170q
      sinais relacionados com, 170q
      sintomas relacionados com, 170q
    alérgicas, 171
      diagnóstico, 172
      etiologia, 171
      prevalência, 171
      prevenção, 172
      quadro clínico, 172
      sinais de, 172q
      sintomas, 172q
      tratamento, 172
    anafilática, 171
      diagnóstico, 172
      etiologia, 171
      prevalência, 171
      prevenção, 172
      quadro clínico, 172
      sinais de, 172q
      sintomas, 172q
      tratamento, 172
    associada à transfusão maciça, 176
      diagnóstico, 176
      etiologia, 176
      prevalência, 176
      prevenção, 176
      quadro clínico, 176
      tratamento, 176
    classificação das, 169q
    condutas imediatas nas, 170q
    contaminação bacteriana, 174
    dor aguda, 175
      relacionada com transfusão, 175
    hemólise não imune, 175
    hipotensiva, 174
      diagnóstico, 174
      etiologia, 174
      prevalência, 174
      prevenção, 175
      quadro clínico, 174
      tratamento, 175
    RFNH, 171
    RTHA, 170

sobrecarga circulatória, 173
  TACO, 173
  TRALI, 172
Reação(ões) Adversa(s)
  graves, 489-493
    induzidas por fármacos, 489-493
      DRESS, 492
      NET, 489
      SSJ, 489
Reação(ões) Infusional(is)
  à quimioterapia sistêmica, 107-111
    agentes biológicos, 109
      anticorpos monoclonais, 111
      antraciclinas, 110
      asparaginase, 110
      bleomicina, 110
      etoposídeo, 110
      imunoterapia, 110
      platinas, 109
      taxanos, 110
    como documentar, 109
    manejo das, 107, 108f
      anafilaxia, 109
      antes da infusão, 107
      leve, 109
      moderada, 109
      observação, 107
      pós-reação, 109
      severas, 109
  aos quimioterápicos, 93
Retirada
  do cateter, 205
    nas complicações dos CVC, 205
    infecciosas, 205
Retite
  classificação da, 306q
    aguda, 306q
    crônica, 306q
Reto
  perfuração do, 360
RFNH (Reação Febril Não Hemolítica)
  diagnóstico, 171
  etiologia, 171
  prevalência, 171
  prevenção, 171
  quadro clínico, 171
  tratamento, 171
RHC (Registro Hospitalar de Câncer), 3
  do HCB, 4q, 5q
    distribuição das neoplasias, 5f
      por estádio clínico, 5f
    neoplasias registradas, 4f
      por faixa etária, 4f
      por sexo, 4f
    número de casos, 4q
      analíticos, 4q
      não analíticos, 4q
    tipos mais frequentes, 5q
      em homens, 5q
      em mulheres, 5q
RI (Radiologia Intervencionista), 127
RIFLE (*Risk, Injury, Failure, Loss, End stage renal disease*), 47f
  critério, 46q
    abordagem diagnóstica por, 46q
RNI (Razão Normatizada Internacional), 149
  alteração de, 150q
    intervenções por, 150q

RS (Células de Reed-Sternberg), 366
RT (Radioterapia)
  CH induzida por, 389-391
    tratamento, 390
  toxicidades associadas à, 79-82
    abdome, 82
    cabeça e pescoço, 80
      mucosite oral, 81
      xerostomia, 81
    critérios de graduação, 80q
      aguda, 81q
      crônica, 80q
    órgãos de risco, 79q
      por região do corpo, 79q
    pele, 80
      manejo clínico, 80
    pelve, 82
      manejo clínico, 82
    SNC, 82
    tórax, 81
      esofagite, 82
      pneumonite actínica, 81
RTHA (Reação Transfusional Hemolítica Aguda)
  diagnóstico, 170
  etiologia, 170
  prevalência, 170
  prevenção, 171
  quadro clínico, 170
  tratamento, 171
RTU (Ressecção Transuretral), 53
Ruptura
  da carótida, 425
    de causa não tumoral, 425q
      fatores predisponentes de, 425q
    fatores de risco, 425
    fisiopatologia, 425
  esplênica, 368
    espontânea, 368

## S

Sangramento(s)
  associado à plaquetopenia, 147
    consumo plaquetário, 147
    destruição precoce, 147
    plaquetopenia dilucional, 147
    produção plaquetária reduzida, 147
    sequestro esplênico, 148
  cervical, 425-429
    abordagem, 426, 427
      diagnóstica, 426
      terapêutica, 427
    apresentação clínica, 426
    ruptura da carótida, 425
      fatores de risco, 425
      fisiopatologia, 425
    SRC, 425-429
  de origem tumoral, 319q
    tratamento endoscópico para, 319q
    modalidades de, 319q
  digestivo, 316-320
    alto, 316-320
      abordagem terapêutica, 317
      conceito, 316
      diagnósticos diferenciais, 316
      epidemiologia, 316
      fisiopatologia, 316
      por neoplasia gástrica, 318q
      principais causas, 316

ginecológico, 459-462
  abordagem, 459
    diagnóstica, 459
      inicial, 460
    terapêutica, 459
  definição, 459
  diagnósticos diferenciais, 459
  epidemiologia, 459
  fatores etiológicos, 460
    identificação dos, 460
  principais causas, 459
  tratamento, 460, 462f
    fluxograma de, 462f
pós-polipectomia, 324, 327
  HDB por, 324
  tratamento endoscópico, 327
relacionado com o câncer, 145
secundário, 149
  ao uso de anticoagulação, 149
    profilática, 149
    terapêutica, 149
TCTH e, 180
uterino, 459q
  anormal, 459q
  causas de, 459q
SCA (Síndromes Coronarianas Agudas)
  diagnóstico, 228
  manejo, 229
  mecanismos fisiopatológicos, 228
SCM (Síndrome de Compressão Medular)
  aguda, 403-405
    oncológica, 403-405
      diagnóstico por imagem, 404
      epidemiologia, 403
      fisiopatologia, 403
      manejo, 404
      quadro clínico, 403
      reabilitação, 405
Sepse, 219-223
  abordagem, 221
    diagnóstica, 221
    terapêutica, 221
  diagnósticos, 220, 222f
    diferenciais, 220
    fluxograma para, 222f
  epidemiologia, 219
  fatores de risco, 220
  fisiopatologia, 220
Sequestro
  esplênico, 148
    abordagem, 148
SG (Síndrome Gripal), 215
SHU (Síndrome Hemolítico-Urêmica)
  atípica, *ver* SHUa
  com diarreia, 57
  em oncologia, 57-60
    diagnóstico, 58, 59
      diferencial, 58
    fisiopatologia, 57
      ativação do sistema do complemento, 57
    histopatologia renal, 58
    manifestação clínica, 58
    tratamento, 59
      eculizumab, 59
      plasmaterapia, 59
  etiologia da, 57f

sem diarreia, 57
típica, 57
SHUa (Síndrome Hemolítico-Urêmica Atípica), 57
SIADH(Secreção Inapropriada de Hormônio Antidiurético), 51
  causas de, 16q
    em pacientes com câncer, 16q
  diagnóstico da, 17
    critérios essenciais, 17q
  tratamento da, 54f
    algorito de, 54f
Sigmoide
  volvo de, 352
    na obstrução intestinal, 352
      baixa, 352
Sinal
  de Leser-Trélat, 483
Síndrome(s)
  clínicas, 93
    de toxicidades pulmonares, 93
      secundárias
        aos quimioterápicos, 93
  da enxertia, 181
  de Bazex, 483
  de extravasamento capilar, 182
  de hiperviscosidade, 141-143
    formação de *rouleaux*, 141
    quadro clínico, 142
    síndromes clínicas, 142
    tratamento, 142
    viscosidade, 141
  de Sweet, 485
    com comprometimento ocral, 485f
  do glucagonoma, 484
Sistema do Complemento
  ativação do, 57, 58
    cascata de, 58f
    FH, 57
    FI, 58
    PCM, 58
    THBD, 58
SLED (Diálise Estedida de Baixa Eficiência), 48f
SLT (Síndrome de Lise Tumoral), 137, 153-154
  fisiopatologia, 153
  laboratorial, 153q
  quadro clínico, 153
  tratamento, 153
SNC (Sistema Nervoso Central)
  lesão do, 102q
    agentes causadores de, 102q
      antineoplásicos, 102q
  toxicidade, 82, 102
    associada à radioterapia, 82
Sobrecarga
  circulatória, 173
    diagnóstico, 173
    etiologia, 173
    prevalência, 173
    prevenção, 173
    quadro clínico, 173
    tratamento, 173
Sódio
  dstúrbios do, 15-20
    hipernatremia, 19
    hiponatremia, 15

SOFA score (*Sequential Organ Failure Assessment*), 221q
Solução
  salina, 409
    hipertônica, 409
    na HIC, 409
Sonda
  nasogástrica, 347
    na descompressão entérica, 347
SOS (Síndrome da Obstrução Sinusoidal Hepática)
  severidade da, 181q
    grau de, 181q
  TCTH e, 180
SRAG (Síndrome Respiratória Aguda Grave), 215
SRC (Síndrome da Ruptura de Carótida), 425-429
  abordagem, 426, 427
    diagnóstica, 426
    terapêutica, 427
  apresentação clínica, 426
  não tumoral, 429f
    proposta de esquema da, 429f
      diagnóstico, 429f
      terapêutico, 429f
SSIADH (Síndrome de Secreção Inapropriada de Hormônio Antidiurético), 16
  em oncologia, 51-54
    exames, 52
      complementares, 52
      diagnósticos, 52
    fisiopatologia, 51, 52f
    tratamento, 53
SSJ (Síndrome de Stevens-Johnson), 489
  abordagem terapêutica da, 492q
  fármacos associados à, 490q
*Stent*
  esofágico, 342
    na obstrução esofágica, 342
      maligna, 342
  intestinal, 353
    na obstrução intestinal, 353
      baixa, 353
Suporte Transfusional
  na emergência, 165-167
    hemocomponentes, 166
      procedimentos nos, 166
    transfusão, 165
      de crioprecipitado, 166
      de hemácias, 165
      de PFC, 166
      de plaquetas, 165
      maciça, 166
Suporte
  básico, 409
    na HIC, 409
SVCS (Síndrome da Veia Cava Superior), 233-237
  anatomia, 233
  diagnóstico, 234
    por malignidade, 236f
      algoritmo para, 236f
  fisiopatologia, 233
  quadro clínico, 233
  sinais da, 234q
  sintomas da, 234q

  tratamento, 235
    clínico, 235
    endovascular, 237
    por malignidade, 236f
      algoritmo para, 236f
    QT, 237
    RT, 237
    suporte, 235
Sweet
  síndrome de, 485

**T**

TACO (*Transfusion-Associated Circulatory Overload*)
  diagnóstico, 173
  etiologia, 173
  prevalência, 173
  prevenção, 173
  quadro clínico, 173
  tratamento, 173
Talidomida
  neuropatia por, 101
    periférica, 101
Tamiflu®, 215q
Tamponamento
  cardíaco, 277-279
    diagnóstico, 278
    exames complementares, 278
      ECG, 278
      ecocardiograma, 278
      radiografia de tórax, 278
      ressonância cardíaca, 279
      tomografia, 279
    fisiopatologia, 277
    quadro clínico, 278
    tratamento, 279
      drenagem cirúrgica do pericárdio, 279
      pericardiocentese percutânea, 279
Taquicardia(s)
  de complexo QRS, 269, 270
    estreito, 269
      algoritmo de tratamento, 271f
      atrial, 270
      fibrilação atrial, 270
      *flutter* atrial, 270
      juncional, 270
      paroxística supraventricular, 270
        por reentrada nodal, 270
      sinusal, 270
    largo, 270
      tratamento de, 272, 273f
  ventriculares, *ver* TV
Taxano(s)
  reações infusionais, 110
TC (Tomografia Computadorizada), 352
  na obstrução esofágica, 342
    maligna, 342
TCTH (Transplante de Células-Tronco Hematopoiéticas)
  emergências no, 179-185, 189-193
    infecciosas, 189-193
    não infecciosas, 179-185
      complicações no período pré-enxertia, 179
      período pós-enxertia, 183, 184
        precoce, 183
        tardia, 184

urgências no, 179-185, 189-193
  infecciosas, 189-193
    pré-enxertia, 189
  não infecciosas, 179-185
    complicações no período pré-enxertia, 179
    período pós-enxertia,183, 184
      precoce, 183
      tardia, 184
TEP (Tromboembolismo Pulmonar)
  algoritmo de, 245f
  como efeito cardiotóxico, 88
    da quimioterapia, 88
  no câncer, 244
  tratamento de, 244q
    ambulatorial, 244q
Terapia
  de selo, 205
    contraindicações da, 206q
    indicações da, 206q
    nas complicações dos CVC, 205
      infecciosas, 205
  na obstrução esofágica, 343
    maligna, 343
    a laser, 343
    fotodinâmica, 343
Terapia Intensiva
  oncológica, 63-67
    acidose láctica na, 63-67
      clinicamente, 63
      tipos de, 63
      fisiopatologia, 63
      tratamento, 65
TEV (Tromboembolismo Venoso), 105
  abordagem do, 105
    profilática, 105
    terapêutica, 105
  como efeito cardiotóxico, 88
    da quimioterapia, 88
  diagnóstico de, 240
  epidemiologia do, 239
    em pacientes com câncer, 239
      fatores de risco, 240
      fisiopatologia, 239
  prevenção do, 240
  tratamento do, 241
    decisão de não tratar, 241
    elementos a considerar na, 241
THBD (Trombomodulina), 58
Tiflite
  pré-TCTH, 189
Toracocentese
  de alívio, 291
  esvaziadora, 291
Tórax
  toxicidade no, 81
    associada à radioterapia, 81
    esofagite, 82
    pneumonite actínica, 81
Toxicidade(s)
  associada à quimioterapia, 85-88, 99-106
    cardíaca, 85-88
      definição, 85
      IC, 85
      outros efeitos cardiotóxicos, 87
    diversas, 99-106
      hepatotoxicidade, 104

nefrotoxicidade, 99-100
neurotoxicidade, 101-102
vascular, 105-106
associada ao tratamento
  oncológico, 69-112
  de sintomas, 71-75
    antieméticos, 71
    constipação intestinal, 73
    diarreia, 73
    náusea, 71
    vomito, 71
  associadas à radioterapia, 79-82
    abdome, 82
    cabeça e pescoço, 80
      mucosite oral, 81
      xerostomia, 81
    critérios de graduação, 80q
      aguda, 81q
      crônica, 80q
    órgãos de risco, 79q
      por região do corpo, 79q
    pele, 80
      manejo clínico, 80
    pelve, 82
      manejo clínico, 82
    SNC, 82
    tórax, 81
      esofagite, 82
      pneumonite actínica, 81
  vascular, 105-106
    abordagem do TEV, 105
      profilática, 105
      terapêutica, 105
    eventos tromboembólicos, 105
TP (Tempo de Protrombina), 149
TRALI (Transfusion Related Acute Lung Injury/ Lesão Pulmonar Aguda Relacionada com a Transfusão)
  diagnóstico, 173
  etiologia, 172
  prevalência, 172
  prevenção, 173
  quadro clínico, 173
  tratamento, 173
Tramadol
  uso clínico, 115
Transfusão
  de crioprecipitado, 166
  de hemácias, 165
  de PFC, 166
  de plaquetas, 165
  dor aguda relacionada com, 175
    diagnóstico, 175
    etiologia, 175
    prevalência, 175
    prevenção, 175
    quadro clínico, 175
    tratamento, 175
  maciça, 166
    reação associada à, 176
      diagnóstico, 176
      etiologia, 176
      prevalência, 176
      prevenção, 176
      quadro clínico, 176
      tratamento, 176
  raqueostomia

anatomia cirúrgica da, 421
indicar uma, 420
técnica da, 421
  cirúrgica, 421
    aberta, 421
    percutânea, 422
    transtumoral, 422
  tipos de cânulas de, 423
Tratamento Oncológico
  toxicidade(s) associada(s), 69-112
    à quimioterapia, 85-88, 99-106
      cardíaca, 85-88
      diversas, 99-106
    complicações orais, 77-78
    sintomas, 71-75
      antieméticos, 71
      constipação intestinal, 73
      diarreia, 73
      náusea, 71
      vomito, 71
    pulmonares, 91-96
      relacionadas com quimioterápicos, 91-96
    radioterapia, 79-82
    reações infusionais, 107-111
      à quimioterapia sistêmica, 107-111
Trato
  gastrointestinal, 366q
    LNH do, 366q
      primários, 366q
  urinário inferior, 385-388
    obstrução do, 385-388
      achados clínicos, 386
      etiologia, 385
      exame, 386
        de imagem, 386
        físico, 386
        laboratoriais, 386
      manejo pós-drenagem urinária, 387
      prevalência, 385
      tratamento emergencial, 386
*Tripe Palms*, 483
Trombocitopenia
  HDB e, 325
Tromboembolismo
  como efeito cardiotóxico, 88
    da quimioterapia, 88
TRSC (Terapia Renal de Substituição Contínua), 48f
TSR (Terapia de Substituição Renal), 43
  indicação de, 48q
    indicações formais para, 48q
TUS (Trato Urinário Superior)
  obstrução do, 379-382
    abordagem, 379, 381
      diagnóstica, 379
      terapêutica, 381
    definições, 379
    diagnósticos diferenciais, 379
    epidemiologia, 379
    maligna, 380q
      principais causas de, 380q
    principais causas, 379
    quadro clínico, 379

TV (Taquicardias Ventriculares), 271
  monomórfica, 271
  polimórfica, 271
  recomendações nas, 272q
TVP (Trombose Venosa Profunda)
  como efeito cardiotóxico, 88
  da quimioterapia, 88

## U

UEO (Unidades de Emergência Oncológica)
  experiências de, 8
Urgência(s)
  abdominais, 366-369
    no linfoma, 366-369
      abordagem, 367
      apresentação clínica, 367
      como apendicite aguda, 368
      definição, 366
      diagnóstico, 367
      epidemiologia, 366
      estadiamento, 367
      fisiopatologia, 366
      gástrico, 368
        abdome agudo, 368
      obstrução intestinal, 368
      ruptura esplênica espontânea, 368
  como oportunidade de integração, 504
  em mastologia, 443-456
    FN, 449-451
      da mama, 449-451
    PG, 445-447
    próteses mamárias, 453-455
      infecção de, 453-455
  epidemiologia das, 7-11
    oncológicas, 7
      categorias, 7
      experiências, 8, 9
        de UEO, 8
        do HCB, 9
  ginecológicas, 457-466
    fístulas vaginais, 463-466
      diagnóstico, 463-466
      tratamento, 463-46
    sangramento, 459-462
  no TCTH, 179-185, 189-193
    infecciosas, 189-193
    não infecciosas, 179-185
      complicações no período pré-enxertia, 179
      período pós-enxertia,183, 184
        precoce, 183
        tardia, 184
  paciente na, 505
    principais condições do, 505
    serviços dedicados a, 505

## V

Varfarina
  pacientes utilizando, 150q
    sangramento em, 150q
      intervenções por, 150q
  uso de, 149
    sangramento secundário ao, 149
VAS (Vias Aéreas Superiores)
  infecções de, 214
    diagnóstico, 215
    modo de transmissão, 214
    quadro clínico, 215
    tratamento, 215
  obstrução das, 419-424
    avaliação do paciente, 419
      com insuficiência respiratória, 419
    complicações, 422
      precoces, 422
      tardias, 423
    cricotireoidotomia, 420
      indicar uma, 420
      por punção, 422
    fisiopatologia, 419
    traqueostomia, 420
      anatomia cirúrgica da, 421
      indicar uma, 420
      técnica da, 421
      tipos de cânulas de, 423
VCS (Veia Cava Superior), 233
  obstrução da, 235q
    estágios radiológicos da, 235q
Via(s) Aérea(s)
  infecções, 214, 216q
    de etiologia viral, 216q
      características, 216q
      manejo dos quadros, 216q
    inferiores, 214
      diagnóstico, 215
      modo de transmissão, 214
      quadro clínico, 215
      tratamento, 215
Via(s)
  biliares, 333q
    obstrução das, 333q
    causas de, 333q
Vimblastina
  neuropatia por, 101
    periférica, 101
Vincristina
  neuropatia por, 101
    periférica, 101
Vindesina
  neuropatia por, 101
    periférica, 101
Vinorelbina
  neuropatia por, 101
    periférica, 101
Volvo
  de sigmoide, 352
    na obstrução intestinal, 352
      baixa, 352
Vômito
  no tratamento oncológico, 71
    tratamento do, 71
VSR (Vírus Sincicial Respiratório)
  infecção por, 192
    pós-TCTH, 192
VZV (Vírus Varicela-Zóster), 475
  infecção por, 191
    pós-TCTH, 191

## W

Washout
  acidose de, 65

## X

Xerostomia
  associada à radioterapia, 81